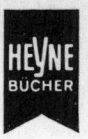

W0048486

Jean Valnet

Aroma-Therapie

Gesundheit und
Wohlbefinden durch pflanzliche Essenzen

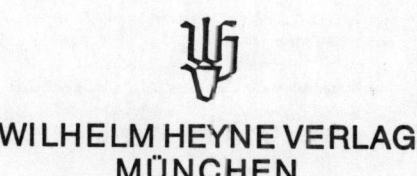

WILHELM HEYNE VERLAG
MÜNCHEN

HEYNE ESOTERISCHES WISSEN
Herausgegeben von Michael Görden
08/9585

1. Auflage dieser Ausgabe
(Dieser Titel erschien bereits als Heyne-Ratgeber mit der Best.-Nr. 08/9075)

Titel der Originalausgabe:
AROMATHERAPIE: Traitement des Maladies par les Essences des Plantes
erschienen bei Maloine S.A., Paris
Aus dem Französischen übertragen von Rudolf Kimming

Inhaltsverzeichnis

Biographie des Autors

Dr. Jean Valnet gilt seit langem als einer der bedeutendsten Spezialisten auf dem Gebiet der Behandlung Kranker mit Hilfe von Pflanzenessenzen. Ihm ist es zu verdanken, daß die Phytotherapie in Frankreich an verschiedenen Universitäten, unter Ärzten und auch beim breiten Publikum bekannt wurde. Seine Werke sind in Leihbüchereien ebenso wie in wissenschaftlichen Bibliotheken vorzufinden.

Neben seinen zahlreichen Vorträgen an Universitäten und vielen Radio- und Fernsehsendungen hielt er vom Gesundheitsministerium geförderte Kolloquien und sprach häufig in Frankreich, England, Belgien, der Schweiz, in Deutschland, Spanien, Persien, Afrika, den Vereinigten Staaten und Kanada vor einem breiten Publikum. Seit 1960 leitete er zahlreiche Kongresse über die Behandlung Kranker mit natürlichen Heilmethoden.

Dr. Valnet begann seine Karriere als Militärarzt und Chirurg. Während seiner Tätigkeit in der Sanitätskompanie in Tongking von 1950 bis 1953 behandelte er mit großem Erfolg die Verwundeten mit aromatischen Essenzen.

Im Jahre 1959 verließ er die Armee und ließ sich in Paris nieder, um seine Forschungsarbeit aufzunehmen. Dr. Valnet, der 1954 mit der Bronzemedaille für wissenschaftliche Arbeiten ausgezeichnet wurde, ist Offizier der Ehrenlegion, Kommandeur der Palmes Académiques, Träger zahlreicher ziviler und militärischer Auszeichnungen und Mitglied einiger wissenschaftlicher Gremien in Frankreich und im Ausland. Er ist Gründer und Vorsitzender verschiedener Forschungsunternehmen, die sich folgende Aufgabe gestellt haben:

»Forschungen auf allen Gebieten, die die Aromatherapie, die Phytotherapie sowie die Behandlung mit biologischen oder physikalischen Methoden beinhalten, diese unmittelbar oder mittelbar berühren, sowie die Verbreitung der bei diesen Forschungen erzielten Resultate.«

Dr. Jean Valnet ist Mitglied der Société des Gens de Lettre de France.

Vorwort

Vor zwanzig Jahren erschien die erste Auflage dieses Werkes, das ich vor allem den von einer ebenso unangebrachten wie übermäßigen Chemotherapie enttäuschten oder schwer geschädigten Kranken gewidmet habe. Aber auch die Gesunden möchte ich ansprechen, die ihrerseits wissen sollten, daß es nicht ausschließlich eine Heilung oder Vorsorge auf der Basis von Antibiotika, Kortison und Beruhigungsmitteln gibt.

Jede wissenschaftliche Leistung beruht auf den Forschungen der Vergangenheit; ich war keineswegs der erste, der sich damit beschäftigte, die Heilpflanzen zu rehabilitieren, und der dabei die ausgetretenen, bequemen Wege verließ, die die Wissenschaft nur allzu gerne beibehält.

Bereits ab 1897 hatte sich Professor Pouchet unermüdlich um dieses Gebiet bemüht. In der Folge waren es Dr. Henri Leclerc, Professor René Paris, François Decaux und Joseph Brel, die sich herausragende Verdienste erwarben. Die *Aromatherapie* wurde vor allem von einem bedeutenden Chemiker verbreitet, von R.-M. Gattefossé, dem wir auch die Bezeichnung dieses Fachgebietes verdanken, die inzwischen in Frankreich in die Alltagssprache übergegangen ist. Doch eine ›neue‹ Idee braucht viele Vorreiter, die sich für sie einsetzen, bis sie anerkannt wird.

Vor zehn Jahren beschäftigten sich in Frankreich nur wenige Ärzte mit der Phyto- und der Aromatherapie. Heutzutage entstehen immer mehr Schulen von höchst unterschiedlicher Qualität, die sich mit neuen Therapieformen befassen. Es ist höchste Zeit, daß die Phytotherapie, wie schon Homöopathie und Akupunktur, an den Universitäten gelehrt und somit dem Zugriff von Scharlatanen und Geldmachern, die dieser so wichtigen Disziplin erheblich Schaden zufügen, entzogen wird.

Diese Neuauflage, nach der die neue deutsche Übersetzung erstellt wurde, enthält viele Überarbeitungen und Verbesserungen, und auch der Anhang wurde erheblich erweitert.

Dr. Jean Valnet

1

Einführung

Die Mediziner könnten Düfte vielfältiger gebrauchen,
als sie es heute tun.

Montaigne

Die aromatischen Essenzen sind, nachdem sie lange Jahre
vernachlässigt wurden, für viele Forscher und einen großen Teil
der Öffentlichkeit zu wichtigen Elementen moderner Therapien
geworden. Viele Kranke bestehen heute darauf, angesichts der
immer häufiger bekanntwerdenden Schäden durch Chemotherapie, ausschließlich mit natürlichen Heilmethoden behandelt
zu werden.

Wir sollten uns daran erinnern, daß natürliche Heilmittel seit
frühesten Zeiten von unseren Vorfahren entwickelt worden sind.
Auf dieses Wissen kommt man immer wieder verstärkt zurück,
auf die ›Hausmedizin‹ »unserer Ahnen, die heute mit Hilfe der
modernen Forschung von den Legenden und der sie umgeben-
den Finsternis befreit wird«, wie H. Leclerc schrieb.

Bei schwerwiegenden Erkrankungen, die auf die modernen,
der Reihe nach durchprobierten Behandlungsmethoden nicht
›ansprechen‹, besinnt man sich immer häufiger auf die Phytotherapie. Es wäre oft besser, sie nicht so lange aus den Augen zu
verlieren und bei vielen Erkrankungen mit ihr zu beginnen.

Unter gewissen Aspekten stellt dieses Werk eine Verbindung
zwischen der Erfahrung unserer Ahnen und den modernen
Erkenntnissen her. Die jüngsten Entdeckungen, die die Existenz
von Hormonen und Antibiotika in vielen Pflanzen und Essenzen
nachwiesen, zeigen uns, daß wir sehr vorsichtig sein müssen,
wenn wir endgültige Aussagen über die Wirkungsweise dieser
Medikamente abgeben wollen.

Dank der in jüngster Zeit angestellten Forschungen gibt es einfache und logische Erklärungen für die Wirkung von aromatischen Essenzen, die sie aufgrund ihrer hormonalen Bestandteile auf Körper und Geist ausüben. Zahlreiche Experimente erlauben es uns heute, alte Behandlungsmethoden, die uns bis vor kurzem eher amüsierten, zu erklären und zu begründen. So zum Beispiel das Säckchen mit Knoblauch und Kräutern, das unsere Vorfahren Kindern, die unter Wurmkrankheiten litten, um den Hals hängten, wie allen Menschen während den Epidemie-Zeiten. Wir wissen inzwischen auch, warum Umschläge, denen einzig gekochte und zerdrückte Pflanzen beigegeben wurden, bei Gichtanfällen, bestimmten Schmerzen oder bei Harnverhalt heilend wirken.

Viele Kranke berichteten uns, gespürt zu haben, wie sich unter den Händen von Magnetopathen ihre Blasensteine auflösten und die Beschwerden verschwanden. Vielleicht hat mancher von uns solche Geschichten vernommen und sich darüber lustig gemacht?

Dabei sollten wir nicht vergessen, daß es mit Hilfe der Phyto-Aromatherapie immer wieder gelungen ist, Nieren- und Gallensteine zu entfernen. Mit dem Sud aus Splintholz der wilden Linde aus dem Roussillon habe ich die besten Erfahrungen gemacht. Erst vor wenigen Wochen konnte ich einem Patienten helfen, der vor sieben Jahren operiert wurde und trotzdem wieder unter Nierensteinen litt.

»Dieses Buch ist eynes von Trew und Clouben«, könnte ich wie Montaigne schreiben. Im Jahre 1957 – damals war ich Oberstabsarzt im Verteidigungsministerium – erzählte die Frau eines Obersten, die an einem hartnäckigen Ausschlag am Unterarm gelitten hatte und der seit Monaten von verschiedenen Hautärzten ohne Erfolg behandelt worden war, mir ihre beeindruckende Geschichte. Sie kam gerade aus einem Dorf im Departement Béarn und zeigte mir ihren Unterarm, der frei von jedem Ausschlag war.

Noch bevor ich sie etwas fragen konnte, sprudelte es aus ihr heraus:

»Herr Doktor, ich weiß, daß Sie nie über mehr oder weniger ungewöhnliche Behandlungsformen, die heute erprobt werden, lachen. Erinnern Sie sich noch an meinen Ausschlag? Da, schauen Sie sich meinen Arm an.«

Ihre Haut war makellos weiß. Ich erinnerte mich nur allzugut an die abstoßenden, rötlichen Wunden und an den darüberliegenden safrangelben Schorf.

»Entschuldigen Sie bitte, wenn ich Ihnen untreu war und Ihnen das auch noch gestehe, doch ich möchte Ihnen unbedingt erzählen, wie ich geheilt wurde... Vor langer Zeit bereits hat man mich auf einen alten Mann hingewiesen, der in einem abseits gelegenen Dorf lebt und anscheinend Ausschläge heilen kann. Ich bin zu ihm gefahren. Jetzt lachen Sie bitte nicht: Er hat mich auf seinen Rücken genommen, ist einmal mit mir durch seinen Garten gegangen und hat mich anschließend nach Hause gebracht.«

Natürlich überraschte mich diese ›Behandlungsmethode‹, doch ich sagte nichts, sondern nickte nur auffordernd mit dem Kopf.

Die Frau fuhr mit ihrer Erzählung fort:

»›Madame, das ist alles‹, war der einzige Kommentar des Mannes, ›morgen oder übermorgen ist alles vorbei.‹ Das hat sich vor drei Tagen abgespielt, und jetzt bin ich hier bei Ihnen, um Ihnen so schnell wie möglich meinen Arm zu zeigen.«

Was sollte ich zu diesem Bericht sagen?

Ich habe diese Geschichte aus meiner Praxis eingeschoben, um von vornherein klarzustellen, daß es *nicht* das Ziel dieses Buches sein kann, derartige Phänomene, die unser Verständnis übersteigen und die wohl noch für lange Zeit außerhalb der Möglichkeiten der Praktiker liegen werden, erklären zu wollen. Genauso sinnlos wäre es, die Anziehungskraft Napoleons zu ergründen versuchen.

Trotzdem, die Verwendung von Pflanzen und Essenzen kann es dem Wissenden ermöglichen, ›Wunder‹ zu vollbringen. Bereits die alten Ägypter verstanden es, mit weinhaltigen Pflanzenmazerationen zu betäuben...

Professor Léon Binet, der frühere Dekan der medizinischen Fakultät der Universität von Paris, kam in seinen zahlreichen Werken häufig auf die außerordentlichen Eigenschaften der Pflanzen zu sprechen, auf die »Substanzen, die heilen«.

Viele Werke, die von Pflanzen und ätherischen Ölen handeln, sind, über die Jahrhunderte hinweg, von den herausragendsten Wissenschaftlern ihrer Zeit, Ärzten, Biologen und Apothekern, geschrieben worden. Es wäre unmöglich, sie hier alle aufzuzählen, auch wenn ich mich nur auf meine Landsleute beschränkte. In den einzelnen Kapiteln werde ich viele von ihnen erwähnen, doch Namen wie Chamberland, Cadéac, Meunier, Courmont, Morel, Rochaix, Bay, Cazin, L. Binet, Balansard, Caujolle, Chabrol und Dorvault werden jedem begegnen, der sich mit Heilpflanzen beschäftigt. Ebenso bekannt sind Goris, Duquesnois, Perrot, Meurisse, Lemaire, Lian, Loeper, H. Leclerc, Fournier, R.-M. Gattefossé, F. Decaux, R. Paris*, Quevauvillers, Guyon, Carraz, Valette, R. Moreau und viele andere, die zum aktuellen Wissensstand auf diesem Gebiet beigetragen haben.

Zahlreiche Forscher, von denen viele an Universitäten tätig sind, haben wichtige Werke über Pflanzen veröffentlicht, darunter, in Frankreich, J. Barbaud, Madame Bézanger-Beauquesne, Madame Debelmas, P. Delaveau, B. Drevon, R.-B. Henry, A. Foucaud, J. Kerharo, J.-M. Pelt, M. Jolivet, A. de Sambucy, H. Pourrat, J. Pellecuer, M. Jacob, J. Navroy; in Italien Gatti, Cajola, Carosi, Remigio Banals, Novi und Paolo Rovesti; in Deutschland Kobert, Bruning und Arno Müller; in Amerika und England Martindale, Miller, Read. Rideal, Tanner und Willey. Ihre Arbeiten gehören zu den wichtigsten, die über die Wirkung von Pflanzenessenzen geschrieben wurden.

Vergessen wir nicht, daß es in Frankreich seit einiger Zeit möglich geworden ist, über diesen Themenkreis zu promovieren. In diesem Zusammenhang sei Professor Caujolle von der Universität Toulouse erwähnt, der die Dissertationen von Madame Porcher-Pimpart, R. Cazal, A. Azaloux und von Cathala betreute, und auch Professor Grégoire, der in Rennes Sarbachs Arbeit über die antiseptische und bakterizide Wirkung von 54 ätherischen Ölen leitete. In Montpellier hat sich unter der Leitung der Professoren Guerrier und Pages eine neo-hippokratische Schule gebildet, die laufend über ihre Forschungsarbeiten berichtet.

Seit langer Zeit verfolgt in Dakar Professor J. Kerharo, Inhaber des Lehrstuhls für Drogenkunde, seine langwierigen Forschun-

---

* Professor René Paris, der unbedingt erwähnt werden muß, wenn von Pflanzen die Rede ist, ist der Inhaber des Lehrstuhls für *Matière médicale* an der pharmazeutischen Fakultät der Universität Paris. Ihm verdanken wir das größte *Musée mondial* der Heilpflanzen, das von französischen und ausländischen Ärzten, Apothekern und Studenten viel besucht wird (4, avenue de l'Observatoire, 75005 Paris).

gen. Neben zahlreichen Veröffentlichungen, vor allem die 1971 im *Journal d'Agriculture tropicale et de Botanique apliquée* erschienene Abhandlung über *l'Aromathérapie et la Gemmothérapie dans la Pharmacopée sénégalaise traditionelle* (Aromatherapie und Gemmotherapie in der traditionellen senegalesischen Pharmakopöe), gab er 1974 in Paris zusammen mit J.-G. Adam das monumentale Werk *La Pharmacopée sénégalaise traditionelle* (die traditionelle senegalesische Pharmakopöe) heraus.

Seinem Beispiel folgend, haben vor allem im Senegal, aber natürlich auch im übrigen Afrika, an der Elfenbeinküste und in Gabun, hier vor allem in Libreville, Jean-Noel Gassita, Direktor des *Institut de Pharmacopée et de Médecine Traditionelle,* viele Forscher die Arbeit auf diesem Gebiet aufgenommen.

Das gleiche trifft auf Madagaskar, China und Lateinamerika zu... wie überhaupt auf alle Länder, in denen die Phytotherapie die gebräuchlichste Behandlungsmethode geblieben ist.

Die Lyoner Schule ihrerseits, gegründet von R.-M. Gattefossé, setzt dessen Arbeiten fort.

Auch im Ausland ist die gleiche Entwicklung ablesbar.

Hier ist an erster Stelle die italienische Schule mit den Professoren Rovesti in Mailand, Cerevoli in Padua, Benedicenti u. a. zu nennen.

In der Schweiz hat sich das Wissen über die natürlichen Behandlungsmethoden dank der außerordentlichen Arbeit einiger Journalisten und Schriftsteller ungewöhnlich schnell verbreitet. Ich möchte in diesem Zusammenhang vor allem Marie-Claude Leburgue, Vera Florence (von Radio-Télévision Suisse Romande), Gabriel Monachon, Michel H. Krebs und Gil Stauffer erwähnen...

Dabei scheint es mir wichtig darauf hinzuweisen, daß in diesem Land, dem größten Herstellerland synthetischer Arzneimittel, sich vor allem die Verbraucher mit der Phyto-Aromatherapie beschäftigen. Jedoch nicht ausschließlich diese, denn einige Heilpflanzenhändler haben schnell begriffen, welchen Profit sie aus meinen Vorträgen und zahlreichen Sendungen in Radio-Télévision Suisse Romande ziehen können. Die Gewinnsucht der meisten dieser Händler hat immerhin den Vorteil, daß immer mehr Kranke, die von der herkömmlichen Chemotherapie enttäuscht sind, sich somit anders helfen können.

Im Anhang finden meine Leser die Angriffe der Schweizer Apothekerschaft, die ja zum großen Teil von den Chemie-Konzernen abhängig ist, und die 1976 der Chefredakteur der Zeitschrift *Journal Suisse de Pharmacie* glaubte, gegen mich veröffentlichen zu müssen. Ich habe es mir nicht versagt, auch meine Erwiderung abzudrucken...

In Belgien scheint die Entwicklung langsamer voranzugehen, was sicher nicht der Fehler der Journalisten Marc Danval, Georges Wielemans, Janine Modave, J.-L. Lachat, M. Grodent, Ch. van Hoof, A. Antoine, Ph. Genaert, N. P. Ketelbuters und F. Wangermée ist, von denen einige hohe Stellungen beim O.R.T.B. einnehmen und die allesamt als aufgeklärte Menschen keine Bedenken haben, das Problem anzugehen. Trotzdem dauerte es lange, bis endlich auf mein hartnäckiges Betreiben hin die *Société Belge de Phytothérapie et d'Aromathérapie* gegründet wurde; hoffen wir, daß sie erfolgreich sein wird.

In Rußland wie in allen Ostblockländern war die Pflanzen-heilkunde schon immer Gegenstand wissenschaftlicher For-schungen, und niemand hat in diesen Ländern Angst davor, Arbeiten über den Kohl oder die Zwiebel zu veröffentlichen.

In den Vereinigten Staaten wird an dem Problemkreis rege gearbeitet, obwohl es hier gewisse Schwierigkeiten gibt. Einer der Verantwortlichen der O.M.S. berichtete mir eines Tages in Genf, daß die geernteten Pflanzen leider häufig zu lange auf den Kais gelagert werden, wo sie den Unbilden des Wetters ausge-setzt sind und verfaulen, also völlig unbrauchbar werden. Gleichzeitig aber wird die Phytotherapie an verschiedenen amerikanischen Universitäten gelehrt.

Kurz, wir wohnen in der ganzen Welt dem Aufblühen einer neo-hippokratischen Bewegung bei, das heißt, einer »Zusam-menarbeit mit der Natur«, wie es Professor Sary einmal aus-drückte, die nichts anderes zum Ziel hat, als die Heilung der Kranken mit Hilfe der Natur, wobei man sich heute nicht mehr nur auf empirische, sondern auch auf rationale, wissenschaftli-che Ergebnisse stützen kann.

So werde ich in diesem Buch laufend die zahlreichen Behand-lungsformen unserer Vorfahren, die verleugnet oder trotz der Resultate, die sie seit jeher erzielten, vernachlässigt wurden, erklären. Diese Erklärungen wurden erst durch die jüngsten wissenschaftlichen Arbeiten ermöglicht.

»Es gibt nichts Unwissenschaftlicheres als etwas abzustreiten, nur weil man es nicht erklären kann.« Trotz dieser Tatsache haben sich viele Gelehrte und Laien erlaubt, Resultate zu verleugnen und über sie zu spötteln, nur weil sie damals noch nicht erklärbar waren. »In unserer Zeit, die wissenschaftlich so fruchtbar ist«, schrieb L. Binet, »ist es oft schwierig, sich davor zu hüten, maßlosen Stolz zu entwickeln, und sich zusammen mit Pascal daran zu erinnern, ›daß die Folge der Menschengeschlechter durch die Jahrhunderte hindurch als ein Mensch betrachtet werden kann, der weiterlebt und immer dazulernt‹.«

»Und wenn wir lachen wollen«, sagte Henri Leclerc, »dann tun wir es lieber im Verborgenen und denken dabei daran, welchen Eindruck unsere Medizinersprache, auf die wir heute so stolz sind, auf unsere Urenkel machen wird.«

Dieser Satz hat mich im übrigen dazu bewogen, in diesem Buch wissenschaftlich-medizinische Ausdrücke, wenn irgend möglich, zu vermeiden. Da ich trotzdem nicht immer auf Fachausdrücke verzichten konnte, habe ich im Anhang eine Liste mit Erklärungen der in diesem Buch vorkommenden, und nicht für jeden verständlichen Ausdrücke angefügt.

Natürlich ist dieses Buch für meine Kollegen geschrieben, aber auch und *vor allem* für ein breites Publikum.

Die Meinung des Kranken spielt bei der Entscheidung, welche Behandlungsmethode zu bevorzugen ist, eine ausschlaggebende Rolle. »Das Volk weiß als erstes alles, auch wenn man ihm nichts erzählt«, schrieb Mike Waltari in *Sinouhé, der Ägypter*.

Die *Präventivmedizin*, die den Gesunden mit Produkten, *deren Auswirkungen niemand genau kennt*, in Spritzen- oder Tablettenform behandelt, verfolgt einen Irrweg. Sie sollte zu den natürlichen und ungiftigen Stoffen übergehen.

Zu diesen gehören seit jeher an erster Stelle Pflanzen und aromatische Essenzen, und so wird es auch in Zukunft bleiben.

Obwohl man überall auf der Welt immer mehr auf natürliche Behandlungsmethoden zurückkommt, ist das leider noch nicht die Regel. Erst neulich habe ich wieder gehört, wie ein Praktiker einer Mutter folgenden Rat gab: »Wenn Ihre Kinder einen Schnupfen bekommen, dann geben Sie ihnen sofort diese Antibiotika.«

Die Essenzen, die meist durch Destillation aus Pflanzensäften gewonnen werden, kommen im allgemeinen als Tropfen, oder in Kapseln und Perlen eingeschlossen, an den Verbraucher. So kann es manchem merkwürdig erscheinen, daß ich in diesem Buch auch den Knoblauch, die Zwiebel und die Kamille behandle, die von Ärzten kaum verschrieben werden. Doch dies geschah aus einem einleuchtenden Grund: auch diese Pflanzen oder Gewürze üben eine Wirkung durch ihre aromatischen Essenzen aus.

Die tägliche Verwendung von Knoblauch, Gewürznelke, Salbei, Rosmarin, Thymian, Bohnenkraut und zahlreicher anderer Gewürze bei der Zubereitung von Speisen hat einen wohltuenden Einfluß auf die Gesundheit.

In dem Kapitel, das von den Essenzen handelt, habe ich auch anderen Anwendungsformen als den im Küchenalltag üblichen genügend Platz eingeräumt. Neben Tees und Aufgüssen sind Pulver, Dampfbäder, Einreibungen und Bäder aufgrund der Freisetzung von ätherischen Ölen gesundheitsfördernd.

Ich möchte in diesem Zusammenhang darauf hinweisen, daß diese Arbeit nie vorgibt, die schwierige Kunst eines Threapeuten zu ersetzen. »Alles ist Gift, nichts ist Gift«, sagte Paracelsus, und in der Realität zählt einzig die Dosierung.

Denn auch natürliche Essenzen können, wenn sie unbedacht benutzt werden, *giftige Auswirkungen haben.* Arbeiter, die echte Vanille verarbeiten oder verpacken, leiden häufig unter verschiedenen Beschwerden, die unter dem Namen ›Vanille-Krankheit‹ zusammengefaßt werden: heftige Kopfschmerzen, Magen-Darm-Beschwerden, Ausfall der Augenbrauen.

Safran, der in zu hohen Dosen genossen wird, kann zu übersteigerter Erregbarkeit des Gehirns und in der Folge zu Krämpfen, Delirium und zum Tod führen.

Die krampflösende Majoran-Essenz kann, in hohen Dosen genossen, wie ein Rauschgift wirken (Cadéac und Meunier).

Salbei-, Rosmarin- und Ysop-Essenzen können auch in niedriger Dosierung unter bestimmten Umständen und bei dazu neigenden Menschen epileptische Tendenzen verstärken.

In diesem Zusammenhang möchte ich folgende merkwürdige Begebenheit nicht verschweigen: Im Juli 1959 suchte mich während des jährlichen *Prytanée Militaire de la Flèche*-Festes eine Frau auf, die innerhalb weniger Augenblicke an beiden Unterarmen von einem heftigen Nesselfieber befallen worden war. Mir gelang es nicht, die Ursache dieser Allergie zu bestimmen. Weder Ernährung noch Lippenstift, weder Nagellack noch Parfüm... nichts brachte mich auf die richtige Spur.

Einige Jahre später trat bei der Frau das gleiche Phänomen auf. Wieder forschte ich nach der Ursache.

Nach langwierigen Untersuchungen fand ich heraus, daß meine Patientin auf Lindenblüten allergisch reagierte. Innerhalb von elf Jahren hatte sie sich dreimal unter einem blühenden Lindenbaum aufgehalten!

Trotz der seltenen Fälle, in denen die Verwendung von Pflanzen und Pflanzenessenzen zu ungewünschten Reaktionen führen kann, »werden Mediziner und Chemiker erstaunt sein«, wie R.-M. Gattefossé schrieb, »wenn sie sich bewußt werden, wie groß die Anzahl der Geruchsstoffe ist, die in der Medizin verwendet werden können, und wie vielfältig ihre chemischen Funktionen sind. Die antiseptischen und Mikroben bekämpfenden Eigenschaften sind heute weitgehend bekannt; darüber hinaus aber besitzen diese Stoffe Eigenschaften, die gegen Gifte und Viren wirken, sie haben eine starke energetische Kraft und die unbestreitbare Fähigkeit, bei der Heilung von Wunden positiv zu wirken. In der Zukunft werden sie eine noch bedeutendere Rolle spielen.«

Montaigne hatte darauf bereits hingewiesen, als er schrieb, »die Mediziner könnten Düfte vielfältiger gebrauchen, als sie es heute tun, denn ich habe bemerkt, daß diese fähig sind, und zwar jeder Duft auf seine eigene Weise, auf meine Stimmung zu wirken und diese zu verändern.«

Natürlich kannte Montaigne die modernen wissenschaftlichen Arbeiten nicht, die in den Essenzen sogar hormonale Bestandteile nachgewiesen haben, die auf Körper und Geist wirken.

Das intuitive Wissen unserer Vorfahren erstaunt auch heute noch den unvoreingenommenen Beobachter. Wie war es ihnen möglich, ihre Patienten so wirksam und sicher zu behandeln, da sie doch die Zusammensetzung der Naturheilmittel, die sie ihnen verschrieben, nicht kannten? Sie verließen sich einzig auf ihre Erfahrung.

Aber vielleicht wußten unsere Vorfahren mehr, als wir annehmen. Es ist durchaus möglich, daß etwaige schriftliche Aufzeichnungen, wie so vieles während der verheerenden Kriege, verbrannten oder verloren gingen.

Wenn eine aromatische Essenz auf den Markt kommen soll (die natürlich vom Hersteller in allen Fällen als ›rein und natürlich‹ bezeichnet wird, in Wirklichkeit aber nur allzuhäufig unrein oder, schlimmer, gepanscht ist), benützt man die chromatographische Methode: ein Schreiber hält auf einem Papier eine Kurve fest, deren Ausschläge dann mit dem typischen Bild verglichen wird, das von einer hundertprozentig reinen Essenz angefertig worden war.

Besuchen Sie doch eines dieser Kontrollabore, und Sie werden zu Ihrer großen Überraschung feststellen, daß neben jedem Apparat eine ›Nase‹ steht, das heißt eine Frau oder ein Mann, die über einen äußerst sensiblen Geruchssinn verfügen. Sobald der Apparat seine Kurve gezeichnet hat, riechen diese Spezialisten an der Essenz und bestätigen mit Hilfe ihrer Nase das Ergebnis oder korrigieren es, was häufiger vorkommt, als sie vielleicht annehmen mögen.

Während ich dies schreibe, denke ich an ein Buch, das gegen Ende des vorigen Jahrhunderts erschienen ist. Ein Arzneimittelhersteller von Stärkungsmitteln, Beruhigungsmitteln sowie einigen anderen Medikamenten hatte ein Werk herausgegeben, das seine eigenen Produkte lobte und die anderer Hersteller verdammte.

Dieser Arzneimittelhersteller hatte sich ganz auf die Mineralien, auf Knochenpulver und Brom verlegt, unbestreitbar ausgezeichnete Heilmittel, doch sicher nicht die einzigen.

So warnte er seine Leser vor den Gefahren, die von Engelwurz, Sternanis, Basilikum, Zimt und Kapern ausgehen, von schwarzen Johannisbeeren, Sellerie, Kerbel, Kohl, Schnittlauch und Zitronen, von Kresse, Kümmel, Schalotten, Estragon, Fenchel, Ingwer, Lorbeer, Brombeere, Zwiebe, Rüben, Pastinaken, Petersilie, Thymian, Tomaten... ich unterbreche hier die Liste, die viele Seiten ausfüllen würde.

Warum er vor diesen Gemüsen und Gewürzen warnte? Aufgrund der aromatischen Essenzen, die sie enthalten...

Für diesen Pseudo-Gelehrten und durchtriebenen Kaufmann waren alle Pflanzen, die Essenzen enthalten, giftig. Er verdient eine posthume Medaille von der Pharmaindustrie, der er unbewußt und uneigennützig den Weg bereitete.

Dieses Buch hat ein einziges Ziel: *nützlich zu sein und die Wissenschaft nicht zu verlassen.*

Darüber hinaus wird keine Werbung für bestimmte Produkte gemacht. Wenn ich trotzdem hin und wieder einige Spezialprodukte erwähne, dann nur, um den Lesern, die von der Aromatherapie begeistert sein werden, bei ihren ersten Schritten auf dem für sie neuen Gebiet zu helfen.

2

Untersuchte Essenzen und Pflanzen

Deutsche Namen – Botanische Bezeichnungen

Anis	*Pimpinella anisum*
Basilikum	*Ocymum basilicum*
Bergamottenbaum	*Citrus bergamia*
Bitterorange	*Citrus vulgaris*
Bohnenkraut (Pfefferkraut)	*Satureja montana*
Cajeput	*Melaleuca leucadendron*
Estragon	*Artemisia dracunculus*
Eukalyptus	*Eucalyptus globulus*
Fenchel	*Foeniculum vulgare (anethum foeniculum)*
Fichte (Föhre)	*Pinus sylvestris*
Geranium (Storchenschnabel)	*Pelargonium odoratissimum*
Gewürznelke	*Eugenia caryophyllata*
Heiligenkraut	*Santolina chamoecyparissus*
Ingwer	*Zingiber officinale*
Kamille (echte)	*Matricaria chamomilla oder Matricaria discoidea*
Kamille (römische)	*Anthemis nobilis*
Kampfer (aus Borneo)	*Auszug aus Dryobalanops Camphora*
Knoblauch	*Allium sativum*
Koriander	*Coriandrum sativum*
Kümmel	*Carum Carvi*
Lavendel	*Lavandula officinalis*
Lebensbaum (Thuja)	*Thuya occidentalis*
Majoran	*Origanum majorana*
Melisse	*Melissa officinalis*
Muskatnuß	*Myristica fragans*

Myrthenheide	*Melaleuca viridiflora*
Origano	*Origanum vulgare*
Origano (falscher)	*Origanum dictamnus*
Origano (spanischer)	*Thymus capitatus*
Pfefferminze	*Mentha piperata*
Rosmarin	*Rosmarinus officinalis*
Salbei	*Salvia officinalis*
Sandelholz	*Santalum album oder santalum spicatum*
Sassafras (Fieberbaum)	*Sassafras officinalis*
Thymian	*Thymus vulgaris*
Wacholder	*Juniperus communis*
Wurmsamen (Gänsefuß)	*Chenopodium anthelminticum*
Ylang-Ylang	*Unona odoratissima*
Ysop	*Hyssopus officinalis*
Zimt (aus Ceylon)	*Cinnamomum zeylanicum*
Zitrone	*Citrus limonum*
Zypresse	*Cupressus sempervirens*
Zwiebel	*Allium cepa*

Botanische Bezeichnungen – Deutsche Namen

Allium cepa	Zwiebel
Allium sativum	Knoblauch
Anthemis nobilis	römische Kamille
Artemisia dracunculus	Estragon
Carum carvi	Kümmel
Chenopodium anthelminticum	Wurmsamen (Gänsefuß)
Chenopodium zeylanicum	Zimt (aus Ceylon)
Citrus bergamia	Bergamottenbaum
Citrus limonum	Zitrone
Citrus vulgaris	Bitterorange
Coriandrum sativum	Koriander
Cupressus sempervirens	Zypresse
Eucalyptus globulus	Eukalyptus
Eugenia caryophyllata	Gewürznelke
Foeniculum vulgare (anethum foeniculum)	Fenchel
Hyssopus officinalis	Ysop

Juniperus communis	Wacholder
Lavandula officinalis	Lavendel
Matricaria chamomilla	echte Kamille
oder Matricaria discoidea	
Melaleuca leucadendron	Cajeput
Melaleuca viridiflora	Myrthenheide
Melissa officinalis	Melisse
Mentha Piperata	Pfefferminze
Myristica fragans	Muskatnuß
Ocymum basilicum	Basilikum
Origanum dictamnus	falscher Origano
Origanum majorana	Majoran
Origanum vulgare	Origano
Pelargonium odoratissimum	Geranium oder Storchen-schnabel
Pimpinella anisum	Anis
Pinus sylvestris	Fichte oder Föhre
Rosmarinus officinalis	Rosmarin
Salvia officinalis	Salbei
Santalum album	Sandelholz
oder spicatum	
Santolina chamoecyparissus	Heiligenkraut
Sassafras officinalis	Sassafras (Fieberbaum)
Satureja montana	Bohnenkraut (Pfefferkraut)
Thuja occidentalis	Lebensbaum (Thuya)
Thymus capitatus	spanischer Origano
Thymus vulgaris	Thymian
Unona odoratissima	Ylang-Ylang
Zingiber officinale	Ingwer

3

Allgemeine Betrachtungen

Klinische Fälle, Beobachtungen
Allgemeine Eigenschaften von aromatischen Essenzen

Um in den Besitz der Wahrheit zu gelangen,
muß man einmal in seinem Leben alle Ansichten,
die einem beigebracht wurden,
aufgeben und sein Gedanken- und Wissenssystem
von Grund auf neu errichten.

Descartes

Brenot, ein alter Knecht, der 1940 starb, war der erste, der mich in der Heilkunst unterrichtete; in meiner Heimat, in Huanne und in der weiteren Franche-Comté, ist die Erinnerung an ihn lebendig geblieben.

Ich war vierzehn Jahre alt. Es war August und ich hatte Ferien. Brenot hatte seine Kuhherde von der Weide bei Presnay an der Straße nach Rougemont geholt. Wie üblich wartete ich auf ihn. Ich wollte ihm ›helfen‹, die Kühe im Stall anzubinden. Brenot hatte mir erklärt, daß es ein sicheres Mittel gab, von den Hörnern der Kühe nicht verletzt zu werden: Man mußte sein Kinn auf den Hals der Tiere hinter den Ohren legen, während man sie ankettete.

Mein alter Freund begann auf der einen, ich auf der anderen Stallseite. Wir hatten jeder fünf Kühe festzubinden. Wenn ich einmal länger brauchte, trödelte er herum. Er wollte nicht vor mir mit der Arbeit fertigwerden.

An diesem Tag beschimpfte er ganz gegen seine Gewohnheiten Poumone, eine dreijährige Färse, und fluchte dabei so, wie ich ihn noch nie hatte fluchen hören.

Als wir einige Minuten später den Stall verließen, entdeckte ich den Grund seines heftigen Zorns. Auf seiner rechten Wange war eine große Wunde, die Poumone ihm offensichtlich mit ihrem Horn zugefügt hatte, als sie ihren Kopf unerwartet bewegte. Brenot gab gute Ratschläge, anderen...

Ich wollte sofort Alkohol oder Jod holen.

»Laß nur«, meinte Brenot, »morgen ist alles vorbei«, und griff dabei nach Spinnweben, die er direkt auf seine Wunde legte.

Am nächsten Morgen war Brenots merkwürdiger Verband durch einen Aufguß von verschiedenen Kräutern ersetzt, die er am Rand des zum Pfarrhaus führenden Weges gesammelt hatte. Wenn ich mich richtig erinnere, war Wegerich dabei und vielleicht auch einige Nußbaumblätter.

Als Brenot vorhergesagt hatte, innerhalb von vierundzwanzig Stunden sei seine Wunde verheilt, hatte er natürlich übertrieben. Doch eine Woche später war die Wunde vollständig geschlossen und vernarbt, und der alte Knecht konnte sich, seiner Gewohnheit gemäß, vor der Sonntagsmesse rasieren.

Ein Kind weiß vieles noch nicht. So wundert es sich auch über Dinge nicht, über die es sich eigentlich wundern sollte. Trotzdem hatte ich natürlich damals schon wüste Geschichten vom Wundstarrkrampf gehört, von den schädlichen Mikroben im Mist, in der Erde und natürlich auch auf den Hörnern der Tiere. So überraschte es mich, daß Spinnweben* und bestimmte Pflanzen die Wundheilung bewirken konnten.

Natürlich wußte ich nicht, wie die Wirkstoffe, die zur Heilung beitrugen, beschaffen waren. Ich hatte keine Ahnung, daß in Nußbaumblättern ein antibiotischer Wirkstoff vorhanden ist, der aktiv gegen den Milzbrand wirkt, und auch Brenot wußte davon nichts. Er wußte nur, daß die Blätter die Heilung unterstützen, und gab sich damit zufrieden.**

Seit dieser Zeit konnte ich selbst Hunderte von erstaunlichen, spektakulären Resultaten beobachten. Und mein ganzes Leben

---

* Um das Jahr 1980 haben mexikanische Forscher in Spinnweben, die die Eingeborenen unter anderem zum Verbinden des Nabels bei neugeborenen Kindern benutzten, antibiotische Wirkstoffe entdeckt.
** »Allein in Europa kennen wir mehr als 500 Pflanzen, die zu Heilzwecken benutzt werden; die einen international, die anderen nur in bestimmten Gebieten anerkannt, aber das schon seit Hunderten, wenn nicht seit Tausenden von Jahren.« (Pr. Perrot)

lang habe ich mich gefreut, wenn die zahlreichen Forschungen, modernen Untersuchungen und Experimente eine wissenschaftliche Erklärung der zuvor empirisch festgestellten therapeutischen Erfolge liefern konnten.

So hat man herausgefunden, daß Knoblauch zwei antibiotische Wirkstoffe enthält, die bei Staphylokokken wirken, und daß eine einzige Gewürznelke bereits so antiseptisch wirkt, daß gekochtes Rindfleisch problemlos vierundzwanzig Stunden in einem mit einer Gewürznelke abgeschmeckten Sud aufbewahrt werden kann. Die Verwendung von phenol- oder aldehydhaltigen Gewürzen* (Gewürznelke, Thymian, Bohnenkraut, Zimt usw.) bei der Ernährung ist seit alters in tropischen Ländern Tradition, wo Gärungsprozesse im Darmbereich zu ernsten Erkrankungen führen können.

Wir wissen heute, daß Thymian den Milzbrand-Erreger, die Eberth-Bakterie, die Typhus auslöst, Staphylokokken, die Diphterie-Bakterie, Meningokokken und die Koch-Bakterie, die bei der Tuberkulose eine entscheidende Rolle spielt, bekämpft. Dies wurde von Chamberland 1887, Cadéac und Meunier 1889 und den Professoren Courmont, Morel und Rochaix kurz vor 1920 nachgewiesen. Thymian-Essenz ist in seiner bakterienbekämpfenden Wirkung stärker als Phenol, das lange Zeit als Prototyp eines antiseptischen Mittels betrachtet wurde.

Eine kurze Abschweifung: Wenn ich schreibe »den Typhus auslöst« oder »bei der Tuberkulose eine entscheidende Rolle spielt«, dann ist darunter zu verstehen, daß wir diese Bakterien bei Typhus- bzw. Tuberkulosefällen gefunden haben. Eine Mikrobe ist oft nicht die eigentliche Ursache der Krankheit, sondern in der Regel nur ein Zeuge für die Schwäche, die den Organismus oder einen Teil des Organismus befallen hat. *Die Mikrobe ist nichts, das Gebiet, in welchem sie auftritt, entscheidet alles.*

René Leriche sagte einmal: »*Der Mensch schafft sich seine Krankheiten durch seine eigenen physiologischen Bedingungen.*«

Während des Widerstands in den Jahren 1942–1945 habe ich einen Elsässer kennengelernt, dessen Allgemeinzustand

---

* Das heißt, Gewürze, die in der Hauptsache Phenole oder Aldehyde, also antiseptische Komponenten, enthalten.

schlecht war und der an einer doppelseitigen, tuberkulösen Lungenentzündung litt. Er gehörte zu einer Widerstandsgruppe, die sich in den Wäldern und Bergen versteckte. Der unfreiwillige Aufenthalt an der frischen Luft, bei jedem Wetter, hat ihn, ohne daß er ärztliche Hilfe erhielt, von seiner Tuberkulose geheilt. Sie werden in diesem Buch noch von Fällen schwerer Tuberkulose erfahren, die ohne jede moderne Chemotherapie, ohne Antibiotika, einzig mit Hilfe von Essenzen und Mitteln der Naturheilkunde geheilt wurden. Die Lungensanatorien befinden sich ja nicht mitten in Großstädten, sondern in Wäldern und in Gegenden, die berühmt sind für ihre gute Luft, wobei diese gute Luft natürlich auf die vielen Pflanzen in der Umgebung zurückzuführen ist.

»Es genügt nicht«, schrieb Azaloux, »daß eine Mikrobe in den Körper eindringt, um dort eine Infektion zu verursachen. Die Mikrobe braucht bestimmte günstige Voraussetzungen, die von der Virulenz, der Stärke der Mikroben, dem Eintrittsweg in den Körper und schließlich der mehr oder weniger großen Widerstandsfähigkeit des Organismus abhängen.«

Wir messen der Widerstandsfähigkeit des Organismus oder einiger Teile des Organismus eine immer größer werdende Bedeutung zu. Jede Infektion ist nicht nur das Resultat einer in den Organismus eindringenden Mikrobe; diese Mikrobe muß ein Feld vorfinden, in dem sie leben und sich vermehren kann. Es ist sicher, daß die menschliche Rasse ohne ihre natürliche Widerstandskraft seit langer Zeit ausgestorben wäre. Wir müssen nicht einmal zu weit in der Geschichte der Epidemien zurückgehen, um ein Beispiel zu finden: Im 14. Jahrhundert hat die große Pest, der Schwarze Tod, wie sie von den entsetzten Menschen genannt wurde, innerhalb von wenigen Jahren in Europa 80 Millionen Menschen hinweggerafft. Trotzdem überlebte die menschliche Rasse. Damals bestand die Befürchtung, daß ähnliche Katastrophen nur das Vorspiel für die endgültige Ausrottung der Menschheit wären; trotzdem, nirgendwo auf der Welt sind Rassen, die von solchen Unglücken heimgesucht wurden, ausgestorben.

Die außerordentlichen Eigenschaften der Zwiebel sind seit jeher bekannt. Dioskurides, ein griechischer Arzt aus dem 1. Jahrhundert nach Christus, und Plinius rühmten ihre harntreibenden, kräftigenden und antiseptischen Tugenden. Erst viele

Jahrhunderte später stellten wir fest, daß sich Zwiebelsaft gegenüber Staphylokokken und anderen Mikroben wie ein Antibiotikum verhält, und fanden heraus, daß sich im Saft der Zwiebel Spuren von Eisen, Jod, Silizium, Kalium, Phosphate und Nitrate befinden.

Wir wissen heute noch nicht, warum die Zwiebel auch bei Blutandrang im Gehirn oder bei Sommersprossen eine günstige Wirkung ausübt. Dagegen ist uns bekannt, aus welchem Grund sie die heftigen Schmerzen eines Wespenstiches auf einen Schlag beseitigt. Seit den Arbeiten von Collip im Jahre 1923 und von Laurin im Jahre 1934 ist nachgewiesen, daß das Glykochinin der Zwiebel bei der Behandlung von Diabetes wertvoll ist. Die Arbeiten von Hull Walton bestätigten im übrigen die seit langem bekannten aphrodisiakischen Tugenden der Zwiebel.

Als in früherer Zeit Hebammen Schwangeren, deren Uterus schwach zu sein schien, einen Aufguß aus Eisenkraut zu trinken gaben, wußten sie nicht, daß, wie Kotoku Kuwazima später entdeckte, das in dieser Pflanze enthaltene Verberin die Uteruskontraktionen erheblich verstärkt.

Salbei (bei den alten Römern das ›Heilige Kraut‹) wird seit undenklichen Zeiten aufgrund seiner vielfältigen Eigenschaften verwendet. Er unterstützt und reguliert die Monatsblutungen der Frau, und vor kurzem wurde eine Östrogen-Substanz im Salbei entdeckt, die dies bewirkt, und somit war die empirische Erfahrung bestätigt. Reiner Salbeiextrakt, der Mäusen gespritzt wurde, löste ähnliche Wirkungen aus wie das Follikel-stimulierende Hormon.

Niemand wird erstaunt sein, wenn er erfährt, daß R. Paris in der Gingseng-Wurzel, die vor allem im Fernen Osten als kräftigendes und aphrodisisches Mittel verwendet wird, Substanzen fand, die dem Follikel-Hormon ähneln. Wie überraschend dagegen ist es, daß Costello und Lyun im Süßholz, das seit langem für seine die Verdauung fördernden und Magengeschwüre lindernden Eigenschaften bekannt ist, ebenfalls eine östrogenartige Substanz gefunden haben.

In seinem Aufsatz ›Hormone in Pflanzen‹, erschienen in der Zeitschrift ›La Santé Publique‹, Paris 1961, lenkt Decaux die Aufmerksamkeit auf die Notwendigkeit, das Vorhandensein bestimmter Sexualhormone in gewissen Pflanzen zu kennen und zu studieren. Nur diese Kenntnis macht es möglich, bestimmte hormonale Schwächen mit Hilfe von naturheilkundlichen Methoden zu bekämpfen; außerdem sind diese Kenntnisse unabdingbar, wenn man bei dem Patienten ein Übermaß an bestimmten Hormonen, die seiner Krankheit schaden könnten, vermeiden will.

Decaux spricht besonders vom Efeu, der bei kastrierten weiblichen Ratten anscheinend Monatsblutungen auslösen kann (R. Paris und Quevauviller). Unsere Vorfahren benutzten Efeuaufgüsse, um Leiden dieser Art zu heilen.

Im Hopfen befinden sich ebenfalls Östrogen-Hormone, die man auch in einer erwähnenswerten Menge im Bier findet. Können wir vielleicht so erklären, daß starke Biertrinker zu Fettleibigkeit neigen?

Wie wir noch sehen werden, enthalten viele Pflanzen Hormone, zum Beispiel Kerbel und Petersilie, die schon seit langem aufgrund ihrer, die Monatsblutung fördernden Eigenschaften geschätzt werden. Die Seerose, die von Léon Binet als »Zerstörerin des Vergnügens und als Liebesgift« bezeichnet wird, die Weide, die Stockrose oder Roter Eibisch, die Tulpe usw. gehören dazu.

So wurde vielfach die Feststellung gemacht, daß die Essenzen aus Pflanzen den Hormonen aus endokrinen Drüsen entsprechen.

Wir kennen übrigens einige Abarten der Kleeblätter, deren östrogene Substanzen bei Mutterschafen zu Fortpflanzungsschwierigkeiten führen.

Die die Gallenproduktion unterstützenden und deren Ausfluß fördernden Eigenschaften des Rosmarins werden seit urdenklichen Zeiten genutzt. Chabrol hat sie im Experiment nachgewiesen: Spritzt man Tieren intravenös Rosmarinaufguß, verdoppelt sich deren Gallenabsonderung.

So besitzen die Phyto- und die Aromatherapie den seltenen Vorzug, gleichzeitig zu den ältesten und den aktuellsten Therapieformen zu gehören.

In der öffentlichen Meinung und bei Ärzten wurde der therapeutische Wert der Pflanzen und aromatischen Essenzen seit einigen Jahren wiederentdeckt; doch die Idee, pflanzliche Stoffe zur Wiederherstellung oder Erhaltung der Gesundheit zu verwenden, stammt aus der Antike. »Viele Dinge werden wiederentdeckt, die seit langem vergessen waren«, sagte bereits Horaz.

Es gibt in der Tat keine Behandlungsmethode, die so alt ist wie die Phyto- und Aromatherapie.

Wir leben heute in der Ära der Sulfonamide, Antibiotika, Hormone und synthetischen Produkte, deren beeindruckende Namen manchmal mehrere Zeilen in Anspruch nehmen. So wird es manchen merkwürdig vorkommen, wenn ich eine wirksame therapeutische Methode vorschlage, die manchmal sogar spektakuläre Erfolge erzielt, obwohl sie sich einzig auf die Verwendung von Pflanzen und ätherischen Ölen beschränkt.

Vor einigen Jahren schüttete sich eine Frau einen Topf mit kochendem Wasser über den Unterarm und die linke Hand. Eine Krankenschwester behandelte die Brandwunden mit einer Mischung aus verschiedenen aromatischen Essenzen, die in meinen Augen seit langer Zeit eine ideale Behandlungsform bei Verbrennungen ersten und zweiten Grades darstellt. Die Mischung besteht in der Hauptsache aus den Essenzen von Lavendel, Thymian, Geranium, Rosmarin und Salbei*. Als Verband wurde einfach eine sterile Binde über die Wunden gewickelt.

Am nächsten Morgen rief mich die Patientin an und bat dringend um einen Termin. Als sie zu mir kam, zeigte sie mir ihre Beine, auf denen sich zahllose Blasen befanden. In ihrer Aufregung hatte sie nur an ihre Hand und ihren Unterarm gedacht.

Fünfzehn Stunden nach der schweren Verbrennung sah man dort, wo sie behandelt worden ist, nichts mehr: die Haut war unversehrt. So entschloß ich mich, die Beine der Patientin mit dem gleichen einfachen Mittel zu behandeln. Ich stach die Blasen auf und legte auf die betroffenen Stellen Kompressen (jeweils eine halbe Stunde), die mit einer stark verdünnten Lösung der gleichen Mischung aus aromatischen Essenzen getränkt waren (ein Teelöffel auf ein Glas lauwarmes Wasser).

Ich bat die Patientin, die Behandlung bei ihr zu Hause zweimal täglich zu wiederholen. Vier Tage später war sie völlig geheilt. Vom Beginn der Behandlung an hatte sie weder Schmerzen noch sonstige Beschwerden verspürt.

Ein Kollege, der es zur Gewohnheit hat, geradewegs aufs Ziel loszusteuern, wenn er sich eine Meinung über die therapeutischen Eigenschaften eines bestimmten Produktes machen will,

---

* Die Lösung ist in Frankreich unter dem Namen Tégarome im Handel. Siehe Seite 298.

verbrannte sich freiwillig zwei Finger der linken Hand. Den einen Finger behandelte er sofort mit der gleichen Mischung aus aromatischen Essenzen, während er den anderen unbehandelt ließ. Einige Minuten später war der behandelte Finger schmerzfrei, und am nächsten Morgen sah man keinerlei Zeichen der Verbrennung mehr, während der unbehandelte Finger stark schmerzte und mit Brandblasen bedeckt war. Deutlicher konnte der Kollege den Unterschied weder sehen noch spüren ... Er war der Meinung, er habe für die Wissenschaft genug gelitten und behandelte den 24 Stunden lang vernachlässigten Finger mit der gleichen Lösung: Innerhalb von vier Tagen war er geheilt.

In der Militärmedizin werden Verbrennungen und Erfrierungen im gleichen Kapitel behandelt: so lassen Sie mich hier gleich eine andere Geschichte anfügen, die Staunenswertes über die Wirksamkeit von Behandlungen mit Pflanzen aussagt.

Ein Sportler wußte in dem strengen Winter 1963/64 nichts Besseres zu tun, als sich schlimme Erfrierungen an den Füßen zuzuziehen, die ihn so schmerzten, daß er keine Schuhe mehr anziehen konnte. In jedem der darauffolgenden Winter machten ihm seine Erfrierungen von neuem zu schaffen, so wie andere immer wieder unter Agina, Stirnhöhlenvereiterungen oder Hexenschuß leiden. Als er in meine Praxis kam, hatten seine Frostbeulen ein schlimmes Ausmaß angenommen: Die Füße waren stark geschwollen und die Haut schwarz.

»Wissen Sie irgendein Mittel, mit dessen Hilfe ich diese Frostbeulen loswerden kann? Erstens sind sie nicht gerade sehr angenehm, und zweitens kann ich meine Kunden nicht in Pantoffeln aufsuchen... Seit drei Wochen bin ich nicht mehr außer Haus gegangen.«

Natürlich hatte er sich in den vorhergegangenen Wintern mit traditionellen Mitteln behandeln lassen — ohne Erfolg. Ich empfahl ihm folgende Therapie: Einen Sud aus Sellerie (Knollle oder Staude) zubereiten. (250 g Sellerie in 1 l Wasser eine ¾ Stunde kochen lassen.) Anschließend mit so viel Wasser verdünnen, daß es für ein Fußbad gerade reicht. Den befallenen Fuß dreimal täglich zehn Minuten so heiß wie möglich baden. Danach sofort abtrocknen und vor Luft schützen.

Am nächsten Morgen — der Kranke hatte nur ein Fußbad genommen! — waren die Frostbeulen verschwunden, und der Geheilte konnte wieder richtige Schuhe anziehen.

Die sogenannte ›Volksmedizin‹ unserer Vorfahren war keineswegs Kurpfuscherei. Wie hätte man auch die heilende Wirkung des Apium sativus (der botanische Namen des Sellerie) erfinden können? Beruht seine Fähigkeit, Frostbeulen zu heilen, auf den Vitaminen A, B und C, auf dem Natrium, Kalium, Phosphor oder dem Kalzium, das er enthält? Oder an seiner Essenz? Ich räume gerne ein, daß ich diese Frage nicht beantworten kann, genausowenig wie die Ärzte der vergangenen Jahrhunderte, von denen ich das Rezept übernommen habe. Doch sie wußten, daß es ›funktioniert‹, was, wie wohl jeder zugeben wird, einzig von Bedeutung ist.

Allgemein gesagt: Ob die Pflanzen frisch, als Aufguß, Sud oder Pulver, innerlich oder äußerlich (Dampfbäder, Einreibungen, Bäder oder heiße und kalte Umschläge) verabreicht werden – sie haben nie die Hoffnungen enttäuscht, die man in sie setzte. Unter einer Bedingung allerdings: Sie müssen im richtigen Augenblick und am richtigen Ort gesammelt werden, und auch die Trocknungsverfahren müssen den Regeln der Kunst entsprechen, damit ihre heilkräftige Wirkung erhalten bleibt. Eine zweite Bedingung: Ihre Anwendung erfordert eine große Kenntnis.

Seit langer Zeit gibt es bereits die Therapie mit Pflanzen*essenzen*, die man als aromatische Essenzen, ätherische Öle, flüchtige Öle oder auch als vegetabile Essenzen bezeichnet. Und wenn wir auch heute trotz aller wissenschaftlicher Arbeiten noch immer nicht mit letzter Gewißheit sagen können, auf welche Weise sie wirken, können ihre therapeutischen Erfolge deswegen nicht in Zweifel gezogen werden.

Doch im Unterschied zu zahlreichen modernen Medikamenten können Pflanzen und deren Essenzen, von den seltenen Ausnahmen irrtümlicher oder zu stark dosierter Anwendung oder auch bei einigen, allergisch reagierenden Menschen ausgenommen, keine Zwischenfälle hervorrufen, zumindest keine schweren, was in meinen Augen allein schon rechtfertigt, daß man sich ausführlich mit ihnen beschäftigt.

Jedes Jahrhundert kannte seine Pflanzenrezepte. Die keusche Susanna badete in Orangenblütenwasser. Die Ägypter verwendeten bei ihren Einbalsamierungen Harze und Essenzen. Die Griechen hatten die Verwendung der Parfüms vorangetrieben und verwendeten diese in der Heilkunst. Die Römer pflanzten aromatische Kräuter zielbewußt an. Und im Mittelalter verfügten die berühmten Kräuterfrauen über ihre geheimen Rezepte.

Heutzutage werden die Pflanzen und ihre Aromen in vielen pharmazeutischen Mischungen verwendet. Alle Ärzte, alle Hausfrauen wenden täglich, auch ohne es zu wissen, die Phyto- und Aromatherapie an.

Was sind Essenzen?

Essenzen sind flüchtige und wohlriechende Öle, die aus Pflanzen gewonnen werden, sei es durch Destillation mit Hilfe von Dampf, durch Auspressen oder durch Einschneiden der Pflanzen und anschließendem Auffangen des Saftes. In gewissen Fällen werden die Essenzen durch Hitzeverfahren vom Pflanzenkörper getrennt, manchmal mit Hilfe von Lösungen gewonnen oder auch mit Hilfe von fetthaltigen Stoffen, die das Aroma aufnehmen, wobei Aroma und Fett anschließend in komplizierten Verfahren wieder getrennt werden.

Eine gewisse Anzahl dieser ätherischen Öle tauchen in Arzneimittellisten der ganzen Welt auf. In Frankreich werden im Codex von 1965, der offiziellen Liste pharmazeutischer Formeln, nur fünfzehn erwähnt.

Natürlich stellt der französische Codex ein Minimum an Anforderungen an Heilmittel, bevor diese in die Liste aufgenommen werden, sowohl hinsichtlich der physikalischen Eigenschaften (Dichte, Lösbarkeit im Alkohol, der unterschiedliche Prozentzahlen aufweisen muß, und in anderen Flüssigkeiten, Kochtemperatur, polarimetrische Abweichungen, Brechungsindikator, Auflösungspunkt usw.) wie auch der chemischen (die chemische Funktion eines der Stoffe oder der Gesamtheit der Stoffe – Phenole, Aldehyde, Alkohole usw). Um das Lesen nicht zu erschweren, haben wir nur einige dieser Anforderungen aufgeführt, die für den Praktiker in der Regel völlig nutzlos sind.

Was für den Arzt und die Kranken, die er behandelt, dagegen *wichtig* ist, ist folgendes: Er muß ganz *sicher* gehen können, daß die verwendeten Essenzen *natürlich* sind. Die aktuellen Kriterien des Codex legen *überhaupt* keinen Wert auf diese Bedingung. Eine im Codex aufgenommene Substanz kann durchaus verfälscht sein, während *authentischen*, natürlichen Essenzen oft die Aufnahme in den Codex verweigert wird. Nur ein Beispiel, das die Folgen des Fortschritts in unserer Zeit verdeutlicht: Schöne, leuchtende, in ihrer Form regelmäßige, kräftig mit Schädlingsbekämpfungsmitteln bespritzte Äpfel haben das Anrecht auf die Auszeichnung Güteklasse A oder B, während die kleinen, gesunden, verschrumpfelten Reinetten, die schon mal schwarze Stellen aufweisen können (aber nur äußerlich!), gar nicht erst in den Handel kommen. Dabei kann ich Ihnen nur empfehlen, genau diese Äpfel zu essen, die Ihnen viel besser bekommen werden.

»Ärzte«, schrieb mir vor einigen Jahren ein Hersteller aromatischer Essenzen, »verschreiben ihren Patienten ätherische Öle, und Apotheker kaufen und verkaufen ätherische Öle. Kümmern sich diese Spezialisten eigentlich um die Reinheit der Produkte, die sie verschreiben oder verkaufen? Nichts ist häufiger ›verschnitten‹ als ätherische Öle. Der beste Beweis dafür sind die Preisunterschiede. Es gibt bestimmte Thymianessenzen im Handel, die 40 FFR kosten, während eine Thymianessenz guter Qualität mindestens 150 FFR kosten muß. Essenz aus Gewürznelken kostet ab FFR 90.–, während die reine, unverfälschte nicht unter FFR 210.– zu haben ist.«

Warum interessieren sich Ärzte und Apotheker eigentlich nicht für die so wichtige Frage, ob die ›preiswerten‹ Essenzen schädliche Stoffe enthalten oder nicht? Warum bestehen sie nicht auf der Lieferung qualitativ hochstehender Essenzen, unabhängig von deren Preis?

Vielleicht wird man einwenden, die täglich benutzten Essenzen lieferten zufriedenstellende Resultate, und es gäbe keinen Anlaß, ›Purist‹ zu werden, da auch die einfacheren Essenzen die gewünschten Ergebnisse hervorbrächten... Wieso ist man sich eigentlich so sicher, daß eine qualitativ hochstehende Essenz nicht noch bessere Ergebnisse liefern würde? Warum ist man sich so sicher, daß die Stoffe, mit denen die natürliche Essenz ›verschnitten‹ wird, um sie billiger verkaufen zu können (dabei handelt es sich nur allzu oft um synthetisch hergestellte Stoffe), nicht schädlich sind? Vielleicht nicht sofort, aber bei längerer Anwendung? Hat man das Recht, ›verschnittene‹ Essenzen zu verwenden, deren Zusammensetzung unbekannt ist?

Die Händler ätherischer Öle werden seit langer Zeit schon gezwungen, reine Essenzen mit anderen Stoffen zu vermischen, denn ihre Abnehmer, Parfümfabriken, Kosmetiklabors, Seifenhersteller und auch die Hersteller von Reinigungsmitteln ziehen billige Grundstoffe vor, wobei ihnen die Geruchsfaktoren wichtiger sind als die Reinheit des Produkts. Doch wenn ätherische Öle in der *Aromatherapie* verwendet werden sollen, kann man sich solche Nachlässigkeiten nicht erlauben und muß auf qualitativ hochwertigen Produkten bestehen.

Natürlich ist es schön und gut, von einer ›Rückkehr zur Natur‹ zu sprechen, doch welche Art Natur meint man eigentlich? Die schönen Früchte ohne Geschmack, die geradegewachsenen, schönen Karotten voller Nitrate, das schöne, mit chemischen Stärkemitteln versetzte Weißbrot, die schönen, billigen Essenzen, oder die gesunde, nicht verfälschte Natur mit ihren geschmackvollen Früchten, in denen schon mal Würmer vorkommen dürfen, mit ihrem Brot, das aus biologisch angebautem Weizen und Roggen gebacken wurde, und den Essenzen, die direkt aus dem Destillationsapparat kommen?

Aus diesem Grund beschäftigt sich die von mir 1971 gegründete *Société de recherches* (Forschungsgesellschaft) mit der Qualität der in Apotheken verkauften Essenzen. Wir haben diesem Problem in den Statuten unserer Gesellschaft ein eigenes Kapitel gewidmet und uns das Recht vorbehalten einzugreifen, sobald die gelieferten Essenzen unseren Anforderungen nicht entsprechen. Essenzen unterscheiden sich von fetten Ölen, die stabil sind und auf Papier dauerhafte Flecken machen, durch die Eigenschaft, sich unter dem Einfluß von Wärme zu verflüchtigen, ohne Flecken zu hinterlassen.

Früher wurden sie voreilig als etwas genau Definierbares verstanden, aber erst seit dem Auftauchen der organischen Chemie im 19. Jahrhundert enthüllen sie nach und nach ihre Geheimnisse. Doch bei weitem noch nicht alle sind uns heute bekannt. Sie lassen uns, schrieb Doktor Taylor von der Universität Austin (Texas), mehr neue Komponenten entdecken als alle Chemiker der Welt in tausendjähriger Arbeit synthetisch herstellen könnten. Wir wissen heute nur sicher, daß sie aus mannigfaltigen Stoffen zusammengesetzt sind. Zu den wichtigsten zählen Terpene, Alkohole, Ester, Aldehyde, Ketone und Phenole.

Normalerweise sind sie farblos, doch es gibt Ausnahmen: Zimt-Essenz (rötlich), Kamillen-Essenz (blau) und Wermut-Essenz (grün).

Ohne allzu sehr ins Detail gehen zu wollen, möchte ich mich im Rahmen dieses Buches damit zufriedengeben, einige grundsätzliche Bemerkungen zu den Essenzen zu machen:

Je nach ihrem Hauptbestandteil werden sie in folgende Gruppen eingeteilt:

1. *Kohlenwasserstoffhaltige Essenzen*, das heißt, solche, die reich an Terpenen sind (Terpentin-Essenz, Zitronen-Essenz usw.). Die meisten Essenzen gehören zu dieser Gruppe.

2. *Sauerstoffhaltige Essenzen* (Rosen-Essenz, Pfefferminz-Essenz usw.): Zu dieser Gruppe gehören im allgemeinen alle soliden, nicht flüchtigen Essenzen.

3. *Schwefelhaltige Essenzen* (Kreuzblütler, Liliengewächse).

Viele Essenzen sind eine Mischung aus Kohlenstoff- und Wasserstoffverbindungen, in denen sich die meisten chemischen Funktionen der organischen Materie finden lassen: *Kohlenwasserstoffe* oder Terpene wie das Thymen, *Alkohole* wie das Geraniol und Linalol, *Aldehyde* wie Bittermandel-Essenz oder das Citral, *Ester* wie Bornyl- und Linalyl-Azetate, *Ketone* wie das Karvon und das Thuyon, *Phenole* wie Eugenol, Thymol oder Karvacrol...

Essenzen sind in Alkohol, Äther und unveränderlichen Ölen löslich, nicht löslich dagegen im Wasser, dem sie aber zuweilen ihren Geruch verleihen können.

Ihr Kochpunkt variiert zwischen 160° und 240°; ihre Dichte beträgt 0,759 bis 1,096.

Unter dem Einfluß von polarisiertem Licht sind sie links- oder rechtsdrehend, nur selten inaktiv.

Sie lösen Fette, Jod, Schwefel und Phosphor auf und reduzieren bestimmte Salze.

Die aromatischen Essenzen befinden sich in der Regel in den Pflanzen; einige entstehen allerdings erst, wenn die Pflanzen mit Wasser in Berührung kommen, als Reaktion auf bestimmte unmittelbare Stoffe.

Es handelt sich um stimulierende Produkte, die sowohl innerlich wie äußerlich verwendet werden, ab und zu rein, meistens aber mit Alkohol oder einem anderen geeigneten Lösungsmittel vermischt. Gleichzeitig sind sie Parfüms.

Sie werden, wie wir schon gesehen haben, auf die verschiedenartigste Weise hergestellt. Zum Teil durch *einfaches Ausdrücken* (Gewürznelke), durch *einfaches Einritzen* der Pflanzen

(Lorbeer aus Guayana, flüssiger Kampfer aus Borneo), durch *Trennung* von anderen Stoffen mit Hilfe von Hitze (Terpentin).

Meistens aber sind die ätherischen Öle im Verhältnis zur Pflanzenmasse nur in einem so verschwindend geringen Maße vorhanden und zudem noch so eng mit den Pflanzen verbunden, daß nur das Destillierungsverfahren in Frage kommt, wobei die verbreitetste Technik sich nicht wesentlich von der Herstellung destillierten Wassers unterscheidet.

Einige Essenzen, deren Zusammensetzung keine Geheimnisse mehr bietet, sofern sich das behaupten läßt, werden auch synthetisch hergestellt. Alles weist jedoch darauf hin, daß die synthetisch hergestellten Essenzen sich in der Wirksamkeit nicht mit natürlichen ätherischen Ölen vergleichen lassen. Die Praxis bestätigt diese Vermutung.

Die natürliche, *vollständige* Essenz ist wirksamer als ihr isolierter Hauptbestandteil. Übrigens sind die prozentual weniger stark vertretenen Bestandteile aktiver als der Hauptbestandteil. So wies Cuthbert Hall 1904 nach, daß die antiseptischen Eigenschaften der Eukalyptus-Essenz sehr viel kräftiger ausgeprägt sind als die ihres Hauptbestandteiles, des Eukalyptols.

»Es reicht nicht aus«, schrieb M. Huerre 1919, »die hauptsächlichen chemischen Elemente einer Pflanzenflüssigkeit, die wir analysiert haben, künstlich miteinander zu verbinden, um damit die gleiche Wirkung zu erzielen wie mit dem natürlichen Pflanzensaft.«

Hier eine kuriose Krankengeschichte: Ein Patient, der an einer Analfistel litt, wurde mit *natürlicher und reiner* Lavendel-Essenz behandelt (durch Beträufelung). Die ersten Erfolge zeigten sich schon, als der Patient aus beruflichen Gründen verreisen mußte. Unglücklicherweise vergaß er die Lavendel-Essenz und besorgte sich Ersatz bei einem Apotheker. Doch diese Essenz war weder natürlich noch rein. Schon die erste Behandlung löste eine so schmerzhafte Entzündung aus, daß der Arme sich zwei Wochen lang nicht mehr setzen konnte.

In diesem Zusammenhang se erwähnt, daß viele Hautkrankheiten und verschiedene andere Beschwerden (nervöse Zustände, Schwindelanfälle) auf die Verwendung von bestimmten Parfüms oder gewissen Kölnisch-Wasser-Sorten hervorgerufen werden, die, um preisgünstig zu bleiben, mit Hilfe von synthetischen Essenzen hergestellt wurden. Diese Essenzen sind oft hautschädlich. Es ist auch bekannt, daß viele Kranke ihre Beschwerden diesem schlechten Kölnisch-Wasser zu verdanken haben, da es betäubende, allergieauslösende und krampffördernde Eigenschaften besitzt.

Die Qualität ätherischer Öle hängt von verschiedenen Dingen ab, zu denen das Verfahren zur Gewinnung der Öle zählt, dann der Reife- und Konservierungszustand der Substanz, ihre Herkunft. Es gibt manche Essenzen, deren Pflanzen an bestimmte Länder gebunden sind: Zimt an Ceylon, Eisenkraut an Indien, Thymian an die Ile de Réunion...

Hier, zu Ihrer Information, die *durchschnittliche Menge* einiger aromatischer Essenzen, die aus *100 kg Pflanzen* gewonnen werden (Nach *Formulaire pharmaceutique,* Paris 1965):

Baldrian (Wurzel)	950 g
Eukalyptus (getrocknete Blätter)	3 kg
Kamille, römische	0,700 bis 1 kg
Lavendel, breitblättriger	2,9 kg
Lavendel, feinblättriger	2,5 bis 3 kg
Petersilie (Blätter und Stengel)	300 g
Salbei (Blätter)	1,4 bis 1,7 kg
Thymian (Blätter und Blüten)	1 kg
Wacholder (Beeren)	0,5 bis 1,2 kg
Wermut (Blätter und Stengel)	300 bis 400 g
Ylang-Ylang (Blüten)	1,6 bis 2 kg
Ysop (Blätter und Stengel)	400 g

Die ätherischen Öle werden oft mit Alkohol, unveränderlichen Ölen, ätherischen Ölen minderer Qualität, gewissen synthetisch gewonnenen Estern und sogar mit Seife aus Tierkadavern und Gelatine *verfälscht.* Doch es gibt eine Vielzahl von Untersuchungsmethoden, mit deren Hilfe man diesen Zusätzen auf die Spur kommen kann.

Schließlich ist es in diesem Zusammenhang angebracht, auf die *Konservierung* der Essenzen hinzuweisen. Sie müssen vor Licht und Luft geschützt werden; am besten eignen sich hermetisch verschließbare Flakons aus gefärbtem Glas. Sie dürfen auf keinen Fall oxydieren, polymerisieren oder verharzen.

Der Mensch unterliegt normalerweise der Tendenz, das, was er beobachtet und vollbringt, seiner eigenen Epoche zuzuschreiben. Dabei wurden bereits vor mehr als tausend Jahren in China, Indien und Persien Pflanzen-Essenzen destilliert. Die Ägypter kannten das Verfahren auch und gaben ihre Kenntnisse den alten Griechen weiter, diese vermachten ihr Wissen den Römern.

Die Ägypter verstanden bereits 40 Jahrhunderte vor unserer Zeitrechnung eine Koniferen-Essenz herzustellen: Zedernholz wurde in einer Tonvase erwärmt, deren Öffnung mit einem Sieb und mit Leinenfasern versperrt war. Man preßte die Leinenfasern aus und gewann so die Essenz.

Die Araber entdeckten im Mittelalter die Pflanzen-Destillation.

Zu Beginn des 13. Jahrhunderts entwickelte sich in Europa allmählich die Pharmazeutik und mit ihr in immer stärkerem Maße die Kenntnisse verschiedener Destillations-Verfahren. Damals erhielten die ›Meister-Handschuhmacher‹ die Erlaubnis, auf ihren Handschuhen einige Tropfen Parfüm zu versprühen und parfümierte Öle zu verkaufen.

In dieser Zeit wurde Rosmarin-Essenz als eine der ersten hergestellt.

Gildemeistern zufolge waren im 15. Jahrhundert bereits die aromatischen Essenzen von Bittermandel, Großem Speik, Zimt, Zeder, Weihrauch, Wacholder, Mastix, Rose und Salbei bekannt. Ein Jahrhundert später waren mehr als sechzig weitere Essenzen entdeckt worden, darunter die von Wermut, Aloe, Engelwurz, Anis, Basilikum, Zaunrübe, Kamille, Kardamom, Kümmel, Sellerie, Zitrone, Koriander, Fenchel, Guajakbaum, Geißraute, Ingwer, Gewürznelke, Ysop, Lorbeer, Muskatblüte, Majoran, Muskat, Melisse, Pfefferminze, Myrrhe, Orange, Oregano, Petersilie, Pfeffer, Raute, Safran, Sandelholz, Bohnenkraut, Sassafras, Quendel, Rainfarn und Thymian.

Zu Beginn des 17. Jahrhunderts kamen die aromatischen Essenzen aus Beifuß, Bergamotte, Buchs, Kajeput, Kerbel, Zypresse, Senfkörner, Nerolipomeranze, Pinie, Sadebaum, Thuja, Baldrian und viele andere hinzu. Die meisten der in Europa und im Nahen Osten verwendeten Essenzen waren jetzt bekannt.

Unter Ludwig XIV. gehörte es zum guten Ton, sich für Essenzen zu interessieren, die den Namen des Herrschers und anderer großer Adelshäuser trugen. Ein Puder z. B. wurde nach der Marschallin von Aumont benannt. Doch der damals herrschende Mangel an einfachster Körperhygiene hatte einen derart übertriebenen Verbrauch von Parfüms und aromatischen Substanzen zur Folge, daß der Sonnenkönig sie am Ende seiner Regierungszeit schlicht und einfach verbot.

Seit dem 18. Jahrhundert begann man, die Reinheit ätherischer Öle zu überwachen. In dieser Zeit erfand Feminis das ›bewundernswerte Wasser‹, den Vorläufer des ›Kölnisch Wasser‹. Einer seiner Neffen, Farina, gründete in Paris ein Handelshaus, das sich mit dem Vertrieb dieser Produkte beschäftigte.

Im 19. Jahrhundert wurden die ersten Analysen von aromatischen Essenzen unternommen. Seit 1818 weiß man, daß alle terpenhaltigen Kohlenwasserstoffe regelmäßig 5 Kohlenstoffatome und 8 Wasserstoffatome aufweisen. 1825 entdeckte Boulet das Cumarin.

Die Bezeichnung ›Terpene‹ verdanken wir Kékulé (1866); ein Jahr später wurde zum erstenmal das Benzaldehyd mit Hilfe eines chemischen Verfahrens hergestellt. Im Jahre 1868 gelang Perkin die synthetische Herstellung des Cumarins, und im Jahre 1876 gründete G. de Laire in Paris in der Rue Saint-Charles die erste Fabrik zur Herstellung synthetischer Parfüms.

1882 entdeckte man die Zusammensetzung des Eugenol, dem wichtigsten Bestandteil der Gewürznelken-Essenz.

1887 wurde zum erstenmal Moschus künstlich hergestellt. Damals hatte man das Erststadium zögernder Laborforschungen bereits hinter sich; mit der aufblühenden Ära der Chemie begann die synthetische Produktion der verschiedenartigsten Stoffe. Im Zusammenhang damit begannen die Westeuropäer mit ihrer Nahrung chemisch hergestellte Farb- und Konservierungsstoffe aufzunehmen, griffen später im Übermaß zu Antibiotika und synthetischen Hormonen, den Auslösern dieser entsetzlichen Krankheiten, die man zu Recht unter dem Namen ›Zivilisationskrankheiten‹ zusammenfaßt.

Zu diesen Krankheiten zählen, unter anderem, Herz- und Gefäßkrankheiten, Allergien und Krebs. Interessant ist in diesem Zusammenhang, daß Krebs für A. Tyler, Professor für Embryologie am Institut für Technologie in Kalifornien, nichts anderes ist als eine Form von Allergie. Wie auch immer, wir dürfen davon ausgehen, daß es nicht die Chemie sein wird, der wir einmal ein Heilmittel gegen den Krebs verdanken werden, der ja häufig durch zahlreiche synthetisch hergestellte Produkte provoziert oder zumindest doch begünstigt wird.

Unter den günstig wirkenden Essenzen haben sich einige bereits einen Namen erworben, zum Beispiel das Citral und das Linalol, deren Zusammensetzung schon 1890 untersucht worden ist, oder azyklische Aldehyde wie das Citronnellol und das Geraniol.

Wir haben gesehen, daß die ersten Analysen, die es uns erlauben, die Zusammensetzung von Pflanzen und Essenzen näher kennenzulernen, keineswegs erst in den letzten Jahren erfolgten.*

Worauf begründet sich die Rückbesinnung auf Pflanzenessenzen?

Trotz der vielen wissenschaftlichen Forschungsergebnisse, die die Aroma- und Phytotherapie bestätigten, geriet sie eine Zeitlang in Vergessenheit. Erst die jüngsten Experimente haben sie wieder aus ihrem Schattendasein geholt.

Immer dann, wenn man in der Geschichte der Medizin glaubte das Universalmittel gefunden zu haben, mit dem viele Krankheiten geheilt werden könnten, gerieten die Pflanzen in Vergessenheit.

---

* Obwohl es, streng genommen, nicht genau in diesen Zusammenhang gehört, möchte ich noch darauf hinweisen, daß das 1907 entdeckte Hydroxycitronnellol bis heute einer der wichtigsten Grundstoffe bei der Parfümherstellung geblieben ist.

Für die Leser, die sich besonders für die Parfümherstellung interessieren, hier noch die wichtigsten Geruchsstoffe aus der Tierwelt:

a) Grauer Amber: ein im Verdauungstrakt ausgewachsener Pottwale entstehender Stein. Ein, wie allerseits bekannt, ausgesprochen kostspieliger Stoff.

b) Moschus: ein Geruchsstoff vom männlichen Moschustier, das in der zentralasiatischen Gebirgswelt zu Hause ist. (Bei diesen Tieren befindet sich zwischen Nabel und Geschlechtsorgan eine Tasche, in der sich die stark riechende Substanz absetzt.)

c) Zibet: dieser Stoff wird von der Zibetkatze produziert, einem fleischfressenden Säugetier, das in Abessinien, Guinea und im Senegal lebt.

d) Bibergeil oder Castoreum: wie der Name schon sagt, stammt dieser Geruchsstoff von Bibern, und zwar vorzugsweise von Tieren, die in Kanada oder Sibirien leben. Das Castoreum ist die tierische Substanz, die am seltensten verwendet wird.

Es wird behauptet, daß der Rauch, der von erhitztem Amber, Moschus oder Castoreum aufsteigt, ein Vorbeugungsmittel gegen epileptische Anfälle ist.

Wir haben bereits gesehen, daß Pflanzen, die ihre volle Wirksamkeit haben sollen, aus bestimmten Gegenden stammen müssen (wir können, wie beim Wein, von großen ›Lagen‹ sprechen*), im richtigen Augenblick gesammelt und unter Berücksichtigung der oft schwierigen Regeln zubereitet und aufbewahrt werden sollten. Leider ist dies allzuhäufig nicht der Fall. Zahlreiche Fehlschläge in der Anwendung sind dann die unausweichliche Folge.

Endlich – und das gereicht dem wissenschaftlichen Geist nur zur Ehre – versucht der Mensch im allgemeinen seine Meinung auf Zahlen und objektive Analysen zu gründen. Und genau diese wissenschaftliche Basis, mit deren Hilfe man die therapeutischen Wirkungen von Pflanzen hätte erklären können, war lange Zeit nicht gewährleistet.

Seit einiger Zeit allerdings hat sich dies geändert. Die Phyto- und Aromatherapie wird von Ärzten und Patienten zunehmend ernstgenommen, nicht zuletzt aufgrund der vielen wissenschaftlichen Arbeiten, die über sie veröffentlicht wurden: genaue chemische Analysen der Pflanzen, Chromatographien, Spektrographien, Untersuchungen mit Röntgenstrahlen und Nachweise der verschiedensten Spurenelemente. So werden die traditionellen, rein empirisch gewonnenen Beobachtungen über die Heilwirkungen von Pflanzen laufend durch wissenschaftliche Ergebnisse bestätigt und erklärt.

Wir können heute unsere Vorfahren bewundern und ihnen gegenüber sogar etwas beschämt sein, da wir mit Hilfe sehr komplizierter Experimente und modernster Technologie nur bestätigen, in welch hohem Maße sie die therapeutischen Wirkungen von Pflanzen bereits kannten und wie sicher sie in der Dosierung der ihnen damals zur Verfügung stehenden ›Medikamente‹ waren. In der Regel haben wir den überlieferten

---

* Hier nur ein Beispiel: Die von den verschiedenen Thymiansorten hergestellten Essenzen unterscheiden sich deutlich in ihrer chemischen Zusammensetzung. Manche gehören zu den Thymol-Essenzen, andere zu den Carvakrol-Essenzen, wieder andere zu den Citral-Essenzen.
Die physikalisch-chemischen Eigenschaften von ätherischen Ölen sind variabel und von zahlreichen Faktoren abhängig (Herkunftsland und damit zusammenhängende klimatische Bedingungen, langanhaltende Regen- oder Dürreperioden, Erntesaison und -art, Verfahren zur Gewinnung der Essenz und vieles andere). Das erklärt die zum Teil erheblichen Unterschiede in den Bestandteilen und deren prozentualer Zusammensetzung.

Verordnungen nichts hinzuzufügen, sondern müssen uns darauf beschränken, einzuräumen, daß sie richtig waren. Ich spreche natürlich nur für diejenigen, die die Bereitschaft aufbringen, die Phyto- und Aromatherapie überhaupt anzuerkennen. »In meiner Gegend gab es viele Gelehrte, die konnten nur ihr eigenes Brevier lesen«, schrieb Goethe.

Im ältesten überlieferten medizinischen Werk, 20 Jahrhunderte vor unserer Zeitrechnung entstanden, beschäftigte sich der chinesische Kaiser Kiwang-Ti mit Opium, Rhabarber und Granatäpfeln und schrieb ihnen schon damals die Eigenschaften zu, die wir auch heute kennen.

Bis heute müssen wir immer wieder zugeben, daß das Wissen der ›Primitiven‹ vieles in sich barg, das uns noch unbekannt ist. Ein Beispiel: die Asche des Huflattichs enthält 28,23 % Kalium, 2,36 % Natrium, 21 % Kalzium, 8,86 % Magnesium, 1 % Eisen, 4,44 % Phosphor, 26,17 % Schwefel und 7,82 % Kieselsäure. Diese Zusammensetzung erklärt uns heute, warum Huflattichasche zu den ältesten und besten Heilmitteln bei Brustbeschwerden gehörte.

Die Wurzel der Hortensie enthält eine gegen Malaria wirksame Substanz, die dem Chinin überlegen ist, eine Bekräftigung der Behauptung, Heilmittel fänden sich meist nicht weit entfernt vom Herd des Bösen.*

Als Léon Binet das Vergißmeinnicht untersuchte, stellte er fest, daß es unter anderem stark kaliumhaltig ist (42 bis 57 g pro kg). Er verschrieb die Pflanze bei allgemeiner Körperschwäche, bei niedrigem Blutdruck, Verstopfung und den Folgeerscheinungen von Lähmungen.

Es ist absehbar, daß der Tag kommen wird, an dem der Wert natürlicher Therapien vollständig anerkannt sein wird. Zukünftige Generationen werden sicher entsetzt sein, wenn sie manche heute geltenden Theorien und Lehrmeinungen im Rückblick studieren werden, so wie wir heute erstaunt sind, daß im 18. Jahrhundert die Krätze mit Aderlässen und starken Abführmitteln behandelt wurde, da dies helfen sollte, die schlechten Launen aus dem Körper zu vertreiben, die »versuchen, durch die Haut an das Tageslicht zu kommen«.

---

* Die Hortensie stammt aus Ostindien und Ostasien, Gegenden, die auch heute noch stark malariaverseucht sind. Anmerkung des Übersetzers.

Unvorstellbare Kräfte

Die natürlichen Essenzen wurden aufgrund ihres Reichtums an Terpenen und Phenolen sowie an Alkoholen und Aldehyden für ihre *antiseptischen Eigenschaften* geschätzt. Die bakterienbekämpfende Wirkung ist allerdings schon seit Jahrtausenden bekannt.

Natürlich existiert ein Zusammenhang zwischen der bakterienbekämpfenden Eigenschaft der Essenzen und ihrer chemischen Zusammensetzung (dazu gehören Phenole, Aldehyde, Alkohole, Äther und Säuren). In bezug auf die Terpene gehen die Meinungen noch auseinander. Diese Bestandteile haben in der Regel eine höhere antiseptische Kraft als das synthetisch hergestellte Phenol, das als Vergleichsmittel herangezogen wurde. Die Lyoner Schule bewies, um hier ein Beispiel zu nennen, daß folgende Minimalkonzentrationen ausreichen, um den Koch-Erreger an seiner Entwicklung zu hindern: Eugenol 0,05 pro Tausend, Thymol 0,1 pro Tausend, Guajacol 0,8 pro Tausend, Phenol 0,8 pro Tausend.

Während die *chemische* Natur der Essenzen sehr unterschiedlich ist, kann man ihnen durchaus eine *allgemeine* antiseptische Kraft zuschreiben; es wird angenommen, daß diese *Eigenschaft* auf *gemeinsame physische Eigenschaften* zurückzuführen ist. Manche Autoren sind der Ansicht, daß die desinfizierende Wirkung von Essenzen in einem proportionalen Verhältnis zur abnehmenden Oberflächenspannung* steht. Andere wiederum glauben, dies hinge mit einer spezifischen Löslichkeit zusammen, und zwar in der Schicht der Essenz, die an die lebenden Zellen grenzt.

Die *antiseptische Kraft* wurde in Essenz-Dämpfen und in direktem Kontakt mit ätherischen Ölen nachgewiesen.

1887 untersuchte Chamberland als erster die antiseptische Kraft von ätherischen Ölen beim Milzbranderreger. Der Autor wies nach, daß Oregano, Zimt aus China und aus Ceylon, Engelwurz und Geranium aus Algerien bei diesem Erreger wirksam waren.

---

* Spannung, die an den Grenzflächen von Flüssigkeiten entsteht und die aufgrund ihrer besonderen Molekularstruktur ähnliche Eigenschaften aufweist wie die elastischer Membranen.

Die *antigenetischen*, das heißt die Entwicklung der Mikroben hemmenden und sie abtötenden Eigenschaften von Essenzen, *die verdampft werden*, finden sich in diesen Pflanzen: Zitrone, Thymian, Orange, Bergamotte, Wacholder, Gewürznelke, Zitronengras, Lavendel, Myrtenheide, Pfefferminze, Rosmarin, Sandelholz, Eukalyptus, Sternanis. *Diese Reihenfolge entspricht* fast exakt der *Terpenhaltigkeit* der untersuchten Essenzen. Die antiseptische Wirkung der Dämpfe betrifft vor allem Meningokokken, Staphylokokken und den Typhus-Erreger. Die Diphterie-Bakterie ist Dämpfen gegenüber sehr viel widerstandsfähiger, und die Sporen des Milzbranderregers sind absolut resistent.

Cavels Forschungsarbeiten haben bewiesen, daß zahlreiche Essenzen auch bei erstaunlich hoher Verdünnung die Mikroben-Kulturen in Abwässern abtöten können. Wirksam haben sich folgende Essenzen gezeigt (jeweils auf tausend Teile der Mikroben-Kulturen): Thymian im Verhältnis von 0,7 pro Tausend, Oregano 1, Eisenkraut 1,6, Rose 1,6, Zimt aus China 1,7, Gewürznelke 2,0, Eukalyptus 2,25, Pfefferminze und Geranium 2,5, Wiesengeißbart 3,3, Großer Speik 3,5, Anis und Senfkorn 4,2, Weide 4,8.

Cavels Ergebnisse wurden vervollständigt: Die nachfolgende Tabelle hält die Minimaldosen fest, und zwar in Kubikzentimetern, die Mikroben in 1000 cm³ mit Kloakenflüssigkeit verseuchter Fleischbrühe abtöten.

Bezeichnung der Essenz	keimtötende Dosis pro 1000 cm³	Bezeichnung der Essenz	keimtötende Dosis pro 1000 cm³
Thymian	0,7	Sternanis	3,7
Oregano	1,0	Iris	3,8
Portulak	1,2	Einfacher Zimt	4,0
Eisenkraut	1,6	Quendel	4,0
Zimt aus China	1,7	Anis	4,2
Rose	1,8	Senfkorn	4,2
Gewürznelke	2,0	Rosmarin	4,3
Eukalyptus	2,25	Kümmel	4,5
Pfefferminze	2,5	Myrtenheide	4,75
Rosengeranium		Weide	4,8
aus Frankreich	2,5	Lavendel	5,0
Wiesengeißbart	3,3	Melisse	5,2
Großer Speik	3,5	Ylang-Ylang	5,6

Bezeichnung der Essenz	keimtötende Dosis pro 1000 cm³	Bezeichnung der Essenz	keimtötende Dosis pro 1000 cm³
Wacholder (Beeren)	6,0	Sassafras	7,5
Fenchel	6,4	Heliotrop	8,0
Knoblauch	6,5	Terpentin	8,6
Zitrone	7,0	Petersilie	8,8
Kajeput	7,2	Veilchen	9,0

Zum Vergleich: Unter den gleichen Bedingungen werden 5,6 pro Tausend Phenol gebraucht.

In sehr verdünnten *alkoholischen Lösungen* (2 bis 7 Teile auf tausend Teile) haben sich viele Essenzen, besonders die aus dem indischen Rusagras, aus Zimt und Gewürznelke, als wirksam gegenüber den homogenen Kulturen von Tuberkulosebakterien erwiesen (Courmont, Morel und Rochaix, Morel und Bay).

Unter den Essenzen, die aufgrund ihrer antiseptischen Wirkung häufig verwendet werden, müssen wir vor allem Eukalyptus, Gewürznelke, Myrtenheide, Thymian, Knoblauch, Sandelholz, Zitrone, Zimt, Lavendel und Pfefferminze nennen.

Knoblauch-Essenz wird zur *Vorbeugung* während *Grippeepidemien* und auch zur Veränderung der Lungensekretion verwendet.

Die *Eukalyptus-Essenz* wird manchmal durch ihren wichtigsten Bestandteil, das *Eukalyptol,* ersetzt, und zwar in Form von direkter Anwendung auf die Nasenschleimhaut (in einer Öllösung von 5 bis 10 %) oder sogar als intramuskuläre Injektion. Innerlich wird es in Form von Kapseln verabreicht (Dosierung: 0,20 g). Manche Wissenschaftler allerdings schreiben den terpenhaltigen Kohlenstoffverbindungen, die sich im Eukalyptus befinden, eine überragende Rolle zu und halten das Eukalyptol für eine Substanz ohne besondere Wirksamkeit (Cuthbert Hall, 1904).

Die *Gewürznelken-Essenz* tötet den Tuberkulose-Erreger in einer Konzentration von 1:6000. Sie wird in der Zahnchirurgie als desinfizierendes Mittel verwendet, allerdings auf diesem Gebiet immer stärker durch ihren wichtigsten Bestandteil, das *Eugenol,* ersetzt. Die antiseptische Kraft der Gewürznelken-Essenz ist so stark, daß eine einprozentige Emulsion drei- bis viermal so wirksam ist wie das Phenol.

Die *Myrtenheiden-Essenz* (Gomenol) wird als ölige Lösung (5 bis 10 %) bei Verbänden auf Wunden, bei Verbrennungen oder Geschwüren verwendet, auch im Verhältnis von 2 : 1000.* In Neu-Kaledonien wurde die Myrtenheide schon immer verwendet: Die Eingeborenen essen die Blätter, bereiten Aufgüsse aus ihnen zu und benutzen die Essenz zur Desinfizierung des Wassers.

Die *Sandelholz-Essenz* wird vor allem zur Desinfizierung der Harnwege benutzt. Im allgemeinen werden Kapseln mit 0,25 g verschrieben.

Auch andere Essenzen sind auf diesem Gebiet wirksam: die Essenz von Wacholder, Lavendel, Terpentin...

Die *Thymian-Essenz* ist ein ausgezeichnetes Antiseptikum, zweifellos aufgrund des Thymols, das sie enthält. In zahlreichen Abhandlungen wurde die keimabtötende Kraft der Peroxid-Essenz (das heißt, einer im höchsten Grad mit Sauerstoff angereicherten Essenz) zu 1,5 % behandelt. In Wasser gelöst (5 %), töten sie den Typhus-Erreger (Typhus-Fieber) und die Shigilla-Bakterie (Auslöser von Ruhr-Epidemien) innerhalb von 2 Minuten, Kolibakterien in 2 bis 8 Minuten, Streptokokken und den Diptherie-Erreger in 4 Minuten, Staphylokokken in 4 bis 8 Minuten, die Koch-Bakterie (Tuberkulose) in 30 bis 60 Minuten. Peroxidierte Thymian-Essenz (0,10 %) zerstört, in einer seifigen Lösung, die Mikrobenflora der Mundhöhle innerhalb von 3 Minuten.

Die besonderen Eigenschaften der *Zitronen-, Zimt-, Pfefferminz- und Lavendel-Essenz* werden in Kapitel 5 ausführlich beschrieben.

Erwähnen wir allerdings hier schon, daß *Zimt-Essenz*, im Verhältnis von 1 zu 300 verdünnt, den Typhus-Erreger abtötet.

Koriander wird in tropischen Ländern zusammen mit Salz und Pfeffer zur Konservierung von Fleisch verwendet.

Kamillen-Essenz (aus der deutschen Kamille) verdankt ihre überraschende bakteriostatische Eigenschaft dem Azulen. In einer 2-%-Lösung wirkt es gegen den Staphylokokkus aureus, hämolytische Streptokokken (dem Erreger von Scharlach und Gelenkrheuma) und gegen den Proteus vulgaris. Infizierte Wun-

---

* Die Lösung im Verhältnis von 2 zu 1000 (das heißt 2 g Essenz auf 1 l Wasser) scheint bei vielen Essenzen die vorteilhafteste zu sein.

den wurden noch mit Verdünnungen von 1 zu 85000 bis 1 zu 170000 geheilt.

Die antiseptischen, bakterientötenden Eigenschaften der *Zitronen-Essenz* sind unvergleichlich. Morel und Rochaix haben in ihren Arbeiten nachgewiesen, daß der *Dampf* dieser Essenz innerhalb von 15 Minuten den Meningokokkus, in knapp einer Stunde den Typhus-Erreger, in einer bis drei Stunden den Pneumokokkus, den Staphylokokkus aureus in zwei Stunden und die hämolytischen Streptokokken in drei bis zwölf Stunden neutralisiert. Die *Essenz* neutralisiert den Typhus-Erreger und den Staphylokokkus innerhalb von fünf Minuten und die Diptherie-Bakterie innerhalb von zwanzig Minuten. Einige Tropfen Zitronensaft befreien Austern innerhalb von fünfzehn Minuten von 92% ihrer Mikroben (Ch. Richet).

Professor Griffon, Direktor des toxikologischen Labors der zentralen Polizeidirektion Frankreichs, Mitglied der pharmazeutischen Akademie und des obersten Hygiene-Ausschusses, studierte die antiseptische Wirkung einer Mischung aus aromatischen Essenzen* in bezug auf die *bakteriologische Reinheit der Luft.* Diese Forschungen wurden zusammen mit der Veterinärabteilung der Departements Paris und Seine durchgeführt und 1963 in einem Forschungsbericht dokumentiert.

Die Mischung aus verschiedenen aromatischen Essenzen wurde mit Hilfe eines Verstäubers in der Luft versprüht. Professor Griffon untersuchte die Vitalität von Krankheitskeimen, die sich in der Luft befinden, und zwar sowohl vor wie nach dem Zerstäuben. Zu diesem Zweck benützte er sogenannte Petri-Schalen**, auf denen sich die Keime absetzten.

Hier die Zusammenfassung der Resultate:

15 cm vom Boden entfernt, in einer Höhe also, in der die Verseuchung der Luft wesentlich höher ist als bei 60 cm, 1 m

---

* Föhren-, Thymian-, Pfefferminz-, Lavendel-, Rosmarin-, Gewürznelken- und Zimt-Essenz bildeten die Basis dieser Mischung.

Raymond Sarbach hatte dieses Problem bereits in seinem bemerkenswerten Buch ›*Contribution à l'étude de la désinfection chimique des atmosphères*‹ (Beitrag zur chemischen Desinfizierung der Luft, Lyon 1962, Imprimerie Lescuyer) behandelt.

** Eine Petri-Schale ist eine runde Glasschale, bei der eine zweite Glasschale als Deckel dient. Auf die untere Schale wird eine Lösung mit einer Bakterienkultur gegossen.

oder noch mehr, ließen sich in unbehandelten Räumen auf den offenen Petri-Schalen nach vierundzwanzig Stunden 210 Bakterienkulturen nachweisen, darunter 12 Schimmelpilz- und 8 Staphylokokken-Kulturen; bereits 15 Minuten nach Beginn des Experiments ließen sich insgesamt 62 Kulturen, darunter 8 Schimmel- und 6 Staphylokokken-Kulturen, nachweisen.

Anschließend wurden die aromatischen Essenzen versprüht. 15 Minuten später waren nur noch 14 Bakterienkulturen nachweisbar, darunter 4 Schimmel- und 0 Staphylokokken-Kulturen; weitere 15 Minuten später hatten sich die Zahlen auf 4 respektive 0 und 0 erniedrigt.

Wir können also sagen, daß *innerhalb von einer halben Stunde die aromatischen Essenzen alle* Schimmel- und *alle* Staphylokokken-Kulturen vernichtet haben und von den 210 ursprünglichen Kulturen nur vier die Versprühung überlebten.

Professor Griffon schloß daraus, daß die *Versprühung der untersuchten Mischung* eine wirksame Desinfizierung der Luft darstellt, wie die *beträchtliche oder totale Abnahme der vorhandenen Keime beweist.*

1960 hatte Dr. Bidault bereits die *wesentliche therapeutische Rolle bei vorbeugenden Maßnahmen von ansteckenden Kinderkrankheiten* (Keuchhusten) und bei der Behandlung von chronischen oder akuten Erkrankungen der Luftwege bei Erwachsenen (Grippe, Tuberkulose, Lungenentzündungen) erkannt, die diese Mischung besitzt. Er bestätigte die Experimente, die Bordet-Gengou (Keuchhusten) und Koch (Tuberkulose) unternommen und dabei die bakterienabtötende Wirkung aromatischer Essenzen nachgewiesen hatten.

Seine klinischen Beobachtungen beweisen, daß die Desinfizierung der Luft, in der Kranke leben, vorbeugende Therapien wesentlich unterstützen kann.

Diese Hinweise können niemand gleichgültig lassen. Im Wald von Fontainebleau befinden sich 5 Mikrobenkeime in einem Kubikmeter Luft, in einer Pariser Wohnung 20 000, während der großen Automobilausstellung *neun Millionen*, und in den großen Kaufhäusern sieht es genauso aus. Auf einer Arbeitsplatte befanden sich (pro qm) *fünf Millionen* und auf einem Teppichboden *neun Millionen* Krankheitserreger.

In großen Krankenhäusern stellte man eine bestürzende Zahl von Mikroben pro Kubikmeter Luft fest, und die Behauptung ist richtig, daß kein anderes Milieu so verseucht ist wie das der Kliniken. Vor einigen Jahren füllte ein Arzt Luft aus diesem Milieu in einen Flakon, in dem sich auch einige Tropfen Essenz befanden: Nach 20 Minuten waren 40%, nach einer Stunde 80% und nach neun Stunden 100% der Mikroben abgetötet. Das Versprühen, oder besser gesagt, Verstäuben von ätherischen Ölen sollte deshalb in den Krankenzimmern und Operationssälen von Krankenhäusern und Kliniken die Regel sein. Doch im Grunde ist es besser, die Essenzen nicht zu verstäuben, sondern ohne Verstäubung in Kontakt mit der Luft zu bringen, da bei allzu heftiger Anwendung Allergien auftreten können. Seit 20 Jahren benutze ich eine kleine Lampe, über deren Glühbirne eine kleine Schale angebracht ist, in die ich täglich einige Tropfen von Thymian-, Lavendel-, Fichtennadel- und Eukalyptus-Essenz träufele (in Frankreich unter dem Namen *Od'aroma* im Handel). Doch leider wird dieser praktische Apparat nicht mehr hergestellt. Heute gibt es in Frankreich einen Aromazerstäuber namens ›Marion‹, der gelöste Essenzen als feinsten Nebel in der Luft verteilt (Marion C.P., 175–177 rue Lecourbe, 75015 Paris).

Die erstaunliche antiseptische Kraft von Essenzen ist also bewiesen. Wer sich mit diesen Tatsachen einmal beschäftigt hat, wird sich nicht wundern, daß es den Chemikern nicht möglich war, *die antiseptische Wirkung von Zahnpasten,* die Essenzen enthalten, durch andere Stoffe zu steigern. Nichts kommt in dieser Hinsicht den traditionellen, auf der Basis von Anis, Kamille, Gewürznelke, Pfefferminze und anderen Essenzen hergestellten Zahnpasten gleich.

Die Professoren Courmont, Morel und Rochaix haben nachgewiesen, daß das Thymol, der Hauptbestandteil der Thymian-Essenz, bereits in einer Verdünnung von 0,1 zu 1000 den Koch-Erreger erfolgreich bekämpft. Beim Eugenol, dem Hauptbestandteil der Gewürznelken-Essenz, beträgt das Verhältnis 0,05 pro 1000, bei der Pfefferminz-Essenz 0,4 pro 1000, während Phenol oder Guajakol erst bei 0,8 zu 1000 wirksam werden.

Noch ein Hinweis: Die Zitronen-, Lavendel-, Speik- und Ysop-Essenzen sind bei einem Verhältnis von 0,2 zu 1000, die von Majoran, Orange und Myrtenheide bei einem Verhältnis von 0,4 zu 1000 wirksam und damit dem Phenol oder Guajakol ebenfalls überlegen.

Die Thymian-Essenz hat eine antiseptische und antiparasitäre Wirkung; diese übertrifft deutlich das mit Sauerstoff angereicherte Wasser, Kaliumpermanganat oder Guajakol.

Professor Sauvat von der Veterinär-Hochschule in Toulouse hat 1951 in einer unabhängigen Forschungsarbeit nachgewiesen, daß die antiseptische Kraft von aromatischen Essenzen im allgemeinen *gleich oder stärker* ist als die der meisten synthetisch hergestellten Produkte. »Die bakterienabtötende Kraft von quatärnen Ammoniumsalzen«, schrieb dieser Autor, »wird durch die Verbindung mit Terpineol erheblich verstärkt.«

Reine Myrtenheiden-Essenz (Gomenol) *verstärkt* ›in vitro‹ (das heißt, im Labor), *die antibiotische Wirkung von Streptomycin und vor allem von Penizillin* (Quevauviller und Parousse-Perin, *Revue de Pathologie comparée,* Paris 1958).

Mignon beschreibt die Ergebnisse, die er mit Produkten, die vom Terpentin abgeleitet wurden, bei gleichzeitiger Gabe von Antibiotika erzielt hatte. *Die Wirkung der Antibiotika wurde in vitro wie in vivo (bei Mäusen) erheblich gesteigert, wenn diese in sauerstoffhaltigen Terpentinlösungen verabreicht wurden.*

Manche Essenzen haben folglich einen erstaunlichen Einfluß auf die Wirkung von Antibiotika. Die neutralisierende, inaktivierende Wirkung gewisser Essenzen (Aldehyde, Ketone, bestimmte Alkohole) dagegen schränkt die Verwendung von Antibiotika in Form von Salben ein.

Fr. de Potter vom bakteriologischen Institut der Universität Gent las eine Arbeit von Ch. Mayer, die 1938 in der *Revue belge de la tuberculose* erschienen war und die vom Immunisierungsversuch bei Meerschweinchen handelte. Den Tieren wurde eine bakterienhaltige Emulsion gegeben, die vorher mit Lösungen aus ätherischen Ölen behandelt worden ist. Dies regte de Potter an, die bakterienabtötende Wirkung* von Lösungen im Hinblick auf nicht sporenhaltige** Kulturen (Staphylokokkus aureus, Thyphus-Erreger, Koli- und andere Darmbakterien) zu untersuchen. Zum Vergleich stellte er den gleichen Versuch mit einer sporenhaltigen Kultur an, dem Bazillus subtilis. Er verwendete eine

---

* Fr. de Potter: »Sur l'action bactéricide des solutions aqueuses d'huiles essentielles« (C. R. Soc. Biologie, 1939).

** Als Sporen bezeichnet man die Fortpflanzungskörper bestimmter Pflanzen, der Kryptogame (Pilze, Farn) und der Mikroben. Sporen sind im allgemeinen sehr widerstandsfähig.

Lösung von Borneol, Geraniol und der Zypresse in einer fünf-promillehaltigen Verdünnung.

Trotz eines zweitägigen Kontaktes blieb die wasserhaltige Lösung unverändert. Die Staphylokokken-Emulsion war dagegen bei 37° in 1 bis 2 Stunden sterilisiert. Bei normaler Labortemperatur dauerte der Sterilisierungsvorgang 4 bis 5 Stunden. Die Typhus-, Koli- und anderen Darmbakterien wurden bei 37° innerhalb von 20 bis 30 Minuten, bei normaler Raumtemperatur innerhalb von 40 bis 60 Minuten abgetötet.

Lösungen ätherischer Öle auf der Basis von Wasser behalten ihre keimtötende Wirkung nach Erhitzung auf 105° 20 Minuten lang.

Subkutane Injektion von 1 bis 2 ml lösen beim Menschen, Kaninchen oder Meerschweinchen weder lokale noch schmerzhafte Reaktionen aus, und intravenöse Injektionen (10 ml) werden vom Menschen wie vom Kaninchen bestens vertragen.

Die desinfizierende Kraft dieser wasserhaltigen Lösungen ist höher als die des Phenols.

Einige Monate später veröffentlichte der gleiche Autor eine Studie über die Immunisierung gegen Staphylokokken beim Mensch und beim Meerschweinchen. Er folgerte, daß »die Verwendung von wasserhaltigen Lösungen ätherischer Öle als Emulsionsträger für Impfstoffe gegen Staphylokokken sich aufgrund der schnell sterilisierenden Wirkung ohne Erhitzung, der absoluten Immunität und der Wirksamkeit empfiehlt«. Fr. de Potter hielt dieses Impfverfahren für sehr viel erfolgversprechender als die anderen.

Verschiedentlich wurde versucht, die antiseptische Wirksamkeit der Essenzen noch zu steigern. Die dabei angewendeten Verfahren waren hauptsächlich die Deterpenierung und die Peroxydierung.

Das *Deterpenierungs-Verfahren* besteht darin, die sauerstoffhaltigen Bestandteile der Essenzen (Phenole, Alkohole, Ketone, Aldehyde, Ester... die natürlich mit einer stärkeren keimtötenden Kraft ausgestattet sind) von den Kohlenwasserstoffen (Terpene, Sesquiterpene) zu trennen. Das Isolieren der Kohlenwasserstoffe, das im allgemeinen durch fortschreitende Destillierung geschieht, ist auch heute noch eine heikle Angelegenheit.

Die Menge der durch das Deterpenierungs-Verfahren erzielten Lösungen ist sehr unterschiedlich und hängt von dem Anteil an terpenhaltigen Strukturen in den einzelnen Essenzen ab. Hier ein Beispiel: 100 kg Zitronen-Essenz ergeben 5 kg deterpenierte Essenz.*

Versuche haben ergeben, daß die Deterpenierung *die antiseptische Kraft* der Essenzen *steigert*. Das scheint in einem gewissen Widerspruch zu stehen zu dem, was wir bisher gesagt haben, daß nämlich die antigenetische Kraft vieler Essenzen, *die verdampft werden,* anscheinend von dem Grad der Terpenhaltigkeit abhängt.**

Im Gegensatz zu den nichtbehandelten, also alle Bestandteile umfassenden Essenzen, die in Wasser kaum und in Alkohol nur schwer löslich sind, sind deterpenierte Essenzen in Alkohol löslich (ab 75°, manchmal bereits bei 70° oder 60°). Außerdem haben sie die Eigenschaft, nicht deterpensierte Essenzen oder deren verschiedene Bestandteile zu lösen. Diese Eigenschaft verleiht ihnen einen bevorzugten Rang bei der Zubereitung von Mischungen, bei denen ätherische Öle oder deren Bestandteile eine Rolle spielen.

Die *Peroxydierung* besteht darin, Essenzen mit Sauerstoff anzureichern. Terpen-Derivate können in der Tat Sauerstoff an sich binden, den sie unter bestimmten Voraussetzungen als Ozon wieder freigeben. Man hoffte mit diesem Verfahren, die keimtötende Wirkung der Essenzen zu verstärken. Doch die Ergebnisse sind schwankend. Auf diesem Gebiet sind neue Forschungsarbeiten notwendig, bevor man Genaueres darüber aussagen kann.

Unsere Vorfahren kannten die Zusammensetzung der Essenzen noch nicht, doch ohne die Wirkungen, die durch sie ausgelöst wurden, erklären zu können, benutzten sie deren antiseptische Kraft täglich, einmal mit der Nahrungsaufnahme (Knoblauch, Zwiebel), dann durch Verbrennen aromatischer

---

* Das erklärt auch den hohen Preis dieser Essenzen.
** So meinen manche Forscher, die Essenzen verdankten ihre antiseptische Wirksamkeit dem Terpen-Gehalt. Andere wiederum sind überzeugt, daß die Deterpenisierung die antiseptische Kraft erhöht. Ich möchte in diesem Zusammenhang darauf hinweisen, daß manche Studien über verdampfte, andere über nicht verdampfte Essenzen angestellt wurden. Auch die Mikrobenkulturen, die bei den Versuchen verwendet wurden, sind unterschiedlich. Bis zusätzliche Forschungsergebnisse bekannt werden, schenke ich mein Vertrauen in der Hauptsache den *ganzen* Essenzen.

Substanzen, vor allem bei der Vorbeugung oder Eindämmung von Epidemien. Erinnern wir uns nur an die Pest-Epidemie in Athen, die Hippokrates mit Hilfe brennender aromatischer Kräuter bekämpft hatte. Ein anderes Beispiel, das nicht so weit zurückliegt: Während der schweren Cholera-Epidemien im 19. Jahrhundert erfreuten sich Arbeiter in Parfümfabriken einer beinahe totalen Immunität. Als 1970 im Westen angesichts einiger Cholera-Fälle im Nahen Osten die Panik ausbrach, erinnerte man sich leider nicht daran. Heutzutage ist man verpflichtet, sich vor jeder Reise nach Afrika oder in den Nahen Osten impfen zu lassen. Manche wurden davon so krank, daß sie auf die Reise verzichten mußten. Einige Geschäftsleute dagegen, die der Impfpflicht entkamen, kehrten frisch und erholt aus diesen Ländern zurück, in denen man angeblich Gefahr läuft, tödlich zu erkranken. Sie hatten auf meine Empfehlung hin Kohle- und Magnesiumtabletten mitgenommen und außerdem noch verschiedene aromatische Präparate zur inneren wie äußeren Anwendung.

Und wiederum haben, um einen Satz von Léon Binet zu zitieren, »die modernen Forschungen die traditionellen Erkenntnisse, die nur auf der Empirik basierten, bestätigt«. »Der Rauch von essenzhaltigen Pflanzen, die verbrannt werden«, so liest man in Q. S. 1958, »hat aktive antiseptische Eigenschaften, die bestimmte Staphylokokken und Koli-Bakterien daran hindern, sich zu entwickeln. In diesem Zusammenhang, nach ihrer Wirksamkeit geordnet, seien Thymian, Rosmarin, Eukalyptus, Pfefferminze, Orange, Mais, Pappel, Föhre, indischer Hanf, Tabak, Belladonna, Stechapfel, Bilsenkraut, Hopfen und Mohn erwähnt.«

Die antiseptischen Eigenschaften aromatischer Essenzen werden von den Hausfrauen täglich bei der Zubereitung der Mahlzeiten bewußt oder unbewußt benutzt, denn Knoblauch, Zwiebel, Thymian, Zitrone, Gewürznelke und alle anderen Geschmacksträger spielen nach wie vor eine große Rolle.*

---

* Die in der Küche verwendeten *aromatischen Gewürze* verdanken ihre die Verdauung fördernden Eigenschaften ebenfalls den in ihnen enthaltenen Essenzen. Dazu zählen vor allem Zimt, Gewürznelke, Anis, Kümmel, Kerbel, Petersilie, Muskat, Vanille, Estragon, Safran, Lorbeer, Bohnenkraut, Rosmarin und Thymian. Nicht zu hoch dosiert, werden sie vom Verdauungstrakt problemlos angenommen.

Ärzte, die mit den ätherischen Ölen vertraut sind, können mit ihrer Hilfe die meisten Infektionskrankheiten erfolgreich bekämpfen, ob diese die Lungen, die Leber, den Verdauungstrakt, die Harnwege, den Uterus oder die Nasen- und Rachenschleimhaut befallen haben. Auch bei eitrigen Hautkrankheiten und natürlich bei infizierten Wunden bewirken ätherische Öle Erstaunliches, unter der Voraussetzung, daß sie von jemandem verschrieben werden, der die Materie beherrscht und – bei manchen chronischen Erkrankungen – daß die Behandlung mit der notwendigen Geduld und Ausdauer durchgeführt wird.

Entzündungen des Dünn- und des Dickdarms sowie Fäulnisgärungen werden mit der Aromatherapie erfolgreich behandelt. Lungentuberkulose und chronische Bronchitis sprechen auf diese Behandlung an. Durch Kolibakterien hervorgerufene Krankheiten werden mit ätherischen Ölen geheilt.

Das Aromatogramm

Bei Aromatogrammen handelt es sich um Antibiogramme unter Verwendung von ätherischen Ölen.

Für diejenigen, die sich unter dem Wort Antibiogramm nichts vorstellen können, hier die Erklärung: In einem Labor werden Mikroben, die eine bestimmte Erkrankung hervorrufen, auf für sie günstige Nährböden übertragen und dort mit natürlichen oder chemischen Substanzen behandelt, um die Wirkung zu untersuchen, die diese Substanzen auf die in Frage kommenden Mikroben ausüben.

Wir haben bereits gesehen, daß solche Untersuchungen *in vitro* nicht neu sind; zahlreiche Forscher haben sich in der

Eine zweite Gewürzgruppe kann unter Umständen zu leichten Verdauungsbeschwerden führen: Knoblauch, Zwiebel (auch die frischen Frühlingszwiebeln und die Schalotten), Senf und Meerrettich. Diese Gewürze gehören alle zur Familie der Zwiebel.

Zu einer weiteren Gruppe gehören Pfeffer, Ingwer und alle Gewürzmischungen, bei denen die rote Pfefferschote das Ausgangsprodukt ist. Da Pfeffer die Verdauungsdrüsen anregt, ist er für Menschen, die damit Probleme haben, durchaus empfehlenswert, wenn die Magen- und Darmschleimhäute nicht aus anderen Gründen irritiert sind.

Nach einer jüngst veröffentlichten Studie (F. Decaux) können Pfeffer, Senf und Ingwer, in starkem Maße genossen, zu Bluthochdruck führen.

Vergangenheit damit beschäftigt, vor allem die Professoren Courmont, Morel, Rochaix, Perrot, Bay, Davaine und Sarbach. Von den jüngeren Forschern möchte ich vor allem J. Pellecuer in Montpellier und dessen Arbeiten über das Bohnenkraut erwähnen. Alle Ergebnisse weisen darauf hin, daß Essenzen noch in starker Verdünnung Mikroben am Wachstum hindern und in den meisten Fällen abtöten können.

An frühere Arbeiten anknüpfend, habe ich vor ungefähr zehn Jahren in Zusammenarbeit mit Dr. Girault aus Dijon die Methode in die Praxis übertragen und ihr dabei zuerst den Namen Antibio-aromatogramm gegeben*, der später zu *Aromatogramm*** gekürzt wurde.

Die Technik besteht darin, die Wirkung verschiedener aromatischer Essenzen auf Mikroben, die von einem Kranken stammen, zu testen. Zu diesem Zweck wird in eine Petri-Schale eine Gelose gegossen, auf die Scheiben gelegt werden, die vorab mit den Essenzen bestrichen wurden.

Anschließend werden Mikroben ihrem natürlichen Milieu entnommen und in die Petri-Schalen gegeben. Nach 24 Stunden – diese Zeitspanne ist notwendig, damit sich die Keime in den Petri-Schalen entwickeln können – kann man die Wirkungen der Essenzen beobachten und messen. Wie bei jedem Antibiogramm wird das Resultat so ausgedrückt, daß es über die Sensibilität der untersuchten Keime in bezug auf die angewendeten Essenzen Aussagen macht.

Zwei Kriterien sind bei diesen Tests wie bei allen anderen Labortests unabdingbar: Der Test muß jederzeit wiederholbar und zuverlässig sein.

Die *Zuverlässigkeit* des Tests haben wir folgendermaßen untersucht: Wir haben mit der gleichen Keimkultur verschiedene Aromatogramme erarbeitet und dabei Resultate erzielt, die genau übereinstimmten.

Die *Wiederholbarkeit* wurde folgendermaßen überprüft: Wir haben die Keimkultur in bestimmten Zeitabständen, die mehrere Tage umfaßten, den aromatischen Essenzen ausgesetzt (natür-

---

* »Phytotherapie und Aromatherapie. Ihr Platz in der gegenwärtigen Praxis« in *Plantes médicales et phytothérapie*, 1973, Band VII.
** 2. Internationaler Kongreß für Phytotherapie und Aromatherapie, Monte Carlo 1977. Der Kongreß wurde von mir geleitet.

lich handelte es sich bei diesem Versuch um die *gleiche* Keimkultur und die *gleichen* Essenzen). Auch bei diesem Verfahren wurden gleichbleibende Ergebnisse erzielt.

Um zu diesen Resultaten zu gelangen, mußten verschiedene vorbeugende Maßnahmen getroffen werden, die sich aus zwei wichtigen *Eigenschaften* der Essenzen ergaben, wobei diese Eigenschaften therapeutisch *wertvoll*, was die Konservierung der Essenzen jedoch anbelangt, eher *hinderlich* sind: die schnelle *Verflüchtigung* und *Diffusion* der Essenzen.

Die Verflüchtigung war ein allgemeines Konservierungsproblem: Die Scheiben, die wir in die Petri-Schalen gegeben haben, mußten gleichbleibend mit der Essenz gesättigt, dazu vor Licht geschützt werden, damit die Gefahr einer Oxydierung ausgeschlossen blieb. Die schnelle Diffusion zwang uns, die Zahl der Scheiben pro Petri-Schale zu reduzieren, um Überlagerungen auszuschalten. Die Herabsetzung der Konzentrationsstärke der Essenzen sowie die Beschränkung auf wenige Scheiben pro Petri-Schale ergaben schließlich befriedigende Resultate.

Der Hinweis auf die Konzentrationsänderungen der aromatischen Essenzen auf den Scheiben führt uns zu der Frage, in welcher Mindestkonzentration diese Essenzen noch auf Mikroben einwirken können. Die Untersuchung dieser Frage ist sehr wichtig, wenn man in Rechnung zieht, in welch geringer Dosierung wir die Essenzen in der therapeutischen Praxis verwenden, und als Konsequenz, in welch geringer Dosis die aromatischen Essenzen auf die von Mikroben befallenen Gewebe einwirken.

Die Professoren Courmont, Morel und Rochaix haben sich mit dieser Frage ausführlich beschäftigt und nachgewiesen, daß die therapeutisch sinnvollen Dosierungen extrem niedrig sind. Beim Tuberkulose-Erreger ist Phenol in einer Verdünnung von 1 zu 10000 wirksam, Pfefferminz-Essenz in einem Verhältnis von 4/10000, Thymian-Essenz in einem Verhältnis von 1/10 000, Gewürznelken-Essenz in einem Verhältnis von 0,5/10000; dabei habe ich als Beispiel für meine Leser einen Erreger gewählt, der besonders widerstandsfähig ist. Professor Pellecuer und seine Mitarbeiter haben bewiesen, daß die Bohnenkraut-Essenz 2- bis 8mal schwächer dosiert sein kann als die des Thymians und 2- bis 20mal schwächer als die Lavendel-, Großer-Speik-, Lavandin- und Rosmarin-Essenz.

Warum hatten wir zu Beginn den Begriff Antibio-aromato-gramm gewählt? Ganz einfach: Neben der bekannten antisepti-schen Wirkung der Essenzen, die uns als Ausgangspunkt diente, haben viele Pflanzen gleichzeitig andere Bestandteile, die im ethymologischen Sinn des Wortes *antibiotisch* wirken, denn sie agieren auf dem Niveau der Fortpflanzungsphänomene und blockieren bestimmte Phasen der Mitose, das heißt, der indirek-ten, mitotischen Zellkernteilung.

Interessanter als diese antibiotischen Eigenschaften ist aber sicher die folgende Erkenntnis, die wir über die Wirkungsweise der aromatischen Essenzen gewonnen haben: Es handelt sich dabei ebenfalls um antibiotische Wirkungen, allerdings nicht auf dem Gebiet der Mitose, sondern auf dem Gebiet der *Veränderung des Milieus*. Das ist sicher das bei weitem wichtig-ste Phänomen, denn da die Essenzen die ökologischen Bedin-gungen verändern, die die Entwicklung der Mikroben begünsti-gen, töten sie sie ab, ohne daß diese resistent werden oder sich an die sie bekämpfende Substanz adaptieren können. Zusätzlich verhindern die Essenzen, daß die Mikroben die betroffenen Stellen ein zweites Mal befallen. Aus diesem Grund haben wir den umfassenderen Begriff eines Aromatogramms gewählt, der sich im übrigen schnell durchsetzen konnte.

Die Untersuchungsart erlaubt uns zuweilen, gewisse anti-infektiöse Therapien noch genauer abzustimmen, da sie uns zusätzliche Informationen liefert über die Beschaffenheit des Milieus, in dem sich die Keime haben entfalten können. So haben wir zum Beispiel herausgefunden, daß Bakterien, die einen Zuckerkranken befallen haben, besonders auf hypoglykä-misch wirkende Essenzen reagieren. Bei Arthritis oder Gicht sind besonders hypourikämisch wirkende Essenzen zu empfehlen.

Dies zeigt recht deutlich, welche Rolle das Aromatogramm beim Aufspüren *latenter* Krankheitsherde spielen kann.

Neben den Essenzen, die in erster Linie auf das *Milieu* wirken, gibt es andere, die hauptsächlich auf die Funktionen der Organe Einfluß haben, die unseren allgemeinen Zustand bestimmen und die besonders unter dem Rhythmus des modernen Lebens leiden. Einige Beispiele:

■ die Nebennieren werden durch Bohnenkraut angeregt;
■ das zentrale Nervensystem durch Lavendel, Thymian und Großer Speik,

- die Geschlechtsorgane und die Libido durch Zimt, Kajeput und Gewürznelke;
- die Verdauungsorgane, in denen so viele Krankheiten ihren Ursprung haben, durch Zimt, Gewürznelke und Rosmarin.

Eine weitere Gruppe von Essenzen fördert die Ausscheidungsfähigkeiten, so die Eukalyptus-, Fichten- und Myrtenheiden-Essenz bei Lungenkrankheiten und die Wacholder- und Sandelholz-Essenz bei Krankheiten, die die Harnwege befallen haben.

Wir wissen heute, wie dramatisch die Anzahl der verschiedenartigsten, resistenten Keime wächst, die allen Antibiotika widerstehen, und zwar aufgrund des Mißbrauches, der mit Antibiotika betrieben wird. Bei chronischen Infektionen mit immer neuen Rückfällen, bei Infektionen also, die sich oft über eine lange Zeit hinziehen, haben uns in regelmäßigen Abständen durchgeführte Aromatogramme gezeigt, daß es kaum Krankheitskeime gibt, die Essenzen gegenüber resistent sind oder es werden können.

Das ist ganz einfach damit zu erklären, daß die Essenzen auf das Milieu einwirken und daß die Essenzen, die sich im Aromatogramm als die wirksamsten erwiesen haben, vor allem die Entwicklung der Keime unterbinden. Die *Phyto- und Aromatherapie* wirkt auf das Milieu der Keime, und falls notwendig, kann ihre Wirksamkeit durch aktive Katalysatoren erweitert werden.

Im Verlauf einer Krankengeschichte kann es vorkommen, daß gewisse Elemente des gestörten Milieus verschwinden, ohne daß gleichzeitig alle Keime absterben; in diesem Fall genügt es, die Behandlung abzuändern und den neuen Bedingungen anzugleichen.

Systematische Aromatogramme?

Nach dem, was wir bisher gesagt haben, stellt sich jedem Praktiker die zwingende Frage: Muß man bei jeder chronischen oder akuten Infektionskrankheit ein Aromatogramm erstellen lassen? Ich behaupte hier in aller Entschiedenheit: *nein!* In den meisten Fällen (ich selbst rechne mit 85–90%), sogar bei immer wiederkehrenden Infektionen, die auf alle anderen Behandlungsformen nicht ansprechen und die sich über 5, 10 oder gar

20 Jahre hinziehen (so z. B. bei Blasenentzündungen), ist dies nicht notwendig, wenn der behandelnde Arzt die Phyto- und Aromatherapie beherrscht und ein guter Therapeut ist. Er wird dann eine den Krankheitserregern und dem Milieu entsprechende Behandlungsform finden, ohne zu diesem Untersuchungsverfahren greifen zu müssen. Ich selbst habe in meiner Praxis seit 25 Jahren so gehandelt und werde es auch weiterhin tun.

Bevor wir die Aromatogramme entwickelt hatten, die wissenschaftlich überprüfbar sind, war mir auch keine andere Wahl geblieben, als ohne sie auszukommen. Und nach der Analyse von Hunderten, wenn nicht gar Tausenden von Krankengeschichten kann ich nur bestätigen, daß das Fehlen von Aromatogrammen an den Ergebnissen der mit Essenzen durchgeführten Behandlungen nichts ändert. Von wenigen Fällen abgesehen, die so komplex sind, daß sie dem Therapeuten Schwierigkeiten bereiten (5–10%), dient das Aromatogramm im Grunde nur als Deckmantel, um Unwissenheit und mangelnde Praxis zu verhüllen.

Nicht jedes Instrument, das erfunden wurde, muß unbedingt angewendet werden. Ein Problem vieler Krankenhäuser, die den hohen Preis ihrer Anschaffungen amortisieren wollen und aus diesem Grund oft darauf bestehen müssen, Banalitäten bis ins kleinste Detail hinein zu analysieren. Und natürlich müssen die Krankenversicherungen für solchen Unfug aufkommen (sie weigern sich in immer stärkerem Maße).

Aromatogramme werden bisher von den Kassen noch nicht bezahlt, und sie sind teuer. Ein weiterer Grund für einen guten Arzt, Analysen zu vermeiden, die einzig spezialisierten Labors zugute kommen. Ich habe den Verdacht, daß manche Ärzte sich einen wissenschaftlichen Anstrich geben wollen, um ihre Patienten zu beeindrucken.

Leider wird die Phyto- und Aromatherapie auch mißbraucht. Vor einigen Jahren habe ich in verschiedenen Schriften Beispiele dafür angeführt: Verschreibungen von sogenannten ›modernen‹ Naturheilmitteln, die keineswegs wirksamer sind als die herkömmlichen, dafür aber zehnmal so teuer. Die Rechnungen fielen entsprechend aus . . . Diese Praktiker ließen die Phyto- und Aromatherapie in den Ruf kommen, *eine Behandlungsform für Wohlhabende zu sein.* In diesen Rahmen gehören natürlich auch die vielen, völlig unnötig erstellten Aromatogramme.

In der offensichtlichen Absicht, die Patienten besser zu schützen, haben sich in letzter Zeit verschiedene offizielle Stellen zu dem Problemkreis Aromatherapie geäußert.

Klinik und Labor

Auf den vorhergegangenen Seiten haben wir gelesen, daß die aromatischen Essenzen, je nach ihren antiseptischen Eigenschaften und den mit ihnen erzielten Resultaten, verschieden klassifiziert werden können, und daß auch die mit ihnen behandelten Kranken bei der Klassifizierung eine Rolle spielen.

Es ist im übrigen seit langem bekannt, daß die in einem Labor erzielten Resultate nicht immer mit den Beobachtungen übereinstimmen, die der Arzt bei seinen Patienten macht. Nun, ein Kranker ist kein Reagenzglas. So wurde bis heute im Labor bei keiner Essenz nachgewiesen, daß sie gegen Viren aktiv werden kann. Dabei wissen wir aus der Praxis, daß bestimmte Essenzen die Grippe-Viren neutralisieren und bei Gürtelrosen zur schnellen Heilung führen. Der Arzt muß also in erster Linie ein Praktiker bleiben und vor allem die Wirkungen kennen und studieren, die Pflanzen und Essenzen bei Kranken erzeugen.

Für den Arzt, der die Aromatherapie so anwenden will, wie es ihm sein ärztliches Gewissen vorschreibt, wird es ein Grundproblem geben: den heute so selten gewordenen Apotheker ausfindig zu machen, der seinen Beruf liebt, ätherische Öle in möglichst reinem Zustand vorrätig hält und die Verordnungen der Ärzte *so meisterhaft wie möglich* ausführt. Ganz abgesehen davon, daß er auch bereit sein muß, Kräutertees zu verkaufen, auch wenn diese nur ein paar Pfennige einbringen.

In den meisten Städten arbeiten ein oder auch mehrere Apotheker, die diesen Forderungen entsprechen. Trotzdem erhalte ich immer wieder Briefe von Kollegen, denen es nicht gelungen ist, in ihrer näheren Umgebung einen Apotheker zu finden, der nicht, ich zitiere, »zu den Händlern und Vertreibern von Luxusartikeln oder mit Macht propagierten chemischen Produkten« gehört, und die mich um die Namen von Apothekern bitten, die Vertrauen verdienen. Eine Bitte, die ich gerne und mühelos erfüllen kann, denn natürlich gibt es solche Apotheker, nur leider viel zu wenige.

Essenzen können *innerlich angewendet werden, allein oder zusammen mit anderen Produkten,* in Form von Tabletten, Dragees oder Tropfen verabreicht, oder *äußerlich* angewendet werden durch Inhalationen, Einreibungen, Pomaden, Salben, Gelees, Voll- oder Teilbäder.*

Manche Seifen machen ätherische Öle emulsionsfähig. Diese Verabreichungsform findet vor allem beim Auswaschen und Feuchthalten von Wunden Anwendung, bei feuchten Verbänden, der Behandlung von Furunkeln, Abszessen und Lymphgefäßentzündungen, bei Verbrennungen, Geschwüren an den Beinen und brandigen oder wuchernden Wunden. Diese Emulsionen werden auch mit Erfolg bei Vaginalinjektionen zur Bekämpfung von Gebärmutterentzündungen und weißem Ausfluß verwendet.

Die antiseptische Kraft der Essenzen ist deshalb so wertvoll, da deren Aggressivität gegenüber Mikroben Hand in Hand geht mit einer absoluten *Unschädlichkeit gegenüber dem befallenen Gewebe.* Den chemischen antiseptischen Mitteln wird zu Recht vorgeworfen, daß sie bei der Bekämpfung von Mikroben gleichzeitig die Zellen des Organismus schädigen. In seiner Doktorarbeit hat Azaloux** berechtigterweise darauf hingewiesen, daß »das Problem darin besteht, ein antiseptisches Mittel zu finden, das die Mikroben zerstört, ohne den Organismus zu schädigen … Wir haben beobachtet, daß lebende Zellen gleichzeitig auf Mikroben und auf antiseptische Mittel reagieren«.

Es kann nicht oft genug betont werden, daß die herkömmlichen antiseptischen Mittel nicht nur die Mikro-Organismen

---

* Einige neue wissenschaftliche Untersuchungsmethoden (mit Hilfe von radioaktiven Isotopen) haben nachgewiesen, daß durch die Haut mineralische oder pflanzliche Substanzen, die dem Badewasser beigesetzt werden, ins Blut gelangen. Diese Entdeckung erklärt die seit langem bekannte positive Wirkung von, z. B., Thymian- oder Fichtennadelbädern auf die Lungen (antiseptische Wirkung, günstige Beeinflussung der Sekretionsbildung und des Auswurfes). Natürlich spielt bei diesen Bädern die Inhalation der entstehenden Dämpfe eine große Rolle, aber auch die Aufnahme durch die Poren. Dabei nehmen die heilenden Substanzen folgenden Weg: Haut/Blut/Lunge.

Die aromatischen Essenzen gehören zu den wirksamsten, die man in Form von Bädern verabreichen kann. Zahlreiche Studien belegen die Erfolge, die mit dieser Methode sowohl im physischen wie im psychischen Bereich erzielt werden können: Beeinflußung des zentralen Nervensystems, des Verdauungstraktes, der Harnwege, der Wirkungsweise von Hormonen.

** Toulouse 1943.

abtöten, sondern auch die Zellen, in denen diese sich befinden. Daher wäre es völlig widersinnig, den gesamten menschlichen Körper desinfizieren zu wollen, denn eine Substanz, die sich in einer Menge, bei der man sichergehen könnte, daß sie alle Bakterien abtötet, im Blutkreislauf befände, würde die Zellen schwer in Mitleidenschaft ziehen und in der Folge das Leben selbst vernichten. Alle antiseptischen Mittel greifen mehr oder weniger die Zellen und das Gewebe an.

Azaloux erinnerte daran, daß man während des Ersten Weltkrieges herausgefunden hatte, daß antiseptische Spülungen von Wunden unsinnig und manchmal sogar schädlich sind:

»Delbet, Fiessinger und vor allem Policard haben bei Wunden, die mit dem Carrelschen Verband verbunden worden waren, festgestellt, daß die Mikroben nach der Behandlung keineswegs verschwunden waren. Im Gegenteil: Wunden, die im Anfangsstadium nur wenige Mikroben enthielten, wiesen nach drei, vier oder sechs Tagen eine beträchtliche Anzahl von Mikroben auf. Sie haben herausgefunden, daß der Mullstoff, der die Schläuche umgab, die zur Spülung der Wunden dienten, nach achtundvierzigstündigem Kontakt mit der Wunde voller Mikroben war und sogar mehr Mikroben aufwies, als die Oberfläche der Wunde.«*

Aus diesem Grund empfahl Delbet für Wundverbände eine Lösung auf der Basis von Magnesiumchlorid; in mehreren Veröffentlichungen wies der Autor die außerordentlichen Erfolge dieses Verfahrens nach. Ich selbst verwende aus dem gleichen Grund bei Wunden, Schorf und Verbrennungen Präparate auf der Basis von aromatischen Essenzen.

Es sind Fälle bekanntgeworden, bei denen schwere Vergiftungen bei Wund- oder Brandwundverbänden auftraten, die das Gewebe angriffen, da die Produkte, die eigentlich der Heilung dienen sollten, vom Körper resorbiert worden waren.

Einer der großen Vorteile der Behandlung von eitrigen Wunden und Brandwunden mit Essenzen besteht gerade darin, daß sie Derivate erzeugen, die sich chemisch mit dem abgestoßenen eiweißhaltigen Gewebe verbinden und so *antitoxische* Körper bilden, die vom Organismus ausgeschieden werden.

---

* Carrel benützte zur Ausspülung von größeren Wunden Schläuche, durch die während längerer Zeit antiseptische Mittel in die Wunde gelangten.

Der Geruch ätherischer Öle *überdeckt nicht* den schlechten Geruch von eitrigen, brandigen oder wuchernden Wunden. Er *beseitigt* ihn aufgrund eines physikalisch-chemischen Prozesses, genau wie die Einbalsamierung mit Harzen und Essenzen einen Körper daran *hindert* zu verfaulen. Die Ägypter wußten dies, genau wie die Metzger seit ewigen Zeiten wissen, daß die Aromate, die sie in reichlichem Maß verwenden, das Fleisch am Verfaulen hindern.

Grob gesprochen kann man zwei Arten von biologischen Reaktionen unterscheiden: den Syntheseprozeß, bei dem normalerweise gute Gerüche freigesetzt werden, und den Zersetzungsprozeß mit seinen übelriechenden Begleiterscheinungen. Krankheit ist nichts anderes als ein Zersetzungsprozeß, der der Verwesung vorausgeht. Und aromatische Essenzen gebieten dieser Zersetzung Einhalt. Darüber hinaus begünstigen sie die Auflösung, Verdauung und Neutralisierung von Mikroben.

Elementare Anmerkung: *Die antiseptische Wirkung von Essenzen nimmt auch unter dem Einfluß des Zeitfaktors nicht ab.* Die Gründe für dieses Phänomen? Bis heute können wir diese Frage nicht eindeutig beantworten. Vielleicht liegt es daran, daß sie nicht nur die Infektionen eindämmen, sondern gleichzeitig, und das ist so wichtig, die Selbstverteidigungskräfte des Körpers mobilisieren, die schließlich die Krankheiten endgültig besiegen. Sie sind in der Tat vor allem *Milieuveränderer*. So wird sich ein Organismus nie an die Aromatherapie ›gewöhnen‹ können, während er sich an synthetisch hergestellte Schlafmittel oder, genau wie die Mikroben, an die zahlreichen Behandlungen mit Antibiotika gewöhnt.

Fari hat in der Zeitschrift *Médecine practicienne* breit über *Antibiotika und die Gewohnheitseffekte,* die diese in immer stärkerem Maße bei Mikroben auslösen, geschrieben. In den Augen dieses Autors haben Antibiotika die Eigenschaft, die chemische Zusammensetzung von Krankheitserregern zu verändern. So sind die Antikörper*, die der Organismus zur Abwehr

---

* Als Antikörper bezeichnet man bestimmte Substanzen, die im Serum eines Tieres oder eines Menschen nach der Injektion fremder Elemente (Mikroben, verschiedenartige Substanzen) auftreten. Bestimmte Antikörper befinden sich immer im Serum, wo sie den Organismus vor Krankheiten schützen. Sie haben es zur Aufgabe, die Mikroben oder Giftstoffe zu agglutinieren (zu verkleben), aufzulösen oder zu neutralisieren.

von Krankheiten bildet, in Wirklichkeit Abwehrmittel, die zur Bekämpfung eines *veränderten* Keimes gebildet wurden.

Indem er nachwies, daß Antibiotika die Eigenschaft haben, den Aufbau von Mikroben zu verändern und den Organismus zur Bildung falscher Antikörper anzuregen (die nur gegen die von den Antibiotika ›veränderten‹ Keime wirksam sind), gibt uns Fari die Erklärung für Tatsachen, die durch ihr verstärktes Auftreten banal und, was schwerer wiegt, fatal geworden sind.

So kann sich der behandelnde Arzt in der Tat nicht mehr sicher sein, mit Antibiotika nur zu heilen, während die natürliche Behandlungsmethode größere Erfolgschancen verspricht und zudem den Kranken gegen eine neue Infektion wappnet.

Viele Autoren haben den Wert synthetisch hergestellter Heilmittel mit der Zusammensetzung und Wirksamkeit natürlicher Heilmittel verglichen. Keiner von ihnen käme demnach auf die Idee, Sulfonamide, Antibiotika oder synthetisch hergestellte Hormone routinemäßig zu verschreiben.

»Man muß immer wieder auf die Natur zurückgreifen, um die Wahrheit zu erkennen«, schrieb Léon Binet. Gleichzeitig empfiehlt er die Rückkehr zur gesunden Lebensweise wie Hygiene und Körperertüchtigung, eine biologisch gesunde und wertvolle Ernährung, die Einhaltung des natürlichen, dem Tag und den Jahreszeiten entsprechenden Rhythmus.

In logischer Konsequenz empfiehlt Léon Binet auch, sich Kenntnisse über die Eigenschaften der Pflanzen und deren Anwendungen anzueignen.

Eine zufriedenstellende Behandlungsmethode könnte man vielleicht folgendermaßen umreißen: »Ungiftige Produkte und Behandlungsformen, die bei den gleichen Syndromen die gleichen Wirkungen auslösen.« So ist natürlicher Schlaf die einzig vernünftige Behandlung von Organismen, die durch zu langes Wachsein müde geworden sind. Die Hydrotherapie (Wasserheilverfahren) wird seit Jahrhunderten bei bestimmten Erkrankungen erfolgreich angewendet, ebenso die Balneotherapie (Heilbehandlung durch Bäder).

An all dies kann der Organismus sich nicht ›gewöhnen‹, so wenig wie er sich an Sauerteigbrot, Oliven- oder Sonnenblumenöl, biologisch angebautes Gemüse, die reine Luft der Bergwelt und an körperliche Hygiene ›gewöhnt‹. Die Wirkungen bleiben immer gleich und nehmen im Lauf der Zeit nicht ab.

Im Gegensatz dazu gewöhnt sich der Organismus an viele synthetisch hergestellte Mittel.

Ein ehemaliger Reeder, von Familien- und Finanzproblemen geplagt, vergiftete sich dreißig Jahre lang mit den neuesten und stärksten Schlafmitteln, bis er es endlich leid war, nicht mehr schlafen zu können, und den Rat eines einfachen, aber erfahrenen Bauern hörte: Innerhalb von einer Woche fand er dank eines Kräutertees aus Orangenblüten und Orangenblättern wieder gesunden Schlaf.

Ein Organismus, der ständig aggressiven Mitteln ausgesetzt wird, gewöhnt sich an diese schädlichen, gepanschten Gifte. Es handelt sich um eine Art Mithridatismus*. Doch jede Vergiftung, auch wenn sie dem Betroffenen gar nicht bewußt wird und nicht gewohnheitsmäßig ist, hat gewisse Schädigungen zur Folge. Sobald sich der Organismus von seiner ersten ›Überraschung‹ erholt hat, ist er noch zu Widerstand fähig und wehrt sich mit allen Mitteln gegen das chemische Produkt. Sobald seine Widerstandsfähigkeit erschöpft ist, stellen sich ernste Schwierigkeiten ein. »Zuviel gefährliche Medikamente werden oft ganz unnötig verschrieben. Manchmal ist es sogar notwendig, den Körper zur Erholung von allen Medikamenten, auch weniger gefährlichen, zu verschonen«, schrieb Marcel Perrault.

Man gewöhnt sich an alles, selbst an Aspirin, außer wenn es Magenblutungen oder Kreislaufbeschwerden hervorruft. Die Gewöhnung an Aspirin ist heutzutage so weit verbreitet, daß ein Autor diese Abhängigkeit bereits als ›Aspirinitis‹ bezeichnet hat. In den Vereinigten Staaten werden von den 160 Millionen Einwohnern täglich 42 Millionen Aspirin-Tabletten eingenommen, das entspricht einem Jahresverbrauch von 100 Aspirintabletten pro Erwachsener. Dieser maßlose Verbrauch kann sicher durch die häufig auftauchenden Kopfschmerzen und Migränen, die die verschiedensten Ursachen haben können, sowie durch Neuralgien aller Art erklärt werden. Wir dürfen nicht vergessen, daß der tägliche Streß nicht nur Angstzustände, sondern auch Körperschmerzen hervorrufen kann. Im Grunde reicht eine Tablette völlig aus, um Schmerzzustände zu beseitigen, in Wirklichkeit aber wird häufig das Drei- bis Vielfache genom-

---

* Eine Gewöhnung an giftige Substanzen, bei der ständig wachsende Mengen des Giftes zu sich genommen werden.

men, in extremen Fällen sogar ein halbes Röhrchen, da das Mittel sonst keine Wirkung mehr ausübt. Viele der von mir behandelten Patienten hatten in einem Zeitraum von zwei Jahren 3000 bis 6000 Tabletten unterschiedlichster Art zu sich genommen.*

Auch die Antibiotika gehören zu den Produkten, die fast schon gewohnheitsmäßig verabreicht werden.

Heutzutage werden Kranken täglich mehrere Millionen Einheiten Penicillin gespritzt, und das drei bis zwanzig Tage lang. Anders kann man mit Antibiotika keine therapeutischen Erfolge mehr erzielen. Und das bei fieberhaften Zuständen, deren Ursprung man nicht immer genau kennt, oder bei einer normalen Bronchitis, Nasen- oder Rachenschleimhautentzündung, die Eukalyptus-, Zimt-, Gewürznelken-, Fichtennadel-, Terpentin- oder Myrtenheiden-Essenzen sicher innerhalb von 2–8 Tagen geheilt hätten.

Bei Verwundeten oder Operierten werden heute routinemäßig täglich mehrere Millionen Penicillin-Einheiten gespritzt, häufig in Verbindung mit Streptomycin, Terramycin oder anderen Antibiotika, die das Wohlgefallen des Chirurgen gefunden haben. »Penicillin kann über Wochen oder Monate in Dosen von 80 bis 100 Millionen Einheiten pro Tag injiziert werden«, schrieb G. Bickel. Ein amerikanischer Chirurg dagegen forderte, diese unlogische und unheilvolle Praxis aus dem Klinikalltag zu verbannen.**

Die Sulfonamide, die man vor den Antibiotika gefunden hatte, und die ebenfalls für das seit Urzeiten gesuchte Wundermittel gehalten worden waren, erlebten das gleiche Schicksal.

Ein Beispiel nur: In den Jahren 1941/42 war ich Mitarbeiter von Professor Maurice Favre, Direktor der Abteilung für Haut- und Geschlechtskrankheiten am Hospital Grange Blanche in Lyon, und hatte dort Gelegenheit, ein neues Sulfonamid zu studieren, das bei Tripper in Form von Tabletten verabreicht

---

* In Frankreich werden täglich 400 Tonnen Medikamente geschluckt, das sind umgerechnet 3,6 kg pro Person und Jahr oder 4 Milliarden Aspirin-Tabletten jährlich.

** Meyers (Chicago) hat festgestellt, daß bei seinen Patienten 1,3 % derjenigen, die nicht mit Antibiotika behandelt worden waren, unter postoperativen Infektionen litten, während sich die Zahl bei denen, die routinemäßig Antibiotika bekommen hatten, auf 4 % erhöhte.

69

wurde. Damals verschrieb man zwei Tabletten alle zwei Stunden. Die Harnröhrensekretionen verschwanden, und nach 14 bis 16 Stunden konnte man keine Gonokokken mehr nachweisen. 16 Tabletten à 0,5 g Sulfonamid waren damals die Maximaldosis, mit der man einen Tripper ausheilen konnte. Diese Resultate wurden durch mikroskopische Untersuchungen belegt.

Natürlich sprach sich diese wissenschaftliche Entdeckung schnell in interessierten Kreisen herum. Voller Vertrauen in die außerordentlichen Fähigkeiten des neuen Produktes schluckten Prostituierte täglich zwei bis drei Tabletten, in der Hoffnung, dadurch gegen die Mikrobe immun zu werden und mehr Kundschaft anzulocken.

Die Gonokokken wurden resistent. Die tägliche Dosis mußte erhöht werden von 14 Tabletten schon bald auf 40 und schließlich auf 80, bis die Wirksamkeit fast völlig verlorenging.

Man atmete erleichtert auf, als man mit der Entdeckung des Penicillins glaubte, dieser Sackgasse entronnen zu sein und diesmal die Geschlechtskrankheiten endgültig bekämpfen zu können. Doch inzwischen ist die Wirksamkeit von Antibiotika bei diesen Krankheiten ebenfalls entscheidend gesunken, denn die Erreger sind nahezu vollständig immunisiert. Das ist der Grund für das Wiederaufflackern der Geschlechtskrankheiten, die man mehr als zwanzig Jahre für endgültig besiegt hielt.

Wie bei vielen anderen Krankheiten scheint auf diesem Gebiet die Heilung eher durch Pflanzen und Essenzen möglich zu sein. Einige sind seit langem bekannt. So wissen wir, daß deterpenierte Lavendel-Essenz, in Perlen zu je 0,05 bis 0,1 g oral verabreicht, noch wirksamer ist als die von Santal-, Zedern- oder Kopaivabalsam-Essenz (2 bis 10 Perlen pro Tag).

Auch Wacholder-Essenz ist bei Tripper wirksam, ebenso die von Queckenwurzeln, Pinienblüten, Knoblauch und anderen.

Syphilis-Geschwüre und Schanker heilen, wenn sie mit Lavendel-Essenz betupft werden. Die Syphilis selbst wird mit Sassafras mit großem Erfolg behandelt.

Diese Naturheilmittel waren mit dem Auftauchen der synthetischen Produkte zu Unrecht vergessen oder gar mit Geringschätzung behandelt worden.

Sulfonamide und Antibiotika haben trotz der spektakulären Erfolge, die man anfänglich mit ihnen erzielte, nicht immer das

Vertrauen gerechtfertigt, das man in sie setzte. Noch sind auf diesem Gebiet nicht alle Fragen geklärt, doch es steht zu befürchten, daß wir in immer erschreckenderem Ausmaß mit Krankheiten konfrontiert sein werden, die heute nicht mehr mit diesen Mitteln geheilt werden können.

Dieses Phänomen hängt mit dem unüberlegten Gebrauch dieser Medikamente zusammen, die von Kranken häufig ohne das Wissen ihres Arztes genommen werden; kein Wunder, daß dabei jede ärztliche Vorsicht über Bord geworfen wird.

Doch das ist nicht alles. Die Antibiotika haben im Laufe ihrer relativ kurzen Geschichte nicht nur viel an ihrer Wirksamkeit eingebüßt, sie sind durch den unüberlegten Gebrauch auch gefährlich geworden.

Antibiotika können *allergische Zwischenfälle* verursachen. Die häufige und oft unüberlegte Anwendung des Penicillins bei leichten Erkrankungen, sein Mißbrauch in parapharmakologischen Produkten wie Kaugummi und Zahnpasta und die immer höher werdende Dosierung erklären die anwachsende Zahl von Menschen, die darauf allergisch reagieren.

Antibiotika können auch dem *Blut schaden*. Die Spannweite reicht von leichter Blutarmut über die Abnahme der weißen Blutkörperchen (›eine banale Feststellung‹) bis hin zum völligen Verschwinden der weißen Blutkörperchen. Laut G. Bickel verursacht das Streptomycin die meisten Zwischenfälle bei der Bildung von Blutkörperchen.

Auch *Vergiftungserscheinungen* sind zu befürchten. Hier ist es wieder das Streptomycin, das verantwortlich ist für Schädigungen des Nervensystems, des Hör- und Gleichgewichtssinns. Fälle von Lethargie und Atembeschwerden sind auch beobachtet worden. Übrigens, nicht nur das Streptomycin, auch andere Antibiotika können den Hörsinn schädigen.

Es scheint sinnvoll zu sein, sich bei der Behandlung von Kranken nicht blind auf Produkte oder Verfahren zu stürzen, die den Beweis ihrer Leistungsfähigkeit noch nicht genügend erbracht haben. Professor Marcel Perrault schrieb einmal: »Bei Verordnungen konservativ zu sein ist oft eine Tugend«, und in der Tat ist weises Abwarten oft angebracht.

Es ist heute nachgewiesen, daß Antibiotika zu *Nierenvergiftungen* führen können. Die oben schon angesprochenen negativen Einflüsse auf das Nervensystem können zu psychischen

Störungen und beeindruckenden Zwischenfällen führen, die durchaus mit epileptischen Anfällen vergleichbar sind.

Auch Fälle von Superinfektionen* sind bekanntgeworden, und das Aureomycin sowie die Verbindung von Penicillin und Streptomycin sind häufig für das Auftreten rebellischer Enterokokken verantwortlich (de Vernejoul, Cook). Die Zerstörung der Darmflora** durch diese Medikamente und die dadurch ausgelöste Vermehrung der Staphylokokken können den Tod zur Folge haben, der ›sehr schnell und heftig‹ eintreten kann. Diese Komplikationen haben wir vor allem dann, wenn vor oder nach Magen- und Darmoperationen den Patienten Antibiotika gegeben werden. Zahlreiche Chirurgen wehren sich immer stärker gegen die systematische Verabreichung von Antibiotika bei derartigen Operationen.

Zusammenfassend wäre zu sagen, daß das Penicillin in der Hauptsache für Allergien, das Chloramphenicol für Schwierigkeiten bei der Bildung von Blutkörperchen und die Tetracycline für die Vermehrung von Enterokokken verantwortlich sind usw. Aber *alle Antibiotika können Zwischenfälle auslösen. Diese Risiken dürfen nicht außer acht gelassen werden.* Eine Studie des amerikanischen Gesundheitsministeriums, die die Jahre 1953 bis 1957 umfaßt, bestätigt das oben Gesagte ebenso wie Hunderte von Publikationen in Frankreich und anderen europäischen Ländern ...

Zur Problematik der *Vergiftungserscheinungen* kann man heute behaupten, »daß man eigentlich nicht mehr von Risiken, sondern eher von einer *Beinahe-Sicherheit* zu sprechen hat, denn bei ausreichend hoher Dosierung treten immer die gleichen Phänomene auf«. Man könnte also behaupten, es genüge, darauf zu achten, diese Dosis nicht zu erreichen. Doch es wird heute vielen Medikamenten und anderen chemischen Produkten, die mißbräuchlich zur Nahrungsmittelherstellung verwendet werden, nachgewiesen, daß sie in schwacher Dosierung zwar keine Zwischenfälle im Organismus auslösen, aber bei

---

* Neuinfektion bei einem Kranken, der bereits infiziert und nicht vollständig ausgeheilt war.
** Die Darmflora, die für die Gesundheit des Körpers absolut notwendig ist, wird zusammen mit den Krankheitserregern durch die Anwendung von Antibiotika zerstört. Analog dazu sind viele Darmschwierigkeiten auf die immer stärker von der Chemie bestimmte Ernährungsweise zurückzuführen.

kontinuierlicher Aufnahme auf die Dauer zu Degenerationsschäden führen können, vor allem zu Krebs (Professoren Redding, Truhaut u. a.).

Diese Problematik mit ihrer oft tragischen Konsequenz beschäftigt viele Ärzte auf der ganzen Welt.

»*Antibiotika dürfen nur dann verwendet werden, wenn es unumgänglich ist*«, so lautet das Resümee des Internationalen Kongresses für Chemotherapie, der 1961 in Neapel stattfand. Viele Autoren haben nachgewiesen, daß *Antibiotika angesichts des Problems der Stärkung der natürlichen Abwehrkräfte keine ideale Lösung darstellen*. Die *Vergiftungserscheinungen*, die diese Medikamente im Organismus auslösen können, sind zum wiederholten Male unterstrichen worden, ebenso die Gefahr, die durch die Gewöhnung des Körpers an Antibiotika ausgelöst wird.

Es geht hier nicht darum, die zum Teil großartigen Heilerfolge der Antibiotika bei schwersten Erkrankungen (tuberkulöse Gehirnhautentzündung, um nur ein Beispiel zu nennen) zu verleugnen. Man muß aber immer beachten, daß hohe Dosen von Antibiotika, so berechtigt sie auch sein mögen, »das Risiko in sich bergen, die Heilung unter Umständen auf Kosten einer lebenslangen Schädigung zu erzielen«.

Nierenerkrankungen gehören beim Gebrauch von Sulfonamiden zu den am häufigsten vorkommenden Reaktionen, die alle folgendes Bild aufweisen: Fieber am neunten Tag, verbunden mit Hautausschlägen, die im allgemeinen nicht beunruhigend sind, aber auch Anzeichen schwimmerer Erkrankungen sein können (Nieren- und Leberentzündungen, Blutkrankheiten).

Die Bluterkrankungen können gutartig verlaufen, nur von kurzer Dauer sein oder zum Tod führen.

All diese schweren Risiken nimmt derjenige auf sich, der Sulfonamide nimmt. Auch bei der jüngst entwickelten Sulfonamiden ist diese latente Gefahr vorhanden, selbst wenn die Dosierung vier- bis sechzehnfach geringer ist, als sie früher üblich war. Salvaggio und Gonzalès, Tisdale, Holsinger und Welch vor allem haben sich mit diesem Problemkreis beschäftigt.

Doch nicht nur Sulfonamide und Antibiotika stehen in dem Verdacht, schädlich zu sein. Die Statistik *Registrar General* weist für England und Wales in den Jahren 1957/58 258 Fälle auf, bei denen der Tod aufgrund von Medikamenten eintrat; dazu gehören 39 Todesfälle aufgrund von Bestrahlungen, 20 nach Blutübertragungen und 11 nach Behandlung mit krampflösenden Mitteln. Zu den Medikamenten, die nachweislich Todesfälle verursachten, gehören Chloramphenicol (13), Chlorpromazin (11), Blutgerinnungshemmer (9), Phenylbutazon (5), Gold (4), Insulin (16, davon 14 im hypoglykämischen Koma, ausgelöst durch Unterzucker), Sulfonamide (10) und Penicillin (8). Die restlichen Fälle betreffen Kortikosteroide, Mittel gegen Schilddrüsenüberfunktion, Präparate auf Eisenbasis, Aspirin, Quecksilber und Präparate zur Förderung des Harnflusses oder auch zytotoxische (*Brit. Med. Journ.*, 1960, ohne Verfasserangabe).

Therapiezwischenfälle sind, wie wir gesehen haben, an der Tagesordnung. Die stark anschwellende Veröffentlichungsflut zu diesem Thema beweist, daß alle Therapien, die auf chemischen oder synthetischen Produkten basieren, risikobehaftet sind.

In seiner Antrittsvorlesung erklärte Professor Conte 1961: »In der Liste der ›sozialen Geißeln‹ werden eines Tages nach der degenerativen Veränderung von Gefäßen, dem Krebs und den Autounfällen und noch vor Syphilis und der Tuberkulose, den Schrecken unserer Vorfahren, *die durch Medikamente verursachten Krankheiten* auftauchen.« Die Entwicklung hat ihm rechtgegeben.

Das Phenylbutazon und seine Derivate können allergische Reaktionen und Agranulozytosen* auslösen. In der Literatur werden Fälle beschrieben, die tödlich verliefen (Gesell, von Rechenberg). Daneben tauchen Blutungen im Magen-Darm-Bereich auf. Selbst wenn das Phenylbutazon nicht oral verabreicht, sondern gespritzt wird, *kann es Magenblutungen und unter Umständen Magengeschwüre* verursachen. Aus diesem Grund wird das Medikament bei Kranken, die bereits unter Magengeschwüren leiden oder wiederholt Magenbeschwerden hatten, nicht verabreicht.

Goldsalze werden für entzündliche Veränderungen der Haut und der Schleimhäute verantwortlich gemacht. Daneben wurde von Bluterkrankungen berichtet, von denen einige sehr schwer

---

* Teilweiser oder völliger Schwund der weißen Blutkörperchen.

verliefen, außerdem von Nierenerkrankungen und Nervenentzündungen.

Alle synthetisch hergestellten Medikamente, die vor der Malaria schützen oder sie heilen sollen, sind schädlich. Hautausschläge, Blutarmut, Sehstörungen und psychische Veränderungen (Überspanntheit, Halluzinationen, Delirium ...) wurden beobachtet.

Auch das *Kortison* und seine zahlreichen Derivate können zu Zwischenfällen führen. Kranke, die an Mastdarmentzündungen leiden, laufen bei der Einnahme von kortisonhaltigen Medikamenten Gefahr, daß sich die Innenwände ihres Darms tiefgreifend verändern. Verschiedene Autoren haben darauf hingewiesen, daß bestimmte Virusinfektionen bei Kranken, die langfristig mit Kortikosteroiden behandelt wurden, äußerst schwer verlaufen können.

In *Impfungen und Seren** hat Professor Pierre Chassagne drei Punkte unterstrichen:

Erstens: *Kortisonhaltige Präparate vermindern die Widerstandsfähigkeit des Organismus gegen Krankheitserreger. Das ist sowohl experimentell wie auch klinisch nachgewiesen.* Ich zitiere hier ein Beispiel für den experimentellen Nachweis: Tiere, denen vorab Kortison-Präparate verabreicht wurden, reagierten auf den Erreger der spinalen Kinderlähmung in weit stärkerem Maße als Vergleichstiere, die keine Kortison-Präparate erhalten hatten. Der klinische Nachweis: Jeder Krankenhausarzt weiß aus Erfahrung, daß gewisse Virus-Erkrankungen, wie z. B. Windpocken, bei Kranken, die vorher mit Kortison-Präparaten behandelt worden sind, heftiger verlaufen als normal.

Zweitens weist Professor Chassagne auf den Einfluß hin, den Kortison-Präparate auf den Immunisierungsprozeß ausüben, und dabei vor allem auf die bereits erworbene Immunisierung während einer Krankheit oder nach einer Impfung. Kortison-Behandlungen, die sich über längere Zeit hinziehen, verhindern die Immunisierung.

Der dritte Punkt ist rein praktischer Natur: Kortison-Behandlungen müssen immer von aktiven Anti-Infektions-Behandlungen begleitet werden, wobei aktiv in diesem Fall bedeutet, daß die Aktivität vorab überprüft wurde, denn »*wenn man Kortison-*

* *Vaccins et Sérums,* verlegt von Doin, 1961.

Behandlungen mit der Gabe von einem Antibiotikum kombiniert, auf den der Keim nicht reagiert, riskiert man die schlimmsten Katastrophen«.

Behandlungen mit Kortison oder analogen Medikamenten können die Durchbrüche von Magengeschwüren zur Folge haben, eine nicht erkannte Tuberkulose beim Wachstum unterstützen und psychische Erkrankungen auslösen. Bei Rheuma hat diese Behandlungsform nur aufschiebenden Charakter und verschleiert die Symptome, ohne die Krankheit an ihrer Entwicklung hindern zu können (Bauer und Ragan haben bei 546 untersuchten Fällen nur 9 Besserungen feststellen können).

Es ist nicht Ziel dieses Buches, die bereits alte Polemik gegen die Impfungen aufzugreifen; sie wird ohnehin noch lange währen. Systemisches Impfen ist nicht immer ungefährlich. Die Ärzte wissen, wann Impfungen nicht angezeigt sind. Im Jahre 1957 haben die Professoren Delore und Charpy von mehreren Fällen berichtet, bei denen nach Pockenimpfungen bereits ausgeheilte Tuberkulosen wieder aufflammten.* Übrigens kann es bei der Wiederholung dieser Impfung bei älteren Personen ungefähr neun Tage danach zu einem Infarkt kommen. Bereits 1955 empfahl Mathieu in den *Archives des maladies du cœur* ältere Menschen, die an Herzkranzgefäß-Krankheiten leiden, nicht mehr zu impfen.

1959 äußerte sich Dr. Delagrande, Oberarzt der Hôpitaux de Paris, in den *Cahiers Laennec* zu verschiedenen Zwischenfällen, die sich nach Impfungen ereigneten. »Eine bereits bestehende innere Erkrankung kann sich durch Impfungen verschlimmern ... Auch bei gesunden Menschen kann es (übrigens selten) zu Nierenerkrankungen kommen, doch wir dürfen nicht vergessen, daß solche Nierenerkrankungen auf alte oder geheilte Erkrankungen zurückzuführen sind. Auch das Aufflammen alter oder stabilisierter Tuberkulosen ist schwer zu beurteilen.

In diesen umstrittenen Fällen sollte man sich immer fragen, ob die Impfung ›Ursprungsinfektionen‹, das heißt Infektionen sind, bei denen latente Erreger durch den Impfschock aktiviert werden und so die Krankheit auslösen ... Gewisse Beobachtungen

---

* Ich möchte darauf hinweisen, daß in England, den Vereinigten Staaten und in Kanada Pockenschutzimpfungen nicht mehr gesetzlich vorgeschrieben sind, seit 1979 auch in Frankreich nicht mehr, in den Augen der einen ein ›besonnenes‹, in den Augen der anderen ein ›überängstliches‹ Verhalten.

allerdings räumen den Verdacht nicht aus, daß der Virus durch die Impfung verändert wurde und dieser erst so die Krankheit auslösen konnte. Oder daß durch die Impfung das Milieu verändert und der Organismus auf diese Weise dem Virus gegenüber weniger widerstandsfähig geworden ist.«

1963 stellte Dr. Jonas Salk während einer Diskussion über den *Mechanismus von Immunität bei Infektionskrankheiten* zur Debatte, ob *die Impfung der Gesamtheit der Bevölkerung zur Ausrottung einer Virus-Krankheit wirklich erforderlich ist.* Die Ausrottung der Pocken bei verschiedenen Gruppen der Weltbevölkerung ist der Beweis für die Wirksamkeit einer nur teilweise erfolgten Immunisierung. Die Ausrottung an sich kann kaum bezweifelt werden, wenn man die lange Zeit in Rechnung zieht, während der kein einziger Fall mehr aufgetreten ist. *Die Ausrottung der Pocken in diesen Ländern hängt nicht unbedingt mit der langandauernden Wirksamkeit des Impfstoffes zusammen.* Im übrigen wurde in einigen der betroffenen Ländern die Impfung nicht systematisch durchgeführt. *Diese Ausrottung hängt auch nicht mit der individuellen und hundertprozentigen Immunisierung in den Ländern zusammen, in denen nicht geimpft wurde,* was die Fälle von eingeschleppten Pocken beweisen. Es erscheint heute, aufgrund des oben Gesagten, praktisch möglich zu sein, Pocken weltweit auszurotten. Bei einem korrekt aufgestellten Immunisierungsplan *scheint es nicht notwendig zu sein, alle Individuen zu impfen oder die Impfungen unbegrenzt fortzusetzen.* Der gleiche ›immunologische Mechanismus‹, der zur teilweisen Ausrottung der Pocken geführt hat, kann zur Ausrottung der Kinderlähmung oder anderer Virus-Erkrankungen führen (7. Internationaler Kongreß für Mikrobiologie, Pittsburg, USA).

Der von Dr. Salk dargestellte ›immunologische Mechanismus‹ scheint einleuchtend zu sein. Wir vermuten schon seit langem, daß er zu den kosmischen Faktoren gehört, die mit jeder Zivilisationsveränderung unauflöslich verbunden sind. Unter diesen Umständen haben Impfungen sicher nicht diese Bedeutung, die man ihnen heute gerne beimißt.

Den Lesern, Laien wie Fachleuten, die sich besonders für Impf-Fragen interessieren, empfehle ich die Bücher von F. Delarue. Soeben ist die zehnte Auflage seines Buches *Les vaccinations n'ont pas fait régresser les épidémies* (Impfungen haben Epidemien nicht eingedämmt, im Selbstverlag, 4, rue Saulnier, 75009 Paris) erschienen. Darüber hinaus hat der Präsident der Liga für Impf-Freiheit weitere wichtige und gut strukturierte Bücher geschrieben.

In bezug auf Beruhigungsmittel, Antidepressiva und zahlreiche Pillen, die den Hunger stillen sollen, müssen wir nicht viel schreiben; die Leser hatten in letzter Zeit ausreichend Gelegenheit, über die entsetzlichen Auswirkungen, die diese Mittel anrichten können, in den Zeitungen zu lesen, vor allem über die Mißgeburten. »Mit dem Gebrauch von Beruhigungsmitteln haben die Fälle von Mißgeburten zugenommen«, berichtete Professor Giroud 1962 vor der Académie de Médicine, und fügte hinzu, daß er selbst experimentell die Rolle nachgewiesen hat, die das Thalidomid bei diesen Mißbildungen spielt.* »Doch ist das die einzige Substanz, die zu Mißbildungen führt?«

Die Frage ist berechtigt, denn in den letzten Jahren haben auch in Frankreich, wo Thalidomid nie in den Handel gelangte, mit dem steigenden Gebrauch anderer Beruhigungsmittel Mißbildungen zugenommen. So empfiehlt Professor Giroud, Schwangeren vor allem in den ersten Monaten der Schwangerschaft so wenig Medikamente wie möglich zu verschreiben, »und lieber auf *klassische Medikamente* zurückzugreifen, deren Unschädlichkeit bekannt ist«.

Es ist kein Geheimnis, daß man unter den Pflanzen und den natürlichen aromatischen Essenzen, die seit Jahrhunderten als beruhigende oder kräftigende oder auch den Appetit zügelnde Mittel bekannt sind, mühelos diese klassischen, unschädlichen Medikamente findet.

Neben so entsetzlichen Dingen wie die Mißgestaltung Neugeborener verursachen synthetisch hergestellte Arzneimittel häufig auch andere, ebenfalls schwerwiegende Störungen und Zwischenfälle, die immer zahlreicher auftreten, da diese Medikamente »einem besonderen Bedürfnis unserer Epoche entsprechen und eine beträchtliche Anzahl dieser Mittel bei Heilverfah-

---

* Dr. Torsten Hafstroem vom Stockholmer Südkrankenhaus ist sich sicher, daß das Thalidomid bei Erwachsenen in erster Linie Kreislaufstörungen und Neurosen auslösen kann.

Wie auch immer, wir haben in den Presseberichten der Jahre 1978/79 lesen können, daß die Familien der Opfer entschädigt wurden. In meinem Archiv ist verzeichnet, wieviel zwei bei der Geburt fehlende Arme wert sind...

ren benutzt werden«. Diese Gefährlichkeit kann nicht genug unterstrichen werden angesichts eines Publikums, das sie als Wundermittel betrachtet und wahllos schluckt, hoffend, alle Leiden mit ihnen heilen zu können. Darüber hinaus ist ihre Klassifizierung nicht eindeutig, und Begriffe wie Tranquillizer, Neuroleptikum, Neuroplegikum, Psychotonikum und Ataraktikum werden wahllos in einen Topf geworfen.

Jeder Arzt kann die Nachteile und Zwischenfälle, die von solchen Produkten ausgehen, in seiner Praxis täglich beobachten. Erregungszustände oder auch das Gegenteil, willenloses Dahindämmern, Zittern, das an die Parkinsonsche Krankheit erinnert, verschiedenartigste Störungen im neuro-vegetativen Bereich wie Herzklopfen, Schwindelanfälle und die verschiedenartigsten Krämpfe ... und ›paradoxe‹ Reaktionen wie äußerste Erregungen, die delirähnliche Züge annehmen können nach Einnahme von Beruhigungsmitteln, Verstärkung von Depressionen nach der Einnahme von ›stärkenden‹ Mitteln. Auch dürfen wir nicht übersehen, daß diese Drogen die unheilvollen Auswirkungen von Alkohol in unvorhergesehenem Maße verstärken. Viele Auto- oder Arbeitsunfälle sind auf diese Auswirkungen der synthetisch hergestellten Medikamente zurückzuführen.

Übrigens wendet sich Dr. John Michael heftig gegen die mißbräuchliche und über längere Zeit sich erstreckende Anwendung von Gerinnungshemmern bei Herzmuskelinfarkten. »*Die Auswertung von 5000 Krankengeschichten von Patienten, die prophylaktisch und über längere Zeit hin gerinnungshemmende Mittel bekommen haben, bewies, daß diese Patienten keine längere Lebenserwartung haben als die einer Vergleichsgruppe, die nicht mit gerinnungshemmenden Mitteln behandelt worden war.* *

Die Sterblichkeitsquote bei 446 Patienten, die in letzter Zeit einen Herzmuskelinfarkt erlitten und mit gerinnungshemmenden Mitteln behandelt worden waren, lag bei 34%, im Vergleich zu Patienten, die damit nicht behandelt worden waren.

Der problematische Vorteil, den man aus der Behandlung mit Gerinnungshemmern gewinnen kann, muß in Beziehung ge-

---

* Jeder Autor, der sich mit dieser Frage beschäftigte, kam zum gleichen Ergebnis (die letzten Berichte wurden in den medizinischen Fachzeitschriften im November 1979 veröffentlicht).

setzt werden mit den hämorrhagischen Risiken, die man dabei eingeht. Übrigens haben Gerinnungshemmer keinerlei Einfluß auf die Verengung des Arterienquerschnitts, während der Abbruch einer einmal mit diesen Mitteln begonnenen Behandlung die Gefahr einer Thrombose oder sogar eines vollständigen Arterienverschlusses mit sich bringt. Darüber hinaus sind noch andere, schwerwiegende Erkrankungen beobachtet worden, darunter Darmverschluß, Erbrechen von Blut, Gehirnblutungen, hämorrhagische Nekrosen, Blutungen in den Herzbeuteln und den Sexualorganen. *Die routinemäßige Verabreichung von Gerinnungshemmern muß aufhören, auch wenn die Experimente damit fortgesetzt werden. Der Autor besteht darauf, daß Kranke einer so gefährlichen und unwirksamen Behandlung nicht mehr ausgesetzt werden.*

Pflanzen und aromatische Essenzen und eine natürliche Ernährung haben schon immer besser gewirkt als die normalerweise verschriebenen Gerinnungshemmer.

In verschiedenen Veröffentlichungen wird berichtet, daß das Einträufeln von Produkten, die die Eigenschaft haben, den Durchmesser von Blutgefäßen oder Kapillaren zu verengen, in die Nase von Säuglingen nicht angezeigt ist. Es wurden Fälle bekannt, bei denen die Nebenwirkungen des Medikamentes Schwäche, Unterkühlung und Nasenverschluß verursachten.

Ein Haarwaschmittel auf Selen-Basis, das normalerweise gegen Haarausfall verschrieben wird, hat in einigen Fällen zum vollkommenen Haarausfall geführt.

»Die Chemiker«, schrieb Professor Delbet*, »die mit Atomen, Radikalen und Molekülen geschickt umgehen, erfinden immer wirksamere Mittel . . . Alle diese Mittel sind für den Körper *Gift*.«

Zum Abschluß dieser Liste möchte ich mit wenigen Worten auf einige Aspekte des Aspirins eingehen, wobei ich mich auf eine kürzlich erschienene wissenschaftliche Arbeit stütze, die jeden Umgang mit chemisch hergestellten Medikamenten, auch den anscheinend harmlosesten, als ein gefährliches Unternehmen beschreibt.

»Das Aspirin ist ein universelles, weltweit beliebtes Medikament. Seine bemerkenswerte Fähigkeit, Schmerzen aller Art zu

---

* ›Politique préventive du cancer‹ (Vorbeugungspolitik gegen Krebs, Denoel, Paris 1944).

bekämpfen, hat es zu einem Hausmittel werden lassen, das jeder ärztlichen Kontrolle entzogen ist, zumal seine Unschädlichkeit anscheinend empirisch bewiesen und unantastbar schien. Doch bereits im Jahre 1938 wurde die Unschädlichkeit dieses Hausmittels zum erstenmal in Frage gestellt, und zwar in dem Land, in dem es am weitesten verbreitet war: in England. Man beobachtete schwere Blutungen nach der Einnahme von Aspirin in den gebräuchlichen Dosen und stellte fest, daß es bei Personen, die an Magengeschwüren litten, eine entscheidende Rolle bei der Verschlimmerung der Symptome spielte und zumindest in einem von acht Fällen der ausschlaggebende Faktor für Magenblutungen war. Bei der systematischen Untersuchung des Stuhlgangs rheumatischer Patienten, deren Krankengeschichten keinen Hinweis auf Magengeschwüre enthielten und die mit der gebräuchlichen Dosis von Aspirin behandelt worden waren (0,75 bis 3 g), entdeckte Stubbe *unerkannte Blutungen bei 70% der Fälle.* Auch die Leber oder das Nervensystem kann von Aspirin vergiftet werden. Eine zufällige oder absichtliche Überdosierung (diese Art des Selbstmords scheint vor allem in den angelsächsischen Ländern verbreitet zu sein) kann zu krampfartigen Anfällen und zum Tod führen.«

Auch allergische Reaktionen kommen häufig vor: Nesselsucht, Quinke-Ödem (massive Schleimhautschwellung, die das Gesicht und den Kehlkopf befällt), allergischer Schnupfen und Bronchialasthma. Blamoutier veröffentlichte elf Krankengeschichten von Asthmatikern, von denen zwei in kürzester Frist nach einer einmaligen und dazu noch geringen Einnahme von Aspirin starben. »Der Praktiker muß folglich bei Kranken, die unter Asthma leiden, äußerst vorsichtig sein, sich versichern, daß die Medikamente, die er verschreibt, kein Aspirin enthalten und seine Patienten auf die Gefahren hinweisen, die aspirinhaltige und frei erhältliche Medikamente bedeuten.«

In *La semaine des Hôpitaux* (Die Krankenhauswoche) wird in der Ausgabe vom Juni 1973 das Problem wieder aufgeworfen: »Das Aspirin ist der Feind des Magens.« 10% der Darmblutungen sind auf das Aspirin zurückzuführen (Prof. Kiepping), ein beachtlicher Prozentsatz, wenn man ihn mit anderen entzündungshemmenden Produkten (Phenylbuzatone, Kortisone und deren Derivate etc.) vergleicht, die übrigens ebenfalls zum Teil schwerwiegende Nebenwirkungen haben können.

So wird es verständlich, daß sich Jean Rostand während der 1961 in Paris stattfindenden Arbeitstagung zum Thema ›Das Leben und das Schicksal des Menschen in unserer Zivilisation‹ gegen drei Hauptgefahren wandte: Radioaktivität, Röntgenstrahlen und *Arzneimittelmißbrauch.*

So wird auch verständlich, daß Cuénot, sich auf einen Teilaspekt des Problems beschränkend, 1960 erklärte, daß »die neuen und wirksamen Mittel gegen die Tuberkulose das Buchenkreosot nicht gänzlich verdrängen sollten. Im Gegenteil, diese neuen Errungenschaften sollten zur Rehabilitierung des Kreosots beitragen.« Beim Buchenkreosot wie bei den anderen Naturheilmitteln läuft man nicht Gefahr, daß sie vom Markt genommen werden müssen, da die Nebenwirkungen zu groß sind.

Auf diesem Gebiet sind die Publikationen zum Teil erschreckend. So führt das in Amerika ursprünglich gegen die Amöbenruhr entwickelte Produkt WIN 18446 zum zeitweiligen Erliegen der Produktion von Samenfäden beim Mann. Erst hundert Tage nach dem Absetzen des Medikaments soll die volle Fruchtbarkeit wieder hergestellt sein. J. Mc Leod von der Universität Cornwall hält dieses Mittel für eine ausgezeichnete Hilfe bei der Bekämpfung der Überbevölkerung der Welt, denn es ist billig und gefahrlos (*Drugs and Cosm. Ind.,* Mai 1961). Meine Leser werden den richtigen Schluß daraus ziehen, denn zumindest die Behauptung ›gefahrlos‹ scheint mir verfrüht aufgestellt zu sein.

In letzter Zeit werden in verschiedenen Ländern die Wirkungen von Medikamenten kritischer untersucht als bisher. So wurden vor allem in Belgien, Schweden, Dänemark, Finnland, Großbritannien, Irland, Kanada, Deutschland, Italien, Holland und den Vereinigten Staaten die Verschreibung von Beruhigungsmitteln erschwert und die Verschreibung von Mitteln gegen die Seekrankheit, Fettsucht und sogar von Mitteln, die Wismuth-Salze oder Chinin enthalten, neu geordnet. Einige dieser Medikamente wurden ganz vom Markt genommen, andere, die früher frei erhältlich waren, wurden verschreibungspflichtig.

Dieses Kapitel sollte mehr als die mißbräuchliche Verwendung bestimmter moderner Medikamente aufzeigen; ich wollte meinen Lesern vielmehr die Gründe darlegen, die mich vor vielen Jahren bereits bewogen haben, mich mit den Naturheilverfahren zu beschäftigen, und zwar unter dem Blickpunkt der derzeitigen wissenschaftlichen Erkenntnisse.

»Zu viele gefährliche Medikamente werden oft unnötigerweise verschrieben. Die Rückkehr zu totaler medikamentöser Ruhe ist manchmal erforderlich«, schrieb Marcel Perrault.

»Bereits 1962 hatten Brun, Kalb und Pozzetto in der *Presse Médicale* (Medizinische Presse) die Aufmerksamkeit auf die »totale medikamentöse Abstinenz und deren heutige Indikation« gelenkt:

»Seit fünfzehn Jahren hat sich die Flut neuer Medikamente vervielfacht und es ist schwierig geworden, die moderne Arzneimittelliste zu übersehen und richtig zu beurteilen. Die Ärzte, die sich einer mächtigen und notwendigen Werbung gegenübersehen, die das medizinische Denken häufig durch eine unüberlegte Automatik ersetzen, riskieren, einen zügellos gewordenen Appetit auf Medikamente zu stillen. Räumen wir ein, daß die Patienten an diesem Zustand nicht ganz unschuldig sind. Es gilt heute, schnell und ›energisch‹ zu heilen. Lassen die Resultate auf sich warten, werden immer neue Medikamente verschrieben, um den Patienten daran zu hindern, den Arzt zu wechseln.

Zuviel oder zuwenig zu unternehmen ist ein aktuell gewordenes Dilemma, zumal man nicht genau weiß, was eigentlich unternommen werden muß.

Darüber hinaus haben sich auch die Patienten geändert, eine Tatsache, die man nur allzu häufig aus den Augen verliert.

Zum einen haben viele Kranke Hypersensibilitäten und explosive Abwehrreaktionen entwickelt, die oft schlimmer sind als die ursprüngliche Krankheit selbst. Wehe dem Arzt, der ihnen die alten ›einfachen‹ Heilverfahren anbietet, die keinen Schaden anrichten. Franzbranntwein und Kreuzcorn-Sirup sind für solche Patienten ›zu wenig‹.

Zum zweiten, und dieser Punkt ist wesentlich, verursachen die vielen, oft wiederholt verschriebenen Medikamente bei den Patienten eine so komplexe und tiefgreifende Milieuveränderung, daß die individuellen Reaktionen sogar auf harmlose Heilverfahren oft unvorhergesehen und erschreckend sind.

Eine gefährliche Wende steht uns bevor. Die beträchtlichen Vorteile, die uns die Entdeckung der neuen Medikamente verschaffte, können durch Abwehrreflexe des Organismus geschmälert werden, vor allem, wenn sich der Organismus daran gewöhnt hat, diese neuen Medikamente als aggressiv zu empfinden.

Wir wollen hier nicht von Zwischenfällen sprechen, die auf Überdosierungen oder unglückliche Verbindungen verschiedener Medikamente zurückzuführen sind – diese Zwischenfälle sind leicht zu entdecken und zu korrigieren. Uns beschäftigen vielmehr diese trügerischen Erscheinungen, die in der Regel Sensibilisierungsphänomenen entsprechen oder auf die Überfütterung des Körpers zurückzuführen sind, vor allem bei chronischen oder akuten Erkrankungen, auch wenn die Dosierung der Medikamente den üblichen Rahmen nicht sprengte. Diese Erscheinungen können oft nur durch das Absetzen aller Medikamente für eine gewisse Zeit bekämpft werden.

Hier finden wir auch die Erklärung für den Erfolg von gewissen Arzneimitteln, die in winzigen Dosen verabreicht werden und sowohl dem Körper wie dem Geist Frieden verschaffen, denn es gibt nichts Besseres, als nichts zu geben und dabei doch den Anschein zu erwecken, etwas zu geben.

Wie Chassagne und Georges-Fanet schreiben*, ist es gefährlich, Kinder mit Hormonen zu behandeln, »und in den meisten Fällen überflüssig«. Die ›vermännlichenden‹ Effekte dieser Medikamente bei jungen Mädchen sind bekannt, weniger allerdings die Hormone, »deren Anwendung zu entsetzlichen Katastrophen führten: geplatzte Eierstöcke oder Tumore an den Geschlechtsorganen«.

Natürlich ist die Verschreibung dieser Hormone bei der erwachsenen Frau genauso wenig gesichert und birgt ebensoviele Gefahren wie bei jungen Mädchen. Bei Schwangeren sind diese Hormone in der Lage, wie Tierversuche bewiesen haben, intersexuelle Zustände beim Embryo heraufzubeschwören und einen ursprünglich weiblichen Fötus zu vermännlichen.

Jeder Arzt sollte automatischen Verhaltensweisen mißtrauen und immer an das Individuum denken, das er behandelt, ein Individuum, das aufgrund einer starken Medikation hypersensibel, erschöpft oder übersättigt sein kann.

In vielen Fällen sollte man wieder so bescheiden werden wie der alte Praktiker, der wußte, daß jeder Organismus auf seine

---

* Chassagne, P. und Georges-Fanet, L.: *Quelques thérapeutiques dangereuses chez l'enfant* (Einige für Kinder gefährliche Therapien).

Weise reagiert, nach seinem eigenen Zeitplan gesund wird, und daß die Stunde der Heilung unweigerlich kommen wird, wenn der Kranke das Vertrauen in seinen Arzt nicht verliert.

M. Perraults Bemerkungen erinnern uns an diesen alten Satz, der sagt, es sei besser, »seine Gesundheit zu pflegen als seine Krankheit«. Vor Jahrhunderten schrieb der römische Arzt Celsius bereits, »die beste Medizin besteht darin, keine Medikamente zu benötigen«.

Neben ihren antiseptischen, bakterienabtötenden Eigenschaften besitzen viele Essenzen auch antivirale Eigenschaften. Wir wissen nicht, ob systematische Untersuchungen durchgeführt wurden, um diese Eigenschaften bestimmter ätherischer Öle nachzuweisen. Wir wissen aber, daß mit Hilfe einer Essenz-Mischung bei zahlreichen *Gürtelroseerkrankungen* bemerkenswerte Erfolge erzielt wurden.

Gürtelroseerkrankungen können schwer verlaufen und zu ausgedehnten Geschwüren und offenen Wunden führen, die sehr schmerzhaft sind und schlecht verheilen.

Selbst nach dem Abklingen der äußeren Symptome können die Schmerzen noch monate- oder jahrelang auftreten. Es wird von Fällen berichtet, bei denen die Kranken fast 15 Jahre nach dem Verschwinden der Bläschen noch Schmerzen verspürten.

Eine Mischung aus ätherischen Ölen kann eine Gürtelrose innerhalb von höchstens einer Woche zum Abklingen bringen, unter der Voraussetzung, daß die Krankheit sofort damit behandelt wurde. Wird erst später zu ätherischen Ölen gegriffen, verzögert sich der Heilerfolg.

Eines Tages kam ein Patient in meine Praxis, der verzweifelt war, da er, durch eine plötzlich ausgebrochene Gürtelrose, sich gezwungen sah, eine wichtige Geschäftsreise ins Ausland zu verschieben. Die Reise sollte in einer Woche beginnen. Ich sagte ihm, er solle vorerst die Reise nicht absagen. Zweimal täglich wurde er mit meinem Produkt behandelt und bekam darüber hinaus noch Magnesiumtabletten (Magnesium ist ebenfalls bei Krankheiten, die auf Viren basieren, wirksam). Innerhalb von drei Tagen waren die Symptome verschwunden.

Seit 1957 – damals erzielte ich meinen ersten Erfolg bei der Behandlung von Gürtelrose mit diesem einfachen Produkt *Tégarome* (ein Hygiene-Produkt, siehe Seite 298) –, habe ich zahlreiche Krankengeschichten zum Thema Gürtelrose veröffentlicht.

Auch die *Grippe* wird von einem Virus verursacht; dieser könnte nur einen harmlosen Schnupfen hervorrufen. Aber in Verbindung mit anderen Mikroben kommt es zu mehr oder weniger schweren Erkrankungen der Lungenwege, abhängig vom Allgemeinzustand des Patienten und vom Schweregrad der Epidemie. Wir wissen, daß in Frankreich die ›Grippe‹ jedes Jahr für Tausende von Todesfällen verantwortlich ist.

Zahlreiche Essenzen (die von Zimt, Fichtennadeln, Thymian, Zitrone usw.) sind bei der Bekämpfung dieser Krankheit äußerst wirksam, und Kranke, die aufgrund anderer Erkrankungen mit Essenzen behandelt werden, erleben in der Regel einen grippefreien Winter.*

Krebs: neue Forschungen

Während unseres zweiten Kongresses in Monte Carlo sprach Professor A. Foucaud über antimitotische Pflanzen** und erinnerte daran, daß sie seit Jahrhunderten bei der Krebsbekämpfung eingesetzt wurden und daß diese empirische Volksmedizin glücklicherweise nicht von allen Wissenschaftlern abschätzig behandelt wurde. Heute weiß man, daß Knoblauch, Blutwurz, Gurke, Schöllkraut, Mistel, Osterluzei und andere Pflanzen, die zum Teil schon in der Antike verwendet wurden, die Geschwulstbildung hemmen können.

Schon Dioskurides empfahl die Herbstzeitlose als Mittel gegen Krebs. Doch erst im Jahre 1943 wurden die antimitotischen Eigenschaften des Colchizins, eines Bestandteils der Herbstzeitlosen, nachgewiesen.

In einigen Fällen wissen wir, daß eine Pflanze aufgrund bestimmter Substanzen, die sie enthält (z. B. die Alkaloide), gegen Krebs wirksam ist; in den meisten Fällen aber wissen wir nicht, warum Pflanzen oder aromatische Essenzen auf diese Krankheit einen positiven Einfluß haben; die Entstehung eines Krebses ist noch keineswegs endgültig erforscht.

---

* Im Jahre 1972 wurde in mehreren wissenschaftlichen Abhandlungen darauf hingewiesen, daß sich Antibiotika bei Grippeerkrankungen als wirkungslos erwiesen haben.
** Antimitotisch: Gegen die indirekte Zellteilung ankämpfend.

Im August 1976 schrieb mir der medizinische Leiter einer internationalen Forschergruppe, die sich mit Biochemie und medizinischer Biologie beschäftigt, und teilte mir mit, eines seiner Arbeitsgebiete sei das Bestimmen von karzinogenen* Substanzen und die Suche nach geeigneten Vorbeugemaßnahmen gegen Krebs.

»Die Lektüre Ihrer Werke«, schrieb er, »hat es uns ermöglicht, Methoden zu entwickeln, mit deren Hilfe wir pflanzliche Substanzen, auf die Sie sich beziehen, experimentell untersuchen. Diese wissenschaftlich untermauerten Methoden haben es uns ermöglicht, *in vivo* wie *in vitro* Substanzen zu isolieren, die antikarzinogen wirken. Wir interessieren uns insbesondere für bestimmte Bakterienstämme, die, mit gewissen Substanzen in Verbindung gebracht, bei Männern schnell Tumore und Leukämien entwickeln. Wir sind davon überzeugt, daß wir mit dieser Methode mühelos pflanzliche Stoffe auf ihre vorbeugenden oder krebsbekämpfenden Eigenschaften hin untersuchen können. Ich wäre Ihnen sehr dankbar, wenn Sie uns kurz mitteilen würden, was Sie von unserer Idee halten, und natürlich auch für alle Hinweise, die Sie uns in diesem Zusammenhang geben könnten, insbesondere in bezug auf die zu testenden Substanzen ...«

Ich riet meinem Kollegen, sich vor allem mit den ätherischen Ölen von Thuja, Salbei, Zypresse, Estragon, Kerbel, Petersilie und Schierling zu beschäftigen, und wies ihn auch auf die Herstzeitlose hin, und zwar auf die vollständige Essenz und nicht auf das aus ihr isolierte Alkaloid Colchizin.

Manche Wissenschaftler setzen Thuja nicht nur bei Hautkrebs, sondern allgemein bei Krebserkrankungen ein. Thuja enthält unter anderem ein Keton (das *Thujon*). Salbei *(Salvia officinalis)* enthält ebenfalls (bis zu 50%) Ketone, genau wie die Zeder.

Natürlich hüte ich mich, aus diesen Umständen eine Schlußfolgerung zu ziehen, aber man sollte sie nicht außer acht lassen.

Übrigens habe ich die heilenden Einflüsse von Karotten- und Petersilienumschlägen auf krebsartige Wunden erproben können, wobei ich gerne einräume, daß damit keine spektakulären Erfolge erzielt wurden. Auch Kerbel-Wundverbände sind geeignet; darüber hinaus lindern sie Schmerzen und beseitigen üblen

---

* Als karzinogen werden krebserregende Substanzen bezeichnet.

Geruch. Kerbel enthält eine Substanz, die mit dem *Estragol* verwandt ist. Estragon, der von manchen alten Autoren aufgrund seiner antidegenerativen Eigenschaften gelobt wird, enthält Estragol.

Der Schierling *(Conium maculatum)* lindert bei äußerlichem Krebs die Schmerzen.

Auch *brandige Wunden* werden mit ätherischen Ölen erfolgreich behandelt. Die Desinfizierung ist hochwirksam, der schlechte Geruch verschwindet, und die Wunde schließt sich.

R. M. Gattefossé veröffentlichte eine persönliche Erfahrung: Bei einer Laborexplosion zog er sich schwere Handverbrennungen zu. Die Wunden wurden schon bald brandig. Mit Hilfe der Lösung aus Lavendel-Essenz erzielte er eine schnelle und gründliche Heilung.

Während des Ersten Weltkrieges wurden in militärischen und zivilen Krankenhäusern aromatische Essenzen häufig verwendet. Mencière benutzte 1915 ätherische Öle in genauen Dosierungen; ihre keimtötende und den Heilungsprozeß fördernde Eigenschaften hatten ihn dazu bewogen. Bei feuchten Verbänden verwendete er Lösungen auf der Basis von Wasser, bei großen, offenen Wunden Lösungen auf Äther-Basis (10 g pro Tausend) und auch fette Verbände.

Im Jahre 1917 entwickelte Duchesne eine Lösung auf Vaseline- und Äther-Basis mit Kampfer, Gomenol und Perubalsam.

Ein nicht hoch genug einzuschätzendes Phänomen: *Bei Verwendung von Essenzen schließen sich Wunden schnell, ohne Vergiftungserscheinungen und ohne Narben.*

Auch *Hautkrankheiten* werden teilweise erfolgreich mit ätherischen Ölen behandelt. Diese Krankheiten weisen auf eine anormale Zusammensetzung der Haut und auf das Vorhandensein eines desintegrierenden Faktors hin. Neben dem Abklingen der Desintegrationserscheinungen bewirken die Essenzen ein verstärktes Wachstum des Gewebes, und somit dessen Wiederaufbau.

Zur Präzisierung führe ich zwei Beispiele an: die Phenole und Alkohole.

Phenole haben die Eigenschaft, sich an Amino-Derivate zu fixieren, die verantwortlich sind für die unheilvollen Auswirkungen zahlreicher Krankheitskeime oder deren Absonderungen sowie für Gewebeabstoßungen bei Wunden, Brandwunden und

Hautkrankheiten. Die auf diese Weise entstandenen Produkte (die Amino-Phenole) sind für ihre antiseptischen Eigenschaften bekannt.

Alkohole lassen sich auf die gleiche Weise an Amino-Derivate fixieren; Amino-Alkohole entstehen. Das Amino-Menthol z. B. wurde mit bestimmten Substanzen verglichen, die beim Lepra-Erreger wirksam sind. (Übrigens ist dieser Erreger mit dem Tuberkulose-Erreger verwandt; dies erklärt, aus welchem Grund Menthol bei Lungenkrankheiten wirksam eingesetzt wird.)

Das gleiche gilt für die Aldehyde (besonders für das Citral).

Der bedeutende Einfluß, den aromatische Essenzen auf die einzelnen Gewebe-Komponenten haben, erklärt ihre antiseptische und ›einbalsamierende‹ (konservierende) Kraft, das heißt, die starke Unterstützung des Körpers bei der Wiederherstellung von verletztem oder verbranntem Gewebe, die wir bereits angesprochen haben.

Die verschiedenen Hautkrankheiten, trockene oder feuchte Ekzeme, Akne und Rötungen werden mit aromatischen Essenzen lokal und *generell* mit bestem Erfolg behandelt (denn eine Hauterkrankung weist immer auf einen schlechten organischen Zustand hin). Die lokale Anwendung von Essenzen erstreckt sich immer auch auf die darunterliegenden Organe (Leber, Verdauungstrakt, Kreislaufsystem ...), deren Schwäche zu der Hauterkrankung geführt hat.

Neben dem Citral, das als Pomade verabreicht oder gespritzt wird, und neben gewissen neutralen oder säurehaltigen Salben, kann man zur Behandlung von Ekzemen auch bestimmte Blumenessenzen heranziehen (europäische oder exotische). Diese Produkte üben ebenfalls einen heilenden Einfluß auf die verschiedensten Hauterkrankungen aus, insbesondere auf Akne, schlecht heilende Wunden und bestimmte Schuppenflechten.

Von einigen die Haut stark reizenden Essenzen abgesehen, (Senf, Zimt, Gewürznelke, Terpentin, Fichte, Zypresse ...) üben die meisten Essenzen auf die Haut nur einen leicht irritierenden Einfluß aus, wobei deterpenierte Essenzen stärker reizen.

Die *parasitenbekämpfenden* Eigenschaften der Essenzen sind ebenfalls seit grauer Vorzeit bekannt. Lavendel-, Geranium- und Origano-Essenzen vertreiben Insekten, Motten und Mücken; bei Insekten-, Wespen- und Spinnenstichen erzielt man mit ihnen rasche und durchschlagende Erfolge.

Bei Läusebefall und Krätze helfen Medikamente, die auf der Basis von ätherischen Ölen hergestellt wurden. Sie werden in diesem Buch einige genaue Rezepte dazu finden.*

Die meisten Essenzen sind auch bei *Vergiftungserscheinungen* wirksam. Am deutlichsten wird dies bei der Behandlung von Mücken-, Wespen- oder Spinnenstichen. Hat man gerade keine Essenz zur Hand, kann man sich mit Lavendelblüten, Rosmarinblüten, Salbeiblättern, einer längs halbierten Stange Lauch, einem Stück Zwiebel oder Knoblauch behelfen. Innerhalb von wenigen Minuten lassen die Schmerzen nach und die Schwellung klingt ab. Natürlich darf man nicht übersehen, den Stachel aus der Wunde zu entfernen.

Die oben genannten Essenzen neutralisieren das Insektengift.

Die Jäger in den Alpen benutzen kein Schlangenserum, sondern frischen Lavendel, den sie zerreiben und auf die Wunde ihres von einer Schlange gebissenen Hundes auftragen. Die Überlebenschancen der Tiere sind ausgezeichnet, einer der besten Beweise für die Fähigkeit von Pflanzenessenzen, Gifte zu neutralisieren. Diese Fähigkeit ist eng mit der Diffusions-Fähigkeit der Essenzen verbunden.** L. Binet weist darauf hin, daß auch Ginster Giftstoffe neutralisiert: Schafe, die Ginster gefressen haben, überleben den Biß von Giftschlangen; G. Billard hat in einem Versuch nachgewiesen, daß Schlangengift, das mit einer Lösung aus Spartein-Sulfat (Bestandteil des Ginsters) vermischt wird, seine Giftigkeit verliert.

Aufnahme durch die Haut

Zahlreiche ätherische Öle zeichnen sich durch *antirheumatische und antineuralgische* Eigenschaften aus. In diesen Fällen

---

* Ein Tropfen ätherisches Öl (Lavendel, Zitrone, Rosmarin, Orangenblüten, Gewürznelke, Zimt, Senf oder Thymian) tötet die Krätzmilbe innerhalb von wenigen Minuten; 1862 von Delafond und Bourguignon unter dem Mikroskop beobachtet.

** Diese Diffusions- oder Verbreitungsfähigkeit ist wirklich erstaunlich. Rasiert man einen kleinen Teil des Kopfes von einem Meerschweinchen und trägt auf der rasierten Stelle einige Tropfen Lavendel-Essenz auf, so riechen bei der Autopsie des Tieres die Nieren nach Lavendel.

In einem Londoner Krankenhaus kam ein Kind auf die Welt, dessen Atem stark nach Knoblauch roch. Die Mutter, eine Pakistani, hatte in ihrer Küche außerordentlich viel Knoblauch verwendet (*Moniteur des Pharmaciens*, 31. 8. 74).

benutzt man zumeist Emulsionen, Salben, Linimente oder Kompressen. Die Alten kannten sich darin vorzüglich aus und benutzten bei Rheuma- oder Gichtschmerzen einen Verband aus Pflanzen, die sie vorher im Ofen erhitzten, oder Umschläge aus Knoblauch, Salbei, Thymian oder Zwiebel.

Bei diesen Krankheiten wird also meist äußerlich, *lokal* behandelt. Doch die große Diffusions-Fähigkeit der Essenzen legt den Schluß nahe, daß sie nicht nur lokal, sondern *generell* wirken, und zwar durch die Haut. Als ich von Bädern sprach, denen aromatische Essenzen beigegeben wurden, habe ich bereits auf jüngere Forschungen hingewiesen, die bestätigten, daß die in den Essenzen enthaltenen Substanzen die Haut durchdringen, schnell in den Blutkreislauf gelangen und über die Lungen oder Nieren wieder ausgeschieden werden. Auf diese Weise profitiert ein Großteil des Körpers von den desinfizierenden, krampflösenden oder anregenden Eigenschaften der Pflanzen.

Wacholder-Bäder werden gegen Rheuma oder Gicht empfohlen, Thymian-, Rosmarin- und Salbei-Bäder sind allgemein stärkend, Lavendel-Bäder beruhigend. Bei der Behandlung der einzelnen Essenzen in Kapitel 5 werde ich darauf näher eingehen.

Die Fähigkeit der Haut, Substanzen aufzunehmen, wurde schon immer benutzt (Einpinseln mit Jod-Tinktur, Einreiben mit Knoblauch, Kampfer und Olivenöl ...). Unter den heute auf dem Markt befindlichen Medikamenten gibt es einige, die auf die Haut aufgetragen werden, deren aktive Substanzen aber (Hormone, Gerinnungshemmer) natürlich den ganzen Organismus beeinflussen sollen.

Professor Valette hat vor einigen Jahren den Weg der Essenzen durch die Haut verfolgt.* Da sie im Hautfett löslich sind, durchdringen sie schnell die äußeren Schichten und gelangen so quasi unmittelbar ins Blut.

Aromatische Essenzen, die auf die Haut aufgetragen werden, wirken folglich auf tieferliegende Organe. Überhöhte Dosen können Krankheiten und Zwischenfälle auslösen. Masseure, die ihre Patienten den ganzen Tag über mit aromatischen Salben

---

* C. Valette: *Pénétration transcutanée des essences* (Durchdringung der Haut durch Essenzen), C. R. Soc. Biologique, 1945

behandeln, sind abends häufig abgespannt oder überreizt und leiden darüber hinaus oft an Kopfschmerzen und Schwindelanfällen.

Zusammenfassung

Essenzen wirken auf den ganzen Organismus, auch wenn sie nur lokal aufgetragen werden. Wie stark müssen sie erst wirken, wenn sie *intern* verabreicht werden!

Ihre Eigenschaften sind unzählbar und, je nach Art, höchst verschieden. Alle erfüllen verschiedene Funktionen, so daß eine allgemeine Klassifizierung nach ihren therapeutischen Eigenschaften unmöglich ist.

Sie sind antiseptisch (Lunge, Verdauungstrakt, Harnwege...), verhindern Gärungen, neutralisieren Gifte, greifen bei Mineralstoffmangel ein, sind stimulierend oder krampflösend (was kein Widerspruch ist, da die Essenzen in der Regel das Gleichgewicht im Körper wiederherstellen), fördern die Harnausscheidung, bekämpfen das Rheuma, fördern Appetit und Verdauung, verhindern Blähungen, sind fiebersenkend, galletreibend und wurmbekämpfend. Die meisten haben darüber hinaus noch hormonale Eigenschaften und reagieren auf die Nebennierenrinde, die Eierstöcke und die Schilddrüsen... Einige besitzen ausgesprochen aphrodisische Eigenschaften und sind nach Roques dazu fähig, »die Organe, die durch Alter oder Ausschweifungen in Mitleidenschaft gezogen wurden, wieder leistungsfähig zu machen«; andere wiederum werden erfolgreich bei Diabetes eingesetzt, erweitern oder verengen die Blutbahnen.

Zu den *antiseptischen* Essenzen (Lunge, Verdauungstrakt, Harnwege) zählen Zitrone, Thymian, Lavendel, Myrtenheide, Terpentin, Fichte, Eukalyptus, Gewürznelke usw.... *im Grunde müßten wir fast alle aufführen.*

Bei der *Tuberkulose* bewirkt die Behandlung mit ätherischen Ölen das Abklingen von Fieber, Hustenanfällen, Appetitlosigkeit, Gewichtsverlust und Kräfteverfall. Die Blutbilder werden wieder normal (vor allem die Blutsenkungsgeschwindigkeit), der Koch-Erreger ist schon bald nicht mehr nachweisbar und die Kavernen heilen.

Rosmarin regt die Gallentätigkeit an und fördert den Gallenabfluß. Lavendel, Pfefferminze, Salbei und Thymian agieren in gleicher Weise (R. Cazal*).

Knoblauch, Zitrone, Wacholder, Ysop, Muskatnuß und Zwiebel bekämpfen die Entstehung von *Gallen- oder Harnsteinen.*

Lavendel, Majoran, Eisenkraut, Zypresse und Anis zeichnen sich durch *krampflösende* Eigenschaften aus. Einige Tropfen Estragon-Essenz auf die Zunge geträufelt, unterbinden augenblicklich auch den hartnäckigsten Schluckauf. Einige Tropfen Zypressen-Essenz auf dem Kopfkissen helfen bei krampfartigen Hustenanfällen. Lavendel übt einen positiven Einfluß auf die Erregbarkeit des Nervensystems aus.

Die meisten Essenzen sind *anregend.* Die Essenzen von Fichtennadeln, Borneol, Geranium, Basilikum, Salbei, Bohnenkraut und Rosmarin aktivieren die Nebennierenrindentätigkeit. Ysop wirkt stärker auf Atem- und Kreislaufzentren, Anis und Pfefferminze regen die vordere Hirnanhangsdrüse an. Zwiebel, Knoblauch und Zitrone wirken kräftigend. Zwiebel, Zimt, Borneol, Bohnenkraut und Ylang-Yang helfen bei nachlassenden sexuellen Fähigkeiten. Kampfer bewirkt genau das Gegenteil.

Kamille, Knoblauch Zwiebel und Zimt *wecken den Appetit.*

Knoblauch, Zwiebel, Anis, Zitrone, Wacholder und Thymian wirken Gärungsprozessen entgegen. Wir dürfen nie vergessen, welchen Anteil Infektionen im Verdauungtrakt am Ausbruch der verschiedenartigsten Krankheiten, bestimmte Krebsarten eingeschlossen, haben. Kranke, die Pflanzen und aromatische Essenzen benutzen, und Gesunde, die täglich ihr Essen mit Kräutern und Aromaträgern würzen, wissen, daß ihr Stuhlgang nahezu geruchslos ist. Sie kennen diese auf lange Sicht gefährlichen Fäulnisprozesse nicht.

Zahlreiche Essenzen können bei *Wurmbefall erfolgreich eingesetzt werden.* An erster Stelle stehen Knoblauch, Kamille, Zitrone, Thymian, Zwiebel, Gänsefuß, Wurmsamen, Bergamotte, Kümmel, Zimt und das Geraniol.

Salbei, Zypresse und Eisenkraut zeichnen sich durch *hormonale* Eigenschaften aus. Die Zypressen-Essenz entspricht dem

---

* R. Cazal, *Contribution à l'étude de l'activité pharmacodynamique de quelques essences de labiées* (Beitrag zum Studium der pharmakologisch-dynamischen Aktivität einiger Lippenblütler-Essenzen). Dissertation, Toulouse 1944.

Eierstock-Hormon. Die Essenzen üben einen regelnden Einfluß auf die endokrinen Drüsen aus. Dabei ersetzen sie die Drüsen nicht, sondern ›bringen sie wieder in Schwung‹. Es handelt sich folglich um eine Therapie, die den Organismus anregt. Der Einfluß, den die Zwiebel auf das Gleichgewicht der Drüsen und die Fettleibigkeit hat, ist seit langem bekannt.

Unter den Essenzen, die die Monatsblutungen anregen oder regulieren, müssen vor allem Raute, Baldrian, Beifuß, Basilikum, Zimt, Kümmel, Lavendel, Melisse, Pfefferminze, Sadebaum und Thymian genannt werden.

Blutdrucksenkend wirken die Essenzen von Lavendel, Speik (durch peripheren Einfluß, indem sie den Oberflächendruck des Blutes senkt) und Majoran (der aufgrund eines Zentral-Mechanismus agiert).

Blutdrucksteigernd dagegen sind die Essenzen von Ysop, Rosmarin, Salbei und Thymian; sie beeinflussen die Nebennieren und regen als Folge den Adrenalin-Ausstoß an.

Anis, Kümmel und Fenchel bewirken *eine Vergrößerung der Brüste* und begünstigen die Muttermilchproduktion; *abstillend* wirken dagegen Petersilie, Pfefferminze und Salbei.

Bei der *Bekämpfung von Diabetes* sind Eukalyptus, Zwiebel und Geranium angezeigt. Die Zahl der Diabetiker wächst ständig, was amerikanische Forschungen beweisen.* Die Verwendung dieser Essenzen sollte bei der Behandlung von Diabetes den Ärzten in Fleisch und Blut übergehen, ergänzt noch durch folgende Pflanzen: Nußbaumblätter, Heidelbeere, schwarze Maulbeere, Olive, Odermennig, Klette, Vogelknöterich, Geißraute und Braunwurz.

Um diese Aufzählung abzuschließen, möchte ich noch die stark *harntreibenden* Eigenschaften der Fenchelwurzel erwähnen, die Dioskurides denen verschrieb, »die nur tröpfchenweise pissen können«. Wacholder und Zwiebel sind ebenfalls harntreibend.

Es ist nicht falsch, die *rheumabekämpfenden* und harntreibenden Eigenschaften mancher Essenzen zueinander in Beziehung

---

* Amerikanische Wissenschaftler haben die Bevölkerung einer Kleinstadt in Oxford, Massachusetts, 12 Jahre lang auf Diabetes untersucht. Die Resultate dieser Arbeit, die ähnlich ausfielen wie die einer englischen Forschergruppe, belegen, daß Diabetes häufiger vorkommt und gefährlicher verläuft, als man bisher glaubte.

zu setzen. Die Ausscheidung von Harnsäure, die durch verschiedene Pflanzen gefördert wird, ist bei vielen Krankheiten angezeigt.

Wirkungsweise aromatischer Essenzen

Angesichts der erstaunlichen Fähigkeiten der aromatischen Essenzen versuchten viele Forscher herauszufinden, auf welche Weise sie agieren.

Zahlreiche Theorien sind aufgestellt worden; ich beschränke mich in diesem Zusammenhang auf eine kleine Auswahl.

Zuerst möchte ich Filatows Theorie von der ›biogenen Stimulation‹ erklären. Sie beruht auf einer fundamentalen Erkenntnis: Ein lebendes Gewebe (von Mensch, Tier oder Pflanze), das von seinem natürlichen Organismus getrennt und unter *ungünstigen* Bedingungen aufbewahrt wird (Kälte, Austrocknung, *Destillation...*), produziert im Rahmen seines Kampfes um das Überleben Substanzen, die dieses Überleben sichern sollen, die sogenannten Bio- oder Phytostimulantien. Sobald diese in ein geschwächtes Gewebe oder Organ eingeschleust werden, regen sie die lebensnotwendigen Prozesse an, z. B. den Zellstoffwechsel*, und verbessern so die verschiedenen physiologischen Funktionen.

Diese Stimulantien bekämpfen Infektionen und unterstützen gleichzeitig Geweberegeneration.

Andere Forscher verglichen die aromatischen Essenzen mit pflanzlichen *Hormonen*. Wir haben bereits gesehen, daß die Zypressen-Essenz nahezu identisch ist mit dem Eierstock-Hormon und daß die Fichtennadelessenz die Nebennieren anregt.

Perner und Zenife wiesen in einer Forschungsarbeit 1959 den Einfluß von bestimmten pflanzlichen Substanzen auf den Monatszyklus der Frau nach.**

Verschiedene Arbeiten gehen nicht ohne Grund von der Überlegung aus, die Wirkungsweise der aromatischen Essenzen

---

* Die Gesamtheit der chemischen und biologischen Umwandlungen, die sich im Organismus vollziehen und zusammen den Akt der Ernährung darstellen.

** Perner-Zenife: *Die Phyto-Hormone und die östrogene Aktivität bestimmter Pflanzen (Tschechische pharmazeutische Revue,* 1959).

bestünde darin, die *elektromagnetischen Felder* des Menschen zu verändern. Laut anderen Autoren wirken die aromatischen Essenzen *durch Schwingungen auf das sympathische und parasympathische Nervensystem*.

L.-Cl. Vincent versucht mit seiner ›bioelektronischen Methode‹ die Phänomene durch eine bessere Kenntnis des biologischen Umfeldes zu erklären. Die Bioelektronik versucht die Medikamente, und zwar unter dem Aspekt ihrer pH- und rH_2-Werte und deren spezifischer Widerstände in bezug auf die Werte dieser Komponenten bei den Patienten, besser einzusetzen. Während ich im Verteidigungsministerium arbeitete, stand mir ein von Vincent entwickelter Bioelektronimeter zur Verfügung. So konnte ich seit 1954 zahlreiche Experimente mit ätherischen Ölen und pflanzlichen Lösungen durchführen. In Zusammenarbeit mit Claude Reddet, Pharmazeut und früherer Mitarbeiter der Hôpitaux de Paris, veröffentlichte ich die Ergebnisse.*

Es kann nicht Aufgabe dieses Buches sein, komplexen physikalisch-chemischen Vorgängen nachzugehen. Hier nur einige elementare Hinweise:

Der pH-Wert drückt in einer Zahl den *Säure- bzw. Alkali-Gehalt* einer Flüssigkeit aus. Er variiert von 0 bis 14,4. Je niedriger der pH-Wert ist, desto mehr Säure enthält die untersuchte Flüssigkeit. Reines Wasser hat einen Wert von 7,07. Die Säurereaktion von Vitaminen ist geringer als 6 oder 5. Obst und Obstssäfte mit niedrigem pH-Gehalt sind reine Vitamin-Quellen und gleichzeitig Lieferanten steriler Milieus. Die Fermentierung des Weins vollzieht sich in einem sauren Milieu, ebenso die der Milch. Faule Eier oder verfaultes Fleisch dagegen zeigen eine alkalische Reaktion.

Aus diesem Grund werden Gurken in saurem Essig und nicht in alkalihaltigem Mineralwasser aufbewahrt.

Der rH_2-Faktor gibt die elektrische Ladung eines pH-Wertes an. Für denselben pH-Wert gibt es unendlich viele rH_2-Werte. Dieser Wert gibt die Höhe der *Sauerstoffzufuhr und der Freiset-*

---

* Dr. Jean Valnet und Claude Reddet: *Contribution à l'application pratique d'une nouvelle conception du terrain biologique* (Beitrag zur praktischen Anwendung einer neuen Konzeption des biologischen Milieus), A. M. I. F., April-Mai 1961.
Siehe auch die zahlreichen Arbeiten von L. Claude Vincent, dem Verfechter der Bioelektronik (siehe im Anhang *Bioelektronik und Aromatherapie*).

zung an, das heißt, das Gleichgewicht zwischen der Sauerstoff-anreicherung und seiner Freisetzung wird benannt. Die rH_2-Skala reicht von 0 bis 42. rH_2-Werte sind äußerst schwach.

Der *Widerstand* ist die Kraft, mit der sich eine Lösung der Hitze oder der Elektrizität widersetzt. Je reiner eine Lösung ist, desto höher ist ihr Widerstands-Wert. Der Blutwiderstandswert eines Mannes beträgt in der Regel 190 Ohm/cm/cm^2, der einer Frau 220 bis 230.

Ganz allgemein gesprochen weisen natürliche Substanzen einen sauren pH-Wert und einen sehr hohen Widerstand auf. Der Widerstands-Wert von Gewürznelken-Essenz beträgt 4000 (das Zwanzigfache menschlichen Blutes), der von Thymian-Essenz 3300, der von Lavendel-Essenz 2800 und der von Pfefferminz-Essenz 3000. Die Mischung aus Essenzen, die ich zur Desinfizierung von Räumen empfohlen habe, beträgt 17000 (der Widerstand einer Mischung ist sehr viel höher als der einzelner Bestandteile). Ihr pH-Wert ist sehr sauer, 4,6.

Alkali begünstigt das Vorhandensein von Mikroben, Säure widersetzt sich ihr. So werden die keimtötenden Eigenschaften von natürlichen Essenzen erklärbar.

Der hohe Widerstand der Essenzen *verhindert ebenfalls die Verbreitung von Infektionen und Giftstoffen.*

Der rH_2-Wert der Essenzen schwankt, je nachdem ob sie die Sauerstoffanreicherung fördern oder einschränken.

Nach L.-Cl. Vincent werden Krebserkrankungen immer von einem *alkalischen* pH-Wert, einem relativ *hohen* rH_2-Wert (mehr als 25–26) und einem *niedrigen* Widerstand (unter 170, im Fall von Irreversibilität bis auf 110–100 absinkend) begleitet. Die Gewürznelken-Essenz mit ihrem *sauren* pH-Wert (6,7), einem niedrigen rH_2-Wert (16,5) und einem *sehr hohen* Widerstand (4000) dagegen ist *dem Krebs entgegengesetzt* (auch Virus-Erkrankungen).

Grob gesprochen entsprechen Krankheiten, die durch Erreger ausgelöst wurden, einem *alkalischen* pH-Wert mit einem *niedrigen* rH_2-Wert und einem ebenfalls *niedrigen* Widerstand. Die Mikroben bekämpfende Eigenschaft der Pfefferminze, die ein kräftiger Sauerstoffträger ist, kann auf diese Weise erklärt werden.

Doch in der Praxis ist es nicht so einfach wie in der Theorie. Charles Nicolle schrieb einmal: »Biologische Methoden sollte man nie auf eine Formel begrenzen. Früher oder später werden die Fakten die Formel sprengen.« Doch die Bioelektronik erforscht Realitäten, die wir nicht negieren dürfen. Es ist deshalb notwendig, auf diesem Gebiet die Forschungen energisch voranzutreiben. Neben den zahlreichen Arbeiten von Louis-Claude Vincent möchte ich das ausgezeichnete Buch von Pierre Bressy, *La bioélectronique et les mystères de la vie* (Die Bioelektronik und die Geheimnisse des Lebens, Le Courrier du Livre) empfehlen.

In *Biodynamique et radiations* (Biodynamik und Strahlen, seit langem vergriffen) riß Professor Jules Regnault die Forschungen von Charles Henry, die dieser am Laboratoire de physiologie des sensations der Sorbonne durchführte, aus dem Vergessen. Charles Henry schrieb, daß man »den Geruch oder Geschmack eines Körpers, dessen infrarotes Absorptionsspektrum man kennt, kalkulieren kann«.

Ramsay erklärt die Eigenschaften von Gerüchen mit den Schwingungsharmonien, die die fundamentalen Schwingungen des riechenden Körpers begleiten.

Das ist sehr wahrscheinlich: wer wird nicht von einem Geruch angezogen und von einem anderen regelrecht abgestoßen?

Dr. Heynix hat die Wellenlänge bestimmter Parfüms analysiert, fährt Professor J. Regnault in seinem Buch fort, und ist zu verschiedenen Klassifizierungen gelangt. Selbst im natürlichen Zustand können Gerüche die erstaunlichsten Reaktionen auslösen.

Wir wissen, daß Stechapfel, Rose, Veilchen und Nachthyazinthe zu belegten Stimmbändern führen können. Aus diesem Grund sind diese Pflanzen in Opernhäusern und Konservatorien gefürchtet.

Geißblatt und Wunderblume können Atem- und Nervenbeschwerden auslösen.

Vor einigen Jahren hat Professor Guillot diese Tatsachen, die seit langem bekannt sind, aufgegriffen und kam zu dem Schluß, daß »man bei der Verschreibung von Medikamenten aus den Parfüms den größten Gewinn ziehen kann«, und stimmte so Montaigne zu. Doch ich möchte noch einmal daran erinnern, daß das *Natürliche* keineswegs immer harmlos ist.

Zusammenfassend kann man sagen, daß Essenzen innerlich wie äußerlich angewendet werden.

Äußerlich werden sie in der Regel verdünnt entweder in Seifen-, Wasser- oder Alkohol-Lösungen angewendet, oder in Form von Pomaden, Salben, Gels und Bädern (Voll- oder Teilbädern) angeboten. Häufig werden sie auch als Waschungen, Vaginalinjektionen, Inhalationen, Versprühungen und endlich in Spritzenform verabreicht.

Die für Erwachsene bestimmte Mischung für Waschungen und Bäder enthält vor allem die Essenzen von Zypresse, Lavendel, Origano, Rosmarin, Salbei und Thymian; die für Kinder Lavendel, Origano, Rosmarin, Bohnenkraut und Thymian; die für ältere Menschen Wacholder, Geranium, Lavendel, Quendel und Thymian.

Schon nach wenigen Bädern oder Waschungen wurde mir von meinen Patienten die kräftigende, beruhigende, allgemein entlastende und das körperliche Gleichgewicht fördernde Wirkung bestätigt. Die Kenntnis der Zusammensetzung von Essenzen erklärt uns, warum Patienten bei vielen Fällen von Fettleibigkeit, Zellulitis und Arthrose, Kreislaufstörungen, Muskelschwäche, Schlaflosigkeit und Nervosität im Rahmen eines allgemeinen Behandlungsplanes auf Bäder ansprechen.

Die hohe *Diffusionsfähigkeit* der aromatischen Essenzen macht sie zu Vektoren, das heißt, zu Hilfsmitteln, mit denen andere Stoffe in den Blutkreislauf gelangen können. *Algenbäder* können durch die Hinzufügung bestimmter aromatischer Essenzen in ihrer Wirksamkeit außerordentlich gesteigert werden. Die Praxis hat die Theorie seit langem bestätigt, genauer gesagt, seit 1964, als ich meine ersten Ergebnisse zu diesem Thema veröffentlichte und die *Alg-Essences* in den Handel brachte (siehe im Anhang *Die aromatischen Bäder* und *Algenbäder*).

Innerlich werden ätherische Öle in Form von Perlen oder Tropfen, zumeist in alkoholischer Lösung, verabreicht. Manche Behandlungsformen beschränken sich auf eine Essenz, manche auf die Kombination von verschiedenen. Je nach Erkrankung werden 5 bis 10 Tropfen pro Tag, mit Honig vermischt, vor oder während dem Essen genommen, oder 20 bis 30 Tropfen, drei- bis viermal täglich, in einer alkoholischen Lösung in einem halben Glas lauwarmen Wasser aufgelöst, verschrieben (siehe Kapitel 7).

Da aromatische Essenzen sehr *stark* wirken, müssen sie immer *in hohem Maße verdünnt werden.* Die polarimetrische Ladung einer Lösung ätherischer Öle ist umgekehrt proportional zu ihrem Gehalt an Essenz, das heißt, in bestimmten Fällen erzielt man mit stark verdünnten Lösungen bessere Ergebnisse als mit weniger stark verdünnten, ohne daß man deswegen in diesem Zusammenhang von Homöopathie sprechen könnte.

Bestimmte Essenzen dürfen nur unter strengen Vorsichtsmaßnahmen angewendet werden, vor allem Essenzen, die Ketone enthalten, da sie bei *prädisponierten* Menschen *epiletische Anfälle* auslösen können. Dazu gehören die Essenzen von Rosmarin, Fenchel*, Ysop, Wermut und Salbei. Laut Cadéac und Meunier können die Essenzen von Anis, Klette, Melisse, Pfefferminze und Origano, wenn sie in Überdosen verabreicht werden, die Patienten süchtig machen.

Einige ›Naturwissenschaftler‹, die das leugnen, was sich vor ihren Augen täglich abspielt – eine Haltung, die im höchsten Maße unwissenschaftlich ist! –, haben der Aromatherapie das Recht abgesprochen, eine *präzise* Wissenschaft zu sein. Diese Herren sollten etwas vorsichtiger sein und bedenken, daß auf dem Gebiet der sogenannten präzisen Wissenschaft die größten Meinungsunterschiede herrschen. So streitet man sich, ob man Säuglingen zur Vorbeugung gegen Rachitis 400 oder 1000 bis 1500 internationale Einheiten des Vitamin D_2 geben soll, und auf fast allen Beipackzetteln synthetischer, chemischer Medikamente steht zu lesen: 2 bis 6 (oder 8) Tabletten pro Tag oder »nach Verschreibung des Arztes«, eine Formulierung, die die Verantwortung des Herstellers in aller Regel ausschließt. In der Aromatherapie sind solche Spielräume, die der Phantasie freien Raum lassen, ausgeschlossen.

In diesem Zusammenhang muß ich noch auf die Häufigkeit von *Verfälschungen* natürlicher Essenzen eingehen.

Es kommt in erster Linie darauf an, die *Herkunft* der Essenzen zu kennen, die im *Großhandel* verkauft werden.

Ein Arzt kann es sich nicht erlauben, im Rahmen einer Behandlung verfälschte Essenzen zu verschreiben; das Risiko, daß seine Patienten dabei Schaden erleiden, ist zu groß. Und diejenigen, die sich die Essenzen selbst besorgen, tun gut daran,

---

* Experimentell wurde herausgefunden, daß Rosmarin- und Fenchel-Essenzen Tiere ängstlich werden lassen, während die Essenzen von Wermut, Ysop und Salbei sie aggressiv machen.

sich nach der Qualität und dem Hersteller zu informieren. Wie viele Patienten berichteten mir von Übelkeit und Magenbeschwerden aufgrund von aromatischen Essenzen, die sie sich in Reformhäusern oder sogar in Apotheken besorgt hatten, ohne sich weiter um die Reinheit zu kümmern. Die Wahl von Geschäften, die ansonsten für ihre Seriosität bekannt sind, ist auf diesem Gebiet keine Garantie!

In *Plantes Médicinales et Phytothérapie* (eine nur dem Berufsstand zugängliche Fachzeitschrift, Vorsitzender Professor R., Paris) erschien im April 1973 eine Studie über die Verfälschungen der Essenz von Garten-Bohnenkraut *(Satureia hortensis L.)*. Von zehn auf dem Markt anonym gekauften Proben waren nur zwei einigermaßen rein. Bei den anderen handelte es sich um Verfälschungen oder Essenzen von anderen Bohnenkrautarten oder gar marokkanischem Thymian.

Manche Großhändler überprüfen Essenzen, die sie aus dem Ausland beziehen, mit Hilfe modernster Verfahren. *Nur sehr wenige Essenzen sind natürlich und rein.* Halten sich die Verfälschungen im Rahmen, werden die Produkte akzeptiert, die anderen dem Lieferanten zurückgeschickt.

In dieser Notlage habe ich mich, auf die Bitten von vielen Verbrauchern und Händlern, einverstanden erklärt, Essenzen auf ihre Reinheit hin zu prüfen und diese auf den Etiketten zu bestätigen.

So gekennzeichnete Essenzen stammen von Labors oder großen Firmen, die über alle Zweifel erhaben sind. Jede ihrer Lieferungen wird begleitet von einer genauen Analyse der Produkte.

In der Zeitschrift *Le Pharmacien* (Der Apotheker, Juli 1983) erschien ein interessanter Hinweis: »Es ist wünschenswert, daß die Apotheken dank eines Vertriebsweges, der alle Sicherheiten liefert, über Produkte verfügen können, deren pharmazeutisch einwandfreie Beschaffenheit gewährleistet ist ...

... Weisen Produkte irgendwelche Besonderheiten auf«, so fährt die Zeitschrift fort, »ist es unbedingt notwendig, daß der Lieferant die Bedingungen, unter denen die Produkte gelagert und verwendet werden, mitteilt, ebenso wie die hauptsächlichsten Unverträglichkeiten.

Die Verantwortung wird zwischen Arzt und Apotheker geteilt, doch was die Ausführung der Verschreibungen anbelangt, liegt die Verantwortung einzig beim Apotheker; *er ist also dazu verpflichtet,* sich zu vergewissern, daß die Grundstoffe, mit denen er arbeitet, den Anforderungen entsprechen.

Tritt ein Zwischenfall ein, der durch den Gebrauch von Produkten hervorgerufen wurde, die nicht in ausreichendem Maße von dem Apotheker geprüft worden sind, liegt die strafrechtliche und disziplinarische Verantwortung einzig und allein beim Apotheker.«

Diese Aussage ist klar und eindeutig. Die Hervorhebungen wurden vom Autor hinzugefügt.

4

A
Die Essenzen, nach ihren wichtigsten Eigenschaften klassifiziert

Ableitend: Terpentin

Abmagernd: Zitrone – Zwiebel

Allgemein anregend: Grüner Anis – Estragon – Eukalyptus – Fenchel – Geranium – Gewürznelke – Kamille – Knoblauch – Koriander – Lavendel – Muskatnuß – Pfefferminze – Rosmarin – Salbei – Sassafras – Thymian – Wacholder – Zitrone – Zwiebel

Allgemein antiseptisch: Basilikum – Bergamotte – Bohnenkraut – Borneol – Cajeput – Estragon – Eukalyptus – Fichte – Geranium – Gewürznelke – Ingwer – Kamille – Knoblauch – Lavendel – Myrtenheide – Pfefferminze – Rosmarin – Salbei – Terpentin – Thymian – Wacholder – Ylang-Ylang – Zimt – Zitrone – Zwiebel

Anregend für Atmungs- und Kreislaufzentrum: Ysop

Aphrodisisch: Grüner Anis – Bohnenkraut – Fichte – Gewürznelke – Ingwer – Pfefferminze – Rosmarin – Sandelholz – Wacholder – Ylang-Ylang – Zimt – Zwiebel

Appetitanregend: Estragon – Fenchel – Ingwer – Kamille – Knoblauch – Kümmel – Origano – Salbei – Thymian

Bei Arthritis: Knoblauch – Zitrone

Adstringierend: Geranium – Salbei – Zypresse

Atmungsanregend: Grüner Anis – Knoblauch – Zimt

Bei Augenschmerzen: Kamille

Bakteriostatisch: Kamille – Knoblauch

Bakterizid: Kamille – Knoblauch – Lavendel – Zitrone

Balsamisch: Fichte – Myrtenheide – Terpentin – Thymian

Beruhigend: Anis – Basilikum – Bergamotte – Cajeput – Kamille – Knoblauch – Lavendel – Majoran – Melisse – Salbei – Thymian – Zitrone

Betäubend: Basilikum – Bitterorange – Kamille – Lavendelöl – Majoran

Bei Blähungen: Grüner Anis – Bohnenkraut – Estragon – Fenchel – Gewürznelke – Ingwer – Knoblauch – Koriander – Kümmel – Majoran – Muskat – Origano – Pfefferminze – Rosmarin – Sassafras – Thymian – Zitrone

Bei Blutarmut: Knoblauch – Zitrone

Bei hohem Blutdruck: Knoblauch – Lavendel – Majoran – Ylang-Ylang – Zitrone

Bei niedrigem Blutdruck: Rosmarin – Salbei – Thymian – Ysop

Blutstillend: Geranium – Terpen – Terpentin – Wacholder – Zimt – Zitrone – Zypresse

Blutverdünnend: Zitrone

Bei Darminfektionen: Basilikum – Bohnenkraut – Cajeput – Estragon – Geranium – Gewürznelke – Ingwer – Knoblauch – Lavendel – Myrtenheide – Pfefferminze – Thymian – Wacholder – Zimt – Zitrone – Zwiebel

Im Drüsenhaushalt ausgleichend: Knoblauch – Zwiebel

Bei Durchfall: Bitterorange – Bohnenkraut – Geranium – Gewürznelke – Ingwer – Kamille – Knoblauch – Lavendel – Muskat – Pfefferminze – Rosmarin – Salbei – Sandelholz – Thymol – Wacholder – Zimt – Zitrone – Zwiebel

Emmenagoga (Mittel, die das Einsetzen der Menstruation fördern): Basilikum – Estragon – Kamille – Kümmel – Lavendel – Origano – Pfefferminze – Rosmarin – Salbei – Thymian – Wacholder – Ysop – Zimt

Entzündungshemmend: Bohnenkraut – Knoblauch – Rosmarin – Ysop – Zitrone

Erfrischend: Zitrone

Fiebersenkend: Eukalyptus – Ingwer – Kamille – Knoblauch – Zitrone

Gallensäurebildend: Kamille – Lavendel – Rosmarin

Bei Gallensteinen: Fichte – Macis – Muskatnuß – Rosmarin – Terpentin – Zitrone – Zwiebel

Gebärmutterkräftigend: Gewürznelke

Gefäßerweiternd: Knoblauch – Majoran

Gefäßverengend: Zypresse

Gehirnanregend (Intelligenz und Gedächtnis): Basilikum – Bohnenkraut – Gewürznelke – Muskatnuß – Rosmarin – Thymian – Zwiebel

Bei Gicht: Basilikum – Cajeput – Fenchel – Fichte – Kamille – Knoblauch – Rosmarin – Sassafras – Terpentinessenz – Thymian – Wacholder – Zitrone

Bei Grippe: Borneol – Eukalyptus – Fichte – Kamille – Knoblauch – Lavendel – Myrtenheide – Pfefferminze – Rosmarin – Salbei – Thymian – Ysop – Zimt – Zitrone – Zwiebel – Zypresse

Bei Harnsteinen: Fenchel – Geranium – Knoblauch – Terpentin – Wacholder – Ysop – Zitrone

Harntreibend: Grüner Anis – Fenchel – Knoblauch – Kümmel – Lavendel – Rosmarin – Salbei – Sassafras – Terpentin – Thymian – Wacholder – Zitrone – Zypresse – Zwiebel

Bei Harnwegsinfektionen (antiseptisch): Cajeput – Eukalyptus – Fichte – Lavendel – Myrtenheide – Salbei – Sandelholz – Terpentin – Thymian – Wacholder

Herzanregend: Grüner Anis – Borneol – Knoblauch – Kümmel – Lavendel – Rosmarin – Zimt – Zitrone

Bei Hühneraugen: Knoblauch

Hustenstillend: Rosmarin – Ysop

Bei Infektionen: Im Grunde alle Essenzen, nur verschieden stark wirkend

Bei Juckreiz: Kamille – Minze – Thymian – Zitrone

Krampflösend: Grüner Anis – Basilikum – Bergamotte – Bohnenkraut – Cajeput – Estragon – Fenchel – Gewürznelke – Kamille – Knoblauch – Kümmel – Lavendel – Majoran – Muskatnuß – Origano – Pfefferminze – Rosmarin – Salbei – Terpentin – Thymian – Ysop – Zimt – Zitrone – Zwiebel – Zypresse

Kreislaufanregend: Knoblauch – Kümmel – Muskatnuß – Thymian – Zimt

Bei Krebs: Estragon – Geranium – Gewürznelke – Knoblauch – Salbei – Tuja – Ysop – Zwiebel – Zypresse

Leberanregend: Zitrone – Zwiebel

Leberentgiftend (antiseptisch): Fichte

Bei Lungeninfektionen: Cajeput – Eukalyptus – Fichte – Knoblauch – Lavendel – Myrtenheide – Origano – Rosmarin – Sandelholz – Terpentin – Thymian – Wacholder – Zitrone – Zwiebel

Magenanregend: Bergamotte – Origano

Magenstärkend: Grüner Anis – Basilikum – Bohnenkraut – Estragon – Gewürznelke – Ingwer – Knoblauch – Koriander – Kümmel – Majoran – Melisse – Muskat – Origano – Pfefferminze – Rosmarin – Salbei – Thymian – Wacholder – Ysop – Zimt

Bei Migräne: Lavendel – Melisse – Zitrone

Bei Mineralmangel: Zitrone

Die Muttermilchproduktion anregend: Grüner Anis – Fenchel – Kümmel

Nebennierenrindenanregend: Basilikum – Bohnenkraut – Borneol – Fichte – Geranium – Rosmarin – Salbei

Nervensystemanregend: Basilikum – Fenchel – Pfefferminze – Rosmarin – Salbei – Thymian – Wacholder – Zitrone – Zwiebel

Nierenanregend: Zwiebel

Pankreasanregend: Zitrone

Bei Parasitenbefall: Eukalyptus – Geranium – Gewürznelke – Knoblauch – Kümmel – Lavendel – Origano – Pfefferminze – Rosmarin – Terpentin – Thymian – Wacholder – Zimt – Zitrone

Bei Rachitis: Fichte – Salbei – Zwiebel

Bei Rheuma: Cajeput – Estragon – Eukalyptus – Fichte – Kamille – Knoblauch – Lavendel – Myrtenheide – Origano – Rosmarin – Salbei – Sassafras – Terpentin – Thymian – Wacholder – Ysop – Zitrone – Zwiebel – Zypresse

Bei Ruhr: Knoblauch – Myrtenheide – Thymian – Zitrone

Schleimlösend: Bohnenkraut – Fenchel – Majoran – Origano – Thymian – Zwiebel

Schmerzstillend (auch neuralgische Schmerzen): Geranium – Gewürznelke – Kamille – Knoblauch – Lavendel – Majoran – Muskatnuß – Myrtenheide – Origano – Pfefferminze – Rosmarin – Salbei – Sassafras – Terpentin – Wacholder – Zwiebel

Schweißtreibend: Kamille – Lavendel – Rosmarin – Sassafras – Thymian – Wacholder – Zypresse

Schweißverhindernd: Salbei

Bei Sklerose: Knoblauch – Zitrone – Zwiebel

Bei Skorbut: Ingwer – Zitrone – Zwiebel

Die Sympathikus-Nerven anregend: Zitrone

Vegetativ ausgleichend: Basilikum – Lavendel – Majoran – Rosmarin – Zypresse

Venenstärkend: Zitrone – Zypresse

Verdauungsfördernd: Grüner Anis – Estragon – Fenchel – Kamille – Knoblauch – Kümmel – Wacholder

Bei Vergiftungserscheinungen: Lavendel – Salbei – Zitrone

Wundheilend: Bohnenkraut – Cajeput – Eukalyptus – Geranium – Gewürznelke – Kamille – Knoblauch – Lavendel – Myrtenheide – Rosmarin – Salbei – Terpentinessenz – Thymian – Wacholder – Ysop – Zwiebel

Wundbalsamisch: Kamille – Knoblauch – Majoran

Wurmtreibend: Bergamotte – Bohnenkraut – Cajeput – Estragon – Eukalyptus – Fenchel – Gewürznelke – Heiligenkraut – Kamille – Knoblauch – Kümmel – Lavendel – Myrtenheide – Terpentin – Thymian – Wurmsamen – Ysop – Zimt – Zitrone – Zwiebel

B
Die hauptsächlichsten Anwendungsgebiete aromatischer Essenzen

(Die Worte in *Kursivschrift*
geben die wichtigsten Indikationen an)

Anis (grüner)
Luftschlucken, Blähungen, nervöse Verdauungsstörungen,
Migräne, Schwindelzustände und Augenflimmern infolge von
Verdauungsschwierigkeiten, Darmkoliken bei Kindern, Herzbeschwerden bei Magen- und Darmblähungen, *Herzklopfen,*
schmerzhafte Menstruation, ungenügende Muttermilchproduktion

Basilikum
nervöse Erschöpfungszustände (geistige Überanstrengung),
nervöse Schlaflosigkeit, *Magen- und Darmkrämpfe,*
Verdauungsschwierigkeiten, Keuchhusten. Schwindelanfälle,
Migräne, Gicht, nicht ausreichende Menstruation
äußerliche Anwendung: Verlust des Geruchsinns infolge
chronischen Schnupfens

Bergamotte
allgemeines Antiseptikum und krampflösendes Mittel,
Appetitlosigkeit, *Darmkrämpfe, Darmparasiten*

Bitterorange
Herzkrämpfe, Herzklopfen, chronischer Durchfall, Schlaflosigkeit

Bohnenkraut (Pfefferkraut)
Verdauungsbeschwerden, geistige Erschöpfung, Impotenz
nervöse Magenbeschwerden, Darmgärungen, Blähungen,
Darmkrämpfe, Darmparasiten, *Durchfälle aller Art*,
Asthma, Bronchitis, Augenüberanstrengungen
äußerliche Anwendung: Wunden, Schwerhörigkeit
(Eine der stärksten Essenzen, was die Bekämpfung von Bakte-
rien und Pilzen betrifft; siehe auch den Abschnitt, der dem
Bohnenkraut im folgenden Kapitel gewidmet ist.)

Borneol
Depressionen, Ermüdungszustände (regt die Nebennierenrinde an), *Infektionskrankheiten*

Cajeput
Dünndarmentzündungen, Ruhr, Blasenentzündungen, Harnröhrenentzündungen, chronische Leiden der Luftwege (Bronchitis, Tuberkulose), Rachenentzündungen, Kehlkopfentzündungen, Magenkrämpfe, Asthma, nervöses Erbrechen,
schmerzhafte Menstruationen, Rheuma, Gicht, Hysterie,
Epilepsie (?), Darmparasiten
äußerliche Anwendung: chronische Entzündungen des Rachenraumes, rheumatische Neuralgien, Wunden, Hautkrankheiten (Psoriasis, Akne), Gebiß- und Ohrenneuralgien

Estragon
neuro-vegetative Störungen (*Schluckauf*, Luftschlucken)
langsame Verdauung, Magenschmerzen, Appetitlosigkeit,
Blähungen, Fäulnisgärung, schmerzhafte und schwierige
Menstruation, *Darmparasiten*, Krebs (?)

Eukalyptus
*Erkrankungen der Luftwege: akute und chronische Bronchitis,
Grippe, Lungen-Tuberkulose,* Lungen-Gangrän, Asthma
Erkrankungen der Harnwege: verschiedene Infektionen
Diabetes
gewisse Auswirkungen von Fieberkrankheiten, Malaria,
Typhus, Scharlach, Scharlachvorbeugung, Cholera
Rheuma, Darmparasiten, Spulwurm, Madenwurm
Migräne, allgemeine Müdigkeit
äußerliche Anwendung: Wunden, Verbrennungen (begünstigt
die Wundheilung), Läusebefall, vertreibt Mücken

Fenchel
Blähungen
Appetitlosigkeit
langsame Verdauung
Luftschlucken
*Verminderte Harnausscheidung, Harnsteine, Gicht
ungenügende Menstruation*
ungenügende Muttermilchproduktion, Darmparasiten
äußerliche Anwendung: geschwollene Brüste, Schwerhörigkeit

Fichte
Alle Erkrankungen der Luftwege (Bronchitis, Luftröhrenentzündung, Asthma, Tuberkulose)
Krankheiten der Harnwege (Nierenbeckenentzündung, Blasenentzündung, Prostataentzündung)
allgemeine Infektionen, Gallensteine, *Impotenz*
Rachitis, Magen- und Darmentzündungen
äußerliche Anwendung: Lungenkrankheiten, allgemeine Bäder (Rheuma, Gicht)

Gänsefuß (weißer)
erfrischend, beruhigend, bei Hämorrhoiden

Gänsefuß (wohlriechender)
kräftigend, magenstärkend, nervöse Leiden

Geranium (Storchenschnabel)
Verschiedene Erschöpfungszustände (Defizit der Nebennierenrinde)
Magen- und Darmentzündungen, Durchfall
Gebärmutterblutungen, Lungenblutungen (Sud aus den Blättern)
Sterilität, Gelbsucht
Diabetes (Sud aus den Blättern)
Harnsteine
Magengeschwüre
Krebs *(Gebärmutterkrebs?)*
äußerliche Anwendung: Wunden, Verbrennungen, geschwollene Brüste, Angina, Entzündungen des Mundes und der Zunge, Impotenz (?), Augenleiden, Gesichtsneuralgien, Magen- und Lendenschmerzen, Flechten, trockene Ekzeme, Läusebefall

Gewürznelke

allgemeine Müdigkeit, Gedächtnisschwäche, Impotenz (?), Verdauungsbeschwerden, Magenentzündungen, Durchfälle, Lungenkrankheiten (Tuberkulose), Vorbeugung gegen infektiöse Krankheiten, Darmparasiten, Vorbereitung auf die Geburt, Krebs (?)
äußerliche Anwendung: neuralgische Zahnschmerzen, Wunden, Geschwüre, Krätze

Heiligenkraut

Spulwürmer, Madenwürmer (in der Wirkung vergleichbar mit Rainfarn und Zitwerblüten)
Krämpfe, ungenügende Menstruation

Ingwer

Appetitlosigkeit, Verdauungsbeschwerden, Blähungen, Durchfall
äußerliche Anwendung: Rheumaschmerzen

Kamille

Appetitmangel
Migräne
Neuralgien, hauptsächlich des Gesichts
schmerzhaftes Zahnen der Kinder
Klimateriums-Beschwerden, Schwindelanfälle, Schlaflosigkeit, *Verdauungsbeschwerden, auch bei Kindern*
Dünndarmentzündungen
Magen- und Darmgeschwüre
nervöse Depressionen, Krämpfe
schmerzhafte oder ungenügende Menstruation infolge von nervösen Leiden
Schmerzen im Bereich der Lendenwirbelsäule, grippale Kopfschmerzen, Darmparasiten (Spulwürmer, Madenwürmer), nervöse Fieberzustände
äußerliche Anwendung: Augenbindehautentzündungen, Entzündungen der Lider, Hautentzündungen, Ekzeme, Flechten, Furunkel, rheumatische Schmerzen oder Gichtschmerzen, verschiedene Wundformen

Koriander

Luftschlucken, Blähungen, Verdauungsbeschwerden
Appetitlosigkeit, Darmkrämpfe

Knoblauch

Vorbeugung und Behandlung infektiöser Krankheiten (Grippe, Typhus, Diphtherie)

Asthma und Lungenblähung (Veränderung der Lungensekretionen)

Lungenkrankheiten: Bronchitis, Tuberkulose, Lungen-Gangrän, *Keuchhusten,* Erkältungen, Grippe

Bluthochdruck

Arteriosklerose, Altersbeschwerden, Rheuma, Arthritis, Gicht

Harnsteine, Tripper, Darminfektionen, Durchfall, Ruhr

Darmparasiten (Spulwürmer, Madenwürmer, Bandwürmer), Krebsverhütung (durch fäulnisverhindernde Wirkung?)

äußerliche Anwendung: Tumore, Wunden, Geschwüre, Hühneraugen, Warzen, Insektenstiche, Krätze Schorf, Schwerhörigkeit, Ohrenschmerzen

Kümmel

Appetitlosigkeit

nervöse Verdauungsbeschwerden, Magenkrämpfe, schlechte Verdauung ganz allgemein

Blähungen (aufgrund von Gärungen), *Luftschlucken,* Herz- und Kreislaufstörungen, Darmparasiten, Menstruationsbeschwerden, ungenügende Muttermilchproduktion

Lavendel

Reizbarkeit, Krämpfe

Erkrankungen der Luftwege: Asthma, Keuchhusten, Grippe, Bronchitis, Fieberanfälle, infektiöse Krankheiten, verminderte Harnproduktion

Melancholie, Schwächezustände bei erhöhter Reizbarkeit

Tuberkulose, Skrofulose (Lymphknotenentzündungen)

Migräne, Schwindelanfälle, Hysterie, Epilepsie, *Folgen von Lähmungen*

Dünndarmentzündungen (Durchfälle), Verdauungsschwierigkeiten, langsame Verdauung, Blasenentzündungen, Tripper, ungenügende Menstruation, Weißfluß, Darmparasiten

äußerliche Anwendung: Wunden, Verbrennungen

Akne, Läusebefall, Krätze

Insektenstiche

Wohnraumdesinfizierung und Desinfizierung öffentlicher Räumlichkeiten

Majoran
(Seine Eigenschaften sind ganz generell mit denen von
Pfefferminze und Thymian vergleichbar)
allgemeine Erschöpfungszustände
Beklemmungszustände, Schlaflosigkeit, *Mirgäne*
Ticks, nervöse Erschöpfung, psychische Unausgeglichenheit

Melisse
Migräne (aufgrund von Verdauungsbeschwerden)
Verdauungsbeschwerden
erhöhte Erregbarkeit
Schlaflosigkeit aufgrund nervöser Beschwerden, *Nervenkrisen*
Herzrhythmusstörungen, Schwindelanfälle, Ohrensausen
Krämpfe, (Asthma, aber auch Herz- und Verdauungstrakt-
krämpfe), Erbrechen während der Schwangerschaft
Gedächtnisschwierigkeiten, Melancholie, schmerzhafte
Menstruationen

Muskatnuß
chronischer Durchfall, Verdauungsbeschwerden, Blähungen,
Erschöpfungszustände, Gallensteine
äußerliche Anwendung: rheumatische Schmerzen

Myrtenheide
*Chronische und übelriechende Bronchitis, Lungen-Tuber-
kulose, Keuchhusten*
Nasenkatarrh, Ohrenentzündungen, Stirnhöhlenvereiterungen
Knochen-Tuberkulose
Darminfektionen (Dünndarmentzündungen, Ruhr), Harnwegs-
infektionen (Blasenentzündungen), Wochenbettinfektionen
äußerliche Anwendung: schlecht heilende Wunden, Verbren-
nungen, Fisteln, Lungenkrankheiten, Kehlkopfentzündungen,
Keuchhusten, Schnupfen

Origano
Appetitlosigkeit, *langsame Verdauung*
Luftschlucken, Blähungen
chronische Bronchitis, Reizhusten (Keuchhusten), Lungen-
Tuberkulose, Asthma
akutes oder chronisches Rheuma, Muskelrheuma
Ausbleiben der Menstruation
äußerliche Anwendung: Rheumaschmerzen, Läusebefall

Pfefferminze

allgemeine Müdigkeit
Verdauungsbeschwerden, Verdauungsschwäche, Luft-
schlucken, Magenschmerzen
Blähungen, Durchfall, Cholera, Magen-Darm-Vergiftungen
Magenkrämpfe und Koliken
Leberleiden, nervöses Erbrechen
Migräne, Zittern, Lähmungen
schmerzhafte Menstruationen
Asthma, chronische Bronchitis, Impotenz (schwache
Wirkung), Darmparasiten
äußerliche Anwendung: Migräne, Neuralgische Zahn-
schmerzen, Krätze, vertreibt Mücken

Rosmarin

Asthenie (allgemeiner Schwächezustand)
körperliche und geistige Überanstrengung *(Gedächtnis-*
verlust), Bleichsucht, Entzündung der Lymphwege
Asthma, chronische Bronchitis, Keuchhusten, Darminfektionen, Dickdarmentzündungen, Durchfall, Blähungen,
Rheuma, Gicht
Leberentzündungen, Gelbsucht, Gallensteine, Zirrhose, erhöhter Cholesterin-Spiegel, Verdauungsbeschwerden, Magenschmerzen, schmerzhafte Menstruationen, Weißfluß
Migräne
Erkrankungen des Nervensystems, Epilepsie, Folgen von Lähmungen
Schwindelanfälle, Herzrhythmusstörungen
äußerliche Anwendung: Wunden, Verbrennungen
Läusebefall, Krätze, Kräftigungsbäder, Rheuma

Sandelholz

besonders geeignet für die Desinfizierung der Harnwege
(Tripper, Blasenentzündungen, Infektion durch Kolibakterien)
chronische Bronchitis, hartnäckiger Durchfall, Impotenz (?)

Sassafras

Hautkrankheiten, *Rheuma*
Syphilis
Menstruationsbeschwerden, Beschwerden des Urogenital-
traktes (z. B. chronischer Tripper)

Salbei
(dient vor allem der Wiederherstellung aller Kräfte des Organismus)
Allgemeine Schwächezustände (bei Genesung), *Schwächezustände bei erhöhter Reizbarkeit*
Dickdarmentzündungen, langsame Verdauung, Appetitlosigkeit, Nervenleiden: Zittern, Schwindelanfälle, Lähmungen, chronische Bronchitis, Asthma
Nachtschweiß Tuberkulosekranker und Genesender, Handschweiß, Achselschweiß, mangelhafte Harnausscheidung, Entzündung der Lymphbahnen
Bluthochdruck
ungenügende oder schmerzhafte Menstruationen, Post-Menopause
Sterilität, Wechselfieber, Durchfall, Abstillen
äußerliche Anwendung: Weißfluß
Mundschleimhautentzündung (Aphthen), Angina, neuralgische Zahnschmerzen
schlecht heilende Wunden
Insektenstiche (Wespen), Kräftigungsbäder, Desinfizierung von Wohnräumen

Terpentin
chronische und übelriechende Bronchitis, Lungen-Tuberkulose
Harninfektionen, Blasenentzündungen, Harnröhrenentzündungen, Weißfluß
Blutungen (Darm, Lunge, Gebärmutter, Nase)
Gallensteine, Krämpfe (Dickdarm, Keuchhusten)
Rheuma, Gicht, Nervenschmerzen, Ischias, Migräne
Darmparasiten (hauptsächlich Bandwürmer)
hartnäckige Verstopfung, Epilepsie
Gegenmittel bei Phosphor
äußerliche Anwendung: Lungenkrankheiten, rheumatische Neuralgien, Gicht, Ischias, Krätze, Läusebefall

Thuja (Lebensbaum)
Blasenentzündungen, Vergrößerung der Prostata, Blutandrang im Beckenraum, Rheuma
äußerliche Anwendung: Warzen, Papillar-Geschwulste, Feigwarzen, Gurgeln bei Halsinfektionen

Thymian
körperliche und geistige Erschöpfungszustände, Schwächezustände bei erhöhter Reizbarkeit, Anämie (Kinder), Bleichsucht, Asthma
Krampfhusten (Keuchhusten . . .), langsame Verdauung
Darminfektionen (Gärungen), *Harnwegsinfektionen*
Erkältungskrankheiten (Grippe, Stirnhöhlenkatarrh, Gliedersteifheit, Frösteln, Angina. . .), *eines der besten Mittel gegen Infektionskrankheiten*
Darmparasiten (Spulwürmer, Madenwürmer, Hakenwürmer, Bandwürmer)
Kreislaufschwäche, Ausbleiben der Menstruation, Weißfluß
Schlaflosigkeit
äußerliche Anwendung: Hautkrankheiten, Furunkel, Wunden, Vaginalreizungen, Luftzerstäuber (normalerweise in Verbindung mit anderen Essenzen), Mund- und Zahnpflege, Rheuma, Läusebefall und Krätze

Wacholder
allgemeine oder organische Erschöpfung (langsame Verdauung), Vorbeugung gegen ansteckende Krankheiten
Harnwegserkrankungen (Nieren, Blase), Tripper, Blasenentzündungen
Ausscheidung von Eiweiß im Harn, verminderte Harnausscheidung, Diabetes, Wassersucht, Zirrhose, Weißfluß, schmerzhafte Menstruationen, Darmgärung
äußerliche Anwendung: Lähmungsfolgen
Wunden, Geschwüre, feuchte Ekzeme, Akne, Hundekrätze (im Veterinärbereich), Raumdesinfizierung

Wurmsamen
Darmparasiten: Hakenwürmer, Spulwürmer, Maden- und Fadenwürmer, weniger Bandwürmer (nicht angezeigt bei Tuberkulose, Herz- und Nierenleiden, Gelenkentzündungen, Schwangerschaft)

Ylang-Ylang
Bluthochdruck
Tachykardie (starkes Herzklopfen, Beschleunigung des Herzschlags), Darminfektionen, eiternde Absonderungen
Impotenz, Frigidität

Ysop

Asthma, Heuschnupfen und Heufieber, Lungenblähung
chronische Bronchitis, Husten, Grippe
Appetitlosigkeit, Rheuma, Magenschmerzen, Koliken, Verdauungsbeschwerden, ungenügende Menstruationen
Weißfluß, Harnsteine, Krebs (?)
äußerliche Anwendung: Hautkrankheiten, Wunden, Blutergüsse, blaue Flecken

Zimt aus Ceylon

allgemeine Schwächezustände (besonders bei Grippe)
Herzrhythmusstörungen, Magenschwäche, Magenschmerzen, Blähungen, Darmparasiten, Durchfall, übelriechender Stuhlgang
Verdauungskrämpfe
ungenügende Menstruationen (Blutungen außerhalb der Menstruation), Weißfluß, Blutspucken
Impotenz, Frigidität
äußerliche Anwendung: Krätze, Läusebefall

Zitrone

verschiedene Infektionskrankheiten, vorbeugend und heilend bei Epidemien, *Entkräftigung,* Appetitlosigkeit
rheumatische Erkrankungen, Arthritis, Gicht, Magenübersäuerung, Magengeschwüre
Arteriosklerose, Bluthochdruck
Krampfadern, Venenentzündungen, Gefäßschwächen
Venenverkalkungen, dickflüssiges Blut, Mineralmangel, Wachstumsprobleme, Genesung, Lungen- und Knochen-Tuberkulose (Pottsche Krankheit), Blutarmut
Skorbut
Leberentzündungen, Gelbsucht
Verdauungsbeschwerden, Erbrechen
Blutungen (Nasenbluten, Magen-, Darm- und Nierenblutungen)
Durchfall, Malaria, fiebrige Zustände, Darmparasiten
äußerliche Anwendung: Entzündungen der Mundschleimhaut und der Zunge, Aphthen
syphilitischer Hautausschlag an den Lippen, infizierte, eiternde Wunden, Warzen, Herpes, Schorf, Krätze, verschiedene Ausschläge, Furunkel, Flechten

Zwiebel

allgemeine Erschöpfungszustände, körperliche und geistige
Überanstrengung
Wachstumsprobleme
verminderte Harnausscheidung
Wasseransammlung im Organismus (Ödeme, bei Rippenfell-
entzündung, Bauchfellwassersucht, Wassersucht, bei Herz-
beutelentzündung)
zuviel Harnstoff im Blut
Darmgärung, Durchfall
Infektionen des Urogenitaltraktes
Rheuma, Arthritis
Gallensteine
Lungenkrankheiten (Erkältungen, Bronchitis, Asthma)
Verdauungsschwierigkeiten
Störungen des Drüsengleichgewichts
Fettsucht
Arteriosklerose
Altersbeschwerden
Prostata-Erkrankungen
Impotenz
Diabetes
Entzündungen der Lymphwege, Rachitis
äußerliche Anwendung: Abszesse, Furunkel, Insekten- und
Wespenstiche, Warzen, Schwerhörigkeit

Zypresse

Hämorrhoiden, Krampfadern
Eierstockbeschwerden (schmerzhafte Menstruation, Genital-
blutungen)
Beschwerden während der Post-Menopause
Keuchhusten, Krampfhusten, Krämpfe
Grippe
Bettnässen, Rheuma
allgemeine Reizbarkeit, besonders auch des Nervensystems
Krebs (?)

5

Einzelstudien der Essenzen

Ein Hinweis

In den vorausgegangenen Auflagen dieses Buches hatte ich empfohlen, die Essenzen tropfenweise auf einem Stück Zucker einzunehmen. Da ein Übermaß an Zucker gesundheitsschädlich ist, empfehle ich in dieser Auflage, die Tropfen mit etwas Honig in einem halben Glas heißen Wassers aufzulösen.

Verwendete Abkürzungen

ä. Ö. = ätherisches Öl
M. T. = Muttertinktur (siehe die Definition des Wortes Tinktur in Kapitel 11)
ml   = Milliliter (1/1000 Liter)
mg   = Milligramm (1/1000 Gramm)
Tr.   = Tropfen
TL   = Teelöffel
EL   = Eßlöffel

Um die Berechnungen zu vereinfachen, hier noch ein Hinweis: 50 Tropfen einer aromatischen Essenz entsprechen ungefähr einem Gramm.

Grüner Anis *Pimpinella anisum*
Doldenblütler

VERWENDETE TEILE:
Samen, Essenz

WICHTIGSTE BEKANNTE BESTANDTEILE:
Essenz (Anethol, Methylchavicol, Terpene), Stärke, Zucker, Cholin, Apfelsäure, Harze ...

EIGENSCHAFTEN:

Innerlich:

krampflösend

magenstärkend

blähungsverhindernd

allgemein anregend (bei Herz, Lunge, Verdauung gleichzeitig auch beruhigend)

die Muttermilchproduktion unterstützend

aphrodisisch (?)

harntreibend

bei starker und langanhaltender Dosierung wirkt grüner Anis wie eine Droge, verlangsamt den Blutkreislauf, führt zu Muskelschwäche, Blutandrang im Gehirn und zu den Beschwerden, die Alkohol-Mißbrauch zur Folge hat.

ANWENDUNGSGEBIETE:

Innerlich:

nervöse Verdauungsbeschwerden, Blähsucht, Luftschlucken, nervöses Erbrechen

Migränen, Schwindelanfälle und Augenflimmern, die auf Verdauungsstörungen zurückzuführen sind

schmerzhafte Monatsblutungen

Koliken bei Kindern

Herz- und Kreislauferregung *(falsche Brustangina,* Herzklopfen)

Asthma, Bronchialkrämpfe, Husten

ungenügende Muttermilchproduktion

Impotenz, Frigidität (?)

verminderte Harnabsonderung

Äußerlich:

wird in Zahnpasten verwendet

ANWENDUNGSARTEN:

Kräutertee: 1 TL auf 1 Tasse kochendes Wasser, 1 Tasse nach jeder Mahlzeit

Pulver: 0,20 bis 2 g täglich in Kapseln

Tinktur: 1 bis 3 g pro Tag (1 g = 50 Tr.): Kinder 10 bis 20 Tr. pro Tag

alkoholische Lösung: 5 bis 15 g (bei einer 2%igen Lösung mit Alkohol zu 90%)

121

Anissirup: für Kinder 30 bis 60 g pro Tag (Einzeldosis: 1 TL)
Balsam aus Schwefel und Anis (Lungenbeschwerden):
Schwefel 1 g, Essenz aus grünem Anis 4 g, 4 bis 6 Tr., in einem
Getränk verdünnt

Krampflösender Tee:
Essenz aus grünem Anis 10 Tr., geschwefelter Äther 20 Tr.,
Sydenhamsches Laudanum 12 Tr., Mohnsirup 50 g, Sternanis-
tee 150 g

Anislikör:
Zerstoßener Anissamen 40 g, Zimt 1 g, Zucker 500 g, Schnaps
1 l
6 Wochen stehen lassen. Filtern. Nach den Mahlzeiten 1 Glas
trinken (verdauungsfördernd, hilft Blähungen zu vermeiden).

Notabene: Die Samen von Anis, Kümmel, Koriander und Fenchel verhindern Blähungen; in einer Mischung aus gleichen
Teilen verwenden.

Gewöhnliches Basilikum *Ocimum basilicum*
Lippenblütler
Es gibt ungefähr 150 Basilikum-Arten (mit Anisgeschmack, mit
Blättern in Form von Lattich oder Nesseln usw.); kommt in fast
allen Erdteilen vor. Beheimatet in Asien.
Volkstümliche Namen: Braunsilge, Josefskräutlein, Hirnkraut,
Königskraut, Königsbalsam, Nelkenbasilie

VERWENDETE TEILE:
Blütenspitzen und Essenz, die mit Hilfe von Dampf aus den
Blättern destilliert wird

WICHTIGSTE BEKANNTE BESTANDTEILE:
Ätherisches Öl: Ocimen, Linalol, Estragol

EIGENSCHAFTEN:
stärkend (vor allem die Nerven, laut Bodart), die Nebennierenrinde anregend
krampflösend
magenstärkend
darmreinigend
das Einsetzen der Monatsblutung fördernd

Innerlich:
Nervenschwäche (geistige Überanstrengung)
Angstzustände
nervöse Schlaflosigkeit
Magenkrämpfe, Verdauungsschwierigkeiten
Darminfektionen
Keuchhusten
Schwindelanfälle
Migränen
Epilepsie (laut Pline)
Lähmungserscheinungen, Gicht
ungenügende Menstruationen

ANWENDUNGSARTEN:
Innerlich:
Kräutertee: 1 TL auf 1 Tasse kochendes Wasser, 1 Tasse nach
jeder Mahlzeit (verdauungsfördernd)
Essenz: 2 bis 5 Tropfen täglich in einer alkoholischen Lösung
oder mit Honigwasser
süßes krampflösendes Mittel
Basilikum-Essenz 1 g, Majoran-Essenz 1 g, zerstoßener Zucker
50 g, ½ bis 1 TL in einer Tasse Lindenblütentee nach den
Mahlzeiten

Äußerlich:
zu Pulver zerstoßene getrocknete Blätter: Niespulver bei Verlust
des Geruchssinns nach chronischem Schnupfen
Essenz oder zerriebene frische Blätter auf Insektenstichen oder
Schlangenbissen (nur als zusätzliche Hilfsmaßnahme!)

Notabene: Basilikum kann bei der Zubereitung von Speisen
Thymian ersetzen. Vor allem in Suppen, Salaten, Rohkost
entfalten sich seine antiseptischen Tugenden.

Bergamotte *Citrus bergamia*
Rautengewächs

Abart des Zitronenbaumes

VERWENDETE TEILE:
Die Essenz, die aus der äußeren Schale des Samengehäuses der

frischen Frucht gepreßt wird. 100 kg Frucht ergeben ungefähr 500 g Essenz. Der Fruchtbrei dient zur Herstellung von Zitronensäure.

WICHTIGSTE BEKANNTE BESTANDTEILE:
Essenz (Linalylazetat, 35–45%, rechtsdrehendes Limonen, Linalol . . .)

EIGENSCHAFTEN:
antiseptisch
krampflösend
magenanregend
wurmtreibend

ANWENDUNGSGEBIETE:
Appetitlosigkeit
Darmkoliken und -infektionen
Verdauungsprobleme
Darmparasiten

ANWENDUNGSARTEN:
Essenz: 0,05–0,30 g täglich (1 g = 50 Tropfen)

Notabene: Bergamotte wird, außer in der Heilkunde, vor allem zur Herstellung von Parfüm und Feingebäck verwendet. Manche Sorten Kölnisch Wasser beinhalten Bergamotte (synthetisches oder natürlich hergestelltes). Wenn dieses Kölnisch Wasser vor dem Sonnenbad mit der Haut in Berührung kommt, können Flecken entstehen, die unter Umständen Monate und Jahre bleiben.

Bergbohnenkraut *Satureia montana*
Lippenblütler

Volkstümliche Namen: Pfefferkraut, Weinkraut, Herzensfreund. Ursprünglich in der bergigen Gegend des Mittelmeerraumes zu Hause; liebt Feuchtigkeit und kalte Winter. Auch heute noch ist es in Südfrankreich weit verbreitet; wächst auch gern in Lavendel- und Thymianfeldern.

In der Antike genoß es bereits hohes Ansehen. Es ist ein wichtiger Bestandteil von Verdauungslikören und bestimmten Wundheilmitteln, z. B. von Alkohol, der zur Wundbehandlung bestimmt ist.

Die ganze Pflanze, Blütenspitzen, Essenz
In der Küche wird es aufgrund seines Aromas und der die Fäulnisprozesse bekämpfenden Eigenschaften geliebt; so gehört es unbedingt an Wild, das längere Zeit gelagert werden soll. Auch bei Rohkostgerichten, stark stärkehaltigen Speisen und bei Tomatensaucen (zusammen mit Salbei) wird es gern verwendet.

Die *Essenz* wird durch Destillation gewonnen. Sie enthält Pinen, bis 30–40% Carvacrol, 20–25% Zymen, 40–50% Terpene, Cineol und wenig Thymol.

EIGENSCHAFTEN:
Innerlich:
verdauungsfördernd
anregend
krampflösend
blähungsverhindernd
stark antiseptisch, verhindert Fäulnisprozesse
wurmtreibend
schleimlösend

Äußerlich:
wundheilend

ANWENDUNGSGEBIETE:
Innerlich:
Verdauungsschwierigkeiten, Magenschwäche
geistige und sexuelle Schwächezustände
nervöse Magenbeschwerden
Darmkrämpfe
Darmparasiten
Darmgärungen, Blähungen
in Deutschland auch bei Durchfällen
Asthma, Bronchitis

Äußerlich:
Wunden
Insektenstiche
Schwerhörigkeit

ANWENDUNGSARTEN:

Innerlich:

Kräutertee aus den Blütenspitzen: 5 g auf eine Tasse kochendes Wasser. Zehn Minuten ziehen lassen. 3 Tassen täglich vor oder nach dem Essen.

Essenz: 3 bis 5 Tr. in Honigwasser zwei- bis dreimal täglich nach dem Essen.

Äußerlich:

Als Infusion aus der ganzen Pflanze: 25 bis 30 g pro l Wasser. Als Lotion oder in Kompressen auf Wunden.

gegen die *Schwerhörigkeit:* 3 bis 4 Tr. Pflanzensaft dreimal täglich ins Ohr träufeln, einmal vor dem Schlafengehen.

Notabene: Der Sud des Bergbohnenkrautes mit Wein vermengt wurde früher als Mundwasser und bei Geschwüren im Rachenraum benutzt. Auch Zahnschmerzen wurden mit der Essenz behandelt: Man rieb den von Karies befallenen Zahn mit etwas Essenz ein und träufelte einen Tropfen ins Ohr.

Gartenbohnenkraut *(Satureia hortensis)* hat vergleichbare, aber schwächere Eigenschaften.

Neue Erkenntnisse

Obwohl das Bohnenkraut nicht zu den offiziell anerkannten Heilpflanzen gehört, haben Wissenschaftler in Montpellier vor kurzem eine sehr interessante Studie über die bakterien- und pilzbekämpfende Eigenschaft von Bohnenkraut-Essenz veröffentlicht[*] und sie mit den Essenzen von Thymian, Rosmarin, verschiedenen Lavendel-Arten und dem Lavandin verglichen.

Sie haben bewiesen, daß die Bohnenkraut-Essenz anderen Essenzen als Bakterienbekämpfer weit überlegen ist.

Diese Ergebnisse sollten bei der Behandlung von Infektionskrankheiten nicht außer acht gelassen werden.

Ich habe über diese neue Entdeckung in meinem Artikel ›Das Bohnenkraut, ein wunderbares Antibiotikum‹ geschrieben.

---

[*] *Place de l'essence de Satureia montagna dans l'arsenal thérapeutique* (Platz der Essenz der Satureia montana im therapeutischen Arsenal) von J. Pellecuer, Madame Allegrini, Madame Simeon de Buochberg und J. Passet (Laboratoire de Botanique et Cryptogamie, Faculté de Pharmacie de Montpellier) in *Plantes medicinales et Phytothérapie*, 1975, Band IX, Nr. 2.

Hier einige Auszüge:

»*Wir könnten diesen Aufsatz folgendermaßen überschreiben: ›Kann man auf Antibiotika verzichten?‹ Unsere Leser wissen bereits seit langer Zeit, daß kräftige Antibiotika in ungefähr 1200 Pflanzen sowie vielen Gewürzen und bestimmten Gemüsen (Knoblauch, Zwiebel) vorkommen. Zu den aromatischen Essenzen, die über diese bakterienbekämpfenden Eigenschaften verfügen, zählen die des Thymians, Lavendels, Rosmarins ... beinahe alle.*

J. Pellecuer und seine Mitarbeiter haben eine bemerkenswerte Studie über die bakterien- und pilzbekämpfende Wirkung der Satureia montana-Essenz veröffentlicht und sie dabei mit den Essenzen anderer Lippenblütler, deren Eigenschaften seit langem bekannt sind, verglichen. Sie betonen die Überlegenheit der Bohnenkraut-Essenz gegenüber den anderen getesteten Essenzen (Thymus vulgaris L., Rosmarinus officinalis L., Lavandula vera DEC., Lavandula latifolia Vill. und Lavandin).«

Hier einige Auszüge aus dem Forschungsbericht:

»Viele antiseptische Mittel werden auf der Basis von Lippenblütler-Essenzen hergestellt, deren heilende Eigenschaften nicht mehr bewiesen werden müssen. Doch die Essenz des Bergbohnenkrauts wird bei keinem dieser Mittel verwendet. Diese Bergpflanze ist im Süden und Südwesten Frankreichs weit verbreitet.

Unter den Lippenblütler-Essenzen werden die von Thymian und Lavendel am häufigsten verschrieben. Aus diesem Grund wählten wir die beiden, zusammen mit der des Rosmarins, um sie mit der Bergbohnenkraut-Essenz zu vergleichen.

Die angewandte Methode entspricht wissenschaftlichen Standpunkten (...) 14 Mikrobenstämme, die aus eiternden Wunden (Milzbrand, Zahnfäule, Dickdarm-, Lymphgefäß- und Blasenentzündungen) stammen, wurden untersucht.

Desgleichen suchten wir 11 verschiedene Pilzstämme, z. B. verschiedene Arten der Candida, Trichophyten und Aspergilla.«

Hier die Schlußfolgerung der Autoren:

»Der Vergleich der bakterienbekämpfenden Eigenschaften beweist, daß das ätherische Öl des Bergbohnenkrautes in einer

Verdünnung, die zwei- bis zwanzigfach geringer ist als die von echtem Lavendel, Speik, Lavandin und Rosmarin, wirkt.

Die Thymian-Essenz ist im Vergleich zu der des Bergbohnenkrautes zwei- bis achtfach schwächer. Bei einigen Krankheitskeimen allerdings hat sie die gleiche Kraft und nur einmal (bei der *Candida pelliculosa)* war sie stärker wirksam.

Das ätherische Öl der *Satureia montana L.* hat folglich eine mikroben- und pilzbekämpfende Kraft, die der anderer Lippenblütler überlegen ist.

Daraus ergeben sich neue Perspektiven für diese ›einfache‹ Pflanze aus dem Mittelmeergebiet, die bisher nicht beachtet wurde. Wir versuchen, den Anbau dieser Pflanze in größerem Stil anzuregen, so daß ihre Verwendung in der Arzneimittelindustrie gewährleistet werden kann.«

Bitterorange oder Pomeranze *Citrus aurantium, var, amara* Rautengewächs

Stammt aus China. Wächst in Südfrankreich, Süditalien, Sizilien, Algerien, der Iberischen Halbinsel, Mexiko, Kalifornien, Südamerika und in bestimmten Regionen des Indischen Ozeans.

Durch Veredelung gelang es den Züchtern, den *Citrus aurantium,* die süße Orange, zu entwickeln.

VERWENDETE TEILE:
Essenz der Orangenblüten (auch *Neroli-Essenz* genannt), die durch Dampfdestillation der frischen Blüten gewonnen wird. Aus 1 Tonne Blüten erzielt man ungefähr 1 kg Essenz, wobei ein Baum bis zu 30 kg Blüten pro Jahr liefern kann.

WICHTIGSTE BEKANNTE BESTANDTEILE:
30% Linanol, Geraniol, Nerol, Benzoe-, Anthranyl- und Phenolester, Spuren von Indol und Jasmon.

EIGENSCHAFTEN:
setzt die Amplitude der Herzkontraktionen herab
vermindert die Empfindlichkeit des sympathischen Nervensystems, leichtes Betäubungsmittel

ANWENDUNGSGEBIETE:
Herzkrämpfe, Herzklopfen
chronischer Durchfall, Schlaflosigkeit

ANWENDUNGSART:
1 bis 3 Tr. mehrmals täglich mit etwas Honig

Notabene:
1. Aus den Blüten wird auch das destillierte Orangenblütenwasser gewonnen.
2. Aus der nicht eßbaren Schale gewinnt man die Bitter-
orangen-Essenz.
3. Aus der süßen Orange wird die *Portugal-Essenz* gewonnen.
In diesem Zusammenhang Auszüge aus dem Artikel von J.
Bosse, der in der 1. Nummer der Zeitschrift *Journal du Docteur
Nature* (Frühjahr 1974) erschienen ist:
»Der *Bitterorangenbaum* liefert uns nicht nur die Blüten, die
als Symbol der Reinheit gelten; alle Bestandteile dieses außergewöhnlichen Baumes können nutzbringend für das Wohlergehen
der Menschen eingesetzt werden.«
Beginnen wir unsere Detailbetrachtung mit dem *Holz:*
Da es sehr hart und widerstandsfähig ist, wird es seit mehr als
hundert Jahren zur Herstellung von Werkzeuggriffen verwendet
(Schaufeln, Spaten, Sensen, Hämmer usw.).
Die *Blätter:*
Damit der Baum in ausreichender Anzahl Blüten und Früchte
produziert, muß er alle zwei Jahre gestutzt werden; dabei
werden alte Äste entfernt und störende junge Triebe abgeschnit-
ten. Aus diesen wird eine Essenz destilliert, die sowohl in der
Arzneimittel- wie auch in der Parfümherstellung Verwendung
findet (vor allem als Basis für Kölnisch Wasser).
Die Blätter, vor allem von den jungen Trieben, werden
einzeln und mit größter Vorsicht von Ende November bis Mitte
Februar gepflückt und im Schatten getrocknet. Als Heiltee
wirken sie ausgezeichnet bei Verdauungsbeschwerden, haben
aber auch beruhigende, kräftigende, fiebersenkende und die
Schweißabsonderung fördernde Eigenschaften. Ein Heiltee aus
$2/3$ Rinde und $1/3$ Blätter stimuliert den Intellekt, verstärkt das
Gedächtnis und gibt wieder Freude an der Arbeit.
Die *Frucht* des Bitterorangenbaumes wird auf die vielfältigste
Art und Weise verarbeitet. Das Besondere daran ist, daß man
nicht nur die ausgewachsenen, reifen Früchte verwendet, sondern bereits die kleinen. Sobald sie die Größe von Murmeln
erreichen, wird ein Teil geerntet. In Zucker kandiert, werden sie

von Feinschmeckern sehr geschätzt; in Alkohol eingelegt, stellen sie ein ausgezeichnetes Verdauungsmittel nach einem reichhaltigen Mahl dar.

Die *Schale* der Bitterorange. Wenn die Frucht ihre endgültige Größe erreicht hat, aber noch grün ist, wird ein Teil geerntet. Dann werden lange Bänder abgeschält, die an Schnüre oder Schilfrohr gehängt und vor Sonne geschützt in kühler Luft trocknen müssen, damit sie ihre grüne Farbe beibehalten.

Diese so getrockneten Schalen sind Basis zur Herstellung vieler Aperitifs oder Verdauungsliköre und werden häufig mit dem Holz des Cola-Baumes, Chinin und verschiedenen Wermut-Arten kombiniert.

Einer der berühmtesten Liköre, der *Curaçao triple sec* wird auf der Basis von getrockneten und dann infusierten Bitterorangen-Schalen hergestellt, ebenso der weltbekannte *Fernet-Branca*.

Die vollreifen Früchte werden möglichst noch am Produktionsort zu Bitterorangenkonfitüren oder -gelees verarbeitet.

Das *Fleisch* der reifen Bitterorangen enthält Zitronensäure und wird in der Arzneimittelherstellung (für die Produktion von verdauungsfördernden Salzen) und von der Getränkeindustrie zur Herstellung von kohlesäurehaltigen Limonaden verwendet.

Ein frischgepreßter Orangensaft enthält viel natürliches Vitamin C, erfrischt und kräftigt den Organismus und hilft bei der Ausscheidung von Schlacken. Das *Zitral,* das sowohl in Orangen wie in Zitronen vorkommt, ist ein ausgezeichnetes Mittel für die Hautregeneration, wird bei vorzeitiger Glatzenbildung geschätzt, hilft bei Vorbeugungsmaßnahmen gegen Karies und unterstützt die Calziumanreicherung des Knochengewebes.

Getrocknete und gemahlene Orangenkerne ergeben einen ausgezeichneten Heiltee bei Verstopfungen.

Knospen, Blüten und Blütenblätter der Bitterorange

In ihnen finden sich Bestandteile, die bei körperlicher und geistiger Ermüdung, Überbeanspruchung, Nervosität und Bluthochdruck ausgezeichnete Dienste leisten.

Die *Blüten der Bitterorange* werden wie die Blätter mit Hilfe von Wasserdampf destilliert. Die so erzielte Essenz, auch Neroli-Essenz oder Neroli-Öl genannt, hat einen milden, berauschenden Duft und wird für die besten Kölnisch Wasser und für teure Parfüms verwendet.

Eine Tonne Blüten ergibt im Durchschnitt zwischen 0,7 und 1,2 kg Essenz. Die Herstellungskosten betragen pro kg ca. 12000 französische Francs.

In der Praxis hat es sich eingebürgert, auf das Wort ›destilliert‹ zu verzichten und die Lösung nur als Orangenblütenwasser zu bezeichnen.

Die auf Rosten im Schatten luftig getrockneten Blüten verlieren nur Wasser und Pflanzensaft; die in ihnen enthaltene Essenz bleibt vollständig erhalten (allerdings nur bei schonender Trocknung!). Heiltees aus getrockneten Blüten sind also voll wirksam.

Anwendungsgebiete: Herzkrämpfe, Herzklopfen, Krämpfe allgemein, chronischer Durchfall, Glieder- und Muskelsteifheit, Schlaflosigkeit, Beklemmungszustände, depressive Zustände. Regt darüber hinaus den Appetit an und wirkt verdauungsfördernd.

Bei nervösen *Babys und Kleinkindern* bewirkt ein Heiltee (2 EL Orangenblüten auf ein Fläschchen) als *Beruhigungsmittel* Wunder, und manchmal hilft es auch bei unerklärlichen Magenschmerzen, von denen Kinder oft befallen werden (obwohl es sicher notwendig ist, in bestimmten Fällen den Rat eines Arztes einzuholen).

Der botanische Name der süßen Orange lautet *Citrus sinensis* (unsere Apfelsine).

Rechtsdrehendes Borneol oder Kampfer aus Borneo

Er wird von einem Baum gewonnen, dem *Dryobalanops camphora,* der wild auf Borneo und Sumatra wächst. Die Malaien nennen ihn Capur barros.

Nur der alte Baum sondert das Borneol unter der Rinde in kristallisiertem Zustand und in unterschiedlichen Mengen ab. Der junge Baum liefert eine gelb-klare Flüssigkeit, den sogenannten ›flüssigen Kampfer‹.

WICHTIGSTE BEKANNTE BESTANDTEILE:
Ein Alkohol, der sich grundsätzlich vom japanischen Kampfer unterscheidet, da dieser ein Keton ist. Alle Ketone weisen eine gewisse Giftigkeit auf (die wohlbekannte Giftigkeit der Wermut-, Heiligenkraut- und Rauten-Essenzen ist auf deren Ketongehalt zurückzuführen).

Das Borneol, das lange vor dem Kampfer bekannt war, gilt seit der Antike als Wunderheilmittel. Jahrhunderte hindurch stand es vor allem bei Pestepidemien in hohem Ansehen.

In einer erst kürzlich in Italien gefundenen Vase haben sich pflanzliche Substanzen, die in Borneol aufbewahrt worden waren, mehr als 2000 Jahre erhalten.

Aufgrund seines Aussehens und seines Geruchs wird er häufig mit dem japanischen Kampfer, der wesentlich billiger ist, verwechselt. Dabei ist das Borneol völlig ungiftig, zudem als Antiseptikum sehr viel wirksamer. Das Borneol ist gleichzeitig ein allgemein anerkanntes Stärkungsmittel, was man vom japanischen Kampfer nicht behaupten kann.

EIGENSCHAFTEN:
Innerlich und äußerlich:
starkes *Antiseptikum*
allgemeines *Stärkungsmittel,* vor allem auch für das Herz
die *Nebennierenrinde* anregend
setzt allgemein die Empfindlichkeit herab

ANWENDUNGSGEBIETE:
depressive Zustände
Infektionskrankheiten

ANWENDUNGSARTEN:
in Verbindung mit anderen Essenzen (0,25 bis 0,50%) oder stark verdünnt als intramuskuläre Spritze
auch als Äther, als Borneol-Isovalerianat (Bornyval) in Perlen von 0,25 cg, 3 bis 5 Perlen pro Tag, als *Beruhigungsmittel,* das ähnlich wirkt wie Baldrian.

Notabene: Zahlreiche Essenzen aus heimischen Pflanzen (Rosmarin, Ysop ...) enthalten ebenfalls Borneol.

Cajeput *Melaleuca leucadendron*
Myrtengewächs

Ein auf den Philippinen, den Molukken, auf Celebes und in Malaysia weitverbreiteter Baum.

VERWENDETE TEILE:
Die Essenz, die durch Dampfdestillation aus den Blättern und Knospen des Cajeput gewonnen wird.

132

60 bis 70% Cineol, linksdrehendes Pinen (die Myrtenheide enthält rechtsdrehendes Pinen), Terpineol, Aldehyde ...

EIGENSCHAFTEN:
allgemeines Antiseptikum (Lunge, Verdauungstrakt, Harnwege)
krampflösend, schmerzlindernd
wurmtreibend

ANWENDUNGSGEBIETE:
Innerlich:
Dünndarmentzündungen, Ruhr
Blasenentzündungen, Harnröhrenentzündungen
chronische Lungenleiden (Bronchitis, Tuberkulose)
chronische Kehlkopf- und Rachenentzündungen
Magenkrämpfe, nervöses Erbrechen
Asthma
schmerzhafte Monatsblutungen
Rheuma, Gicht
Hysterie, Epilepsie
Darmparasiten

Äußerlich:
Zahn- und Ohrenschmerzen
chronische Kehlkopfentzündung
rheumatische Schmerzen
Wunden
Hautkrankheiten (Schuppenflechte, Akne ...)

ANWENDUNGSARTEN:
Innerlich:
Essenz: 2 bis 5 Tr., drei- bis fünfmal pro Tag in Alkohol oder mit Honig

Äußerlich:
Essenz als Inhalation (Kehlkopfentzündungen)
Salbe in einer Verdünnung von $\frac{1}{5}$ oder $\frac{1}{10}$ oder alkoholische Lösung zum Einreiben bei rheumatischen Schmerzen, zum Einreiben des Unterleibs bei Wurmbefall, bei Hautkrankheiten und Wunden.
Bei Zahnschmerzen: 1 Tr. Essenz auf den kariösen Zahn.
Bei Ohrenschmerzen: Watte, mit Essenz getränkt, ins Ohr einführen.

Estragon *Artemisia dracunculus*
Korbblütler

Ein Würzkraut, mit dem Beifuß verwandt, das so stark ist, daß es unter Umständen Salz, Pfeffer und Essig ersetzen kann.
Die Essenz wird durch die Destillation der Pflanze gewonnen.

WICHTIGSTE BEKANNTE BESTANDTEILE:
Estragol (60–70%), 15 bis 20% Terpene: Ocimen, Phellandren ...

EIGENSCHAFTEN:
allgemein anregend, besonders aber verdauungsfördernd
appetitanregend
magenstärkend
krampflösend
antiseptisch (innerlich)
blähungsbekämpfend
das Einsetzen der Monatsblutung fördernd
wurmtreibend
krebsbekämpfend (?)

ANWENDUNGSGEBIETE:
Appetitlosigkeit
Verdauungsstörungen, Magenbeschwerden
neuro-vegetative Dystonien
Schluckauf, Luftschlucken
Blähungen, übelriechende Gärungsprozesse
Menstruationsbeschwerden
Darmparasiten
rheumatische Beschwerden
krebsbekämpfend (?)

ANWENDUNGSARTEN:
bei der Ernährung (Salate, Rohkost, Fischgerichte)
als Heiltee: 25 bis 30 g pro l Wasser; zehn Minuten ziehen lassen. Nach dem Essen oder tagsüber.
Essenz: 2 bis 3 Tr. in alkoholischer Lösung oder mit Honig, drei- bis viermal täglich.

Notabene:
1. Die krebsbekämpfende Eigenschaft des Estragons wird von verschiedenen Autoren bestätigt.

2. Kranke, die salzlos leben müssen, finden im Estragon einen ausgezeichneten Ersatz.

3. Bei Schluckauf: Ein Estragon-Blatt kauen oder 3 bis 4 Tr. Estragon-Essenz auf einem Stück Würfelzucker einnehmen. Ich garantiere Ihnen einen 100%igen Erfolg.

Eukalyptus *Eucalyptus globulus*
Myrtengewächs

Es gibt ungefähr 300 Eukalyptus-Arten; 50 davon wachsen an der Mittelmeerküste.

Er stammt aus Australien und Tasmanien, ist aber heute in allen Mittelmeerländern verbreitet.

Er wird als Heiltee (Blätter, Knospen), Inhalation (Blätter, ätherisches Öl) oder zum Einnehmen (ebenfalls ätherisches Öl, in der Regel zusammen mit anderen Essenzen) verschrieben.

WICHTIGSTE BEKANNTE BESTANDTEILE:
Tannine, Essenz, zusammengesetzt aus 80 bis 85% Eukalyptol, Phellandren, Aromadendren, Eudesmol, Pinen, Camphen, baldriansaure, buttersaure und capronsaure Aldehyde, Äthyl- und Amylalkohole ...

Die Essenz wird mit Hilfe von Dampfdestillation aus den Blättern gewonnen.

Die ausgezeichnete antiseptische Wirkung des Eukalyptols auf die Lunge ist seit langem bekannt.

EIGENSCHAFTEN:
Innerlich:
allgemein antiseptisch, besonders aber die Luft- und Harnwege betreffend
balsamisch (hustenstillend, schleimlösend)
blutzuckersenkend (Faulds, Trabut)
rheumabekämpfend
fiebersenkend
wurmtreibend
anregend

Äußerlich:
keimtötend (das Versprühen einer 2%-Eukalyptus-Essenz-Emulsion tötet 70% der schwebenden Staphylokokken)
parasitenbekämpfend

wundheilend
vorbeugend bei ansteckenden Krankheiten, insbesondere bei
Lungenkrankheiten
mückenvertreibend

ANWENDUNGSGEBIETE:

*Erkrankungen der Luftwege: chronische oder akute Bronchitis,
Grippe, Lungentuberkulose,* Lungengangrän, Asthma, Husten
Harnwegserkrankungen: *verschiedene Infektionen, besonders
durch Kolibakterien hervorgerufene*
Diabetes
verschiedene Krankheiten und Fieberzustände: Malaria, Ty-
phus, Röteln, Scharlach, Cholera (Vorbeugung bei Scharlach
und Röteln nach der Methode von Milne)
Rheuma, Neuralgien
Darmparasiten: Spulwürmer, Madenwürmer
Migräne
allgemeine Erschöpfungszustände

Äußerlich:
Verletzungen, Verbrennungen, begünstigt als Verband die Bil-
dung von neuem Gewebe
Lungenkrankheiten, Grippe (siehe unter NB die Milne-Methode)
Stirnhöhlenentzündungen
Läusebefall (nach Sergent und Holey)
vertreibt Mücken

ANWENDUNGSARTEN:
Innerlich:
Heiltee: 3 bis 4 Blätter (oder 1 EL kleingeschnittene Blätter) pro
Tasse. Eine Minute kochen und zehn Minuten ziehen lassen.
3 bis 5 Tassen täglich.
Pulver (aus den Blättern): 6 bis 10 Kapseln mit 0,50 g.
in alkoholischer Lösung: 2 bis 4 g pro Tag in einem Getränk
(Kinder: 5 Tr. pro Lebensjahr täglich)
Tinktur ($\frac{1}{5}$: 1 bis 10 g pro Tag, in einem Getränk aufgelöst.
Sirup (Codex): 30 bis 100 g täglich (20 g = 0,7 g Eukalyptus-
blätter.
Ätherisches Öl: entweder in Tropfenform (2 bis 5 Tr. zwei- bis
dreimal täglich in einer alkoholischen Lösung oder mit Honig).
52 Tr. entsprechen 1 g; Maximaldosis pro Tag: 2 bis 3 g
als Kapseln oder Perlen von 0,10 bis 0,20 g (0,20 bis 2 g täglich)

Äußerlich:
Heiltee, der in Zimmern versprüht wird (10 g auf 1 l)
Essenz: als Inhalation (10 bis 15 Tr. auf 1 Schale kochendes Wasser)

Inhalationsmischung (gegen Grippe, Stirnhöhlenentzündung, Bronchitis)
Lavendel-Essenz 1 g, Fichtennadel-Essenz 1 g, Thymian-Essenz 2 g, Eukalyptus-Essenz 4 g, Alkohol (90%) ausreichend für 150 ccm, 1 TL bis 1 EL auf eine Schale kochendes Wasser, 2 bis 3 Inhalationen täglich während 1 bis 2 Wochen.

Inhalationstabletten:
Menthol 0,001 g, Eukalyptus-Essenz 0,06 g, Thymian-Essenz 0,03 g, Benzoeharz-Tinktur 0,03 g, auf eine Tablette. 1 bis 2 Tabletten in einer Schale mit sehr heißem Wasser auflösen.
Wunden: Heiltee, verdünnte Essenz.

Verbrennungen: ölhaltige, antiseptische Mischung (entwickelt im Hôpital Broussais):
Eukalyptus- und Thymian-Essenz je 2 g, Rosmarin und Lavendel-Essenz je 3 g, Menthol 0,50 g. Methylsalicylat 1 g, Beruhigungsbalsam 100 g, Nelkenöl 1000 g, für Verbände.

Desinfizierende Mischung:
Eukalyptus-Essenz 15 g, Phenol 15 g, Terpentin-Essenz 100 g im Zimmer verdunsten lassen (z. B. auf Kompressen).

Lotion zur Mückenabwehr:
Eukalyptus-Essenz 3,5 g, Geranium-Essenz 2,5 g, Zitronenmelissen-Essenz 3,5 g, Alkohol (90%) für 90 ml, auf entblößte Körperstellen auftragen. Noch besser ist ›Stop-Insectes‹ (in Frankreich beziehbar bei Phyto-Est, 4, rue Girlenhirsch, 67400 Illkirch-Graffenstaden, Tel.: CO 33 88/67 12 22).

Notabene: Methode nach Milne: Zu Behandlung von Fieber, das mit Ausschlägen verbunden ist, besonders von Röteln und Scharlach. Verhütet Ansteckungen, ohne daß der Kranke isoliert werden müßte. Sie besteht in der wiederholten Einpinselung der Mandeln und des Rachens mit einem 10%igen Phenol-Öl, der Einpinselung der Haut mit reiner Eukalyptus-Essenz. Der Kopf des Kranken wird durch ein Tuch geschützt, das immer wieder mit Eukalyptus-Essenz besprüht wird.

Fenchel *Foeniculum vulgare (anethum foeniculum)*
Doldenblütler

Volkstümliche Namen: Brotsamen, Fenikel, Fenis, Fenkel, Frauenfenchel

Man unterscheidet zwei Arten: den milden Fenchel und den süßen oder florentinischen, den man am besten wie gekochten Sellerie ißt.

Anbaugebiete: Mittelmeerraum, Zentraleuropa, Indien, Japan, Asien, Amerika

VERWENDETE TEILE:
Wurzeln, Samen, Blätter, Essenz, die mit Hilfe von Dampfdestillation aus dem zerstoßenen Samen gewonnen wird.

WICHTIGSTE BEKANNTE BESTANDTEILE:
Ätherisches Öl: 50–60% Anehol, Fenon, Estragol, Kamphen, Phellandren ...

EIGENSCHAFTEN:
(analog zu denen von Anis, Kümmel und Koriander):

1. Wurzel
harntreibend, Natriumchlorid entziehend, die Stickstoffausscheidung fördernd (H. Leclerc), für »die, die nur tröpfchenweise pissen können« (Dioskurides).
appetitanregend
blähungsbekämpfend
das Einsetzen der Menstruation fördernd

2. Samen und Essenz
appetitanregend
verdauungsfördernd
harntreibend, die Stickstoffausscheidung fördernd, Natriumchlorid entziehend
allgemein stärkend
das Einsetzen der Menstruation fördernd
schleimlösend
krampflösend
die Muttermilchproduktion fördernd
abführend
wurmtreibend

138

ANWENDUNGSGEBIETE:
Innerlich:

1. Wurzel
verminderte Harnausscheidung
Harnsteine
Entzündungen der Harnwege
Gicht

2. Samen und Essenz
Blähungen
Appetitlosigkeit
Schwäche der Verdauungsorgane, schwierige Verdauung
Luftschlucken
verminderte Harnausscheidung, Harnsteine, Gicht
unzureichende Menstruation
Lungenkrankheiten
Grippe (vor allem vorbeugend)
Magenschmerzen, nervöses Erbrechen
ungenügende Muttermilchproduktion
Darmparasiten

Äußerlich:
geschwollene Brüste, blutunterlaufene Stellen, Tumore (Blätter)
Schwerhörigkeit
Pflege des Zahnfleisches

ANWENDUNGSARTEN:

1. Wurzel:
Sud: 25 g auf 1 l Wasser. 2 Minuten kochen und 10 Minuten
ziehen lassen. Drei Tassen täglich (verminderte Harnausscheidung, Gicht)
Sirup aus 5 Wurzeln: kleine Stechpalme, wilder Sellerie (Eppich), Petersilie, Fenchel, Spargel: 60 bis 100 g täglich (harntreibend).

2. Samen
in Pulverform: 1 bis 4 g pro Tag
Heiltee: 1 TL pro Tasse. 10 Min. ziehen lassen. 1 Tasse nach
jeder Mahlzeit.
Grippevorbeugung: Fenchelsamen kauen.

3. Essenz:
ätherisches Öl: 1 bis 5 Tr. täglich in Honig aufgelöst.
blähungsbekämpfende Mischung:
Fencheltinktur, Kümmeltinktur, Engelwurztinktur, Koriander-
tinktur, je 5 g.
50 Tr. in einem TL Wasser oder dünnem Tee aufgelöst nach den
Mahlzeiten.
Diätgetränk bei Harnsteinen: Maisgrannen einige Sekunden
aufkochen lassen, ziehen lassen, 2 TL Fenchelsamen hinzugeben, abkühlen lassen und durch ein Sieb gießen. Nach Belieben
trinken.
zur Zahnpflege (stärkt das Zahnfleisch): zerstoßener Fenchelsamen, Pappelkohle und graue Chinarinde zu gleichen Teilen
vermischen.

4. Blätter:
als Heiltee 30 g auf 1 l Wasser. Ein Glas nach jeder Mahlzeit
(nervenstärkend, verdauungsfördernd)
frische Blätter: als Umschlag auf Tumore, blutunterlaufene
Stellen und gespannte Brüste (Milchstauung).

5. Blätter, Wurzeln, Samen, Essenz: einen Sud herstellen und
die Dämpfe bei *Schwerhörigkeit* mit Hilfe eines Trichters in die
Gehörgänge leiten.

Notabene:
   1. In hohen Dosen löst Fenchel, im Gegensatz zu grünem
Anis, Krämpfe aus. Die Essenz löst bei Tieren Angstzustände
aus.
   2. Fenchelsamen gehört zu den vier ›warmen Samen‹ (blähungsbekämpfend, zusammen mit Anis, Kümmel und Koriander).
   3. Fenchel wurde früher als ein Gegengift bei Schlangen- und
Skorpionbissen betrachtet (China, Indien). Man hielt ihn ebenfalls für ein hervorragendes Mittel bei Augenkrankheiten und
Fettleibigkeit.
   4. Die Fenchelessenz findet auch bei der Likörherstellung
Anwendung, vor allem bei dem berühmten ›ratafia‹ (zusammen
mit Anis, Kümmel und Koriander), sie wird aber auch mit
Schafgarbe und zerstoßenem Süßholz in Zahnpasten und Mundwasser verwendet.

Fichte (Föhre) *Pinus sylvestris* – Nadelholz

Die wilde Föhre ist in den kalten und hoch gelegenen Regionen Europas und Rußlands weit verbreitet.

Man benutzt die Zapfen, die häufig fälschlicherweise als Tannenzapfen bezeichnet werden, das eingedickte und sterilisierte Harz (Terpentin) und das ätherische Öl, das man mit Hilfe von Dampfdestillation aus den Nadeln gewinnt.

WICHTIGSTE BEKANNTE BESTANDTEILE:
Terpentin-Essenz (Pinen, Kamphen, Phellandren ...), Malol, ätherisches Öl: Pinen, Sylvestren, Bornylazetat, Kadinen, Pumilon ... Die Zapfen enthalten mehr als 200 g Harz pro kg.

EIGENSCHAFTEN:
Innerlich:
kräftiges Antiseptikum der Atemwege, balsamisch
Antiseptikum der Harnwege und der Leber
energiespendend, die Nebennierenrinde stimulierend

Äußerlich:
hautreizend (bei Rheumabeschwerden)
balsamisches Antiseptikum

ANWENDUNGSGEBIETE:
Innerlich:
bei allen Beschwerden der Atemwege (Schnupfen, Bronchitis, Luftröhrenentzündungen, Lungenentzündungen, Asthma)
Grippe
Beschwerden des *Harntraktes* (bei leichteren Nierenbeckenentzündungen, Blasenentzündungen und Prostataentzündungen)
Gallenblasenentzündung
Infektionen aller Art
Nierensteine
Impotenz
Rachitis
Magenschmerzen, Darmschmerzen

Äußerlich:
Lungenkrankheiten
Grippe, Stirnhöhlenentzündung
Rheuma, Gicht (Bäder)
Fußschweiß

ANWENDUNGSARTEN:

Innerlich:

Heiltee: 20–50 g Fichtenzapfen auf 1 l Wasser, 3 Tassen täglich.

Sirup aus den Zapfen: 50 bis 100 g täglich.

Tinktur: 10 bis 20 Tr. zwei- bis dreimal täglich.

ätherisches Öl: 3 bis 5 Tr. in Honig oder in alkoholischer Lösung drei- bis viermal täglich.

Äußerlich:

ätherisches Öl als Inhalation (Grippe, Stirnhöhlenvereiterung, Bronchitis)

Mischung für Inhalationen:

ätherisches Öl aus Lavendel 1 g, ätherisches Öl aus Fichtennadeln 2 g, ätherisches Öl aus Thymian 2 g, ätherisches Öl aus Eukalyptus 4 g, Alkohol zu 90%, ausreichend für 150 ccm, 1 TL oder EL auf 1 Schale kochendes Wasser. 1 bis 2 Wochen lang 2 bis 3 Inhalationen täglich.

Essenz oder Zapfen als *Bad:* Teilbad bei Fußschweiß, Entzündung der Schweißdrüsen, Vollbäder bei Rheuma und Gicht verflüssigt den Schleim und erleichtert den Auswurf.

Notabene:

1. Aus der Fichte und der Strandkiefer wird der Holzteer gewonnen.

2. Siehe unter Zimt die Rezeptur gegen Läusebefall und Krätze.

3. Die Strandkiefer *(Pinus maritima)* liefert das Bordeaux-Terpentin, das schwarze Pech, Teer usw.

4. Die Tanne *(Abies pectinata)* liefert das sogenannte Vogesen-Harz.

5. Jacques Cartier lernte 1543 von den Indianern, daß Fichtennadeln bei Skorbut heilend wirken.

Geranium (Storchschnabel) *Pelargonium odoratissimum*
Storchschnabelgewächs

Volkstümlicher Name: Wanzenkraut

Stammt aus Algerien, der Insel Réunion, Madagaskar und Guinea.

Es gibt mehr als 20 Gattungen und etwa 700 Arten.

Gegen Ende des 19. Jahrhunderts wurde die *Pelargonium capitatum* auf der Insel Réunion eingeführt, im Jahre 1900 die *Pelargonium graveolens,* die in Grasse gezüchtet wurde.

Zum Heiltee wird die ganze Pflanze verwendet; ansonsten das ätherische Öl*, das durch Dampfdestillation gewonnen wird. Die Alten hielten das Geranium für ein ausgezeichnetes Wundheilmittel, das sogar Brüche heilen und auch Krebs bekämpfen kann.

WICHTIGSTE BEKANNTE BESTANDTEILE
des ätherischen Öles: terpenhaltige Alkohole (Citronellol, Geraniol, Terpineol, Linalol, Borneol), Terpene (I-Pinen, Phellandren), Ester (Essig, Butter, Baldrian, Ameisensäure), Ketone, ein Phenol, das Eugenol.

Die Bourbon-Essenz enthält 80—90% Citronellol und 10—20% Geraniol.

EIGENSCHAFTEN:
Innerlich:
stärkend
zusammenziehend
blutstillend
antiseptisch
den Blutzuckerspiegel senkend
wurmtreibend
krebsbekämpfend (?)

Äußerlich:
wundheilend
antiseptisch
schmerzlindernd
parasitenbekämpfend
die Mücken vertreibend

ANWENDUNGSGEBIETE:
Innerlich:
verschiedene Schwächezustände (mangelnde Funktion der Nebennierenrinde)
Durchfall

---

* Zur Destillierung der Geranium-Essenz werden verschiedene *Pelargonium-Sorten* destilliert: *P. graveolens, P. capitatum, P. roseum, P. fragans.*

Magen-Darm-Entzündungen
Magengeschwüre
Gebärmutterblutungen, Blutspucken (Sud aus den Blättern)
Diabetes
Harnsteine
Sterilität
Wurmbefall
Krebs (?)

Äußerlich:
geschwollene Brüste
Wunden, Verbrennungen, Geschwüre
Angina, Entzündungen der Mundschleimhaut, Zungenentzündungen, Aphthen
Augenentzündungen
Gesichtsneuralgien, Gürtelrose
Magen- und Lendenschmerzen
Hauterkrankungen (Flechten, trockene Ekzeme)
vertreibt Mücken

ANWENDUNGSARTEN:
Innerlich:
Heiltee: 1 TL auf 1 Tasse kochendes Wasser; 10 Minuten ziehen lassen. 3 Tassen pro Tag zwischen den Mahlzeiten.
ätherisches Öl: 2 bis 4 Tr. pro Tag in Honig oder einer alkoholischen Lösung.

Äußerlich:
eine Handvoll pro l Wasser, 10 Minuten kochen lassen; bei Angina, Mundschleimhaut- oder Zungenentzündungen damit gurgeln. Oder *Tégarome* zum Gurgeln verwenden (siehe S. 298): 25 Tr. auf 1 Glas lauwarmes Wasser.
zerstoßene Blätter, die auf Wunden oder Schnittwunden gelegt werden, fördern die Heilung.
Die Blätter vertreiben Mücken.
Cremes oder Wachssalben auf Frostbeulen
Pomade bei geschwollenen Brüsten
reines oder verdünntes ätherisches Öl: Schnittwunden, Wunden, Verbrennungen (siehe *Tégarome,* S. 298)
frische Blüten, gemahlen, oder Blätter, als Auflage bei Augenentzündungen

144

Sud oder Umschläge mit der gekochten Pflanze bei Gesichtsneuralgien, Magen- und Lendenschmerzen, Beinödemen, geschwollenen Brüsten, trockenen Ekzemen
siehe unter Origano für eine Pomade gegen Läusebefall.

Italien – Entdeckung eines blutgerinnungshemmenden Wirkstof-
fes in den Blättern verschiedener Geranium-Arten
   Dr. Simone Vetrano vom sizilianischen Institut für Meeresbio-
logie in Sciacca hat in den Blättern verschiedener Geranium-
Arten, vor allem in Ziergeranien, einen Wirkstoff entdeckt, der
in vitro auf menschliches Blut einen anhaltenden gerinnungshemmenden Effekt ausübt. Tierversuche haben in keinem Fall zu
Blutungen, Vergiftungserscheinungen oder Veränderungen des
Parenchymsystems geführt. (*Presse Médicale,* 1962)

Notabene: Das *Geranium Robertianum L.,* auch Robertskraut
genannt, hat mit dem *Geranium odorantissimum* vergleichbare
Eigenschaften, obwohl es zu einer anderen Art gehört. Es enthält
nur wenig Essenz, die einen üblen Geruch hat, mit der des
Geraniums also nicht verwechselt werden kann.
   Hier ein Ausschnitt aus einem Artikel von Roger Lavergne,
erschienen am 14. April 1977 in dem *Journal de l'Isle de la
Réunion,* in dem er über das *Geranium Robertianum* schreibt:
»Es enthält viele Tannine (35%), besitzt gerinnungshemmende und adstringierende Eigenschaften, die bei Ruhr und Augen-,
Mund-, Darm-, Nieren- und Hautentzündungen nützlich sind.
   Frische, gewaschene und zerdrückte Blätter oder der Saft aus
frischen Blättern können bei Wunden und Hautgeschwüren
angewendet werden.«
   Cazin hat auf die »sanft harntreibende Wirkung von 50 bis
100 g Saft mit Molke vermischt, bei chronischen Nierenentzündungen«, hingewiesen. Und Dr. Leclerc schreibt ihm Eigenschaften zu, die mit denen des Insulins verwandt sind, denn es
vermindert den Zuckergehalt im Urin von Diabetikern.

Gewürznelke *Eugenia caryophyllata* – Myrtengewächs

Volkstümlicher Name: Gewürznägelein

Der Nelkenbaum kann zwischen 15 und 20 m hoch werden, hat
hellgraue Blätter und eine glatte Rinde. Er wächst auf den
Molukken, der Insel Réunion, den Antillen und Madagaskar.

VERWENDETE TEILE:
Die getrockneten Blütenknospen und die Essenz, die mit Hilfe
von Dampfdestillation aus den an der Luft getrockneten Blütenknospen gewonnen wird.
Produktion: 100000 Tonnen pro Jahr auf den Inseln Sansibar
und Pemba (⅞ der Weltproduktion), 1000 Tonnen auf Madagaskar ... Ein Baum produziert im Durchschnitt jährlich 7 bis 10 kg
Gewürznelken.

WICHTIGSTE BEKANNTE BESTANDTEILE:
Gummiharz, Tannin, Caryophylen, ätherisches Öl: 70–85% aus
Eugenol, Azeteugenol, Methylalkohol, Methylsalicylat, Furfu-
rol, Pinen, Vanillin, Caryophylen.

EIGENSCHAFTEN:
Innerlich:
anregend
die Gebärmutter während der Geburt kräftigend
stark antiseptisch (siehe NB). Eine 1%ige Gewürznelkenemul-
sion ist drei- bis vierfach so antiseptisch wie die des Phenols
magenstärkend und blähungsbekämpfend
antineuralgisch und ätzend
krampflösend
aphrodisisch (?)
wurmtreibend
krebsbekämpfend (?)

Äußerlich:
parasitenbekämpfend
antiseptisch
wundheilend
schmerzlindernd
ätzend

ANWENDUNGSGEBIETE:
Innerlich:
körperliche und geistige Schwächezustände (Gedächtnisschwierigkeiten)
Vorbereitung auf die Geburt
Vorbeugung gegen ansteckende Krankheiten (früher bei Pestepidemien verwendet)
Verdauungsstörungen, Gärungen im Magen, Durchfall
146

Blähungen
Zahnschmerzen
Impotenz (?)
Darmparasiten
Krebs (?)
früher empfohlen bei Kopfschmerzen, Taubheit, Wassersucht
und Gicht

Äußerlich:
Krätze
Wunden, eitrige Wunden, Beingeschwüre
Zahnschmerzen
Hornhautflecken im Auge
Hauttuberkulose
vertreibt Mücken und Motten

ANWENDUNGSARTEN:
Innerlich:
2–4 Tr. der *Essenz* dreimal täglich mit Honig oder in einer
alkoholischen Lösung
Vorbereitung auf die Geburt: In den letzten Schwangerschafts-
monaten die Suppen mit Gewürznelken würzen; vor der Geburt
einen Heiltee aus Gewürznelken trinken.

Aphrodisische Pastillen:
Zucker 500 Teile, Mastix 12 Teile, Safran 8 Teile, Moschus 1
Teil, Ingwer 2 Teile, Gewürznelke 2 Teile, graues Ambra 4 Teile,
Marum-Heiltee zum Verarbeiten des Teiges . . . genügend Pastil-
len von 0,50 bis 1 g, täglich 4 bis 5 einnehmen
Gewürznelken in der *täglichen Küche* (Suppen, Ragouts, Mari-
naden)

Äußerlich:
zum Verdampfen oder Inhalieren
als Lotion, Kompressen, Mundbäder (verdünnte Essenz oder Sud
aus Gewürznelken).
Vor 60 Jahren benutzte W. A. Briggs die antiseptischen Eigenschaften der Gewürznelken-Essenz zur Desinfizierung der Hände von Chirurgen, Geburtshelfern, Krankenschwestern und des
Operationssaales. Außerdem behandelte er damit einfache oder
eiternde Wunden und Beingeschwüre, tamponierte Abszeß-
Höhlen mit Gaze-Streifen, die vorab mit reiner oder verdünnter

Essenz getränkt worden waren. H. Leclerc erinnert daran, daß die Gewürznelken-Essenz sich ausgezeichnet für Nabelverbände eignet: sie ist weder giftig noch irritierend und leicht schmerzstillend.

Ein russischer Arzt verwendete wäßrigen Gewürznelkenextrakt zur Behandlung von Hornhautflecken im Auge, sobald die Entzündung abgeklungen war. Nach dem Einträpfeln wird der Extrakt resorbiert; die dunklen Flecken hellen sich auf, und das Hornhautgewebe wird besser ernährt.

Einreibungen mit einer alkoholischen Verdünnung (5–10%) bei Hauttuberkulose

bei Krätze: siehe unter Lavendel die Helmerich-Pomade

zum Vertreiben von Mücken und Motten: eine Orange mit Gewürznelken spicken.

Notabene:

1. Nachdem die Holländer auf den Molukken die Nelkenbaum-Plantagen bei Ternate im 17. Jahrhundert zerstört hatten, wurde die Insel von Epidemien heimgesucht, die bis dahin dort unbekannt waren, denn zuvor wurden bei Ansteckungsgefahren Orangen mit Gewürznelken gespickt.

2. Das *Eugenol* ersetzt in immer stärkerem Maße die Gewürznelken-Essenz als:

kühlendes Mittel

Antiseptikum (Lungentuberkulose: 0,8 cg täglich in Kapseln) in der Zahnmedizin zur Desinfizierung und Ätzung.

3. *Gewürznelken-Essenz* ist Bestandteil der Koheul-Pomade, die von Arabern bei Augenkrankheiten verwendet wird.

4. *Gewürznelken-Heiltee* ist in Verbindung mit Borsäure und Glyzerin ein Konservierungsmittel für Fleisch (1 einzige Gewürznelke konserviert gekochtes Rindfleisch 24 h lang).

5. *Rezept für ein Zahnelixier:*

a) Essenz von Zimt aus Ceylon 1 g, Essenz von Sternanis 2 g, Essenz von Gewürznelken 2 g, Essenz von Pfefferminze 8 g, Benzoe-Tinktur 8 g, Koschenille-Tinktur 20 g, Guajak-Tinktur 8 g, 8 g Alkohol zu 80% 1 l, miteinander vermischen. Nach 24 h filtern. ½ TL auf 1 Glas lauwarmes Wasser.

b) Essenz von Zimt aus Ceylon 1 g, Essenz aus Anis 2 g, Essenz aus Gewürznelken 3 g, Essenz aus Pfefferminze 8 g, Benzoe-Tinktur 5 g, zerstoßenes Koschenille 5 g, Alkohol zu 80% 1 l.

6. *Aromatischer englischer Essig* (Riechsalz)

Feste Azetatsäure 635 g, Kampfer 60 g, ätherisches Öl von Lavendel 0,50 g, ätherisches Öl von Gewürznelken 2 g, ätherisches Öl von Zimt aus Ceylon 1 g.

7. Siehe unter Zimt aus Ceylon die Zusammensetzung einer Tinktur aus aromatischem Arnika, der italienischen Essenz und einer Mischung gegen Verdauungsstörungen.

Siehe unter Rosmarin das Rezept für ein aphrodisisches Bad.

Siehe im Kapitel 9 den Abschnitt ›Essig der vier Diebe‹.

8. In Westdeutschland wurde 1962 (siehe Aromatherapie, 1. Auflage 1964 und folgende) ein Betäubungsmittel auf der Basis von Gewürznelken entwickelt, das den Gebrauch von Spritzen, die auf Operationen vorbereiteten, unnötig machte und dem Patienten schon 15 bis 20 min. nach der Operation erlaubte, wieder voll zu Bewußtsein zu kommen. (Laut Cadéac und Meunier ist Gewürznelken-Essenz ein Betäubungsmittel; das Laudanum von Sydenham enthält neben Opium auch Gewürznelken-Essenz.) Doch es ist mir niemals gelungen herauszufinden, ob dieses Betäubungsmittel je in den Handel kam.

9. Gewürznelken waren lange Zeit das teuerste Gewürz und wurden jahrhundertelang als ein Wunderheilmittel betrachtet. Es ist bedauerlich, daß sie heute nicht in dem Maße in der Arzneimittelproduktion verwendet werden, in dem sie es verdient hätten.

Dagegen werden sie in vielen Getränken verarbeitet, unter anderem auch in Sherry.

Gewürznelken-Essenz findet auch in der Parfümherstellung, in der Druckfarbenindustrie und bei der Herstellung von Leimen und Lacken Verwendung.

10. Wie die meisten Essenzen, sollte auch die der Gewürznelke nicht unüberlegt verwendet werden. Übersteigt die Tagesdosis 1 g, können sich Vergiftungserscheinungen zeigen, bei hoher Dosierung schwerwiegende Probleme im zentralen Nervensystem auftreten (Cadéac und Meunier).

Ginseng *Panax ginseng* – Efeugewächs

Es gibt verschiedene Ginseng-Arten: *Panax C. A. Mayer* (Ginseng aus Korea und der Mandschurei), *Panax quinquefolium* (Amerika) und *Panax repens* (Japan) sind die wichtigsten. Ginseng aus Korea und der Mandschurei, den beiden Hauptproduktionsländern, soll über die besten therapeutischen Effekte verfügen.

Die schenkelförmigen Wurzeln, die zu Heilzwecken verwendet werden, gelten im Fernen Osten als Wundermittel, das bei fast allen Krankheiten helfen soll.

WICHTIGSTE BEKANNTE BESTANDTEILE:
Magnesium, Phosphor, Kalzium, Kalium, Silizium, Schwefel, Eisen, Kupfer ... Vitamine, vor allem aus der B-Gruppe, flüchtige Öle, Östrogen, Saponin, Glykoside, Sterole, Harze und Stärke in winzigen Spuren.

EIGENSCHAFTEN:
allgemein stärkend (insbesondere Gehirn, Herz und Geschlechtsorgane)
die Menstruation regulierend (Ginseng enthält Spurenelemente, die mit den Eierstockhormonen vergleichbar sind)
soll das Herz stärken und den Kreislauf regulieren
vorbeugend bei Infektionskrankheiten
blutzuckersenkend

ANWENDUNGSGEBIETE:
allgemeine, geistige oder sexuelle Erschöpfungszustände
Epidemien
Diabetes (laut Pr. Hong Hak Kun)

ANWENDUNGSART:
in homöopathischen Präparaten, innerhalb der chinesischen Medizin, aber auch der anderer Länder.

Notabene: Ginseng ist heute sehr in Mode. Beim Kauf von fertigen Präparaten ist es wichtig, auf den Anteil der Pflanze am Präparat zu achten, was nicht immer einfach ist. Neben seriösen Händlern gibt es auf diesem Gebiet leider sehr viele, die nur ihren finanziellen Erfolg im Auge haben, die sich aber meist durch ihre phantasievollen ›chemisch-biologischen‹ Beipackzettel verraten.

Im Gegensatz zu anderen im Heilwesen tätigen Berufsgruppen haben sich Ärzte bisher kaum auf dieses Wundermittel gestürzt. Diese Zurückhaltung ist lobenswert, denn zahlreiche Ginseng-Präparate sind durch die verschiedensten Zusätze verfälscht. Bei reinen Produkten halten sich gut verpackte Wurzeln ungefähr drei Wochen; danach verliert Ginseng an Wirksamkeit.

Der Mißbrauch von aktiv wirksamem Ginseng kann unerwünschte Effekte zur Folge haben: schmerzhaftes Anschwellen der Brüste, Überreizung des zentralen Nervensystems, niedriger oder auch hoher Blutdruck... Falls die Tagesdosis 15 g überschreitet, kann es zu Verwirrtheitszuständen kommen. Das alles ist keineswegs überraschend: »Nichts ist Gift, alles ist Gift, nur die Dosis ist ausschlaggebend.« Das Schwierige dabei ist, daß es keine allgemeinen Dosierungsvorschriften gibt, sondern die richtige Dosierung von der Konstitution des Patienten abhängt.

Ich habe mich immer geweigert, die Pythotherapie zu der sogenannten ›sanften Medizin‹ zu zählen; ich glaube, das oben Gesagte bestätigt mich.

Heiligenkraut *Santolina chamoecyparissus*
Synandrische Pflanze

Das Heiligenkraut wächst in der Bergwelt Europas und hat sich inzwischen so akklimatisiert, daß es auch in Gärten gezogen werden kann.

VERWENDETE TEILE:
Samen, ätherisches Öl

EIGENSCHAFTEN:
wurmtreibend
anregend
krampflösend
das Einsetzen der Menstruation fördernd

ANWENDUNGSGEBIETE:
Spul- und Madenwürmer

ANWENDUNGSARTEN:
Samen:
1 TL auf 1 Tasse kochendes Wasser, 10 Minuten ziehen lassen. Jeden Morgen bei abnehmendem Mond eine Woche lang eine Tasse. Die Kur drei Monate lang wiederholen.
Samenpulver:
Kapseln zu 0,50 g (4 bis 8 täglich) oder 2 bis 4 g mit Honig.

151

Ätherisches Öl:
3 bis 10 Tropfen in Kapseln zwei- bis dreimal täglich, mit viel Flüssigkeit.
Wurmtreibendes Mittel für Kinder (nach H. Leclerc):
Heiligenkrautsamen in Pulverform 2 g, Sirup von Pfirsichblüten 30 g, einfacher Honigsirup 70 g.

Ingwer *Zingiber officinale*
Ingwergewächs

Ingwer stammt aus Indien, China und Java und wird heute auch auf den Philippinen und Tahiti angebaut.
Eines der seit der Antike bis ins Mittelalter hinein am meisten geschätzten Gewürze und Drogen.

VERWENDETE TEILE:
Wurzeln, Essenz, durch Dampfdestillation aus den Wurzeln gewonnen.

WICHTIGSTE BEKANNTE BESTANDTEILE:
ein Oleo-Harz, das Gingenol enthält, zusammengesetzt aus verschiedenen Phenolen, Gingerone, Zingizeren usw.

EIGENSCHAFTEN:
Innerlich:
appetitanregend
magenstärkend
blähungsverhindernd
antiseptisch
anregend
kräftigend
gegen Skorbut
fiebersenkend

Äußerlich:
schmerzlindernd
bei Augenentzündungen (?)

ANWENDUNGSGEBIETE:
Innerlich:
Appetitlosigkeit
Verdauungsschwierigkeiten
Blähungen

Durchfall
Vorbeugung bei ansteckenden Krankheiten
Impotenz

Äußerlich:
rheumatische Schmerzen
Angina
grauer Star (siehe NB)

ANWENDUNGSARTEN:
Innerlich:
als Gewürz beim Kochen und Backen (in England, Deutschland und vielen asiatischen Ländern)
Essenz: 1 bis 3 Tr. mehrmals täglich mit Honig
Tinktur: 10 bis 20 Tr. vor dem Essen, allein oder in Verbindung mit Wermut-Tinktur
Ingwer-Tinktur 10 g, Wermut-Tinktur 5 g, 20 bis 30 Tr. vor dem Essen (H. Leclerc).

Äußerlich:
rheumatische Schmerzen: Einreibungen mit folgender Lösung (H. Leclerc)
Ingwer-Tinktur 40 g, Origano-Essenz 2 g, Rosmaringeist 60 g.

Mein persönliches Rezept:
Ingwer-Tinktur 180 g, Origano-Essenz 6 g, Wacholder-Essenz 6 g, Zypressen-Essenz 3 g, Terpentin-Essenz 12 g, Rosmaringeist zum Auffüllen 500 ml, 2 bis 3 Wochen lang zwei- bis dreimal täglich die schmerzenden Stellen mit dieser Lösung einreiben, auch wenn die Schmerzen bereits nach zwei oder drei Tagen abgeklungen sind.

Angina, die von Ödemen begleitet wird: Zum Gurgeln ½ TL Ingwer-Tinktur in einem Glas mit abgekochtem, lauwarmem Wasser auflösen.

Notabene:
1. Ingwer ist ein wichtiger Bestandteil zahlreicher Erfrischungsgetränke (Ginger-Ale, Ginger-Brandy, Soda . . .)
2. Destilliertes Ingwer-Wasser wurde früher als eines der besten Heilmittel bei Augenleiden (vor allem bei grauem Star) angesehen.

3. Im Senegal und in Fouta-Djalon binden sich Frauen, die die Gefühle ihrer Männer wieder erwecken wollen, Gürtel aus Ingwer-Knollen um (laut G. Capus und D. Bois).

4. Ingwer in Form von Pulver »wird den Pferden in den Hintern geblasen, damit sie den Schweif hochhalten, ein Zeichen von Kraft und Rasse, von Pferdenarren sehr geschätzt« (Dr. H. Leclerc).

Echte oder deutsche Kamille *Matricaria chamomilla oder Matricaria discoidea* – Korbblütler

Aus der echten Kamille wird das Kamillen-Öl gewonnen, das äußerlich angewendet wird. (*Volkstümliche Namen:* Laugenblume, Hermel, Hermelin, Mutterkraut.)

VERWENDETE TEILE:
Blüten, Samen

WICHTIGSTE BEKANNTE BESTANDTEILE:
Essenz (Äther aus Capryl- und Monylsäuren, ein Kohlenhydrat) und das *Azulen* (1 %)

EIGENSCHAFTEN:
krampflösend
schmerzlindernd
anregend
schweißtreibend
fiebersenkend
gallensäurebildend
bakterienbekämpfend
wurmtreibend (Spul- und Madenwürmer)
das Einsetzen der Menstruation fördernd (laut Gibbs und Brown)
sanftes Nervenberuhigungsmittel (Kinder)
soll die Anzahl der Leukozyten verdreifachen (laut Dady)
entzündungshemmend und wundheilend (laut Eichholz)

ANWENDUNGSGEBIETE:
Innerlich:
Migränen
Neuralgien (hauptsächlich *Gesichtsneuralgien,* laut Lecointe und H. Leclerc)
schmerzendes Zahnen der Kinder
Schwindelanfälle

Beschwerden bei der Post-Menopause
Schlaflosigkeit
Appetitlosigkeit
Verdauungsbeschwerden, Blähungen
Magen- und Darmgeschwüre
Verdauungsstörungen bei Kindern (Durchfall, Magen- und Darmkrämpfe)
Kinderkrankheiten
Dünndarmentzündung
Blutarmut
Leber- und Milzschwellungen
nervöse Depressionen und Krisen
Reizbarkeit
Krämpfe
Menstruationsbeschwerden oder Ausbleiben der Menstruation aufgrund nervöser Beschwerden
Kreuz- und Kopfschmerzen bei *Grippe* (laut H. Leclerc)
Darmparasiten (Spul- und Madenwürmer)
Wechselfieber; Fieber nervösen Ursprungs

Äußerlich:
Bindehautentzündungen der Augen
entzündliche Hautkrankheiten
Verbrennungen, Furunkel, Flechten, Ekzeme
einfache oder infizierte Wunden
Jucken der Scham, Nesselsucht
Rheumaschmerzen, Gichtschmerzen

ANWENDUNGSARTEN:
Innerlich:
Heiltee: 1 EL auf 1 Tasse kochendes Wasser, 10 Minuten ziehen lassen (laut Leclerc 1 Stunde), abseihen, dabei auspressen. 1 Tasse zwischen den Mahlzeiten (sehr bitter).
Pulver: 2 bis 5 g täglich, in Kapseln. »Frisches Blütenpulver der *Anthemis nobilis* oder *Matricaria chamomilla,* mit Zucker zerstoßen: 4 g auf sechs Kapseln innerhalb von 24 Stunden zwischen den Mahlzeiten einzunehmen« (laut H. Leclerc).
Muttertinktur: Erwachsene: 10 Tr. auf 1 Stück Zucker nach den Mahlzeiten; Kinder: 2 bis 3 Tr. in etwas Wasser oder Milch, zweimal täglich
Zäpfchen oder Waschungen: 0,75 bis 1 g Pulver (nicht reizend)

155

Äußerlich:
bei Bindehaut- oder Lidentzündungen: 1 EL Blüten auf 1 Tasse Wasser. Zum Kochen bringen und 10 Minuten ziehen lassen. Die Augen damit spülen.
Gegen Rheuma- oder Gichtschmerzen: Kamillenöl:
getrocknete Blüten 20 g, Olivenöl 100 g, zwei Stunden im Wasserbad erhitzen, abseihen, dabei fest ausdrücken, filtern. Bei Verwendung als Massageöl 10 g Kampfer hinzufügen.
Bei Hauterkrankungen, Verbrennungen, Furunkel, Flechten und Ekzemen als Badezusatz (Sud), als Kompressen oder Waschungen (wirkt *entzündungshemmend,* entspannend und desodorierend).

Notabene: Bei Azulen handelt es sich um einen in der Kamillen-Essenz entdeckten Fettkörper, dessen Eigenschaften hauptsächlich von deutschen Forschern und in Frankreich von Caujolle untersucht wurden: es wirkt wundheilend und entzündungshemmend. In zahlreichen Experimenten wurden seine bemerkenswerten Wirkungen bei verschiedenen Hautentzündungen nachgewiesen, so bei Ekzemen, Beingeschwüren, Juckreiz in der Scham, bei Nesselsucht, aber auch bei chronischer Gastritis, Dickdarm- und Blasenentzündungen und bestimmten Formen von Asthma.

Azulen kommt auch in anderen Essenzen, so in der Wermut- und der Patschulie-Essenz vor.

Römische oder edle Kamille *Anthemis nobilis*
Körbchenblütler

VERWENDETE TEILE:
Blüten, Pflanze, Essenz

WICHTIGSTE BEKANNTE BESTANDTEILE:
die durch Dampfdestillation aus den Blüten gewonnene Essenz (Isobutyryl- und Engelwurz-Äther, Bitterstoffe, eine bestimmte Kampfer-Art, Anthemen, Sesquiterpene: Azulen, Artemol), Harz, Gummi, Phytosterol, Kalzium, Schwefel ...

EIGENSCHAFTEN (zum Teil seit der Antike bekannt):
Innerlich:
stärkend
krampflösend

schmerzlindernd
leichtes Nervenberuhigungsmittel (Kinder)
appetitanregend
stimulierend (erhöht die Anzahl der weißen Blutkörperchen)
magenanregend, verdauungsfördernd
blutbildend
wurmtreibend
das Einsetzen der Menstruation fördernd
wundheilend (Darmgeschwüre und -reizungen)
bakterienbekämpfend
fiebersenkend
schweißtreibend
gallensäurebildend

Äußerlich:
antineuralgisch (Rheuma, Gicht)
lindernd bei Augenschmerzen
entzündungshemmend und wundheilend (laut Eichholz)

ANWENDUNGSGEBIETE
(innerlich und äußerlich):
siehe echte Kamille

ANWENDUNGSARTEN:
Innerlich:
Heiltee: 5 bis 10 *Blüten* pro Tasse, eine Tasse vor dem Essen: bei
Appetitlosigkeit (laut Alimat).
Pulver: 2 bis 10 g täglich in Honig
Essenz: 2 bis 4 Tr. zwei- bis dreimal täglich in einer alkoholi-
schen Lösung oder mit Honig.
Als *Wurmmittel:* 1 EL der kleingeschnittenen Pflanze pro Tasse
zum Kochen bringen, 10 Minuten ziehen lassen. Morgens auf
nüchternen Magen und vor den Mahlzeiten je 1 Tasse.
Äußerlich:
siehe echte Kamille

Notabene:
1. Unter dem Stichwort Rosmarin siehe Rezept für ein die
Libido steigerndes Bad.
2. Früher wurde Kamillenaufguß nach der Haarwäsche zum
Spülen als Mittel gegen Haarausfall verwendet. Heutzutage
benutzt man Kamille hauptsächlich zum Aufhellen der Haare.

Knoblauch *Allium sativum*
Liliengewächs

Der Knoblauch ist als Gewürzpflanze seit der frühen Antike bekannt. Der griechische Arzt Galenos bezeichnete ihn als ›Wunderheilmittel der Bauern‹. Die Ägypter erhoben ihn in den Rang einer Gottheit. Die Arbeiter, die die Pyramiden errichteten, bekamen pro Tag eine Knoblauchzehe zugeteilt, aufgrund der stärkenden und antiseptischen Eigenschaften, die damals schon bekannt waren. Auch bei den Hebräern, Griechen und Römern wurden dem Knoblauch Wunderkräfte zugeschrieben. In Spanien, Sizilien, Ägypten und Algerien wächst er wild, im übrigen Europa wird er angebaut.

Volkstümliche Namen: Knobel, Knoflak, Knofel, Gruserich

VERWENDETE TEILE:
die Knolle bei der Zubereitung von Speisen sowie von bestimmten pharmazeutischen Präparaten, sowie die *Essenz* (wird relativ selten verwendet).

WICHTIGSTE BEKANNTE BESTANDTEILE:
Schwefelglykoside, flüchtiges Öl (Mischung aus Schwefel und fast reinem Allyloxyd, laut Wertheim), Schwefel, Jod, Silizium, Stärke, zwei antibiotische Elemente: Allizin und Garlizin laut L. Binet, Allistatine I und II, die bei Staphylokokken große Wirkung zeigen ...

EIGENSCHAFTEN:
Innerlich:
antiseptisch (Darm und Lunge); die Essenz wird zum Teil über die Lunge ausgeschieden
bakterienbekämpfend (innerlich wie äußerlich, laut Torotsew und Filatova)
stärkend (vergleichbar mit Chinarinde)
allgemein *anregend* (besonders Herz und Verdauungsorgane)
kreislaufanregend
blutdrucksenkend (wirkt nach Loeper auf Arterien und Kapillaren gefäßerweiternd)
verlangsamt den Puls
krampflösend
das Gleichgewicht der Drüsen fördernd

158

die Sklerose bekämpfend (löst Harnsäure auf und wirkt blutverdünnend)
harntreibend
bekämpft Arthritis und Gicht
appetitanregend
magenstärkend (unterstützt die Verdauung schleimiger und
klebriger Nahrungsmittel)
blähungsverhindernd
wurmtreibend
fiebersenkend
allgemein stärkend

Äußerlich:
hühneraugenauflösend ·
wundheilend
parasitenbekämpfend
schmerzlindernd
auflösend
allgemein stärkend

ANWENDUNGSGEBIETE:
Innerlich:
Vorbeugung und Behandlung von *Infektionskrankheiten* (Grip-
peepidemien, Typhus, Diphtherie)
Durchfall, *Ruhr* (laut Marcovici)
Lungenerkrankungen: chronische Bronchitis, Tuberkulose, Lun-
gengangrän (laut Loeper und Lemierre), Grippe, Schnupfen ...
Asthma und Lungenblähung (verändert die Lungensekretion)
Keuchhusten (laut H. Leclerc)
allgemeine Schwächezustände
Darmkrämpfe
Verdauungsschwäche
Bluthochdruck (Pouillard)
Herzschwäche
bei bestimmtem Herzjagen
Gefäßkrämpfe, Kreislaufbeschwerden
Krampfadern, Hämorrhoiden
Störung des Drüsengleichgewichts
Arteriosklerose, Altersbeschwerden
Übergerinnbarkeit des Blutes, zuviel Blut
Rheuma, Gicht, Arthritis

verminderte Harnausscheidung
Beinödeme
Wassersucht
Harnsteine
Tripper
Appetitlosigkeit
Verdauungsbeschwerden
Blähungen
Darmparasiten (Spul-, Maden- und Bandwürmer)
Vorbeugung gegen Krebs (aufgrund seiner Eigenschaft, der Darmfäulnis entgegenzuwirken)

Äußerlich:
Hühneraugen, Warzen, Schwielen
einfache und infizierte Wunden, Geschwüre, Krätze, Schorf
Ohrenschmerzen, rheumatische Schmerzen
Wespen- und Insektenstiche
kalte Abszesse, Gelenktuberkulose, Zysten
allgemeine Schwächezustände

ANWENDUNGSARTEN:
Innerlich:
möglichst *roh* in Salatsaucen, ganz allgemein bei der Zubereitung von Speisen
morgens 1 bis 2 Knoblauchzehen (Gicht, allgemeiner Gesundheitszustand). Das von mir empfohlene System: abends 2 Knoblauchzehen mit etwas Petersilie hacken, mit Olivenöl vermengen, morgens aufs Brot streichen.
Knoblauchtinktur $^1/_{50}$: zweimal täglich 10 bis 15 Tr. (Tageshöchstdosis 30 Tr.), als Kur angewendet. Zwischen den Kuren einige Tage Pause einlegen.
Weingeistlösung mit frischen Knollen: 20 bis 30 Tr. zweimal täglich (chronische Bronchitis, Lungenblähung, Keuchhusten, Bluthochdruck).
Gegen Darmparasiten: 3 bis 4 geriebene Zehen in eine Tasse mit kochendem Wasser oder Milch geben, die Nacht über ziehen lassen, am nächsten Morgen auf nüchternen Magen trinken. Insgesamt drei Wochen lang
oder 25 g in einem Glas Wasser oder Milch 20 Min. ziehen lassen; 3 bis 4 Tage lang zwei Gläser täglich bei abnehmendem Mond; die Kur jeden Monat wiederholen.

Gegen Bandwurm: eine große Zehe reiben. 20 Min. in Milch kochen, jeden Morgen auf nüchternen Magen trinken, bis der Wurm abgeht (vor dem Mittagessen nichts anderes trinken!). Knoblauchsaft: 20 g in 200 g lauwarmer Milch auf nüchternen Magen *(wurmtreibend).*

Wurmtreibender Sirup:
zerdrückte Knoblauchzehen 500 g, kochendes Wasser 1 Liter, eine Stunde ziehen lassen, filtern. 1 kg Zucker hinzugeben. Morgens nüchtern 30 bis 60 g (2 bis 3 EL).

Zur Neutralisierung des Knoblauchgeschmackes 2 oder 3 Kaffeebohnen, Anis- oder Kümmelsamen, Kardamon (H. Leclerc), 1 Apfel oder etwas Petersilie langsam kauen.

Äußerlich:
Mit Fett und Öl zerstoßener Knoblauch ergibt eine Salbe, den sogenannten *Teufelssenf;* bei *Gelenktuberkulose* wirkt diese Salbe auflösend.

Desinfizierung von Wunden und Geschwüren: Knoblauchsaft in 10%iger Verdünnung (1 bis 2% Alkohol in der Verdünnung); oder Knoblauchessig: 30 g geriebenen Knoblauch 10 Tage in ½ l Essig ziehen lassen.

Krätze, *Grind:* mit einer Mischung aus 1 Teil Knoblauch und 2 Teilen Kampferöl einreiben. Oder mit einem Knoblauchsud waschen: 6 Zehen auf 1 l Wasser.

Bei *Rheuma* mit der gleichen Mischung einreiben; ebenfalls bei allgemeinen Schwächezuständen (entlang der Wirbelsäule einreiben).

Bei *Schwerhörigkeit,* die auf Rheuma zurückzuführen ist, jeden Abend einen mit Knoblauchsaft getränkten Tampon ins Ohr einführen.

Bei *Ohrenschmerzen* eine Gaze mit geriebenem Knoblauch ins Ohr einführen (die Gaze muß so lang sein, daß man sie problemlos wieder herausziehen kann!).

Hühneraugen, Warzen, Schwielen: eine geriebene Knoblauchzehe abends als Pflaster auflegen, die gesunde Haut dabei schützen. Erfolg innerhalb von 14 Tagen. Oder: eine heiße, im Ofen gebackene Knoblauchzehe mehrmals am Tag auflegen.

Oder: Eine Scheibe Knoblauch zurechtschneiden, auf dem Hühnerauge festbinden, den Verband morgens und abends erneuern.

Gegen *Warzen und kleine Zysten:* mehrmals am Tag mit einem Stück Knoblauch einreiben; gegen Ende der Behandlungszeit Heilerde unter kleinen Pflastern mehrmals auflegen.
Wespen- und Insektenstiche: den Dorn aus der Wunde ziehen und den Stich mit Knoblauch einreiben.

Notabene:

1. Knoblauch bekommt Menschen mit Hautleiden, Flechten, Magen- und Darmreizungen nicht; auch stillende Mütter sollten vorsichtig sein, denn er verändert die Zusammensetzung der Milch und kann so bei Säuglingen Koliken auslösen. Auch bei Blutandrang in den Lungen, starkem und trockenem Husten, Bluthusten und Fieber sollte man ihn vermeiden (laut Leclerc).

2. Gemäß einem alten Brauch wirken Knoblauchzehen, die den Kranken in einem Säckchen um den Hals gebunden oder auf dem Nabel befestigt werden, wurmtreibend und vorbeugend gegen Infektionskrankheiten.

3. Zerstoßene Knoblauchzehen können, als *Pflaster* angewendet, Senfmehl ersetzen. Bei bestimmten *Rheumaleiden* fördern Knoblauchumschläge die Durchblutung.

4. Bei Typhus-Fieber wird folgende Behandlung empfohlen: Die Füße des Kranken mit einem Breiumschlag aus geriebenem Knoblauch, gehackten Zwiebeln und zerstoßenen Brennesselblättern umwickeln, mit einer warmen Decke umhüllen, den Vorgang jede Stunde erneuern.

5. 1914 wurde im Metropolitan Hospital in New York eine großangelegte Untersuchung der Tuberkulose durchgeführt (1000 Patienten). Unter den 56 erprobten Behandlungsmethoden schloß die Behandlung mit Knoblauch (unter den pflanzlichen Behandlungsformen) am besten ab.

6. *Knoblauchtinktur* (Herstellung):
Knoblauchzehen 50 g, Alkohol zu 60% 250 g.
Die Zehen schälen, kleinschneiden und 10 Tage in Alkohol legen. Häufig schütteln. Auspressen und filtern.
Verwendung: innerlich als *Antiseptikum, zur Gefäßerweiterung und Senkung von zu hohem Blutdruck,* auch bei Sklerose, Rheuma und Asthma empfohlen (in diesem Fall während eines Anfalls einige Tropfen auf ein Stück Zucker träufeln).

Koriander *Coriandrum sativum* – Doldenblütler

Dieses Gewürz wird vor allem in Zentraleuropa, Rußland und Marokko angebaut.

Koriander zeichnet sich durch die Fähigkeit aus, sich in verschiedenen Gebieten akklimatisieren zu können; über die Ägypter gelangte die Pflanze auf unseren Kontinent, und im 18. Jahrhundert war sie um Paris schon weit verbreitet.

VERWENDETE TEILE:
Frucht, ungenau oft auch als Samen bezeichnet; *Essenz,* die durch Dampfdestillation der pulverisierten Frucht erzielt wird (Ertrag: 1%).

WICHTIGSTE BEKANNTE BESTANDTEILE:
Essenz (90% Koriandrol, ein Isomer des Borneol, Geraniol, Pinen, Cineol, Terpinen usw.).

EIGENSCHAFTEN (vergleichbar mit denen von Kümmel und Anis):
Innerlich:
blähungsbekämpfend
magenstärkend
anregend
nach Ansicht mancher Forscher das Gedächtnis stützend und aphrodisisch

Äußerlich:
schmerzlindernd

ANWENDUNGSGEBIETE (ähnlich wie von Kümmel und Anis):
Innerlich:
Luftschlucken
Verdauungsschwierigkeiten, Blähungen
Krämpfe
nervöse Appetitlosigkeit und nervöse Erschöpfungszustände

Äußerlich:
rheumatische Schmerzen

ANWENDUNGSARTEN:
Innerlich:
Heiltee: 1 TL Samen pro Tasse, zum Kochen bringen und 10 Minuten ziehen lassen. Eine Tasse nach jeder Mahlzeit.
Tinktur: 10 bis 20 Tr. nach den Mahlzeiten

Essenz: 1 bis 3 Tr. zwei- bis dreimal pro Tag nach den Mahlzeiten in etwas Honig aufgelöst.

Äußerlich:
als Lotion oder Pomade gegen rheumatische Schmerzen.

Notabene: Frisch hat die Frucht, die so groß ist wie ein Pfefferkorn, einen merkwürdigen Wanzengeruch; erst getrocknet riecht sie angenehm. Als frischer Pflanzensaft in geringen Dosen genossen, hat die Koriander-Essenz ähnliche Wirkungen wie der Alkohol: sie regt zuerst an und verursacht anschließend Depressionen. In höheren Dosen löst sie totale Betrunkenheit und tiefe Niedergeschlagenheit aus (Cadéac und Meunier).

Koriander wird als Gewürz verwendet, außerhalb der deutschen Grenzen auch als Geschmacksträger bei der Bierproduktion. In Algerien dient er, mit Salz und Pfeffer vermischt, zur Konservierung von Fleisch.

Außerdem findet er in zahlreichen Likören und Marinaden Anwendung. Er gehört in jeden Melissengeist. Koriander ist ein wichtiger Bestandteil der *vier heißen Samen* (blähungsbekämpfend, zusammen mit Anis, Kümmel und Fenchel).

Das berühmte Toilettenwasser, das die Karmeliterinnen in Paris im 18. Jahrhundert herstellten, verdankte seinen Erfolg zum Teil dem Koriander.

Kümmel *Carum carvi*
Doldengewächs

Volkstümliche Namen: Brotkümmel, Feldkümmel, Garbe, Kimmich, Kumach, Wiesenkümmel

Kümmel wird vor allem in Deutschland, Holland, Skandinavien und in Sibirien angebaut.

VERWENDETE TEILE:
Samen, Essenz

WICHTIGSTE BEKANNTE BESTANDTEILE:
Essenz, die durch Dampfdestillation aus den gemahlenen Früchten gewonnen wird (Carvon, zu den Ketonen gehörend, 45–60%, eine Kohlenstoffverbindung, das Carven, 30%, ein Alkohol...) Kümmel-Essenz war die erste deterpenierte Essenz, die 1876 in den Handel gelangte.

EIGENSCHAFTEN (verwandt mit denen des Anis):
Innerlich:
anregend
magenstärkend
appetitanregend
krampflösend
blähungsbekämpfend
harntreibend
wurmtreibend
die Monatsblutungen erleichternd
die Muttermilchproduktion fördernd

Äußerlich:
parasitenbekämpfend

ANWENDUNGSGEBIETE:
Innerlich:
Appetitlosigkeit
Verdauungsbeschwerden
nervöse Verdauungsstörungen
Magenkrämpfe
Schwindelzustände
Luftschlucken
Gärungen im Magen-Darm-Bereich
beschleunigter Herzschlag, Herzflattern
Darmparasiten
Menstruationsbeschwerden
ungenügende Muttermilchproduktion (?)

Äußerlich:
wird in Zahnpasten mitverwendet
Hundekrätze

ANWENDUNGSARTEN:
Heiltee aus den Samen: 1 TL auf 1 Tasse kochendes Wasser, 10 Minuten ziehen lassen. Eine Tasse nach jeder Mahlzeit.
Essenz: 1 bis 3 Tr. zwei- bis dreimal täglich in einer alkoholischen Lösung oder in Honigwasser.
Kümmelschnaps:
Kümmelsamen 40 g, Zucker 200 g, Alkohol 1 l, 8 bis 10 Tage ziehen lassen, dann filtern. Nach den Mahlzeiten ein kleines Likörglas.

Notabene:
1. Kümmel wird in der deutschen, englischen und arabischen Küche häufig verwendet (in Gebäck, Saucen, Würsten, Sauerkraut, Brot ...).

Außerdem dient er zur Herstellung des sogenannten ›Kümmels‹, einem Schnaps.

Zusammen mit dem Samen von Anis, Koriander und Fenchel gehört er zu den blähungsbekämpfenden *vier heißen Samen,* die zu gleichen Teilen gemischt werden.

2. Gminer schlug 1907 folgendes Rezept gegen die Hundehaarkrätze vor:
Kümmel-Essenz 10 g, Alkohol 10 g, Rizinusöl 150 g, zum Einpinseln.

Lavendel *Lavandula officinalis*
Lippenblütler

Der Lavendel ist eine *sehr kostbare Pflanze,* die in Südfrankreich, Italien, Dalmatien in Höhen zwischen 700 m und 1400 m wächst und sich durch viele günstige Eigenschaften auszeichnet – die französische Sorte, die älteste uns bekannte, wird am meisten geschätzt.

VERWENDETE TEILE:
Blüten und ätherisches Öl, das durch Dampfdestillation der Pflanze gewonnen wird (in Frankreich werden pro Jahr zwischen 75000 und 150000 kg Lavendel-Essenz produziert).

WICHTIGSTE BEKANNTE BESTANDTEILE:
Linalyl-Äther, Geranyl-Äther (35–55% Linalylazetat), Geraniol, Linalol, Cineol, d-Borneol, Limonen, 1-Pinen, Carophyllen, Butter- und Valeriansäure, Cumarin ...

EIGENSCHAFTEN:
Innerlich:
krampflösend (in hoher Dosierung erregend)
schmerzlindernd, *wirkt auf die Gehirn- und Rückenmarkszentren beruhigend* (Gehirn und Rückenmark, bei Aufnahme über den Verdauungstrakt oder die Haut, laut Cadéac und Meunier)
antiseptisch, bei innerlicher wie äußerlicher Anwendung bakterienbekämpfend (laut J. Marchand, Forgues und P. Neurisse)

166

die Gallenproduktion fördernd
harn- und schweißtreibend
stärkend, besonders das Herz
die Herznerven beruhigend
rheumabekämpfend
die Produktion der Magensäfte anregend
die Darmbewegungen fördernd
migränebekämpfend
wurmtreibend
das Einsetzen der Monatsblutung fördernd
blutdrucksenkend (laut Cajolle und Cazal)

Äußerlich:
wundheilend
antiseptisch
Parasiten und Insekten bekämpfend
Schlangen- und andere Tiergifte bekämpfend
das Nervensystem regulierend

ANWENDUNGSGEBIETE:
Innerlich:
Reizbarkeit, Krämpfe, Schlaflosigkeit
Fieberausschläge, *Infektionskrankheiten*
Melancholie, Neurasthenie
Erkrankungen der Atemwege: Asthma, Husten, *Keuchhusten,*
Grippe, Bronchitis, Tuberkulose
Harnverhaltung
Rheuma
Schwächezustände bei Kindern
Magen- und Darmschwäche (Verdauungsstörungen, Blä-
hungen)
Migränen, Schwindelzustände, Hysterie, *Folgeerscheinungen*
von Lähmungen
Dünndarmentzündungen (Durchfall)
Typhus
Blasenentzündungen, *Tripper*
Skrofulose, Bleichsucht
Darmparasiten
ungenügende Monatsblutungen
Weißfluß
Bluthochdruck

Äußerlich:
Wunden aller Art: normale, schlecht heilende (Beingeschwüre), infizierte, brandige, syphilitische, wuchernde; Analfisteln) chronische Ekzeme im Damm- und Analbereich
Weißfluß
Brandwunden
Lungenkrankheiten
Akne
Insektenstiche, Zusatzbehandlung bei Schlangenbissen
Läusebefall,
Krätze
Haarausfall

ANWENDUNGSARTEN:
Innerlich:
Heiltee: 1 TL Blüten auf 1 Tasse kochendes Wasser, 10 Min. ziehen lassen, 3 Tassen täglich zwischen den Mahlzeiten.
Lavendelgeist: 40 Tr. viermal täglich in etwas Wasser (harntreibend)
ätherisches Öl: 2 bis 5 Tr. in Honig aufgelöst oder in einer alkoholischen Lösung, zwei- bis dreimal täglich. Zur Schmerzlinderung: 1 g nüchtern; setzt die Empfindlichkeit herab und dämpft das Denkvermögen, ohne es auszuschalten.
Bei Geschlechtskrankheiten täglich 2 bis 10 Perlen mit 0,5 bis 1 mg deterpenierter Lavendel-Essenz (antiseptisch und schmerzlindernd, den Essenzen von Sandelholz, Zeder und Kopavi vorzuziehen).
Heiltee aus fünf Blüten: harntreibend bei Infektionskrankheiten und Fieberausschlägen (nach H. Leclerc).
Lavendelblüten 10 g, Ringelblumenblüten 5 g, Borretschblüten 5 g, Ginsterblüten 5 g, Ackerstiefmütterchenblüten 5 g, 1 EL auf 1 Tasse kochendes Wasser, 10 Min. ziehen lassen, 3 Tassen täglich.

Äußerlich:
Sud: 1 Handvoll Blüten auf 1 l Wasser. 10 Minuten kochen lassen. Mit 1 l Wasser auffüllen. Als Vaginalinjektionen bei Weißfluß.
1 Handvoll auf ½ l Olivenöl; im Wasserbad 2 Stunden erwärmen, 1 Nacht ziehen lassen, durch ein Tuch filtern und trockene Ekzeme damit betupfen.

168

Lavendelgeist: als Lotion und zum Einreiben (Rheuma)

Essenz: zum Auswaschen, Ausspülen und Verbinden von *Wunden,* auch von *Brandwunden:*

deterpenierte Lavendel-Essenz 100 g, Natriumsulforizinat (33%) 900 g, in Wasser stark verdünnt (2 bis 4%); auch zum Verdampfen in *öffentlichen Räumen* (Verdünnung: 2%)

eine bakterienbekämpfende Mischung (für langsam heilende Wunden):

Thymian-Essenz und Lavendel-Essenz zu gleichen Teilen oder deterpenierte Zitronen-Essenz und Carvacrol zu gleichen Teilen.

Ebenfalls bei Wunden und Brandwunden: Lavendel-Essenz in Verbindung mit anderen Essenzen in ›Tégarome‹, entweder in Wasser verdünnt oder unverdünnt aufgetragen.

Aromatisches Öl zum Bepinseln von *schlecht heilenden Wunden:*

Lavendel-Essenz 10 g, Olivenöl 100 g.

Syphilitische Wunden, Schanker, Analfisteln, Haarausfall: mit deterpenierter Lavendel-Essenz betupfen.

Weißfluß, Intimpflege:

Borax-Pulver 100 g, deterpenierte Lavendel-Essenz 5 g, in Portionen à 10 g aufteilen; jede Portion mit 1 l Wasser verdünnen, lauwarm als Vaginalinjektion anwenden.

Pomade für Analschrunden (nach Meurisse):

deterpenierte Lavendel-Essenz 1 g, Vaseline-Öl 5 g, Zinkoxyd 10 g, Wismut-Nitrat 4 g, weiße Vaseline 15 g.

Helmerich-Pomade (gegen Krätze):

Tragantgummi 1 g, Kaliumkarbonat 50 g, Schwefelsublimat 100 g, Glyzerin 200 g, Lavendel-Essenz 1 g, Zitronen-Essenz 1 g, Pfefferminz-Essenz 1 g, Gewürznelken-Essenz 1 g, Zimt-Essenz 1 g.

Stimulierende Lotion (nach Sabouraud):

Lavendel-Essenz-Tinktur 30 g, reines Azeton 30 g, reines Natriumnitrat 0,50 g, Pilokarpin-Nitrat 0,050 g, destilliertes Wasser 30 g, Alkohol zu 90% 250 ml, mit dieser Lotion die Kopfhaut täglich einreiben.

Insektenstiche: Lavendel-Essenz und Alkohol zu gleichen Teilen mischen, den Stich damit einreiben.

Allgemeine Bäder (besonders für gebrechliche und schwache Kinder: Dem Badewasser Lavendel-Sud oder -›Milch‹ beigeben.

Diese Bäder wirken beruhigend (Schlaflosigkeit, nervöse Störungen). Möglichst abends nehmen, mit Rosmarin-, Fichtennadeln-, Algen- und Kalmus-Bädern abwechseln.

Der große Lavendel *(Lavandula spica)* wächst am Meeresrand bis zu 500–600 m Höhe. Seine Essenz wirkt beruhigend auf das zentrale Nervensystem.

Diese Essenz enthält im Gegensatz zu der Essenz des *Lavandula officinalis* wenig Äther auf der Basis von Linalyl-Azetat, dafür aber eine nicht unbeträchtliche Menge an Kampfer. Sie wird hauptsächlich bei der Herstellung von Firnis und als Insektenbekämpfungsmittel verwendet.

Im übrigen wurde durch Insektenbestäubung eine Hybride geschaffen: das Lavendin oder breitblättriger Lavendel genannt: Auch in Großbritannien, in der Gegend von Mitcham, wächst eine sehr geschätzte Lavendelart.

Notabene: Lavendel-Essenz wird von Jägern geschätzt: sie wirkt heilend bei Schlangenbissen. Wenn ihre Hunde in den Alpen von Vipern gebissen werden, pflücken sie Lavendel, zerreiben ihn zwischen den Fingern und reiben mit dem gewonnenen Saft die Bißwunde ein. Das Gift wird sofort neutralisiert.

In 4,5%iger Verdünnung tötet Lavendel-Essenz die Eberth-Bakterie (Typhus) und den Staphylokokkus. In 5%iger Verdünnung die Loeffler-Bakterie (Diphtherie) (von den Professoren Morel und Rochaix 1926 nachgewiesen). Ihre antiseptische Kraft ist höher als die von Phenol, Kresol oder Guajacol.

Noch in einer Dosis von 0,2% tötet Lavendel-Essenz den Tuberkulose-Erreger (von den Professoren Courmont, Morel und Bay 1928 nachgewiesen). Verdampft tötet sie den Pneumokokkus und die hämolitischen Streptokokken innerhalb von 12 bis 24 Stunden.

Lavendelwasser:
Frische Lavendelblüten 60 g, Alkohol zu 32% 1 l, einen Monat ziehen lassen, filtern.
Lavendelblüten sind ein ausgezeichnetes Mittel gegen Motten und parfümieren die Wäsche.

Siehe unter:
Eukalyptus – das Rezept für Inhalationen,
Gewürznelke – das Rezept für englischen, aromatischen Essig.

Majoran *Origanum majorana*
Lippenblütler

Volkstümliche Namen: Maran, Wurstkraut

Majoran wächst wild in Persien, an der Mittelmeerküste, in Deutschland, Ungarn, Jugoslawien ...

VERWENDETE TEILE:
Blütenknospen, Essenz

WICHTIGSTE BEKANNTE BESTANDTEILE:
ätherisches Öl, mit Hilfe von Dampfdestillation gewonnen: Mischung aus Kampfer und Borneol (85%, laut Bruylants), Terpinen, Sabinen ...

EIGENSCHAFTEN:
Innerlich:
stark bakterienbekämpfend
krampflösend
Tonus senkend, vegetativ beruhigend, blutdrucksenkend (laut Caujolle)
erweitert Gefäße und Arterien
dämpft die Empfindlichkeit (laut Cadéac und Meunier ist Majoran in hohen Dosen ein Betäubungsmittel)
blähungsbekämpfend
den Auswurf fördernd
verdauungsfördernd
die Lust dämpfend

Äußerlich:
wundheilend
stärkend
schmerzlindernd

ANWENDUNGSGEBIETE (ähnlich wie bei Pfefferminze und Thymian):
Innerlich:
Infektionskrankheiten
Verdauungskrämpfe (Luftschlucken), Krämpfe der Atemwege (laut Leclerc)
arthritische Beschwerden
Schlaflosigkeit, Migräne, Angstzustände, Ticks

Psychasthenie, psychische Instabilität
Blähungen
sexuelle Erregbarkeit

Äußerlich:
allgemeine Schwächezustände (Bäder)
rheumatische Beschwerden
Schnupfen

ANWENDUNGSARTEN:
Innerlich:
Heiltee: 1 TL der kleingeschnittenen Pflanze auf 1 Tasse kochendes Wasser, 10 Minuten ziehen lassen, 2 bis 3 Tassen täglich
Essenz: 3 bis 4 Tr. zwei- bis dreimal täglich in Honigwasser.
Als wäßrige Lösung: 5 bis 20 g täglich, entweder allein oder mit anderen krampflösenden Säften:
wäßrige Majoran-Lösung 50 g, wäßrige Baldrian-Lösung 25 g, wäßrige Lattich-Lösung 25 g, 1 bis 3 EL vor dem Schlafengehen (Angstzustände, Schlaflosigkeit)
krampflösende Zuckerlösung:
Majoran-Essenz 50 Tr., raffinierter Zucker 25 g, Milchzucker 25 g, 1 TL in Tee aufgelöst vor dem Schlafengehen
Arnikatinktur 300 Tr., Alraunwurzelgeist 100 Tr., Majoran-Wasser zum Auffüllen für 100 ml, 1 TL zweimal täglich (bei arthritischen Beschwerden)

Äußerlich:
als *stärkendes Bad* wird Majoran-Zusatz für wirkungsvoller gehalten als Thymian
gegen Schnupfen: den Tee in die Nase einziehen
gegen Entzündungen in der Mundhöhle: mit dem Heiltee den Mund ausspülen und gurgeln
gegen Rheumaschmerzen: Kompressen, die mit dem Heiltee getränkt wurden, auflegen, oder mit einer Pomade, die 1 bis 2% Essenz enthält, einreiben.

Notabene:
    1. Majoran-Essenz tötet den Tuberkulose-Erreger in einer 0,4%igen Lösung ab.
    2. Sänger haben seit jeher zu Naturheilmitteln gegriffen, um ihre Stimme zu pflegen: Andorn-Heiltee mit Honig, Kohl-

oder Knoblauchbouillon, gemahlene Senfkörner, mit Honig vermischt – auch Majorantee, mit Honig gesüßt, gehört zu diesem Arsenal.

3. *Marokkanische Schnecken.* In der Gegend von Fes nennt man sie ›Boubbouche‹. Sie sind kleiner und heller als die aus Burgund und werden heiß oder kalt in einer Brühe serviert. Man schreibt ihnen appetitanregende, blutreinigende und verdauungsfördernde Eigenschaften zu, was nicht weiter erstaunt, wenn man weiß, daß die Bouillon grünen Anis, Kümmel, Thymian, Tee, Süßholzwurzel, Wermut, Salbei, Majoran, Pfefferminze, Bitterorange und sudanesischen Pfeffer enthält.

Majoran wird in der zentraleuropäischen Küche häufig verwendet. Wenn Sie gern gegrilltes Fleisch mögen, dann lassen Sie doch ein Sträußchen getrockneten Majoran in 1 l Öl ziehen (auch mit Thymian oder Rosmarin möglich). Pinseln Sie damit Ihr Fleisch ein.

Melisse *Melissa officinalis*
Lippenblütler

Volkstümliche Namen: Frauenkraut, Zitronenkraut, Mutterkraut, Herbstkraut

Die Melisse stammt aus dem Mittelmeerraum; ihre Blätter verströmen einen stark zitronenartigen Geruch. Hauptanbaugebiete sind heute das Anjou, die Provence und die Gegend um Milly. Es ist ratsam, sie während der Blütezeit zu pflücken, denn später fängt die Pflanze an zu stinken.

VERWENDETE TEILE:
Blütenknospen und Blätter

WICHTIGSTE BEKANNTE BESTANDTEILE:
Eine Essenz, die einen so geringen Bestandteil der Pflanze ausmacht (0,01 bis 0,1%), daß es gerade bei dieser Essenz zu vielen Fälschungen kommt. Vor allem Zitronen-Essenz, die einen ähnlichen Geruch aufweist, wird der Melissen-Essenz zugesetzt, ohne daß man es für notwendig hält, dies anzugeben. Die Forscher an der Universität von Montpellier sahen sich nicht in der Lage, im Handel reine Essenzen aufzutreiben, so daß sie sich entschlossen, die Pflanze selbst anzubauen und die Essenz für ihre Forschungszwecke selbst herzustellen (siehe NB 2).

Die Ergebnisse der verschiedenen Forschungen sind widersprüchlich, vor allem in bezug auf den prozentualen Anteil der verschiedenen Bestandteile, was man mit den verschiedenen Destillier-Methoden, aber auch mit einem vegetativ stark unterschiedlichen Ablauf des Pflanzenjahres erklären könnte, zwei Probleme, die bei der Beschäftigung mit reinen Essenzen immer wieder auftauchen.

Laut J. Pellecuer und seinen Kollegen enthält die Essenz 54% Kohlenwasserstoffe, vor allem Sesquiterpene, die sauerstoffhaltigen Bestandteile sind vor allem das Citral a und b und sesquiterpenische Alkohole. Die Forscher entdeckten auch als erste Thymol, Oktylbenzoat und Isogeraniol.

Andere Forscher wiesen Aldehyde nach (4–5% [darunter Citral und Citronellal] und Alkohole (35–38%), darunter Citrollenol (6–8%), Linalol (12–14%), Geraniol (12–20%), dann Tannin, Harz, Bernsteinsäure ...

EIGENSCHAFTEN:
anregende Auswirkungen auf Gehirn, Herz, Muttermund und Verdauungsapparat
krampflösend
körperlich und geistig stimulierend (gilt als ein Mittel, das die Langlebigkeit fördert)
die Gallenabsonderung fördernd (laut Chabrol und Kollegen)
den Magen stärkend
blähungsbekämpfend
die Monatsblutungen unterstützend
schweißtreibend
wurmtreibend
(Achtung, die Melissen-Essenz ist, wie alle anderen, keineswegs absolut harmlos. 2 g, nüchtern eingenommen, haben, laut Cadéac und Meunier, allgemeine Abgespanntheit zur Folge, die oft zum Schlaf führt, begleitet von einer Verlangsamung des Pulses und einem Absinken des Blutdrucks.)

ANWENDUNGSGEBIETE:
Innerlich:
Migräne (die auf Verdauungsschwierigkeiten beruht)
Schmerzen (vor allem des Gesichts, der Ohren, der Zähne und des Kopfes)
leichte Erregbarkeit des Gemüts

Schlaflosigkeit, besonders nervöse Schlaflosigkeit
Nervenkrisen, Krämpfe, Epilepsie
Herzstolpern, Schwindelzustände, Ohrensausen
Krämpfe (Asthma, aber auch Darm- und Herzkrämpfe)
Schwangerschaftserbrechen
Gedächtnisschwierigkeiten, Melancholie
schmerzhafte Monatsblutungen
Blutarmut

Äußerlich:
Insektenstiche (Wespen u. a.)

ANWENDUNGSARTEN:
Innerlich:
Heiltee: 1 TL Blüten oder Blätter auf 1 Tasse kochendes Wasser,
10 Minuten ziehen lassen. 3 Tassen täglich.
20 g auf 1 l Weißwein. 2 bis 3 Minuten kochen lassen, ½ Glas
zweimal täglich.
Melissenwasser: 10 bis 20 g täglich in einem Getränk.
Melissengeist: 2 bis 5 g täglich in einem Getränk oder auf
Würfelzucker.
Muttertinktur: 40 bis 50 Tr. in einem Orangenblütentee, nach
den Mahlzeiten.
Melissengeist der Karmeliterinnen von Paris (Adresse: 1611, rue
Vaugirard, Paris), in Tonkrügen verkauft:
Weingeist (33%) 3 l, Blumen und Blätter der Melisse 500 g,
getrocknete Angelikawurzeln 16 g, Schale von unbehandelten
Zitronen 125 g, 9 Tage in einem verschlossenen, lichtundurch-
lässigen Gefäß ziehen lassen. Jeden Tag schütteln. Durchseihen,
dabei den Saft ausdrücken, wieder in das Gefäß zurückgeben
und folgendes hinzufügen:
Koriander 200 g, grob geriebene Muskatnuß 40 g, grob zerstoßener Zimt 4 g, Gewürznelke 2 g, verschließen, weitere 8 Tage
ziehen lassen, dabei jeden Tag schütteln. Durchseihen, gut
ausdrücken, mit 350 g destilliertem Wasser auffüllen, 24 h
ruhen lassen, wieder filtern, in dunkle Flaschen abfüllen und
verkorken. Innerlich kleine Gläschen vor oder nach den Mahlzeiten (magenstärkend, krampflösend), äußerlich auf Schnitt-
und andere Wunden.
Nicht einnehmen, wenn der Durst aufgrund starker Hitze sehr
groß ist.

Äußerlich:
Melissenöl zum Einreiben (Migräne, Rheuma)
Sud aus Blättern, einem Vollbad beigesetzt (beruhigend bei nervösen Zuständen, Krämpfen und schmerzhaften Monatsblutungen)
die Blätter als Kompressen: bei geschwollenen Brüsten und blutunterlaufenen Stellen
Saft der frischen Melisse: auf Insektenstiche
zur Abwehr von Insekten (Mücken etc.), *Stop-Insectes*

Notabene:
1. Die Blätter sind ein ausgezeichnetes Gewürz von Suppen, Salaten und Ragouts; in Belgien und Holland werden sie auch für eingelegten Hering und eingelegten Aal verwendet.
2. J. Pellecuer, F. Enjalbert, J.-M. Bessière, G. Privot: ›*Contribution à l'étude de l'huile essentielle de mélisse: melissa officinalis L.*‹ (Beitrag zum Studium des ätherischen Öles der Melisse: Melissa officinalis L.), Fakultät für Pharmazie der Universität Montpellier, veröffentlicht in *Plantes médicinales et phytothérapie,* 1981, Band XV.

Muskatnuß *Myristica fragans*
Magnoliengewächs

Die Muskatnuß ist die Frucht des Muskatbaumes, der bis zu 15 m hoch werden kann und 10 bis 30 Jahre lang 1500 bis 2000 Muskatnüsse jährlich liefert. Es gibt männliche und weibliche Muskatnußbäume (ein männlicher Baum reicht für 20 weibliche aus). Die Frucht ist von einer Schale umgeben, die getrocknet *Macis* heißt und ebenfalls als Gewürz verwendet wird.

Muskatbäume wachsen in tropischen Ländern, auf den Molukken, den Antillen, auf Sumatra, Java und in Indien.

VERWENDETE TEILE:
die zu Pulver zerriebene Frucht und die Essenz, die aus der Nuß durch Dampfdestillation gewonnen wird: eine stark riechende Flüssigkeit, streng und beißend, die erst durch die Verdünnung aromatisch wird. Auch aus Macis gewinnt man eine Essenz.

WICHTIGSTE BEKANNTE BESTANDTEILE:
Muskatnußbutter mit Myristin, Olein, Butyrin, Palmitin, Stearin (ein gesättigtes Öl, das durch heiße Auspressung der Nuß

gewonnen wird). Die Essenz enthält zu 80% Pinen und rechtsdrehendes Kamphen, 8% Dipenten, 6% terpenhaltige Alkohole: Linalol, Borneol, Terpineol, Geraniol, 4% Myristizin und verschiedene andere Stoffe (Eugenol, Safrol ...)

EIGENSCHAFTEN:
Innerlich:
allgemeines Antiseptikum, besonders des Darmtraktes
blähungsbekämpfend
verdauungsfördernd
allgemein anregend, besonders für Kreislauf und Gehirn
Gallensteine auflösend (?)
das Einsetzen der Monatsblutung fördernd

Äußerlich:
schmerzlindernd

ANWENDUNGSGEBIETE:
Innerlich:
Darminfektionen
chronischer Durchfall
verdauungsfördernd (erleichtert die Verdauung von Hammelkeule und stärkehaltigen Lebensmitteln, laut H. Leclerc)
übelriechender Atem (»Muskat verleiht einen angenehmen Atem und bekämpft schlechten«, John Gérard)
Blähungen
allgemeine Schwächezustände
Gallensteine
ungenügende Monatsblutungen

Äußerlich:
Rheumatische Schmerzen
Zahnschmerzen

ANWENDUNGSARTEN:
Innerlich:
als Gewürz bei der Zubereitung von Speisen
Essenz: 2 bis 3 Tr. zwei- bis dreimal täglich in einer alkoholischen Lösung, zusammen mit Honig oder in einem Getränk (H. Leclerc).
Macis-Essenz 25 Tr., Puderzucker 40 g, ½ TL dieser Zuckermischung in 1 Tasse mit heißem Wasser aufgelöst.

Äußerlich:
Muskatnußbutter zum Einreiben bei Rheuma- oder Zahnschmerzen
›Nerval‹-Balsam, der bei rheumatischen Schmerzen zum Einreiben verwendet wird, ist eine Mischung aus Rosmarin- und Gewürznelken-Essenz und Muskatnußbutter.

Notabene:
1. In hohen Dosen (7–12 g) wird die Essenz zu einem Betäubungsmittel, schränkt die Reaktionsfähigkeit ein und dämpft den Blutkreislauf (nach Cadéac und Meunier). Die Vergiftungserscheinungen sind mit denen einer hochgradigen Alkoholvergiftung vergleichbar.
2. Die Essenz ist ein wichtiger Bestandteil verschiedener Heilmittel auf alkoholischer Basis (Fioravanti, Garus, Melissengeistmischungen) und wird auch in Aperitifs (Vermouth, Raspail, Genepi ...) verwendet. Auch die Macis-Essenz findet in bestimmten Getränken Verwendung.
3. Siehe unter Zimt die Rezepte für die Italienische Essenz und den Likör ›Perfekte Liebe‹ (ein aphrodisisches Getränk).

Myrtenheide *Melaleuca viridiflora*
Myrtengewächs

Kommt in Neu-Kaledonien häufig als Baum vor.

Myrtenheiden-Essenz oder Gomenol (gesetzlich geschützte Markenbezeichnung) wird durch Dampfdestillation aus den frischen Blättern gewonnen. In der Therapie kommt nur *gereinigte* Myrtenheiden-Essenz in Frage.

Werden die Blätter verschiedener Melaleuca-Gewächse zusammen destilliert, gewinnt man ein Produkt, das eng verwandt ist mit dem Cajeput-Öl (siehe dort).

WICHTIGSTE BEKANNTE BESTANDTEILE:
35 bis 66% Eukalyptol, 15% Terpinol, rechtsdrehendes Pinen, linksdrehendes Limonen, Citren, Terpentin, Baldrianester, essigsaure und buttersaure Ester ...

EIGENSCHAFTEN:
Innerlich:
allgemein antiseptisch, besonders bei Lungen- und Harnwegsinfektionen

balsamisch
gegen Katarrhe
schmerzlindernd
gegen Rheuma
wurmtreibend

Äußerlich:
allgemein *das Gewebe stimulierend* (antiseptisch und wundheilend)

ANWENDUNGSGEBIETE:
Innerlich:
chronische und übelriechende Bronchitis, Lungentuberkulose
Grippe
Keuchhusten, Asthma
Nasenschleimhautentzündung, Stirnhöhlenvereiterung, Ohrenentzündung
Knochentuberkulose
Darminfektionen (Dünndarmentzündungen, Ruhr)
Infektionen der Harnwege (Blasen- und Harnröhrenentzündungen)
Rheuma
Darmparasiten

Äußerlich:
schlecht heilende Wunden, Geschwüre, Brandwunden, Fisteln
Schnupfen, Kehlkopfentzündungen, Bronchitis, Keuchhusten

ANWENDUNGSARTEN:
Innerlich:
Essenz: 2 bis 3 Tr. in Honig aufgelöst (siehe Beginn von Kapitel 5)
Gomenol-Öl (in einer Verdünnung zu 50%), Kapseln zu 0,25 g
(von 2 bis 10 täglich steigernd) oder 10 bis 40 Tr. in einem Tee.
Als subkutane Spritzen: durchschnittlich 19 bis 20 ccm als ölhaltige Lösung, laut Couvreur

Äußerlich:
als ölhaltige Lösung (5–10%) für Brandwunden, Geschwüre und
Verbände.
Gomenolhaltiges Wasser (2–5‰) für Kompressen und Waschungen aller Art.

In Form des ›Climarome‹, siehe S. 297: Einige Tropfen auf ein Taschentuch bei Schnupfen, Bronchitis, Grippe, Asthma ... Zwei- bis viermal täglich eine Minute lang tief einatmen.
Ephedrinhaltiges Öl:
Ephedrin 0,30 g, Myrtenheiden-Essenz 1,50 g, Olivenöl 30 ccm, dreimal täglich 2 bis 3 Tr. in jedes Nasenloch.

Notabene: Das *Gomenol* (die Essenz ist nach dem Ort Gomen auf Neu-Kaledonien benannt) ist die gereinigte und von den unerwünschten Aldehyden befreite Myrtenheiden-Essenz.

Die Eingeborenen benutzen es seit langer Zeit zur Wasserreinigung.

In einer Verdünnung von 4‰ tötet die Essenz noch den Tuberkulose-Erreger.

Origano (wilder Dost) *Origanum vulgare* – Lippenblütler

Volkstümliche Namen: wilder Majoran, Badkraut, Wolgemut, Costenz, Gemude, Dorant, brauner Dost, Mutterkraut, Maran

In ganz Europa beheimatet. Zwei nordafrikanische Arten, *Origanum floribundum* und *Origanum gladulosum,* haben die gleichen Eigenschaften.

VERWENDETE TEILE:
Blüten, Essenz

WICHTIGSTE BEKANNTE BESTANDTEILE:
Die Essenz enthält Phenole: Carvacrol (bis zu 70%), Thymol (bis zu 25%), freie und veresterte Alkohole (2,5% Geranylazetat), Kohlenstoffe: p-Cymen, a-Terpinen, Origanen, ein Glycosid, eine Seifensäure usw.

EIGENSCHAFTEN:
Innerlich:
bakterienbekämpfend
beruhigend, vor allem bei Krämpfen
appetitanregend
magenstärkend, blähungsbekämpfend
den Auswurf fördernd (hilft, die Lungenabsonderung zu verflüssigen)
antiseptisch, vor allem Atemwege
das Einsetzen der Monatsblutung fördernd
180

Äußerlich:
parasitenbekämpfend
schmerzlindernd

ANWENDUNGSGEBIETE:
Innerlich:
bei Infektionen
Magenschwäche, Appetitlosigkeit
Luftschlucken, Blähungen, hauptsächlich bei psychisch Kranken (eingebildete oder geistig Kranke)
chronische Bronchitis, Reizhusten, Keuchhusten
Lungentuberkulose
Asthma
akutes oder chronisches Rheuma, Muskelrheuma
Ausbleiben der Monatsblutung

Äußerlich:
Läusebefall
Muskel- und Gelenkrheuma
Zellulitis

ANWENDUNGSARTEN:
Innerlich:
Heiltee: 1 TL auf 1 Tasse kochendes Wasser, 10 Minuten ziehen lassen. Eine Tasse vor, während oder nach den Mahlzeiten.
Essenz: 3 bis 5 Tr. zwei- bis viermal täglich in Honig (Erwachsene); Kinder je nach Alter 1 bis 2 Tr. zwei- bis dreimal täglich.

Äußerlich:
Umschläge, die mit heißem Brei aus Kleie oder Leinsamenmehl bedeckt werden (Rheuma- oder Muskelschmerzen)
zum Einreiben bei Rheuma:
Origano-Essenz 5 g, Rosmaringeist 95 g, die schmerzenden Stellen damit einreiben.
Pomade gegen Zellulitis:
flüssiger Auszug aus Kletterefeu oder Kletterefeuweingeist 5 g, Origano-Essenz 20 Tr., Lanolin 20 g, Schmalz oder Vaseline 40 g.
Pomade gegen Läusebefall (nach Renaudet. 1913):
Origano-Essenz 20 Tr., Zitronenkraut-Essenz 20 Tr., Thymian-Essenz 20 Tr., Geranium-Essenz 20 Tr., weißes, geschmolzenes Wachs 5 g, Vaseline 85 g.

Notabene:

1. Siehe unter Rosmarin das Rezept für ein aphrodisisches Bad.

2. Lesieur beschreibt die Origano-Essenz als betäubend und gleichzeitig erregend; es wurden Fälle beobachtet, wo es nach Einnahme der Essenz zu Krämpfen kam. Origano-Essenz wie viele andere ätherische Öle können in entsprechenden Dosen bei bestimmten Patienten negative Reaktionen auslösen.

Falscher Origano *Origanum dictamnus* oder *Amaracus dictamnus*
Lippenblütler

Der Beiname *dictamnus* weist auf den Ursprung hin: das Würzkraut stammt aus dem Diktys-Gebirge in Kreta. Heute wird es in Südfrankreich, Italien, Spanien und anderen heißen Ländern Europas angebaut ... Früher war es einmal als Wundheilmittel sehr berühmt.

VERWENDETE TEILE:
Blütenstengel, Blätter.

WICHTIGSTE BEKANNTE BESTANDTEILE:
Carvacrol, Pulegon (bis zu 85%), Borneol ...

EIGENSCHAFTEN:
Innerlich (heute nur noch selten verschrieben):
erregend, die Verdauung stimulierend
das Einsetzen der Monatsblutung fördernd

Äußerlich:
wundheilend, schmerzlindernd
gehört zu den Bestandteilen des Fioravanti-Balsams oder Geistes (siehe Kapitel 9, S. 299).
Notabene: Diese Pflanze darf nicht mit dem *Dictamnus albus* verwechselt werden, dem weißen Dictam, einem Rautengewächs (siehe Valnet, *Phytotherapie,* 5. Auflage).

Spanischer Origano *Thymus capitatus*
Lippenblütler

Es handelt sich in Wirklichkeit um einen weiteren falschen Origano. Folgende Ausführungen beziehen sich auf die Dissertation von Michel Poirotte (Universität Montpellier 1983, pharmazeutische Fakultät). Es handelt sich eigentlich um eine Thymian-Art, deren Essenz in Spanien destilliert wird und die unter dem Namen ätherisches Öl des spanischen Origano im Handel ist.

Die Pflanze wächst rund ums Mittelmeer, ist sehr anspruchslos und verlangt nur einen kalkhaltigen Boden; sie ist sehr vital und bemächtigt sich in immer stärkerem Maße vegetationslosen Bodens.

WICHTIGSTE BEKANNTE BESTANDTEILE:
Insgesamt 92 Bestandteile, darunter Carvacrol (61–83%), Hydroxytriterpen-pentacyclin-Säure, Olearol-Säure, Flavonoide (Luteolin, Flavonol ...)

Jüngere Forschungen haben die stark *bakterienbekämpfenden Eigenschaften* der Essenz des spanischen Origano, die seit langem bekannt waren, bestätigt. Sie ist den zum Vergleich herangezogenen Essenzen von Zimt, Gewürznelke, Thymian und Bergbohnenkraut (siehe unter diesem Stichwort) ebenbürtig.

Der Autor hat die krampflösende Eigenschaft der Essenz in der Literatur verfolgt. Bereits im Mittelalter wurde sie bei Bronchialasthma mit Erfolg eingesetzt.

Ich möchte darauf hinweisen, daß sich diese Eigenschaften bei allen Thymian- oder Origano-Essenzen, die in diesem Buch behandelt werden, wiederfinden; nichts deutet darauf hin, daß die Eigenschaften der drei Lippenblütler und damit ihre Anwendungsgebiete, unterschiedlich sind.

Pfefferminze *Mentha piperita*
Lippenblütler

Eine einheimische, heute systematisch angebaute Pflanze; vielleicht ein Hybride der *Mentha viridis,* der grünen Minze. Häufig werden beide Minzen als englische Minze bezeichnet. Die Anbaugebiete erstrecken sich heute über Frankreich, England und Italien bis nach Amerika.

Zur Verwendung kommen die Blätter der Pfefferminze und die Essenz, die mit Hilfe von Dampfdestillation aus den Blättern gewonnen wird.

vor allem die *Essenz* (2 bis 3%), die 30 bis 70% Menthol enthält, dann Terpene (Menthen, Phellandren, Limonen ...), ein Keton (Menthon), sowie Gerbsäure. Essenzen, die aus Pflanzen aus dem nördlichen Anbaugebiet gewonnen werden, sind in der Regel wirksamer (vor allem die englische Sorte Mitcham, nach dem Ort genannt, wo sie in großem Maße angebaut wird).

EIGENSCHAFTEN:
Innerlich:
das Nervensystem anregend, allgemein kräftigend
magenstärkend
krampflösend (Magenkrämpfe, Koliken)
blähungsbekämpfend
allgemein antiseptisch, vor allem aber im Darmbereich
schwach schmerzlindernd (im Darmbereich)
das Einetzen der Monatsblutung fördernd
den Auswurf fördernd
wurmtreibend
leicht aphrodisisch
die Muttermilchproduktion einschränkend
in starken Dosen schlafstörend

Äußerlich:
antiseptisch
parasitenbekämpfend
krampflösend, schmerzlindernd
mückenvertreibend

ANWENDUNGSGEBIETE:
Innerlich:
allgemeine Müdigkeit
Verdauungsschwäche, Verdauungsstörungen
Magenschmerzen
Luftschlucken
Magenkrämpfe und Koliken (laut Trousseau)
Blähungen, Durchfall, Cholera
Vergiftungen im Magen-Darm-Trakt
übelriechender Atem bei Verdauungsstörungen
Leberkrankheiten
nervöses Erbrechen (laut Trousseau)

Herzklopfen und Schwindelzustände
Migräne, Zittern, Lähmungserscheinungen
ungenügende oder schmerzhafte Monatsblutungen
Impotenz
Asthma, chronische Bronchitis (fördert den Schleimauswurf)
Tuberkulose (laut L. Sevelinges)
Darmparasiten

Äußerlich:
Krätze
Asthma, Bronchitis, Stirnhöhlenvereiterung
Migräne, Zahnschmerzen
vertreibt Mücken

ANWENDUNGSARTEN:
Innerlich:
Heiltee: 1 TL Blätter auf 1 Tasse kochendes Wasser, 10 Minuten
ziehen lassen. 3 Tassen täglich nach oder zwischen den Mahl-
zeiten. Vorsicht: kann schlafstörend wirken.
Pfefferminzgeist: 15 bis 20 Tr. in einem Glas Zuckerwasser.
Sirup: 20 bis 100 Tr. täglich.
Essenz: 2 bis 5 Tr. mehrmals am Tag in einem Getränk oder in
Honig aufgelöst. Durchschnittliche Tagesdosis: 0,05 bis 0,30 g
(45 Tr. = 1 g).

Stimulierendes Elixier:
Pfefferminzgeist 20 g, Zuckersirup 100 g, Zimtwasser 50 g,
kaffee- oder eßlöffelweise.

Magenstärkender Trank:
Pfefferminzgeist 15 g, Anisgeist 15 g, Zimtsirup 30 g, Linden-
blütenwasser 120 g, kaffee- oder eßlöffelweise.

Äußerlich:
als Inhalation (bei Asthma, Bronchitis, Stirnhöhlenvereiterung)
zum Einreiben bei *Migräne* oder Zahnschmerzen
bei Krätze: siehe unter Lavendel die Helmerich-Pomade
zum Vertreiben von Mücken: für die Nacht das Kopfkissen mit
einigen Tropfen Pfefferminz-Essenz beträufeln
Pfefferminz-Essenz wird in Zahnpasta und Mundwasser verwendet. Ihre krampflösende Wirkung wird bei manchen Abführmitteln benutzt.

Notabene:

1. Ich kann meinen Lesern nicht warm genug empfehlen, frische Pfefferminze in Rohkost und Salatsaucen zu verwenden.

2. Wenn man dem Sud von korsischem Moos (in Deutschland kaum erhältlich) eine Handvoll Pfefferminzblätter hinzufügt, erhält man ein ausgezeichnetes wurmtreibendes Mittel, vor allem für Kinder.

3. Gegen das Ausbleiben der Monatsblutung: eine Prise wilder Pfefferminzblätter, Rosmarin, Beifuß und Salbei 8 Tage in 2 l Rotwein ziehen lassen (kalt), filtern. Zehn Tage lang morgens nüchtern ein Glas.

4. Pfefferminz-Essenz tötet den Staphylokokkus innerhalb von 3½ Stunden (laut L. Sevelinges) und den Tuberkulose-Erreger noch in einer Verdünnung von 0,4‰ (lut Courmont, Morel und Rochaix).

5. Siehe unter Gewürznelke ein Zahnpasta-Rezept.

Siehe unter Rosmarin das Rezept für ein aphrodisisches Bad.

6. *Ein Zahnelixier:*

Guajac-Geist 187 g, Kampfer-Geist 4 g, Pfefferminz-Essenz 6 Tr., Löffelkraut-Essenz 6 Tr., Rosmarin-Essenz 6 Tr.

7. Pfefferminztee, abends getrunken, kann Schlaflosigkeit herbeiführen; manche trinken ihn, um wach zu bleiben.

Andere Minze-Arten

1. Die japanische oder Ackerminze, *Mentha avernis, Mentha piperascens.* Ihre Essenz enthält 75% Menthol; mehr als ¾ der Weltproduktion wird aus dieser Minze-Art hergestellt.

2. *Mentha longifolia* (Roß-Minze), *Mentha aquatica* (Wasserminze), *Mentha pulegium* (Polei-Minze) u. a.

Fertiges Präparat: ›Climarome‹ (S. 297)

Menthol

Mit Menthol bezeichnen wir den mentholischen Alkohol (Minze-Kampfer), der sich in kristallisierter Form von der Minze-Essenz scheidet, sobald diese der Kälte ausgesetzt wird.

EIGENSCHAFTEN:

für innerlichen Gebrauch kaum empfehlenswert (stark magenreizend)

186

lokales Schmerzmittel in Form von Pomaden, Stiften, bei Kopf- und anderen Schmerzen.
antiseptisch als Inhalation, in ölhaltigen Lösungen.

ANWENDUNGSARTEN:
Äußerlich:
gegen Schnupfen: als Pulver ($\frac{1}{5}$c oder $\frac{1}{10}$c)
gegen Juckreiz: als Pulver ($\frac{1}{20}$)
mentholhaltige Vaseline (1%, im französischen Arzneimittelkodex enthalten)
Stift gegen Schmerzen
in alkoholischen oder ätherhaltigen Lösungen zum Verdampfen oder zur Behandlung von Insektenstichen

Verschiedene Mischungen zur antiseptischen oder schmerzstillenden Behandlung:
schmerzstillende Lösung:
Menthol 3 g, Chloroform 15 g, Bilsenkrautöl 30 g
Mischung gegen neuralgische Zahnschmerzen:
Menthol 1 g, Guajakol 1 g, reiner Alkohol 18 g, jeweils die schmerzenden Punkte mit einem Pinsel betupfen.
Mittel gegen neuralgische Schmerzen zwischen den Rippen:
Menthol 5 g, Kampfer 5 g, Chloralhydrat 5 g, die schmerzenden Stellen damit einreiben.
Mischung für Inhalationen:
Menthol 2 g, Benzoeharz-Tinktur 100 g, Eukalyptus-Tinktur 100 g, 1 TL in einer Schale mit kochendem Wasser auflösen.
Pillen für die Inhalation (siehe Eukalyptus)
Pomade gegen Juckreiz:
Menthol 1 g, Zinkoxyd 25 g, Stärke 25 g, Vaseline 49 g.

Rosmarin *Rosmarinus officinalis*
Lippenblütler

Volkstümliche Namen: Antonskraut, Meertau, Krankenkraut, Hochzeitsblümchen

Rosmarin wächst in Südfrankreich (Provence), Italien, Spanien, Tunesien, Dalmatien usw. Er wird in der Küche verwendet, als Heiltee (Blüten und Blätter) oder als Essenz, die mit Hilfe von Dampfdestillation aus den Blüten gewonnen wird (100 kg Blüten liefern ungefähr 1,5 kg Essenz).

das ätherische Öl, bestehend aus Pinen, Kampfen, Borneol (15%), Kampfer, Harz, Bitterstoffen, Saponin ...

EIGENSCHAFTEN:

Innerlich:

allgemein anregend (wie Pfefferminze, Melisse, Salbei, Thymian), das Herz kräftigend, die Nebennierenrinden anregend
blutdrucksenkend (laut Caujolle und Cazal)
magenstärkend
antiseptisch, vor allem bei Lungenkrankheiten (Husten)
Durchfall und Gärungsprozesse bekämpfend
blähungsbekämpfend
rheuma- und schmerzlindernd
gichtbekämpfend
den Gallenfluß fördernd (laut Chabrol verdoppelt die intravenöse Infusion bei Tieren das Volumen der Gallenproduktion. Experimente mit Einführung von Sonden in den Zwölffingerdarm von Parturier und Rousselle)
das Einsetzen der Monatsblutung fördernd
die Gehirntätigkeit fördernd
harn- und schweißtreibend

Äußerlich:
wundheilend, auch bei Brandwunden, auflösend
parasitenbekämpfend

ANWENDUNGSGEBIETE:

Innerlich:

allgemeine Schwächezustände
physische und intellektuelle Überanstrengung *(Gedächtnisschwierigkeiten)*
Bluthochdruck
Impotenz
Bleichsucht, Neigung zu Haut- und Schleimhautentzündungen
Asthma, chronische Bronchitis, Keuchhusten, Grippe
Darminfektionen, Dickdarmentzündung, Durchfall
Blähungen
Leberbeschwerden, Gallenblasenentzündung, Gelbsucht aufgrund von Leberentzündung und Verstopfung, *Zirrhose, Gallensteine*

erhöhter Cholesteringehalt im Blut
Verdauungsschwierigkeiten, Magenschmerzen
Rheuma, Gicht
schmerzhafte Monatsblutungen, Weißfluß
Migräne
Nervenleiden: Hysterie, *Epilepsie, Lähmungsfolgen,* Glieder-
schwäche
nervöse Herzbeschwerden
Schwindelzustände, Herzstolpern

Äußerlich:
Wunden, auch Brandwunden
Rheuma
Muskelschmerzen
Weißfluß
Krätze, Haarausfall
allgemeine Erschöpfungszustände, besonders auch der Kinder,
Sehschwäche (Augenbäder)

ANWENDUNGSARTEN:
Innerlich:
Heiltee (Blätter oder Blüten): 1 TL auf 1 Tasse kochendes
Wasser, 10 Minuten ziehen lassen. 1 Tasse vor oder nach den
Mahlzeiten
flüssiger Auszug: 3 bis 5 g pro Tag
ätherisches Öl: (50 Tr. = 1 g) 3 bis 4 Tr. zwei- bis dreimal täglich
in einer alkoholischen Lösung oder mit Honig

Äußerlich:
als *Kompressen bei Rheuma:* 1 Handvoll auf 1 l Wasser 10
Minuten kochen lassen. Der gleiche Sud bei Weißfluß als
Vaginalinjektion oder als Wundlotion
die Essenz in einer alkoholischen Lösung (2%) bei Rheuma
zum Einreiben bei Rheuma:
Ingwer-Tinktur 40 g, Origano-Essenz 2 g, Rosmaringeist 60 g.
Siehe unter Ingwer ein persönliches Rezept
Als *stärkender Badezusatz* (vor allem für Kinder) und gegen
Rheuma und Augenschwäche. Stärkende Vollbäder sollten
möglichst morgens genommen werden.
Ein *aphrodisisches Bad* (mit allen Vorbehalten):
zerstoßener Muskat 50 g, Rosmarin 500 g, Salbei 500 g, Origa-

no 500 g, Pfefferminze 500 g, Kamillenblüten 500 g, 12 Stunden ziehen lassen, dann Wacholdertinktur 100 g, Gewürznelkentinktur 100 g hinzufügen. Ausreichend für ein Vollbad. Haarausfall, Krätze, siehe unter Zimt.

Notabene:

1. Rosmarin-Essenz in überhöhten Dosen kann zu *epileptischen Anfällen* führen; sie macht, wie die von Fenchel, Tiere furchtsam, während die von Salbei, Wermut und Ysop, die ebenfalls zu epileptischen Anfällen führen können, Tiere aggressiv werden läßt.

2. Rosmarin-Geist, ein ehemals berühmtes Jungbrunnenelixier, dem oft noch Zedern- und Terpentin-Auszüge beigesetzt wurden, trug früher den Namen ›Wasser der Königin von Ungarn‹ (1380). Es wird berichtet, daß mit seiner Hilfe eine siebzigjährige, gelähmte und gichtgequälte Prinzessin sich in ein so junges und verführerisches Mädchen verwandelte, daß der polnische König um ihre Hand anhielt.

3. Rosmarin ist Bestandteil des ›Essigs der vier Diebe‹; er gehört in aromatische Weine, in Beruhigungs-Balsam, in Dardel-Wasser (anregend), in Wundgeist (nach dem französischen Arzneimittelkodex), in Nervenbalsam (anregend, rheumabekämpfend), in Rosmarin-Pomade (gegen Haarausfall) und in Salben der Tiermedizin.

4. Siehe unter Pfefferminze das Rezept für ein Zahnelixier.

Salbei *Salvia officinalis*
Lippenblütler

Volkstümliche Namen: Salser, Salfat, Altweiberschmecken, Sophie, Geschmackblatt, Muskatellerkraut

Es gibt ungefähr 450 Arten und Unterarten.

Salbei wächst auf dem ganzen Kontinent und wird häufig in Gärten angebaut. Die alten Römer nannten es *herba sacra,* und in der Schule von Salerno, einer berühmten antiken Medizinerschule, wurde es als *Salvia salvatrix, natura conciliatrix* geehrt. Salbei gehört zur Volksmedizin und ist eines der bekanntesten Heilkräuter.

Blätter, Blüten, ätherisches Öl (das, selbst schwach dosiert, epileptische Anfälle hervorrufen und für das Nervensystem giftig sein kann. Die Giftigkeit der Salbei-Essenz ist zweimal höher als die von Wermut).

WICHTIGSTE BEKANNTE BESTANDTEILE:
Gerbsäure, ein östrogener Wirkstoff, die Essenz: Borneol, Salviol (oder Salbei-Kampfer), Cineol, Salven, Salvon (ein Keton, das auch *Thujon* genannt wird, 50% der Essenz ungefähr, sehr giftig). Siehe auch im Anhang das Kapitel ›Giftigkeit bestimmter ätherischer Öle‹.

EIGENSCHAFTEN:
Innerlich:
anregend und allgemein kräftigend
gleichzeitig ausgleichend für das vegetative Nervensystem
krampflösend
appetitanregend
magenstärkend
antiseptisch
gegen Schweiß (laut van Swieten)
entschlackend
harntreibend
blutdrucksteigernd
das Einsetzen der Monatsblutung fördernd (laut Kroszcynski und Bychowka verursacht gereinigter Salbei-Auszug, Mäusen gespritzt, ähnliche Veränderung wie das Follikulin)
fördert die Empfängnisfähigkeit
krebsbekämpfend (?)
die Muttermilchproduktion zum Stillstand bringend

Äußerlich:
zusammenziehend
wundheilend
antiseptisch
kräftigend, rheumabekämpfend (Bäder)

ANWENDUNGSGEBIETE:
Innerlich:
stärkt die Kräfte des gesamten Organismus und ist bei allen Schwächezuständen angezeigt: Verdauungstrakt, Leber, Harn-

wegsinfektionen, Lungenkrankheiten, Rippenfellentzündungen ...
bei Schwächezuständen (nach Krankheiten), *Neurasthenie*
Verdauungsstörungen in Folge von Magen-Darm-Schwäche,
verzögerte Verdauung, Appetitlosigkeit
nervöse Beschwerden: Zittern, Schwindelzustände, Lähmungen
Schlaganfall
chronische Bronchitis, *Asthma*
Nachtschweiß von Tuberkulosekranken
Hand- und Achselschweiß
Neigung zu Haut- und Schleimhautentzündungen
Wechselfieber
ungenügende Harnausscheidung
zu niedriger Blutdruck
reguliert ungenügende Monatsblutungen, generell bei Beschwerden mit *Monatsblutungen*
Post-Menopause
Durchfall (von Tuberkulosekranken und Säuglingen)
Sterilität (laut Lyte)
Krebs
Vorbereitung auf die Entbindung
zur Eindämmung der Muttermilchproduktion

Äußerlich:
Weißfluß (Vaginalinjektionen)
Aphten, Entzündung der Mundschleimhaut, Halsentzündungen, Kehlkopfentzündungen, Zahnschmerzen
schlecht heilende Wunden, Geschwüre
Schwächezustände bei Kindern, Rachitis, Skrofulose
Hautkrankheiten (Ekzeme)
Haarausfall
Insekten- und Wespenstiche
Desinfizierung von Wohnräumen

GEGENINDIKATION:
während der Stillzeit

ANWENDUNGSARTEN:
Innerlich:
Heiltee: 20 g Blätter und Blüten auf 1 l kochendes Wasser, 10
Minuten ziehen lassen. 3 Tassen pro Tag

Tinktur: 30 bis 40 Tr. zweimal täglich in etwas heißem Wasser
flüssiger Extrakt aus Salbei: 1 TL abends in Melissentee zur
Förderung des Nervengleichgewchts und als Mittel gegen
Nachtschweiß
Essenz: 2 bis 4 Tr. dreimal täglich in alkoholischer Lösung oder
mit Honigwasser
Pulver: 1 bis 4 g täglich
anregender Wein:
Salbeiblätter 80 g, Rot- oder Weißwein 1 l, eine Woche ziehen
lassen. 1 bis 3 EL nach den Mahlzeiten. Von H. Leclerc bei
allgemeinen Schwächezuständen, bei physischer wie psychischer Überbeanspruchung, bei neurasthenischen Erkrankungen, Störungen des zentralen Nervensystems, vor allem aufgrund längerer Krankheiten empfohlen (ebenfalls bei Wechselfieber)
auch zum Betupfen von Aphthen geeignet
Glühwein auf Zimt-Basis kann jederzeit durch Glühwein auf
Salbei-Basis ersetzt werden
Getränk gegen Schweißausbrüche:
flüssiger Auszug aus stabilisiertem Salbei 50 g, Orangenblüten-
sirup 30 g, Wasser zum Auffüllen auf 150 ccm, 1 EL vor dem
Schlafengehen *(Tuberkulose, Post-Menopause)*

Äußerlich:
das Einsetzen der Monatsblutung fördernde Zäpfchen:
flüssiger Auszug aus Salbei 0,25 g, Pappel-Salbe 1 g, Kakao-
Butter 3 g, weißes Wachs, genügend für 1 Z., 1 bis 2 Zäpfchen
täglich. (Ausbleiben der Monatsblutung, Beschwerden bei der
Monatsblutung, *Sterilität?*)
Sud: 1 Handvoll Blätter und Blüten aus 1 l Wasser. 10 Minuten
kochen lassen
als *Vaginalinjektion* (Weißfluß)
als *Kompressen* auf Beingeschwüre, schlecht heilende Wunden,
Hautkrankheiten, Ekzeme
als *Mundspülung* bei Aphthen, Mundschleimhautentzündungen und Geschwüren in der Mundhöhle
Tinktur und Rum, zu gleichen Teilen gemischt: zum Einreiben
bei Haarausfall
bei Insekten- und Wespenstichen: den Stich mit zerriebenen
Blättern einreiben

getrocknete Blätter zum Rauchen (Asthma), siehe Kapitel 9, S. 297: Blätter zum Rauchen

Pomade aus Salbeiblätter 30 g, Blätter des kriechenden Efeus 30 g, Schmalz 250 g, weißes Wachs 45 g, alles zusammen kochen, dann die Blätter entfernen (für schlecht heilende Wunden, Geschwüre, Prellungen)

als Badezusatz für geschwächte Kinder, bei Rachitis, Skrofulose, Rheuma

siehe unter Rosmarin das Rezept für ein aphrodisisches Bad

Notabene:

1. Wenn einen Monat vor der Geburt regelmäßig Salbei-Tee getrunken wird, werden die Geburtsschmerzen erheblich geringer sein.

2. Wiesen-Salbei *(Salvia pratensis),* hat die gleichen Eigenschaften, allerdings ist er weniger stark.

Muskateller-Salbei *(Salvia scalarea)* hat ebenfalls die gleichen Eigenschaften, vor allem die anregenden und die Monatsblutung fördernden. Auch heute noch werden mit seinen Blättern der Keuchhusten bekämpft. Er enthält eine Essenz, die die Konsistenz eines festen Honigs hat und das Scalareol enthält. Da er ähnlich wie grauer Amber riecht, wird er häufig in der Kosmetikindustrie verwendet. Bei manchen Erzeugnissen dient er sogar als Basis-Produkt.

Laut Elt Muller wurde diese Salbei-Art früher von deutschen Händlern zur Verfälschung ihrer Weine benutzt. Etwas Muskateller-Salbei und Holunder verliehen dem Rhein-Wein angeblich einen angenehmen Muskateller-Geschmack. Sicher stammt die Bezeichnung ›Muskateller-Salbei‹ aus dieser Zeit.

3. Zur Desinfizierung von Räumen, in denen Schwerkranke lagen, sollte man Salbeiblätter auf Holzkohle verbrennen.

Sandelholz *Santalum album* und *Santalum spicatum*
Sandelgewächs

Der in Indien und Australien wachsende Baum ist ein Parasit, dessen Wurzeln sich in die anderer Bäume eingraben.

VERWENDETE TEILE:
Das *Holz,* vor allem aber die *Essenz,* die mit Hilfe von Dampf aus dem Holz destilliert wird.

194

WICHTIGSTE BEKANNTE BESTANDTEILE:
Essenz, die zu 80% aus terpenhaltigen Alkoholen besteht, dem
Santanol und verschiedenen Fusanols, der Santal- und Teresan-
talsäure, Kohlenstoffen ...

EIGENSCHAFTEN:
antiseptisch (Harnwege, Lunge)
kräftigend, aphrodisisch
zusammenziehend (Holz)

ANWENDUNGSGEBIETE:
besonders bei Infektionen der Harnwege: Tripper, Blasenentzündungen, Entzündungen durch Kolibakterien
Impotenz
chronische Bronchitis
hartnäckiger Durchfall (Holz)

ANWENDUNGSARTEN:
Kapseln mit 0,25 g Essenz: 4 bis 20 täglich *(Santalum album),* 6
bis 12 täglich *(Santalum spicatum);* die Dosen können übertrie-
ben anmuten, da manche Autoren als Tageshöchstdosen 1 bis
1,5 g angeben.
Santalol: Kapseln mit 0,50 g: 2 bis 4 täglich
Andere Zusammenstellungen:
Sandelholz-Essenz 0,20 g, Salol 0,05 g pro Kapsel, Sandelholz-
Essenz 0,15 g, Salol 0,05 g, Methylenblau 0,025 g pro Kapsel
bei Überdosierung: Hitzegefühl in der Magengegend, starker
Durst, zuweilen Übelkeit

Notabene:
   1. Das *Santalum album* wird auch *Santalum citrinum* genannt. Das *Santalum spicatum* stammt aus Australien.
   2. In der Antike wurden aus dem Sandelholz Möbel hergestellt. Es diente zur Innenausstattung der Tempel, nicht nur
aufgrund des guten Geruches, den es verströmt, sondern auch
weil es niemals von Insekten befallen wird.
   Zu Pulver zermahlen, wurde es während religiöser Zeremo-
nien verbrannt.
   Im Orient ist es als Parfüm heiß begehrt.
   Ich verweise auf das Standardwerk *Formulaire pharmaceutique* (Vigot Frères éditeurs). Dieses 2080 Seiten umfassende

Werk wurde von H. Leclerc, einem der Direktoren der Pharmacie Centrale des Hôpitaux de Paris, herausgegeben. Die antiseptischen Eigenschaften des Sandelholzes, gerade in bezug auf die Harnwege, sind hier deutlich hervorgehoben.

Sassafras *Sassafras officinalis*
Lorbeergewächs

Der Baum wächst in Mittelamerika.

VERWENDETE TEILE:
das Wurzelholz, die *Rinde,* die *Essenz,* die durch Dampfdestillation der Rinde und des Wurzelholzes gewonnen wird.

WICHTIGSTE BEKANNTE BESTANDTEILE:
flüchtiges Öl, das zu 80% aus Safrol, Pinen, Phellandren, Eugenol, rechtsdrehendem Kampfer usw. besteht.

EIGENSCHAFTEN:
Innerlich:
anregend
schweißtreibend (gehört zu den vier schweißtreibenden Holzarten)
harntreibend
blähungsbekämpfend

Äußerlich:
hautreizend, schmerzlindernd

EIGENSCHAFTEN:
Innerlich:
physische und psychische Schwächezustände
Hautkrankheiten
Rheuma, Gicht
Syphilis
Beschwerden bei den Monatsblutungen
Beschwerden des Harn- und Genitaltraktes (chronischer Tripper)
allgemein, besonders aber geistig anregend

Äußerlich:
rheumatische Beschwerden
Insektenstiche
196

ANWENDUNGSARTEN:

Innerlich:

Heiltee: 10 g Rinde auf 1 l kochendes Wasser. 3 Tassen täglich.
Pulver: 2 bis 4 g täglich
Essenz: 1 bis 2 Tr. mehrmals am Tag in einer alkoholischen
Lösung oder in Honig (siehe Beginn von Kapitel 5).

Äußerlich:

zum Einreiben, verdünnt oder rein

Notabene:

1. Shelbey empfahl die Sassafras-Essenz als Gegengift gegen
Tabak.

Bei der Parfüm- und Seifenherstellung macht ihm das aus dem
Kampfer-Öl gewonnene Safrol immer stärker Konkurrenz.

Terpentin

Terpentine sind Harze, die aus bestimmten Arten von Nadelhölzern und terpentinhaltigen Gewächsen *(Pinus laricio, Pinus maritima, Pinus sylvestris, Pinus palustris, Abies pectinata usw.)* gewonnen werden.

Sie sind von weicher Beschaffenheit und entstehen durch die Auflösung harziger Bestandteile in einer Mischung aus flüssigen Kohlenstoffen.

Sie enthalten Terpene, mono- und bizyklische Kohlenstoffe, Säuren, Alkohole mit hohem Molekulargewicht usw.

Wir unterscheiden folgende Arten:

1. Das *Terpentin der Fichte,* auch *Terpentin aus Bordeaux* genannt. Es handelt sich dabei um das *gewöhnliche* Terpentin, das aus dem *Pinus pinaster* gewonnen wird. In der Arzneimittelindustrie wird es hauptsächlich in Form von Pillen und Sirup verwendet.

2. Das *Terpentin der Lärche,* auch *venezianisches Terpentin* genannt, das aus der *Larix decidua* gewonnen wird. Es findet hauptsächlich bei Verbänden und Balsamen Anwendung.

3. Das *Terpentin der Tanne,* auch *elsässisches Terpentin* oder *Terpentin aus den Vogesen* genannt, das aus der *Abies pectinata* gewonnen wird. Mit Wasser gekocht, wird seine Essenz entfernt; auf diese Weise kann man das sogenannte gekochte Terpentin erzielen.

den Auswurf fördernd, verändert die Bronchialsekretion
balsamisch und antiseptisch

ANWENDUNGSGEBIETE:
chronische Bronchitis, Katarrhe
Harnwegsinfektionen: Nierenbeckenentzündungen, Harnröhrenentzündungen, Blasenentzündungen

ANWENDUNGSARTEN:
Innerlich:
in Pillenform (dem französischen Arzneimittelkodex entsprechend): 3 bis 10 täglich (à 0,20 g).
in Sirup (dem französischen Arzneimittelkodex entsprechend): 50 bis 100 g täglich

Äußerlich:
Verbände
Fioravanti-Balsam (dem französischen Arzneimittelkodex entsprechend)
Terpentin-Essenz
Die Essenz wird durch die Destillierung des Terpentins gewonnen, wobei hauptsächlich das Fichten-Terpentin benutzt wird. Man verwendet dabei Wasser oder nicht überhitzten Wasserdampf. Die Essenz muß gereinigt werden, denn sie ist klebrig, gefärbt und sauer.

Die in der Arzneimittelherstellung verwendete Essenz besteht vor allem aus linksdrehendem Terpentin. Zusammen mit Wasser, aber hauptsächlich mit Luft bildet sie ein Hydrat, das *Terpin* (das, in kleinen Dosen, die *Lungensekretion verflüssigt und harntreibend* wirkt). Oxydantien greifen die Terpentin-Essenz scharf an. Oxydierte Essenz hat oxydierende Eigenschaften, die denen des Ozons gleichen.

EIGENSCHAFTEN (zum Teil schon Hippokrates, Dioskurides und Galen bekannt):
Innerlich:
verändert die Lungensekretion und begünstigt sie gleichzeitig *balsamisch, antiseptisch (Lunge und Genital- und Harntrakt,* Richet und Héricaut), ist als Antiseptikum besonders bei Streptokokken wirksam, verabreicht zumeist als subkutane Spritzen

(künstliches, terpentiniertes Serum, $\frac{1}{200}$), oder als Vaginalinjektion (als Emulsion vermischt mit Panama-Holz).

blutstillend
Gallensteine auflösend
krampflösend
rheumabekämpfend
wurmtreibend
Gegengift zu Phosphor, dessen Oxydierung es unterbindet, vor allem, wenn es schon alt ist

Äußerlich:
parasitenbekämpfend
schmerzlindernd
ableitend
antiseptisch und wundheilend

ANWENDUNGSGEBIETE:
Innerlich:
chronische und übelriechende Bronchitis, Lungentuberkulose
Harnwegs- und Nierenentzündungen, *Blasenentzündungen,*
Harnröhrenentzündungen
Weißfluß
Kindbettfieber
Darm-, Lungen-, Gebärmutter-, Nasenblutungen; Bluterkrankheit
Gallensteine
Verminderung der Harnausscheidung
Wassersucht
Rheuma
Krämpfe (Darm, Keuchhusten)
Blähungen
Migräne
Darmparasiten (vor allem Bandwurm)
hartnäckige Verstopfung
Epilepsie
bei versehentlicher Einnahme von Phosphor

Äußerlich:
Rheuma, Gicht, Neuralgien, Ischias
schlecht heilende und brandige Wunden
Krätze, Haarausfall
Weißfluß, Kindbettinfektionen

ANWENDUNGSARTEN:

Innerlich:

Terpentin-Essenz ist viermal so wirksam wie Terpentin: 1 bis 4 g täglich in Kapseln oder Perlen zu 0,25 g (4 bis 16 Kapseln pro Tag). Oder 6 bis 10 Tr. in Honig drei- bis viermal täglich. Kinder: 0,20 g pro Lebensjahr täglich.

Sirup: 50 bis 100 g täglich

Pillen gegen Nieren- und Blaseninfektionen:
gereinigtes Terpentin 0,10 g, Kampfer 0,10 g, Opiumextrakt 0,01 g, Eisenhutextrakt 0,01 g pro Pille, 3 bis 4 Pillen täglich

Pillen gegen chronische Bronchitis:
gereinigtes Terpentin 0,1 g, Soda-Benzoat 0,1 g pro Pille, 5 bis 10 Pillen täglich

Sirup gegen chronische Bronchitis:
Terpentinsirup 50 g, Teersirup 50 g, Tolusirup 50 g, Kodeinsirup 50 g, 3 EL täglich

Durande-Mixtur gegen Gallensteine:
Medizinischer Äther 20 g, Terpentin-Essenz 10 g, 15 bis 30 Tr. täglich

als Gegengift bei Phosphorvergiftungen: 5 bis 15 g in einer gummihaltigen Lösung, dem kohlensaures Natron hinzugefügt wurde. 2 g täglich während 4 bis 5 Tagen

Emulsion gegen Phosphorvergiftungen:
Terpentin-Essenz 5 bis 10 g, Eigelb 1 Stück, Pfefferminz-Sirup 50 g, Wasser 100 g, alle 2 bis 3 Stunden 1 EL

Äußerlich:
als Inhalation:
Terpentin-Essenz 10 g, Eukalyptus-Tinktur 30 g, Benzoeharz-Tinktur 30 g, 1 TL auf eine Schale kochendes Wasser zum Einreiben bei schlecht heilenden und brandigen Wunden, Rheumatismus und Neuralgien. Siehe auch unter Ingwer das Rezept zur Rheumabekämpfung.

Balsam bei Rheumaschmerzen:
Fioravanti-Balsam 250 g, Seife 30 g, Kampfer 25 g, Ammoniak 8 g, Rosmarin-Essenz 6 g, Thymian-Essenz 2 g, zum Einreiben

Badeemulsion:
Terpentin-Essenz 200 g, Schmierseifenlösung ($\frac{1}{4}$) 200 g, gut miteinander vermischen. Die Hälfte für ein Vollbad, 1 oder 2 EL für Teilbäder (Unterarm). Gegen Rheuma

Emulsion intravaginal oder intrauterine Injektionen:
Terpentin-Essenz 250 g, Quillaja-Tinktur 5 g, sterilisiertes Wasser 600 g, gut miteinander vermischen. 2 EL auf 1 l abgekochtes Wasser (Kindbettinfektionen)
parasitenbekämpfend (Läuse)

Notabene:
1. Fioravanti-Balsam, der in vielen Werken über flüchtige Essenzen erwähnt wird, ist ein aus verschiedenen Bestandteilen zusammengesetzter Terpentin-Geist. Zu seiner Herstellung werden Alkohol, Terpentin und 15 aromatische und harzhaltige Substanzen zusammen destilliert (siehe Kapitel 9, S. 299).
2. Das ›Harlem-Öl‹ setzt sich aus geschwefeltem Leinsamen-Öl und Terpentin-Essenz zusammen und wird bei Leber- und Nierenbeschwerden, Rheuma und Bronchitis empfohlen. Das ›unverfälschte Harlem-Öl – Licence Thomas‹ hat mir in meiner Praxis immer zu guten Resultaten verholfen.

Terpin
(Di-Hydrat des Terpentin)

EIGENSCHAFTEN:
in geringer Dosierung (0,20 bis 0,60 g) die Lungensekretion verflüssigend
bei höheren Dosen (0,80 bis 1,50 g) die Lungensekretion aufhaltend (durch Zusammenziehung der Bronchialgefäße)
blutstillend

ANWENDUNGSGEBIETE:
Bronchitis mit reichlicher Absonderung
Blutungen (Bluthusten, Gebärmutterblutungen)

GEGENINDIKATION:
chronische Nierenentzündung

ANWENDUNGSARTEN:
Innerlich:
als Pillen zu 0,10 g (1 bis 20 täglich)
in Getränken oder als Elixier, bei Kindern: 0,05 bis 0,1 g pro Lebensjahr täglich, oft in Verbindung mit Kodein oder Kreuzblume.

Rezepte:
den Auswurf fördernde Pillen:
Terpin 0,05 g, Benzoe-Säure 0,05 g, Kreuzblumen-Extrakt 0,05 g pro Pille. 5 bis 10 Pillen täglich.
Terpin-Kodein-Pillen (nach dem französischen Arzneimittel-kodex):
Terpin 0,05 g, Kodein 0,01 g, Fichten-Terpentin 0,03 g pro Pille. 4 bis 8 Pillen täglich.
Getränk gegen akute Bronchitis (für Kinder im Alter von 5 bis 8 Jahren):
Terpin 0,25 g, Soda-Benzoat 1 g, Tolu-Sirup 40 g, destilliertes Wasser 60 g, 1 TL alle zwei Stunden.
Kapseln gegen Bronchitis:
Terpin 0,30 g, Gajakol-Karbonat 0,30 g pro Kapsel. 4 bis 5 Kapseln pro Tag.

Thuja (Lebensbaum) *Thuya occidentalis*
Nadelgehölz

Der ›Lebensbaum‹ ist ursprünglich in China beheimatet. Über Nordamerika kam er nach Europa, wo er bis heute angebaut wird. Vor allem S. Hahnemann hat sich mit seiner Bedeutung für die Therapie beschäftigt.

VERWENDETE TEILE:
Blätter, Rinde.

WICHTIGSTE BEKANNTE BESTANDTEILE:
ein Glykoside, *eine Essenz* mit Pinen, Fenon und ein Keton, das Krämpfe auslösen kann, das Thuyon, Gerbsäuren ...

EIGENSCHAFTEN:
Innerlich:
den Auswurf fördernd
leicht harntreibend, die Harnwege beruhigend
schweißtreibend
rheumabekämpfend
wurmtreibend
krebsbekämpfend (laut Ellingwood)

Äußerlich:
kräftigend
202

Blasenentzündungen, *Vergrößerung der Vorsteherdrüse,* Bekkenprellungen, unkontrollierter Harnabfluß
Rheuma
Darmparasiten
Krebs

Äußerlich:
Warzen, Papillargeschwülste, Feigwarzen, Wucherungen
belegter Hals (Gurgeln)
Vorbeugung bei Geschlechtskrankheiten

ANWENDUNGSARTEN:
Innerlich:
Blätter oder Rinde: 10 g auf ½ l Wasser, 2 Minuten kochen, 10 Minuten ziehen lassen. Innerhalb von 24 Stunden trinken.
wasser- und alkoholhaltiger Extrakt: in Pillenform zu 0,10 g (5 bis 10 täglich)
Tinktur (⅕): 20 bis 40 Tr. täglich
Essenz: Wurmmittel (nur selten angewendet)

Äußerlich:
Essenz oder Muttertinktur: zweimal täglich mit Hilfe eines Wattetampons auftragen oder als Lokalinjektionen (laut J. Sicard und P. Larue).

Notabene: Thuja gehört zu den Bestandteilen der Pfeifferschen *prophylaktischen Seife,* mit der man nach einem fragwürdigen Sexualkontakt die Genitalien sofort waschen sollte.
   Pfeiffer hat die Wirkung von Thuja bei Syphilis-Infektionen beschrieben (Klinik für Geschlechtskrankheiten in St.-Petersburg). Siehe auch das Kapitel ›Giftigkeit gewisser ätherischer Öle‹ im Anhang.

Thymian *Thymus vulgaris*
Lippenblütler

Volkstümliche Namen: Quendel, Feldkümmel

Der *Thymus serpyllum* oder Strand-Thymian hat die gleichen Eigenschaften wie der *Thymus vulgaris* und wird in der gleichen Weise verwendet. Der Thymian gehört zu den Pflanzen, die die meisten wohltuenden Eigenschaften aufzuweisen haben.

Blüten und Blätter (als Heiltee) und die Essenz, die mit Hilfe von Dampf aus den Blüten destilliert wird; diese Essenz muß erst von reizenden Substanzen gereinigt werden, bevor man sie verwenden kann.

WICHTIGSTE BEKANNTE BESTANDTEILE:
Gerbsäure, Bitterstoffe, Essenz mit zwei Phenolen (bis zu 60% Thymol und Carvacrol), Terpene (Terpinen, Lymen), Alkohole (Borneol, Linalol) ...

EIGENSCHAFTEN:
Innerlich:
allgemein anregend, psychisch und physisch
nervenstärkend
gilt als intelligenzfördernd
soll *aphrodisisch* sein
appetitanregend
blutdruckerhöhend (laut Cajolle und Cazal)
krampflösend, magenstärkend
balsamisch, den Auswurf fördernd (die Sekretionen verändernd)
antiseptisch (Verdauungstrakt, Lunge, Genitaltrakt, Harnwege)
bei Infektionskrankheiten die Bildung der weißen Blutkörperchen anregend
harntreibend
schweißtreibend
das Einsetzen der Monatsblutung fördernd
blähungsbekämpfend
leicht betäubend

Äußerlich:
antiseptisch und bakterienbekämpfend, vor allem die peroxydierte Essenz
giftbekämpfend
fäulnisverhindernd
wundheilend
rheumabekämpfend
parasitenbekämpfend

ANWENDUNGSGEBIETE:
psychische und physische Schwächezustände, Angstzustände, Nervenschwäche, Nervenschmerzen

Blutarmut (Kinder)
niedriger Blutdruck
Bleichsucht
Krampfhusten (Keuchhusten, laut H. Schulz)
Lungenkrankheiten: Lungenblähungen, Pilzbefall der Lunge, Bronchitis
Tuberkulose
Asthma
Verdauungsbeschwerden
Darm- (Typhus) und Harnwegsinfektionen
Gärungen, Blähungen
Erkältungskrankheiten (Grippe, Stirnhöhlenkatarrh, Zerschlagenheit, Frösteln, Halsentzündungen), *eines der besten Mittel*
Furunkel
Rheuma
Kreislaufstörungen
durch Krankheit verursachtes Ausbleiben der Monatsblutungen
Weißfluß (laut M. Girault, Dijon)
Darmparasiten (Spulwürmer, Madenwürmer, Hakenwürmer, *Bandwürmer*)
Schlaflosigkeit

Äußerlich:
Hautkrankheiten, Furunkel, Wunden
Weißfluß
Mundhöhlen- und Zahnpflege
allgemeine Erschöpfungszustände (Bäder)
Gelenk- und Muskelrheuma, Gicht, Arthritis
Haarausfall
Desinfizierung der Haut
Läusebefall, Krätze

ANWENDUNGSARTEN:
Innerlich:
Heiltee: 1 Zweig pro Tasse. Einige Sekunden kochen, dann 10 Minuten ziehen lassen. Je nach Geschmack und möglichst mit Honig süßen. 3 bis 4 Tassen täglich, zwischen oder nach den Mahlzeiten
häufiger Gebrauch in der Küche (Suppen, gegrilltes Fleisch ... siehe auch Notabene)

ätherisches Öl: entweder als Tropfen (3 bis 5 Tr. dreimal täglich) in alkoholischer Lösung oder Honig (siehe Beginn von Kapitel 5) oder als *Pille:* Thymian-Essenz 0,10 g, Mandelseife 0,10 g, Eibischpulver 0,10 g pro Pille. 4 bis 6 Pillen pro Tag

bei *Keuchhusten:* Thymian-, Eukalyptus- und Zypressen-Essenz gleichzeitig

bei Halsentzündungen Thymian kauen

Notabene:

1. Der sehr angenehm zu trinkende Thymian-Tee kann nicht warm genug empfohlen werden, vor allem zum Frühstück, als Ersatz für Kaffee oder Tee.

2. Ein Rezept für eine Marinade, von Dr. H. Leclerc: in einem halben Liter Weißwein ein Thymian-Sträußchen, ein Bergbohnenkrautsträußchen, einige Schalotten, 3 oder 4 Knoblauchzehen, 2 Lorbeerblätter, einige Gewürznelken ziehen lassen, 250 g Salz und 15 g gemahlenen Pfeffer hinzufügen (von C. Husson überliefert).

Äußerlich:

1. Als Pomade (bei Hautkrankheiten, Rheuma- und Muskelschmerzen, bei Keuchhusten zum Einreiben der Brust), in Kosmetika als Zusatz bei Hautmilch, Cremes und Toilettenwasser (laut Novi stark bakterienabtötend);

häufig in Verbindung mit Zitrone und Bergamotte;

in der Chirurgie als Seifenlösung zur Desinfizierung der Hände;

Sud in Olivenöl, als Kompresse auf *Wunden,* bei *Insektenstichen* oder Schlangenbissen. Zusätzlich mit Essenz oder zerriebenen Blättern die Bißstelle bestreichen (kann den Arzt nicht ersetzen).

2. Bei Rheumaschmerzen Thymian hacken, in einem Gefäß erwärmen, mit Gaze umhüllen und heiß auflegen.

3. *Aromatisches Bad:*

500 g Thymian in 4 l Wasser kochen, filtern, dem Badewasser zusetzen (Arthritis, Rheuma, Gicht, allgemeine Schwächezustände; gleichzeitig schleimlösend und den Auswurf fördernd).

4. Hier ein nutzbringendes, von Dr. H. Leclerc übermitteltes Rezept für ein Vollbad:

Tyhmian-Essenz 2 g, Origano-Essenz 0,5 g, Rosmarin-Essenz 1 g, Lavendel-Essenz 1 g, basisches Natron 350 g, stärkend, gut für Arthritis-Erkrankte.

5. *Inhalationsmischung:*
Menthol 0,25 g, Peru-Balsam 5 g, Thymian-Essenz 10 g, Alkohol zu 90% 80 g, 1 TL in einer Schale mit sehr heißem Wasser; 2 bis 3 Inhalationen täglich.

Siehe unter ›Fichte‹ ein anderes Rezept und unter Eukalyptus ein Rezept für ›Inhalations‹-Tabletten.

6. Konzentrierter Sud: 1 Handvoll auf 1 l Wasser. Auf die Hälfte einkochen lassen (kräftigt die Kopfhaut, verlangsamt oder verhindert Haarausfall).

7. Bei Läusebefall oder Krätze siehe unter Zimt und unter Origano das Rezept einer Pomade.

8. Siehe unter Zimt das Rezept für einen Likör ›Perfekte Liebe‹.

Notabene: Thymian ist eine der seit frühester Zeit schon (Ägypter, Etrusker, Griechen, Römer, vor allem auch Dioskurides und Hippokrates; siehe die Beschreibungen von Vergil und Plinius) in der Therapie am meisten verwendeten aromatischen Pflanzen. Je nach Art enthält er 0,10 bis 1,5% ätherisches Öl. Die 2 Phenole des Thymians, Phenol (siehe weiter unten) und Carvacrol werden in den gleichen Fällen wie Thymian-Essenz angewendet und häufig zur Arzneimittelherstellung benutzt.

Peroxydierte Thymian-Essenz in verdünnter seifenhaltiger Lösung (0,10%) zerstört die Mikroben in der Mundhöhle innerhalb von 3 Minuten (Zahnpasten mit Thymian). Getrockneter und zerstoßener Thymian ist ein gutes Zahnputzmittel, das gleichzeitig das Zahnfleisch kräftigt. Man kann es zu gleichen Teilen mit Heilerde mischen.

Novi (Italien) hat die aktivierende Wirkung von Thymian-, Lavendel- und Bergamotte-Essenz auf die Bildung der weißen Blutkörperchen nachgewiesen (das trifft auch auf die Zitronen- und Kamillen-Essenz zu); so läßt sich die den Organismus bei der Bekämpfung von Infektionskrankheiten unterstützende Eigenschaft des Thymians erklären. Eine Erkenntnis, die heute wissenschaftlich belegt ist.

Die von den unterschiedlichen Thymian-Arten gewonnenen Thymian-Essenzen unterscheiden sich in ihrer chemischen Zusammensetzung deutlich. Die Anteile von Thymol, Carvacrol und Citral sind in entscheidendem Maße verschieden (analog zu allen Zitronenkraut-Essenzen). Trotzdem ist die Wirkungsweise aller Thymian-Essenzen, therapeutisch gesehen, ähnlich.

Thymol
Einer der Hauptbestandteile der Thymian-Essenz

EIGENSCHAFTEN:
Innerliches (Verdauungstrakt) und äußerliches *Antiseptikum*
wurmtreibend

ANWENDUNGSGEBIETE:
Innerlich:
Durchfall, Ruhr, Typhusfieber
Bandwürmer, Spulwürmer, Peitschenwürmer, Hakenwürmer,
Madenwürmer

Äußerlich:
Beschwerden der Luftwege: chronische Bronchitis, Tuberkulo-
se, Keuchhusten (Inhalationen und Zerstäubungen)
Wunden
Jucken im Genitalbereich
Mundhöhlenantiseptikum

ANWENDUNGSARTEN:
Innerlich:
0,05 bis 0,50 g zwei- bis viermal täglich (Maximaldosis 0,50 g
als Einzeldosis, 4 g als Tagesdosis), nach der Einnahme keine
alkoholischen Getränke oder ölhaltigen Medikamente einnehmen, da diese das Phenol auflösen können;
bei Bandwurmbefall: Tabletten zu 0,25 g: jeden Morgen eine
Tablette nüchtern während einer Woche (normalerweise wird
der Bandwurm nach vier Tagen ausgestoßen, laut Artault)
gegen *Spulwürmer:* das Thymol kann auf verschiedene Weise
angewendet werden:
insgesamt 3 g Thymol in halbstündlichen Dosen von 0,5 g,
jeweils von einer Darmreinigung mit einer salzhaltigen Lösung
gefolgt (kann auch wegbleiben),
oder während zwei oder drei Tagen morgens 3 Dosen zu 0,50 g
mit zehnminütigen Intervallen einnehmen,
oder eine Woche lang jeden Morgen eine Dosis von 0,25 g
einnehmen.
Bei allen Methoden muß eine Vorsichtsmaßnahme beachtet
werden: Während der drei Tage vor der Kur und auch während
der Kur selbst darf der Patient weder Fett noch Alkohol zu sich
nehmen.

Äußerlich:
Thymol findet in zahlreichen desinfizierenden Emulsionen Verwendung

alkoholische Lösung (Verdünnung 1 bis 5‰), zum Gurgeln, Inhalieren oder für Verbände

Pomaden (1 oder 2%)

Puder bei übergroßer Schweißabsonderung:
Talk 90 g, Stärke 10 g, Tannin 3 g, Salizylsäure 0,50 g, Thymol 0,10 g.

antiseptische Lösung (für Mund und Kehle)
Benzoe-Säure 3 g, Eukalyptus-Tinktur 15 g, Alkohol zu 90% 100 g, Pfefferminz-Essenz 0,75 g, 20 bis 50 Tr. in einem Glas Wasser aufgelöst, zum Gurgeln und Mundspülen

Lösung gegen Juckreiz im Genitalbereich:
Thymol 2 g, Phenol 1 g, Alkohol 10 g, Wasser 200 g, als Lotion.

Wacholder* *Juniperus communis*
Zypressengewächs

Der kleine Strauchbaum mit dem harten Holz wächst in ganz Europa, von Schweden bis zu den Mittelmeerländern und in Kanada, Amerika usw. Bereits in der Antike waren seine antiseptischen und harntreibenden Wirkungen bekannt (Cato der Ältere).

VERWENDETE TEILE:
Beeren, Holz, Blätter und Essenz, die mit Hilfe von Dampf aus den Beeren destilliert wird.

WICHTIGSTE BEKANNTE BESTANDTEILE:
Juniperin und das ätherische Öl, das in der Hauptsache Borneol und Isoborneol enthält, dann Cadinen, Pinen, Camphen, Terpineol, terpenischer Alkohol: Wacholderkampfer, Albumin, Zukker (73%) ...

---

* Unter den Wacholderarten unterscheiden wir
  a) eine Gruppe mit priemförmigen Blättern und unregelmäßig ansetzenden Ästen; zu dieser Gruppe gehört der *Juniperus communis* und der *Juniperus oxycedrus* (Baumwacholder, siehe im Anschluß)
  b) eine Gruppe, deren Blätter direkt an den Ästen ansetzen und regelmäßig vertikal vom Stamm ausgehen. Zu dieser Gruppe gehört der Sadebaum u. a.

EIGENSCHAFTEN:
Innerlich:
*das Nervensystem, den Verdauungstrakt und die Eingeweide
stärkend, allgemein die Sekretionstätigkeit anregend* (Beeren)
antiseptisch (Lunge, Verdauungstrakt, Harnwege, Blut)
magenstärkend
blutreinigend, entschlackend
harntreibend, schweißtreibend (Holz)
rheumabekämpfend, fördert die Ausscheidung der *Harnsäure*
und der Giftstoffe
diabetesbekämpfend
das Einsetzen der Monatsblutung fördernd
einschläfernd

Äußerlich:
parasitenbekämpfend
entschlackend
antiseptisch
wundheilend

ANWENDUNGSGEBIETE:
Innerlich:
allgemeine oder organische Erschöpfungszustände
Vorbeugung gegen ansteckende Krankheiten
Harnwegserkrankungen (Nieren, Blase): *Tripper,* Blasenentzün-
dung (nicht angebracht bei akuter Nierenentzündung)
Albuminspuren im Harn
herabgesetzte Harnausscheidung
Wassersucht, Zirrhose
Gärungen im Darmtrakt
Harnsteine
Arterienverkalkung
Gicht
Rheuma, Arthritis
Diabetes
schmerzhafte Monatsblutungen, Weißfluß

Äußerlich:
Folgeerscheinungen von Lähmungen
feuchte Ekzeme, Akne
Wunden, auch schwer heilende, Geschwüre

Hautkrankheiten, Zahnschmerzen (Wacholderteeröl oder Cadeöl)
Hundekrätze (im veterinärmedizinischen Bereich)
Desinfizierung von Wohnräumen

ANWENDUNGSARTEN:
Innerlich:
Beeren
1. Als Heiltee: 20 bis 30 g auf 1 l Wasser oder 1 TL auf 1 Tasse. 10 Minuten ziehen lassen (harntreibend und magenstärkend)
2. In folgenden Dosierungen sind sie bei *Diabetes* wirksam: 2 bis 4 Wochen lang täglich 10 gemahlene Beeren mit etwas Wasser zu sich nehmen. Die Kur öfters wiederholen.
Mutter-Tinktur der Beeren: 15 Tropfen in einem Heiltee nach dem Essen
wasserhaltiger Auszug: 1 bis 5 g täglich, in Kapseln oder in einem Getränk
Essenz: 0,10 bis 0,20 g täglich, in einer alkoholischen Lösung oder in Honigwasser
Sirup gegen Arthritis:
weicher Extrakt aus Wacholderbeeren 10 g, flüssiger Extrakt aus Schachtelhalm 10 g, 5-Wurzel-Sirup, zum Auffüllen auf 400 g, 2 bis 5 EL täglich.
Wacholderwein:
zerstoßene Beeren 30 g, gehackte Zweige 15 g, Weißwein 1 l, 4 Tage ziehen lassen, filtern, 30 g Zucker hinzufügen. Täglich 1 Likör- oder auch ein Wasserglas (*kräftigend,* appetitanregend, *harntreibend,* wirkt gegen *Steinbildung* und ist bei *fiebrigen Erkältungen* angezeigt). Die kräftigende Wirkung wirkt verstärkt, wenn man eine Prise Wermut und 15 g gehackte Meerrettichwurzel hinzufügt.
Anderes Wacholderweinrezept:
zerstoßene Beeren 7,5 g, weiße Senfkörner 7,5 g, Weißwein 2 l, 5 Tage ziehen lassen, filtern. Zweimal täglich ½ Glas (kräftigend, appetitanregend, magenstärkend).
Harntreibender Wein:
Fingerhut 5 g, Szilla 15 g, Wacholderbeeren 25 g, Kaliumazetat 50 g, Alkohol 100 g, Weißwein 900 g (10 g enthalten 0,5 g Fingerhut).

Äußerlich:
Holz: 50 g pro l Wasser als Sud. Zum Auswaschen *schlecht heilender Wunden* und *alter Geschwüre,* deren Verheilung entscheidend gefördert wird.
Anregendes Einreibemittel bei Lähmungen:
Wacholder-Essenz 2 g, Menthol 1 g, Terpentin-Essenz 20 g, Alkohol zu 90% 120 g.
Bäder mit Wacholderzusatz bei Rheuma und Arthritis: Die Ergebnisse sind manchmal spektakulär. Auch für Waschungen geeignet.
Siehe unter Rosmarin das Rezept für ein aphrodisisches Bad; Wohnräume kann man ausgezeichnet desinfizieren, wenn man Wacholderbeeren röstet.

Notabene:
   1. Wacholder-Essenz löst Jod leicht auf, das seine gewohnten Reaktionen verliert (färbt Stärke nicht mehr blau und die Haut nicht mehr gelb). Wird jodierte Wacholder-Essenz eingenommen, befreit sich das Jod rasch; man findet es im Urin und im Nasenschleim (Heller). Ein weiterer Beweis für das rasche Durchdringen des Organismus durch ätherische Öle.
   2. Natürlich ist es sehr zu empfehlen, die Wacholderbeeren, die bei der Zubereitung von Speisen verwendet werden, zu essen (Sauerkraut). Nur Snobs schieben sie an den Tellerrand.
   3. Durch Destillierung der Beeren erzielt man den Wacholderschnaps (Gin).
   4. Junge, auf Lehm getrocknete, in kleine Stücke gehackte und in einer verschlossenen Büchse aufbewahrte Triebe sind ein ausgezeichneter Tee.
   5. Das *Cade-Öl,* auch Wacholderteeröl genannt, wird aus dem *Juniperus oxycedrus* gewonnen. Es wird gegen Hautkrankheiten und Zahnschmerzen eingesetzt: einen kleinen Wattebausch tränken und in das Zahnloch pressen.
   6. Wacholder-Essenz verleiht dem Urin Veilchengeruch.

Baumwacholder *Juniperus oxycedrus*
Zypressengewächs

Seine roten oder rotbraunen Beeren sind zweimal so groß wie die der vorher beschriebenen Art.

Die Eigenschaften entsprechen sich im großen und ganzen. Ich selbst allerdings hatte bisher keine Gelegenheit, die harntreibenden, wurmtreibenden und anregenden Eigenschaften zu überprüfen.

Das *Cade-Öl*, auch Wacholderteeröl genannt, wird durch ein trockenes und langsames Destillierverfahren gewonnen. Verwendet werden vor allem das Holz alter Bäume, dicke Äste und die Wurzeln.

Es enthält organische Säuren, Phenole, Harze, Kohlenwasserstoffe usw. Vorsicht: Es ist häufig verfälscht.

In der *Veterinärmedizin* gelten die Anwendungsgebiete, die Dr. Serre 1846 für die *Humanmedizin* aufgestellt hat und die heute noch gelten:

Hauterkrankungen: gewisse Ekzeme, Schuppenflechte, Juckblattern, Krätze.

Es wird als Pomade verwendet oder, gegen Haarausfall, als Shampoo (von J. Raillon, 9, rue Camille Pelletan, Marseille).

Wurmsamen (Gänsefuß) *Chenopodium anthelminticum*
Gänsefußgewächs

Giftig! Der Wurmsamen ist eine Unterart des *Chenopodium ambrosioides* (wohlriechender Gänsefuß) und wächst in unseren Gärten.

VERWENDETE TEILE:
Blätter, Samen und vor allem das ätherische Öl, das durch Destillation mit Hilfe von Dampf aus den Blüten und Samen gewonnen wird.

WICHTIGSTE BEKANNTE BESTANDTEILE:
Ascariol (40 bis 80%), Chenopodin, Cymen, Sylvestren, Safrol, Cineol, Carvon, rechtsdrehender Kampfer, flüchtige Fettsäuren ...

EIGENSCHAFTEN:
wurmtreibend

ANWENDUNGSGEBIETE:
Darmparasiten: Spulwürmer, Hakenwürmer (aber auch Madenwürmer und Fadenwürmer; beim Bandwurm nicht immer erfolgreich)

Herz- und Nierenleiden, Tuberkulose, Arthritis, Schwangerschaft

ANWENDUNGSARTEN:

Innerlich:

1. *Essenz (aetheroleum chenopodi anthelmintic):* in Gelatine-
kapseln à 15 Tr. Essenz
Erwachsene: 3 Kapseln morgens nüchtern mit jeweils einer
Stunde Abstand
Jugendliche (10–15 Jahre): 2 Kapseln
Kinder (6–10 Jahre): 1 Kapsel
1 Stunde nach der Einnahme ein Abführmittel auf der Basis von
Magnesiumsulfat geben und nüchtern bleiben, bis das Abführ-
mittel gewirkt hat.
Nach 15 bis 20 Tagen die Behandlung wiederholen.
Kinder, die jünger als vier Jahre sind, dürfen keine Wurmsamen-
Essenz einnehmen.
2. *Samen:* 1 TL (Blätter: 1 EL) auf 1 Tasse kochendes Wasser. 10
Minuten ziehen lassen.
Morgens 1 Tasse auf nüchternen Magen, drei Tage lang.

Äußerlich:
3 Handvoll Blätter auf 1 l Wasser. 10 Minuten kochen lassen.
Als heiße, feuchte Bauchkompresse.

Notabene: Wurmsamen-Essenz ist *giftig,* vor allem wenn sie auf
nüchternen Magen eingenommen wird. So empfehle ich einige
Tage vor der Behandlung eine stärkereiche und fettarme Diät.
Dann verträgt der Organismus das Gift besser.

AUSWIRKUNGEN DES GIFTS:
blutdrucksenkend
die Herztätigkeit und die Atmung *herabsetzend*
das Nervensystem angreifend
das Gehör angreifend (in bestimmten Fällen bis zur Taubheit)
Anzeichen für eine Vergiftung: Schwindelgefühle, Übernervosi-
tät, Seh- und Hörschwierigkeiten (in solchen Fällen sofort den
Magen spülen!)
Maximaldosen: 25 Tr. oder 0,50 g als Einzeldosis, 50 Tr. oder
1 g als Tagesdosis
Fertige Präparate: ›Oxyfuge Castel, Vermirène‹

Andere Gänsefußarten

Chenopodium album oder Weißer Gänsefuß

In Frankreich und Deutschland weit verbreitet; erfrischend, beruhigend, hämorrhoidenbekämpfend.

Manche Autoren halten ihn, lokal angewendet, für ein Mittel gegen Haarausfall, der von Schuppen verursacht wird.

Chenopodium ambrosioides oder Wohlriechender Gänsefuß

Auch mexikanischer und spanischer Tee oder Jesuiten-Tee genannt; kräftigend, magenstärkend. Ist auch bei nervösen Leiden angezeigt.

Wird vor allem als Heiltee verschrieben.

Chenopodium bonus-henricus oder Guter Heinrich

In Frankreich und Deutschland weit verbreitet; seine Blätter werden wie Spinat zubereitet (vor allem von jungen Pflanzen), daher auch sein Beiname ›wilder Spinat‹.

Erfrischend und abführend.

Außerdem gibt es noch den Garten-Gänsefuß, den durchblätterten Gänsefuß oder Erdbeerspinat usw.

Auch der *Mangold* ist ein Gänsefußgewächs, dessen Blätter und Rippen ein ausgezeichnetes, erfrischendes Gericht liefern. Die Blätter können roh als Salat verwendet werden, während die Rippen meist gekocht werden. Vor einigen Jahren hat die Académie Rabelais* bei einem großen Kochwettbewerb einem Mangold-Gericht den ersten Preis zugesprochen.

Ylang-Ylang *Unona odoratissima*
Magnoliengewächs

Wird auch häufig als *Cananga odorata* bezeichnet.

Das Ylang-Ylang stammt von Bäumen des Fernen Ostens: Java, Sumatra, Philippinen, aber auch Madagaskar, den Komoren und der Ile Réunion.

VERWENDETE TEILE:
Essenz, die mit Hilfe von Dampf aus den Blüten destilliert wird.

---

* Eine der anspruchsvollsten Feinschmeckervereinigungen Frankreichs. Anmerkung des Übersetzers.

freies und verestertes Linalol, Safrol, Eugenol, Geraniol, Pinen, Sesquiterpene, Cadinen, Benzyl-Benzoat, Ameisensäure, Benzoesäure, Essigsäure, Salicylsäure, Baldriansäure usw.

EIGENSCHAFTEN:
setzt die Atemfrequenz sowie die Herzschlagfrequenz herab
blutdrucksenkend
beruhigend
antiseptisch
soll aphrodisisch sein

ANWENDUNGSGEBIETE:
bei gesteigerter Herzfrequenz
Bluthochdruck
Darminfektionen
Eiterabsonderungen
Impotenz, Frigidität

ANWENDUNGSARTEN:
Innerlich:
Essenz: 2 bis 5 Tr. dreimal täglich mit Honig

Äußerlich:
Essenz als wasserhaltige Emulsion oder in alkoholischer Lösung

Notabene: Ylang-Ylang wird unter verschiedenen Klassifizierungen, je nach Reinheit der Essenz, in der Parfümindustrie verarbeitet.

Ysop *Hyssopus officinalis*
Lippenblütler

Volkstümliche Namen: Ispenkraut, Weinespenkraut, Eisewig, Eisop

Die aus dem Mittelmeerraum stammende Pflanze ist heute in ganz Europa heimisch. Bei den Hebräern hieß es ›Esobh‹, das ›Heilige Kraut‹. Hippokrates verschrieb es bei Rippenfellentzündung und Dioskurides bei Atembeschwerden und Asthma (Ysop-Wein oder als Sud ›in Wasser gekocht‹).

VERWENDETE TEILE:
Blüten und Blätter, Essenz aus der ganzen Pflanze

WICHTIGSTE BEKANNTE BESTANDTEILE:
Hysopin, Saponin, Cholin (2%), Silizium, Kaliumnitrat, Tannin,
ätherisches Öl: Phellandren, Borneol, Pino-camphon, Thuyon,
Limonen, Geraniol ... Aufgrund der Ketonen (Pino-Camphon
und *Thuyon*, manchmal mehr als 50%) ist die Essenz in hohen
Dosen giftig und bei dazu veranlagten Patienten *epilepsieauslö-
send* (Cadéac und Meunier). Caujolle ist sogar davon überzeugt,
daß sie die einzige pflanzliche Essenz ist, die beim Menschen
echte Epilepsie-Krisen auslösen kann. Trotzdem ist sie weniger
giftig als die Wermut-Essenz.

EIGENSCHAFTEN:
Innerlich:
erleichtert und verändert den Auswurf der Lungensekretion (die
Essenz wird über die Lunge ausgeschieden)
antiseptisch
hustenstillend, lösend
anregend, regt das zentrale Nervensystem an (laut Cadéac und
Meunier)
blutdrucksteigernd (laut Caujolle, Cazal)
schweißtreibend, harntreibend
verdauungsfördernd, magenstärkend
die Muttermilchproduktion fördernd
wurmtreibend
krebsbekämpfend (?)

Äußerlich:
wundheilend

EIGENSCHAFTEN:
Innerlich:
Asthma, Heuschnupfen, Atemschwierigkeiten
chronische Bronchitis, Husten, Grippe
Tuberkulose (die Essenz tötet den Koch-Erreger noch in einer
Verdünnung von 0,2% ab)
Appetitlosigkeit
Hautkrankheiten
Rheuma
niedriger Blutdruck
Harnsteine
Fieberausschläge

Verdauungsstörungen, Verdauungsbeschwerden
Magenschmerzen, Koliken, Blähungen
Weißfluß
Darmparasiten
Krebs (?)

Äußerlich:
Wunden, blaue Flecken
Syphilis, Krebsgeschwüre, Ekzeme

ANWENDUNGSARTEN:
Innerlich:
Heiltee: 20 g auf 1 l Wasser. 3 Tassen täglich. Bei Bronchitis
kann man noch Malve, Eibisch und kleinblumige Königskerze
hinzufügen.
Ysopgeist: 10 bis 30 Tr. in ½ Glas Wasser
Heiltee gegen Asthma:
Eppich-Wurzeln 30 g, Kletten-Wurzeln 30 g, Quecken-Wur-
zeln 30 g, Erlen-Wurzeln 30 g, Frauenhaarfarn-Blätter 30 g,
Andorn 3 g, Ylang-Ylang 3 g, Fenchel-Samen 15 g, 3 Minuten
in 1 l Wasser kochen, wie ein gewöhnliches Getränk trinken
ätherisches Öl: 2 bis 4 Tr. dreimal täglich in alkoholischer
Lösung oder mit Honig

Äußerlich:
Heiltee: 30 g auf 1 l Wasser. Für Waschungen oder Wund-
kompressen. Ysop gehört auch zu den Bestandteilen des
Pflanzenelixiers der Grande-Chartreuse*
Frische Melisse 640 g, frischer Ysop 640 g, frischer Engelwurz 320 g, Zimt 160 g, Safran 40 g, Macis 40 g, 8 Tage in
zehn Liter Alkohol ziehen lassen, abgießen, die Pflanzen gut
ausdrücken und zusammen mit einem bestimmten Quantum
frischer Pflanzen destillieren (Melisse, Ysop). Nach einiger
Zeit 1250 g Zucker unterrühren, filtern.
Anderes Rezept:
Zitronenmelissen-Essenz 2 g, Ysop-Essenz 2 g, Engelwurz-Essenz 10 g, Englische Minzen-Essenz 20 g, Muskatnuß-Essenz
2 g, Gewürznelken-Essenz 2 g, Alkohol zu 80% 2 l, Zucker

---

* Berühmtes französisches Kloster mit jahrhundertealter Tradition. Anmerkung
des Übersetzers.

nach Belieben, je nach Belieben mit einigen Tropfen Safran-Tinktur gelb oder einigen Tropfen Indigo oder Holundergeist grün färben. (Siehe im Anhang das Kapitel ›Giftigkeit bestimmter ätherischer Öle‹.)

Zimt aus Ceylon *Cinnamonum zeylanicum*
Lorbeergewächs

Ceylonesischer Zimt (auch Kaneel) ist der berühmteste. Der immergrüne Zimtbaum wächst auf Ceylon, in Ostindien, auf den Antillen, auf Java, Madagaskar usw. Alle zwei Jahre wird die innere Rinde der jungen Triebe geerntet, getrocknet, in Stücke geteilt, verpackt und in Form von kleinen Zylindern in den Handel gebracht.

Chinesischer Zimt ist weniger geschätzt; er stammt vom *Cinnamonum cassia,* einem Baum, der in Annam und Mittelchina zu Hause ist. Das Pulver des chinesischen Zimtes ist rötlicher als das des ceylonesischen.

VERWENDETE TEILE:
Die Rinde und die Essenz, die mit Hilfe von Dampf aus der Rinde und den Blättern destilliert wird.

WICHTIGSTE BEKANNTE BESTANDTEILE:
das ätherische Öl enthält 65–75% Cinnam-Aldehyd, 4–10% Eugenol, Kohlenstoffe, Terpen-Alkohole, I-Pinen, Cineol, Phellandren, Furfurol, Cymen, Linalol. Zucker, Schleim, Tannin, Stärke, Mannit ... Die aus den Blättern gewonnene Essenz enthält 70–75% Eugenol, nur 3% Cinnam-Aldehyd, Benzyl-Benzoat, Linalol, Safrol ...

EIGENSCHAFTEN:
Innerlich:
stimulierend auf Kreislauf-, Herz- und Atemfunktionen
verdauungsfördernd, magenstärkend
antiseptisch, fäulnishemmend (ceylonesischer Zimt tötet den Typhus-Erreger noch in einer Dosis von $\frac{1}{300}$)
blähungsbekämpfend
wurmtreibend
krampflösend
leicht zusammenziehend
blutstillend

leicht aphrodisisch
das Einsetzen der Monatsblutung fördernd (man hat ihn schon
verdächtigt, abtreibend zu wirken)
bewirkt eine leichte Erhöhung der Körpertemperatur, der Spei-
chelproduktion, der Augenflüssigkeit und der Nasensekretion

Äußerlich:
parasitenbekämpfend

ANWENDUNGSGEBIETE:
Innerlich:
allgemeine Schwächezustände
Steifheit der Glieder und Muskelschmerzen infolge von Fieber,
Grippe und Erkältungskrankheiten
Schwächezustände bei Grippe
Herzrhythmusstörung
Magenschwäche, Verdauungsbeschwerden
Darmparasiten
Darmkrämpfe
Durchfall
Gebärmutterblutungen, Weißfluß
Blutspucken
Impotenz
ungenügende Monatsblutungen
früher während der kalten Jahreszeit Melancholikern, Verdau-
ungsschwachen und Greisen sehr empfohlen

Äußerlich:
Läusebefall, Krätze
Wespenstiche, Schlangenbisse

ANWENDUNGSARTEN:
Innerlich:
Heiltee: 8 bis 15 g Rinde auf 1 l Wasser
gemahlen: 0,50 bis 2 g täglich
destilliertes Zimtwasser: 10 bis 50 g in Sirup oder Getränk
Tinktur (⅕): 1,5 bis 10 g in Sirup oder Getränk
als Glühweingewürz bei Erkältungen, Gliedersteifheit, Grippe
Essenz: 2 bis 3 Tr. zweimal täglich mit Honig oder alkoholischer
Lösung; durchschnittliche Tagesdosis 0,05 bis 0,3 g.
bei *Grippe:* 0,05 ccm alle zwei Stunden
bei *Cholera:* 5 bis 10 Tr. alle 30 Minuten

Mischung bei Verdauungsschwierigkeiten:
Blätter der schwarzen Johannisbeere 10 g, ceylonesischer Zimt
1 g, Gewürznelke 1 g, für 1 l Wasser als Heiltee. Eine Tasse
nach jeder Mahlzeit
bei Gebärmutterblutungen als Getränk:
Zimt-Tinktur 25 g, Zimtwasser 150 g, Essigäther 5 g, Bitteroran-
gensirup 30 g, innerhalb von 24 Stunden trinken

Äußerlich:
kann, mit anderen Essenzen vermischt, für Inhalationszwecke
verwendet werden (bei Krankheiten der Atemwege)
gegen Läusebefall und Krätze:
Zimt-Essenz 2,5 g, Thymian-Essenz 2,5 g, Rosmarin-Essenz
2,5 g, Fichten-Essenz 2,5 g, Soda-Sulforicinat (30%) 90 g.
Gegen Krätze: siehe unter Lavendel die Helmerisch-Pomade
Essenz auf Wespenstiche und Schlangenbisse (nur zusätzliche
Behandlung!) auftragen

Notabene:
1. Zimt ist Bestandteil von vielen fertigen Präparaten, z. B.
dem Garus-Elixier, dem Toddschen Heiltrank, von Präparaten
auf Melissengeist-Basis, von Hals-Pastillen, Zahnpasten usw.
1. *Herzstärkendes Getränk nach dem französischen Arznei-*
mittelkodex:
Zimt-Tinktur 10 g, Banyuls (ein Aperitif auf Rotweinbasis)
150 g, Sirup 40 g.
2. *Herzstärkender Zimtwein* (Hôpitaux de Paris):
Rotwein 100 g, Zimt-Tinktur 8 g, Melissengeist 6 g, einfacher
Sirup 30 g. (Das Rezept ist mit dem 1821 von den Hôpitaux
Militaires erstellten identisch.)
3. *Aromatische Arnika-Tinktur* setzt sich wie folgt zusammen:
Arnika-Blüten 50 g, Gewürznelken 10 g, Zimt 10 g, Ingwer
10 g, Anis 100 g, Alkohol 1 l, 8 Tage ziehen lassen. Filtern.
Bei *Stürzen* und *Quetschungen* zwei- bis dreimal täglich 1 TL
in einem ½ Glas Zuckerwasser; gutes *Zahnschmerzmittel.*
4. *Das antiseptische Elixier Chaussiers* besteht aus:
Chinarinde 64 g, Cascara-Rinde 16 g, Safran 2 g, spanischer
Wein 500 g, Zimt 12 g, Schnaps 500 g, einige Tage ziehen
lassen, dann folgendes hinzufügen:
Zucker 150 g, geschwefelter Äther 6 g, gegen Typhus (wurde in
den Jahren 1814/15 benutzt).

5. *Italienische Essenz:*

Zimt 90 g, Kardamon (großer) 60 g, Gargant 60 g, Gewürznelke 15 g, Pfeffer (länglicher) 12 g, Muskat 8 g, graue Ambra 0,2 g, Moschus 0,2 g, Alkohol (90%) 1 l, ziehen lassen und filtern als *Aphrodisiakum* 20 bis 30 Tr. auf 1 Würfelzucker

6. *aphrodisischer Wein:*

Vanille-Stange 30 g, Zimt 30 g, Ginseng 30 g, Rhabarber 30 g, Malaga oder alter Chablis 1 l, 2 Wochen stehen lassen, dabei täglich schütteln. Filtern, dann 15 Tr. Ambra-Essenz hinzugeben.

7. *Likör ›Perfekte Liebe‹:*

Zitronenschale 40 g, Thymian 30 g, Zimt 15 g, Vanille 10 g, Koriander 10 g, Macis 10 g, Schnaps 2 l, 2 Wochen ziehen lassen, dann filtern und mit einem Zuckersirup aus 2 kg Zucker und 1 l Wasser verdünnen.

2. Siehe unter Gewürznelke das Rezept für ein Zahnelixier und für den englischen aromatischen Essig.

Siehe unter Ysop das Rezept des Pflanzenelixiers der Grande Chartreuse.

3. Zimt war in den vergangenen Jahrhunderten ein sehr kostspieliges Gewürz. Wer es sich leisten konnte, verwendete ihn beim Backen und vor allem beim berühmten Hypocras-Wein.* Auch in der Pharmazie wurde er häufig verwendet. Außerdem diente er als Weihrauch und als Parfüm.

4. Ein von H. Leclerc übermitteltes Feinschmecker-Rezept: gegrilltes Weißbrot mit Butter bestreichen und noch heiß mit Zimt bestäuben.

5. Früher trug man kleine Döschen mit Aromaten, darunter auch Zimt, bei sich, um sich vor ansteckenden Krankheiten zu schützen. Chamberland schrieb 1887, daß drei Essenzen »die größte antiseptische Kraft besitzen und entweder mit Hilfe des verströmenden Geruchs oder in Getränken aufgelöst wirken«. Er sprach vom ceylonesischen und chinesischen Zimt und vom Origano.

6. Zum Schluß ein praktisch unfehlbares Rezept: Bei den ersten Anzeichen von *Grippe* oder *Erkältung* – je früher, desto besser! – greifen Sie zu einem alten ›Hausmittel‹: ein Grog, den

---

* Gewürzter Wein, dem man Zucker, Zimt, Ingwer und Gewürznelke beigab. Eigentlich: Hippokrates-Wein.

Sie mit dem Saft einer halben Zitrone und 1 EL Honig vermischen. Der Trick: In dem Wasser, das sie für den Grog verwenden, haben Sie vorab eine Gewürznelke und ein Stück Zimt zwei bis drei Minuten kochen und dann 20 Minuten ziehen lassen.

Zitronenbaum *Citrus limonum* – Rautengewächs

Der Zitronenbaum soll aus Indien stammen. Heute wird er rings ums Mittelmeer angebaut.

VERWENDETE TEILE:
die Frucht in verschiedenen Zubereitungsformen und die Essenz, die durch das Auspressen des äußeren Teils der Fruchthülle gewonnen wird (sie enthält viele Taschen mit Essenz). Grüne Früchte liefern mehr Essenz als ausgereifte gelbe. Ungefähr 3000 Zitronen sind notwendig, um 1 kg Essenz herzustellen. Das Fruchtfleisch dient zur Herstellung der Zitronensäure.

WICHTIGSTE BEKANNTE BESTANDTEILE:
30% Saft, der 6–8% Zitronensäure, Apfelsäure, Kalziumzitrat, Kaliumzitrat usw. enthält
Kohlenhydrate: Traubenzucker, direkt assimilierbarer Fruchtzucker, Rohrzucker (Saccharose)
Mineralsalze und Spurenelemente: Kalzium, Eisen, Silizium, Phosphor, Mangan, Kupfer
Gummi, Schleim, Albumine
Vitamine, vor allem der Gruppe B (B_1, B_2, B_3), A, C, PP. Die Vitamine B_1, B_2 und B_3 spielen in der Ernährung, vor allem für das Gleichgewicht der Nerven, eine entscheidende Rolle.
Das Karotin (Provitamin A) befindet sich hauptsächlich in der Schale, das Vitamin A im Fruchtfleisch und im Saft. Sie spielen während des Wachstums, aber auch zur Jungerhaltung des Gewebes eine wichtige Rolle.
Das Vitamin C (40 bis 50 mg auf 100 g Fruchtfleisch oder Saft) spielt eine entscheidende Rolle beim Sauerstoff-Abbau. Es beeinflußt auch die endokrinen Drüsen.
Das Vitamin PP ist ein wichtiger Schutzfaktor der Gefäße.
Die Essenz enthält ungefähr 95% Terpene (Pinen, Limonen, Phellandren, Camphen, Sesquiterpen), Linalol, Linalyl- und Geranyl-Azetat, Citral und Citronellal (6–8%), Aldehyde, ein Zitronenkampfer . . .

Die Eigenschaften des Zitronenbaums sind äußerst zahlreich. In Spanien und anderen südlichen Ländern wird die Zitrone systematisch und mit gesichertem Erfolg bei einer Vielzahl von Erkrankungen eingesetzt.

Innerlich:
bakterienbekämpfend (siehe Notabene), *antiseptisch*
aktiviert die weißen Blutkörperchen bei der Verteidigung des Organismus
erfrischend
fiebersenkend
das Nervensystem, vor allem den Sympathikus, stärkend
herzstärkend
alkalisierend (laut Rancoule, siehe Notabene)
harntreibend
rheuma- und gichtbekämpfend (laut Labbé), arthritisbekämpfend
beruhigend, die Magensäure dämpfend (siehe Notabene)
sklerosebekämpfend (vorbeugend gegen Alterskrankheiten)
skorbutbekämpfend
venenstärkend
die Viskosität des Blutes senkend (das Blut ›verflüssigend‹)
blutdrucksenkend (durch die Rückkehr zum biologischen Gleichgewicht)
entschlackend
remineralisierend
blutbildend
die Produktion der Galle, der Magensäfte und der Bauchspeicheldrüse anregend
blutstillend
wurmtreibend
Insektengift bekämpfend
juckreizbekämpfend
die Schale ist stärkend und blähungsbekämpfend
der Samen wurmtreibend und fiebersenkend

Äußerlich:
antiseptisch, antitoxisch
wundheilend
juckreizbekämpfend

giftbekämpfend (Insektenstiche)
hautpflegend
Motten und Ameisen vertreibend

ANWENDUNGSGEBIETE:
Innerlich:
verschiedene Infektionen (Lunge, Darm . . .)
Infektionskrankheiten (regt die Bildung der weißen Blutkörperchen an)
Sumpffieber, überhaupt fiebrige Zustände (laut Cazin)
zur Vorbeugung bei Epidemien
allgemeine Schwächezustände, Appetitlosigkeit
Bauchwassersucht (laut L. Binet und Tanret)
Rheuma, Arthritis, Gicht
Harnsteine, Gallensteine
Magenübersäuerung, Magengeschwüre
Verdauungsbeschwerden, Luftschlucken
Skorbut
Arterienverkalkung
Krampfadern, Venenentzündungen, Schwäche der Kapillaren
übergroße Blutproduktion, ›dickes Blut‹ (eine Kur mit Zitronen
ersetzt den ›Aderlaß‹)
Übergewicht
Bluthochdruck
Lungen- und Knochentuberkulose (Pott'sche Krankheit)
Mineralmangel, während des Wachstums und der Rekonvaleszenz, Blutarmut
Gelbsucht, Erbrechen (laut Avicenne)
angegriffene Leber, angegriffene Bauchspeicheldrüse
Leberstauungen
Bluterkrankheit
Blutungen (Nase, Magen, Darm, Blut im Urin)
Blähungen
Ruhr, Durchfall, Typhus
Darmparasiten (Madenwürmer)
auch bei Asthma, Bronchitis, Grippe, Tripper, Syphilis, Altersschwäche, Kopfschmerzen

Äußerlich:
Stirnhöhlenvereiterung, Hals-, Nasen-, Ohrenentzündungen
Nasenbluten

225

Entzündung der Mundschleimhaut und der Zunge, Aphthen (laut Leven)
Entzündung des Augenlidrandes
Ausschläge, Furunkel, Flechten
Migräne
Warzen
Herpes (laut Berlureaux)
Frostbeulen
eiternde Wunden
Insektenstiche, Schorf, Krätze
Hautpflege, Schönheitspflege allgemein
Talgüberproduktion im Gesicht, Sommersprossen
Vorbeugung gegen Hautfalten, Handpflege
brüchige Nägel
zum Vertreiben von Motten und Ameisen

ANWENDUNGSARTEN:
Innerlich:
Zitronenwasser (frische Zitronenschnitze in Wasser oder der Saft von 1 Zitrone in ½ Glas Zuckerwasser), vor allem bei Fieber, Erbrechen und Blutungen
Zitronensaft: besonders zur Kur geeignet, täglich Saft von ½ Zitrone bis ansteigend zu 10 oder 12 Zitronen täglich, vier oder fünf Wochen lang; anschließend täglich weiter den Saft von einer oder zwei Zitronen (möglichst reife Früchte wählen) zu sich nehmen.
Wurmtreibend: die Schale, das Fruchtfleisch und die Kerne einer Zitrone kleinhacken, 2 Stunden in Honigwasser ziehen lassen, filtern, ausdrücken. Vor dem Schlafengehen trinken; auch der Sud der ganzen Frucht ist bei *Darmparasiten* angezeigt.
gegen *Madenwürmer:* zerstoßene Kerne in Honig, morgens auf nüchternen Magen;
Gegen *Leberschwellungen:* abends kochendes Wasser über drei kleingeschnittene Zitronen gießen, morgens auf nüchternen Magen trinken;
Gegen rundliche Bäuche: abends eine Tasse kochendes Wasser über 2 Kamillie-Blüten und 1 in Scheiben geschnittene Zitrone gießen, morgens auf nüchternen Magen trinken;
das gleiche Getränk wird bei *Luftschlucken* empfohlen.
Essenz: 5 bis 19 Tr. in Honig oder einem Getränk aufgelöst

Äußerlich:

gegen Schnupfen und Stirnhöhlenvereiterungen: mehrmals täglich einige Tropfen *Zitronensaft* in beide Nasenlöcher träufeln

gegen Nasenbluten: ein mit Zitronensaft getränkter Wattetampon

gegen *Mundschleimhautentzündungen und Aphthen:* Zitronensaft mit Honig vermischen und den Mund damit längere Zeit ausspülen

gegen *Halsentzündung:* den Saft von 1 Zitrone mit 1 Glas lauwarmem Wasser vermischen, gurgeln

in die *Augen von Neugeborenen* und gegen *Lidentzündungen:* 1 oder 2 Tr. Zitronensaft einträufeln

bei *Migräne:* mit Zitronensaft getränkte Kompressen auf die Stirn oder Zitronenscheiben auf die Schläfen

bei *Verletzungen und eiternden Wunden:* Zitronensaft rein oder verdünnt aufträufeln (antiseptisch, blutstillend)

bei *Frostbeulen:* mit Zitronensaft einreiben (auch zur Vorbeugung)

bei *Ohrenschmerzen:* Zitronensaft ins Ohr träufeln

gegen *Warzen:* zweimal täglich mit einem stark säurehaltigen Essig, in dem die Schalen von 2 Zitronen 1 Woche lang eingelegt wurden, einpinseln

gegen *brüchige Nägel:* 1 Woche lang morgens und abends mit Zitronensaft bepinseln

bei *fetter Haut:* morgens und abends die Haut mit in Zitronensaft getränktem Wattebausch betupfen. 20 Minuten trocknen lassen, erst dann Creme auftragen

gegen *Sommersprossen:* leicht gesalzenen Zitronensaft aufpinseln

zur *Geschmeidigkeit und Weichheit der Hände:* mit folgender Mischung eincremen: Zitronensaft, Glyzerin, Kölnisch Wasser, jeweils zu gleichen Teilen

zur Erhaltung *weißer* Zähne: einmal wöchentlich mit Zitronensaft bürsten

empfindliche Füße: Teilbad in Lindenblüten, anschließend mit Zitronensaft einreiben

gegen *Insektenstiche:* mit einem Stück Zitrone einreiben (bei Schlangenbisse das gleiche, allerdings *nur* als Zusatzbehandlung)

zur *Zahnfleischkräftigung:* mit Zitronensaft einreiben

Notabene:

1. Die Arbeiten von Morel und Rochaix über die *bakterienbe-kämpfenden* Eigenschaften der Zitronen-Essenz haben bewiesen, daß

a) verdampfte Zitronen-Essenz innerhalb von 15 Minuten den Menningokokkus, in weniger als einer Stunde die Eberth-Bakterie, in 1 bis 3 Stunden den Pneumokokkus, in 2 Stunden den Staphylokokkus aureus und in 3 bis 12 Stunden die hämolytischen Streptokokken zerstört;

b) reine Essenz den Eberth-Erreger und den Staphylokokkus in 5 Minuten, den Löffler-Erreger (Diphtherie) in 20 Minuten zerstört und den Tuberkulose-Erreger in einer Verdünnung von 0,2% an der Vermehrung hindert.

Laut Aussage von Charles Richet zerstören einige Tropfen Zitronensaft innerhalb von 15 Minuten 92% der Bakterien einer Auster.

2. Wasser, das einen unsauberen Eindruck macht, kann man mit Zitronensaft trinkbar machen (Saft von 1 Zitrone auf 1 l Wasser); auch Fleisch und Fisch, die keinen frischen Eindruck mehr machen, können mit Zitronensaft genießbar gemacht werden.

3. Mit Zitronensaft kann man *saure, gestockte Milch* produzieren: den Saft einer Zitrone tropfenweise auf ½ l Milch träufeln, die Milch dabei umrühren, bis sie körnig wird. Diese Milch ist sehr vitaminhaltig.

4. Die Schale von 2 bis 3 Zitronen mit 1 l kochendem Wasser überbrühen, 10 Minuten ziehen lassen, einige Tropfen frischen Zitronensaft hinzufügen: ein ausgezeichnetes Getränk für den täglichen Bedarf.

5. *Abführende Limonade:*
Magnesiumkarbonat 11 g, Zitronensäure 18 g, Wasser 300 g, mit Zitronentinktur aromatisieren.

6. Zitrone ist Bestandteil von verschiedenen Kompositionen auf Melissengeist-Basis.

7. *Zur Zitronensäure:* Es mag manchen erstaunen, wenn er liest, daß Zitrone alkalisch wirkt und bei Magenübersäuerungen angebracht ist. Der saure Geschmack der Zitrone bedeutet in der Tat nicht, daß die Zitrone für den Organismus sauer ist, denn der Geschmack ist auf organische Säuren zurückzuführen, die sich umwandeln und nicht als Säuren in die Zellen dringen. Experi-

mental wurde nachgewiesen, daß regelmäßiger Genuß von Zitronen im Organismus die Produktion von Kaliumkarbonat anregt, das den Überschuß vor Säure in den Körpersäften neutralisiert. So hat die Praxis bestätigt, daß mit Wasser verdünnter Zitronensaft bei Magenübersäuerungen neutralisierend wirkt (die Zitrone wird übrigens zu den basischen Lebensmitteln gerechnet).

Natürliche Zitronensäure wird während der Verdauung mit Sauerstoff angereichert. Die freiwerdenden Salze wandeln sich in Kalzium- und Kalium-Karbonate und Bikarbonate, die das Blut alkalisch halten.

8. Zitronen liefern entscheidend mehr Saft, wenn man sie vor dem Gebrauch 5 Minuten in heißes Wasser legt.

EINIGE NÜTZLICHE TIPS:

Kupfer, das sich schwarz verfärbt hat, säubert man mit einer halbierten Zitrone, deren Schnittfläche mit grobem Salz eingerieben wurde.

Silberschmuck läßt sich auf eine ziemlich einfache Weise reinigen: mit Zitrone einreiben, vor allem die Flecken mit heißem Wasser spülen und anschließend mit einem Hirschleder trockenreiben.

Kamine aus weißem Marmor reinigt man ebenfalls mit Zitrone: falls sich ölverschmierte Rußflecken gebildet haben, muß der Vorgang allerdings mehrmals wiederholt werden. Anschließend den Marmor mit einem feinen, leicht ölgetränkten Tuch polieren.

Rostflecken auf weißen Stoffen lassen sich ebenfalls mit Zitrone entfernen: eine Zitronenscheibe auf die betreffende Stelle legen, abdecken und mit einem heißen Bügeleisen darüberbügeln. Vorgang notfalls wiederholen.

Flecken an Waschbecken: mit einer Mischung aus dem Saft von ½ Zitrone und einer großen Messerspitze grobes Salz behandeln.

Gemüse-, Obst- oder Tintenflecken an den Händen lassen sich mit Zitronensaft entfernen.

Ein Säckchen mit getrockneter Zitronenschale im Kleiderschrank vertreibt Motten.

Ameisen fliehen, wenn man eine verfaulte Zitrone auf ihren Weg legt.

Zwiebel *Allium cepa*
Liliengewächs

Volkstümliche Namen: Bolle, Zibel, Zwiefel

VERWENDETE TEILE:
Knolle und Saft

WICHTIGSTE BEKANNTE BESTANDTEILE:
Zucker, Vitamin A, B und C, Mineralsalze: Natrium, Kalium,
Kalziumphosphat und -nitrat, Eisen, Schwefel, Jod, Silizium,
Phosphor- und Essigsäure, Allyl- und Propyl-Disulfat, flüchtiges
Öl, Glycokinin, Oxydasen und Diastasen (die beide durch Hitze
sterilisiert werden).

EIGENSCHAFTEN:
Innerlich:
allgemein anregend (Nervensystem, Leber, Niere ...)
stark harntreibend, Chlorverbindungen und Harnstoffe auflösend und ausscheidend
rheumabekämpfend
infektionsbekämpfend, antiseptisch (Staphylokokken gegenüber
verhält sich die Zwiebel, laut L. Binet, ähnlich wie ein Antibiotikum)
sekretbildend, auswurffördernd
verdauungsfördernd (vor allem bei der Verdauung von Mehl-
speisen)
das Drüsengleichgewicht wiederherstellend
sklerose- und thrombosebekämpfend
aphrodisisch (laut früheren Arbeiten, die im Augenblick von H.
Hull Walton wieder aufgenommen werden)
blutzuckersenkend
Skrofulose bekämpfend
wurmtreibend
leichtes Schlafmittel
Haut und Haare pflegend

Äußerlich:
aufweichend und auflösend
antiseptisch
schmerzlindernd
Mücken vertreibend

230

Innerlich:

allgemeine Schwächezustände, geistige und körperliche Überanstrengung, Wachstum

Stoffwechselstörungen

verminderte Harnproduktion, ungenügende Ausscheidung von Flüssigkeiten (Ödeme, Bauchwassersucht, Rippenfellentzündung, Herzbeutelentzündung)

Wassersucht

Vermehrung des Rest-Stickstoffs im Blut

Rheuma, Arthritis

Gallensteine

Darmgärungen (Durchfall)

Infektionen des Genital- und Harntraktes

Beschwerden der Atemwege (Schnupfen, Bronchitis, Asthma, Kehlkopfentzündung)

Grippe

Verdauungsbeschwerden

Ungleichgewicht im Drüsenhaushalt

Übergewicht

Arteriosklerose, Vorbeugung gegen Thrombosen

Vorbeugung bei Alterserscheinungen

Erkrankungen der Vorsteher-Drüse

Impotenz

Diabetes

Lymphknotenentzündungen, Haut- und Schleimhautentzündungen, Rachitis

Darmparasiten

Äußerlich:

Abszesse, Nagelgeschwüre, Furunkel, Wespenstiche

Frostbeulen, rissige Haut

Migräne

Schlaganfall

Schwerhörigkeit, Ohrensausen

Zahnschmerzen

Warzen

Wunden, Geschwüre, Brandwunden

Sommersprossen

zum Vertreiben von Mücken

ANWENDUNGSARTEN:

Innerlich:

1. *die rohe Zwiebel,* in naturbelassenem Zustand oder einige Stunden in Olivenöl gelegt, für Salate, Rohkostgerichte, Vorspeisen, in *allen* Suppen

feingehackt in Milch oder Brühe oder auf einem mit Butter oder Öl bestrichenen Brot

die gehackte Zwiebel einige Stunden in heißem Wasser ziehen lassen, morgens nüchtern mit etwas Zitronensaft einnehmen

gegen *Grippe:* 2 gehackte Zwiebeln in ½ l Wasser einlegen. 2 Wochen lang 1 Glas zwischen den Mahlzeiten und vor dem Schlafengehen

gegen *Durchfall:* 1 Handvoll Zwiebelschalen in 1 l Wasser 10 Minuten kochen lassen; täglich ½ Liter trinken

gegen *Durchfall bei Säuglingen:* 3 gehackte Zwiebeln mit 1 l Wasser überbrühen, 2 Stunden ziehen lassen, süßen

gegen *Darmparasiten:* 1 große, gehackte Zwiebel 6 Tage in 1 l Weißwein ziehen lassen. 1 Woche jeden Morgen bei abnehmendem Mond 1 Glas nüchtern trinken; Kur zwei bis drei Monate lang wiederholen

gegen *Rheuma:* 3 ungeschälte Zwiebeln hacken und in 1 l Wasser 15 Minuten kochen lassen. Filtern. 1 Glas nach dem Aufstehen und vor dem Schlafengehen

gegen *Gallensteine:* 1 große, feingehackte Zwiebel in 4 EL Olivenöl anschwitzen, 150 g Wasser und 40 g ungesalzenes Schmalz hinzufügen, 10 Minuten kochen lassen. Einige Abende hintereinander sehr heiß trinken. 2 Stunden später, kurz vor dem Schlafengehen 1 Tasse Faulbaumsud trinken (2 bis 5 g getrocknete Rinde pro Tasse; nach dem Aufkochen 4 bis 6 Stunden abkühlen lassen). Die Kur sollte jedes Jahr einmal durchgeführt werden

2. *in Alkohol:* 10 Tage frische Zwiebeln in dem gleichen Gewicht von Alkohol (90%) mazerieren lassen. 3 bis 5 TL pro Tag (1 TL = 5 g Zwiebel)

3. in 20% Alkohol: 5 bis 10 g zweimal täglich in Zuckerwasser während der Mahlzeiten

4. *Zwiebelwein* (nach P. Carles):

feingehackte Zwiebel 300 g, flüssiger weißer Honig 100 g, Weißwein 600 g, 48 Stunden marinieren lassen, filtern. 2 bis 4 EL täglich (50 g = 15 g Zwiebel)

Äußerlich:

bei *Rheuma:* Senfpflaster mit rohen Zwiebeln (oder auch Knoblauch)

gegen *Schlaganfall, Meningitis:* als *zusätzliche Behandlung* die Schläfen mit einer Zwiebel einreiben und die Füße in 1 bis 2 kg Zwiebeln einpacken (während 8–10 Stunden)

gegen *Migräne:* Umschläge mit rohen Zwiebeln auf die Stirn

bei *ungenügender Harnproduktion:* Umschläge mit rohen Zwiebeln auf den Unterleib

bei *Warzen:* Zwiebel, Meersalz und Ton zu gleichen Teilen mischen. Oder: eine Zwiebel aushöhlen und mit grobem Salz füllen. Die Warze morgens und abends mit dem gewonnenen Saft einreiben. Oder die Warze mit einer aufgeschnittenen roten Zwiebel einreiben

bei *Wespen- und Insektenstichen:* die betroffene Stelle ein bis zwei Minuten lang mit einer Zwiebel einreiben (nicht vergessen, den Dorn zu entfernen)

gegen *Abszesse, Furunkel, Hämorrhoiden:* Umschläge aus gekochten Zwiebeln. Eine ohne Wasser im Ofen gebackene Zwiebel läßt Abszesse, Phlegmone und Furunkel ›reifen‹ ...

bei *Nagelgeschwüren:* mit einer Zwiebelschale umgeben

bei *Frostbeulen, rissiger Haut, Abschürfungen:* Kompressen mit Zwiebelsaft

bei *Wunden,* Schnittwunden, Geschwüren, Brandwunden: die feine Haut, die jede Zwiebelschicht voneinander trennt, ist ein ausgezeichneter *antiseptischer Verband.* Auf die Wunde legen, mit einer Gaze schützen und verbinden

bei *Sommersprossen*:* mit Essig einreiben, in dem geriebene Zwiebeln eingelegt waren. Oder mit reinem Zwiebelsaft betupfen

bei *Ohrensausen:* einen mit Zwiebelsaft getränkten Tampon ins Ohr einführen

bei *Schwerhörigkeit:* 30 g Zwiebelsaft mit 30 g Schnaps mischen und erhitzen. 3 Tr. täglich, einer davon vor dem Schlafengehen

---

* Ein anderes bekanntes Mittel, mit dem ich selbst keine Erfahrungen gemacht habe, das aber den Vorzug hat, gut zu riechen: die sogenannte *Jungfrauenmilch,* bestehend aus 10 g Benzoeharz-Tinktur und ½ l Rosenwasser. Kann auch zur täglichen Körperpflege verwendet werden.

bei Zahnschmerzen: die schmerzende Stelle mit einem in Zwiebelsaft getränkten Wattestäbchen betupfen

eine halbierte Zwiebel, neben das Bett gelegt, vertreibt Mücken

Notabene:

1. Aufgrund ihres Glucokinin-Gehaltes ist die Zwiebel *blutzuckersenkend.*

2. Die rohe Zwiebel hat eine besonders starke Wirkung auf die Harnwege, die gekochte auf den Verdauungstrakt.

3. *Eine Kur mit Frühlingszwiebeln* ist genauso empfehlenswert wie eine Löwenzahn-, Trauben- oder Thermal-Kur. Auch die grünen Teile junger Zwiebeln sind eßbar und enthalten viele wertvolle Stoffe (roh oder gekocht).

4. Bei Verdauungsschwierigkeiten oder Blähungen wirkt eine Zwiebelsuppe Wunder (auch an Tagen nach üppigem Essen). Die Zwiebeln nur anschwitzen, nicht braun werden lassen.

5. Bei *Schnupfen* hilft Zwiebel-Sirup: Die Zwiebel in Scheiben schneiden, nebeneinander auf einen Teller legen, zuckern. 24 Stunden ziehen lassen. 2 bis 5 EL täglich (laut Marcel Morlet).

6. Gegen *Wassersucht* wurde folgende Behandlung entwickelt: dreimal täglich nur Milchsuppe mit einer gehackten, rohen Zwiebel essen. Innerhalb einer Woche zeichnet sich eine Besserung ab, nach 2 Wochen fließt der Urin in Strömen.

7. Eine halbierte Zwiebel, deren Geruch tief eingeamtet wird, kann eine Nervenkrise stoppen.

8. Eine im Ofen gebackene Zwiebel, die man beim Zubettgehen unter die Fußsohle legt, kann Asthmatikern und Herzkranken Erleichterung verschaffen.

9. Die Schule von Salerno rühmte Zwiebelsaft als Mittel gegen Haarausfall.

10. 1972 zog Professor N. Kharchenko vom medizinischen Institut von Charkow die Bilanz seiner zehnjährigen Beschäftigung mit der Zwiebel. Er betonte folgende Punkte:

das Vorhandensein der Vitamine B und C, des Karotens und antibiotisch wirksamer Stoffe;

ihre positiven Wirkungen bei Verdauungsbeschwerden, Artheriosklerose, zu hohem Cholesterin-Gehalt im Blut, Bluthochdruck und Herzschwächen (jeweils heilend und vorbeugend);

frischer Zwiebelsaft tötet den Diphtherie- und den Tuberkulose-Erreger ab;

bei Halsentzündungen, Grippen und Lungenkrankheiten wirksam;

äußerlich angewendet wirksam bei infizierten und eiternden Wunden;

in der Frauenheilkunde ist eine zuckrige Lösung bei Infektionen des Gebärmutterhalses durch Trichomonaden wirksam.

»Die Zwiebel ist ein wichtiger Grundbestandteil der Ernährung«, schreibt der Autor, »vor allem für ältere Menschen; darüber hinaus ist sie ein billiges Arzneimittel, das seine heilenden oder vorbeugenden Eigenschaften auch nach langer Lagerung bewahrt.«

11. Um nach dem Genuß roher Zwiebeln keinen übelriechenden Atem zu haben, kaut man am besten 2 oder 3 Kaffeebohnen, etwas Petersilie oder einen Apfel. Auch eine Mundspülung mit Wasser und wenig Pfefferminzgest hilft.

Riechen Ihre Hände nach Zwiebeln, dann waschen Sie sie am besten in gesalzenem oder mit Ammoniak vermischtem (2 EL auf 1 l Wasser) Wasser.

12. Eine alte Bauernweisheit besagt, daß der Winter sehr hart wird, wenn die äußeren Zwiebelschalen besonders dick und zahlreich sind.

13. Siehe auch Knoblauch, Notabene. Nr. 7.

EINIGE NÜTZLICHE TIPS:

1. Zur Entfernung von Fingerabdrücken auf Türen und Fenstern eine Zwiebel (oder auch eine Kartoffel) halbieren und die entsprechende Stelle damit abreiben.

2. Wenn sie Kupfer mit Zwiebelsaft dünn einpinseln, kann es keine Fliegenflecke bekommen.

3. Zur Holzwurmbekämpfung reiben Sie die betroffenen Stellen am besten 10 bis 15 Tage lang mit einer halbierten Zwiebel ein.

4. Gegenstände aus Nickel, die mit einer Zwiebel eingerieben wurden, rosten nicht.

5. Wenn Sie feuchte Erde und geriebene Zwiebeln vermischen, erhalten Sie ein ausgezeichnetes Kupferputzmittel.

6. Zur Reinigung von Fenstern oder Messern, auch leicht angerosteten, eignet sich die Zwiebeln hervorragend.

7. Lackiertes Leder erhält, mit frischer Zwiebel behandelt, wieder seinen strahlenden Glanz.

8. Damit Etiketten auf Blechschachteln wirklich halten, reiben Sie die Schachteln am besten mit Zwiebel ab.

9. Sie kennen doch die ›Geheimtinte‹? Das ist nichts anderes als Zwiebelsaft. Die unsichtbare Schrift wird sichbar, sobald man das Papier einer Hitzequelle aussetzt.

Zypresse *Cupressus sempervirens*
Zypressengewächs

Der ›Friedhofsbaum‹. Aber er hat noch viele andere Eigenschaften ...

Verwandte Pflanzen: Hamamelis oder Zaubernuß, Hydrastis, indische Kastanie, Baumwollstrauch, Viburnum-Arten

VERWENDETE TEILE:
Zapfen, Blätter oder Nadeln, junge Triebe, das ätherische Öl, das durch die Destillierung der Frucht (nußartig) gewonnen wird. Schon in der frühesten Antike (Assyrer, Hippokrates), waren die Heilwirkungen der Zypresse bekannt.

WICHTIGSTE BEKANNTE BESTANDTEILE:
Tannine (analog zu denen, die sich in der Rinde der Hamamelis befinden), ein ätherisches Öl, zusammengesetzt aus d-Pinen, d-Camphen, D-Sylvestren, Cymen, einem Keton, Sabinol, einem Terpen-Alkohol, Baldriansäure, Zypressen-Kampfer ...

EIGENSCHAFTEN:
Innerlich:
zusammenziehend
gefäßverengend und venenstärkend
krampflösend
schweißverhindernd
rheumabekämpfend, harntreibend
das Gleichgewicht des *Nervensystems* fördernd, aber auch des sonstigen Organismus
krebsbekämpfend (?)

Äußerlich:
gefäßverengend
schlechten Geruch bekämpfend (Fußschweiß)

236

Innerlich:
Blutspucken
Hämorrhoiden, Krampfadern
Eierstockbeschwerden (schmerzhafte Monatsblutungen, *Gebärmutterblutungen*)
Beschwerden der Post-Menopause
Keuchhusten, Krampfhusten
Bettnässen (laut C. Barbin)
Grippe
Heiserkeit (bis zum Stimmverlust)
Rheuma
Reizbarkeit, Krämpfe
Krebs (?)

Äußerlich:
Hämorrhoiden, Fußschweiß

ANWENDUNGSARTEN:
Innerlich:
flüssiger Extrakt und Tinktur: 15 bis 30 Tr. vor den beiden Hauptmahlzeiten *(Bettnässen);* bei anderen Krankheiten 30 bis 60 Tr. täglich
Zypressen-Tinktur wird wie die von Hamamelis bei Hämorrhoiden, Krampfadern, Gebärmutterblutungen und Beschwerden der Post-Menopause sowie bei Blutspucken verschrieben (Dr. H. Leclerc): 30 bis 60 Tr. vor den beiden Hauptmahlzeiten
weicher Extrakt: 0,15 bis 0,29 g täglich in Pillenform
das Holz wird hauptsächlich als schweißverhinderndes und harntreibendes Mittel verwendet
ätherisches Öl: 2 bis 4 Tr. zwei- bis dreimal täglich in alkoholischer Lösung oder mit Honig

Äußerlich:
als wäßrige Lösung der Tinktur (5%) oder flüssiger Extrakt für Waschungen
Sud (20 bis 30 g auf 1 l Wasser) als Fußbad bei übelriechenden Füßen
ätherisches Öl: bei Keuchhusten oder anderen Krampfhusten vier- bis fünfmal täglich einige Tropfen auf das Kopfkissen
Zäpfchen mit 0,15 oder 0,39 g des weichen Extrakts

Zäpfchen gegen Hämorrhoiden:
weicher Extrakt aus der Zypressenfrucht 0,15 g, weicher Opium-Extrakt 0,02 g, weicher Belladonna-Extrakt 0,02 g, Kakao-Butter 5 g, für ein Zäpfchen; 2 bis 3 Zäpfchen täglich (H. Leclerc)

Pomade gegen Hämorrhoiden:
weicher Extrakt aus der Zypressenfrucht 1 g, Pappelsalbe 50 g

Notabene: Der Sud aus Zypressenzapfen wirkt bei der Behandlung von Wunden.

Bevor wir uns im folgenden Kapitel mit der Frage befassen, welche Krankheiten mit welchen Essenzen geheilt werden können, möchte ich darauf hinweisen, daß die Aromatherapie, wie jede andere Therapieform auch, nicht allein *jede* Krankheit unter *allen* Umständen in *jedem* Fall heilen kann.

Oft wird sie erst in Verbindung mit anderen Verschreibungsformen wirksam.

Die Krankheiten und die Essenzen, mit denen sie geheilt werden können

Medizinische Bücher werden heute in immer größerer Zahl auch von Nicht-Fachleuten gelesen. Ich versuchte, auch diesen Lesern nützlich zu sein; sie haben ein Recht darauf. Trotzdem ist es sicher angebracht, darauf hinzuweisen, daß die folgende Liste keineswegs den Anspruch erhebt, alle Behandlungsmöglichkeiten für bestimmte Krankheiten oder Syndrome aufzuzeigen. Diese Liste kann, je nach Fall, von großem Nutzen oder beinahe wertlos sein.

Das Buch will auf keinen Fall die Diagnose eines erfahrenen Praktikers ersetzen. In allen Zweifelsfällen *muß ein Arzt um Rat gefragt werden.* Nichts kann so täuschend sein wie ›Bauchschmerzen‹, die harmlos erscheinen, sich aber innerhalb von zwei Tagen als Bauchfellentzündung herausstellen, die nicht mehr heilbar ist. Sehstörungen treten relativ häufig auf, häufiger sicher als ein Hirntumor, auf den sie hinweisen können ... In der Medizin gibt es viele Fallgruben. Aus diesem Grund ist auch ihr Studium so lang, daß es in Wirklichkeit nie aufhört. Niemand hat je ›ausstudiert‹.

Es ist absolut notwendig, sich mit den Studien der einzelnen Essenzen vertraut zu machen, die zur Behandlung der Krankheiten vorgeschlagen werden. In Kapitel 5 finden die Leser die verschiedenen Anwendungsarten und alte oder neue Rezepte, die aufgrund ihrer Wirksamkeit ausgewählt wurden.

Abszesse, kalte: Knoblauch

Abszesse, warme: Zwiebeln

Ängste: siehe Beklemmungszustände

Akne: Cajeput, Lavendel, Wacholder

Alterserscheinungen: Knoblauch, Thymian, Zitrone, Zwiebel und Badezusatz ›Alg-Essences‹ (S. 99)

Ameisenabwehr: Zitrone

Angina: Geranium, Ingwer, Salbei, Thymian, Zitrone

Angina (falsche Brustangina): Anis, Bitterorange, Kümmel

Anregende Mittel:
Herz: Rosmarin
Kreislauf und Atmung: ceylonesischer Zimt
Nebennierenrinde: Bergbohnenkraut, Borneol, Fichte, Geranium, Salbei
Nervensystem: Basilikum, Bergbohnenkraut, Rosmarin, Salbei
neurovegetatives System: Ysop

Anschwellen der Brüste: siehe Brüste

Ansteckende Krankheiten (Vorbeugung und Behandlung): Eukalyptus, Gewürznelke, Ingwer, Knoblauch, Myrtenheide, Wacholder, Zimt, *Od'aroma* (S. 52) und *Climarome* (S. 297)

Antiseptikum: Borneol, Eukalyptus, Fichte, Knoblauch, Lavendel, Myrtenheide, Rosmarin, Terpentin, Thymian, Wacholder, Ylang-Ylang, Zimt und *Od'aroma* (S. 52)

Aphthen: Geranium, *Salbei,* Zitrone

Appetitlosigkeit: Bergamotte, Estragon, Fenchel, Ingwer, *Kamille,* Knoblauch, Koriander, Kümmel, Muskatnuß, Origano, Salbei, Wacholder, Ysop, Zitrone

Arterienentzündung: Knoblauch, Majoran, Zitrone, Zwiebel

Arthritis: Knoblauch, Majoran, Wacholder, Zitrone, Zwiebel

Asthma: Anis, Bergbohnenkraut, Cajeput, Eukalyptus, Fichte, *Knoblauch, Lavendel,* Majoran, Myrtenheide, Origano, Pfefferminze, *Rosmarin,* Salbei, Thymian, *Ysop,* Zitrone, Zwiebel

Atem (übelriechender aufgrund von Verdauungsstörungen): Muskatnuß, Pfefferminze, Rosmarin, Thymian

Atembeschwerden: siehe auch Lungenkrankheiten

Atemnot: grüner Anis, Knoblauch, Ysop, Zimt

Atmung anregend: siehe unter anregend

Augenentzündung: Geranium, Kamille

Augenlidentzündung: Kamille, Zitrone

Bandwurm: siehe Darmparasiten

Bauchwassersucht: Knoblauch, Terpentin-Essenz, Zitrone, Zwiebel

Beingeschwüre: siehe schlechtheilende Wunden

Beklemmungszustände: Basilikum, Lavendel, Majoran, Thymian

Beruhigungsmittel: Lavendelöl, Majoran, Salbei (krampflösend), großer Speik (neurovegetative Erregungszustände), Zimt, Zypresse

Bettnässen: Zypresse

Bindehautentzündung (Konjunktivitis): Kamille, Zitrone

Blähungen: Anis, Basilikum, Bergamotte, Bergbohnenkraut, *Estragon,* Fenchel, Gewürznelke, Ingwer, Kamille, Knoblauch, *Kümmel,* Lavendel, Majoran, Muskatnuß, Origano, Pfefferminze, Rosmarin, Salbei, Terpentin-Essenz, Thymian, Ysop, Zimt, Zitrone, *Zwiebel*

Blase: siehe Harnwege

Blasenentzündungen: Cajeput, Eukalyptus, Fenchel, Fichte, Lavendel, Myrtenheide, Sandelholz, Terpentin-Essenz, Thuja, Thymian, Wacholder

Blaue Flecken (siehe auch Prellungen): Fenchel, Ysop

Bleichsucht: Fichte, Kamille, Lavendel, Rosmarin, Thymian

Blut (zu ›dickes‹): Zitrone

Blutarmut: Kamille, Knoblauch, Thymian (Kinder), Zitrone, Zwiebel

Blutdruck (zu niedrig): Rosmarin, Salbei, Thymian, Ysop

Blutdruck (zu hoch): *Knoblauch,* Lavendel, Majoran, Ylang-Ylang, Zitrone

Blutgerinnung (zu hohe): Knoblauch, Zwiebel

Bluthusten: Geranium, Terpentin, Terpin, Wacholder, Zimt, Zitrone, Zypresse

Brandwunden: Eukalyptus, Kamille, *Lavendel,* Myrtenheide, Rosmarin, Salbei und *Tégarome* (S. 298)

Bronchitis, akute: Bergbohnenkraut, Cajeput, *Eukalyptus, Fichte,* Knoblauch, *Lavendel,* Zitrone, Zwiebel und *Climarome* (S. 297)

Bronchitis, chronische: Bergbohnenkraut, Cajeput, *Eukalyptus,* Fichte, Knoblauch, Lavendel, Minze, *Myrtenheide,* Origano, Rosmarin, Salbei, Sandelholz, Terpentin-Essenz, Terpin, Thymian, *Ysop,* Zitrone, Zwiebel und *Climarome* (S. 297)

Bronchitis, grippale: Eukalyptus, Gewürznelke, Myrtenheide, Thymian, Zimt, Zitrone und *Climarome* (S. 297)

Brüste (Schwellungen): Fenchel, Geranium

Cholera: Eukalyptus, Minze, Salbei, Zimt

Cholesterin (zu hoher Anteil im Blut): Rosmarin, Thymian

Darm (Infektionen, Dünn- und Dickdarmentzündungen): Basilikum, Bergamotte, Cajeput, Geranium, Kamille, *Knoblauch,* Lavendel, Myrtenheide, Pfefferminze, Rosmarin, Terpentin-Essenz, *Thymian,* Ylang-Ylang, Ysop, Zimt, Zitronenkraut

Darmgeschwüre: Kamille, Zitrone

Darmkoliken: Anis, Bergamotte, Pfefferminze, Ysop

Darmkrämpfe: Anis, Bergamotte, Bergbohnenkraut, Cajeput, *Estragon,* Fenchel, Fichte, Gewürznelke, *Kamille,* Knoblauch, Kümmel, *Lavendel,* Pfefferminze, Terpentin-Essenz, Zimt

Darmparasiten: Bergamotte, Bergbohnenkraut, Cajeput, Estragon, Eukalyptus, Fenchel, Gewürznelke, *Heiligenkraut,* Kamille, Knoblauch, Kümmel, Lavendel, Myrtenheide, Pfefferminze, Terpentin-Essenz, Thuja, Thymian, Thymol, *Wurmsamen,* Ysop, Zimt, Zitrone, Zwiebel

– *Bandwurm:* Knoblauch, *Terpentin-Essenz, Thymian,* Thymol
– *Fadenwurm:* Wurmsamen
– *Hakenwurm:* Thymian, Thymol, Wurmsamen
– *Madenwurm: Eukalyptus,* Heiligenkraut, Kamille, Knoblauch
– *Peitschenwurm:* Thymol
– *Spulwurm: Eukalyptus,* Heiligenkraut, Kamille, Knoblauch, *Thymian, Thymol, Wurmsamen*

Darmschmerzen: siehe Darmkrämpfe

Depressionen, nervöse: Borneol, Kamille, Lavendel, Thymian

Desinfizierung des Trinkwassers: Myrtenheide, Zitrone

Desinfizierung von Wohnräumen: Eukalyptus, Lavendel, Salbei, Wacholder und *Od'aroma* (S. 52)

Diabetes, einfacher: Eukalyptus, Geranium, Wacholder, Zwiebel

Dickdarmentzündung: siehe Darm

Durchfall: Bergbohnenkraut, Bitterorange, Geranium, Gewürznelke, Ingwer, Kamille, Knoblauch, Lavendel, Muskatnuß, Pfefferminze, Rosmarin, Salbei, Sandelholz, Thymol, Wacholder, Zimt, Zitrone

Durchfall bei Kindern: Kamille, Salbei

Durchfall, tuberkulöser: Salbei

Eierstockbeschwerden: Salbei, Zypresse

Eiterungen von Zahnfleischtaschen: siehe Zahnfleischtaschen

Eiweiß im Harn: Wacholder

Ekzeme: Kamille, Salbei, Ysop

Ekzeme, feuchte: Wacholder

Ekzeme, trockene: Geranium, Lavendel

Epidemien (Vorbeugung): Eukalyptus, Knoblauch, Myrtenheide, Wacholder, Zitrone und *Od'aroma* (S. 52)

Epilepsie: Basilikum, Cajeput, *Rosmarin,* Terpentin-Essenz, Thymian

Erbrechen: Pfefferminze, Zitrone

Erbrechen, nervöses: Anis, Cajeput, Fenchel, Pfefferminze

Erkältungskrankheiten (siehe auch Grippe): *Thymian*

Erschöpfung: siehe Schwächezustände

Fadenwurm: siehe Darmparasiten

Feigwarzen: Thuja

Fettsucht: Zitrone, Zwiebel

Fieber: Eukalyptus, Zitrone

Fieberausschläge: Eukalyptus, Lavendel, Ysop und *Od'aroma* (S. 52)

Filzläuse: siehe Läusebefall

Fisteln, anale: Lavendel, Myrtenheide

Flechten: Geranium, Kamille, Zitrone

Flöhe: siehe Läusebefall

Frigidität: siehe Impotenz

Frostbeulen: Zitrone, Zwiebel

Furunkel und Furunkulose: Kamille, Thymian, Zitrone, Zwiebel

Füße, empfindliche: Zitrone

Fuß- und Achselschweiß (übelriechender): Fichte, Zypresse und *Od'aroma* (S. 52)

Gärungen, übelriechende: *Bergbohnenkraut, Estragon, Gewürznelke,* Kümmel, Thymian, Wacholder, Zimt, Zwiebel

Gallenblasenentzündung: Fichte, Rosmarin

Gallensteine: Fichte, Macis, Muskatnuß, Rosmarin, Terpentin-Essenz, Zitrone, Zwiebel

Gebärmutterkrebs: Geranium, Wacholder (?)

Geburtsvorbereitung: Gewürznelke, *Salbei*

Gedächtnisschwäche: Basilikum, Gewürznelke, Rosmarin

Gefäßkrämpfe: Knoblauch, Zypresse

Geistige Überbeanspruchung: Basilikum. Bergbohnenkraut, Gewürznelke, Rosmarin, Thymian, Zwiebel

Gelbsucht: Geranium, Rosmarin, Thymian, Zitrone

Gesichtsneuralgien: Geranium, Kamille

Gesichtspflege: Zitrone

Gicht: Basilikum, Cajeput, Fenchel, Fichte, Kamille, Knoblauch, Rosmarin, Sassafras, Terpentin-Essenz, Thymian, *Wacholder*

Gliedersteife (in Folge von Fieber): Thymian, Zimt

Gliedersteife (muskelbedingte): Rosmarin, Thymian

Gliederschwäche: Rosmarin

Grippe: Borneol, *Eukalyptus,* Fenchel (Vorbeugung), Fichte, Kamille, *Knoblauch* (Vorbeugung), *Lavendel,* Myrtenheide, Pfefferminze, Rosmarin, Salbei, *Thymian,* Ysop, *Zitrone* und *Od'aroma* (S. 52)

Schwächezustände bei Grippe: Salbei, Thymian, Zimt aus Ceylon, Zitrone

Gürtelrose: Citral, Magnesium und *Tégarome* (S. 298)

Haarausfall: Salbei, Thymian

Haarpflege: Thymian

Hämorrhoiden: weißer Gänsefuß, Knoblauch, Zwiebel, *Zypresse*

Hakenwurm: siehe Darmparasiten

Handpflege: Zitrone

Harnproduktion (ungenügende): Anis, Fenchel, Knoblauch, Lavendel, Salbei, Terpentin-Essenz, Wacholder, *Zwiebel*

Harnröhrenentzündung: Cajeput, Myrtenheide, Terpentin-Essenz

Harnsäureüberschuß: Zitrone

Harnsteine: Fenchel, *Geranium, Knoblauch, Wacholder, Ysop,* Zitrone

Harntreibende Mittel: Rosmarin, Salbei, Terpentin, Wacholder, *Zwiebel,* Zypresse

Harnwegsinfektionen: Cajeput, Eukalyptus, Fenchel, Fichte, Geranium, Lavendel, Myrtenheide, Salbei, Sandelholz, Terpentin-Essenz, *Thymian,* Wacholder, Zitrone, Zwiebel

Haut, rissige: Lavendel, Zitrone, Zwiebel und *Tégarome* (S. 298)

Hautkrankheiten: Cajeput, Geranium, Kamille, Salbei, *Sassafras,* Thymian, Wacholder, Ysop (siehe auch Ekzeme, Flechten, Runzeln, etc.)

Hautpflege: Zitrone

Hauttuberkulose: Gewürznelke

Heiserkeit (bis zum Verlust der Stimme): Thymian, Zitrone, Zypresse

Herpes der Schleimhäute: Zitrone

Herz (nervöse Herzbeschwerden): Rosmarin

Herz, anregend: siehe unter anregend

Herzbeutelentzündung: Zwiebel

Herzklopfen: Anis, Bitterorange, Kümmel, Pfefferminze, Rosmarin

Herzschwäche: grüner Anis, Borneol, Knoblauch

Heuschnupfen: Ysop, Zypresse

Hornhautflecken im Auge: Gewürznelke (?)

Hüftschmerzen: Terpentin-Essenz

Hühneraugen: Knoblauch

Hundekrätze: Kümmel, Wacholder

Husten: Anis, Algerien-Essenz, Eukalyptus, Terpin, Ysop

Hysterie: Cajeput, Lavendel, Rosmarin

Impotenz: Anis (?), *Bergbohnenkraut,* Fichte, Gewürznelke, Ingwer, Pfefferminze, Rosmarin, Sandelholz, Thymian, Wacholder, *Ylang-Ylang,* Zimt (siehe italienische Essenz), *Zwiebel*

Infektionen, allgemein: *Borneol,* Eukalyptus, *Fichte,* Gewürznelke, Knoblauch, Zitrone, Zwiebel – im Grunde sind alle Essenzen bakterienabtötend

Infektionen des Darmes: siehe Darm

Infektionen des Urogenitaltraktes: Lavendel, Myrtenheide, Terpentin, Thymian, Wacholder. Zwiebel

Infektionen im Wochenbett: siehe unter Wochenbettinfektionen

Insektenabwehr: Stop' Insectes (siehe auch unter Ameisen-, Motten- und Mückenabwehr)

Insektenstiche: Bergbohnenkraut, Knoblauch, Lavendel, Salbei, Sassafras, Zitrone, Zwiebel und *Tégarome* (S. 298)

Juckreiz: Essig, Menthol, Zitrone

Juckreiz in der Genitalzone: *Kamille, Thymian*

Kapillarbrüchigkeit: Zitrone

Katarrh: siehe Bronchitis, Erkältungskrankheiten, Grippe

Kehlkopfentzündung: Myrtenheide, Zwiebel

Kehlkopfentzündung, chronische: Cajeput, Salbei

Keuchhusten: Basilikum, Knoblauch, Lavendel, Myrtenheide, Origano, Rosmarin, Terpentin-Essenz, Thymian, Thymol, *Zypresse*

Kopfschmerzen: Lavendel, Menthol, Pfefferminze, Zitrone

Krampfadern: Knoblauch, Zitrone, *Zypresse*

Krämpfe: Heiligenkraut, *Koriander,* Lavendel, Majoran, Terpentin, Zypresse

Krampfhusten oder Reizhusten: Eukalyptus, Lavendel, Origano, Terpin, *Thymian,* Ysop, *Zypresse* und *Climarome* (S. 297)

Krampflösende Mittel: siehe Beruhigungsmittel

Krankheiten, ansteckende (Vorbeugung und Behandlung): Eukalyptus, Gewürznelke, Ingwer, Knoblauch, Wacholder, Zimt und *Climarome* (S. 297), *Od'aroma* (S. 52)

Krankheiten, infektiöse (Vorbeugung und Behandlung): *Borneol,* Eukalyptus, Gewürznelke, *Knoblauch,* Lavendel, *Thymian,* Zitrone und *Od'aroma* (S. 52)

Krätze: Gewürznelke, Knoblauch, Kümmel, Lavendel, Pfefferminze, Rosmarin, Senf, Terpentin-Essenz, Thymian, Zimt, Zitrone

Krebs (Vorbeugung und Behandlung): Estragon, Geranium, Gewürznelke, Knoblauch, Salbei, Ysop, Zwiebel, Zypresse

Krebsgeschwüre: Lavendel

Kreislauf, anregend: siehe unter anregend

Kreislaufstörungen: Knoblauch, Thymian, Zypresse und Badezusatz ›*Alg-Essence*‹ (S. 99)

Kreuzschmerzen bei Grippe: Kamille

Kropf: Knoblauch, Zwiebel

Lähmungen: Basilikum, Pfefferminze, Salbei

Lähmungen, Folgeerscheinungen: *Lavendel, Rosmarin, Wacholder*

Läusebefall (auch Filzläuse und Flöhe): Eukalyptus, Geranium, Gewürznelke, Lavendel, Origano, Rosmarin, Senf, Terpentin-Essenz, Thymian, Zimt, Zitrone, Zitronengras

Leberkrankheiten: Pfefferminze, Rosmarin, Salbei, Thymian, Zitrone

Leberstauungen: Kamille, Rosmarin, Thymian, Zitrone

Lidentzündung: siehe Augenlidentzündung

Luftröhrenentzündung: Fichte, Terpin

Luftschlucken: Anis, *Estragon,* Fenchel, Koriander, *Kümmel, Majoran,* Origano, Pfefferminze, *Zitrone*

Lungenblutungen: siehe Bluthusten

Lungenemphysem: Knoblauch, Thymian, Ysop, Zypresse

Lungenentzündung: Eukalyptus, Fichte, Lavendel, Myrtenheide, Zitrone

Lungengangrän: Eukalyptus, Knoblauch und *Climarome* (S. 297)

Lungeninfektionen: siehe Lungenkrankheiten, Bronchitis und Asthma

Lungenkrankheiten: Cajeput, *Eukalyptus,* Fenchel, Fichte, Gewürznelke, Knoblauch, Lavendel, Myrtenheide, Pfefferminze, Salbei, Sandelholz, Terpentin-Essenz, *Thymian,* Thymol, Ysop, Zwiebel, Zypresse und *Climarome* (S. 297)

Lungentuberkulose: Cajeput, *Eukalyptus,* Fichte, Gewürznelke, *Knoblauch,* Lavendel, *Myrtenheide,* Salbei, *Terpentin-Essenz,* Ysop, *Zitrone* und *Climarome* (S. 297)

Lymphknotenentzündung (akute oder chronische): Fichte, Knoblauch, Rosmarin, Salbei, Zwiebel

Lymphsystem, Erkrankungen des: Lavendel, Rosmarin, Salbei, Zwiebel und Badezusatz ›*Alg-Essences*‹ (S. 99)

Madenwurm: siehe Darmparasiten

Magenbeschwerden, allgemein: Pfefferminze, Rosmarin

Magenkrämpfe: Basilikum, Cajeput, Kümmel, Pfefferminze

Magen- und Darmkrämpfe bei Kindern: Kamille

Magengeschwüre: Kamille, Zitrone

Magenschleimhautentzündung (Gastritis): Zitrone

Magenschmerzen: Bergbohnenkraut, Estragon, Fenchel, Fichte, Geranium, Pfefferminze, Rosmarin, Ysop, Zimt

Magenschwäche: Bergbohnenkraut, Lavendel, Origano, *Salbei,* Zimt, Zitronengras

Magenübersäuerung: Pfefferminze, Zitrone

Malaria: Eukalyptus

Masern: Eukalyptus und *Od'aroma* (S. 52)

Menstruation: siehe Monatsblutungen

Migräne: Basilikum, *Eukalyptus,* Kamille, *Lavendel,* Majoran, Pfefferminze, *Rosmarin,* Terpentin, Zitrone, Zwiebel

Milchmangel: siehe Stillen

Mineralstoffmangel: Zitrone

Monatsblutungen, ausbleibende: Kamille, Origano, Pfefferminze, Salbei, Thymian, Zypresse

Monatsblutungen, schmerzhafte: grüner Anis, Cajeput, Estragon, Kamille, Pfefferminze, Rosmarin, *Salbei,* Wacholder, *Zypresse*

Monatsblutungen, schwierige: Heiligenkraut, Kümmel, Sassafras, Wacholder

Monatsblutungen, ungenügende: Basilikum, Fenchel, Heiligenkraut, Lavendel, Minze, Muskatnuß, Salbei

Mottenabwehr: Gewürznelke, Lavendel, Zitrone

Mückenabwehr: Eukalyptus, Geranium, Gewürznelke, Pfefferminze, Zwiebel und *Stop'Insectes*

Mundflora: Ysop, Thuja

Mundschleimhautentzündungen: Geranium, *Salbei,* Zitrone und Tégarome (S. 298)

Muttermilch: siehe Stillen

Nagelbrüchigkeit: Zitrone

Nagelgeschwür: Zwiebel

Nasenbluten: Terpentin-Essenz, Zitrone

Nasenkatarrh: Myrtenheide, *Thymian* und *Climarome* (S. 297)

Nebennierenrinde, anregend: siehe unter anregend

Nervenkrisen: Kamille, Lavendel, Thymian

Nervenschwäche: Basilikum

Nervensystem, anregend: siehe unter anregend

Nervensystem (zur Schaffung oder Wiederherstellung des Gleichgewichts): Majoran, Rosmarin, großer Speik, Zypresse

Nervöse Erschöpfungszustände: Lavendel, Majoran, Salbei, Thymian

Nervosität: Lavendel, Majoran, Orange

Neurovegetative Dystonie: Estragon, Origano, Rosmarin, Zitronengras

Nieren: siehe Harnwege

Nierenbeckenentzündungen: Fichte, Terpentin-Essenz, Thymian

Ödeme: Knoblauch, Zwiebel

Ohrenentzündung: Myrtenheide, Zitrone und *Climarome* (S. 297)

Ohrensausen: Zwiebel

Ohrenschmerzen: Cajeput, Knoblauch

Papillar-Geschwulst: Thuja (siehe auch Warzen)

Peitschenwurm: siehe Darmparasiten

Polypen: Thuja

Post-Menopause: Kamille, Salbei, Zypresse

Prellungen: Salbei, Zimt (in aromatischer Arnika-Essenz) und *Tégarome* (S. 298)

Prostata (vergrößerte): Zwiebel

Prostataentzündung: Fichte

Prostataleiden allgemein: Thuja, Zwiebel

Psychische Störungen: Majoran, Thymian

Pubertät: Fichte, Knoblauch, Thymian, Zwiebel, Zypresse

Rachenentzündung, chronische: Cajeput

Rachitis: Fichte, Salbei, Thymian, Zwiebel

Reizbarkeit: Kamille, Lavendel, Majoran, Zypresse

Rekonvaleszenz: Borneol, Salbei, Thymian, Zitrone

Rheuma, chronisches: Cajeput, *Eukalyptus,* Estragon, Fichte, Kamille, Knoblauch, Lavendel, Myrtenheide, Origano, Rosmarin, *Sassafras, Terpentin-Essenz,* Thymian, Ysop, *Wacholder, Zitrone,* Zwiebel, Zypresse und Badezusatz ›Alg-Essences‹ (S. 99)

Rheumatische Schmerzen: Cajeput, Estragon, Eukalyptus, Ingwer, Kamille, Knoblauch, Koriander, Lavendel, Majoran, Muskatnuß, Sassafras, Terpentin-Essenz

Rippenschmerzen: Menthol

Ruhr: Cajeput, Knoblauch, Myrtenheide, Thymol, Zitrone

Runzeln: Zitrone

Scharlach: Eukalyptus und *Od'aroma* (S. 52)

Schlaflosigkeit: Basilikum, Bitterorange, Kamille, Lavendel, Majoran, Thymian

Schlangenbiß: Antiseren und zusätzlich Basilikum, Lavendel, Thymian, Zimt, Zitrone und *Tégarome* (S. 298)

Schluckauf: Estragon

Schnittwunden: siehe Wunden

Schnupfen: Majoran, Myrtenheide

Schnupfen, chronischer: Basilikum

Schürfungen: siehe Wunden

Schwächezustände, allgemeine: Bergbohnenkraut, *Borneol,* Fichte, Geranium, Gewürznelke, Knoblauch, Ingwer, Lavendel, Macis, Majoran, Muskatnuß, Pfefferminze, *Rosmarin, Salbei, Thymian* (geistige und körperliche), Wacholder, Ysop, ceylonesischer Zimt, Zitrone, Zwiebel

Schwächezustände bei Grippe: siehe Grippe

Schwächezustände von Kindern: Fichte, Lavendel, Majoran, Rosmarin, Salbei

Schwächezustände des Magens: siehe Magenschwäche

Schwächezustände, nervöse: siehe Nervenschwäche

Schwächezustände, sexuelle: siehe Impotenz

Schwächezustände bei intellektueller Überanstrengung: Basilikum, Bergbohnenkraut, Gewürznelke, Rosmarin, Thymian, Zwiebel

Schweißausbrüche bei Tuberkulosekranken und Rekonvaleszenten: *Salbei*

Schweißdrüsenentzündung: Fichte, Zypresse und *Tégarome* (S. 298) (siehe auch unter Fußschweiß)

Schweißtreibende Mittel: Wacholder, Zypresse

Schwerhörigkeit: Bergbohnenkraut, Fenchel, Knoblauch, Zwiebel

Schwielen: Knoblauch

Schwindelanfälle: Basilikum, Kamille, Kümmel, *Lavendel,* Pfefferminze, Rosmarin, Salbei, Thymian

Sehschwäche: Rosmarin

Sexualprobleme: siehe Impotenz und genitale Spannungen

Skorbut: Zitrone, Zwiebel

Skrofulose: Lavendel, Salbei, Zwiebel

Sommersprossen: Zitrone, Zwiebel

Sonnenbrand: Tégarome (S. 298) (siehe auch Brandwunden)

Spannungen, genitale: Majoran

Spannungen der Gefäße: Anis, Kümmel

Spinnen: siehe Insektenstiche

Spulwurm: siehe Darmparasiten

Star, grauer: Ingwer (?)

Sterilität: Geranium, *Wacholder, Salbei*

Stillen: Ungenügende Muttermilchproduktion: Anis, Fenchel, Kümmel, Zitronengras
Um abzustillen: Pfefferminze, Salbei

Stimmlosigkeit; Stimmversagen: siehe unter Heiserkeit

Stirnhöhlenvereiterung: Eukalyptus, Fichte, Lavendel, Myrtenheide, Pfefferminze, Thymian, Zitrone, *Climarome* (S. 297)

Sumpffieber: Eukalyptus, Zitrone

Sympathikusstörungen: siehe neurovegetative Dystonie

Syphilis: Sassafras, *Zitrone*

Taumel: siehe Schwindelanfälle

Typhus: Knoblauch, Lavendel, Thymian, Thymol, Zimt, Zitrone

Tripper: Knoblauch, *Lavendel, Sandelholz,* Sassafras, Ysop

Tripper, chronischer: Sassafras

Unterleibsstauungen: Thuja

Venenentzündungen: Zitrone

Verbrennungen: siehe Brandwunden

Verdauungskrämpfe: Anis, *Koriander,* Majoran, *Zimt*

Verdauungsbeschwerden, allgemeine: Anis, Basilikum, Bergamotte, Bergbohnenkraut, *Estragon,* Fenchel, Gewürznelke, Ingwer, *Kamille,* Knoblauch, *Koriander,* Kümmel, Lavendel, Muskatnuß, Pfefferminze, Rosmarin, Salbei, Thymian, Wacholder, Ysop, Zimt, Zitrone, Zitronengras, Zwiebel

Verdauungsbeschwerden, nervöse: Anis, Bergbohnenkraut, Bitterorange, Estragon, Gewürznelke, Koriander, *Kümmel*

Verdauungsschwäche: Bergamotte, Fenchel, Ingwer, Knoblauch, Lavendel, Muskatnuß, Origano, Pfefferminze, *Rosmarin,* Salbei, Thymian, Wacholder, Ysop, Zimt, Zwiebel

Vergiftungen im Darmtrakt: siehe Darm

Vergiftungen durch Phosphor: Terpentin

Verletzungen: siehe Wunden

Verstopfung: Rosmarin, Terpentin-Essenz

Wachstumsprobleme: Zitrone, Zwiebel

Warzen: Knoblauch, Thuja, Zitrone, Zwiebel

Wasserstau: Knoblauch, Zitrone

Weißfluß: Lavendel, Rosmarin, Salbei, Terpentin-Essenz, Thymian, Ysop, Wacholder, Zimt

Wespen: siehe unter Insektenstiche

Wochenbettinfektionen: Knoblauch, Zitrone

Wohnräume: siehe Desinfizierung von Wohnräumen

Wucherungen: Thuja, Ysop

Wunden: Bergbohnenkraut, Cajeput, *Eukalyptus,* Geranium, Gewürznelke, *Kamille,* Knoblauch, *Lavendel,* Myrtenheide, Rosmarin, Salbei, Thymian, Wacholder, Ysop, Zwiebel und *Tégarome* (S. 298)

Wunden, infizierte: Bergbohnenkraut, Cajeput, Gewürznelke, Knoblauch, Lavendel, Myrtenheide, Rosmarin, Salbei, Wacholder, Zwiebel und *Tégarome* (S. 298)

Wunden, schlecht heilende: Bergbohnenkraut, Cajeput, Gewürznelke, Knoblauch, Lavendel, Myrtenheide, Rosmarin, Salbei, Wacholder, Zwiebel und *Tégarome* (S. 298)

Wunden, schlecht vernarbende: Lavendel, Lavendel, Rosmarin, Salbei, Terpentin, Thymian, Ysop und *Tégarome* (S. 298)

Würmer: siehe Darmparasiten

Zahnen (schmerzhaftes): Kamille

Zahnfleisch (Pflege und Stärkung): Fenchel, Salbei, Zitrone

Zahnfleischtasche, Entzündung der: Salbei, Zitrone und *Tégarome* (S. 298)

Zahnpflege: Gewürznelke, Thymian, Zitrone

Zahnschmerzen: Cajeput, Gewürznelke, Knoblauch, Muskatnuß, Pfefferminze, Salbei, Wacholder (Cade-Öl), Zwiebel

Zellulitis, schmerzhafte: Origano, Zypresse

Zirrhose: Rosmarin, Wacholder, Zwiebel

Zuckungen: Kamille

Zungenentzündung: Geranium, Salbei, Zitrone

7

Einige Verschreibungen für die Praxis

Hinweis:

ä. Ö.   bedeutet ätherisches Öl
g. f.   bedeutet genügend für
Tr.   bedeutet Tropfen

Hier einige persönlich entwickelte Verschreibungen für Krankheiten, bei denen die Aromatherapie sinnvoll eingesetzt werden kann. Selbstverständlich handelt es sich nur um Beispiele; der Arzt sollte immer die individuelle Konstitution seiner Kranken berücksichtigen und die Verschreibungen dementsprechend abändern.

1. für *Lungenkrankheiten* (Erkältung, Grippe, Bronchitis, Tuberkulose usw.):
ä. Ö. Thymian 1 g, ä. Ö. Myrtenheide 1 g, ä. Ö. Fichtennadeln 1 g, ä. Ö. Pfefferminze 0,50 g, Alkohol zu 90% g. f. 60 ml
25 Tr. in ½ Glas lauwarmes Wasser dreimal täglich 10 Minuten vor den Mahlzeiten. *Kinder* je nach Alter 3 bis 10 Tr. dreimal täglich.

Denken Sie auch an die verschiedenen Aromastoffe zum Verräuchern und an das erst kürzlich entwickelte Produkt *Climarome* (S. 297).
Pomade zum Einreiben der Brust:
Senf 0,025 g, Kampfer 1 g, Chloroform 5 g, ä. Ö. Eukalyptus 5 g, ä. Ö. Fichte 10 g, Glyzerin 20 g, Alkohol zu 90% g. f. 90 ml, morgens und abends die Brust damit einreiben (für Kinder unter zehn Jahren ziehe ich Senfpflaster und das Einpinseln mit Jod-Tinktur vor).

2. für *Darmkrankheiten* (Dünn- und Dickdarmentzündungen, Parasitenbefall)
ä. Ö. Lavendel 0,75 g, ä. Ö. Bergbohnenkraut 0,75 g, ä. Ö. Basilikum 0,75 g, ä. Ö. Kümmel 0,75 g, Alkohol zu 90% g. f. 60 ml
25 bis 40 Tr. dreimal täglich 10 Minuten vor den Hauptmahlzeiten in ½ Glas lauwarmes Wasser. Für Kinder verschreibe ich Heiltees aus den entsprechenden Pflanzen.

Denken Sie auch an Kohle, an Heidelbeeren, an trinkbare, im Handel erhältliche Pflanzenauszüge und an *Pollen*. In den Kapiteln 5 und 6 finden meine Leser viele zusätzliche Hinweise.

3. für *Kreislaufbeschwerden*
ä. Ö. Lavendel 0,75 g, ä. Ö. Salbei 0,75 g, ä. Ö. Thymian 0,75 g, ä. Ö. Zypresse 1 g, Alkohol zu 90% g. f. 60 ml
Einnehmen wie unter 2. beschrieben

Denken Sie auch an Hydrastis, Hamamelis, Roßkastanie, die Bestandteil vieler fertiger Produkte sind, und an den Badezusatz ›Alg-Essences‹ (S. 99).

4. für *Harnwegsinfektionen:*
ä. Ö. Cajeput 0,75 g, ä. Ö. Lavendel 0,75 g, ä. Ö. Wacholder 0,75 g, ä. Ö. Myrtenheide 0,75 g, Alkohol zu 90% g. f. 60 ml
Einnehmen wie unter 2. beschrieben

Denken Sie auch an Sandelholz, Methylen-Blau, an trinkbare, im Handel erhältliche Pflanzenauszüge und an Magnesium.

5. für *rheumatische Beschwerden:*
ä. Ö. Terpentin 0,50 g, ä. Ö. Wacholder 1 g, ä. Ö. Thymian 0,50 g, ä. Ö. Zypresse 0,50 g, ä. Ö. Sassafras 1 g, Alkohol zu 90% g. f. 60 ml
Einnehmen wie unter 2. beschrieben

Denken Sie bei Arthrose auch an Jod und Schwefel, an die Zäpfchen ›Cartilage-Parathyroide‹, an den Badezusatz ›Alg-Essences‹ (S. 99)

6. für *Schmerzen aller Art,* Rheuma- oder Muskelschmerzen, folgende Lösung zum Einreiben:
Ingwer-Tinktur 180 g, ä. Ö. Origano 6 g, ä. Ö. Wacholder 6 g, ä. Ö. Kamille 2 g, ä. Ö. Terpentin 15 g, Rosmarin-Geist g. f.

500 ml, morgens und abends (oder auch öfters) die schmerzenden Stellen damit einreiben.

7. bei *Altersschwäche, Gedächtnisstörungen usw.:*
ä. Ö. Salbei 0,50 g, ä. Ö. Bergbohnenkraut 0,50 g, ä. Ö. Basilikum 0,50 g, ä. Ö. Ingwer 0,50 g, ä. Ö. Rosmarin 1 g, Alkohol zu 90% g. f. 60 ml, 25 bis 40 Tr. dreimal täglich vor den Hauptmahlzeiten in ½ Glas lauwarmes Wasser

Denken Sie auch an Weizenkeime, Phosphor, Magnesium, Pollen, Gelee royale und die Zäpfchen ›Cerveau-Moelle‹.

8. bei *Schulschwierigkeiten Heranwachsender:*
ä. Ö. Basilikum 0,50 g, ä. Ö. Bergbohnenkraut 0,50 g, ä. Ö. Thymian 0,50 g, ä. Ö. Majoran 0.50 g, ä. Ö. Rosmarin 0,50 g, Alkohol zu 90% g. f. 60 ml
10 Tr. in etwas lauwarmes Wasser dreimal täglich vor den Mahlzeiten

Denken Sie auch an Lezithin, Phosphor, Magnesium und die Zäpfchen ›Cerveau-Moelle‹.

Diese Verschreibungen dürfen natürlich nur mit möglichst reinen Essenzen ausgeführt werden, was heutzutage leider nicht selbstverständlich ist! Und natürlich dürfen die einzelnen Bestandteile nicht einfach ausgetauscht oder durch andere ersetzt werden, so z. B. Eukalyptus-Essenz durch Eukalyptol oder Pfefferminz-Essenz durch Menthol. Für diejenigen, die das Buch gelesen haben, eine Selbstverständlichkeit. Trotzdem möchte ich für Schnelleser noch einmal darauf hinweisen.

8

Krankengeschichten

Ambroise Paré hat einmal gesagt, daß »in der Medizin alle Dinge, alle Maßnahmen nur von ihrer Wirkung und ihrem Sinn her zu beurteilen sind«. Wirkung und Sinn – in diesem Kapitel finden Sie einige Krankengeschichten, bei denen die Behandlung mit Pflanzen und aromatischen Essenzen als Basis durchgeführt wurde, kombiniert mit biologischen Behandlungsmethoden.

Natürlich kann nicht jede Behandlung nach dieser Methode so glänzende Erfolge erzielen wie die hier geschilderten; darauf habe ich nicht nur in diesem Buch, sondern auch aus anderen Anlässen wiederholt hingewiesen.

Doch ich meine, daß die bei schweren Fällen erzielten Erfolge – und natürlich habe ich meine Auswahl dementsprechend getroffen – Anlaß sein sollten, über die Methode überhaupt nachzudenken.

Der erste Fall behandelt eine fünfundzwanzigjährige Frau, die seit 1953 an einer hartnäckigen, immer wiederkehrenden Blasenentzündung litt. Die Harnanalysen wiesen ständig Kolibakterien, Staphylokokken und Blut in mehr oder weniger großen Mengen nach. Sieben Jahre lang, das heißt bis 1960, war die Frau in ständiger Behandlung, doch alle Bemühungen waren umsonst.

Der Gesundheitszustand der Frau, die bei 1,69 m 48 kg wog, war allgemein gesehen mittelmäßig bis schlecht. Sie beklagte sich über ständige Erschöpfungszustände, verbunden mit einer übersteigerten Nervosität, Appetitlosigkeit, Migräne, Übelkeit, Verstopfung und regelmäßige Störungen des Sympathikus-Systems (Schlaflosigkeit, Herzklopfen). Ihr Behandlungsplan umfaßte aromatische Essenzen, Pflanzenauszüge in Form von

Tinkturen und einen Sirup auf Phosphorsäure-Basis *(Phosarome)*. Gleichzeitig wurden ihr verschiedene Heiltees für ihre Kreislaufschwierigkeiten verschrieben und ein Ernährungsplan aufgestellt.

Im August 1960, zwei Monate nach Behandlungsbeginn, teilte mir meine Patientin mit, daß *am Tag nach dem Beginn der Behandlung die Symptome der Blasenentzündung verschwunden waren.* Auch die anderen Krankheitserscheinungen waren fast vollständig abgeklungen. Sie beklagte sich nur noch über leichte Erschöpfungszustände und zeitweiliges Herzklopfen.

Im Januar 1961 war ihr allgemeiner Gesundheitszustand nach einer ausschließlich auf der Phyto- und Aromatherapie beruhenden Behandlung, die in Intervallen durchgeführt wurde, ausgezeichnet, und die Blasenentzündung ist nie wieder ausgebrochen.

Eine andere Krankengeschichte verdient es, *aufgrund ihrer schweren Symptome,* hier festgehalten zu werden. Im Juli 1957 kam eine siebenundfünfzigjährige Frau zum erstenmal in meine Praxis. Seit einigen Jahren litt sie an täglichem Erbrechen, verbunden mit schmerzhaftem Magenbrennen; und an Blasenschmerzen, die durch Blasensteine hervorgerufen wurden. Ihr Allgemeinzustand war sehr schlecht. Die Untersuchungen, die ich anordnete, bestätigten diesen Eindruck und wiesen viele Anomalien auf (Anzahl der roten und Art der weißen Blutkörperchen, Blutsenkungsgeschwindigkeit, der Kalzium- und Phosphorgehalt des Blutes, der Eiweißgehalt des Blutes usw.). Auf den Röntgenaufnahmen ihres Magens war ein Hiatus-Bruch zu erkennen, der den Übertritt von saurem Magensaft in die Speiseröhre verursachte.

Die Kranke hatte sich in den vergangenen siebzehn Jahren zahlreichen Operationen unterziehen müssen und lehnte deshalb jede weitere Operation ab.

Ich schlug ihr einen Behandlungsplan vor, der ausschließlich auf aromatischen Essenzen beruhte, ergänzt durch einige Pflanzen in Form von Pulvern, Tinkturen und Aufgüssen: Splintholz von wilder Linde (Gravelline), Schachtelhalmpulver und schwarzer Rettich (Raphanus). Zur Bekämpfung des heftigen Brennens in Magen und Speiseröhre, das das Leben der Kranken besonders unerträglich machte, verschrieb ich ihr zusätzlich Heilerde (1 TL auf ½ Glas Wasser, morgens nüchtern). Ratschläge für eine ihrem Krankheitsbild angepaßte Ernährungsweise schlossen die Beratung ab.

Zehn Tage später hatte sich der Allgemeinzustand ganz offensichtlich gebessert; die Frau mußte nicht mehr brechen, und auch die brennenden Schmerzen waren verschwunden. Zwei Monate später waren die anderen Symptome um ca. 50% abgeklungen.

Acht Monate später bestätigten die Kontrollanalyse: Die Krankheitssymptome waren verschwunden.

Im September 1963, also vier Jahre nach Behandlungsbeginn, war der Gesundheitszustand unverändert gut; in der Zwischenzeit war in regelmäßigen Abständen eine Phyto- und Aromatherapie durchgeführt worden.

Die *dritte Krankengeschichte* betrifft ein zehnjähriges Kind, das im Dezember 1953 an einem brandigen *Blinddarm* operiert worden war. Drei Tage war der postoperative Zustand normal, dann verschlechterte er sich zusehends. Das Fieber stieg auf 39° und das kleine Becken schwoll an. 48 Stunden später wurde die rechte Fossa ilica (flache Mulde an der Innenseite der Darmbeinschaufel) drainiert: Die austretende, übelriechende Flüssigkeit wies auf einen Abszeß hin. Das Kind begann Galle zu erbrechen. Gleichzeitig stellte sein Körper die Stuhl- und Gasproduktion vollständig ein. Trotz bester Pflege hielt das Erbrechen an; das Erbrochene wurde schwärzlich. Selbst die Behandlung mit Penicillin und anderen Antibiotika, verbunden mit Leberextrakten, konnte nicht verhindern, daß das Kind am 17. Tag nach der Operation eine rechtsseitige, eitrige Rippenfellentzündung bekam (›starke Flora aus verschiedenen Mikroben‹). Der Allgemeinzustand war höchst bedenklich: Transfusionen wurden unumgänglich.

Drei Tage später war das Krankheitsbild in höchstem Grade alarmierend; man entschloß sich zu einer Behandlung mit aromatischen Essenzen und Pflanzen, zum Teil oral, zum Teil rektal verabreicht. Zwei Tage darauf mußte eine neue Drainage gelegt werden: Im kleinen Becken hatte sich übelriechende Flüssigkeit gestaut.

Einige Tage später – man war zu zwei neuen Transfusionen gezwungen gewesen – verbesserte sich endlich das Bild. *Ohne weitere Rückfälle erfolgte eine normale Rekonvaleszenz bis zur vollständigen Heilung.*

Die Behandlung mit aromatischen Essenzen hatte insgesamt 1½ Monate gedauert (Dr. G. in St.-P., Allier).

1959 veröffentlichte ich in der Zeitschrift *Hôpital* einen Aufsatz über die Erfolge, die mit der Aromatherapie bei bestimmten Fällen von *Gallen- oder Harnsteinen* erzielt werden können. Hier zwei Beispiele:

Das erste bezieht sich auf eine achtunddreißigjährige Frau, die seit einigen Monaten an heftigen Schmerzen der Gallenblase litt. Sie erbrach häufig Galle und hatte den Appetit verloren: In den letzten sechs Monaten hatte sie acht Kilo abgenommen. Darüber hinaus war sie ständig verstopft, fühlte sich müde und schwach, und ihr Gesicht hatte eine ungesunde, gelbe Farbe. Auf der Röntgenaufnahme war eine beträchtliche Anzahl von Gallensteinen sichtbar.

Ich schlug eine Behandlung auf der Basis der Aromatherapie vor. Sechs Wochen nach Behandlungsbeginn gingen die Gallensteine ab: Die Ausscheidung, die kaum Schmerzen bereitete, dauerte ungefähr eine Stunde.

In den darauffolgenden zwei Monaten nahm meine Patientin fünf Kilo zu. Sie fühlte sich wieder kräftig und gesund. Die sechs Monate später erfolgte Röntgenkontrollaufnahme zeigte eine normale, gesunde Gallenblase. Während der sechs folgenden Jahre hatte die Patientin keinen Rückfall und erfreute sich bester Gesundheit.

Auch *das zweite Beispiel* stellt eine Frau, die an Gallensteinen litt, vor. Eine akute, sehr schmerzhafte Krise ließ eine Operation angezeigt erscheinen. Doch die Patientin, vierundvierzig Jahre alt, bestand darauf, vor einer Operation erst einmal die Möglichkeiten der Aromatherapie auszuschöpfen.

Einige Tage darauf schied sie fünf haselnußgroße Gallensteine aus, später dann schwärzlichen Gallenschleim, in dem sich ein sechster, zylinderförmiger Stein befand. Die zwei Tage später erfolgte klinische Untersuchung ergab Schmerzfreiheit.

Die Patientin war in der Folgezeit von neuen Krisen verschont und erfreute sich bester Gesundheit.

Trotz dieser beiden positiven Beispiele möchte ich betonen, daß bei Krankheiten dieser Art mit der Aromatherapie keine hundertprozentigen Erfolge erzielt werden können. Es kann durchaus vorkommen, daß manche Steine auf Pflanzen und Essenzen nicht reagieren. Aber, und das ist sicher für die

Betroffenen sehr positiv, die Patienten leiden in der Regel nicht mehr unter ihren Gallen- oder Nierensteinen, wenn eine Behandlung mit ätherischen Ölen durchgeführt wird. Ihr Appetit kehrt zurück, und in vielen Fällen kann sogar auf einschränkende Diäten verzichtet werden. Das Leben der Patienten wird entscheidend zum Positiven hin verändert. Auch die Blutbilder belegen, daß sich der Allgemeinzustand erheblich verbessert.

Wenn die Steine auch nicht immer ausgeschieden werden, so doch in der Regel beträchtliche Mengen an Gries oder Schleim. So erholt sich die Gallenblase, funktioniert nahezu normal und, meine medizinisch gebildeten Leser mögen verzeihen, ›arrangiert‹ sich mit den verbleibenden Steinen. Natürlich profitiert der gesamte Organismus von dieser Verbesserung.

Aber es gibt auch Fälle, bei denen natürliche Behandlungsmethoden die Lage der Kranken nicht spürbar verbessern. Dann ist eine Operation unvermeidbar, bei der die Chirurgen in der Regel auf größere Verletzungen und Entzündungen im Bereich der Gallenblase und der benachbarten Organe stoßen. Die Gallenblase war folglich gar nicht mehr in der Lage, die Steine auszustoßen, und in solchen Fällen sehen sich die Chirurgen häufig gezwungen, nicht nur die Steine, sondern die gesamte Gallenblase zu entfernen, da sie als nahezu totes Organ eher eine Gefahr für den Körper darstellt und keinen Nutzen mehr bringen kann.

✻

Wir haben die Pflicht,
und folglich auch das Recht,
beim Menschen dann Versuche zu unternehmen,
wenn ihm dies das Leben retten kann.

Claude Bernard

Wenn man sich die unendliche Vielzahl
von Menschen vor Augen führt, dann wird klar,
daß jeder therapeutische Eingriff
zu einem Experiment wird.

Georges Duhamel

264

Die Pflanzen und ihre aromatischen Essenzen sind in der Lage, bei vielen Krankheiten oft überraschende und unvergleichliche Erfolge zu erzielen; so ist es nur vernünftig, Schwerkranken die größtmöglichen Chancen zu geben und die Aromatherapie mit anderen, vorzugsweise natürlichen und biologischen Therapien zu verbinden. Voraussetzung ist, daß die verschiedenen Therapieformen in die gleiche Richtung zielen und sich nicht gegenseitig behindern oder gar widersprechen.

Folgende natürliche Behandlungen scheinen mir für ein kombiniertes Vorgehen besonders vielversprechend zu sein: Meerwasser, Spurenelemente, Heilerde, zahlreiche Mineralien und Metalloide (nichtmetallische Grundstoffe), trinkbare oder injizierbare Vakzide (Impfstoffe), Weizenkeime, Hefen, Pollen, Zelltherapie ...

Ein besonderes Gewicht liegt dabei natürlich auf der Ernährung, denn mehrmals täglich unterstützt oder zerstört man seine Gesundheit, je nachdem, was man zu sich nimmt. »Es gibt Krankheiten, die sich nur durch die Ernährung heilen lassen«, schrieb bereits Hippokrates. In diesem Zusammenhang möchte ich noch Jean Rostand zitieren, der einmal sagte: »Jedes Menü ersetzt einen Apothekenbesuch.«

Das ganze Buch handelt von den zahlreichen und außergewöhnlichen Eigenschaften von Pflanzen und deren aromatischen Essenzen. Eine weitere, nicht zu unterschätzende Eigenschaft habe ich bisher nur am Rande gestreift: Sie unterstützen andere Therapieformen und helfen ihnen, besser ›anzuschlagen‹. Das Gewebe wird durch die Aromatherapie sozusagen ›gereinigt‹, von Schlacken und Giftstoffen befreit und ist natürlich so besser in der Lage, auf Behandlungen anzusprechen.

Diese Eigenschaft scheint mir logisch zu sein. Auf alle Fälle kann man sie nur bestätigen und bekräftigen, wenn man sich einmal die Mühe macht, das Problem durchzudenken.

Wie viele andere habe auch ich mich aus den verschiedensten Gründen auf unorthodoxe Weise mit dem Krebsproblem beschäftigt.

Es war mir vergönnt, einige spektakuläre Heilungen oder entscheidende Verbesserungen bei bestimmten Krebserkrankungen zu verfolgen. Die Kranken waren alle als hoffnungslose Fälle von denjenigen aufgegeben worden, die es für richtig halten, Behandlungsformen, die noch nicht den offiziellen

Segen unserer Epoche bekommen haben, jeden therapeutischen Nutzen abzusprechen. Ein Problem, das nicht neu ist. 1846 schrieb F. Dorvault in *L'Officine:* »Sind wir verpflichtet, Heilmittel, deren positive Wirkungen wir aus der Praxis kennen, nur deshalb zu verwerfen, weil die therapeutischen Wirkungen nicht offiziell festgehalten sind? Weil ihnen, wenn mir dieser Ausdruck erlaubt ist, der wissenschaftliche Segen fehlt? Ich glaube nicht.«*

Seit Jahrhunderten sind Eigenschaften bestimmter Pflanzen und Essenzen bekannt, die Krebs und Tumore bekämpfen können. Es war mein Wunsch, dieses alte Wissen anhand der heutigen wissenschaftlichen Kenntnisse zu überprüfen.

Die Ergebnisse waren zum Teil überraschend; sie bestätigten in vielen Fällen die Erkenntnisse aus vergangenen Zeiten.

Ein weiterer Grund, mich mit Krebs zu beschäftigen, war: In der Literatur sind einige Fälle *spontaner* Heilungen oder entscheidender Rückbildung von Tumoren erwähnt. Der Fall eines Magenkrebses z. B., bei dem nach Öffnung der Bauchdecke festgestellt wurde, daß er nicht mehr zu operieren sei. Als einige Monate später aus einem ganz anderen Grund der Patient operiert werden mußte, sah man, daß der Magenkrebs verschwunden war. Aus solchen Ereignissen, die immer wieder vorkommen, sollten wir eine Lehre ziehen: Es gibt, auch wenn das Problem ›Krebs‹ sehr komplex ist, keinen Fall, der die resignierte Feststellung ›hoffnungslos‹ rechtfertigt. Wir müssen immer eine mögliche Heilung im Auge behalten und die Behandlung danach richten.

Verfährt man auf diese Weise, erzielt man tatsächlich hin und wieder überraschende und unerklärliche Ergebnisse. In diesem Zusammenhang muß ich leider auch auf das Gegenteil hin-

---

* F. Dorvault (geb. 1815) wurde »ohne Hilfe und ohne Beziehungen, nur aufgrund seiner Arbeit, seiner Hartnäckigkeit und seiner Energie« Apotheker; seine Veröffentlichungen machten ihn schnell in Frankreich und im Ausland berühmt. Seine ›Officine‹ oder ›Répertoire général de pharmacie pratique‹ (allgemeines Repertorium der praktischen Arzneimittellehre), das erschien, als er gerade neunundzwanzig Jahre alt geworden war, gilt als Meisterwerk. 1945 erschien die achtzehnte Auflage. Der unermüdliche Arbeiter und eminente Geist gründete – als Zeuge des Niedergangs des Apothekerstandes in seiner Zeit – mit 37 Jahren die Pharmacie Centrale de France, die aus eigenen Mitteln ihren Berufsstand regenerieren sollte. Dorvault war Mitglied zahlreicher französischer und internationaler wissenschaftlicher Gremien.

weisen: Auch bei Früherkennung des Krebses, bei sofortigem Beginn der Behandlung und einem befriedigenden Allgemeinzustand des Patienten kann es vorkommen, daß der Patient die Krankheit nicht überlebt. Dies ist genauso unverständlich wie die Fälle von Todkranken, bei denen sich der Tumor zurückbildet und die sich einige Jahre nach ihrer Erkrankung bester Gesundheit erfreuen. »Wir lassen nicht zu, daß ein Arzt untätiger Zuschauer bleibt, auch wenn es sich um Fälle handelt, in denen seine Kunst scheinbar zum Scheitern verurteilt ist.« Auch dieser Satz stammt von Dorvault. »Denn«, fährt er fort, »das würde nichts anderes bedeuten, als daß es in der Medizin nichts mehr zu entdecken gibt, daß jede Forschungsarbeit, alle Versuche sinnlos sind.« Genau diese Haltung, die heute ebenso verbreitet ist wie in vergangenen Zeiten, treibt die Kranken in die Hände von Wunderheilern und Magnetisopathen, in die Hände von denjenigen, die zu allen Zeiten und in allen Ländern versucht haben und heute versuchen, in die Lücken vorzustoßen, die die Medizin nicht ausfüllen kann. Erstaunlicherweise haben diese Leute in bestimmten Fällen sogar Erfolg.

Doch Tatsachen bleiben immer Tatsachen. In der Absicht, berechtigte Hoffnungen zu erwecken, möchte ich die Krankengeschichten von einigen Fällen erzählen, die als hoffnungslos aufgegeben waren und sich einige Zeit später bester Gesundheit erfreuten.

Bei den vier folgenden Fällen bildete die *Phyto- und Aromatherapie immer die Basis der Behandlung.*

Die *erste Krankengeschichte* betrifft ein neunzehnjähriges Mädchen, das zu Beginn des Jahres 1958 *am linken Arm eine bösartige Geschwulst aufwies.* Der Chirurg, ein Freund der Familie, operierte den Tumor, der die Größe einer Orange hatte. »Ich mußte«, schrieb er, die Nerven und Arterien herausschälen, die die betroffene Stelle durchliefen; es war unvermeidbar, daß krebsbefallenes Gewebe an ihnen hängenblieb. So steht zu befürchten, daß sich der Krebs zum Schulterblatt und zum Unterarm hin ausbreiten wird.«

Die Aussichten waren schlecht, zumal zur damaligen Zeit. Natürlich wurden Bestrahlungen mit der Kobaltbombe angeordnet und alles getan, was man damals tun konnte, doch im Grunde waren die behandelnden Ärzte überzeugt, daß das Mädchen nur noch einige Monate zu leben hatte.

Zwei Monate nach der Operation kam das Mädchen zum ersten Mal in meine Praxis. Die Operationswunde war gut verheilt, und es waren keine Anzeichen für Metastasen zu erkennen. Der Allgemeinzustand allerdings war denkbar schlecht; das Mädchen hatte stark abgenommen und konnte seine linke Hand kaum bewegen. Die zwei äußeren Finger waren fast völlig steif und wie eine Klaue gebogen. Außerdem war die Funktionsfähigkeit des Ellbogens stark eingeschränkt.

Meine Behandlung basierte auf aromatischen Essenzen, Phosphorsäue und Magnesium. Gleichzeitig verschrieb ich Darmantibiotika auf natürlicher Basis, die bei den meisten chronischen Erkrankungen unerläßlich sind, sowie verschiedene andere Produkte, die bei Krebs empfohlen werden und in Form von Spritzen verabreicht wurden.

Aufgrund der Schwere des Falles entschloß ich mich, obwohl ich kein Homöopath bin, zusätzlich das Milieu mit Vaccinum toxinum, Kupfer, Thuja, Linolsäure und Kaliumkarbonat zu beinflussen.

Selbstverständlich bestand ich auf einer *gesunden Ernährung* mit giftfreien Nahrungsmitteln (rohem Gemüse), Sonnenblumenöl, Sauerteigbrot, naturbelassenem Wein usw.

Im September 1958, vier Monate nach Behandlungsbeginn, hatte die Patientin wieder Appetit, und ihr Allgemeinzustand war ausgezeichnet. Sie hatte 3 kg zugenommen und fühlte sich vital. Ellbogen, Hand und Finger ließen sich wieder problemlos bewegen.

Die Behandlung mit aromatischen Essenzen wurde *ohne Unterbrechung* fortgesetzt und 15 Sitzungen mit *elektrischer Negativation** angeordnet, die später wiederholt wurden.

In der zweiten Behandlungsphase wurden neben aromatischen Essenzen, die weiterhin die Basis bildeten, Spurenelemente, verschiedene Mineralien, Magnesium und einige Frischzelleninjektionen verordnet.

------

* Diese Behandlungsmethode verdanken wir den Arbeiten von Charles Laville. Ihr Ziel ist es, dem Organismus die normale negative elektrische Ladung wiederzugeben, die er verloren hat. Auf diese Weise versucht man, die überstarke positive elektrische Aufladung, die bei bestimmten Krankheiten, vor allem bei Krebs, auftritt, zu neutralisieren. (Siehe auch mein Buch: *Docteur Nature* [Doktor Natur], Verlag Maloine, Paris 1980.) Das zu diesem Zweck notwendige Gerät wird von der Firma Marion, 175 rue Lecourbe, 75015 Paris, hergestellt.

Im Februar 1959, also zehn Monate nach Behandlungsbeginn, erlitt die Patientin einen spontanen, linksseitigen Pneumothorax (Ansammlung von Luft in einem Brustfellspaltraum) mit einem Erguß in die Pleurahöhle. Die Blutanalysen waren schlecht, vor allem die Blutsenkungsgeschwindigkeit. Bei der Punktion trat ½ l verdächtige Flüssigkeit aus, doch die Laboruntersuchung ergab, daß sie steril war.

Der Patientin wurden weiter aromatische Essenzen, natürliche Vitamine und konzentriertes Calciumchlorid als Getränk verabreicht.

Aufgrund des schlechten Allgemeinzustandes und der Bitten der Familie wurde eine bereits angesetzte Operation wieder zurückgestellt; ich hätte die Notwendigkeit einer Operation auch nicht so ohne weiteres begründen können.

Drei Monate später war der Allgemeinzustand der Patientin wieder hervorragend; alle Kontrollanalysen brachten normale Ergebnisse. Röntgenologisch war der Erguß nicht mehr feststellbar. Die Lungenteile, die zusammengefallen waren, nahmen wieder ihren vollen Platz ein.

September 1975: Die Patientin erfreut sich bester Gesundheit. Die jährlich durchgeführten Analysen sind regelmäßig zufriedenstellend. Vor *achtzehn Jahren war sie operiert worden,* und damals hatte man ihr nur einige Monate zum Überleben eingeräumt.

Die zweite Krankengeschichte betrifft einen jungen, zweiundzwanzigjährigen Mann, der an einer bösartigen Geschwulst an der Außenseite des rechten Fußes litt, die im November 1957 entdeckt wurde. Zwei durchgeführte Biopsien* wiesen fibroblastischen Krebs nach**. Ein Kollege riet im Mai 1958 zur Amputation des Beines unterhalb der Hüfte.

Am Tag, an dem die Operation stattfinden sollte, war der Gesundheitszustand des Patienten schlecht. Bei 1,83 m Größe wog er nur noch 57 kg; sein Gesicht war wachsbleich. Die Narben, die von den Biopsien stammten, hatten sich geöffnet und wucherten. Sie waren sehr druckschmerzempfindlich, der Kranke konnte nur hinkend gehen.

---

* Entnahme von Organ- oder Gewebematerial beim Lebenden zum Zweck mikroskopischer Untersuchungen.
** Fibroblasten: Zellen im Bindegewebe, die die Vorstufe von Fibrozyten darstellen.

Ich verschrieb Aromatherapie oral, dazu Phosphorsäure, Magnesium und Leberextrakte. Als Ergänzung 15 Sitzungen mit *elektrischer Negativation* und natürliche Ernährung.

Drei Monate später war der Allgemeinzustand erheblich besser; lokal hatte sich nichts geändert.

Die Behandlung auf der Basis von aromatischen Essenzen wurde fortgesetzt und durch Spurenelemente ergänzt. 30 Sitzungen mit elektrischer Negativation wurden angeordnet.

Die Ergebnisse der laufend durchgeführten Analysen wurden von mir in anderen Publikationen veröffentlicht.

Im Rahmen dieses Buches reicht wohl die Information, daß ab 1961 auf weitere Behandlung des Kranken verzichtet werden konnte; die Werte der Analysen blieben normal, und der Patient hatte 19 kg zugenommen. Heute leitet er eine bedeutende Handelsgesellschaft. Die Behandlung umfaßte neben Citral, das intramuskulär gespritzt wurde, Trypanosa, zeitweilig verschriebene Spurenelemente und Frischzellen. Natürlich bildeten aromatische Essenzen und Pflanzen die Basis.

Im Dezember 1983, sechsundzwanzig Jahre nach der Entdeckung der Geschwulst, erfreut sich der Patient bester Gesundheit.

Die dritte Krankengeschichte betrifft einen einundfünfzigjährigen Mann, der im Juli 1959 aufgrund eines *Mastdarmkrebses* in meine Praxis kam. Die ersten Anzeichen hatte er im April 1959 verspürt. Er litt an Mastdarmblutungen und heftigen Bauchschmerzen. Mindestens zwölfmal täglich mußte er seinen Darm entleeren.

Eine Spülung mit Barium-Oxyd ergab im mittleren Teil des Mastdarms ein ›Hindernis‹ und eine 5 cm lange Verengung. Die Blutanalysen bestätigten eine Veränderung der Eiweiß-, besonders der Globulinstrukturen.

Die Basis der Behandlung bestand wiederum aus Pflanzen und aromatischen Essenzen, ergänzt durch Magnesium, Phosphorsäure, Mittel zur Wiederherstellung einer ausgeglichenen Darmflora und aromatischen Spülungen, dazu Spurenelemente und elektrische Negativation. Von einigen geringen Varianten abgesehen, wurde diese Behandlung achtzehn Monate lang fortgesetzt, das heißt, bis Dezember 1960.

Die drei Röntgenbilder, die während dieser Zeit angefertigt wurden, zeigten keine Veränderungen; im Juli 1960 hatte sich eine hartnäckige Verstopfung eingestellt, die teilweise von blutigem Stuhl begleitet war. Im Dezember 1960 drohte ein Darmverschluß; eine Operation wurde unvermeidlich. Der Chirurg sah sich gezwungen, einen künstlichen Anus im linken Unterbauch anzulegen.

Die Gewebeuntersuchung erbrachte, daß es sich um einen gutartigen Tumor des Darmgewebes handelte, der in den Mastdarm eingedrungen war und sich dort ausgebreitet hatte; das Zellgewebe an den beiden äußeren Enden des entnommenen Darmes war *frei von Krebszellen* und die Nervenknoten *frei von Metastasen.*

Die Operation war lebensnotwendig gewesen; darüber hinaus erbrachte sie den erfreulichen Beweis, daß das Krebsgeschwür sich nicht ausgebreitet hatte.

In November 1967, also acht Jahre nach den ersten Krankheitserscheinungen, erfreute sich der Patient einer ausgezeichneten Gesundheit. Er arbeitet körperlich schwer, und manche seiner dreißigjährigen Kollegen haben Mühe, da mitzuhalten. Die regelmäßig durchgeführten Analysen blieben normal.

Doch genau diese Krankengeschichte beweist wieder einmal, daß wir über den Krebs nicht sehr viel wissen: Im Dezember 1968 werden Metastasen in der Leber entdeckt. Im Dezember 1970 stirbt der Kranke.

Diesen Krankengeschichten, die bereits in verschiedenen medizinischen Publikationen und in den vorausgegangenen Auflagen dieses Buches veröffentlicht wurden, möchte ich noch zwei weitere hinzufügen. Viele Kollegen haben mir vorgeworfen, zu lange damit gewartet zu haben.

Die Krankengeschichte von Frau G.V.:
Die Patientin ist 1957 66 Jahre alt. Vor ein oder zwei Jahren hatte sie bereits eine Verdickung in der linken Brust festgestellt, bevor sie zu mir in die Praxis kam. Der Tumor hat die Größe eines kleinen Hühnereis. Ich kann weder oberfläche noch tiefersitzende Verwachsungen feststellen. Der Allgemeinzustand ist ausgezeichnet.

Die Blutbilder allerdings sind sehr schlecht. Ich frage mich, ob ich ohne Operation überhaupt irgendwelche Besserungen erzielen kann, doch in solchen Fällen zögere ich in der Regel, bevor ich einer Brustoperation das Wort rede. Die Patientin widersetzt sich auch heftig einer möglichen Operation.

Wir sind uns einig. Die Behandlung umfaßt die phyto- und aromatherapeutischen Möglichkeiten, dazu Schachtelhalm (aufgrund des Silizium-Gehaltes), Karzodelan, Spurenelemente und *elektrische Negativation.*

Die Behandlung zieht sich über ein Jahr hin, mit verschiedenen kleinen Änderungen im Behandlungsplan.

Die Laborbefunde normalisieren sich. Zusammenfassend sei hier gesagt, daß die Laborergebnisse und der Allgemeinzustand hervorragend waren, während der Tumor sich laufend vergrößerte und sich zu einem regelrechten Geschwür entwickelte. 1962 plädiere ich für eine ›einfache‹ Brustoperation ohne die Verstümmelungen nach der Halstedt-Methode. Die Kranke widersetzt sich.

Die bisherige Behandlungsform wird fortgesetzt; zusätzlich verordne ich Verbände, die die Wundheilung fördern und den Verfall aufhalten sollen.

Zehn Jahre sind verstrichen. Der Allgemeinzustand ist ausgezeichnet und die Laborbefunde normal.

Eines Nachts beginnt der Tumor heftig zu bluten; die Patientin wird sofort ins Krankenhaus eingeliefert. Der Chirurg informiert mich. Am nächsten Tag fahre ich in das 400 km entfernte Krankenhaus.

Mit meinem Einverständnis wird eine einfache Entfernung der Brust vorgenommen ohne anschließende Röntgen- oder Kobaltbestrahlung.

Anschließend setzen wir die Behandlung auf der Basis der Phyto- und Aromatherapie fort, mit zusätzlichen Magnesiumgaben, Katalysen und *elektrischer Negativation.*

Dezember 1972, *siebzehn Jahre nach der Entdeckung des Tumors.* Madame V. geht es sehr gut: Die Laborergebnisse sind normal und ihr allgemeines Befinden zufriedenstellend. Die Zweiundachtzigjährige führt ein normales Leben.

Im August 1974 tauchen erstmals Metastasen im Brustkorbbereich auf. Der Allgemeinzustand der Patientin verschlechtert sich zusehends. Zwei Monate später stirbt die Vierundachtzigjährige, *18½ Jahre,* nachdem der Tumor entdeckt worden war.

Ich möchte folgendes festhalten:

Die von mir entwickelte Behandlungsmethode zeitigt nicht immer so herausragende Ergebnisse – das wäre zu schön. Die

272

Tatsache, daß Kranke auch bei bester Pflege sterben, kann von niemandem bestritten werden. Und bei Krebserkrankungen muß der behandelnde Arzt mit allem rechnen.

Doch was soll man zu der Ansicht eines der großen ›Medizinmänner‹ sagen, der mir 1965 in einem Ton erklärte, der keinen Widerspruch zuließ, ein Patient sei eben sehr schlecht behandelt worden und man könne nichts mehr für ihn tun? Die von ihm in diesem Fall halbherzig angeordnete Behandlung hatte bei dem Patienten Venenentzündungen hervorgerufen. Die Behandlung mußte also unbedingt abgeändert werden. Erfreulicherweise waren andere Ärzte bereit, dies zu tun und meine Ratschläge dabei zu befolgen.

Geniale Behandlung von unserer Seite? Jedermann sollte sich hüten, dies zu glauben; vielleicht aber doch Beispiele dafür, was man tun kann, wenn man wirklich alles, auch das Unmögliche, versucht.

Die *zweite Krankengeschichte* betrifft Monsieur F. *Es ist zwölf Jahre her,* daß der Patient zum erstenmal zu mir kam. Professor N. von einem großen Pariser Krankenhaus hatte ihn wegen Krebs an der rechten Niere operieren wollen.

Nach Öffnen der Bauchhöhle hatte er den Patienten wieder zugenäht, *ohne irgend etwas anzutasten.* Eine niederschmetternde Diagnose.

Ich schlage bei ihm die gleiche Behandlung vor, wie in den hier vorangegangenen Fällen.

1974 geht es dem Patienten relativ gut. Er übernimmt eine wichtige Stellung.

Die Lehre, die wir daraus ziehen sollten und die von immer mehr Ärzten gezogen wird, ist einfach: Bevor wir einen Patienten ›zum Tod verurteilen‹, *gibt es immer noch etwas zu unternehmen.*

Zum zweiten: Die Patienten, die sich erholten, besaßen Widerstandskräfte, die mobilisierbar waren. Professor Hartmann schrieb zu Recht: »Wir können den Kranken nur helfen, sich selbst zu verteidigen.«

Um den Umfang dieses Buches nicht allzu zu erweitern, werde ich mich ab jetzt auf zwei Krankengeschichten pro Themenkreis beschränken.

Tuberkulose

Erste Krankengeschichte: Herr D., 31 Jahre alt.

Beidseitige Lungentuberkulose, die bis auf das Jahr 1948 zurückgeht. Viele Rückschläge. Im März 1959 wird eine Rippenresektion (operative Entfernung von Rippen) ins Auge gefaßt. Behandlung durch Aromatherapie (auch des Umfeldes). Innerhalb von wenigen Monaten ausgezeichnete Ergebnisse. Zwölf Jahre später der gleiche Zustand (September 1970).

Vorgeschichte:
1949 ist der Patient 19 Jahre alt und erbricht zum erstenmal Blut; in der linken Lungenspitze wird eine Kaverne entdeckt. Pneumothorax; in der Folge lösen sich Verwachsungsstränge. Zweijähriger Sanatoriumsaufenthalt.

1951 Wiederaufnahme der Arbeit; Pneumothorax bis 1954 existent.

1956 und 1957: jeweils an Gelbsucht erkrankt mit Gesamtgewichtsverlust von 12 kg.

August 1957: Bildung einer Kaverne in der rechten Lungenspitze.

Der Patient wird in verschiedenen Häusern sechs Monate lang mit Para-Aminosalicylsäure, Streptomycin und Rimifon behandelt. Während dieser Zeit tritt ein Pneumoperitoneum* auf.

Im März 1958 wird eine *Rippenresektion vorgeschlagen, die der Patient jedoch ablehnt.*

Der Allgemeinzustand ist schlecht: Der Patient wiegt bei einer Körpergröße von 1,83 m 68 kg. Häufige Leber- und Verdauungsbeschwerden mit Übelkeit, wiederholtem Erbrechen und Störungen bei der Nahrungsverwertung.

Neue Behandlungsformen: Aromatherapie, Phosphorsäure, tägliche aromatische Waschungen, Verdampfen von ätherischen Ölen. Dazu Desinfizierung des Magen-Darm-Traktes mit natürlichen Mitteln, Spurenelemente ...

Es versteht sich von selbst, daß eine gesunde und natürliche Ernährung in solchen Fällen Voraussetzung zur Heilung ist.

Die Behandlung wird sechs Monate lang fortgesetzt.

---

* Luftansammlung in der Bauchhöhle.

Resultate am 20. September 1958: Gewichtszunahme von 7 kg; das Blutbild ist normal geworden (Anzahl und Art der weißen und roten Blutkörperchen und besonders die Blutsenkungsgeschwindigkeit).

Keine Temperatur; der Appetit, die Verdauung und die Darmpassage der Nahrung sind ausgezeichnet.

Der Patient hat seine Arbeit als Publizist seit zwei Monaten wiederaufgenommen.

Im Dezember 1958, neun Monate nach Behandlungsbeginn, ist der Allgemeinzustand ausgezeichnet, und der Patient sprüht vor Vitalität. Inzwischen wiegt er 88 kg (Gesamtgewichtszunahme innerhalb von neun Monaten: 20 kg).

Im Juni 1959 erklärt der Patient, »sich schon morgens beim Aufstehen ausgezeichnet zu fühlen«, und das bereits seit mehreren Monaten.

Wir überspringen 15 Monate. Der Allgemeinzustand – Vitalität, Appetit, Schlaf – ist weiterhin mehr als zufriedenstellend. Das Gewicht hat sich auf 87 kg eingependelt. Eine Einschränkung: Der Patient klagt über Magenschmerzen. Die Röntgenaufnahmen sind nicht klar; vielleicht liegt ein Geschwür hinter dem ersten kurzen Abschnitt des Zwölffingerdarms.

Übliche Geschwürsbehandlung, verbunden mit einer Leberdrainage.

Im September 1970, also zwölf Jahre nach Behandlungsbeginn, ist der Allgemeinzustand nach wie vor ausgezeichnet.

Neben der Aromatherapie, die in unregelmäßigen Abständen durchgeführt wurde, bekam der Patient Spurenelemente, Heilerde, Mineralien auf Pflanzenbasis und Frischzellen.

Zweite Krankengeschichte: Herr P., 46 Jahre alt

Lungentuberkulose, ins Jahr 1941 zurückreichend, 1943 als 100% arbeitsunfähig pensioniert. Zahlreiche Sanatoriumsaufenthalte. 1953 werden fünf Rippen entfernt.

Erster Kontakt mit dem Patienten im März 1959: schlechter Allgemeinzustand (62 kg Gewicht bei 1,76 m Körpergröße), physische und intellektuelle Erschöpfung, Appetitlosigkeit, schweres Leberleiden, das den Patienten seit Jahren zu einer drakonischen Diät zwingt, Niedergeschlagenheit, Angstzustände, ständige Kopfschmerzen.

Behandlungsbeginn mit Phyto- und Aromatherapie, Phosphor, Vitamin D_2, Spurenelementen.

Innerhalb eines Monats nimmt Herr P. 5 kg zu. Vom ersten Behandlungstag an waren die Kopfschmerzen verschwunden. Der Patient wird wieder aktiv. Eine relativ reichhaltige ›Versuchsmahlzeit‹ mit viel Butter, Schokolade und Alkohol wird ohne Verdauungsprobleme überstanden.

Im Juni 1959 sind die Laborbefunde normal geworden.

Im September 1959 kann man den Allgemeinzustand nur als ausgezeichnet betrachten. Der Patient klagt über keine Beschwerden mehr. Auch das psychische Befinden ist gut. Herr P. muß keine Diät mehr einhalten. Das Gewicht beträgt 68,5 kg (Gesamtzunahme innerhalb von sechs Monaten: 6,5 kg).

Die Behandlung wird unverändert fortgesetzt.

Im Juli 1960 sind die Resultate weiterhin ausgezeichnet. Ein Zwischenfall beweist, daß der Patient sich wieder völlig gesund fühlt: Als er von einem Metzger gehänselt wird, stürzt er sich auf ihn und schlägt auf ihn ein. Der Metzger muß mit einem Jochbeinbruch und aufgeplatzter Oberlippe in ein Krankenhaus eingeliefert werden.

Zusätzlicher Beweis: Herr P., Vater eines dreiundzwanzigjährigen Sohnes, teilt mir mit, daß seine Frau wieder schwanger geworden ist.

Im Mai 1965 sind die Resultate immer noch unverändert positiv. Herr P. ist inzwischen Vater einer prachtvollen Tochter geworden.

Altersbeschwerden

Erste Krankengeschichte: Herr L., 68 Jahre alt.

Altersfettsucht: 85 kg Gewicht bei 1,67 m Größe. Seit fünf Jahren psychisch und physisch völlig erschöpft. Der Kranke kann nicht die geringste Tätigkeit ausüben und verbringt seine Tage weinend in einem Sessel. Ausgeprägte Arthrose; entzündete Vorsteherdrüse; überhöhter Blutzuckergehalt (150 mg%); ausgeprägter Bluthochdruck.

Im Januar 1960 Aufnahme der Phyto- und Aromatherapie (Ziel: Körperentgiftung, Senkung des Blutzuckers, Stabilisierung des Kreislaufs), kombiniert mit Meerwasser, Phosphor, Magnesium und einer gesunden Ernährung.

Zwei Monate später ist Herr L. völlig verändert. Ohne zu ermüden läuft er 5 km zu Fuß, trägt Lasten, hilft seiner Frau im Geschäft.

Die Prostata-Entzündung geht zurück (die Inkontinenzen sind verschwunden, das heißt, der spontane Abgang von Prostata-Sekret stellte sich ein). Er ist wieder fröhlich geworden und hat 5 kg Gewicht verloren.

Die Ergebnisse der Laboruntersuchungen vier Monate nach Behandlungsbeginn:

Blutzucker: 120 mg % anstatt 158 mg % (gemessener Höchstwert)

Cholesterin: 202 mg % anstatt 230 mg %

Calciumgehalt: 91 mg statt 66 mg

Phosphorgehalt: unverändert 44 mg (normal)

der Blutdruck hat sich weitgehend normalisiert

Die Behandlung wird acht Monate lang unverändert fortgesetzt.

Februar 1962: der Allgemeinzustand ist ausgezeichnet.

Der Patient wird alle drei Monate untersucht; im Februar 1963 sind die Ergebnisse unverändert gut.

Zweite Krankengeschichte: Herr S., 65 Jahre alt.

Fettsucht im Alter: bei 1,72 m wiegt der Patient 95 kg. Seit einem Jahr, nach einem seelischen Schockerlebnis, ausgeprägter physischer und psychischer Erschöpfungszustand, der sich in Nervenschwäche, Beklemmungszuständen, Schlaflosigkeit, Verlust des Erinnerungsvermögens und Reizbarkeit äußert. Der Industrielle sieht sich nicht in der Lage, weiterhin sein bedeutendes Londoner Unternehmen zu leiten und denkt bereits an Verkauf.

Seit zehn Jahren leidet der Patient auch an Gichtanfällen, deutlich ausgeprägter Arthrose und Gliederkrämpfen.

Die Laboruntersuchungen ergeben einen überhöhten Blutzucker- und Cholesteringehalt (270 mg%), erhöhte Viskosität (innere ›Reibung‹) des Blutes, verbunden mit einem niedrigen Blutdruck und einer überhöhten Anzahl der Blutkörperchen

Alpha 2 (Hämogliase*). Außerdem arbeitet die Leber nicht in ausreichendem Maße. Das Elektrokardiogramm ist normal.

Im Februar 1959 wird die Phyto- und Aromatherapie aufgenommen (Ziel: Entgiftung des Körpers, Bekämpfung der Gicht und Herstellung eines allgemeinen inneren Gleichgewichtes) und durch Phosphor und Spurenelemente ergänzt.

Im April 1959 hat sich der Allgemeinzustand erheblich verbessert.

Ich beschließe, zur *Zelltherapie* zu greifen, die bei einem dermaßen gestörten Milieu die besten Erfolgsaussichten hat: Plazenta, Leber, Milz, Herz, Hypothalamus (Teil des Zwischenhirns), Hoden (am 4. April 1959).

Nach einer starken Gichtreaktion in beiden Knien, die mit Phytotherapie und Heilerdeumschlägen behandelt wird, verläuft die Genesung erwartungsgemäß gut.

Im Juni 1959 ist der Allgemeinzustand bereits ausgezeichnet. Der Industrielle hat seine außergewöhnliche Arbeitskraft, die ihn sein Leben lang ausgezeichnet hatte, wiedergefunden.

Mit Pausen wird die Phyto- und Aromatherapie fortgesetzt. Im April 1961 ist der Zustand unverändert gut. In den zwei vergangenen Jahren hatte der Patient nur drei unbedeutende Gichtanfälle im großen Zeh erlitten.

Juni 1962: Kontrolluntersuchung mit den gleichen positiven Resultaten.

Juni 1963: dto.

Im Jahr 1965 kommt der Patient bei einem Unfall ums Leben.

Andere Fälle

Erste Krankengeschichte: *Arteriosklerose, Hämogliase*

Es handelt sich um einen vierundsechzigjährigen Mann, der im April 1962 mit ausgeprägten Seh-, Sprach- und Gedächtnisstörungen in meine Praxis kam. Der Patient ist übergewichtig

---

* Der Ausdruck stammt von Dr. de Larebeyrette, der damit ein von ihm entdecktes und beschriebenes Symptom benennt. Die Krankheit hat Ähnlichkeit mit dem Leiden, das früher als ›dickes Blut‹ benannt wurde: Die Hämogliase wird durch Störungen der Blutzusammensetzung charakterisiert, verbunden mit einem mehr oder weniger ausgeprägten allgemeinen Schwächezustand, Geschwürbildungen, Gedächtnisschwierigkeiten und in der Regel zu niedrigem Blutdruck.

(80 kg bei 1,70 m) und klagt seit einigen Monaten über andauernde Erschöpfungszustände.

Die Analysen ergeben eine zu hohe Blutviskosität, die Fähigkeit, Cholesterin abzubauen, ist negativ, die Anzahl der Globuline deutlich überhöht – all diese Anzeichen lassen auf eine Hämogliase schließen.

Der Kranke wird mit Phyto- und Aromatherapie behandelt, mit Meerwasser, Leberextrakten, den Oligokrinen aus der Schilddrüse und Jod.

Fünf Monate später ist der Cholesteringehalt von 230 mg% auf 220 mg% gesunken. Die Prozentzahl der Globuline ist von 20 auf 13 gesunken. Physisch und psychisch hat sich der Patient gut erholt.

Im November 1965 ist der Allgemeinzustand ausgezeichnet.

Zweite Krankengeschichte: *Folgen einer halbseitigen Lähmung*

Frau B., 68 Jahre alt, die im Juni 1959 eine linksseitige Lähmung erlitt, wird mir im September 1960 anvertraut. Der linke Arm ist immer noch leicht gelähmt, ihr geistiger Zustand beklagenswert: Sie findet keine Worte und kann sich an nichts erinnern; jede geistige Betätigung ist ausgeschlossen. Ein kürzlich durchgeführtes Elektroenzephalogramm (Aufzeichnung der Gehirnströme) zeigt ›Spuren einer allgemeinen Beeinträchtigung der Gehirnzellen, Typ Arteriosklerose‹.

Die augenärztliche Untersuchung ergibt ›Sklerose der kleinen Adern‹. Die Kranke wird mit Phyto- und Aromatherapie, Phosphorsäure, Magnesium, Spurenelementen, Quinton-Plasma und Frischzellen behandelt.

Vier Monate später sind die Lähmungserscheinungen im linken Arm verschwunden; die Kranke beginnt wieder zu lesen, ihr Allgemeinzustand verbessert sich zusehends.

Regelmäßige Kontrolluntersuchungen finden monatlich bis zweimonatlich statt; die eingeschlagene Behandlung wird fortgesetzt.

Die Patientin gewinnt einen Großteil ihrer geistigen und körperlichen Fähigkeiten wieder; seit zwei Jahren (wir befinden uns im Mai 1963) fährt sie zum großen Erstaunen ihrer Familie wieder regelmäßig allein mit dem Zug in das Elsaß, um sich dort um ihre Geschäfte zu kümmern.

Das Kontrollelektroenzephalogramm bestätigt den allgemeinen Eindruck: der Befund ist altersgemäß normal. Weder vorübergehende noch dauerhafte Schädigungen sind feststellbar. Der Behandlungserfolg ist eindeutig dokumentiert.

Juli 1965: die Resultate der Behandlung werden wiederum bestätigt.

Dritte Krankengeschichte: *Übergewicht bei einem Heranwachsenden*

Der sechzehnjährige B. wiegt bei 1,62 m Körpergröße 85 kg. Sein Grundumsatz ist geringfügig verringert (−6%).

Verschiedene bereits durchgeführte Behandlungen sind fehlgeschlagen, und der junge Mann und seine Familie sind verzweifelt.

Im Juli 1961 beginnen wir mit der Phyto- und Aromatherapie, verbunden mit dem Schilddrüsenextrakt J. Roy (insgesamt 3 Packungen mit je 20 Ampullen) und Meerwasser. Natürlich sind Brot, Nudeln, Backwaren und Wurst verboten.

Im September 1961: zusätzliche Zelltherapie.

Drei Monate später beträgt der Gewichtsverlust 17 kg. Der junge B. wiegt jetzt 68 kg.

Ohne weitere Behandlung und ohne Beibehaltung einer Diät wiegt der Fünfundzwanzigjährige bei einer Kontrolluntersuchung im September 1970 74 kg (bei inzwischen 1,73 m). Er ist völlig gesund, kräftig und sportlich.

Vierte Krankengeschichte: *Knochenentzündung*

Herr B., 48 Jahre alt, leidet 1956 an einer kleinen Wunde an der Außenseite des linken großen Zehs; der eingewachsene Nagel wird entfernt; eine Fistel entsteht.

Die darauffolgende Knochenentzündung wird ausgekratzt; eine zweite Fistel entsteht.

Im Mai 1958 wird das erste Zehenglied amputiert; die Fistel bleibt bestehen.

Im Februar 1959 Amputation des zweiten Zehengliedes; die Wunde eitert und schließt sich nicht.

Professor S. schlägt eine operative Entfernung des Lenden-Sympathikus vor.*

Im September 1959 sucht mich der Patient auf.

Befund: Eiternde Wunde am Operationsstumpf der linken großen Zehe; die Röntgenbilder zeigen eine leichte Veränderung des vorderen inneren Knorpels des Mittelfußes.

Urin, Blutzucker, Cholesterinspiegel, Blutsenkungsgeschwindigkeit, Prothrombin-Gehalt, Heparintoleranz, Keto- und Hydroxysteroide und Elektrokardiogramm sind normal.

Blut- und Harneiweiß dagegen sind auffallend.

Innerlich wird eine Phyto- und Aromatherapie begonnen, verbunden mit Spurenelementen und Magnesium; äußerlich verschreibe ich Kompressen mit reiner, natürlicher Lavendel-Essenz.

Im Januar 1960, fünf Monate nach Beginn der Behandlung, die unverändert beibehalten wurde, *ist die Wunde vollständig verheilt.* Einen Monat zuvor hatte der Patient zum erstenmal wieder Schuhe anziehen können. Inzwischen tanzt er wieder und fährt Ski.

Im Mai 1961 werden die Resultate bestätigt; seit knapp einem Jahr war auf jede Behandlung verzichtet worden.

November 1965: Resultate unverändert.

Juni 1970: Resultate unverändert, ohne daß in der Zwischenzeit eine Behandlung unternommen worden wäre.

Fünfte Krankengeschichte: *Diabetes*

Ein dreiundsiebzigjähriger Mann, der bis dahin völlig gesund gewesen war, erkrankte im Jahre 1959 an Diabetes (Blutzuckergehalt 198 mg%).

Ich stelle Bluthochdruck fest. Die Röntgenaufnahmen zeigen eine ausgeprägte Arthrose der Wirbelsäule, verbunden mit verschobenen Rückenwirbeln und eingeklemmten Bandscheiben.

---

* In diesem Fall wollte man einen Teil des Sympathikus-Nervengeflechts vor und entlang der Lendenwirbel entfernen.

Da der Sympathikus die Gefäße zusammenzieht, wollte man durch seine operative Entfernung erreichen, daß sich diese erweitern und so eine bessere Durchblutung ermöglichen.

Der Patient klagt über physische und sexuelle Schwäche.

Erbliche Vorbelastung: Vater und Mutter waren an Lungentuberkulose gestorben.

Im Februar 1960 beginnen wir mit Phyto- und Aromatherapie, verbunden mit Phosphorgaben und einer entsprechenden Diät.

Zwei Monate später ist der Blutzucker auf 111 mg% gefallen und der Blutdruck normal.

Die Behandlung wird fortgesetzt und durch die Spurenelemente Zink, Nickel und Kobalt ergänzt.

Entwicklung des Blutzuckergehaltes:
Juni 141 mg%, Juli 122 mg%, September 130 mg%, November 124 mg%, Januar 1961 109 mg%.

Seit einigen Monaten hat der Patient eine erstaunliche Vitalität zurückgewonnen und ist auch sexuell wieder aktiv, woran ihm sehr viel liegt. Der Blutdruck ist normal.

Juni 1963: Blutzucker bei 1,12 g; der Patient erfreut sich bester Gesundheit.

Dezember 1962: Mit 86 Jahren zieht sich Herr B. von den Geschäften zurück, kann aber weiter sein Amt als Bürgermeister seines Dorfes ausüben.

Sechste Krankheitsgeschichte: *Depression*

Frau P. fällt im März 1958, nachdem ihr Enkel als Soldat nach Algerien geschickt wurde, in eine tiefe Depression. Innerhalb von wenigen Wochen ist die Frau, die bis dahin fröhlich und aufgeschlossen gewesen war, nur noch der Schatten ihrer selbst. Sie erinnert sich an nichts mehr und verliert bald darauf, um es einmal volkstümlich auszudrücken, den Verstand: im Glauben, das Haus zu verlassen, schließt sie sich in einen Wandschrank ein und bleibt dort; wenn sie den Tisch abdeckt, trägt sie das schmutzige Geschirr ins Badezimmer usw.

Ihr Schwiegersohn kümmert sich rührend um sie.

Ich behandle sie mit Phyto- und Aromatherapie, Phosphor und Spurenelementen, und lasse sie nach Paris kommen, um eine Frischzellenkur aus der Plazenta, der Leber, der Milz, dem vorderen Zwischenhirn und der Hirnanhangsdrüse durchzuführen.

Zwei Monate später ist Frau B. um zehn Jahre jünger geworden und hat vollständig ihre geistigen und körperlichen Fähigkeiten wiedererlangt.

Zweieinhalb Jahre ist ihr Zustand unverändert gut, bis sie im Dezember 1960, als sie zu Fuß nach Hause geht, in einen Graben mit eisigem Wasser fällt. Ein Bauer, der ihre Schreie hört, zieht sie aus dem Wasser und bringt sie nach Hause. Der psychische Schock durch die Angst vor dem Ertrinken hat schlimme Folgen.

Am gleichen Abend stellen sich die alten Krankheitssymptome wieder ein.

Ich bitte die Frau für eine zweite Frischzellentherapie nach Paris zu kommen. Die Behandlung wird durch Pflanzen und Essenzen vervollständigt.

Eineinhalb Monate später ist sie völlig geheilt, 1970, also zehn Jahre nach der Frischzellenkur, geht es der Frau trotz ihrer 83 Jahre bestens. Ab und zu trinkt sie einen Heiltee, den ich ihr verschrieben habe, und greift auch aus eigener Initiative zu den Pflanzen, denn sie gehört zu den Bäuerinnen, die Pflanzen und deren Heilwirkungen noch kennen.

Siebte Krankengeschichte: *Bleichsucht*

Die Bleichsucht ist eine Krankheit, die zu den Anämien zählt (Blutarmut). Seit einiger Zeit schon ist die Krankheit stark im Rückschritt begriffen.

1962 hatte ich die Gelegenheit, einen der seltenen Fälle zu behandeln. Es handelte sich um ein bleiches, mageres und ständig erschöpftes junges Mädchen, dessen Monatsblutungen seit einem halben Jahr ausgeblieben waren. Die Analysen zeigten keine Auffälligkeiten, von den roten Blutkörperchen abgesehen, die die Zahl von 3 900 000 aufwiesen.

Mein Behandlungsplan umfaßte Pflanzen (als Tinktur oder in Pulverform), aromatische Essenzen (Fichtennadeln, Thymian, Lavendel, Geranium, Gewürznelke, Eukalyptus, Zitrone), Phosphorsäure und Jod. Da die Kranke zu einem Haushalt gehörte, in dem die Wichtigkeit einer gesunden Ernährung bekannt war, mußte ich diesen Punkt nicht berücksichtigen.

Zwei Monate nach Behandlungsbeginn setzten die Monatsblutungen wieder ein; weitere zwei Monate später war die Zahl der roten Blutkörperchen auf 4 760 000 gestiegen, und die Kranke hatte 6 kg zugenommen.

1970 heiratete die Patientin und bekam danach ein Kind. Die natürlichen Hormone hatten die Krankheit jetzt vollständig besiegt.

Achte Krankengeschichte: *Körperlicher Verfall*

Frau H., 50 Jahre alt, hatte das Konzentrationslager Ravensbrück überlebt, war dort medizinischen Versuchen unterworfen gewesen – Einspritzungen von unbekannten Produkten – und hatte auch Bekanntschaft mit dem Ochsenziemer gemacht … über die Nazigreuel ist ja ausführlich berichtet worden.

Als sie 1960 in meine Praxis kam, befand sie sich in einem erbärmlichen Zustand: Sie sah aus wie eine Greisin (gebückter Gang, schlaffe Haut) und wog bei einer Körpergröße von 1,58 m nur 47 kg.

Sie beklagte sich über Schwächezustände, die bereits 1944 nach ihrer Entlassung aus dem Konzentrationslager begonnen hatten, Schlaflosigkeit und Appetitmangel.

Dazu kamen Schmerzen der Wirbelsäule; die Röntgenaufnahmen belegten den Schwund von Knochenmasse im Bereich des Rückgrats, eine seitliche Verkrümmung der Wirbelsäule und zahlreiche Verschiebungen der Hals-, Rücken- und Lendenwirbel.

Außerdem stellte man eine Verkleinerung des Unterkiefers und ein Schrumpfen des Fußskeletts fest (die Frau, die früher Schuhgröße 37 hatte, trug jetzt Schuhe der Größe 35).

Frau H. beklagte sich über heftige Knochenschmerzen und konnte schon seit Jahren keine richtigen Schuhe mehr tragen. Seit dem Jahre 1944, als sie medizinischen Versuchen ausgeliefert war, hatte sie keine Monatsblutung mehr gehabt.

Der psychische Zustand entsprach dem physischen: Instabilität, Angstzustände, Unruhezustände, Verzweiflung und totaler Gedächtnisverlust.

Die zahlreichen vorausgegangenen Behandlungen waren erfolglos geblieben.

Ich beginne mit Phyto- und Aromatherapie, verbunden mit Magnesium und Frischzellen.

284

Einen Monat nach Behandlungsbeginn waren Appetit und Schlaf wiederhergestellt. Die Gesichtshaut hatte sich verjüngt. Die Rückenschmerzen klangen ab und die Gedächtnisfähigkeit kam teilweise wieder zurück. Zum ersten Mal seit langer Zeit konnte die Patientin wieder ohne Brille lesen. Auch der psychische Zustand hat sich entscheidend gebessert: Die Kranke war ruhig geworden, konnte sich wieder freuen und litt nicht mehr unter Alpträumen.

Die Analysen, die *fünf Monate nach Behandlungsbeginn* durchgeführt wurden, zeigten entscheidende Verbesserungen. Auf vielen Gebieten wurden die Normalwerte erreicht.

Die Patientin hatte 6 kg zugenommen. Zum ersten Mal seit vielen Jahren konnte sie Schuhe mit hohen Absätzen tragen und ihren Wagen steuern.

Im September 1961 sind die Laborergebnisse nach dreimonatiger Unterbrechung der Behandlung gleichbleibend zufriedenstellend.

September 1974: Der Allgemeinzustand ist unverändert gut; in der Zwischenzeit wurde sporadisch die Phyto- und Aromatherapie eingesetzt.

Seit der ersten Auflage dieses Buches im Jahr 1964 konnten viele Kollegen ähnliche Krankenbeobachtungen machen wie ich. Einer von ihnen hat sich vor allem mit den Auswirkungen der Phyto- und Aromatherapie bei der Behandlung von Allgemeinerkrankungen innerhalb der *Psychiatrie* beschäftigt. Einige Krankengeschichten möchte ich meinen Lesern jedoch nicht vorenthalten. Das Besondere an der Arbeit meines Kollegen ist die Tatsache, daß er einerseits mit *chronisch Geisteskranken* arbeitete, die seit Jahren in Krankenhäusern untergebracht waren, andererseits aber auch mit nur *leicht Erkrankten;* in beiden Fällen werden normalerweise synthetisch hergestellte Medikamente verabreicht.

Alle diese Kranken hatten viele Behandlungen bei wechselnden Ärzten hinter sich; Behandlungen, die fast immer ›klassisch‹ durchgeführt wurden und die Kranken nicht heilten, sondern oft zu Unzufriedenheit führten.

In beiden Fällen sind die Reaktionen auf natürliche Behandlungsmethoden durchaus mit denen sogenannter ›normaler‹ Patienten zu vergleichen.

285

Erste Krankengeschichte:

Frau B., 49 Jahre alt. Schwere Depression, Selbstmordabsichten. Sprang aus dem Fenster: Bruch des Beckens und der Handgelenke.

Im Oktober 1969 ist die Kranke bettlägerig. Beginnende Gelenkversteifung, Unbeweglichkeit des Halses und des rechten Arms, Wund an den Fersen und dem Gesäß.

Die psychiatrische Behandlung verbessert die Stimmungslage, bleibt aber ohne Auswirkungen auf die körperliche Verfassung.

Im Januar 1970 wird die Behandlung begonnen, um die Verkrampfungen zu beheben: Dreimal wöchentlich erhält die Kranke subkutane Spritzen mit zweifach destilliertem Wasser um die blockierten Gelenke herum und in die Muskeln.

In wenigen Tagen sind die Symptome fast völlig verschwunden, und die Patientin glaubt an ein Wunder. Sie kann sich fast normal bewegen.

Die weitere Behandlung besteht aus Spülungen und Mineralienzufuhr auf aromatischer Pflanzenbasis (Tinkturen, Schachtelhalmpulver, einer Mischung aus den Essenzen von Thymian, Lavendel, Salbei, Wacholder, Rosmarin), Magnesium, Einreibungen mit Aromastoffen und Bädern, denen Algen und Essenzen zugesetzt wurden (Badezusatz ›Alg-Essences‹).

Drei Monate später ist die Patientin psychisch und physisch wieder völlig gesund. Zum Erstaunen des Chirurgen kann sie ihre Glieder völlig normal bewegen. Sie nimmt ihre Arbeit wieder auf.

Zweite Krankengeschichte:

Frau C., 36 Jahre alt. Dementia praecox (Jugendirresein) seit 6 Jahren hospitalisiert. Die gewalttätige und gefährliche Patientin leidet darüber hinaus an einer chronischen Lungen- und zeitweiligen Harnwegsinfektion. Regelmäßige Abmagerungsperioden mit erhöhter Temperatur.

Im Dezember 1969 wird sie mit ›Kupfer-Gold-Silber‹, mit ›Mangan-Kupfer‹ und mit Phyto- und Aromatherapie behandelt.

Innerhalb von zehn Tagen Stabilisierung der Körpertemperatur auf 37°. Progressive Wiederherstellung eines normalen Allgemeinzustandes mit Gewichtszunahme und Erwachen der Aktivität. Auch der psychische Zustand wird günstig beeinflußt.

Die Behandlung wird fortgesetzt. Nach neun Monaten weitere positive Ergebnisse.

Dritte Krankengeschichte:

Frau F., 56 Jahre alt, schwere Wahnvorstellungen. Seit mehreren Jahren hospitalisiert.

Die ehemals Tuberkulosekranke leidet an einer chronischen Nasen-Rachen-Infektion und Bronchitis, verbunden mit hartnäckigem Fieber. Antibiotika erweisen sich seit drei Jahren als wirkungslos. Der Allgemeinzustand ist schlecht.

Im Oktober 1969 Behandlungsbeginn mit Spurenelementen und Aromatherapie, innerlich oder als Zäpfchen verabreicht.

Normalisierung der Temperatur innerhalb von drei Wochen. Die Behandlung wird sechs Monate lang fortgesetzt (20 Tage Behandlung, 10 Tage Pause usw.), die Resultate sind günstig und bleiben stabil.

Vierte Krankengeschichte:

Frau M., 55 Jahre alt, Geistesstörungen mit Unruhezuständen, seit 5 Jahren hospitalisiert.

Post-operative Vaginalblutungen (Entfernung einer gutartigen Zyste) mit Fieber zwischen 38° und 38,5°, das auf Antibiotika nicht anspricht. Die Untersuchungen und Analysen bleiben ergebnislos, von einigen Anzeichen abgesehen, die für eine Blutinfektion sprechen.

Innerhalb der Psychiatrie stößt man häufiger auf unerklärliche, meist schwankende Fieberzustände. Vielleicht ist die dauernde medikamentöse Vergiftung der chronisch Kranken daran schuld, die zu einem Abbau der natürlichen Abwehrkräfte führt. Der so geschwächte Organismus wird dann von zahlreichen kleinen Infektionen befallen, die lokalisierbar (Lunge, Harntrakt, Genitalien, Verdauungstrakt) oder kaum lokalisierbar sind.

Innerhalb von zwei Wochen normalisiert sich die Temperatur nach einer anti-infektiösen Behandlung mit Aromatherapie (Dezember 1968).

Drei Monate später akutes Fieber aufgrund einer ausbrechenden Bronchitis. Die Aromatherapie (Thymian, Rosmarin, Salbei, Zimt, Eukalyptus, Kamille, intramuskulär und oral verabreicht), die durch die gleichzeitige Gabe von Spurenelementen unterstützt wird, führt innerhalb von einer Woche zur Heilung der Kranken.

Der Beobachtungszeitraum erstreckt sich über 14 Monate; die Ergebnisse, unterstützt durch zeitweilige Behandlung nach dem oben aufgeführten Schema, sind seitdem jedoch gleichbleibend gut.

Fünfte Krankengeschichte:

Fräulein H., 55 Jahre alt, schwachsinnig.

Seit einigen Jahren chronische Infektion der Harnwege, Blut im Urin und eine äußerst schmerzhafte Blasenentzündung.

Im März 1970 akuter Schub mit Fieber; Allgemeinzustand schlecht, schwerer Erschöpfungszustand.

Behandlung mit Phyto- und Aromatherapie und Phosphorsäure. Die Symptome klingen innerhalb von zwei Wochen ab. Die Patientin kann wieder aufstehen.

Vier Monate lang leichte Unterstützungsbehandlung; die Resultate bleiben gut.

Sechste Krankengeschichte:

Frau P., 66 Jahre alt, Psychose mit Halluzinationen

Im Januar 1970 Grippe, verbunden mit viel Auswurf, schlechtes Blutbild.

Drei Tage lang Antibiotika, dann Aromatherapie (Thymian-, Fichten-, Wacholder-, Rosmarin- und Eukalyptus-Essenz), ›Kupfer-Gold-Silber‹, Magnesium, Schachtelhalmpulver.

Wiederherstellung eines zufriedenstellenden Allgemeinzustandes und Wiederaufnahme der Arbeit nach Ablauf von 2 Wochen.

Siebte Krankengeschichte:

Frau R., 36 Jahre, nervöse Depression. Die Frau hat bereits eine ganze Reihe schwerer Krankheiten hinter sich: Gehirnerschütterung, Entfernung der Gebärmutter ...

Die bettlägrige Patientin klagt über Schmerzen der Wirbelsäule, vor allem in der Lendengegend, und in der rechten Schulter. Außerdem leidet sie an einer hartnäckigen Blasenentzündung.

Behandlung (November 1969): Phyto- und Aromatherapie, injizierbare Extrakte aus gefriergetrockneten Nieren, trinkbare Vakzine.

Äußerlich: Massage mit aromatischen Mitteln und Bäder mit dem Badezusatz ›Alg-Essences‹.

Nach sechs Tagen geht es der Kranken spürbar besser; sie kann wieder aufstehen.

Zwei Monate später kann die Kranke die Station verlassen; die innerliche wie äußerliche Behandlung mit Aromastoffen wird aufrechterhalten, ebenfalls eine Entschlackung auf Pflanzenbasis (Artischocke, Eschenblätter, Blätter von schwarzen Johannisbeeren, Schachtelhalm ...) und Schwefel.

Die Harnanalysen sind unauffällig.

Bei Kranken mit *tiefgreifenden psychischen Veränderungen* können wir jeden Verdacht auf Simulation ausschließen. Sie sind geheilt worden, ohne daß sie wissen und begreifen, warum und wie. Doch ihre Familienangehörigen und das Pflegepersonal waren angesichts der erzielten Erfolge überrascht.

Ich möchte noch einmal darauf hinweisen, daß der Organismus dieser psychisch kranken Menschen durch die jahrelange Chemotherapie, die aufgrund der komplexen psychischen Symptome oft nicht vermeidbar ist, geschwächt und ihr Stoffwechsel häufig gestört ist.

Aber auch unter diesen Bedingungen haben die natürlichen Therapien ihre Erfolge unter Beweis gestellt.

Ich möchte hier die Aufzählung der Krankengeschichten beenden; nach dreißigjähriger Arbeit als Phyto- und Aromatherapeut wäre es mir ein leichtes, sie fortzusetzen ...

Ich habe immer betont, daß die Aromatherapie *kein Wunderheilmittel* ist. So kann man mit ihr weder verschobene Wirbel zurechtrücken noch Hohlfüße korrigieren. Auch bei tuberkulöser Hirnhautentzündung, bei Wundstarrkrampf und einigen anderen Krankheiten ist sie machtlos, zumindest heute noch. Vielleicht gelingt es unseren Nachfolgern, hier weiter vorzu-stoßen.

Doch bevor ich dieses Kapitel abschließe, möchte ich gerne noch auf Dr. Alain Raynaud zu sprechen kommen, der für eine Station mit mehreren hundert Betten verantwortlich ist, auf der alte Menschen mit chronischen Krankheiten gepflegt werden. Alle Krankheiten sind hier vertreten, besonders aber die Infek-tionskrankheiten.

Alain Raynaud, den ich behandelte, als er noch nicht einmal ein Jahr alt war, interessiert sich für die verschiedensten medizi-nischen Gebiete, und seine Kenntnisse sind dementsprechend breit. So beschäftigt er sich auch, neben anderen Behandlungs-formen, mit der Phyto- und Aromatherapie und läßt deren Segnungen seinen Bettlägrigen vor allem bei Gefäßerkrankun-gen, Arthrosen und Infektionen aller Art zugute kommen ...

Einige dieser Kranken können nicht mehr aufstehen und leiden, wie fast immer in solchen Fällen, an eiterndem Wund-liegen.

Die Pyozyaneus-Bakterie, die zu allen Zeiten gefürchtet war, gehört zu den Keimen, die bei solchen, allen Behandlungen trotzenden Wunden gefunden wurde.

Während unseres Kongresses in Lyon im April 1979 konnte ich die bemerkenswerten Resultate vorstellen, die Raynaud bei der Behandlung solcher Wunden mit einem von mir vorgeschla-genen Verfahren erzielt hatte: zwei- bis dreimal täglich Kom-pressen mit *Tégarome* (50 bis 100 Tr. in einem Glas mit lauwarmem Wasser aufgelöst), zwischen den Kompressen ein mit Vaseline getränkter Mullverband.

Diese Erfolge bestätigen wieder einmal die Vielseitigkeit der Aromatherapie, falls man sich ihrer zu bedienen weiß.

Die Ärzte täten oft besser daran, zu Beginn einer Behandlung zu natürlichen Medikamenten zu greifen und diese Verschrei-bungen erst dann, wenn es sich als notwendig herausstellt, durch synthetisch hergestellte Produkte zu ergänzen. Die Che-motherapie verhilft in bestimmten Fällen zu Erfolgen, die die Aromatherapie nicht leisten kann, aber umgekehrt ist der Satz ebenfalls richtig: Die Tatsachen belegen es in überreichlichem Maße.

9

Die Zusammensetzung
von einigen medizinischen Weinen, medizinischen Essigen, Elixieren und Pflanzenmischungen

Es erscheint mir durchaus interessant, zu Dokumentationszwekken im Rahmen dieses Buches die Zusammensetzung einiger medizinischer Weine anzugeben. Es handelt sich natürlich nicht darum, ein vollständiges Verzeichnis aufzustellen, sondern den Lesern einen Eindruck zu geben, über welche Waffen unsere Vorfahren in ihrem Kampf gegen die Krankheiten verfügten.

Einige medizinische Weine

Zimtwein oder ›Cordiat‹
Zimt 30 g, Malaga 500 g, 6 Tage stehen lassen, filtern.
Der ›Hypocras‹ (Vinum hippocraticum) in der Antike war nichts anderes als ein mit Zimt aromatisierter Wein.
Auf die gleiche Weise kann man auch Wacholder- und Ingwer-Weine herstellen.

Bitterer, harntreibender Wein (nach Corvisart)
Zerstoßene Chinarinde 30 g, echte Seidenpflanze 30 g, Engelwurz 30 g, Scilla 30 g, Wacholder 10 g, Macis 10 g, Wermut 2 g, Melisse 2 g, Zitronenschale 60 g, Birkenrinde 60 g, Alkohol zu 34% 60 g, Weißwein 4 l
Die zerstoßenen Pflanzen im Wein 24 Stunden stehen lassen, danach durch ein Sieb gießen, dabei ausdrücken. Filtern. Bei Schwäche der Verdauungsorgane mit 4 EL täglich beginnen, dann steigern.

Wein gegen Weißfluß
Chinin 180 g, Kalmus 45 g, Quassiaholzbaum 24 g, Zimt 24 g, Holunder 24 g, Alkohol 1500 g, reines Wasser 9 l

nach 1 Tag abgießen und folgendes hinzufügen:
Mars-Tinktur 375 g, Orangenblütenwasser 750 g, Zuckersirup 180 g, bei *Weißfluß* 60 g morgens nüchtern.

Aromatischer Wein:
Aromatische Kräuter 100 g, Wundklee-Tinktur 100 g, Rotwein 875 g
Zehn Tage stehen lassen, durchsieben, dabei die Kräuter ausdrücken, filtern, dann Wundkleegeist 125 g, hinzufügen, 2 Tage stehen lassen, wieder filtern.

Bitterer aromatischer Wein (Wermut-Wein, kräftigender Wein):
1. Enzian 85 g, Tausendgüldenkraut 56 g, Orangenschale 42 g, Wermut 56 g
2. Kalmus 85 g, echter Alant 85 g, Galgantwurzel 42 g, kleiner Wermut 28 g, Scharlachkraut 28 g, Schwertlilie 28 g
3. gelbes Chinin 28 g
4. Koriander 85 g, Zimt 14 g, Gewürznelke 7 g, Muskatnuß 3 Stück,

in vier Säckchen füllen; diese Säckchen auf den Boden eines 50-l-Fasses legen und mit Traubenmost auffüllen. Nach der Gärung auf Flaschen ziehen.

Früher als magen- und verdauungsstärkendes Mittel für *kränkelnde* Menschen verwendet.

Zimtwein (Hypocras, Cordiat, der Wein des Hippokrates):
Süße Mandeln 125 g, Zimt 45 g, Zucker 900 g, Schnaps 360 g, Madeirawein 720 g

Einige Tage stehen lassen, filtern und folgendes hinzufügen:
Moschus 0,09 g, graues Ambra 0,09 g

Andere Zusammenstellung:
Zimt 7,50 g, Ingwer 1,00 g, Muskatnuß 0,50 g, Gewürznelke 0,50 g, kleines Schaumkraut 0,25 g, Bitterorangenschale 0,25 g, Alkohol 25,00 g, einfacher Sirup 150 g, kräftiger Rotwein 1 l

Sennes-Wein
Sennes 120 g, Koriander (Samen) 8 g, Fenchel (Samen) 8 g,
Sherry 1 l

Die zerstoßenen Pflanzen und Gewürze 3 Tage stehen lassen,
filtern, 90 g Rosinen hinzufügen, weitere 24 Stunden ziehen
lassen, wieder filtern.

Morgens nüchtern 60 bis 100 g als abführendes und blä-
hungsbekämpfendes Mittel bei *Verdauungsstörungen mit Blähungen.*

Abführender und stärkender Wein:
Sennesschoten 30 g, zerquetschter Rhabarber 24 g, Gewürznelke 4 g, Safran 4 g, Sherry 1 l
6 Tage stehen lassen, dabei häufig schütteln. Filtern. 2 bis 3 EL
wirken stärkend, 5 bis 6 EL abführend.

Einige medizinische Essige

Antiseptischer Essig oder der ›Essig der vier Diebe‹:
Großer Wermut 40 g, kleiner Wermut 40 g, Rosmarin 40 g,
Salbei 40 g, Pfefferminze 40 g, Raute 40 g, Lavendel 40 g,
Rotangpalme 5 g, Zimt 5 g, Gewürznelke 5 g, Muskatnuß 5 g,
Knoblauch 5 g, Kampfer 10 g, kristallisierte Essigsäure 40 g,
weißer Essig 2500 g

ungefähr 10 Tage ziehen lassen. Durchsieben, dabei ausdrük-
ken, dann den in der Essigsäure aufgelösten Kampfer hinzugeben und filtern.

Dieser Essig dient als Vorbeugemittel gegen *ansteckende Krankheiten.* Man reibt sich Hände und Gesicht damit ein oder läßt ihn
in Wohnungen verdunsten. In kleine Flakons abgefüllt, dient er
als ›Riechmittel‹ bei Ohnmachtsanfällen.

Es wird berichtet, daß dieser Essig im 17. Jahrhundert von vier
Leichenfledderern während der großen Pest-Epidemie in Toulouse von 1628–1631 als Schutzmittel benutzt wurde. Die
Mißachtung der Ansteckungsgefahr hatte die Richter erstaunt. In
den Toulouser Archiven heißt es: »Vier Diebe wurden überführt,
die während der vergangenen großen Pest in das Haus der
Pestkranken gingen, diese in ihrem Bett erwürgten und dann die

Häuser ausräumten: Aus diesem Grund wurden sie verurteilt, bei lebendigem Leibe verbrannt zu werden. Damit ihre Strafe weniger hart ausfiel, verrieten sie ihr Geheimnis; daraufhin wurden sie gehenkt.«

Das Originalrezept soll folgendermaßen gelautet haben: 3 Pinten starker Weißwein-Essig, 1 Handvoll Wermut, Mädesüß, Wacholderbeeren, wilder Majoran und Salbei, 50 Gewürznelken, 2 Unzen Alant-Wurzeln, 2 Unzen Engelwurz, 2 Unzen Rosmarin, 2 Unzen Andorn, 3 g Kampfer.

Aromatischer und antiseptischer Essig:
Melissengeist 15 g, Gewürznelken-Essenz 4 g, Zitronen-Essenz 10 g, Lavendel-Essenz 10 g, Weißwein-Essig 60 g
Miteinander vermischen und filtrieren. Mit Wasser verdünnt wird er als Einreibemittel bei Juckreiz verwendet, der mit bestimmten Hautkrankheiten verbunden ist.

Essig zur Zahnpflege:
Pyrethrum-Wurzel 60 g, feiner Zimt 8 g, Gewürznelke 8 g, Löffelkrautgeist 60 g, rotes Wundkleewasser 125 g, Guajakharz 8 g, Weißwein-Essig 2 l
Die Pflanzen und Aromen zerreiben und in dem Essig ziehen lassen. Das Guajakharz in dem Wundkleewasser und Löffelkrautgeist auflösen. Den Essig filtern, das aufgelöste Harz untermischen. Der Essig wird zuerst trübe, klärt sich aber nach einigen Tagen.

Jungfrauen-Essig:
Alkohol, stark säurehaltiger Essig und Benzoeharz zu gleichen Teilen mischen, ziehen lassen, filtern. Einige Tropfen davon ins Wasser geben; das Wasser wird milchig, bekommt einen angenehmen Geruch und wirkt *stärkend* auf die Haut.

Englischer aromatischer Essig (Riechsalz):
Essigsäure-Salz 250 g, Kampfer 60 g, Lavendel-Essenz 0,50 g, Gewürznelken-Essenz 2 g, Zimt-Essenz 1 g.

Tafelessig (das alte Rezept der berühmten Firma Maille):
Holunderblüten 250 g, Estragon 375 g, Wasserminze 125 g, Basilikum 100 g, Marguitain 100 g, Bohnenkraut 100 g, Thy-

mian 1 Prise, Lorbeerblätter 4–5 Stück, Schalotten 125 g, Knoblauch 31 g, Gewürznelke 40 g, Zimt 40 g, reife spanische Pfefferschoten 6 Stück, Kerbel 180 g, zerstoßene Pfefferkörner 60 g, Salz und kleine Zwiebeln ausreichend, der stärkste Orléan-Essig 3 l
6 Wochen die Mischung in einem Tontopf, der mit einem Pergamentpapier verschlossen wurde, der Sonne aussetzen. Filtern, auf Flaschen abziehen, verkorken.

Einige Elixiere

Elixier gegen Gicht:
Graues Chinin 125 g, Klatschmohn 60 g, Sassafras 30 g, Rum 5 l
2 Wochen ziehen lassen, filtern und folgendes hinzufügen:
Guajakwurzeln 60 g

Noch einmal 2 Wochen stehen lassen und mit folgendem Sirup vermischen:
Sassaparille 125 g, Zucker 1250 g
1 bis 2 EL zwei- bis dreimal täglich.

Antiseptisches Elixier nach Chaussier:
Chinin 64 g, Cascarilla-Rinde 16 g, Safran 2 g, spanischer Wein 500 g, Zimt 12 g, Schnaps 500 g

einige Tage ziehen lassen, filtern und dann folgendes hinzufügen:
Zucker 150 g, geschwefelter Äther 6 g
Dieses Elixier wurde während der großen Typhus-Epidemie 1814/15 benutzt.

Elixier gegen Geschlechtskrankheiten:
Guajakharz 220 g, Sassafras 155 g, Peru-Balsam 15 g, Alkohol 1250 g
1 TL in einem Glas Zuckerwasser (Syphilis, Gicht)

Elixier zur Zahnreinigung:
Essenz aus ceylonesischem Zimt 1 g, Sternanis-Essenz 2 g, Gewürznelken-Essenz 2 g, Pfefferminz-Essenz 8 g, Benzoe-

Harz-Tinktur 20 g, Koschenille-Tinktur 20 g, Guajak-Tinktur 8 g, Pyrethrum-Tinktur 8 g, Alkohol zu 80% 1000 g miteinander mischen und nach 24 Stunden filtern. ½ TL in einem Glas lauwarmes Wasser.

Ein weiteres Elixier zur Zahnreinigung:
Guajak-Geist 187 g, Kampfer-Geist 4 g, Pfefferminz-Essenz 6 Tr., Löffelkraut-Essenz 6 Tr., Rosmarin-Essenz 6 Tr.

Elixier gegen Zahnschmerzen:
Guajak 15 g, Pyrethrum 4 g, Muskatnuß 4 g, Gewürznelke 4 g, Rosmarin-Essenz 10 Tr., Bergamotte-Essenz 4 Tr., Alkohol zu 70% 100 g
8 Tage ziehen lassen, filtern. 1 TL in einem Glas Wasser zur Mundspülung (Zahnschmerzen).

Elixier des Klosters La Grande Chartreuse:
Frische Melisse 640 g, frischer Ysop 640 g, frischer Engelwurz 320 g, Zimt 160 g, Safran 40 g, Macis 10 g, Alkohol 10 l
8 Tage stehen lassen, durchsieben, die Pflanzen auspressen, auf einer bestimmten Menge frischer Pflanzen (Melisse und Ysop) destillieren, danach 1,25 kg Zucker unterrühren und filtern.

Anderes Rezept:
Zitronenmelissen-Essenz 2 g, Ysop-Essenz 2 g, Engelwurz-Essenz 10 g, Englische Pfefferminz-Essenz 20 g, Muskatnuß-Essenz 2 g, Gewürznelken-Essenz 2 g, Alkohol zu 80% 2 l, Zucker nach Belieben
mit einigen Tropfen Safran-Tinktur gelb oder einigen Tropfen Holunderblättergeist oder aufgelöstem Indigo grün färben.

Einige Pflanzenmischungen

Bei diesen Mischungen werden getrocknete, zerriebene oder zerstoßene Pflanzen oder Pflanzenteile für Heiltees und Sude für innerlichen wie äußerlichen Gebrauch miteinander vermengt.

Krampflösende Pflanzenmischung:
Baldrian 90 g, Orangenbaumblätter 60 g, Schafgarbe 30 g

Ein anderes Rezept:
Lavendel 50 g, Melisse 100 g, Basilikum 100 g, gemeine Katzenminze 100 g
als Heiltee bei Keuchhusten.

Aromatische Kräutermischung:
Salbei, Thymian, Quendel, Rosmarin, Ysop, Origano, Wermut, Pfefferminze, jeweils die Blätter zu gleichen Teilen als Badezusatz oder als Lotion: 50 g auf 1 l.

Blähungsverhindernde Mischung:
Anis, Fenchel, Koriander und Kümmel, Samen oder Körner jeweils zu gleichen Teilen.

Harntreibende Pflanzenmischung:
Fenchel, kleine Stechpalme, Eppich, Petersilie und Spargel, jeweils die getrockneten Wurzeln zu gleichen Teilen. Als Heiltee: 20 g auf 1 l. Dient auch zur Herstellung des ›Fünf-Wurzel-Sirups‹ (3 bis 5 EL täglich).

Pflanzenmischung zum Räuchern (laut Trousseau):
Stechapfel 30 g, Salbei 15 g
bei *Asthma;* auf 20 Zigaretten aufteilen oder in der Pfeife rauchen.

Wurmtreibende Pflanzenmischung für Spülungen:
Wermut 30 g, Baldrian 30 g, Rainfarn-Samen 15 g, Orangen-Schale 15 g
2 EL auf ½ l kochendes Wasser. 10 Minuten ziehen lassen, durchsieben. Die Menge reicht für zwei Spülungen aus (jeweils 1 EL Öl beifügen). Wirksam bei Maden- und Peitschenwürmern.

Einige nützliche Präparate

Climarome (Hygieneprodukt)
Eine Mischung aus Lavendel-, Myrtenheide-, Fichte-, Pfefferminz- und Thymian-Essenzen.

Dieses erst seit kurzer Zeit sich auf dem Markt befindende Produkt ist kein eigentliches Medikament. Doch aufgrund der

Zusammensetzung hat es eine starke *antiseptische, balsamische und schützende* Wirkung auf die Atemwege.

20 Tropfen auf ein Taschentuch geben und mehrmals am Tag tief einatmen.

Tégarome (Hygieneprodukt)
Eine Mischung aus Lavendel-, Thymian-, Salbei-, Eukalyptus-, Rosmarin-, Zypressen-, Myrtenheide- und Geranium-Essenzen.

Lindernd bei Sonnenbrand, Verbrennungen ersten und zweiten Grades, die oberflächlich und begrenzt sind, bei Insektenstichen (Wespen-, Spinnen- und Mückenstiche), Schnittwunden, bestimmten Pickeln, Verstauchungen; eignet sich vorzüglich zur Mundhygiene.

Je nach Erkrankung wird *Tégarome* rein oder mit lauwarmem Wasser verdünnt für Kompressen (50 Tr. auf 1 Glas Wasser) und Mundspülungen oder zum Gurgeln (20 Tr. auf 1 Glas Wasser) verwendet.

Die Erfahrung hat gezeigt, daß dieses Produkt bei Gürtelrose, unverdünnt als Kompresse lokal angewendet, einen günstigen Einfluß ausübt. Wir haben bisher kein einziges Mal zu einem anderen Mittel greifen müssen, vorausgesetzt, daß es möglichst früh und dann 15 bis 20 Tage lang eingesetzt wurde. Nur zur Sicherheit verschreibe ich zusätzlich oral einzunehmendes Magnesium.

Sicher spielen dabei die virusbekämpfenden und wundheilenden Eigenschaften gewisser in *Tégarome* enthaltener Essenzen eine wichtige Rolle.

Bekannte Präparate, die man nicht fertig im Handel bekommt

Aromatische Arnika-Tinktur:
Arnika-Blüten 50 g, Gewürznelke 10 g, Zimt 10 g, Ingwer 10 g, Anis 100 g, Alkohol 1 l, 8 Tage ziehen lassen, filtern.

1 TL in ½ Glas Zuckerwasser, zwei- bis dreimal täglich, bei *Verstauchungen* und *Prellungen*. Gutes *Zahnschmerzmittel*.

Wunderwirkender Weingeist:
Engelwurz 30 g, Rosmarin 30 g, Majoran 30 g, Gartenbalsam 30 g, Ysop 30 g, Wermut 30 g, Thymian 30 g, Pfefferminze 30 g, Salbei 45 g, Weingeist oder Schnaps 2,5 l, in einem

lichtdurchlässigen Gefäß luftdicht abgeschlossen 2 Wochen der Sonne aussetzen. Filtern, in Flaschen füllen und verkorken.

Bei Verdauungsschwierigkeiten, Verstopfungen, Darminfektionen, allgemeinen Schwächezuständen, Schwindelanfällen: 1 TL jeden Morgen.

Bei Wunden und Abszessen zwei bis dreimal täglich erneuerte Kompressen.

Opodeldoch-Balsam:
Geriebene Tierseife 30 g, Alkohol zu 90% 250 g

in einem Glasgefäß im Wasserbad zerlaufen lassen, dann folgendes hinzufügen:

pulverisierter Kampfer 24 g, Thymian-Essenz 2 g, Rosmarin-Essenz 6 g, heiß in Flakons einfüllen; die Mischung erstarrt zu einem Gelee (zum Einreiben bei Rheumaschmerzen).

Fioravanti-Balsam oder Terpentin-Geist
Lärchen-Terpentin 500, Elemi-Harz 100, flüssiges Styrax-Harz 100, Galbanum 100, Myrrhe 100. Aloe 50. Lorbeerbeeren 100, Galgant 50, Zittwerwurzel 50, Ingwer 50, ceylonesischer Zimt 50, Gewürznelke 50, Muskatnuß 50, kretischer Diptam 50, Alkohol zu 80% 3000, wurde früher bei Nierenkoliken benutzt; heute dient es als Einreibemittel bei Rheuma und Gicht.

Diejenigen, die sexuell nicht mehr auf der Höhe sind, können immerhin einmal folgende Mischung probieren:

Italienische Essenz:
Zimt 90 g, großer Kardamon 60 g, Galgant 60 g, Gewürznelke 15 g, Pfefferschoten 12 g, Muskat 8 g, graues Ambra 0,2 g, Moschus 0,2 g, Alkohol zu 90% 1 l. einen Monat ziehen lassen, filtern (als aphrodisisches Mittel 20 bis 30 Tr. auf Zucker).

10

Eine Auswahl künstlicher Frucht-Essenzen, die von der Nahrungsmittelindustrie verwendet werden

Ich bin mir sicher, daß sich die Leser für die Zusammensetzung bestimmter künstlich hergestellter Essenzen interessieren, die in der Nahrungsmittelindustrie, vor allem im *Konditorhandwerk,* und bei der Herstellung von Parfüm Verwendung finden. Hier einige Formeln:

Auf hundert Teile Alkohol kommen bei der:

Ananas-Essenz: 1 Teil Aldehyd, 1 T. Chloroform, 10 T. Amylbutyläther, 5 T. Butyläther, 3 T. Glyzerin
Erdbeer-Essenz: 5 Teile Äthersäure, 3 T. Amyläthersäure, 2 T. Amylbutyläther, 5 T. Butyläther, 1 T. Formaläther, 1 T. Methylsalicyläther, 1 T. Nitratäther, 2 T. Glyzerin
Kirsch-Essenz: 1 T. Benzolsäure, 5 T. Äthersäure, 5 T. Benzoläther, 5 T. Rebendoldenäther, 3 T. Glyzerin
Cognac-Essenz erhält man durch die Ätherisierung von flüchtigen Fettsäuren, die bei der Verseifung von Fetten entstehen.

Im allgemeinen rechnet man 10 bis 15 g künstliche Essenz auf 100 kg gekochten Zucker.

Die chemische Industrie hat inzwischen künstliche Aromen für folgende Geschmacksrichtungen entwickelt: unter anderem für Banane, Pfirsich, Apfel, Traube, Mandel, Nuß, Haselnuß, Aprikose, Pflaume, Birne, Quitte, Johannisbeere, schwarze Johannisbeere, Kokosnuß, Orange, Zitrone, Grapefruit, Mandarine, Kaffee, Butter, Vanille, Rum ...

Die *natürlichen Essenzen aus Früchten,* die hauptsächlich von qualitätsbewußten Konditoren verwendet werden, gewinnt man durch die Destillierung einer beträchtlichen Menge von Früchten erster Qualität, wobei der Ertrag zuweilen nicht einmal ein Zwanzigstel der destillierten Früchte ausmacht.

Maiglöckchen-Parfüm:

Rosenalkohol aus den Blüten 70, Narzissenalkohol aus dem Öl
3, Veilchenalkohol aus den Blättern 3, Nachthyazinthenalkohol
aus dem Öl 3, Methylheptincarbonat 3, reines Jasminwasser 15,
Methylionon 100, Anisaldehyd 50, Manila-Ylang 60, Phenyl-
acetataldehyd 25, Bergamottenschale 120, Moschus-Ambret-
tenkörner 10, Rosenholzlinalol 150, Heliotropin 5, Amberharz
5, Terpineol 343, Methylcinnamat 35 = 1000

Vergleichstabelle
alter und neuer Maße und Gewichte

Während der Arbeit an diesem Buch habe ich mich bemüht, die Gewichtsmaße alter Rezepte in heute verwendeten Maßeinheiten auszudrücken. Vielleicht ist es für die Leser interessant, die wichtigsten alten Maße kennenzulernen:

1 Pinte	= 2 Schoppen	= 1 Liter
1 Schoppen	= 1 Sester	= ½ Liter
½ Sester		= ¼ Liter
1 Pfund	= 16 Unzen	= 500 g
½ Pfund	= 8 Unzen	= 250 g
1 Unze	= 8 Quentchen	= 32 g
1 Quentchen	= 72 Gran	= 4 g
1 Skrupel	= 26 Gran	= 1,3 g

Es ist sicher nützlich, im Rahmen dieses Buches einige allgemeine Hinweise zur Ernte und Konservierung der Pflanzen sowie zu deren Dosierung für Heiltees und Sude zu geben.

Ernte und Aufbewahrung von Pflanzen

Von der Ernte und der Aufbewahrung hängt die Wirksamkeit von Pflanzen ab, die bei unsachgemäßer Behandlung einen Teil ihrer Wirkstoffe verlieren können.

Getrocknet werden sie an der Sonne, im Ofen oder in besonders dafür eingerichteten Trocknungsanlagen.

Blüten müssen in der Regel vor Licht, Hitze und Feuchtigkeit geschützt werden. Vor dem Trocknen werden fremde, abgestorbene oder beschädigte Teile entfernt. Man lagert die Pflanzen auf Rosten oder hängt sie, zu Sträußchen verschnürt, auf.

Wurzeln werden normalerweise an der Luft getrocknet und vor Feuchtigkeit geschützt. Schleimhaltige Wurzeln trocknet man in Öfen. Rinde und Holz werden an der Sonne oder in Trocknungsanlagen getrocknet und vor Feuchtigkeit geschützt aufbewahrt.

Häufig werden Blüten, Blätter und Samen auch auf Dachböden getrocknet. Zur Aufbewahrung eignen sich Blechschachteln. Der Raum, in dem sie aufbewahrt werden, muß trocken sein.

Am besten ist es, die Pflanzen an einem sonnigen Tag morgens nach dem Frühtau zu ernten.

Blätter sollten geerntet werden, bevor sie ihre volle Größe erreicht haben, spätestens in dem Augenblick, in dem sich die Blütenknospen bilden (von den Pflanzen abgesehen, bei denen die Blätter isoliert oder die Blütenspitzen verwendet werden, zum Beispiel bei den Lippenblütlern).

Blüten und Knospen sammelt man im Frühjahr, die Beeren im Herbst, die Wurzeln im Frühjahr oder Herbst, die Rinden von Bäumen im Winter, die von Sträuchern im Herbst und harzhaltige Rinden im Frühjahr.

Die Mißachtung dieser elementaren Regeln hat viel zu der bedauerlichen Tatsache beigetragen, daß die Pflanzen in Mißkredit geraten sind.

Verwendung von Pflanzen als Tee oder als Sud

Frische und getrocknete Pflanzen werden in gleicher Dosierung verwendet; frische Pflanzen sind schwerer, ihre Wirkstoffe dagegen aktiver.

1 Prise entspricht 2 bis 3 g
1 TL 5 g
1 EL 10 g
1 Handvoll 30 bis 40 g

Alle Mengenangaben gelten, falls nicht anders angegeben, für Erwachsene. Für Kinder werden Tees und Sude in der gleichen Weise zubereitet und dann mit Wasser verdünnt:

1 Jahr:	1 Teil Tee auf 4 Teile Wasser
1–3 Jahre:	2 T. Tee auf 3 T. Wasser
3–5 Jahre:	3 T. Tee auf 2 T. Wasser
5–10 Jahre:	4 T. Tee auf 1 T. Wasser

Es ist zuweilen notwendig, die individuellen Reaktionen zu erforschen; dies gilt für Erwachsene, in stärkerem Maße natürlich für Kinder.

Sollen Pflanzen gekocht werden, setzt man sie mit kaltem Wasser auf und bringt es zum Kochen.

Besser ist es, die Tees nicht zu zuckern; notfalls kann man sich mit Honig behelfen.

›Einmal aufkochen lassen‹ bedeutet: die ersten großen Blasen abzuwarten, dann den Topf vom Feuer zu nehmen und den Tee die angegebene Zeit ziehen zu lassen.

Im allgemeinen werden Wurzeln, Stengel oder Rinden 5 bis 10 Minuten gekocht.

Ganze Pflanzen, Blätter, Samen und Blütenspitzen läßt man in der Regel einmal aufkochen und dann ziehen.

Wenn nur ›ziehen lassen‹ angegeben ist, hauptsächlich bei Blüten, bedeutet dies, daß man mit kochendem Wasser die Blüten überbrüht.

Es ist empfehlenswert, emaillierte Kochtöpfe und keine aus reinem Metall zu verwenden.

Die verschiedenen Formen, unter denen Pflanzen in der Heilkunde Anwendung finden

Alkohol-Extrakt: Wird durch das Einlegen der Pflanze in Alkohol gewonnen.

Aromatische Bäder: 500 g (bei Kindern 250 g) Aromastoffe in einen Beutel geben, mit 3 bis 4 Liter kochendem Wasser überbrühen, 10 bis 15 Minuten zugedeckt ziehen lassen, dem Badewasser zusetzen.

1. *Fichtennadeln:* stärkend. Auch bei Rheuma und Gicht empfohlen; Fußbäder bei starkem Fußschweiß.

2. *Lavendel:* beruhigend (bei Schlaflosigkeit und nervöser Unruhe). Auch für schwache oder empfindliche Kinder empfehlenswert. Mit Fichtennadeln-, Rosmarin- und Algenbädern abwechseln.

3. *Majoran:* stärkend (wie Thymian)

4. *Rosmarin:* stärkend, hauptsächlich für Kinder. Auch bei Rheuma empfohlen. Hilft bei Sehschwäche.

5. *Salbei:* stärkend, für schwächliche, rachitische oder an Skrofulose leidende Kinder. Bei Rheuma empfohlen.

6. *Terpentin:* bei Rheuma.

7. *Thymian:* stärkend; bei Arthritis, Rheuma, Gicht und chronischen Lungenkrankheiten.

8. *Wacholder:* bei Arthritis und Rheuma.

Bäder mit Essenzen und Algen:
Die Verbindung von bestimmten Meeresalgen mit aromatischen Essenzen ermöglicht es, Bäder heute zahlreicher anzuwenden als früher. Hier die wichtigsten Indikationen: Übergewicht, Zellulitis, Erkrankungen des Lymphdrüsensystems, zögernde Rekonvaleszenz, Blutarmut, chronischer Rheumatismus, Kreislaufbeschwerden, Mineralmangel, frühzeitiges Altern, Beschwerden in der Post-Menopause, gewisse Hautkrankheiten (›Alg-Essences‹, siehe Seite 99 und die Kapitel im Anhang).

Destilliertes aromatisiertes Wasser: zum Beispiel Orangenblüten- oder Rosenwasser

Dicksaft: schweißtreibender Sirup zur Blutreinigung

Einreibungen: mit Salben (siehe dort) oder Flüssigkeiten, mittels der Hand, einem Schwamm, einer Bürste oder einem Tuch

Extrakt: Substanz, die durch Verdampfen einer wasser-, alkohol- oder ätherhaltigen Flüssigkeit gewonnen wird

flüssiger Extrakt: wie oben; in diesem Fall wird die Verdampfung relativ frühzeitig beendet.

weicher Extrakt: siehe oben; in diesem Fall wird die Verdampfung beendet, sobald die Substanz die Konsistenz von Honig erreicht hat

Intrakt: Extrakt, der nur von der Pflanze in ihrer ursprünglichen Form (nicht von flüssigen Auszügen) gewonnen werden kann

Kräutersäfte:
Bitterer Kräutersaft, gleichzeitig Aperitif (Gallenleiden):

Engelwurz (grüne Stengel)	1 kleine Handvoll
Erdrauch	2 große Handvoll
wilde Stiefmütterchen	2 große Handvoll
Wegwarte	2 große Handvoll
Löwenzahn	2 große Handvoll

Bitterer und stärkender Kräutersaft (Schwächezustände):

Pfefferminze	1 kleine Handvoll
Ehrenpreis	2 große Handvoll
kleines Tausendgüldenkraut	2 große Handvoll
Bitterklee	2 große Handvoll
Hopfen (grüne Stengel)	2 große Handvoll

Kräutersaft gegen Skorbut (auch bei Mundgeschwüren):

Löffelkraut	3 Handvoll
Hirtentäschel	2 Handvoll
Brunnenkresse	3 Handvoll

Erfrischender Kräutersaft (harntreibend):

Portulak	1 Handvoll
Sauerampfer	1 Handvoll
Lattich	1 Handvoll
Lauch	1 Handvoll
Schwarzwurzel	1 Handvoll
Löwenzahn	1 Handvoll

Laudanum: Alkoholtinktur aus Opium und Safran; das Sydenham-Laudanum enthält 10% Opium und 1% Morphium (20 Tropfen entsprechen 5 Hundertstel Gramm Opium; eine Mohnkapsel enthält 5 bis 6 Hundertstel Gramm).

Lotion: Die Pflanzen werden in Wasser gekocht und dann durch ein feines Tuch gefiltert; für Waschungen.

Mazeration: Die Pflanzen werden für kürzere oder längere Zeit in kaltes Wasser, Wein, Alkohol oder Öl eingelegt, um so die löslichen Substanzen zu gewinnen (es kann sich dabei um Stunden, Tage oder auch Wochen handeln).

Öle: Die Hälfte eines Gefäßes mit getrockneten Pflanzen oder kleingehackten Wurzeln auffüllen und mit Öl übergießen. Drei Wochen bei milder Temperatur mazerieren lassen. Von Zeit zu Zeit schütteln. Durch ein Sieb gießen und in dunkle Flaschen füllen. Auf diese Weise gewinnt man medizinische Öle oder Kräuteröle, die sich hervorragend für die Küche eignen. Lorbeer-, Rosmarin- und Thymian-Öl: für gegrilltes Fleisch und gegrillten Fisch.

Johanniskrautöl: bei Schmerzen und Verbrennungen.

Kamillenöl: zum Einreiben bei Schmerzen.

Ölsirup: Mischung aus ätherischen Ölen und Zucker zum Aromatisieren von Flüssigkeiten und Getränken.

Räuchern: Kräuter auf glühender Holzkohle in geschlossenen Räumen verbrennen.

Salben: Präparate, die hauptsächlich aus Fettstoffen bestehen, mit oder ohne Wirkstoffe, zum äußerlichen Gebrauch.

Salbenverband: Salben auf verschiedener Basis, Schmalz, Öl, Wachs, Pech, können als Grundlage dienen; die Verbandsstoffe können kalt oder warm über die Salben, die eingerieben oder nur aufgetragen wurden, gelegt werden.

Senfsalbe: Mischung aus Senfmehl und Wasser, die warm aufgetragen wird und eine gewünschte Hautreizung erzeugt.

Senfpflaster: Mull oder Gaze in Wasser tauchen, auswringen, auf einem Tisch ausbreiten, mit Senfmehl bestäuben. Um die gewünschte Stelle wickeln. Wenn der Kranke ein Prickeln verspürt, noch weitere zehn Minuten wirken lassen.

Sirup, einfacher: 180 g Zucker in 100 g Wasser (kalt oder warm) auflösen, anschließend mit den gewünschten Wirkstoffen vermischen.

Spezien: Unter diesem Wort gruppiert man Essenzen und Pflanzen, die die gleichen Eigenschaften aufweisen (harntreibend, schweißtreibend usw.).

Spülungen, lindernde (Durchfall, Mastdarmentzündung, Hämorrhoiden):
Leinsamen 15 g, kleinblütige Königskerze (Blätter) 150 g, kochendes Wasser 500 g, ziehen lassen, bis das Wasser lauwarm ist, durchsieben, dabei ausdrücken, mit einem Eigelb vermischen. Die Menge reicht für eine zweimalige Anwendung. Oder:
Mohnblüte ohne Samen 20 g, kochendes Wasser 500 g, 2 Stunden ziehen lassen, dann 10 g Stärke in Pulverform einrühren. Oder
5 EL Essig, 400 g lauwarmes Wasser.

Sud: Für einen Sud werden die Pflanzen längere Zeit ausgekocht (möglichst dabei zudecken). Rinden und Wurzeln werden in der Regel länger gekocht als Stengel und Blätter. Die Pflanzen sollten immer kalt aufgesetzt werden.

Tee: Hier werden die Pflanzen kurz gekocht oder nur überbrüht. Sude werden meist für Einreibungen, als Badezusatz etc. verwendet, während Tees in der Regel getrunken werden.

Tinktur: Alkoholischer Auszug aus pflanzlichen oder tierischen Stoffen.

Verdampfung: Eine Pflanze oder Pflanzenmischungen werden in Wasser gekocht, um einen aromatischen Dampf zu erhalten (für Inhalationen, aber auch für Räume, in denen Kranke liegen).

Wäßrige Lösung: Ein Präparat, das durch längeren Kontakt der Pflanze mit Wasser erzielt wurde (siehe unter Mazeration, Sud und Tee).

Wein- oder Kräutergeist: Trinkbare Flüssigkeit, die durch Destillierung von Alkohol zusammen mit einem oder mehreren Kräutern erzielt wird.

12

Schlußfolgerungen

Wissenschaftliche Forschungsarbeiten
sollten immer und einzig darauf abzielen,
das Forschungsobjekt in all seinen Schattierungen
kennenzulernen,
ohne daß der Forscher sich die Frage stellt,
ob er daraus praktischen Nutzen ziehen kann.

Charles Richet

Es gibt immer einen Augenblick, in dem wissenschaftliche Forschungen, so zusammenhanglos sie auch zu sein scheinen, die Ketten sichtbar werden lassen, die sie zusammenhalten, und so Wege aufzeigen, die zu einer glücklichen Entwicklung führen.

Die empirisch nachgewiesenen therapeutischen Werte von Essenzen werden von vielen zeitgenössischen wissenschaftlichen Arbeiten bestätigt; das heißt, sie existieren real, was manchen vielleicht erstaunen mag.

Diese Arbeiten scheinen mir in ausreichendem Maße zu belegen, daß die, wie F. Decaux schreibt*, »Phytotherapie ihren Anspruch auf Vorrang und Adel mit dem nützlicheren verbinden kann, eine moderne Heilmethode zu sein, und zwar sowohl im Hinblick auf die Entdeckung und Verwendung zahlreicher neuer pflanzlicher Drogen, als auch aufgrund der breiten Anwendungsmöglichkeit, die sie uns heute schenkt«.

Allein vom Standpunkt der Antisepsis aus gesehen ist es überraschend und gleichzeitig erschreckend, in welchen Mißkredit die Aromatherapie geraten ist in den hundert Jahren, die

---

* F. Decaux: *Pérennité de la Phytothérapie* (Langlebigkeit der Phytotherapie), in *Gazette médicale* (1963).

uns von den ersten Pionierarbeiten Chamberlands auf diesem Gebiet trennen. Zweifellos kann man diesen Widerspruch nur durch die Konkurrenz der chemisch hergestellten Antiseptika, wie Hypochlorit und mit Sauerstoff angereichertes Wasser, erklären.

An allem zweifeln oder alles glauben, zwei bequeme Lösungen, die uns das Nachdenken abnehmen, schrieb einmal Henri Poincaré. Normalerweise lehnen Menschen das ab, was sie nicht verstehen. Dem ist entgegenzuhalten, daß »eine gesunde Philosophie empfiehlt, Tatsachen nicht abzulehnen, nur weil sie unseren Ideen und Theorien entgegengesetzt sind, sondern zu versuchen, sie kennenzulernen«.*

Genau das aber geschah im Hinblick auf Pflanzen-Essenzen. Übersehen wurde dabei, daß sie dem Arzt eine unendliche Vielzahl von wirksamen und in den meisten Fällen ungiftigen Arzneimitteln in die Hand gibt.

Im übrigen sollte in der Medizin eine anspruchsvolle, wählerische Haltung als Tugend angesehen werden. »Man sollte immer zu den wirkungsvollsten Therapien greifen, gleichgültig, wo sich diese finden lassen.« Besonders dann, wenn sich diese leicht finden lassen und, wie die Behandlung mit ätherischen Ölen, den Vorzug haben, sowohl auf einen Teil des Körpers wie auf den ganzen Körper einzuwirken: auf einen Teil, weil sie grundsätzlich die Fähigkeit haben, auf das Ganze einzuwirken, und auf das Ganze, weil sie gerade einzelne Teile wirksam heilen. »Ein Organismus ist nicht die einfache Zusammenfügung verschiedener Gewebe«, schrieb Paul Foulqué, »er stellt ein Ganzes dar und funktioniert wie ein Ganzes. Ein Organ arbeitet niemals allein ... Ein Organismus ist keine Maschine, bei der die Einzelteile ihre Aufgaben erledigen, ohne sich um die Funktion der anderen Teile zu kümmern: bei lebenden Organismen hat jeder Teil Anteil am Ganzen ... Eine Maschine wird gemacht, ein Organismus macht sich selbst und macht sich immer wieder selbst neu.«

Natürlich bin ich nicht von dem kindlichen Wunsch besessen, die immensen Wohltaten, die andere Behandlungsformen aufweisen, abzuleugnen. Im Gegenteil, ich nehme alles an, was heilen oder erleichtern kann, ohne zu schädigen.

---

* *Gazette médicale* (1833).

Natürlich habe ich auch nicht die Arroganz, behaupten zu wollen, ein komplettes Werk über die ätherischen Öle geschrieben zu haben.

Diejenigen Essenzen, die meine Leser in diesem Buch finden, haben den großen Vorteil, bereits seit undenkbaren Zeiten bekannt zu sein und heute von vielen Ärzten zu Heilzwecken eingesetzt zu werden.

Diese Liste wird in der Zukunft nur wachsen. Doch schon heute haben wir in der Aromatherapie ein kostbares und vielseitiges Werkzeug gegen Krankheiten in den Händen.

Dieses Werkzeug ist um so kostbarer, als sich die Essenzen nicht darauf beschränken, zu heilen oder zu erleichtern. Durch die Milieuveränderungen, die sie auslösen, dienen sie gleichzeitig als hervorragendes Vorbeugungsmittel gegen die verschiedensten Krankheiten.

Ohne näher auf das einzugehen, was zu einer gesunden Ernährungsweise gehört, möchte ich wiederholen, daß die Hausfrau bei der täglichen Essenszubereitung die Würzpflanzen benutzen und so von den in ihnen enthaltenen Essenzen profitieren sollte.

Hippokrates wies darauf hin, daß es nicht ausreicht, Krankheiten zu heilen, sondern daß man den Menschen beibringen muß, wie sie ihre Gesundheit bewahren können. Bei der Bewahrung der Gesundheit aber spielen die Aromen eine ausschlaggebende Rolle. Zum Schluß möchte ich ein französisches Sprichwort zitieren, das vielleicht manchem zu denken geben wird:

»Die Krankheit tritt durch eine Tür ein, die so groß ist wie das Rad eines Ochsenkarrens, und verläßt den Körper durch eine Öffnung, die so klein ist wie ein Nadelöhr.«

13

Anhang

Es gibt einen wichtigen Punkt, den ich in meinen Schriften, Vorträgen, Radio- und Fernsehsendungen immer wieder erwähne und den ich auch hier noch einmal betonen möchte: Pflanzen und aromatische Essenzen sind für die Ärzte, die sich ihrer bedienen, *systematische Grundbehandlungsmittel.* Doch es wäre falsch zu behaupten, daß man mit ihnen allein alle Probleme unter allen Umständen lösen könne. Deshalb verwenden wir sie häufig zusammen mit anderen Arzneimitteln oder Heilverfahren. Bei jedem Krankheitsfall geht es darum, das Problem so eng wie möglich einzukreisen und alle Behandlungsformen, die in die gleiche Richtung zielen, einzusetzen. Dieses Kapitel ist Behandlungsformen gewidmet, die nicht direkt zur Aromatherapie gehören, die mir aber während meiner fünfunddreißigjährigen Tätigkeit zu vielen Erfolgen verhalfen.

Die Medizin ist eine sehr vielseitige Disziplin. Von wenigen chemischen Stoffen wie dem Digitoxin, dem Emetin oder auch dem Kolchizin abgesehen, ist die therapeutische Dosierung weitgehend vom Ermessen des behandelnden Arztes abhängig. Bei Infektionen, die durch Kolibakterien hervorgerufen wurden, verschreiben einige Ärzte 200 Tropfen der Heidelbeermuttertinktur *(Vaccinium myrtillus)* täglich, während andere sich mit der Hälfte begnügen. Das trifft auch auf die Behandlung mit ätherischen Ölen zu, wobei eine Einschränkung zu machen ist: es kann sich immer nur um einige Tropfen, die zudem stark verdünnt werden, handeln, denn die *Aromatherapie ist die atomare Medizin der Phytotherapie.*

Diese Schwankungen in der Dosierung der Medikamente treffen keineswegs nur auf die ›Medizin mit Pflanzen‹ oder Essenzen zu: Bei der Bekämpfung der Rachitis soll ein Säugling nach Aussagen der amerikanischen Akademie für Kinderheilkunde 400 Einheiten des Vitamins D täglich bekommen, während offizielle französische Stellen 1000 bis 1500 Einheiten täglich vorschlagen (*Entretiens de Bichat,* 1978). Bei synthetisch hergestellten Arzneimitteln finden wir auf den Beipackzetteln erheblich schwankende Dosierungen, und die Hersteller, die sich auf den Hinweis beschränken: nach Vorschrift des Arztes einzunehmen, sind sicher nicht nur vorsichtig, sondern auch klug.

Erinnern wir uns mit Dr. René Allendy daran, daß »die Medizin nie den Anspruch erheben sollte, wissenschaftlich zu sein, denn ihr Objekt, der Kranke, läßt sich weder kalkulieren noch exakt vermessen; jeder Versuch in dieser Hinsicht ist künstlich und fragmentarisch«.

»Selbst in abgekochtem Zustand verursacht Wasser bei mir Ekzeme«, schrieb mir am 13. Oktober 1978 Frau B. aus Antibes: »Als Baby wurde ich täglich gebadet; vielleicht war ich deswegen dauernd krank. Ich hab' Ihr Buch ›Aromatherapie‹ gelesen und mir Lavendelauszug gekauft, den ich rein verwende, sehr vorsichtig, vor allem für die Augenlider. Die Wirkung ist großartig; ich habe keine Ekzeme mehr.«

Natürlich erwarten wir eine ›wissenschaftliche‹ Erklärung für solche Phänomene; es gibt im Augenblick keine. Doch die Behandlung ist wirkungsvoll, zumindest in diesem Fall (keine voreiligen Verallgemeinerungen!) und im übrigen seit langem erprobt. Eine kurze Abschweifung: auch wilde Stiefmütterchen helfen bei vielen Hautkrankheiten.

Herr H. M. aus Chardonne (Schweiz) schreibt mir am 9. November 1978: »... Einer unserer Freunde, Herr R. aus Fribourg, leidet seit mehr als drei Jahren an einer hartnäckigen Blasenentzündung, die so schlimm ist, daß er vorzeitig seinen Beruf aufgeben mußte. Auf Empfehlung von Herrn ... beschaffte er sich ihre Bücher und entschloß sich zu einer sechswöchigen Kur mit Heidelbeertinktur. Die Heilung war für ihn ein Wunder. Unser Freund konnte es nicht fassen, verjüngte auffallend und verliebte sich sogar in eine Frau, die zwanzig Jahre jünger ist als er ... Seit mehr als einem Jahr ist er jetzt geheilt; ich habe gestern noch mit ihm darüber gesprochen. Von Zeit zu Zeit nimmt er etwas Heilerde, um sich von den hohen Dosen Antibiotika und anderer Medikamente zu reinigen, die er mehr als drei Jahre nahm. Er ist in ausgezeichneter Verfassung.«

Frau R. R. aus Rambouillet berichtete mir von ihren persönlichen Erlebnissen: »Ihr Buch hat mir bei der Pflege meines Mannes sehr geholfen; er litt an einem Geschwür an der kleinen linken Zehe, das aufgrund einer Arterienentzündung entstanden war. Kein Arzt konnte ihm helfen. Ich konnte ihn mit Kohl völlig ausheilen.«

Ziehen wir daraus aber nicht den Schluß, daß wir mit Kohl, der, wie Cato sagte, den Römern dazu verhalf, sechs Jahrhunderte auf Ärzte verzichten zu können, alle lokalen Auswirkungen von Arterienentzündungen heilen können.

Arterienentzündungen, die auch heute noch, wenn sie nicht behandelt werden, zur Amputation von Gliedmaßen führen können, sprechen auf eine Vielzahl von Behandlungsformen an: Thermalkuren, Bäder mit aromatischen Essenzen oder Algenzusätzen, Überprüfung und Behandlung der Wirbelsäule, intern verabreichte phyto-aromatherapeutische Spülungen mit dem Ziel, die Gefäße zu erweitern, Umstellung der Ernährung, Tabakverbot ...

Wie bei den meisten Krankheiten ist die *Vorbeugung* auch hier das beste Heilmittel: heißt es nicht, das beste Mittel gegen Fettleibigkeit sei die Vorbeugung während der Kindheit?

Aromatische Bäder

Aromatische Bäder sind keineswegs eine Errungenschaft der Neuzeit, wie mancher vielleicht glauben möchte.

Bäder waren zu allen Zeiten bei den Menschen beliebt.

Natürlich gibt es Epochen – ich spreche hier nur von meinem eigenen Land, von Frankreich –, in denen die elementarsten Hygienevorkehrungen unbekannt waren. So z. B. das 14. Jahrhundert, später die Regierungszeit von Henri IV. – der ›Gute König‹ starrte vor Schmutz, und seine Regierung stand unter dem Zeichen von Dreck und Ungeziefer: man ›reinigte sich‹, indem man sich kratzte, und die Schönen des Hofes stanken entsetzlich wie eine Leichengrube, während die edlen Herren Achselschweiß und ›rauchende‹ Füße durchaus als standesgemäß ansahen – und die Zeit des berühmten Ludwig XIV.

Während der Restauration geriet die Badekultur wiederum in Mißkredit. Die Ärzte empfahlen damals, wir wissen nicht, woher sie diese Weisheit hatten, sich nur vorsichtig zu waschen und höchstens einmal pro Monat zu baden.

Doch von diesen wenigen Verwirrungen abgesehen, die vielleicht auf Modeerscheinungen zurückzuführen sind, haben Männer und vor allem Frauen zu allen Zeiten regelmäßig aromatische Bäder genommen, unabhängig von ihrer sozialen Stellung.

So unterzogen sich die schönen Ägypterinnen der Antike täglich einem regelrechten Badekult mit kalten, dann lauwarmen Bädern, auf die Dampfbäder und schließlich die heißen Bäder folgten, denen wohlriechende Stoffe beigesetzt waren. Bei den abschließenden Massagen und Salbungen des Körpers und des Gesichtes fanden wieder aromatische Öle Verwendung.

Jeder kennt die Leidenschaft der alten Römer für Bäder; damals konnte das ganze Volk an diesem Vergnügen teilhaben, denn es gab zahlreiche, gut ausgestattete öffentliche Bäder.

Unter der Herrschaft des heiligen Ludwig nutzten die Adligen, die Bürger, aber auch die einfachen Leute die Wohltaten aromatischer Bäder, diese Quellen der Geschmeidigkeit, Gesundheit, Schönheit und Jugend, sehr häufig.

Um das Jahr 1290 gab es in Paris mehr als dreißig öffentliche Badeanstalten!

Unter Ludwig XVI. entwickelte sich eine Hochkultur des Badens. Seit dieser Zeit gehören Badezusätze selbstverständlich zum Bad.

Männer schätzten an den aromatischen Bädern die Quelle für neue Kräfte, für Geschmeidigkeit und auch für innere Ausgeglichenheit.

Fauen verstanden es seit jeher, die Bäder zur Erhaltung von Jugend, Schönheit und sanfter, makelloser Haut einzusetzen.

Heute endlich wissen wir, warum aromatische Essenzen bei *äußerlichem Gebrauch,* und hier vor allem bei Bädern, so stark wirken: Innerhalb von wenigen Minuten durchdringen sie die Hautschichten und gelangen in den Blutkreislauf, von wo aus sie auf das Gewebe, die Organe, unsere endokrinen Drüsen, in einem Wort, auf unseren Organismus in seiner Gesamtheit wirken.

Seit 1955 beschäftige ich mich mit den Wirkungen von aromatischen Bädern bei den verschiedensten Krankheiten. Alle meine Patienten, die zu Hause über eine Badewanne oder zumindest eine Sitzbadewanne verfügen, wurden beinahe systematisch mit aromatischen Bädern behandelt, zusätzlich zu den sonstigen Verschreibungen.

Viele Versuche haben es mir erlaubt, verschiedene Zusammenstellungen ätherischer Öle auszuarbeiten, die sich gegenseitig ergänzen: Thymian, Rosmarin, Zypresse, Salbei, Fichtennadeln, Wacholder ... in einer neutralen Lösung*.

Ich will meine Leser hier nicht mit einer langen Aufzählung langweilen. Daher nur die wichtigsten Krankheiten, bei denen aromatische Bäder eine ausgezeichnete Wirkung haben: physische und psychische Erschöpfung, nervöse Beschwerden, Schlaflosigkeit, Kreislaufbeschwerden, Durchblutungsmangel und Arterienentzündungen. Oft tritt schon nach dem ersten Bad eine Besserung ein. Auch bei verschiedenen Schmerzzuständen (Rheuma, Muskelschmerzen, nach Verletzungen) und bestimmten Nervenentzündungen sind diese Bäder angebracht.

Im Normalfall muß man mit sechs bis zehn Bädern rechnen, bevor sich wirkliche Erfolge einstellen, wobei ich empfehle, nicht mehr als zwei bis drei Bäder pro Woche zu nehmen.

Muskelverkrampfungen, Verhärtungen im Gewebe, Unfallfolgen und Arthrose-Schmerzen können mit aromatischen Bädern in erstaunlich kurzer Zeit erfolgreich bekämpft werden. Masseure bestätigten mir, daß die Erfolge bei Patienten, die gleichzeitig aromatische Bäder nahmen, erheblich schneller und sicherer eintraten.

Bei Grippe- und anderen Epidemien wirken diese Bäder als *Milieu-Veränderer*. Auf diese Weise kann man den typischen Saison-Krankheiten entkommen. Übrigens bestätigten mir chronisch Lungenkranke, daß sie sich nach Badekuren, die zehn bis zwanzig Bäder umfaßten und je nach Konstitution des Patienten täglich oder dreimal wöchentlich zu nehmen waren, erheblich besser fühlten.

Auch bestimmte Hauterkrankungen lassen sich auf diese Weise bekämpfem.

Auch für *Kinder* gibt es fertige Mischungen, die einzig aus ätherischen Ölen in einem neutralen Lösungsmittel bestehen.

---

* Ich möchte betonen: in einer neutralen Lösung und nicht in diesen schäumenden synthetischen Produkten, die Gott sei Dank nach und nach vom Markt verschwinden, da die Hausfrauen bemerkt haben, daß sie die Beschichtung ihrer Badewannen angreifen ... und damit natürlich auch die Haut.

Algenbäder

Die Meeresalgen sind ein unvergleichlich reicher Schatz der Natur, was diejenigen, die wie P. Gloess annehmen, daß sie »die erste Manifestation des Lebens auf unserem Globus« sind, nicht erstaunen kann.

Sie enthalten Metalle und nichtmetallische Grundstoffe im Übermaß: Jod (bis zu 1% der getrockneten Algen), Magnesium, Kalium, Kalzium, Eisen, Aluminium, Mangan, Phosphor, Schwefel, Kupfer, Nickel, Gold, Zink, Kobalt, Strontium, Titan, Vanadin, Zinn, Rubidium, Silizium u. a. So werden sie auch mit Recht als ›Meerwasserkonzentrat‹ bezeichnet.

Darüber hinaus enthalten sie Diastasen und Vitamine (A, den B-Komplex, C, D_1, D_2, E, F, K, PP), Aminosäuren (Glutaminsäure, Zysteinsäure, Methioninsäure, Leuzinsäure, Valinsäure, Tyrosinsäure, Lysinsäure, Asparaginsäure ...), Kohlenhydrate, Fettstoffe, reichlich Chlorophyll, Schleimstoffe, antibiotische Substanzen* u. a.

Diese überaus reichhaltige Zusammensetzung der Algen erklärt ihre vielfältigen Eigenschaften. Sie sind anregend, begünstigen den Stoffwechsel, stärken die endokrinen Drüsen und dienen so als Jungbrunnen. Indem sie das Gleichgewicht im Körperhaushalt unterstützen, verstärken sie unsere natürlichen Abwehrkräfte. Sie liefern die unbedingt notwendigen Mineralstoffe und Spurenelemente, stärken den Kreislauf, helfen bei Abmagerungskuren (bei Fettleibigkeit, die nicht auf Krankheit beruht), bekämpfen Rheuma, Infektionen, Skrofulose und Kropf.

Dementsprechend lang fällt die Liste der zahlreichen *Anwendungsgebiete* aus:

— Drüsen- und Lymphknotenentzündungen
— allgemeine Abwehrschwäche
— Mineralstoffmangel, Rachitis, Wachstumsschwierigkeiten
— physische und psychische Erschöpfungszustände
— Blutarmut
— gestörte Drüsenfunktionen
— chronischer Rheumatismus

---

* Das Meerwasser verdankt seine bakterienbekämpfenden und wundheilenden Eigenschaften unter anderem den zahlreichen mikroskopisch kleinen Algen, die es enthält.

- Schmerzen
- Kreislaufschwierigkeiten
- Vorbeugung und Behandlung bei Herz- und Gefäßerkrankungen
- Fettsucht, Zellulitis
- Arteriosklerose, Bluthochdruck
- Alterserscheinungen
- bestimmte Hautkrankheiten
- Infektionen des Nasen- und Rachenraumes
- Lungenkrankheiten
- Folge von Brüchen usw.

Die Wirksamkeit der Algenbäder hängt natürlich von der Qualität der gewählten Algen, dem Trocknungsverfahren und der Lagerung ab.

Die Wirkungen, die man durch Algenbäder erreichen kann, sind seit langem bekannt. Seit 1962 arbeitete ich an einer langen Versuchsreihe mit dem Ziel, bestimmte ätherische Öle mit Algen zu kombinieren und so deren Wirksamkeit zu erhöhen, wobei ich vor allem die Tatsache ausnützen wollte, daß die ätherischen Öle mühelos durch die Haut in den Kreislauf gelangen. Die Erfahrungen haben mir recht gegeben: seit 20 Jahren ist das von mir entwickelte Produkt auf dem Markt, und bisher habe ich nur Zustimmung erhalten.

Das Produkt ›Alg-Essences‹, seit 1964 auf dem Markt, trägt aus gesetzlichen Gründen den Zusatznamen ›Hygiene-Produkt‹. Es handelt sich, strenggenommen, um kein Medikament. Trotzdem sind die Erfolge, die mit ›Alg-Essences‹ erzielt wurden, verblüffend.

Gegenindikationen bei Bädern:
Aromatische Bäder, Algenbäder sollten bei folgenden Krankheiten vermieden werden:
- Infektionskrankheiten in der kritischen Phase
- Entzündungen in der kritischen Phase
- bestimmte Hautkrankheiten (feuchte Ekzeme, obwohl zuweilen auch da gute Erfolge erzielt wurden)
- Lungentuberkulose
- Lungenabszesse
- Herzdekompensation

318

- Nierenleiden
- akuter Gefäßrheumatismus
- Basedowsche Krankheit
- Geisteskrankheiten

Die elektrische Negativation

Bei den Krankengeschichten in Kapitel 8 hat der Leser bereits mehrmals Bekanntschaft geschlossen mit dieser bemerkenswerten Heilmethode, die noch viel zu selten eingesetzt wird. Seit 1954, dem Jahr, in dem ich sie regelrecht ausgegraben habe — sie war damals fünfzehn Jahre alt, aber bereits nahezu vollständig vergessen —, benutze ich sie bei den verschiedenartigsten Krankheiten. Der verstorbene Dr. Albert Leprince hat mir auf diesem Weg sehr geholfen. Die Ärzte hätten allen Grund, seine Werke, die den verschiedensten Themen gewidmet und fast alle im Pariser Verlag Dangles erschienen sind, zu lesen.

Hier nun das Wichtigste, was man über diese Methode wissen sollte, denn in Verbindung mit der Phyto- und Aromatherapie wie auch mit anderen natürlichen Behandlungsmethoden erzielt man mit ihr ausgezeichnete Resultate.

Seit einigen Jahren sind verschiedene Werke über die *negativen, lebensnotwendigen Ionen* erschienen. Diese Ionen befinden sich in der Luft. Seit langem ist bekannt, daß vor allem die Bergluft stark mit Ionen angereichert ist. Doch erst in jüngster Zeit ist es uns dank der Entwicklung der elektronischen Technik möglich geworden, ionisierte Luft künstlich zu erzeugen.

Es ist wahrscheinlich, daß Krankheiten, die auf den Wechsel der Jahreszeiten oder klimatische sowie kosmische Beeinflussung zurückzuführen sind, von verschiedenen Faktoren abhängen. Wir wissen, daß Epidemien nicht zufällig irgendwann und irgendwo ausbrechen, und daß man zu gewissen Zeiten häufiger an Infarkten stirbt als zu anderen. Das gleiche trifft auf Hämorrhoiden, Venenentzündungen und Thrombosen zu, die als Krankheitserscheinung oft Epidemiecharakter annahmen.

Zu diesen Faktoren gehören die Luftfeuchtigkeit und -temperatur, atmosphärischer Hoch- bzw. Tiefdruck und viele andere, die Forscher im Augenblick näher zu bestimmen versuchen. Wir wissen, welche Krankheiten der Föhn, dieser trockene und warme Fallwind in Süddeutschland, auslösen kann; in Frankreich hat vor 40 oder 50 Jahren Dr. Mouriquand aus Lyon das ›Syndrom des Windes aus Südfrankreich‹ festgestellt: zu bestimmten Zeiten weinen die Kinder in den Kindergärten, sind unerträglich und haben häufig Fieber. Diese Phänomene verschwinden, sobald der Wind sich gelegt hat.

Die Menge der in der Luft enthaltenen Ionen ist unterschiedlich:
1000–2000 ccm auf dem Lande;
3000–4000 in den Bergen
150–450 in den Städten, 50–60 in geschlossenen Räumen.

Bei der *elektrischen Negativation,* der dieses Kapitel gewidmet ist, handelt es sich nicht um den Ionengehalt der Luft, sondern um etwas ganz anderes.

Das Prinzip:
Es geht darum, den Zellen die negative Aufladung wieder zu verleihen, die sie bei bestimmten Krankheiten verloren haben: bei Degenerationserscheinungen, Herz- und Gefäßkrankheiten, Neurosen, Arthrosen, neurovegetativer Dystonie, Krebs und anderen ...

Tausende von klinischen Untersuchungen von Tieren und Menschen haben gezeigt, daß diese Theorie wohlfundiert ist (zudem wurden zahlreiche Laboruntersuchungen und Radiographien zur Kontrolle durchgeführt).

Es handelt sich um unendlich kleine rhythmische und modulierte Impulse negativer Elektrizität.

In diesem Zusammenhang möchte ich auf die Arbeiten von d'Arsonval über den Muskel (ab 1827) und auf die von Kölliker und Müller (1856) und von Lippmann (1873) über die elektrischen Ströme im Herzen hinweisen.

Charles Laville bestätigte ab 1922 die Arbeiten seiner Vorgänger und lenkte die Aufmerksamkeit auf die Existenz elektrischer Ströme im *Zellmilieu* oder, genauer ausgedrückt, *auf die Verschiebung der elektrischen Ladung.* Die klassische thermodynamische Theorie von Lavoisier wurde durch die elektrodynamische ersetzt.

Wir wissen, daß die Körper aus *Elektronen* geformt werden, diesen unendlich kleinen, negativ aufgeladenen Gebilden, die auf unterschiedliche Weise um den positiv geladenen Kern herumgruppiert sind, der sie anzieht, um den sie kreisen, dessen Anziehungskraft sie allerdings auch entweichen können.

Alle physikalisch-chemischen Prozesse werden von Elektronentransfers begleitet. Das biologische Gleichgewicht ist ein elektrisches Phänomen. Bei der *Oxydation* verstärkt sich die positive Aufladung eines Ions, das heißt, *die negative Aufladung nimmt ab.*

Die menschliche Natur ist biologischen Rhythmen unterworfen: Puls, Atemfrequenz, Monatsblutungen usw., die unser Gleichgewicht regulieren. Diese Kadenzen sind von Natur aus schwingend. Alle *Schocks,* psychische wie physische, haben positive Aufladungen zur Folge. Die Aufgabe des Nervensystems ist es, den Organismus an diese Schocks anzupassen ... solange sie nicht eine gewisse Schwelle überschreiten, die von der individuellen Konstitution abhängig ist.

Ein gesunder Mensch ist gekennzeichnet durch eine negative Aufladung. Der Kranke lädt sich positiv auf und verliert dabei Elektronen (*mit bloßen Füßen* morgens über eine taubenetzte Wiese zu laufen ist ein wirksames Mittel, um sich negativ aufzuladen).

Charles Lavilles Arbeiten haben es erlaubt, einen Apparat zu konstruieren, den sogenannten ›elektrischen Negativator‹. Die in diesem Apparat erzeugte Elektrizität besitzt die gleichen Charakteristiken (Form, Spannung, Intensität) wie die, die unser Zellenleben in seiner Gesamtheit bestimmen. Wir wissen heute, daß es sich um ›Exponential-Formen‹ einer elektrischen Mikro-Energie handelt. Charles Laville war der erste, der dies entdeckt hat und konnte zu seiner großer Befriedigung noch miterleben, daß seine damals sehr fortschrittlichen Arbeiten vor allem von amerikanischen Forschern (K. S. Cole, H. J. Curtiss, A. I. Hodgkin, Lorente de No usw.), aber auch von Bokatichek und anderen bestätigt wurden. Vor mehr als zwanzig Jahren, kurz vor seinem Tod mit 88 Jahren, konnte ich mit ihm noch einen sehr interessanten Briefwechsel über dieses Thema führen.

Der erste Apparat wurde vor mehr als fünfundzwanzig Jahren konstruiert und bei zahlreichen Experimenten mit Tieren und Menschen erprobt (vor allem in Maison-Alfort* und im Hôpital

---

* Berühmteste französische Fakultät für Tiermedizin. Anm. des Übersetzers.

Beaujon). Seit ungefähr zehn Jahren ist die Produktion des ersten Modells eingestellt; die zweite Generation integriert alle modernen Errungenschaften.*

Bei seinen ersten Tierversuchen hatte Charles Laville, der den Tieren keine unnötigen Schmerzen zubereiten wollte, unendlich kleine Dosen an Elektrizität benutzt, sozusagen physiologische Dosen bei niedriger Spannung, die den im Körper herrschenden Verhältnissen möglichst nahekommen sollten (sehr niedrige Spannung zwischen 5 und 7 Volt, Intensität geringer als ein Millionstel Ampere, während die normalerweise verwendeten niedrigsten Spannungen sich im Bereich der Milliampere bewegen).

Auch die heute hergestellten Apparate arbeiten mit diesen Bedingungen. Es handelt sich um eine ›elektrische Homöopathie‹; dieser Ausdruck entspricht den Tatsachen.

In der Praxis:
Der (liegende oder sitzende) Patient spürt überhaupt nichts (normalerweise schläft er während der Behandlung ein). Nur aufgrund des charakteristischen Bip-Bip-Geräusches weiß der Arzt, daß der Strom in den Körper des Patienten eindringt und dort den ganzen Organismus beeinflußt, während der Patient eine zylindrische Elektrode in der Hand hält oder eine kreisförmige Elektrode ihm auf die schmerzende Stelle gelegt wurde.

Da der Zustand des Patienten sich während einer Sitzung *verändern* kann, ist es ratsam, alle fünf Minuten die Bip-Geräusche zu kontrollieren und eventuell die Behandlung zu ändern. Es handelt sich folglich um eine physiologische Behandlung *nach Maß.*

Der Rhythmus der Sitzungen:
drei- bis fünfmal pro Woche 15 bis 30 Minuten (in manchen Fällen auch eine Stunde)
jeweils Serien von 15 bis 25 Sitzungen, die je nach Fall drei- bis viermal jährlich zu wiederholen sind.
1. *Normalfall:* Der Patient hält die zylindrische Elektrode in der Hand.

---

* Hersteller: Appareil de Negativation Marion CP, 175/177 rue Lecourbe, 75015 Paris. Tel.: 45 31 12 50.

2. *Bei Schmerzen:* Eine flache, kreisförmige Elektrode, die auch die Form eines Puffers haben kann, wird direkt auf die schmerzende Stelle aufgelegt oder auf die korrespondierenden Wirbel (siehe die Arbeiten von Abrams und Sambucy).

Eine Tabelle mit den Entsprechungen Wirbel—Organ und genauen Angaben, wo die Elektrode anzubringen ist, um eine größtmögliche Wirkung zu erzielen, ist erarbeitet worden und bei der Firma Marion CP erhältlich.

Hier drei Beispiele:

L1—L2: atone Verstopfung

D 11—D 12: Verstopfung aufgrund von Verkrampfungen

C 7—D 3: Extrasystole

Anwendungsgebiete der elektrischen Negativation:

Die elektrische Negativation wird allein oder in Verbindung mit anderen Behandlungsformen bei folgenden Krankheiten sinnvoll eingesetzt:

— allgemeine Schwächezustände; allgemeine Anfälligkeit für Krankheiten
— neurovegetative Dystonien: Ohrensausen, Schwindelzustände, nervöse Zustände, Angstzustände, Reizbarkeit, Schlaflosigkeit, verschiedenartige Krämpfe (Bauchkrämpfe, Gefäßkrämpfe, Migräne ...)
— Leberkrankheiten, Beschwerden der Gallenblase (schwache oder hypertonische Gallenblase)
— Atembeschwerden: Asthma, spasmischer Schnupfen
— Herz- und Kreislaufbeschwerden: arterieller Hochdruck, anfallsweise auftretendes Herzjagen, Arterienentzündungen
— Beschwerden der endokrinen Drüsen: hervortretender Kropf, schmerzhafte Monatsblutungen, Diabetes
— Hautkrankheiten: Nesselsucht, Juckreiz, bestimmte Ekzeme
— schmerzhafte oder immer wieder aufbrechende Narben
— verschiedene Schmerzen: rheumatische Schmerzen, Schmerzen der Wirbelsäule, Ischias, Rippenschmerzen ...
— Schmerzen nach Verletzungen
— Ödeme nach Unfällen oder Rheumaerkrankungen
— Kopfschmerzen
— bestimmte Neurosen: Angstneurosen, Psychoasthenie, Niedergeschlagenheit, Zwangsvorstellungen

Keinerlei Gegenindikation
In der Regel ist es wünschenswert, die elektrische Negativation mit anderen Behandlungsformen zu verbinden. Doch dabei muß man beachten, daß sie die Wirkung von Medikamenten *verstärkt:* Wenn man also gifthaltige Medikamente verschreibt, sollte man mit der Dosierung äußerst vorsichtig sein.

Neue Krankengeschichten

Zuerst zwei Beispiele von schweren Gürtelrosen, die ihre Besonderheiten aufweisen.

Erste Krankengeschichte:
Herr S., 70 Jahre alt. Gürtelrose im Bereich des 1. Trigeminus-Astes (Augengegend). Diese schwere Krankheit, die die Kranken oft monate-, wenn nicht jahrelang entscheidend behindert, stellt Ärzten, die sich auf klassische Behandlungsmethoden versteifen, oft vor schwere Probleme, denn sie scheitern mit ihrem traditionellen Handwerk weitaus häufiger, als man gemeinhin annimmt.

Obwohl ich zu diesem Thema bereits zahlreiche Artikel in Fachzeitschriften veröffentlicht habe, halte ich es für richtig, noch einmal über meine Behandlungsform zu sprechen, die ... bleiben wir bescheiden, in 95 von 100 Fällen *in wenigen Tagen* zum Erfolg führt und wirklich *kein einziges* der klassischen Elemente enthält.

Diese erste Krankengeschichte hat den Vorzug, nicht aus meiner eigenen Praxis zu stammen; berichtet wird sie von Dr. R., einem jungen und brillanten Klinikchef der Hôpitaux de Paris, der mich am 26. Juli 1973 aufsuchte und mir von seinem Schwiegervater erzählte, der seit einem Monat an einer äußerst schmerzhaften Gesichtsgürtelrose litt. Ich empfahl ihm die Behandlung, die ich selbst seit mehr als zwanzig Jahren in meiner Praxis anwende und die ich in der Zeitschrift *Plantes médicinales et Phytothérapie* (Medizinalpflanzen und Phytotherapie) ausführlich beschrieben habe:
ein fertiges, aus den ätherischen Ölen von Lavendel, Geranium, Rosmarin, Salbei und Thymian gemischtes Präparat, das zweimal täglich lokal angewendet wird;

eine aromatische Mischung aus den ätherischen Ölen von Thymian, Zypresse, Salbei und Majoran, in einer alkoholischen Lösung (1 g von jeder Essenz auf 60 ml Alkohol zu 90%), von der dreimal täglich je 30 Tropfen in lauwarmem Wasser aufgelöst einzunehmen sind

Magnesium.

Hier einen Auszug aus dem Brief von Dr. R., den er mir am 28. Juli 1973, *also zwei Tage nach Behandlungsbeginn,* schrieb:

»Vor genau achtundvierzig Stunden bin ich bei meinem Schwiegervater angekommen; Deine kostbaren Flaschen habe ich mit unendlicher Vorsicht transportiert... *Ohne daran zu glauben!* Die Gürtelrose hatte bereits die Innenwände der Nase befallen, und die Bläschenbildung war weit fortgeschritten. Mein Schwiegervater *schrie vor Schmerzen* trotz der täglichen Einnahme von 3 Tégrétol, 100 mg Nozinan, 1 Palfium und 3 Dolosal. Ich begann mit Deiner Behandlung am 26. um 14 Uhr. Am nächsten Morgen litt mein Schwiegervater bereits erheblich weniger. Am 28., also heute, ist die Gürtelrose bereits weitgehend eingetrocknet, von 3 oder 4 Bläschen im Bereich der Haare abgesehen. Schmerzen: *Keine!* Ich habe *alle Medikamente* abgesetzt. Ich bin völlig sprachlos.«

Zweite Krankengeschichte:
Herr T., 82 Jahre alt. Diabetes, mit 12 Einheiten Insulin-retard täglich behandelt. Ohne sonstige nennenswerte Krankenvorgeschichte. Der Patient kam am 12. April 1973 mit einer *Gürtelrose, die die linke Brustkorbseite* befallen hatte, in meine Praxis. Die Krankheit war vor drei Wochen zum erstenmal aufgetaucht und hatte sich durch unmäßigen Gebrauch von Talk verschlimmert: Der lokale Befund ist ernst: große Flecken mit *Geschwürbildungen und absterbendem Gewebe.* Der Allgemeinzustand des Patienten ist schlecht: Aufgrund der heftigen Schmerzen schläft er nur noch eine Stunde pro Nacht.

Die Blutanalysen ergeben, daß der Blutzucker durch das Insulin nicht mehr gesenkt wird; er beträgt 195 mg%. Die Anzahl der Leukozyten ist auf 12000 gestiegen, 75% davon segmentkernig.

Darüber hinaus klagt der Patient über eine mit Geschwüren bedeckte Wunde in der linken Ohrmuschel, die durch einen

Hörapparat hervorgerufen war. Sie ist bei Berühungen äußerst schmerzhaft. Trotz der Bemühungen zahlreicher Ärzte will sie sich seit drei Jahren nicht schließen (ein Diabetes-Spezialist behauptet, sie sei unheilbar).

Behandlung
a) Innerlich:
eine Mischung der Muttertinkturen von Schachtelhalm, Esche, Artischocke und Löwenzahn
eine Mischung aus den ätherischen Ölen von Thymian, Zypresse und Salbei (1,5 g jeder Essenz in 90 ml Alkohol zu 90%): 30 Tr. von jedem Flakon in einem halben Glas lauwarmem Wasser aufgelöst kurz vor den Mahlzeiten
täglich eine intramuskuläre Spritze mit *Emgé Lumière*.

b) Äußerlich:
alle sechs Stunden ein Verband mit einer fetthaltigen Mullbinde, die mit einer Mischung aus den ätherischen Ölen von Lavendel, Geranium, Rosmarin, Salbei und Thymian in einer pflanzlichen Lösung (*Tégarome*, siehe Seite 298) getränkt wird.

Eine Woche nach Behandlungsbeginn kann der Patient normal schlafen, denn die Brustkorbwunden sind sauber und auf *dem Weg der Vernarbung.*

Ein Ergebnis, mit dem ich keineswegs gerechnet hatte: Die Wunde in der Ohrmuschel ist vollständig verheilt. Ich hatte meinem Patienten empfohlen, sie auf die gleiche Weise zu behandeln wie seine Gürtelrose, die *drei Wochen nach Behandlungsbeginn* vollkommen ausgeheilt ist.

Die Behandlung von Gürtelrosen gehört zu den Aufgaben, die die Phyto- und Aromatherapie problemlos übernehmen kann. Innerhalb von *fünf bis fünfzehn Tagen* zeigen sich in der Regel die Erfolge, unter der Bedingung allerdings, daß zwischen dem Ausbruch der Krankheit und dem Behandlungsbeginn nicht mehr als ein Monat liegt. Nach dieser Frist wird es schwieriger.

Dritte Krankengeschichte:
Herr S., 73 Jahre alt, ehemaliger Häftling von Neuengamme (war im Widerstand tätig gewesen).

Im Februar 1960 besucht mich der damals Sechsundfünfzigjährige zum ersten Mal. Er beklagt sich über dauernde *Schwächezustände, Diabetes, Reizbarkeit* und *Arterienentzündung im rechten Bein*. Ein Jahr zuvor hatte man seine Gallenblase entfernt.

Die Analysen sind relativ gut, von einem überhöhten Cholesterinspiegel (340 mg%) und einem erhöhten Harnsäuregehalt im Blut (78 mg) abgesehen. Außerdem stelle ich eine degenerative Veränderung der Aorta und eine hochgradige Erweiterung und Verlängerung des Dickdarms fest, die auf eine hartnäckige Verstopfung zurückzuführen ist.

Die Röntgenbilder der Wirbelsäule zeigen eine deutlich erkennbare Arthrose und einige Verformungen, die wahrscheinlich auf Schläge zurückzuführen sind.

Blutdruck 120/90, Größe 1,65 m, Gewicht 60 kg (nach der Rückkehr aus der Verschleppung wog der Patient nur 45 kg).

Behandlung: Pflanzenmischung mit dem Ziel, Leber und Kreislauf zu beeinflussen, dazu infektionsbekämpfende und stärkende Essenzen: Muttertinkturen von Artischocke, Brennessel und Löwenzahn und ätherische Öle von Thymian, Rosmarin, Lavendel und Majoran.

Darüber hinaus *Heparin, die Spurenelemente* ›Mangan‹ und ›Mangan-Kobald‹ und *Diastasen* aus der Bauchspeicheldrüse.* Zusätzlich verordne ich Massagen der Wirbelsäule.

Zwei Monate später fühlt sich Herr S. bedeutend besser, obwohl sein Zustand noch nicht gut ist.

Ich verordne eine *Zelltherapie* (Plazenta, Leber, Milz, Zwischenhirn, Herz, Knochemark, April 1960). Dazu weiterhin Phyto- und Aromatherapie als Basisbehandlung mit abwechselnd Jod, Schwefel, Magnesium und Phosphor ... Meine Behandlung zielt auf eine allgemeine Stärkung des Organismus ab, durch die Wiederherstellung eines natürlichen Gleichgewichtes, mit besonderer Betonung der krampflösenden, kreislaufstärkenden und verdauungsfördernden Faktoren.

Innerhalb von drei Monaten ist der Cholesterinspiegel auf 260 mg% gesunken und sinkt in den darauffolgenden drei Monaten weiter auf 220. Der Harnsäuregehalt im Blut ist unverändert, die übrigen analysierten Werte normal.

Der Patient besucht mich zuerst alle zwei, später dann nur noch alle drei Monate. In dieser Zeit wird er wieder erstaunlich aktiv.

---

* Diastasen sind Fermente.

Die Arztbesuche werden immer sporadischer; die jährlichen Analysen werden beibehalten.

Kontrolluntersuchung im Mai 1978, also *acht Jahre nach Behandlungsbeginn.* Ausgezeichneter Allgemeinzustand. Der Patient ist sehr aktiv, hält viele Vorträge und arbeitet mit Erfolg auf dem künstlerischen Sektor. Die Blutanalysen sind normal, abgesehen von dem Gehalt an Harnsäure, der zwar immer noch zu hoch ist (74 mg), doch die Zahl allein ist nicht sehr alarmierend.

Vierte Krankengeschichte:
Herr A., 54 Jahre alt, Professor für Zahn- und Kieferchirurgie. Mit dreizehn Jahren erkrankte er zum erstenmal an *Asthma;* er leidet an Heuschnupfen und an anaphylaktischen Anfällen*, die auf bestimmte Lebensmittel zurückzuführen sind. Seit einigen Jahren nimmt er regelmäßig kortisonhaltige Medikamente, die nur während Kuren abgesetzt werden.

Im *Oktober 1971* erster Besuch in meiner Praxis. Ich verordne eine Mischung aus den ätherischen Ölen von Thymian, Ysop, Zypresse und Majoran und eine Mischung aus den Muttertinkturen von Schachtelhalm, schwarze Johannisbeere und Löwenzahn: je 30 Tropfen in einem ¾ Glas lauwarmen Wassers zehn Minuten vor jeder Mahlzeit (mein gebräuchliches Rezept). Dazu während der beiden Hauptmahlzeiten 2 Dragees *Pancréatinepapaïne* (ein französisches Arzneimittel). Bei Anfällen 1 Tütchen *Asthmosine* (bestehend aus Theobromin, Baldrian, Valerian-Säure, Koffein und rotem Chinin) und dazu ein Heiltee: *Beruhigende Kräutermischung* von Lehning.

Drei Monate später fühlt sich Herr A. besser, weniger schnell erschöpft bei seiner Tätigkeit als Chirurg und Universitätsprofessor. Die Behandlung wird mit geringfügigen Änderungen fortgesetzt; zusätzlich verschreibe ich Magnesiumchlorid und Kola und fünfzehn Wirbelsäulenmassagen – die Wirbelsäule ist etwas steif und von einer leichten Arthrose befallen – mit dem Ziel, den Brustkorb freizubekommen.

Im März 1972, fünf Monate nach Behandlungsbeginn, greift Herr A. nur noch in Ausnahmefällen zu *Asthmosine;* er ist mit dem Behandlungsergebnis sehr zufrieden.

---

* Anaphylaxie ist eine Sonderform der Allergie.

Für die darauffolgenden sechs Monate erstelle ich drei verschiedene Behandlungspläne und verschreibe Erdrauch, kleines Habichtskraut, leberschützende und krampflösende pflanzliche Stoffe, Diastasen, besonders *Realdyme* (ein Getreideauszug in Pulverform, der seit einigen Jahren auf gastroenterologischen Stationen klinisch untersucht wird), das man über die Nahrungsmittel streut. Natürlich werden die Essenzen von Zypresse, Ysop, Thymian, Majoran, Fichtennadeln und Zimt beibehalten.

Im Juli 1973, achtzehn Monate nach Behandlungsbeginn, meint Herr A. selbst, es ginge ihm seit bereits einem Jahr erheblich besser.

Die gleichen Ergebnisse werden 1978 bestätigt.

Viele andere Krankengeschichten könnten hier aufgeführt werden, bei denen so ziemlich alle in der Praxis vorkommenden Symptome, auch die schwerwiegenden und komplexesten, eine Rolle spielen und bei denen die *Phyto-Aroma-Therapie* – allein oder in Verbindung mit anderen Behandlungsformen – Resultate erzielt, die bis heute mit keiner anderer Behandlungsform auf die gleich befriedigende Weise erzielt werden können. Folgendes sollte man sich ständig vor Augen führen: Wenn solche Therapien in der Lage sind, Krankheitssituationen, die durch den Mißbrauch der Chemotherapie dramatisch geworden sind, zu retten, sollten sie dann nicht vor anderen Behandlungsformen angewendet und erst, wenn sie scheitern, durch ›brutale‹ Medikamente ersetzt werden?

Ist das im Grunde nicht eine Frage *des gesunden Menschenverstandes?*

Vorsicht vor Scharlatanen

Im Grunde gibt es keine schlechten Behandlungsformen, sondern nur deren schädliche Anwendung. Die Chemotherapie hätte sicher nicht diesen schlechten Ruf, den sie im Augenblick genießt, hätten die Ärzte sie immer mit reiflicher Überlegung eingesetzt, das heißt, nach sorgfältiger Diagnose, durch genau festgelegte Dosierungen, während genau bestimmter Zeitspannen. Der völlig sinnlose Mißbrauch, der mit Antibiotika und synthetisch hergestellten Produkten getrieben wurde, die völlig wahllosen Verschreibungen haben dieser Behandlungsform auf das schwerste geschadet.

Die Homöopathie, die hervorragende Wirkungen erzielen kann, wenn sie von kompetenten Spezialisten eingesetzt wird, muß hie und da hinnehmen, daß ein Schatten auf ihre reine Weste fällt. Dies verdankt sie den Ignoranten, die glauben, die Materie zu kennen, ohne sie genügend studiert zu haben. Sie halten sie für leicht und gefahrlos. So kann sich niemand wundern, wenn ihre Verordnungen, die eher Phantasiegespinsten gleichen, keinerlei positive Wirkungen auslösen und zum Scheitern verurteilt sind.

In noch höherem Maße verdankt sie dies den ›Schlauen‹, von denen R. Perrey, der Direktor der L.H.F. (homöopathische Labors Frankreichs) spricht. Von der Aureole profitierend, die die Homöopathie umgibt, verschreiben gewisse Ärzte in totaler Anarchie, nur weil es bei Laien Eindruck macht, die verschiedensten Lösungen. Will man eine Heilmethode sabotieren, dann ist dies der erfolgversprechendste Weg.

Eilige Verallgemeinerungen sind an der Tagesordnung. In den Augen des enttäuschten Kranken ist natürlich nicht der Pseudo-Homöopath an dem Scheitern der Behandlung schuld, sondern der gesamte Berufsstand, sprich die Therapieform. In diesem Zusammenhang möchte ich nur darauf hinweisen, daß es in Frankreich im Augenblick ungefähr tausend qualifizierte Homöopathen gibt und dreitausend Praktiker, die mehr oder weniger häufig homöopathische Mittel einsetzen.

Wie nicht anders zu erwarten war, droht auch der Phyto- und der Aromatherapie die gleiche Gefahr.

Mit einem Unterschied allerdings: Ärzte, die die Technik an sich nicht beherrschen, verschreiben in der Regel nur die Pflanzen und Essenzen, deren Eigenschaften ihnen vertraut sind und die sie zu gebrauchen wissen. Ihre Verordnungen sind überlegt und in der Regel einfach. Man kann nicht oft genug wiederholen, daß Verordnungen, die möglichst viele verschiedene Stoffe umfassen, weder besonders wirkungsvoll noch besonders sicher sind.

Die Patienten, die mit einfachen Verordnungen behandelt werden, profitieren davon.

Seit 1972 haben mich Kollegen auf das merkwürdige Treiben eines jungen Arztes hingewiesen, der sich als Mitglied meiner

330

Forschungsgesellschaft eingetragen hatte. Verschiedene Apotheker schickten mir Verordnungen dieses Arztes, die sie nicht ausführen wollten, da sie völlig unsinnig waren, eher Schaden anrichten würden und zum Teil einfach nicht herstellbar waren. Ich wurde mehrmals gebeten, diesem Treiben ein Ende zu setzen und dem Arzt das Handwerk zu legen. Dieser ›Arzt‹ setzt übrigens alle Werbemittel ein, die erfolgversprechend sind: Rundschreiben, Besuche bei Händlern etc., wobei er natürlich seine Methoden hervorhebt, die angeblich auf den Eigenschaften von Pflanzen und aromatischen Essenzen beruhen.

In der Gefahr, ein Komplize dieses zungenfertigen ›Mediziners‹ zu werden, möchte ich den Zeitpunkt, öffentlich gegen ihn vorzugehen, nicht länger hinausschieben.

Ich drucke zwei Verordnungen des Dr. X ..., der in Paris praktiziert, vollständig ab. Solche Verordnungen werden von ihm im Fließbandverfahren hergestellt.

Erste Verordnung:

Psychosoma-Kapseln
Beladonna-Pulver 0,019 g, Majcran-Pulver 0,019 g, Maiglöckchen-Pulver 0,01 g, Meprobamat 0,019 g, Phenyl Ethyl Malonyl Harnstoff 0,02 g, Ysop-Pulver 0,01 g, für 1 Kapsel Nr. 90 1 Kapsel morgens, mittags und abends. Bei Schläfrigkeit nur 2 oder 1 Kapsel täglich. Das Rezept trug zusätzlich den Stempel: *Nur falls nach Ansicht des Patienten notwendig*

Ärzte werden auf Anhieb bestimmte Ungereimtheiten feststellen: Dieses allem Anschein nach ›wissenschaftliche‹ Rezept hat ein einziges Ziel: Zwei dem Patienten unbekannte chemische Stoffe hinter vertrauenerweckenden Mitteln der Phytotherapie zu verstecken. Ein bewußt begangener Betrug am Patienten und darüber hinaus ein Beweis totaler Unkenntnis elementarer Verschreibungsregeln. Dann der merkwürdige Stempel: *Nur falls nach Ansicht des Patienten notwendig*. Wozu werden dann Ärzte überhaupt noch gebraucht? Ein weiterer Hinweis: *Der Name der Kapsel ist eine reine Erfindung*. Es handelt sich keineswegs um eine Standardverschreibung, wie Patienten vielleicht annehmen.

Zweite Verordnung:

Geschweißte Kapseln
Sassafras-Pulver 0,01 g, Kümmel-Pulver 0,01 g, Geranium-Pulver 0,01 g, Eschen-Pulver 0,01 g, Mefenorex 0,04 g, Fenproporex-Lauge 0,01 g, Meprobamat 0,15 g, Phenyl Ethyl Malonyl Harnstoff 0,02 g, Thyroxin 0,00075 g, Pulver aus den Blättern der Digitalis purpurea 0,0075 g, Dehydrocholische Säure 0,30 g, Aloe-Pulver 0,01 g, Sennes-Pulver 0,01 g, Bilsenkraut-Pulver 0,01 g, Sternanis-Pulver 0,01 g, für je 2 Kapseln Nr. 30 (halbierte Kapseln). Apotheker, bitte präzisieren, ob man noch weiter halbieren sollte. Morgens und mittags vor den Mahlzeiten 1 Kapsel.

Sechzehn verschiedene Stoffe, fünf chemische und 11 pflanzliche, sind mit der größten Phantasie miteinander vermischt. Kein einziger Arzt, der sich auf die *Phytotherapie* spezialisiert hat, würde es wagen, solche Verordnungen zu schreiben. Übrigens weiß der verschreibende Arzt wohl nicht so genau, was seine Teufelsmischung bewirkt, denn er bittet den Apotheker um Rat. Und die Bezeichnung *geschweißte Kapsel* gibt es weder in der Medizin noch in der Pharmazie.

Die Apotheker, die sich bereits vor einigen Jahren weigerten, solche Verordnungen durchzuführen, waren ihrer Zeit weit voraus, denn vor kurzem erst haben die *Hautes Instances Pharmaceutiques** die Ärzte aufgrund der hohen Risiken, die Kranke bei solchen Verordnungen eingehen, eindrücklich und offiziell verwarnt und auf die Verantwortung der Ärzteschaft hingewiesen.

Die Apotheker ihrerseits wurden darauf hingewiesen, daß es ihnen *verboten ist, eigenmächtig Medikamente zu mischen, seien es Medikamente untereinander oder mit anderen Substanzen* (es folgt eine genau präzisierte Liste mit chemischen Produkten und solchen biologischen oder pflanzlichen Ursprungs).

B. T. stellte am 11. April 1975 im *Figaro*** die Frage: »*Müssen die Apotheker alle ärztlichen Verordnungen ausführen?*« Die Antwort kann nur lauten: »*Nein!*«

---

* Aufsichtsbehörde über das französische Arzneimittelwesen. Anmerkung des Übersetzers.
** Große Pariser Tageszeitung. Anmerkung des Übersetzers.

Diese von den Hautes Instances Pharmaceutiques ergriffenen Maßnahmen bestätigen auf eindrucksvolle Weise die Forschungen, die Paul Blanié, Apotheker und Direktor des *Institut de Recherches et d'Applications médicales* (I.E.R.A.M., Institut für medizinische Forschungen und deren Anwendung), seit einigen Jahren durchführt.

Dieser große Forscher, der in der ganzen Welt bekannt ist, hat für die Ärzteschaft, die Apotheker, überhaupt für alle, die am Heilwesen interessiert sind, besonders natürlich auch für die Hersteller von Arzneimitteln, ein einfaches System geschaffen, mit dessen Hilfe man förderliche oder schädliche Interaktionen verschiedener Elemente auf einen Blick ablesen kann. Seine Karteikarten sollten ihren festen Platz auf dem Schreibtisch eines jeden Arztes haben, der auf diesem Gebiet Verantwortung zu übernehmen hat.

Wie sieht es nun mit den von Ärzten erstellten Verschreibungen aus, die von den Apothekern erst auszuführen und nicht als Fertigprodukt im Handel erhältlich sind? Es wird allgemein festgestellt, daß diese Art von Verschreibungen einen immer *höheren Anteil* an den Gesamtverschreibungen gewinnen, eine Entwicklung, die im Hinblick auf eine ›maßgerechte‹ Behandlung der Patienten nur begrüßt werden kann, vorausgesetzt natürlich, daß die Ärzte ihr Handwerk verstehen.

»Unterliegen die von Ärzten für ihre Patienten individuell zusammengestellten Verordnungen«, schrieb Geneviève Dupoux im *Quotidien du médecin* (Ärztezeitung) am 12. Juni 1975, »den gleichen Kritiken, die wir soeben geäußert haben? Natürlich nicht, und das ist sehr gut so, denn einige von ihnen haben ein therapeutisches Interesse, das durch nichts ersetzt werden kann. Diese Verordnungen, die auf traditionell gebräuchlichen Grundstoffen basieren, sind die Resultate galenischer Forschungen und kodifizierter, das heißt, standardisierter Kontrollen nach dem Arzneimittelrecht, die der praktizierende Apotheker sein Leben lang im Kopf hat und die, für sich allein, bereits als Summe ein wissenschaftliches Potential darstellen: die Unverträglichkeit bestimmter Produkte untereinander, die zulässigen Höchstdosierungen, die Dosierungen bestimmter aktiver Substanzen wie der Alkaloide, die Gesetzgebung, der giftige Stoffe und Substanzen unterliegen, die von einem Arzt in Verbindung mit anderen verschrieben werden usw.«

333

Die Information des Verbrauchers ist eine Pflicht, der nicht immer nachgekommen wird. Ich möchte meine Leser ganz offen warnen: Vorsicht vor falschen Phytotherapeuten, mißtrauen Sie denen, die unter dem Vorwand, Sie auf die Weise zu behandeln, die Sie selbst bestimmt haben, Ihnen chemische Cocktails verschreiben, bei denen die beigefügten Pflanzen oder Pflanzenauszüge nur die Rolle eines Feigenblattes spielen.

Gut ausgebildete, ehrliche und ihrer Verantwortung bewußte Ärzte sehen sich manchmal zu Recht gezwungen, die klassischen Wege zu verlassen, aber das ist kein Grund, »scharlatanhafte Verordnungen gewisser ›Abmagerungsspezialisten‹ weiterhin zu dulden«, wie die Mannschaft von Professor Simon (Universitätsklinik Pitié-Salpêtrière) im Juni 1975 unverblümt formulierte.

Wir stimmen mit ihm völlig überein: *Vorsicht vor Scharlatanen,* Vorsicht vor Betrügern auf dem Gebiet der Pflanzenmedizin!

Über den Berufsstand der Apotheker

Im Juni 1979 beschloß die französische Regierung, den Verkauf von ungefähr dreißig Heilpflanzen auch außerhalb von Apotheken und Heilkräuterhandlungen* zuzulassen. Hier ein Auszug aus der offiziellen Bekanntmachung *über den Verkauf von Heilpflanzen, die in der französischen Arzneimittelliste festgehalten sind, an die Öffentlichkeit.*

Der Premierminister beschließt:

§ 1. Die Pflanzen und Pflanzenteile, die nachstehend aufgeführt werden und die in die französische Arzneimittelliste aufgenommen sind, können auch von Personen verkauft werden, die weder Apotheker noch Heilkräuterhändler sind: Ackerstiefmütterchen, Bitterklee, Borretsch, Brombeerblätter, Eibisch, Eisenkraut, Enzian, Erika, Esche, Eukalyptus, Fichtenknospen, Glaskraut, Gundermann, Hibiskus, Hollunder, Hopfen, echte Ka-

---

* Die Inhaber und leitenden Angestellten von Heilkräuterhandlungen müssen in Frankreich eine besondere Ausbildung vorweisen können, bevor sie zum Beruf zugelassen werden. Anmerkung des Übersetzers.

mille, römische Kamille, Kirschstiele, Klette, kleinblütige Kö-
nigskerze, Lavendel, Lindenblüten, Mädesüß, Malve, Melisse,
Olive, Orange, Pfefferminze, Quecke, Rosenblütenblätter, wei-
ße Taubnessel, Veilchen.

§ 2. Mit Ausnahme der nachstehend aufgeführten Pflanzen
dürfen keine Pflanzen untereinander oder mit anderen Arten
vermischt verkauft werden: Eisenkraut, Hibiskus, Kamille, Lin-
denblüten, Orange, Pfefferminze.

Wie zu erwarten war, schlugen nicht die Apotheker Alarm, die
seit langer Zeit Spezialisten auf dem Gebiet der Phyto- und
Aromatherapie sind – ihre Kundschaft ist treu, und ihr durch
langjährige Arbeit erworbener Ruf bringt ihnen täglich neue
Kunden –, sondern diejenigen unter ihren Kollegen, die bemerkt
hatten, daß ein neuer Wind weht, daß hier eine neue Kundschaft
heranwächst und daß ihnen vielleicht Umsatz verlorengehen
könne ...

Ich halte mich bewußt zurück; gewisse Professoren von
pharmazeutischen Fakultäten haben zu diesem Thema ganz
anderes geschrieben, und ›Registrierkassen‹ ist noch einer der
harmloseren Ausdrücke, mit denen sie diese, ohne jeglichen
Idealismus arbeitenden Apotheker bezeichneten ...

Als zusätzlichen Beleg für meine eher negative Einstellung
diesem Berufsstand gegenüber hier der Ausschnitt eines vielsa-
genden Briefes:

Madame X., eine junge Apothekerin, hatte eine alte Pharmazie in der Normandie gekauft. Sie wußte, daß die Phyto- und
Aromatherapie von Bedeutung war für ihre Apotheke, denn es
befand sich in der näheren Umgebung kein einziges Geschäft
mit Heilkräutern. Sie schrieb mir, daß sie beim Aufräumen auf
dem Speicher einige Flaschen mit zehn Jahre alten aromatischen
Essenzen gefunden habe, und bat mich, ihr die Kranken aus der
Gegend zu schicken ...

Ich glaube, meine Leser haben bereits verstanden ... Um ganz
deutlich zu werden, möchte ich noch hinzufügen, daß diese
junge Apothekerin sich für die Phyto- und Aromatherapie interessierte, aber noch keine Zeit gefunden hatte, sich mit diesem
Thema zu beschäftigen.

Wir sind heute davon überzeugt, daß Pflanzen, richtig aufbewahrt, ihre heilenden Eigenschaften ungefähr zwei Jahre bewah-

ren, und daß aromatische Essenzen, vor Licht und Hitze geschützt, drei Jahre lang verwendet werden können. Unter gewissen Umständen kann sich die Frist für Essenzen um ein bis zwei Jahre verlängern. Auf alle Fälle ist es in der Phyto- und Aromatherapie immer besser, mit frischen Produkten zu arbeiten.

In meiner Eigenschaft als Präsident der *Société de Recherches,* die ich 1971 gegründet habe und die es sich in ihren Statuten zum Ziel gesetzt hat, die Verbraucher besser zu schützen, konnte ich die junge Dame nur bitten, mir einige Milliliter jeder Essenz zu Analysezwecken zu schicken, und danach mußte ich sie auffordern, den Rest der Essenzen sofort zu beseitigen.

Auf meinen Brief bekam ich keine Antwort; eine für ihre eventuellen Kunden höchst bedenkliche Einstellung.

Es hat den Anschein, als ob viele junge und progressive Apotheker sehr viel Wert darauf legten, nicht mit ihren andersdenkenden Kollegen in einen Topf geworfen zu werden. Ein 1975 in dem *Quotidien du médecin* (Ärztezeitung) erschienener Artikel von Jacques Degain hat mir große Hoffnungen gemacht. Die jungen Apotheker hatten auf einem Kongreß, der unter der Leitung von Philippe Morel stattfand, gegen den kommerziellen Charakter ihres Berufsstandes protestiert.

»Um unsere Verantwortung zu unterstreichen«, sagte Phillippe Morel, »müssen wir in aller Deutlichkeit der Öffentlichkeit gegenüber klarstellen, daß Medikamente kein x-beliebiges Handelsobjekt sind. Wir dürfen uns nicht hinter dem Namen eines Geschäftes verbergen«.

In den Augen der jungen Studienabgänger ist es schockierend, daß es überall nur heißt: ›Post-Apotheke‹, ›Große Handels-Apotheke‹ oder ›Apotheke am Marktplatz‹, ohne daß die Kunden den Namen des Besitzers und dessen Universitätsdiplome erführen. Der kommerzielle Charakter des Berufsstandes bringt immer mehr junge Apotheker in Harnisch.

Morell stützt seine Argumentation noch auf andere, interessante und fundierte Überlegungen. Aus den verschiedensten Gründen dürfen wir heute hoffen, daß die jungen Apotheker den Weg einschlagen werden, den die Besten unter ihren Vorgängern schon gebahnt haben, und Pflanzen und Essenzen zum Wohl derer, die endlich absolutes Vertrauen in sie haben möchten, in der bestmöglichen Form auf Lager haben werden.

Der Platz der Phyto- und Aromatherapie
in der internationalen Pharmakopöe

Allgemein wird angenommen, es dauere dreißig bis fünfzig Jahre, bis sich eine neue Idee durchgesetzt hat. Ich glaube eher, daß dies noch viel länger dauert, wenn die ›neue‹ Idee jahrhunderte-, wenn nicht gar jahrtausendealt ist und die Zeitläufte in einer Art Dauerschlaf überstanden hat.

Das trifft auf die Ernährung zu, die, ausgeglichen und auf gesunden Produkten basierend, viele Beschwerden und Krankheiten heilen kann; Fettsucht ist in den meisten Fällen auf ein humorales* Ungleichgewicht zurückzuführen. Hippokrates war einer der ersten, aber beileibe nicht der einzige, der sagte: »Es gibt Krankheiten, die nur durch die Ernährungsweise geheilt werden können.« Überlegen Sie sich nur einmal, wie sich der größte Teil der westlichen Bevölkerung seit dreißig Jahren ernährt! Es hat lange gedauert, bis eine Reaktion einsetzte, die heute unter den Schlagworten ›neue Küche‹ oder ›Diätküche‹ oder, feiner ausgedrückt, ›neues Eßbewußtsein‹ in aller Munde ist.

Schauen wir uns das einmal näher an. Die ›Neuheit‹ besteht darin, nicht alles wie ein Vielfraß in sich hineinzuschlingen, sondern sich im Winter ›kalorienreicher‹ zu ernähren als im Sommer und Nahrungsmittel zu wählen, die so wenig wie möglich vergiftet sind. Plötzlich erinnert man sich daran, daß Schweine, die mit Kartoffeln und Kastanien ernährt wurden, besser schmecken als diejenigen, die mit Hormonen und Antibiotika künstlich schlachtreif gespritzt werden. Das gleiche trifft natürlich auch auf Kälber und Hühner zu. Übrigens, die Fleischproduzenten, die ihre Tiere im industriellen Stil großziehen, essen ihre eigenen Produkte nicht, da die Exkremente der Tiere, wie sie selbst zugeben, nach dem Tod riechen.

Zu Hippokrates' Zeiten gab es natürlich noch keine synthetisch hergestellten Hormone oder Antibiotika. Doch viele Tiere waren schon damals nicht genießbar; ich spreche von kranken Tieren, die, bevor die Krankheit zu offensichtlich wurde, schnell geschlachtet, in Stücke zerteilt und zwei, drei Meilen entfernt auf dem Markt verkauft wurden, eine ›Verkaufstechnik‹, die sich

---

* humoral = die Körperflüssigkeiten betreffend.

bis heute erhalten hat. Sie brauchen nur einmal die Tageszeitungen durchzublättern.* Und in den Zeitungen steht nicht alles, aus einem einleuchtenden Grund: die Überwachungsstellen sind personell so schwach besetzt, daß nur ein Bruchteil der Verstöße gegen das Gesetz bekannt wird.

»Viele Dinge, die vergessen worden sind, werden zu neuem Leben erweckt. Können wir das Neuheit nennen?« schrieb Horaz.

Genau das könnten wir zu dem aktuellen Stand der Phyto- und Aromatherapie sagen. Die derzeitige Mode hat manche Autoren dazu veranlaßt, ihre Werke ›Erneuerte Phytotherapie‹ oder ›Die neue Phytotherapie‹ zu nennen, irreführende Bezeichnungen, die bedauerlicherweise moderne Werbestrategien übernehmen und die Phytotherapie in die Nähe der ›Super-Nudeln‹ des Lebensmittelhändlers bringen. Medizin als Marktforschungsobjekt! Und dann beklagen sich die Ärzte, wenn sie als Händler angesehen werden ...

Das Augenscheinliche, Offenkundige gehört zu den Raritäten, die man nicht oft genug erwähnen kann. Als die Organisatoren eines Symposiums über die Phytotherapie, das erst kürzlich unter meiner Leitung stattfand, mich baten, meine ›neuen‹ Ideen den Teilnehmern klarzulegen, stimmte ich gerne zu. Hier das Wichtigste:

Im Gegensatz zu dem, was manche Autoren voreilig meinen, ist die Phytotherapie kein neuer Therapie-Star; sie war schon immer die wichtigste Behandlungsform in der ganzen Welt und wird dies auch bleiben.

Entsprechend ihrer Zusammensetzung, sind die Pflanzen mit unvergleichlichen Kräften ausgestattet. Als vorbeugende und heilende Methoden sind die *Phytotherapie* und *die Aromatherapie* aufgrund ihrer antiseptischen und antibiotischen Eigenschaften seit Menschengedenken bekannt.

Wer die Phytotherapie als etwas Exotisches betrachtet, weiß nicht, daß mehr als 50% der französischen Medikamente, wie die aller europäischer Nationen, auf Pflanzen basieren oder zumindest Pflanzenauszüge enthalten. Um die Vielzahl der zu therapeutischen Zwecken eingesetzten Pflanzen kennenzuler-

---

* In Deutschland nahezu ausgeschlossen, da alles Fleisch, das in den Verkauf gelangt, von einem Tierarzt untersucht wird. Anmerkung des Übersetzers.

nen, muß man Frankreichs Grenzen nicht überschreiten: In Paris gibt es in der Pharmazeutischen Fakultät das größte Museum für Heilpflanzen der Welt. Diese Sammlung, die Dank der Bemühungen von Professor René Paris 1944 und 1945 gerettet werden konnte, zeigt die Reichhaltigkeit der weltweit eingesetzten Phytotherapie.

Die Heilpflanzen sollten allerdings nicht als Museumsobjekte betrachtet werden: Phytotherapeutische Forschungen werden zur Zeit in zahlreichen Ländern durchgeführt, nicht nur im Westen, sondern auch in Peru, Neu-Kaledonien, im Fernen Osten, in Schwarzafrika, auf Madagaskar, im Ostblock ... Dank analytischer Methoden und neuer Experimente erfährt die medizinische Welt in immer stärkerem Maße, wie begründet die empirischen Verschreibungen unserer Vorfahren waren. In der Tat verschreibt der heutige Phytotherapeut bei den gleichen Symptomen noch immer die gleichen Pflanzen – von wenigen Ausnahmen abgesehen –, nur daß er *ab und zu* besser versteht, warum er dies tut.

Forscher gehen alle nach der gleichen Methode vor: Sie versuchen, zuerst die Einzelbestandteile festzustellen und diese dann näher zu untersuchen, eine bei Heilpflanzen sehr komplizierte Aufgabe, denn sie enthalten 50, 100, 250, ja in bestimmten Fällen noch weit mehr einzelne Bestandteile (wie zum Beispiel die Kaffeepflanze, von der wir heute 608 Bestandteile kennen).

Diese analytische Arbeit erlaubt in den meisten Fällen, aber *nicht immer,* die Wirkungsweisen von Pflanzen zu erklären, ob diese nun als Heiltee, Sud, Pulver, Tinktur, Essenz oder verdampft angewendet werden ...

Die Verankerung im Volk

Die wissenschaftliche Betätigung mit der Phytotherapie darf deren traditionelle Verankerung im Volk nicht verdrängen. In Peru zum Beispiel heilt sich die Landbevölkerung im wesentlichen mit Pflanzen; die dazu notwendigen Kenntnisse werden von Generation zu Generation überliefert. In Lima werden in den Straßen Heilpflanzen verkauft, die aus allen Regionen des Landes stammen. Auch in Frankreich gibt es Märkte dieser Art, so in Besançon, Digne oder Vannes ... Auf der ganzen Welt werden von den Völkern Heilpflanzen aufgrund ihrer unzählbaren positiven Eigenschaften zur Bekämpfung von Krankheiten eingesetzt.

Zwei verschiedene Vorgehensweisen

In den entwickelten Ländern kann die Behandlung mit Phyto- und Aromatherapie auf zwei verschiedene Weisen erfolgen: Entweder man benutzt die *ganze Pflanze,* wie H. Leclerc und andere Autoren es empfohlen haben – ich selbst plädiere *ohne Vorbehalt* in den meisten Fällen für dieses Verfahren – oder einen Bestandteil der Pflanze, ein Molekül sozusagen, das allerdings nur bei einer eng begrenzten Anzahl von Krankheiten oder Syndromen eingesetzt werden kann.* Die Eigenschaften der ganzen Pflanze sind *globaler und gleichzeitig sanfter,* was nicht bedeutet, daß man sie intuitiv oder ohne ausreichendes theoretisches Wissen anwenden könnte; noch weniger ohne klinische Erfahrung: Unwirksamkeit, entgegengesetzte Wirkungen oder in bestimmten Fällen sogar schädliche Wirkungen wären die Konsequenzen.

Eine keineswegs immer sanfte Medizin

Phyto- und Aromatherapie sind keine Synonyme für sanfte Medizin. Von den giftigen Pflanzen abgesehen, können auch Pflanzen, die man für ›banal‹ hält, mehr oder weniger ernste Konsequenzen haben: Schwindelzustände, Übelkeit, Kopfschmerzen, Herzstolpern ... Dafür gibt es verschiedene Beispiele, und vor einigen Jahren hatte ich Gelegenheit, einige besonders krasse Fälle zu beschreiben: So können Lindenblüten in

---

* Es kann nicht einmal mehr die Rede davon sein, die mit bestimmten Produkten dieser Art (Digitalin oder Emetin zum Beispiel) erzielten Erfolge in Frage zu stellen oder die Einfachheit der Verschreibung zu bezweifeln ... Nach den vielen Zwischenfällen, die durch sie verursacht worden sind, ist die Dosierung solcher Produkte heute sehr ›beschränkt‹.

direktem Kontakt mit der Haut Ekzeme verursachen und als Heiltee paradoxerweise Schlaflosigkeit auslösen.*

Diese in der Regel nicht abschätzbaren Nebenwirkungen können bei unterschiedlicher Dosierung auftreten; das hängt von der Konstitution des Individuums ab. So kann die Verordnung einer Mischung aus den Ur-Tinkturen von Artischocke, Brennessel und Löwenzahn (bei Verstopfung und Kreislaufschwierigkeiten) bei bestimmten Menschen selbst in relativ schwachen Dosen Probleme auslösen, während sie bei anderen selbst hoch dosiert keine Nebenwirkungen verursacht. Dieses Beispiel gibt Georges Duhamel recht, der angesichts der unendlichen Verschiedenheit der Menschen meinte, jede Behandlung *sei ein Experiment.*

Gewisse Pflanzen können Allergien auslösen, so zum Beispiel Eukalyptus. Ich selbst habe erlebt, daß Eukalyptus-Essenz oder auch nur der einfache Aufenthalt unter einem Eukalyptusbaum asthmatische Anfälle auslöste.

Selbstbehandlung kann gefährlich werden, vor allem, wenn sie aromatische Essenzen beinhaltet. Bei Patienten, die zu hohe Dosen von Ysop-, Rosmarin- oder Salbei-Essenzen zu sich nahmen, wurden epileptische Anfälle beobachtet. Diese manchmal auch durch ärztliche Verordnungen ausgelösten Zwischenfälle wurden durch Experimente mit Ratten bestätigt. Aber auch bei einer als *ungefährlich eingestuften* Dosierung von Essenzen kann es bei *regelmäßiger* Einnahme, die sich über eine lange Zeit erstreckt, zu Nebenwirkungen kommen.

Ein letztes Beispiel: Kletterefeu oder andere Pflanzen der gleichen Gattung, die in bestimmten Ländern bei Husten verschrieben werden, können, regelmäßig als Heiltee eingenommen, selbst bei Kindern Leberzirrhose verursachen (Forschungsarbeiten des Kinderkrankenhauses in Lima, Peru).

---

* Normalerweise die Folge eines zu konzentrierten Heiltees; auch Pfefferminze kann Schlaflosigkeit verursachen, wenn der Tee zu stark ist.

Kann man diese Beobachtungen mit bestimmten astrologischen Beobachtungen in Verbindung bringen? Gelb, die Farbe der Venus, bedeutet beruhigend, verbindlich. Die Heiltees von beruhigenden Pflanzen, Lindenblüten zum Beispiel, sind, wenn der Tee nicht zu stark ist und nicht zu lange zieht, zartgelb, venushaft. Läßt man dagegen zu lange ziehen, länger als zehn Minuten, wird der Tee rötlich und auch seine Eigenschaften ändern sich: er erregt und kann Schlaflosigkeit auslösen.

Kurz: Phytotherapie ist keineswegs eine sanfte Medizin, vor allem, wenn sie auf mehr oder weniger phantasievolle Weise verordnet wird.

Viele unsaubere Begriffe

Die Phytotherapie wird seit einiger Zeit mit ungenauen oder unzutreffenden Begriffen umrissen, die wir nicht akzeptieren können. So wird sie als ›Küchen-Medizin‹ bezeichnet, was vielleicht daher rührt, daß die Phytotherapeuten immer wieder betonen, wie sinnvoll es ist, in der Küche Kräuter und Gewürze zu verwenden.

Auch den Ausdruck ›parallele Medizin‹ müssen wir zurückweisen, denn die Medizin ist immer ein Ganzes und sollte, je nach Fall, die verschiedenen zur Verfügung stehenden Heilverfahren benutzen, sei es die Akupunktur, die Krankengymnastik, die Bädertherapie, Homöopathie, elektrische Negativation und viele andere.

Ist die Phytotherapie dann eine *andersartige* Medizin? Der Ausdruck beinhaltet eigentlich nicht viel, denn jede Behandlung unterscheidet sich von der anderen, und die Therapien werden häufig erst sinnvoll, wenn sie gemeinsam eingesetzt werden.

Endlich müssen wir noch auf den falschen Gebrauch des Begriffes *traditionelle Medizin* hinweisen, wenn damit die an den Fakultäten gelehrte Medizin gemeint wird, im Gegensatz zu den Zweigen, die noch nicht oder nicht mehr offiziell gelehrt, und deshalb als die ›andersartigen‹ bezeichnet werden. Der Begriff traditionelle Medizin trifft nämlich, wenn man seinen gesunden Menschenverstand in Anspruch nimmt, auf die Phyto- und Aromatherapie genauso zu wie auf alle Therapien, deren Ursprünge *sehr weit zurückreichen*.

Hinter dem Streit um Worte ein Streit um Grundsätze

Dieser Streit um Worte, der keineswegs neu ist, beruht auf der Definition, die man dem Wort Medizin gibt. Der Larousse schreibt, die Medizin sei die »Wissenschaft, die die Erhaltung oder Wiederherstellung der Gesundheit zum Ziel hat«. Diese

Definition ist schon überraschend, zumal unter dem Begriff ›Wissenschaft‹ zu lesen ist, sie sei »die exakte und begründete Kenntnis bestimmter genau festgelegter Dinge«.

Kann die Medizin, die von heute wie die von gestern, wirklich behaupten, sie sei eine *exakte Wissenschaft?* Ohne die Fortschritte auf dem Gebiet der Medizin zu leugnen, die wir dem derzeitigen Stand der Wissenschaft verdanken, lassen sich zahlreiche Krankheiten nicht in den ›Geist der Geometrie‹ einordnen, der in den Augen von Professor Valette, dem früheren Dekan der pharmazeutischen Fakultät in Paris, zu Katastrophen führen kann.

Es handelt sich nicht darum, die Notwendigkeit wissenschaftlicher Forschungen, noch die unabdingbare Grundlagenforschung in Frage zu stellen. Die moderne Phytotherapie hat sich im übrigen seit langem in dieser Richtung engagiert und zahlreiche schwierige und langwierige Arbeiten auf sich genommen. Doch wir müssen anerkennen, daß diese Arbeiten zwar unsere Kenntnisse vertieften, aber zumindest bisher nicht zu revolutionären therapeutischen Konsequenzen führten. So handelt der Arzt richtig, der sich bei seiner Arbeit auch vom Empirismus leiten läßt, dieser »Heiligen Arche der Medizin, an die man auf keinen Fall rühren darf«, wie Trousseau sagte.

Die modernen Erkenntnisse bestätigen in den meisten Fällen das ›Wissen‹ unserer Vorfahren. So haben die Arbeiten über das Silizium gezeigt, daß diese richtig handelten, als sie bei Knochenbrüchen, Mineralmangel und Tuberkulose Schachtelhalm (die einheimische Pflanze, die den höchsten Silizium-Gehalt aufweist) verschrieben.

Die Stellung der Weltgesundheitsorganisation

Die Weltgesundheitsorganisation veröffentlichte einen langen Bericht, in dem mit Laboranalysen nachgewiesen wurde, daß zahlreiche Pflanzen von Eingeborenen auf der ganzen Welt zu Recht bei der Behandlung von Krankheiten eingesetzt werden, obwohl diese Völker weder pharmazeutische Handbücher noch medizinische Nachschlagewerke kennen.

Von dieser Feststellung ausgehend, schrieb die Weltgesundheitsorganisation: »Entwicklungsländer sollten sich nicht ausschließlich auf eine westlich orientierte Medizin, noch ausschließlich auf die in den Industrieländern ausgebildeten Ärzte stützen, um die Gesundheitsfürsorge in ihren Ländern zu gewährleisten. Es ist notwendig, daß eine Synthese hergestellt wird zwischen moderner und traditioneller Medizin.«

Gleichzeitig sagte die Behörde unmißverständlich das wiederauflebende Interesse an Heilpflanzen und traditionellen Heilmitteln voraus und bot den betroffenen Ländern die Hilfe bei der Erstellung von Gesundheitsprogrammen an, die besser angepaßt sind an deren sozio-ökonomischen Verhältnissen.

Die Phytotherapie verfolgt ihren Weg nach oben nicht nur in den Entwicklungs-, sondern auch in den Industrieländern, gestützt durch ständig neue wissenschaftliche Erkenntnisse.

Phyto- und Aromatherapie: Gefahr!

Zur Erinnerung:
Die Aromatherapie, das heißt, die Behandlung von Krankheiten mit Pflanzen-Essenzen, ist eine vorbeugende und zugleich heilende Methode, die sowohl zum innerlichen wie äußerlichen Gebrauch ätherische Öle einsetzt.

Die Aromatherapie ist auf Grund ihrer Kraft, die sie der Konzentration wichtiger Substanzen verdankt (zum Teil benötigt man 200 kg Pflanzen, um 1 kg ätherisches Öl zu gewinnen), die ›atomare‹ Form der Phytotherapie. Da ich die beiden Methoden in meiner Praxis fast immer gleichzeitig benutze, ziehe ich es vor, sie in einem Atemzug als Phyto- und Aromatherapie zu bezeichnen.

Ich möchte noch einmal darauf hinweisen, daß bei einer Behandlung des ganzen Menschen die Phyto- und Aromatherapie (die in meinen Augen eine Basis-Behandlung darstellt) durch eine gesunde und natürliche Ernährung ergänzt werden muß (Gemüse, Obst und Getreide gehören für mich zu den Heilpflanzen, was durch Analysen und klinische Resultate bestätigt wird); je nach Fall treten zusätzliche, in die gleiche Richtung zielende Therapien hinzu, wie Massagen, elektrische Negativation, Bädertherapie und andere.

»Können Sie meinen Fall einmal etwas näher anschauen?« bat mich eine Frau aus der Gegend von Lausanne in einem Brief vom

3. April 1983. »Bis zum Juli 1979 war bei mir alles in Ordnung. Danach mußte ich mich wegen eines Gebärmuttervorfalls einer Operation unterziehen. Drei Wochen mußte ich das Bett hüten; zwei Wochen davon wurde ich nur mit Suppe und Wasser ernährt. Trotzdem habe ich zugenommen. Nachdem ich entlassen wurde, habe ich alle möglichen Diäten versucht, aber nichts hat geholfen. Dann entdeckte ich in einer Zeitung die Anzeige einer Kräuterhandlung. Ich habe sofort angerufen und dem Inhaber meinen Fall erklärt. Er schlug mir vor, einen Fragebogen auszufüllen, was ich auch tat. Drei Tage später rief ich ihn wie vereinbart wieder an. Man sagte mir, man habe meinen Fragebogen ausgewertet, und ich litte an verschiedenen Dingen: Nervosität, Kreislaufschwierigkeiten, Kopfschmerzen, allgemeine Erschöpfung, Verdauungsschwierigkeiten usw. Für 575 Schweizer Franken (später dann noch einmal für 195 Schweizer Franken) schickte man mir Kräutertees und alle möglichen Produkte zum Einreiben und zum Baden. Die Firma hatte einen Plan mitgeschickt, wann ich was zu nehmen und zu tun hätte, den ich Ihnen beilege.

Nach drei Wochen sollte ich mich wieder melden. Ich erklärte, daß ich sehr enttäuscht sei, denn es hatte sich nichts geändert. Der Händler schlug mir vor, einen Teil der Produkte beizubehalten und einen anderen abzuändern. Das einzige Produkt, das mir wirklich zusprach, war ein Verdauungssalz, obwohl ich nicht wirklich an Verstopfungen leide. Ich hoffe, es ist Ihnen möglich, sich mit meinem Fall zu beschäftigen ...«

Ich schaute mir die beigelegten Unterlagen einmal näher an – es handelte sich um nicht weniger als achtzehn Produkte, die der Frau gleichzeitig verordnet worden waren, darunter sieben für Bäder und Lotionen – eine für ›Füße, Fesseln, Waden, Knie, Beine, Oberschenkel, Gesäß‹, eine andere für ›Finger, Hände, Armgelenke, Arme, Schultern, Rücken, Hüften‹, eine weitere für ›Hals, Brust, Rippenpartien, Leber, Magen, Bauch‹ und wieder eine für ›Stirn, Schläfen, vor und hinter den Ohren, Nacken‹ ...

Eigentlich hätte die Frau im Handumdrehen abnehmen müssen, denn zwischen der Zubereitung verschiedener Heiltees und deren genau vorgeschriebener Einnahme sowie den morgendlichen und abendlichen Einreibungen und Bädern war ihr wohl kaum Zeit übriggeblieben, sich zu ernähren ...

Tatsache ist, daß die Frau kein einziges Gramm verlor: Wir wissen, daß es Mangelödeme gibt, daß Sorgen die einen dünner und die anderen dicker werden lassen. Wir wissen auch, oder sollten es zumindest wissen, daß immer eine sorgfältige Untersuchung durchzuführen ist, unterstützt durch notwendige Analysen, und daß erst dann ein Behandlungsplan aufgestellt werden kann. Sogenannte Standardformeln und Standardbehandlungen taugen nichts.

Diese Frau hatte Glück, denn ich konnte ihr die Adresse eines qualifizierten Arztes übermitteln. Eineinhalb Monate später war alles wieder in Ordnung; mein Kollege hatte ihr mit einfachen Mitteln helfen können: eine phyto- und aromatherapeutische Grundbehandlung, die problemlos befolgt werden konnte (mit Salbei, Zypresse und Weißdorn in Form von Essenzen und Ur-Tinkturen), Magnesium und Schachtelhalm (zum Ausgleich des Mineralmangels und gleichzeitig als weitere Basisbehandlung), Bäder mit Meeresalgen und aromatischen Essenzen und endlich fünfzehn Massagen bei einem ausgezeichneten Masseur, denn die Wirbelsäule der Patientin wies erste Abnutzungserscheinungen auf. Außerdem waren Nacken-, Rücken- und Lendenwirbel verschoben, nur: bisher hatte sich niemand darum gekümmert.

Hier nun ein Brief mit einem ganz anderen Inhalt; er stammt von Herrn O. aus dem Departement Basses-Alpes:

»Seitdem ich Ihre Bücher gelesen habe, bin ich ein Anhänger Ihrer Methoden. Ich habe, glaube ich, soviel wie nur irgend möglich von Ihren Ratschlägen profitiert; mein Allgemeinzustand, der seit mehr als zwanzig Jahren zu wünschen übrig ließ, ist heute, wo ich achtzig Jahre alt bin, ausgezeichnet und ausgeglichen. Als Sechzigjähriger hatte ich einen Blutdruck von 260 und nahm Papavérine, Vibeline, Catapressan, Aldomet, Pervincamine, Adactazine, Tanakan, Anatensil* ... Trotzdem blieb mein Blutdruck zwischen 200 und 220. Zur gleichen Zeit litt ich an Verdauungsstörungen, wiederholten Stirnhöhlenvereiterungen und Atemschwierigkeiten. Ein Herzspezialist schlug mir einen Herzschrittmacher vor. Ich lehnte ab. Bis zu meinem zweiundsiebzigsten Lebensjahr war mein Zustand alles andere als erfreulich. Nach der Lektüre Ihrer Bücher suchte ich einen anderen Herzspezialisten auf, der mir empfahl, alle Medika-

---

* Französische Arzneimittel zur Blutdrucksenkung. Anmerkung des Übersetzers.

mente, die ich nahm, abzusetzen. Seit dieser Zeit trinke ich regelmäßig einen Kräutertee, der den Kreislauf beeinflußt und dessen Wirkung ich mit einigen Olivenblättern verstärke. Seit einigen Jahren hat sich mein Blutdruck auf 150/80 stabilisiert, und mein Puls schwankt zwischen 65 und 70 (früher lag er bei 45). Ich bin wieder ausgeglichen, fahre täglich mit meinem Wagen, und meine Atmung ist ausgezeichnet.

Ich nehme täglich Magnesium, und da ich in einer Gegend lebe, in der Thymian, Rosmarin und viele andere Pflanzen wild wachsen, benutze ich sie täglich bei der Zubereitung meiner Mahlzeiten.«

Seit fünfundzwanzig Jahren erhalte ich täglich viele solcher Briefe. Herr O. hatte den Weg gefunden, mit Hilfe einer überlegten und natürlichen Behandlungsform wieder gesund zu werden: Er hatte kurzerhand die so wirkungslosen wie unsinnigen Medikamente auf chemischer Basis in den Mülleimer geworfen.* Gleichzeitig hat er es verstanden, sich klug zu pflegen. Es ist nicht schade um die Ärzte, die weniger wissen als er, und auch nicht um die ›Wissenschaftler‹, die ihn über kurz oder lang ins Grab gebracht hätten.

Seit einigen Jahren verbreitet sich die Behandlung mit Pflanzen und aromatischen Essenzen in immer stärkerem Maße, und nichts deutet darauf hin, daß sie in Bälde wieder in Vergessenheit geraten wird; vor allem nicht nach den tragischen und wiederholten Niederlagen der Chemotherapie.

Von den verschiedensten Seiten wird heute eingeräumt, daß seit einigen Jahren das Unbehagen an einer ›Wissenschaftlichkeit‹ in immer stärkerem Maße wächst, die es nicht verhindern kann, daß jährlich in Frankreich 200 000 Patienten an Herzkrankheiten sterben und ungefähr die gleiche Anzahl an Krebs.

Heute verlangen viele junge Ärzte und noch mehr Medizinstudenten, daß sie zuerst einmal *medizinisch* ausgebildet werden, das heißt, die verschiedenen Formen der Diagnostik wirklich lernen und dann wissen, welche Behandlung einzuschlagen ist. Sie verlangen nach therapeutischen Schemata, nach Rezep-

---

* Laut Statistiken nehmen 20 bis 73 % der Kranken nicht alle Medikamente, die ihnen verordnet werden. Bei Krankenhausärzten beträgt die Quote der Patienten, die die Verschreibungen nicht einhalten, 54 %! Außerdem wurde festgestellt, daß bei Verschreibungen, die wenige Medikamente umfassen und gut erklärt sind, die Patienten die Behandlung besser einhalten (*Médecine interne*, Januar 1980).

ten, die den Beweis ihrer Wirksamkeit abgelegt haben und mit denen sie den Kranken helfen können. Sie haben kein Interesse an Vorlesungen, die sich in aller Breite über die ausgefallensten Symptome auslassen; sie wissen, daß sie solche Fälle in ihrer Praxis wahrscheinlich nie zu Gesicht bekommen werden. Übrigens gibt es einen gewissen und durchaus wünschenswerten Automatismus, mit dessen Hilfe diese Kranken in spezialisierte Krankenhäuser dirigiert werden, wo die Kompetenz der dort tätigen Fachleute die beste Garantie für ihre Genesung ist.

Zum Abschluß möchte ich noch einmal unterstreichen, daß die einfachsten Verschreibungen in der Regel die besten sind, das heißt, die wirkungsvollsten ... unter der Bedingung natürlich, daß der verschreibende Arzt sein Handwerk versteht.

Medizin: Einfachheit, Wirksamkeit

Wir stellen heute einen maßlosen Medikamentenmißbrauch fest: ein Drittel aller Kranken belegt Krankenhausbetten aufgrund von Medikamentenmißbrauch und ein nicht zu unterschätzender Prozentsatz bezahlt ihn mit seinem Leben.

Wiederum möchte ich betonen, daß es keineswegs meine Absicht ist, die zum Teil großartigen Erfolge, die mit modernen Medikamenten erzielt werden, in Frage zu stellen. Jede tuberkulöse Hirnhautentzündung wäre ohne Streptomyzin tödlich. Doch wie viele schwer Erkrankte, wie viele Todesfälle müssen wir den wenigen Erfolgen entgegensetzen!

Die moderne ›wissenschaftliche‹ Therapie befindet sich unbestreitbar auf dem falschen Weg. Diesen Umstand dürfen wir nicht den Forschern zur Last legen, die von Zeit zu Zeit ein Medikament finden, das sich durch stärkere Wirksamkeit auszeichnet.* Doch stärkere Wirksamkeit ist in diesem Zusammenhang ein Synonym für Aggressivität, für mögliche und durchaus reale Gefahren. Nur weil zu viele Ärzte (und Verbraucher) diese Gefahren mißachteten, können wir heute nicht von einer zufriedenstellenden und wünschenswerten ›Volksgesundheit‹ sprechen, sondern müssen uns mit einer erschreckenden Situation

---

* Ungefähr 10 000 Substanzen werden getestet, bis eine zur Entwicklung eines neuen Produktes führt.

abfinden, die wir nur als konstant aufrechterhaltene ›Volkskrankheit‹ bezeichnen können.

Durch den unsinnigen Gebrauch von Medikamenten, den zu viele Ärzte gemacht haben und immer noch machen, haben sie den Segen dieser Medikamente verraten, sind zu Folterern und Mördern geworden, obwohl diese Mittel ursprünglich zur Heilung, zumindest aber zur Linderung bestimmt waren.

Bei den meisten Syndromen gibt es nicht nur eine Heilmethode, auch nicht bei den schmerzhaftesten und schwersten. Alle medizinischen Disziplinen können Erfolge erringen, aber auch ganz banale Tatsachen: eine physisch wie moralisch einwandfreie Lebensführung und, als Voraussetzung dafür, eine ausgeglichene und gesunde Ernährung.

Für alle, die sich selbst pflegen wollen, möchte ich die Wichtigkeit einer exakten Diagnose unterstreichen und noch einmal auf die Einhaltung von Hygiene und gesunder Ernährung hinweisen, die oft schon ausreichen, um zahlreiche Beschwerden wirksam zu bekämpfen.

»In der Medizin kann alles nur nach seiner Wirkung beurteilt werden«, schrieb Ambroise Paré. Es ist nicht notwendig zu wissen, warum eine Behandlungsform wirksam ist; es reicht aus, wenn man weiß, daß sie wirksam ist, gefahrlos, erleichtert, verbessert oder heilt. Dann kann man sie getrost einsetzen.

Im ersten Jahrhundert unserer Zeitrechnung behandelte Dioskurides Krebskranke mit der Herbstzeitlose. Er wußte, daß diese Behandlungsform wirksam war, ohne die Gründe dafür zu kennen. In den folgenden Jahrhunderten haben die ›Wissenschaftler‹ diese Medikation verworfen. »Etwas verwerfen, nur weil man es nicht erklären kann, ist sehr unwissenschaftlich«, erklärte Henri Poincaré wiederholt. Man mußte bis auf das Jahr 1934 warten, in dem das Colchizin entdeckt wurde, ein Alkaloid, das eines der vielen Bestandteile der Herbstzeitlosen ist* und von vielen Autoren als krebsbekämpfend angesehen wird. Gott sei Dank hat Dioskurides wie auch die Ärzte, die ihm nacheiferten, nicht auf den ›wissenschaftlichen‹ Beweis gewartet, bevor er seine Kranken mit einer erprobten Medikation heilte.

---

* Alle Pflanzen sind äußerst kompliziert zusammengesetzt. Die Zahl der heute bekannten Bestandteile beträgt 100, 200, 300... die Kaffeepflanze hält im Augenblick mit 608 bekannten Bestandteilen den Rekord.

Die jungen Mediziner und vor allem die Medizinstudenten beklagen ihre Ausbildung, die viele therapeutische Methoden vernachlässigt oder verschweigt, obwohl sie ihnen in der Praxis hilfreich sein könnten. Die Weltgesundheitsorganisation hat sich für eine Rückkehr zu traditionellen Behandlungsformen ausgesprochen (Pflanzen, Hydrotherapie, Kinesitherapie usw.). Bei einer Meinungsumfrage im Jahre 1978 haben sich 50% der Franzosen dafür ausgesprochen, daß der Phythotherapie, Akupunktur, Homöopathie und Chiropraktik innerhalb der Ausbildung der Ärzte ein größerer Platz eingeräumt werden sollte.

Viele Ärzte, Apotheker und Studenten beschäftigen sich auf eigene Faust mit diesen Gebieten und lesen die dazugehörige Fachliteratur. Übrigens auch viele Laien, die oft zu Recht Angst haben, einen Arzt aufzusuchen, da er ihnen auch bei banalen Erkrankungen sofort viele synthetisch hergestellte Medikamente verschreiben würde.

Ein symptomatisches Beispiel aus meiner jüngsten Praxis: Eine Frau litt seit einem Monat an einer Bindehautentzündung. Ihr Augenarzt hatte ihr Antibiotika in Tablettenform und als Augentropfen verschrieben; als die Bindehautentzündung sich nicht besserte, sondern schlimmer wurde, wechselte der Augenarzt das Antibiotikum. Diese Verschreibungen sind im Grunde nicht ganz verständlich, denn Augentropfen auf pflanzlicher Basis heilten zusammen mit der uralten Augenpomade mit orangerotem Quecksilberoxyd die Bindehautentzündung *in einer Nacht.**

Die Giftigkeit bestimmter ätherischer Öle

Trotz des liebenswerten Namens, der an luxuriöse Parfüms oder an die Gerüche auf dem Lande erinnert, ist die Aromatherapie keine Behandlungsform, die nach ›Lust und Laune‹ angewendet werden kann. Ich habe mich schon immer geweigert, diese Behandlungsform wie auch die der Phytotherapie hinter dem irreführenden Namen – ›sanfte Medizin‹ – zu verstecken. Jede Therapieform, die etwas bewirkt, kann auch negative Auswir-

---

* Ein Detail am Rande: Die Kosten der Behandlung betrugen FF 9,80, die der beiden vorangegangenen Antibiotika-Verschreibungen FF 450,–.

kungen haben, und zwar abhängig von ihrer jeweiligen Schlagkraft.

Die Essenzen mit Ketonen gehören zu den gefährlichsten: Ysop und Salbei können in gewissen Dosen, die durchaus nicht immer sehr hoch sein müssen, epileptische Anfälle verursachen, genau wie Rosmarin und Fenchel, wobei die beiden ersten zusätzlich Aggressionen, die beiden letzten zusätzlich Furcht auslösen können. Wermut, Aris, Melisse und Pfefferminze können ebenfalls zu psychischen Schwierigkeiten führen. Thuja kann Krämpfe auslösen.

Das Problem ist so wichtig, daß verschiedene Autoren aufgrund von fünf Krankengeschichten, bei denen Essenzen zu Krämpfen mit anschließender Bewußtlosigkeit oder mehr oder weniger lang anhaltendem Koma geführt hatten, auf dies Problem zurückgekommen sind.* Die Analysen der untersuchten Essenzen und Experimente haben bewiesen, daß diese Essenzen nicht nur bei zu hoher, sondern auch bei ungefährlicher niedriger Dosierung, die aber über einen zu langen Zeitraum aufrechterhalten wurde, epileptische Anfälle auslösen. Bei zu langer Dosierung verschwanden die Symptome, sobald die Essenzen abgesetzt wurden. Verantwortlich für diese epiletischen Krisen sind verschiedene terpenhaltige Ketone: Kampfer, Thujon und die Mischung Pinocamphon/Isopinocamphon, deren Bedeutung nach Aussage der Autoren in ihrer Studie zum ersten Mal aufgezeigt wurde.

Hier nun eine neue Krankengeschichte aus meinem persönlichen Erfahrungsbereich, die in verschiedener Hinsicht interessant ist. Es handelt sich um den Sohn einer meiner früheren Patientinnen, der ich bei einer chronischen Bronchitis, die mit asthmatischer Kurzatmigkeit verbunden war, einer Stirnhöhlenentzündung und bei Ischias hatte helfen können und die seit dieser Zeit auf die Phyto- und Aromatherapie schwörte.

Vor sieben oder acht Jahren hatte sie Paris verlassen; 1977 litt sie zum erstenmal an Heuschnupfen, genau wie ihr damals zwölfjähriger Sohn. Da es in der Region keinen Phyto- und

---

* M. D. Steinmetz, P. Tognatti, N. Morgue, J. Jouglard und Y. Millet (Marseille): *Sur la toxicité de certaines huiles essentielles du commerce: essence d'hysope et essence de sauge* (Über die Giftigkeit gewisser im Handel erhältlicher ätherischer Öle: das ätherische Öl von Ysop und Salbei), in *Plantes médicinales et phytothérapie,* 1980.

Aromatherapeuten gab, wandte sie sich an einen traditionell ausgerichteten Kollegen, der für die beiden Patienten einen Behandlungsplan zur Desensibilisierung aufstellte: 1 Spritze pro Woche drei Jahre lang! Die Behandlung scheiterte. Die Patientin kehrte zur Aromatherapie zurück und beschloß, ihren Sohn und sich selbst mit Ysop-Essenz zu behandeln, die innerhalb kurzer Frist ausgezeichnete Resultate zeitigte: der Schnupfen und die zeitweilig auftretenden asthmaartigen Krisen wurden stark gemildert.

Die Frau beging den Fehler, sich auf den Rat eines Apothekers zu verlassen, der mit der Aromatherapie nicht vertraut war, und legte für sich wie für ihren *heranwachsenden Sohn* die tägliche Dosis auf zweimal fünf Tropfen fest. Der junge Mann glaubte, begeistert von den schnell auftretenden positiven Resultaten, es sei sinnvoll, die Dosis zu erhöhen, was er auch auf eine merkwürdige Weise tat: er zählte die Tropfen nicht mehr, sondern schüttelte die Flasche. Nach Meinung seiner Eltern muß er wohl jedesmal zehn bis zwölf Tropfen geschluckt haben, und das bis zu dreimal täglich, insgesamt also zwischen dreißig und vierzig Tropfen.

Nach sechs Wochen dieser ›Kur‹, von der die Eltern nichts wußten, erlitt der junge Mann im Juni 1980 vor dem Mittagessen einen epileptischen Anfall. Hinzufügen möchte ich noch, daß er während der Zeit sich öfters täglich die Nasenlöcher mit *Becotide* füllte, obwohl der Beipackzettel ausdrücklich zur Mäßigung rät, Mengen von *Valda-Pastillen* hinunterschlang und *Mag-2*-Ampullen (ein Magnesiumpräparat) leerte. Dazu kommt, daß er eben eine fünfmonatige Behandlung mit *Débrumyl* hinter sich hatte, die ein anderer Arzt zur Stimulierung der Psyche ihm verschrieben hatte, damit er sein Examen bestehe (!). Um das Bild abzurunden, möchte ich noch darauf hinweisen, daß sich der junge Mann seit einigen Monaten aktiv als Rudersportler betätigte und sich dabei zweifellos überforderte.

Nach diesem Zwischenfall, der insgesamt nur zwei Minuten dauerte, wurde der junge Mann zwei Tage auf der neurologischen Station des in der Nähe liegenden Krankenhauses untersucht. Der Stationsarzt vermerkte in seinem Bericht, daß der »Patient einen ersten epileptischen Anfall erlitten hatte, ohne besonderen auslösenden Faktor. Die Ergebnisse der neurologischen Untersuchung sind normal. Das Elektroenzephalogramm weist keine besonderen Anomalien auf«. Der Junge wird mit einem Rezept für ein Anti-Epileptikum entlassen, das er täglich ohne Unterbrechung mehrere Jahre zu nehmen hat.

Hier nun der ausführliche Abdruck des Briefes vom Vater des Jungen, der mir einige Tage später, am 20. Juni 1980, geschrieben hatte:

»Ich würde gerne wissen, ob Sie zu den beiden Hypothesen, denen wir uns gegenüberbefinden und die ich anschließend aufführe, aufgrund Ihres aktuellen Wissensstandes eindeutig Stellung beziehen können:

a) hat diese Überdosierung der Ysop-Essenz bei meinem Sohn *eine bis dahin schlafende Neigung zu Epilepsie geweckt* (in diesem Fall müßten wir ihn dementsprechend behandeln lassen und diese Krankheit auch bei der Berufswahl mit in Erwägung ziehen) oder

b) hat diese Überdosierung *ausgereicht, um bei jedem gesunden Menschen eine Epilepsie-Krise auszulösen* (in diesem Fall wäre mein Sohn nur das Opfer eines ›Zwischenfalles‹, der sich nicht wiederholen wird, natürlich nur unter der Voraussetzung, daß sich nicht wieder die Faktoren anhäufen, die einen *künstlichen* Elektroschock auslösen können).

Der leitende Stationsarzt der neurologischen Abteilung des Krankenhauses hatte weder mit Hilfe des Elektroenzephalogrammes noch der Ultraschall-Untersuchung noch der Blutanalysen etwas Auffallendes entdecken können. Als Laie auf dem Gebiet der Aromatherapie hatte er zuerst die Hypothese, die Ysop-Essenz sei der auslösende Faktor der Krise gewesen, beiseite geschoben. Nachdem wir ihm Ihr Buch gezeigt hatten, in dem auf die Gefahr einer epileptischen Krise bei Überdosierung der Ysop-Essenz hingewiesen wird, setzte er sich mit einem Kollegen des neurologischen Krankenhauses von Lyon in Verbindung, der diese Auswirkungen des Ysops bestätigte. Daraufhin empfing uns der Arzt zum zweitenmal und sagte uns, es sei ihm unmöglich, sich festzulegen. Man spürte, daß er dabei einen Hintergedanken hatte: für ihn war anscheinend klar, daß unser Sohn eine *Veranlagung* zur Epilepsie hat, die sich auch unter anderen Umständen eines Tages gezeigt hätte ... oder aber auch nie.

Es hängt also alles davon ab, ob wir beurteilen können, ob die von unserem Sohn unüberlegt *sechs Wochen lang* eingenommenen Dosen einen Anfall haben auslösen können (in diesem Fall wäre dieser nur ein *Zwischenfall*) oder ob sie eine Veranlagung des Organismus geweckt haben.

Der Arzt hat aus Vorsicht eine langjährige Behandlung auf der Basis von Gardenal angeordnet; *fünf Jahre* lang soll mein Sohn vor dem Schlafengehen eine Tablette Alepsal 10 täglich einnehmen.

Unser Sohn fühlt sich keineswegs krank, und wir haben nur unter großen Mühen sein Versprechen bekommen, bis zum Schuljahresbeginn Mitte September die Tabletten regelmäßig einzunehmen. Im Grunde mißtrauen wir der Chemotherapie, vor allem, wenn sie sich über Jahre erstreckt. Wir stecken in einem schlimmen Dilemma, das uns Angst macht: sollen wir darauf bestehen, daß unser Sohn sich medikamentös vergiftet (und das vielleicht für nichts und wieder nichts), oder dürfen wir ihm erlauben, eine Behandlung, die vielleicht notwendig ist, abzusetzen?

Und ist es nicht unsere Pflicht, ihm verschiedene Berufslaufbahnen, von denen er im Augenblick träumt, auszureden? Was für eine Enttäuschung für ihn! Und was für eine Verantwortung für uns, wenn es sich herausstellen sollte, daß unser Verhalten ungerechtfertigt ist! Denn unser Junge ist voller Vitalität.«

Ich möchte hier nicht lang und breit über diese Krankengeschichte reden, aber obwohl sie vielen anderen ähnelt, die ich kenne, scheint sie mir doch beispielhaft zu sein und eine längere Betrachtung zu verdienen.

Zuerst einmal handelt es sich um einen neuerlichen Beweis für die nicht zu leugnende Tatsache, daß die Ysop-Essenz unter bestimmten Voraussetzungen epileptische Krisen auslösen kann. Die Voraussetzungen (Überdosen über einen längeren Zeitraum hinweg) und die Folgen (epileptische Anfälle) sind identisch mit einer ganzen Reihe anderer Fälle. Bei dem jungen Mann kommt noch die Tatsache, daß er medikamentös vorbelastet war, erschwerend hinzu. Zum zweiten sollten diese Nebenwirkungen, die, wie gesagt, in der Literatur öfters beschrieben wurden, den Ärzten bekannt sein, vor allem aber den Neurologen. Wenn wir die Kenntnisse des Spezialisten aus Lyon lobend erwähnen, dann soll das nicht heißen, daß wir seinem Kollegen die Unkenntnis auf diesem Gebiet vorwerfen: das wäre ungerecht. Nach den jüngsten Umfragen beklagen sich zwischen 70 und 80% der Medizinstudenten und jungen Ärzte, daß die Therapeutik* heute an den medizinischen Fakultäten Frankreichs praktisch nicht gelehrt wird.

Seit mehr als dreißig Jahren stellen Studenten und junge Ärzte gravierende Fragen im Hinblick auf die Verantwortung, die sie einmal übernehmen sollen; sie beklagten den dramatischen Mangel an Vorlesungen, die sich mit Pflege und Heilung beschäftigen. Seit mehr als dreißig Jahren äußern sie ihre Angst vor den Kranken; verständlich, denn sie haben oft nicht einmal gelernt, mit den Fingerspitzen eine Niere abzutasten.

Das aufmerksame Studium dieser Krankengeschichte zeigt übrigens, daß auch ohne das ätherische Öl vom Ysop der Anfall durch die restliche, übertriebene Verschreibungspolitik hätte ausgelöst werden können, vor allem durch das *Débrumyl,* das, wie es erst seit kurzem im Beipackzettel heißt, bestimmte Nebenwirkungen verursachen kann, darunter auch das »mögliche Wiederaufleben von Anfällen bei Kranken, die durch eine vorhergegangene antiepileptische Behandlung stabilisiert worden waren«.

Ein Syndrom, wie es der junge Mann gezeigt hat, kann auf gar keinen Fall im Handumdrehen mit einem Standardrezept behandelt werden. Wäre es nicht angebracht gewesen, sich in einem solchen Fall Zeit zu nehmen, zu überlegen, wenn notwendig neue Informationen einzuholen, vor allem dann, wenn die, über die man verfügt, sich als wenig stichhaltig erweisen, das Problem als ein Ganzes zu sehen und nicht zu der leichtesten Lösung zu greifen und eine sich über Jahre erstreckende Behandlung anzufangen, vor allem bei einem Kranken, bei dem dies allem Anschein nach nicht notwendig war?

Als der junge Mann zum erstenmal in meine Praxis kam, hatte er zum zwanzigsten Mal *Alepsal* eingenommen. Ich ging seinen Erschöpfungszuständen energisch zu Leibe und bestand auf einer leichten Diät, einer vernünftigen Abwechslung zwischen Tätigkeit und Ruhe, einer gesunden und ausgeglichenen Ernährung und viel Schlaf, diesem unvergleichlichen Energiespender. Natürlich setzte ich alle Medikamente sofort ab. In den drei Jahren, die inzwischen verstrichen sind, war der junge Mann von weiteren Anfällen verschont geblieben.

---

* Lehre von der Behandlung der Krankheiten.

Krampfartige, epilepsieähnliche Anfälle, die im eigentlichen Sinne keine epileptischen Erkrankungen sind, können bekanntermaßen von den unterschiedlichsten Faktoren ausgelöst werden.

So dürfen wir bei dem Begriff ›natürlich‹ nicht automatisch an ›harmlos‹ oder an ›systematisch wohltuend‹ denken, während ›künstlich‹ immer mit negativen Eigenschaften beladen ist. Es gibt auch Fälle, in denen genau das Gegenteil zutrifft, zur großen Freude der Verteidiger der synthetisch hergestellten Medikamente. Als Beispiel möchte ich die Essenz der Bittermandel angeben: die künstlich hergestellte ist ungiftig, während das natürliche ätherische Öl ein gefährliches Gift ist.

Die künstlich hergestellten Essenzen werden durch die Umwandlung des Benzylidenchlorids unter Einfluß von Wasser oder Kalzium bei 150° gewonnen. Im Körper verwandeln sie sich dann in Hippursäure und werden mit dem Urin ausgeschieden. Die Ungiftigkeit dieser Essenzen ist nachgewiesen.

Die natürliche Essenz dagegen wird gewonnen, indem man Bittermandeln in *kaltem* Wasser zerstößt. Kochendes Wasser würde das Emulsin zerstören, ein Ferment, das zur Bildung des ätherischen Öles benötigt wird. Neben Öl (ca. 44%), Gummistoffen, Gerbsäure und Zuckerstoffen enthalten Bittermandeln eine stickstoffhaltige Substanz, das Amygdalin, und das Ferment Emulsin. Unter dem Einfluß von Wasser zersetzt das Emulsin das Amygdalin in Glukose, die Bittermandel-Essenz (dessen hauptsächlichster Geruchsträger das Benzoealdehyd ist) und Blausäure, die, wie jedermann weiß, ein gefährliches Gift ist.*

Man könnte natürlich das Gift durch wiederholtes Destillieren aus der Essenz eliminieren; dem steht eine Eigenschaft der Essenz entgegen: sie oxydiert sehr leicht im Kontakt mit der Luft. Das ist auch der Grund, warum man künstlichen Essenzen, die keine Blausäure aufweisen, eine bestimmte Menge an Blausäure zusetzt, um sie am Oxydieren zu hindern ...

Andere haben es schon lange vor mir gesagt: Es ist nichts so kompliziert wie das Einfache. Seit einigen Jahren sind viel zu viele belanglose Artikel über die Behandlung von Kranken mit Pflanzen und aromatischen Essenzen erschienen. Es gilt, die

---

* Diese Essenz findet sich auch in den Blättern von Kirschlorbeer und in den Kernen von Pfirsichen, Aprikosen und Kirschen (die sogenannte ›Kern‹-Essenz).

noch ungetrübte Begeisterung auszunützen und so schnell und gut wie möglich seinen Profit zu sichern.

Vor zwei Monaten erschien in einer unserer Fachzeitschriften ein Artikel, der vor dem kalifornischen Germer *(Veratrum californicum)* warnte, einer Pflanze, deren Genuß zu Mißbildungen führen kann. Nur: Diese Pflanze wird nur von schlecht beratenen Tieren gefressen, und bisher habe ich unter meinen Patienten, auch den Vegetariern, noch keinen erlebt, der die Wiesen abkäut ... Im gleichen Artikel warnt der Autor vor dem Tabak und berichtet, daß ein Mann, der sich Tabakblätter um den Bauch gewickelt hatte, um sie vor dem Zoll zu verstecken, vergiftet wurde. Auch hier kann ich nur sagen, daß derartige Verhaltensweisen nicht gerade alltäglich sind. Doch von diesen praktischen Überlegungen abgesehen, hat der Artikel durchaus seine Verdienste, denn er bestätigt, daß Pflanzen keine Placebos sind und aufgrund der ungeheuren Diffusionsfähigkeit ihrer Wirkstoffe durch die Haut hindurch zu Helfern, aber auch zu Feinden werden können (man denke nur an die Giftmischer des Mittelalters).

Die Phyto- und Aromatherapie ist eine gefährliche Medizin, das wird in allen ernsthaften Büchern erklärt, aber man kann es trotzdem nicht oft genug betonen.

Wilde Angriffe

Seit einigen Jahren bedarf es keineswegs mehr besonderen Mutes, um über die Phyto- und Aromatherapie zu sprechen, Bücher und Aufsätze darüber zu schreiben, Vorträge zu halten und Radio- bzw. Fernsehsendungen zu produzieren.

Das war nicht immer so. Noch vor zehn Jahren konnte ein Arzt, der es sich erlaubte, darauf hinzuweisen, daß die Chemotherapie nicht die einzige, sinnvolle Behandlungsform sei und der vielleicht noch betonte, daß die Phyto- und Aromatherapie oft Erfolge erzielte, damit rechnen, daß er von seinen Kollegen mit mitleidigem Lächeln bedacht wurde. Der Unkluge mußte manchmal sogar befürchten, auf heftige Kritik oder Beleidigungen zu stoßen.

Diese Verhaltensweisen sind altbekannt, vor allem in der Medizin, wo diejenigen, die sich nicht mit dem Wiederkäuen althergebrachter Meinungen zufriedengeben, seit jeher schnell aus der Gemeinschaft ausgeschlossen werden können. Jeder Erneuerer läuft Gefahr, verspottet und beleidigt zu werden, auch wenn er nicht neue Errungenschaften propagiert, sondern nur eine neue Art, Altbekanntes anzuwenden. Nur die kleinen, unbedeutenden Entdeckungen, Spielereien, die nichts umstürzen, werden toleriert, die großen, nützlichen, von vornherein verdammt. Denn sie sind Sand im Getriebe, stören den gewohnten Ablauf, kränken Eitelkeiten und verletzen gewisse Interessen. »Eine geniale Entdeckung im Gesundheitswesen«, schrieb Dr. H. Pradel, »die die vitalen Interessen der Industriellen in Frage stellt, hätte auch 1982 keinerlei Chance, auf breitem Gebiet angewendet zu werden.«*

Wir könnten mit zahllosen Beispielen belegen, daß wichtige Errungenschaften in der Regel erst zwanzig, dreißig, fünfzig Jahre später in der Praxis angewendet werden. Manchmal dauert es noch länger. Schon zwanzig Jahre vor dieser Veröffentlichung hatte ein Schweizer Arzt den Einfluß von raffiniertem Zucker auf die Zahnkaries untersucht. An Hand von mehreren hundert untersuchten Kindern im Alter von zwei bis sechzehn Jahren wies er nach, daß der weiße Zucker Karies verursacht. Von den Kindern, die ausschließlich unraffinierten Rohrzucker aßen, hatten 92% ein intaktes Gebiß, gegenüber nur 21% der Kinder, die mit weißem Zucker aufwuchsen. Die Verbraucher, aber auch die Zucker- und Zahnpastahersteller sollte dies nachdenklich stimmen. Doch da ja man meist tauben Ohren predigt, beschränkt sich die Vorbeugung gegen Karies weiter auf mehr oder weniger regelmäßige Untersuchungen, bei denen die Schäden nur festgestellt werden, auf lokale Behandlungen und vor allem auf die Anwendung von wundertätigen Produkten. Die Resultate sehen dementsprechend aus.

Ich möchte in diesem Buch auf Männer hinweisen, die unser Wissen in unschätzbarem Maße bereicherten, in ihrer Karriere aber mit großen Schwierigkeiten zu kämpfen hatten. So R. Guillemin, ein Arzt aus Dijon, der sich angesichts der Verständnislosigkeit von seiten derjenigen, die in unserem Land beauftragt sind, die Wissenschaftler bei ihrer Arbeit zu unterstützen, gezwungen sah, in die USA auszuwandern und 1971 dort den Nobelpreis für Medizin verliehen bekam.

---

* *Chroniques insolentes* (Unverschämte Chroniken, Verlag Seuil, Paris).

Das trifft auch auf Professor Milliez zu, der weit über unsere Landesgrenzen hinaus bekannt ist. Vor einigen Jahren wurde er von kleinmütigen Vertretern der ärztlichen Standesorganisation nach einem seiner Fernsehauftritte auf bösartige Weise stigmatisiert. Die Presse schlachtete weidlich aus, daß über dem Haupt des mutigen Leiters des Krankenhauses Broussais in Paris das Damoklesschwert des Ausschlusses aus der Ärzteschaft schwebte. Erst durch das Eingreifen eines Verteidigungskomitees, das aus Ärzten bestand, wurde der Fall zu den Akten gelegt.

Nun eine Anekdote aus dem Jahre 1943, die ich meinen Lesern zu gerne erzählen möchte: Ich war damals in meinem vierten Studienjahr* an der Faculté de Médecine und der Ecole du Service de Santé in Lyon, als mir die Idee kam, meine Doktorarbeit über die Arbeiten von Auguste Lumière und dessen Kolloid-Theorie zu schreiben. »Ich rate Ihnen auf das entschiedenste ab«, sagte mir ein Professor, »denn das ist der sicherste Weg, Ihre Prüfung nicht zu bestehen. Verteidigen Sie Ihre Arbeit über ein x-beliebiges Thema;** wenn Sie Ihren Titel erst einmal in der Tasche haben, können Sie äußern, was Sie wollen.« So war es jedoch nicht, denn zwei Monate nach der Erstveröffentlichung meines Buches *Docteur Nature* (1971) wurde ich vor ein Gremium der ärztlichen Standesorganisation zitiert, wo über meinen Ausschluß aus der Ärzteschaft verhandelt wurde.

Als letztes Beispiel möchte ich hier noch die sogenannte ›Affäre Pradal‹ erwähnen, die besonders lehrreich ist. Der Arzt und Pharmazeut hatte es sich erlaubt, die nicht immer sehr genauen Informationen der Arzneimittelhersteller für seine Kollegen, aber auch für die Verbraucher zu vervollständigen. Kaum war sein *Guide des médicaments les plus courants* (Führer der geläufigsten Medikamente, Verlag Seuil, Paris), 1974 erschienen, den er ohne jede Unterstützung und nur zum Nutzen der Patienten verfaßt hatte, da verbündeten sich neun Chemiekonzerne gegen den armen ›kleinen Doktor‹ (wie er sich selbst bezeichnete) und strengten vierzehn Prozesse gegen ihn an. Er hat ausnahmslos alle gewonnen!

---

* In Frankreich wird das Studium nicht in Semester, sondern in Studienjahre eingeteilt. Anmerkung des Übersetzers.
** In Frankreich muß jeder Doktorand seine Arbeit öffentlich vor einem Gremium verteidigen. Die Angriffe gegen Doktoranden können sehr heftig sein. Anmerkung des Übersetzers.

Hatte sich Doktor Pradal an folgenden Satz von Diderot erinnert: »Wenn man ein nützliches Werk verfaßt hat, dann hat man die Pflicht, es zu veröffentlichen«? Auf alle Fälle setzte er seine Arbeiten wie seine Veröffentlichungen fort, deren wichtigste zweifellos das *Dictionnaire critique des médicaments* ist (Kritisches Wörterbuch der Medikamente, Verlag Seuil, Paris), ein unerschöpfliches Nachschlagewerk, das jährlich auf den neuesten Stand gebracht wird und für jeden, der im Gesundheitswesen arbeitet, unentbehrlich ist.

Vor einigen Jahren setzte ich, zusammen mit Maurice Mességué, alles daran, Heiltees und Auszügen aus Kräutern wieder ihren gebührenden Platz einzuräumen und die Phyto- und Aromatherapie auch wissenschaftlich zu untermauern.

1971 gründete ich die erste französische Forschungsgesellschaft, die sich mit Phyto- und Aromatherapie beschäftigte, leitete zahlreiche Treffen und Kongresse, die im In- und Ausland bei der Kritik freundliche Beachtung fanden, als ohne jede Vorwarnung und ohne jeden direkten Anlaß im Juli 1976 im *Journal suisse de pharmacie* (Schweizer Apothekerzeitung) ein bösartiger Artikel erschien, der mir gewidmet war: *Der Scharlatan im Radio.* Ich hatte ihn noch nicht einmal gelesen, als von Kranken, aber auch von vielen Apothekern aus verschiedenen Ländern Briefe bei mir eintrafen, die mich bestürmten, den Artikel nicht einfach kommentarlos zu übergehen.

Doch das unveräußerliche Recht auf freie Meinungsäußerung und, noch schlimmer, das Recht auf Entgegnung, wurde mir verweigert. Kommentarlos. So profitierte ich von einer anderen Tribüne, einer Vierteljahreszeitschrift, deren Chefredakteur ich war, um meine Antwort zu publizieren. Hier nun *in extenso* die Anklage- oder, richtiger, die Schmähschrift, die gegen mich gerichtet war:

›*Der Scharlatan im Radio*‹

Der französischsprachige Schweizer Rundfunk läßt sich in eine Richtung treiben, die man zumindest als sehr anfechtbar bezeichnen muß. Von Zeit zu Zeit arbeitet er mit den benachbarten Auslandssendern zusammen, die den Wert einer Sendung nach den Reaktionen der Zuhörer messen, ein bei diesen Sendern verständliches Kriterium, denn sie leben von der Werbung, mästen sich daran, und die Publizisten haben nur ein Ziel: ein möglichst breites Publikum zu erreichen. Ich meine, der Schweizer Rundfunk sollte ihnen hierin nicht nacheifern.

Nun heißt es aber, er führe die Sendungen des Dr. Natur alias Dr. Valnet fort, da sie einen enormen Erfolg hätten. Das Prinzip der Sendung ist einfach: Dr. Valnet antwortet auf Fragen, die die Hörer hinsichtlich ihrer Gesundheit stellen. Meiner Meinung nach praktiziert Dr. Valnet il egalerweise und ungeniert die Medizin. Die Persönlichkeit dieses französischen Arztes ist recht interessant: ein eingebildeter, geschwätziger und raffinierter Scharlatan, der vor allem ein bewundernswerter Kaufmann ist. Er ist Präsident der *Association d'études et de recherches en aromathérapie et phytothérapie* (Studien- und Forschungsgesellschaft der Aromatherapie und der Phytotherapie). Dieser großspurige Titel ist bezeichnend für den durchtriebenen Kerl, der ein Schweizer Handelshaus damit beauftragt hat, die Produkte, die natürlich seinen Namen tragen, in unserem Land auf den Markt zu bringen. Mit typisch französischer Prahlerei und der Aureole eines Arztes und Chirurgen benutzt er den Sender kostenlos, um sich ins Gespräch zu bringen und seine Aromatherapie zu loben, die, muß man das wirklich noch betonen, nichts anderes ist als eine große Scharlatanerie, zumindest auf weiten Gebieten.

Trotz verschiedener Interventionen, darunter die des Walliser Kantonarztes und meiner eigenen, die vergebens beabsichtigten, die Aufmerksamkeit der Direktion des Senders auf diese Affäre zu lenken, fährt Dr. Valnet fort, im Schweizer Rundfunk Sprechstunden zu halten. Wenn jemand wie ich seit Jahren versucht – und ich bin, wohl gemerkt, keineswegs der einzige – unsere Kollegen immer wieder daran zu erinnern, ihre Rechte nicht zu überschreiten, bestimmte Medikamente nur gegen Rezept an Kunden auszuliefern, den Medikamentenmißbrauch ganz allgemein zu bekämpfen und so in gewisser Hinsicht die Rolle des Wächters der Volksgesundheit zu übernehmen, dann ist es sehr enttäuschend, wenn man feststellen muß, daß nur die Frechheit sich bezahlt macht. Unsere Gesetzgebung zwingt uns zu Recht zu großer Umsicht bei der Ausübung unseres Berufes; jetzt werden plötzlich mit Unterstützung offizieller Stellen große Lücken in das System der öffentlichen Gesundheit geschlagen. Es versteht sich von selbst, daß ich einer der ersten bin, der es begrüßt, wenn sich unsere Massenmedien mit Gesundheitsfragen auseinandersetzen. Doch sollten sie Ärzte und Mitglieder anderer mit Gesundheitsfragen bedachter Berufe wählen, die das Mikrofon nicht zum Eigenlob oder zum Verkauf der eigenen Produkte benutzen, sondern ausschließlich im Dienst der Volksgesundheit.

Erst vor kurzem habe ich während einiger Minuten eine Sendung von Dr. Valnet beim Autofahren verfolgt: Verblüffend, was da so behauptet wird. Ich habe gelernt, daß ein Gewürz das beste *Antibiotikum* sei; wenn ich das alles richtig verstanden habe, dann handelt es sich um die Muskatnuß. Eine ungeheuerliche Behauptung, und ich frage mich, wie viele Kranke, die derzeit mit Antibiotika behandelt werden, wohl ihre Medikamente absetzen und zu Muskat greifen.

Weiter hörte ich, Halsentzündungen seien am besten durch Gurgeln mit Brombeerblättersud und Einpinseln mit Methylen-Blau zu behandeln. Das hat nur einen Haken: In der Schweiz ist das Methylen-Blau von der Arzneimittelliste gestrichen worden, was Dr. Natur offensichtlich entgangen ist.   .

Ich unterschlage hier die feinsinnigen Anspielungen, die der französische Scharlatan in bezug auf die Eigenschaften von Pfeffer wohl unbedingt anbringen mußte. Die Erklärungen, die der Präsident der ›Aromatiker‹ zum Problem des vorzeitigen Haarausfalls machte, lohnen für sich allein die ganze Sendung: Dr. Valnet erklärte, er habe während des Zweiten Weltkrieges erlebt, wie Menschen aufgrund eines heftigen psychischen Schocks in einer Nacht ihre gesamten Haare verloren. Merkwürdigerweise kann er in solchen Fällen nicht helfen, was für die Raffinesse dieses Medikasters spricht. Vielleicht hat er aber nur noch kein eigenes Präparat zur Hand? In diesem Fall empfehle ich ihm, ein Präparat auf der Basis von Fett zu erfinden, mit dem die Bauern die Euter ihrer Kühe einschmieren, bevor sie sie melken.

Die Schweizer Milchkühe kennt unser Dr. Natur jedenfalls bestens.

Unterschrift:
G. Bédat«

»Wer nicht entgegnet, stimmt zu.« Diese Regel hat mich veranlaßt, im darauffolgenden Herbst folgendes zu veröffentlichen:

362

»Angesichts gewisser Tölpelhaftigkeiten, die ungeahnte Ausmaße annehmen können, fällt es mir schwer, ernsthaft zu bleiben. So hat mich der Artikel eines gewissen Herrn B., im *Journal suisse de pharmacie* (Schweizer Apothekerzeitschrift) erschienen, ergötzt, obwohl er keineswegs zärtlich mit mir umspringt. Im Gegenteil, er führt die schärfsten Geschütze auf, doch die Gehässigkeit, die zwischen den Zeilen seiner Ergüsse zu spüren ist, reizt mich zum Lachen.

Für diejenigen, die nicht das seltene Privileg hatten, die merkwürdigen Angriffe dieses Individuums selbst zu studieren, zur Information: Ich bin ›eingebildet, geschwätzig und raffiniert‹. Nun, das ist noch kein Grund zur Aufregung. Und wenn ›geschwätzig‹ ein Fehler sein sollte, dann muß ich die Verantwortung dafür ablehnen: meine ganze Familie ist geschwätzig.

Ich bin auch ein ›Scharlatan‹.

Aus welchen Gründen ich so geehrt werde? Nun, ganz einfach, ich besitze die Frechheit, in meinen Büchern, Aufsätzen, Vorträgen und Sendungen (die nicht nur vom Schweizer Rundfunk ausgestrahlt werden, sondern auch von anderen Ländern) die *Phyto- und die Aromatherapie* zu verteidigen, die, *muß man das wirklich noch betonen, nichts anderes ist als eine große Scharlatanerie.* Ganz abgesehen davon, daß das nicht gerade sehr liebenswert ist gegenüber den Wissenschaftlern und Forschern, die auf der ganzen Welt auch im Rahmen von Universitätsprogrammen ihre Kraft und Zeit in den Dienst der Phyto- und Aromatherapie stellen, wird Herrn B., seines Zeichens Apotheker, bald der einzige sein, der diese Therapien nicht kennt. Der Mangel an Besonnenheit erstaunt; ich frage mich, ob die Absicht zu beleidigen sehr hilfreich sein kann. Ich frage mich auch, ob Verleumdung denjenigen auszeichnet, der sich ihrer bedient. Es gibt soviel anderes zu tun, wenn man sich austoben will ... und man läuft nicht das Risiko, sich eines Tages vor den Schranken eines Gerichtes wiederzufinden.*

Ich hätte diesen Artikel mit schweigender Mißachtung bestraft, wäre ich nicht von allen Seiten bestürmt worden, mich öffentlich zur Wehr zu setzen. Ärzte, Apotheker und Leser meiner Bücher schrieben mir viele empörte Briefe und versicher-

---

* Mir wurde geraten, den Verfasser des fraglichen Artikels zu verklagen, doch ich habe davon Abstand genommen.

ten, auf meiner Seite zu stehen. So ist es falsch, wenn bestimmte Zeitungen behaupten, ein Krieg zwischen *sämtlichen* Ärzten und Apothekern auf der einen Seite und mir allein auf der anderen sei ausgebrochen. Für jeden, der sich auf diesem Gebiet auskennt, ist dies auch ohne Richtigstellung einleuchtend. Ich möchte die Gelegenheit benutzen und mich bei allen, die mich unterstützt haben, für ihre Freundschaft und ihr Vertrauen, herzlich bedanken.

»Ich hoffe, daß Sie auf dieses Geschmiere die richtige Antwort wissen«, schrieb mir ein Apotheker, »ich werde dafür sorgen, daß diese Antwort in der gleichen Zeitung veröffentlicht wird.« »Machen Sie weiter, lassen Sie sich nicht einschüchtern«, schreibt ein anderer. Während ein dritter den besagten Herr B. in der Presse als ›dumm und bösartig‹ bezeichnet. Für viele andere ist er nichts weiter als ›ein armer Kerl, der nicht über seinen Horizont hinaussieht‹ oder ein ›Verbrecher‹.

Als stellvertretende Antwort möchte ich hier den Brief abdrukken, den der Inhaber einer der größten Schweizer Apotheken an meinen Widersacher schickte:

»Mein lieber B.,

ich habe Deinen Leitartikel im *Journal suisse de pharmacie* (Schweizer Apothekerzeitung) gelesen, in dem Du Dr. Valnet an den Pranger stellst, der seit zwei Jahren für den Schweizer Rundfunk arbeitet. Diese Sendungen und auch andere in der gleichen Art sind sehr beliebt und werden heiß diskutiert. Der Grund? Immer mehr Menschen werden durch die unheilvollen Auswirkungen der Chemie sensibilisiert und suchen nach natürlichen Wegen zur Erhaltung ihrer Gesundheit. Ratschläge dieser Art finden sie kaum in Apotheken. So hören sie Dr. Valnets Sendungen ... Der Rundfunk ist dieser Entwicklung gegenüber aufgeschlossen, und es ist nur zu bedauern, daß viele Apotheker vor ihr die Augen verschließen. Es wäre interessant, die Gründe für dieses Verhalten zu erfahren.

Ohne polemisch werden zu wollen, möchte ich Dir in diesem Brief mitteilen, daß ich mit Deinem Artikel keineswegs übereinstimme und schlage Dir, um konstruktiv zu bleiben, folgendes vor:

Was wissen die Apotheker über die Aromatherapie, um nur ein Beispiel zu nennen? Nichts oder so gut wie nichts, obwohl Pflanzen ja zur *Res pharmaceutica,* zur pharmazeutischen

Sache gehören. So spürt das Publikum, daß die Apotheker, wenn sie um eine Essenz gebeten werden, im Grunde nichts davon verstehen. Wir dürfen also nicht erstaunt sein, wenn sich Drogisten für Essenzen interessieren; sie studieren die Bücher von Dr. Valnet, die absolut seriös sind und in vielen Universitäten, vor allem in Frankreich, geschätzt werden.

Deshalb schlage ich vor, die Apotheker über die Aromatherapie zu informieren; so können sie sich ein eigenes Urteil bilden und aufgrund von Tatsachen urteilen. Eine schöne und positive Aufgabe für die Schweizer Apothekerzeitung, nutzbringend für unseren Berufsstand.

Darüber hinaus könnte die Zeitung die Apotheker über viele Pflanzen informieren, deren wohltuende Eigenschaften bekannt sind (leider nicht bei den Apothekern!), die aber an den Universitäten nicht gelehrt werden.

Man könnte die Apotheker auffordern, ihre Kundschaft zu befragen, ob Blasenentzündungen wirklich mit Antibiotika oder anderen chemotherapeutischen Mitteln geheilt wurden. Ich selbst habe während meiner Tätigkeit noch keinen Fall kennengelernt, der wirklich ausgeheilt wurde. Und Du? Bei der Behandlung, die Dr. Valnet vorschlägt, werden aber die meisten Blasenentzündungen geheilt, und zwar mit natürlichen Mitteln, die in jeder Apotheke auf Lager sind. Keines dieser Mittel trägt den Namen des Arztes ...

Wenn die Apotheker in allen pharmazeutischen Fragen objektiv unterrichtet wären, dann würden sie die vielen wissenschaftlichen Arbeiten kennen, die vor einem übermäßigen Gebrauch von synthetisch hergestelltem Vitamin C warnen – im Augenblick werden sie aber nur von einem gewissen Teil der Industrie über bestimmte Einzelfragen informiert ...

Nun, mein lieber Präsident, das wären Artikel, die ich gerne in der Schweizer Apothekerzeitung lesen würde. Das wäre eine wirksamere Reklame für unseren Berufsstand als Dein Leitartikel, der in der Presse breitgekäut wird und unserem Ansehen schadet. Die von mir gewünschten Informationen könnten den Apothekern helfen, die Publikumswünsche besser zu verstehen. Dr. Valnet weiß, was das Publikum sucht, und bietet es ihm mit Kompetenz und Überzeugungskraft an, denn das, was er sagt, ist seit langem bewiesen.

Nun, zuerst informieren, dann urteilen ...

Das führt mich zu einer letzten Bemerkung: Ursprünglich hatte ich den Plan, zusammen mit Dr. Valnet ein eintägiges Seminar abzuhalten. Der Plan wurde aufgegeben, aufgrund des Widerspruchs von einflußreichen Persönlichkeiten innerhalb der Apothekerschaft. Wer steht dahinter? Haben die Schweizer Apotheker kein Recht, sich zu informieren? Sind sie nicht erwachsen?

Mit meinen besten Grüßen, lieber B., verbleibe ich ...«

Ich möchte in diesem Zusammenhang auch an die in der Presse veröffentlichte Erklärung von Bernard Nicod hinweisen, dem Programmdirektor von Radio Suisse Romande, der bestätigte, daß die Sendereihe *Conseils Santé* (Ratschläge zur Gesundheit), an der verschiedene Disziplinen jeweils abwechselnd teilnehmen, fortgesetzt wird.

Darüber hinaus möchte ich auf die ebenfalls in der Presse veröffentlichte Erklärung von Walter Hofer hinweisen, dem Vizepräsidenten des Schweizer Drogistenverbandes: »Wenn Dr. Valnet im Rundfunk spricht, gibt er nie den Namen einer Firma oder eines Präparates an. Seine Ratschläge sind vernünftig, und seine Erklärungen betreffen ein Gebiet, das er in allen Einzelheiten beherrscht.« In Walter Hofers Augen war ich »von der chemischen Industrie torpediert worden, die sofort mit aller Macht reagiert, wenn irgendwo ein Leck auftritt ... es ist offensichtlich, daß das, was Dr. Valnet sagt, nicht allen gefallen kann«.

Auch Leser und Hörer haben sich sehr schnell geäußert; von den abgedruckten Leserbriefen möchte ich nur zwei zitieren: *Erschreckend,* betitelt der eine seinen Brief, der am 9. August 1976 in *24 heures* abgedruckt wurde: »Die Reaktion der Ärzte auf die Sendungen von Doktor Natur ist beunruhigend. Sollten die Inhaber der medizinischen Wissenschaft etwa befürchten, ihre behagliche Immunität würde von bescheidenen Radiosendungen bedroht? Warum sonst wehren sie sich so heftig gegen die kürzlichen ›Wiederentdeckungen‹, die unserer Gesundheit und unserem Geldbeutel zugute kommen? (Sicher in stärkerem Maße als den Geldbeuteln der Ärzte und Apotheker, wie wir gerne einräumen.) Folgendes Beispiel mag dies belegen: Ein Arzt verschreibt einem Patienten eine antibiotikahaltige Pomade; die große Tube kostet 80 F. Nach einem Jahr ergebnisloser

366

Behandlung gerät der Patient in Panik: seine Krankheit wird nicht besser, sondern schlimmer. Sein Arzt rät ihm dringend, weiterhin die gleiche Pomade zu benutzen. Ein treuer Hörer von Dr. Valnet rät dem Verzweifelten zu einem Naturheilmittel (250 g für 2 F). Einen Monat später klingen die Krankheitssymptome ab.

Es ist erschreckend, feststellen zu müssen, daß es Ärzte gibt, die während ihrer Karriere sich nicht die Mühe machen, neue Dinge kennenzulernen, sondern ihr ganzes Leben lang die Medizin praktizieren, die sie während ihres Studiums und während der anschließenden Assistententätigkeit gelernt haben, und daß trotzdem ihre Wartezimmer überfüllt sind, das Vertrauen der Kranken in die Ärzte ungebrochen ist und das Geld in Strömen fließt.«

Widerlich, schreibt der andere Leser: »Ich möchte weder unsere Ärzte und Apotheker kritisieren noch Dr. Natur alias Dr. Valnet unterstützen; ich möchte nur Schiedsrichter bei diesem Kampf spielen, denn ich finde es widerlich, daß unsere Ärzte und Apotheker einen ihrer Kollegen mit so verleumderischen und bösartigen Ausdrücken wie :Pseudo-Wissenschaftler, Scharlatan, Hochstapler und Betrüger‹ belegen. Die schlimmsten habe ich erst gar nicht aufgeführt. Wenn doch die Ärzte und Apotheker, die auf einen Kollegen, der auf medizinischem Gebiet Erfolg hat, ungeheuer eifersüchtig sind, soviel Schamhaftigkeit besäßen und ihren Streit intern austrügen, mit Beweisen und Erfahrungswerten, die ein reales medizinisches Thema betreffen; vor allem aber sollten sie ihr widerliches, ja, obszönes Spiel in der Presse schleunigst einstellen. Das ist alles, was ich, der Kunde oder Patient, von ihnen erhoffe.«

Muß dem noch etwas hinzugefügt werden? Vielleicht einige Richtigstellungen: B. räumt selbst ein, daß er sich sein Urteil aufgrund von *einigen Minuten* (sic!) gebildet hat, beim Autofahren, meiner Sendung zuhörend. Auf diese wenigen Minuten gründen sich auch seine Beleidigungen. *Wenn er richtig verstanden hat,* dann halte ich die Muskatnuß für das beste Antibiotikum. Dabei habe ich in meinen Sendungen Muskat nie erwähnt. Er bestreitet, daß das Gurgeln mit einem Sud von Brombeerblättern bei einfachen Halsentzündungen ein ausgezeichnetes Mittel ist. Ich empfehle ihm, sich die Abhandlung zu diesem Thema, die in einer der letzten Nummern der Zeitschrift *Journal du Docteur Nature* (Die Zeitung des Dr. Natur), einmal näher anzusehen oder wieder die Schulbank zu drücken und die Zusammensetzung des *Rubus fructicosus,* die botanische Bezeichnung der wilden Brombeere, zu studieren.

Ich halte im Rundfunk Sprechstunden ab? Man kann fast den Eindruck gewinnen, als ob Herr B. die genaue Bedeutung der Wörter, die er verwendet, nicht kennt, denn wenn er meine Tätigkeit im Rundfunk als ›Sprechstundenhalten‹ bezeichnet, dann halte ich mit meinen Büchern und Aufsätzen schon seit langem öffentliche Sprechstunden, denn ich habe es nie für sinnvoll gehalten, nur allgemeines Geschwafel zu verbreiten.

Einige Zeitungen haben geschrieben, ich sei aus der ärztlichen Standesorganisation ausgeschlossen worden. So kann es niemand mehr verborgen bleiben, daß ich mit dieser Organisation ›ein Hähnchen zu rupfen hätte‹. Der Grund zu dieser Auseinandersetzung? Ganz einfach: Ich habe es gewagt, mein Buch *Docteur Nature* (Doktor Natur) zu veröffentlichen, das allem Anschein nach gewissen Interessen zuwiderlief und gegen bestimmte vorgefaßte Meinungen verstieß. Ohne daß ich jemals angehört worden wäre, wurde ich damals (1971) tatsächlich aus der Standesorganisation ausgeschlossen.* Ich weiß nicht, ob es daran lag, daß mehrere Abgeordnete, darunter auch ein ehemaliger Gesundheitsminister mitsamt seiner Familie, zu meinen Patienten gehörten, jedenfalls wurde nach einer gewissen Zeit der Ausschluß nur auf ein Jahr begrenzt. Nach Ablauf dieser Frist schickte ich meinen Kollegen einen eingeschriebenen Brief mit Rückschein, in dem ich meinen endgültigen Austritt erklärte. Diese Haltung wurde mir von befreundeten Universitätsprofessoren vorgeworfen, die durchaus nicht alle Mitglied der Forschungsgesellschaft waren, die ich im selben Jahr gegründet hatte, und auch von dem ehemaligen Gesundheitsminister, den ich bereits erwähnte. Doch da ich keineswegs die Absicht hatte, meine Gewohnheiten zu ändern ...

»Sie scheinen in eine regelrechte Kabale verstrickt zu sein«, schrieb mir ein anderer Schweizer Apotheker. »Wer steckt hinter B. ...?« Die Beweggründe des Herrn B. sind in der Tat nicht

---

* Bei dieser Parodie einer ›Gerichtsverhandlung‹ werden dem Betroffenen die Gründe für den Ausschlußantrag nicht mitgeteilt; jede Verteidigung ist folglich völlig illusorisch. Dies nur zur Information meiner Leser.

leicht faßbar. Er gibt an, gegen den Medikamentenmißbrauch kämpfen zu wollen (?). Sicher würde es viele interessieren, wie er diesen Kampf führt, denn wir behaupten ja das gleiche, nur mit dem Unterschied, daß wir unsere Behauptung belegen.

Nach dieser Richtigstellung, die im Oktober 1976 veröffentlicht wurde, hatte ich eigentlich die Absicht, einen Schlußstrich unter ein Thema zu ziehen, das die Erde nicht am Rotieren und die Phytotherapie nicht am Fortschritt gehindert hat. Doch wie Erasmus schreibt, »ist der menschliche Geist so beschaffen, daß die Lüge ihn hundertmal stärker beeindruckt als die Wahrheit«, was auch in den Briefen meiner Leser immer wieder bestätigt wird. Herr B. hat in seinen Hirngespinsten darauf hingewiesen, daß ich bei Infektionen des Harn- und Genitaltraktes Methylen-Blau verschreibe, das in der Schweiz verboten ist (was mir nicht bekannt war). Doch die Sendungen von Radio Suisse Romande werden auch in Frankreich gehört, und in Frankreich ist das Methylen-Blau zugelassen. Medikamente auf Clofibrat-Basis sind in Deutschland verboten, überall sonst aber zugelassen.

Die Schweizer haben die Sassafras-Essenz im Verdacht, krebserregend zu sein, ein Verdacht, der von den Wissenschaftlern anderer Nationen nicht geteilt wird.

»Mein Arzt hat mir ein Medikament verschrieben, das Methylen-Blau enthält«, schrieb mir vor kurzem eine Kranke, »gehe ich dabei irgendein Risiko ein?« Ich konnte sie beruhigen und ihr antworten, das einzige Risiko, das sie einginge, bestünde in der Verbesserung ihres Zustandes, wenn nicht gar in der Heilung.

Ich möchte dieses Kapitel mit einem Leserbrief abschließen, den Dr. P. aus Villeparisis im Departement Seine-et-Marne an die Zeitschrift *Le Généraliste* (Der Praktiker) richtete und der dort am 20. 5. 1978 abgedruckt wurde:

»Bei Harnwegsinfektionen, die wiederholt auftreten, habe ich, wie ich meinen Kollegen gerne mitteilen möchte, mit einer Kombination aus Methylen-Blau und flüssigen Harnwegsvakzinen, oral verabreicht, gute Resultate erzielt. Ich bin überzeugt, daß mit dieser Methode Kuren mit Antibiotika oder Sulfonamiden vermieden werden können.«

Ein Rat, den Herr B. trotz der geringen Kosten des Medikamentes seinen zukünftigen Kunden, die hoffentlich zahlreich sein werden, geben könnte und der nützlich wäre.

14

Medizinische Fachausdrücke,
die in diesem Buch verwendet werden

Abszeß, heißer: Eiteransammlung in einer durch krankhafte Vorgänge entstandenen Körperhöhle, entsteht durch eine akute Entzündung und ist meist mit hohem Fieber verbunden.

Abszeß, kalter: Eiteransammlung in einer durch krankhafte Vorgänge entstandenen Körperhöhle, entsteht durch eine chronische Entzündung.

Allergie: Veränderte Reaktionsweise des Organismus (Überempfindlichkeit) nach voraufgegangener Berührung mit Antigenen, das heißt Stoffen, die spezifische Antikörper erzeugen.

Amnesie: Totaler oder teilweiser, zeitlich beschränkter oder unbeschränkter Ausfall des Erinnerungsvermögens.

Analfistel: Eine Fistel ist ein angeborener oder erworbener röhrenförmiger Gang zwischen Körperhöhlen und der äußeren Haut oder inneren Schleimhaut; Analfisteln sind Fisteln in der Analzone.

Antibiotikum (eigentlich: gegen das Leben): Substanzen, die bereits in sehr geringer Konzentration das Wachstum bzw. die Vitalität von Mikrobenarten hemmen; werden zumeist synthetisch hergestellt, kommen aber auch in natürlicher Form vor.

Antisepsis: Hemmung oder Vernichtung von Wundinfektionserregern innerhalb der Wunde mit chemischen oder natürlichen Mitteln, oder: Maßnahmen, die die bakterielle Verunreinigung von Materialien und Geweben, die oft unvermeidbar sind (gerade in Wunden), bekämpfen.

Antiseptisch: keimtötend.

Aphrodisisch: den Geschlechtstrieb steigernd.

Aphthen: Typische Schleimhautdefekte entzündlicher Art des Mundes, die immer wiederkehren; nicht infektiös, aber sehr schmerzhaft.

Arteriosklerose: Krankhafte Veränderung der Arterien: Verdikkung der Gefäßinnenhaut, häufig mit Verkalkung und Geschwürbildung einhergehend.

Arthritis: Gelenkentzündung.

Bakteriostase: Hemmung der Bakterienvermehrung durch Schädigung der Erreger.

Basedow-Krankheit: Eine Überfunktion der Schilddrüsen; typisches äußeres Anzeichen sind die Glotzaugen; daher auch Glotzaugenkrankheit genannt.

Blutsenkung: Bei der Blutsenkung handelt es sich um eine Senkungs-Reaktion der roten Blutkörperchen; gemessen wird die Geschwindigkeit, mit der sie in einem genormten Reagenzglas auf den Boden sinken. Der Test gehört zur klinischen Routine. Bei Entzündungen, Veränderungen der Bluteiweiße usw. ist die Blutsenkungsgeschwindigkeit in der Regel erhöht.

Chlorose: Bleichsucht, eine Form der ›Blutarmut‹, die heute kaum noch vorkommt.

Ekzem: Juckende, schubweise auftretende, entzündliche, ohne Narbenbildung verheilende Krankheit der Haut, die verschiedene Ursachen hat. Viele Ekzemerkrankungen werden chronisch.

Elektroenzephalogramm oder Elektroenzephalographie (EEG): Methode zur kurvenmäßigen Registrierung der Aktionsstromtätigkeit des Gehirns.

Elektrokardiogramm (EKG): Methode zur Aufzeichnung der Aktionsströme bzw. -spannung bei der Herztätigkeit.

Endokrine Drüsen: Drüsen, die ihre Sekrete direkt an das Blutgefäßsystem abgeben; sie entsprechen den Hormondrüsen.

Epilepsie: Fallsucht, die verschiedene Formen annehmen und verschiedene Ursachen haben kann.

Gangrän: zu deutsch ›Brand‹. Ein Gangrän entsteht durch die Einwirkung der Außenwelt auf abgestorbenes Gewebe. Man unterscheidet den trockenen Brand vom feuchten Brand, der durch Kontakt mit Fäulnisbakterien entsteht. Die Farbveränderungen des Gewebes, das bräunlich-schwarz wird und ›wie verbrannt‹ aussieht, führten zu der deutschen Bezeichnung.

Gastritis: Akute oder chronische Entzündung der Magenschleimhaut.

Hämorrhagie: Blutungen.

Hämorrhagisch: zu Blutungen führend.

Hybride: Von zweierlei Herkunft, auch Mischling, Bastard; in der Botanik bezeichnet das Wort Pflanzen, die aus Kreuzungen hervorgegangen sind.

Infarkt: Durch Verschluß einer Arterie abgestorbener, sekundär veränderter Gewebebezirk.

Kapillaren: Die kleinsten, ›haarfeinen‹ Blutgefäße.

Kataplasma: Ein heißer Breiumschlag, der einfach sein kann (Kartoffeln, Leinsamen usw.) oder aus verschiedenen Substanzen oder Arzneimitteln zusammengesetzt.

Katarrh: Entzündung von Schleimhäuten, normalerweise verbunden mit starker Schleimabsonderung (zum Beispiel Nasenkatarrh)

Kaverne: Krankheitsbedingte Hohlraumbildung, die durch Zerstörung von Gewebe entsteht, besonders in der Lunge (typisch für Lungentuberkulose).

Koma: Bewußtlosigkeit; mit Koma wird ein Zustand tiefster, durch äußere Reize nicht zu unterbrechender Bewußtseinsstörung bezeichnet. Die Ursachen können sehr verschieden sein: Vergiftung, Stoffwechselstörungen, Hirntrauma ...

latent: Man spricht dann von einer latenten Krankheit, wenn diese ohne Zeichen und ohne Symptome verläuft.

Leukozyten: Die weißen Blutkörperchen; als Oberbegriff umfaßt das Wort alle Gruppen.

Lupus: Eine Autoimmunkrankheit; schwere Erkrankung des Gefäßbindegewebes, wobei der Körper Antikörper gegen zelleigene Substanzen bildet.

Manische Zustände: Mit manisch bezeichnen wir Zustände mit ausgeprägter Antriebssteigerung und gehobener, nicht unbedingt begründbarer, also pathologischer Stimmung; gehört zum Bereich der affektiven Psychosen.

Mikrobe: Die Mikrobe ist ein Mikroorganismus, das heißt, ein mikroskopisch kleines, pflanzliches oder tierisches Lebewesen. Zu den Mikroben zählen unter anderem Bakterien, Viren, Kleinpilze, die sogenannten Funguli.

Neuralgie: Neuralgien sind Schmerzen in einem oder mehreren Bereichen eines Nervs, wobei die Nerven selbst druckempfindlich sind. Neuralgien können an- und abschwellend auftreten, aber auch als plötzlicher Anfall.

Neuro-vegetativer Bereich: Zum neuro-vegetativen Bereich gehört der Teil des Nervensystems, der der Regelung der Lebensfunktionen dient (Atmung, Verdauung, Stoffwechsel usw.); wir sprechen auch von einer Regelung des ›inneren Milieus‹. Dieser Bereich ist dem Willen und dem Bewußtsein entzogen.

Neuro-vegetative Dystonie: Fehlregulation des neuro-vegetativen Nervensystems, die zu Funktionsstörungen verschiedener Organe führen kann, besonders des Herzens und des Kreislaufs.

Ödem: Schmerzlose, nicht gerötete Schwellungen infolge von Ansammlung wäßriger Flüssigkeit in den Gewebespalten, z. B. der Haut oder der Schleimhäute.

Östrogene: Weibliche Sexualhormone.

Post-Menopause: Abschnitt innerhalb der Wechseljahre der Frau nach der letzten Monatsblutung.

Prostration: Höchste Erschöpfung der Körperkräfte.

Psychasthenie: Abnorme, seelische Reaktions- und Verhaltensweise, die allgemein durch einen Mangel an seelischer Kraft gekennzeichnet ist.

Radikale: Stark reaktionsfähige Atomgruppen, die geschlossen und ohne Veränderungen zu erleiden durch die chemische Reaktion gehen.

Sarkom: Bösartige Geschwulst, die aus Bindegewebe hervorgeht und deren Zellen der Art nach Bindegewebszellen entsprechen, aber der Zahl nach abnorm reichlich entwickelt sind.

Schanker: Der sogenannte weiche Schanker ist eine bakterielle Entzündung der Genitale und Leistenlymphknoten, die durch Geschlechtsverkehr übertragen wird.

Skrofulose: Haut- und Lymphknotenerkrankung im Kindesalter auf allergischer Basis (äußert sich in chronischem Schnupfen, Bindehaut- und Lidentzündungen).

Spinal: Die Wirbelsäule oder das Rückenmark betreffend.

Sporen: Vermehrungs- und Dauerformen von Mikroben mit praktisch ruhendem Stoffwechsel; Sporen sind sehr widerstandsfähig gegen physikalische und chemische Einwirkungen. Die Sporenform hilft Bakterien, ungünstige Lebensbedingungen zu überstehen.

Sympathikus: Eigentlich Nervus Sympathikus; ist ein Teil des vegetativen Nervensystems; siehe unter neuro-vegetative Bereiche.

Tenside: Oberflächenaktive chemische Stoffe, die sich zum Beispiel in Waschmitteln befinden.

Trauma: Verletzung, Wunde, Gewalteinwirkung. Wir bezeichnen damit häufig die Folgen von Unfällen (Hirntrauma).

Traumatisch: Durch Verletzungen oder Unfälle entstanden.

Tuberkulose: Durch Tuberkelbakterien hervorgerufene Infektion, die in der Regel chronisch verläuft. Am verbreitetsten ist die Lungentuberkulose, es werden aber auch Lymphknoten, Darmschleimhaut, Kehlkopf, Niere, Leber, Nebenniere, Knochen, Haut und das zentrale Nervensystem von den Tuberkelbakterien befallen.

Virulenz: ›Giftigkeit‹: die Infektionskraft und Vermehrungsfähigkeit von Mikroben im Organismus.

Virus: Auf künstlichem Nährboden nicht züchtbares, normale Bakterienfilter passierendes Kleinstlebewesen.

Zellulitis: Eine Umschreibung für Fettleibigkeit, mit leichter Lymphstauung und Schwellung des Gewebes (besonders an den Oberschenkeln bei Frauen).

Tabelle
mit den Anwendungsgebieten
der aromatischen Essenzen

Die Bezeichnungen der Krankheiten

Krankheit	Anis	Basilikum	Bergamotte	Bergbohnenkraut	Bitterorange	Borneol	Cajeput	Estragon	Eukalyptus	Fenchel	Fichte	Geranium	Gewürznelke	Heiligenkraut	Ingwer	Kamille	Knoblauch	Koriander	Kümmel	Lavendel	Majoran	Muskatnuß	Myrthenheide	Origano	Pfefferminze	Rosmarin	Salbei	Sandelholz	Sassafras	Terpentin	Thuja	Thymian	Wacholder	Wurmsamen	Ylang-Ylang	Ysop	Zimt	Zitrone	Zwiebel	Zypresse
kalte Abszesse																	●																							
warme Abszesse							●										●			●																				
Akne						●																																●		
Alterserscheinungen												●														●						●						●		
anregend: Herz						●					●																													
anregend: Kreislauf									●			●														●														
anregend: Nebennierenrinde		●									●															●														
anregend: Nervensystem									●																		●													
ansteckende Krankheiten																	●																					●		
Antiseptik									●	●							●			●			●				●					●						●		
Aphthen												●																										●		
Appetitlosigkeit										●					●	●	●	●			●	●		●	●	●	●											●		
Arterienentzündung																	●				●																	●		
Arthritis																	●				●																	●		
Asthma							●		●		●						●						●	●	●											●				
übelriechender Atem												●										●																●		
Atemnot	●									●																														
Augenentzündung												●				●																						●		
Beklemmungszustände	●	●																			●														●					
beruhigend		●				●										●				●																		●		●
Bettnässen																																								●
Bindehautentzündungen																●																								
Blähungen	●	●		●						●						●			●	●	●				●	●	●					●					●		●	
Blasenentzündungen							●			●													●		●			●		●	●	●	●			●	●	●		

Blutarmut

zu hoher Blutdruck

zu niedriger Blutdruck

Brandwunden

akute Bronchitis

chronische Bronchitis

grippale Bronchitis

gespannte Brust

zu hoher Cholesterinspiegel

Darminfektionen

Darmgeschwüre

Darmkoliken

Darmkrämpfe

Darmparasiten

nervöse Depressionen

Desinfizierung von Trinkwasser

Desinfizierung von Räumen

leichter Diabetes

Durchfall

Eierstockbeschwerden

Ekzeme

feuchte Ekzeme

trockene Ekzeme

Epilepsie

Erbrechen

Erkältungen

Fettsucht

Fieber

Analfisteln

Flechten

Frostbeulen

Furunkel

	Anis	Basilikum	Bergamotte	Bergbohnenkraut	Bitterorange	Borneol	Cajeput	Estragon	Eukalyptus	Fenchel	Fichte	Geranium	Gewürznelke	Heiligenkraut	Ingwer	Kamille	Knoblauch	Koriander	Kümmel	Lavendel	Majoran	Muskatnuß	Myrtenheide	Origano	Pfefferminze	Rosmarin	Salbei	Sandelholz	Sassafras	Terpentin	Thuja	Thymian	Wacholder	Wurmsamen	Ysop	Zimt	Zitrone	Zwiebel	Zypresse
Gärungen	●			●			●	●					●						●													●	●			●	●	●	
Gallenblasenentzündungen											●															●												●	
Gallensteine											●											●				●				●									
Gedächtnisschwäche		●											●				●									●												●	
Gefäßkrämpfe		●		●									●																			●					●	●	●
geistige Überbeanspruchung												●														●						●						●	
Gelbsucht		●				●																				●			●	●		●	●			●			
Gicht										●	●					●	●									●						●					●		
Gliedersteife bei Fieber																																●							
muskelbedingte Gliedersteife																																●							
Grippe									●	●	●					●	●			●			●		●		●					●			●	●	●		
Schwächezustand bei Grippe																										●	●					●							
Haarausfall																											●			●			●					●	●
Hämorrhoiden										●																				●								●	●
harntreibend	●																																						
Harnröhrenentzündung							●					●					●			●			●														●	●	
Harnsteine											●	●					●													●			●				●	●	
Harnwegsinfektionen							●				●												●				●	●				●	●		●		●		
rissige Haut																				●							●					●							
Hautkrankheiten												●								●															●		●		
Hautpflege																●																					●		
Heiserkeit																																●					●	●	●
Herpes der Schleimhäute																																					●		
nervöse Herzbeschwerden																										●													

Herzbeutelentzündung
Herzklopfen
Herzschwäche
Heuschnupfen
Hüftschmerzen
Hühneraugen
Husten
Impotenz
allgemeine Infektionen
Infektionen des Urogenitaltraktes
Insektenstiche
Juckreiz
Juckreiz in der Genitalzone
Kehlkopfentzündung
Keuchhusten
Kopfschmerzen
Krampfadern
Krämpfe
Krampfhusten
infektiöse Krankheiten
Krätze
Kreislaufstörungen
Kropf
Lähmungen
Lebererkrankungen
Luftschlucken
Lungenemphysem
Lungenentzündung
Lungenkrankheiten
Lungentuberkulose
Lymphknotenentzündungen
Erkrankungen des Lymph-Systems

	Anis	Basilikum	Bergamotte	Bergbohnenkraut	Bitterorange	Borneol	Cajeput	Estragon	Eukalyptus	Fenchel	Fichte	Geranium	Gewürznelke	Heiligenkraut	Ingwer	Kamille	Knoblauch	Koriander	Kümmel	Lavendel	Majoran	Muskatnuß	Myrthenheide	Origano	Pfefferminze	Rosmarin	Salbei	Sandelholz	Sassafras	Terpentin	Thuja	Thymian	Wacholder	Wurmsamen	Ylang-Ylang	Ysop	Zimt	Zitrone	Zwiebel	Zypresse
allgemeine Magenbeschwerden		●																							●	●														
Magengeschwüre							●									●			●						●															
Magenkrämpfe																●																						●	●	
Magenschleimhautentzündungen																																						●		
Magenschmerzen								●		●	●	●													●													●		
Magenübersäuerung																																						●		
Malaria									●																															
Masern									●																															
Migräne		●							●							●				●	●				●	●						●						●	●	
Mineralmangel	●																																					●		
ausbleibende Monatsblutungen																●									●		●													●
schmerzhafte Monatsblutungen																●				●					●		●													●
ungenügende Monatsblutungen								●												●					●		●													
Mottenabwehr									●				●	●						●					●						●							●	●	
Mückenabwehr												●	●									●																		
Mundflora												●															●									●				
Mundschleimhautentzündungen																														●										
Nagelbrüchigkeit																																								
Nagelgeschwüre																																								
Nasenbluten																																						●		
Nasenkatarrh																							●									●						●		
Nervenkrisen		●														●				●	●											●								
Nervenschwäche		●																		●												●								
Nervensystem ausgleichend																					●					●														●

nervöse Erschöpfungszustände

Nervosität

Nierenbeckenentzündungen

Ödeme

Ohrenentzündungen

Polypen

Post-Menopause

Prellungen

Prostata-Vergrößerung

Prostataentzündung

Prostataleiden allgemein

chronische Rachenentzündung

Rachitis

Reizbarkeit

Rekonvaleszenz

chronisches Rheuma

Ruhr

Scharlach

Schlaflosigkeit

Schluckauf

allgemeine Schwächezustände

Schwächezustände bei Kindern

Schweißausbrüche

Schweißdrüsenentzündungen

schweißtreibende Mittel

Schwerhörigkeit

Schwielen

Schwindelanfälle

Sehschwäche

Skorbut

Skrofulose

Sommersprossen

Beschwerde → / Pflanze ↓	ungenügendes Stillvermögen	abstillen	Stirnhöhlenvereiterung	Syphilis	Typhus	Tripper	Venenentzündungen	allgem. Verdauungsbeschwerden	nervöse Verdauungsbeschwerden	Verdauungsschwäche	Verstopfung	Warzen	Weißfluß	Wunden allgemein	schlechtheilende Wunden	schlechtvernarbende Wunden	schmerzhaftes Zähnen	Zahnfleischpflege	Zahnfleischentzündungen	Zahnpflege	Zahnschmerzen	schmerzhafte Zellulitis	Zirrhose	Zungenentzündungen
Zypresse																						●		
Zwiebel							●				●		●	●							●		●	
Zitrone			●	●	●		●	●			●								●				●	
Zimt								●		●			●											
Ysop						●		●	●				●		●									
Ylang-Ylang																								
Wurmsamen																								
Wacholder								●		●			●	●	●						●		●	
Thymian		●		●				●		●			●	●		●				●				
Thuja												●												
Terpentin											●			●		●								
Sassafras			●		●																			
Sandelholz						●																		
Salbei	●							●		●			●	●	●	●		●	●		●			●
Rosmarin								●		●			●	●	●	●							●	
Pfefferminze	●							●												●				
Origano										●											●			
Myrthenheide														●	●									
Muskatnuß								●		●										●				
Majoran																								
Lavendel		●		●	●			●						●	●	●	●							
Kümmel	●							●	●															
Koriander								●	●															
Knoblauch					●	●		●		●				●	●						●			
Kamille								●						●		●								
Ingwer								●		●														
Heiligenkraut																								
Gewürznelke								●	●					●	●					●	●			
Geranium														●										●
Fichte			●																					
Fenchel	●							●		●								●						
Eukalyptus			●											●										
Estragon								●	●															
Cajeput														●	●					●				
Borneol																								
Bitterorange																								
Bergbohnenkraut								●						●										
Bergamotte								●	●	●														
Basilikum								●	●															
Anis	●							●	●															

Bezugsquellenverzeichnis

GH = Großhandel, EH = Groß- und Einzelhandel, VH = Versand
B = Biologisch reine Öle sind in den Bestellisten besonders ausgewiesen

Secret Emotion Kosmetik GmbH, Ottenser Hauptstr. 44, 22765 Hamburg, Tel. 040/390 29 30, Fax 040/390 05 86, EH, VH

Ronald Reike Spezialversand, Kielort 21A, 22850 Norderstedt, Tel. 040/529 38 74, Fax 040/511 93 37, VH, B

KOSMETIK BAZAR, Eggerstedtstr. 1, 24103 Kiel, Tel. 0431/929 23, Fax 0431/978 2 69, EH, VH

Plath Parfums, Freiangel 31, 24161 Kiel, Tel. 0431/929 23, Fax 0431/978 2 69, GH

RADICULA, Süderweg 2, 25877 Winnert, Tel. 048 45/511, Fax 048 45/1233, GH

Salute e Bellezza Dietmar R. Ehlert, Kaspersweg 152, 26131 Oldenburg, Tel. 0441/592 3 28, EH

INDU-Versand, Turmstr. 7, 35085 Ebsdorfergrund, Tel. 064 24/3988, Fax 064 24/4940, EH, VH

KOSMETIK BAZAR, Ludgeristraße 68, 48143 Münster, Tel./Fax 0251/51 85 05

Regenbogen, Borsigallee 55, 60388 Frankfurt, Tel. 061 09/328 48, Fax 061 09/328 12, EH, VH, B

Kevala Handel und Versand, Hollerberg 11, 61440 Oberursel, Tel. 061 71/596 87, Fax 061 71/521 09, VH, B

Melaleuka GmbH, Im Flürchen 28, 66133 Scheidt, Tel. 0681/817 4 33, Fax 0681/811 3 85, VH, B

Farfalla Duftladen GSR, Wilhelmstr. 9, 70182 Stuttgart, Tel. 0711/241 4 65, EH, VH, B

Lara's Aroma-Stübchen Irina Horak, Einsteinweg 7, 72108 Rottenburg a. Neckar, Tel. 074 72/699 0, EH, VH

MORGENTAU, Uracher Str. 1, 72813 St. Johann-Upfingen, Tel. 071 22/658, Fax 071 22/3748, EH, VH

AMYRIS Rose Eggert, Weinstr. 22, 74343 Sachsenheim, Tel. 070 46/7539, Fax 070 46/7782, EH, VH

OMIKRON Postpassage, 74072 Heilbronn, Marktplatz 5, 74382 Neckarwestheim, Tel. 071 33/17081, Fax 071 33/174 65, EH, VH

ART NATURA (ehemals DUFTKERAMIK), Weinbrennerstr. 4, 77815 Bühl-Vimbuch, Tel. 072 23/26008, Fax 072 23/241 10, EH, VH, B

AYUS Naturöle Oshadi, Schoferstr. 9, 77830 Bühlertal, Tel. 072 23/745 90, Fax 072 23/758 4, GH, VH, B

Duft & Schönheit, Sendlinger Str. 46, 80331 München, Tel. 089/260 82 59, Fax 089/354 36 53, EH, VH

Pandora, Sonja Brandtner, Tulpenweg 24, 81379 München, Tel. 089/784 62 2, VH

Sonja Huber, Orleansstr. 11B, 81669 München, Tel./Fax 089/487 8 87, EH, VH

Duftinsel Monika Herzog, Himalajastr. 64, 81825 München, Tel. 089/430 56 65, Fax 089/430 75 06, EH, VH

Neumond – Düfte der Natur GmbH, Mühlfelder Str. 70, 82211 Herrsching, Tel. 081 52/8800, Fax 081 52/2211, EH, VH

383

Tautropfen Silvia & Rainer Plum, Poststr. 10, 83132 Pittenhardt, Tel. 0 86 24/45 90, Fax 0 86 24/42 65, EH, VH

Primavera GmbH, 87475 Sulzberg, Tel. 0 83 76/8 08 30, Fax 0 83 76/8 08 39, GH, VH

Teeparadies, Theresienstr. 17, 94032 Passau, Tel. 08 51/3 65 01, Fax 08 51/26 64, EH

Teeblatt Teehandels GmbH, Schaibinger Str. 19, 94107 Untergriesbach, Tel. 0 85 93/62 55, Fax 0 85 93/62 68, GH, VH, B

Bezugsquellen Ausland

Weinviertler Kräuter – Ätherische Öle, Kirchengasse 42a, A-1070 Wien, Tel. 02 22/5 23 07 05, Fax 02 22/93 56 67, EH, VH

Fritz Naturprodukte Manfred Winkelbauer, Viertelfeistritz 83, A-8184 Anger, Tel. 0 31 75/26 76, Fax 06 63/3 35 35, EH, VH

Lydia Bosson-Ruscelli, La Gottaz 7, CH-1110 Morges, Tel. 0 21/8 03 05 45, Fax 0 21/8 01 89 02, GH, VH, B

MERLIN M. + T. Bossart, Oberdorfstr. 2, CH-5222 Umiten, Tel. 05 61/41 47 92, EH, VH

Emilio Schatzmann Äth. Öle OSHADHI, Floraweg 344, CH-5522 Taegerig/AG, Tel. 0 56/91 03 30, Fax 0 56/91 03 31, EH, VH, B

Imaga Laden der Düfte, Hauptstr. 380, CH-5726 Unterkulm, Tel. 0 64/46 33 94, EH, VH

Cosmega AG, Oberdorfstr. 15, CH-8001 Zürich, Tel. 00 41/2 61 20 10, Fax 00 41/1/2 61 93 23, EH, VH

Institut für Aromatherapie, Vorstadt 18, CH-8200 Schaffhausen, Tel. 0 53/24 57 22, EH; VH

VITAMAR, Naturreine Öle und Synergien, Brandbachstr. 5, CH-8305 Dietlikon, Tel. 00 41/1/8 33 40 42, Fax 00 41/1/8 33 40 43, EH, VH

MF Trading Naturprodukte BERGLAND Kolibri-Duftess., CH-8834 Schindellegl, Tel. 01/7 84 79 31, Fax 01/7 84 79 14, GH

Bio-Kosmetik Dr. Gümbel, Dr.-Albert-Schweitzer-Str. 10, F-68140 Günsbach/Elsaß, Tel. 0 89 77/07 24, Fax 0 89 77/26 33, VH, B

PIMPAMPEL 1, om Bongert, L-5682 Dalheim, Tel. 66 10 66, Fax 67 61 02, EH, VH

Seminare D

Isis – freie Praxis für Gesundheitsbildung, Edewechter Landstr. 18, 26131 Oldenburg, Tel. 04 41/59 23 28

Avalon-Radicula-Naturwaren, Hainertrift 55, 63303 Dreieich-Buchschlag, Tel. 0 61 03/6 91 17, Fax 0 62 51/7 62 65

VITA*STAR, Römerweg 27, 63303 Dreieich-Götzenhain, Tel. 0 61 03/8 86 06, Fax 0 61 03/8 86 05, VH

Aromatherapie Christine Diezel, Bahnstr. 17, 65824 Schwalbach a. Ts., Tel. 0 61 96/88 89 20, EH, VH

Farfalla Duftladen, GSR, Wilhelmstr. 9, 70182 Stuttgart, Tel. 07 11/24 14 65

Irina Horak-Burkhardt, Hinterer Bühlweg 31, 72108 Rottenburg am Neckar, Tel. 0 74 72/4 25 63

Duftinsel Monika Herzog, Himalajastr. 64, 81825 München, Tel. 0 89/4 30 56 65, Fax 0 89/4 30 75 06

Seminare Ausland

Jera Centrum Institut für Aromatherapie, Ausbildung zum Aromatherapeuten, Cherubinistraße 52, A-1220 Wien, Tel./Fax 00 43/1/23 75 89

Cosmega AG, Oberdorfstr. 15, CH-8001 Zürich, Tel. 00 49/1/2 61 20 10, Fax 00 49/1/2 61 93 23

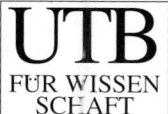 UTB **1229**

Eine Arbeitsgemeinschaft der Verlage

Wilhelm Fink Verlag München
A. Francke Verlag Tübingen und Basel
Paul Haupt Verlag Bern · Stuttgart · Wien
Hüthig Fachverlage Heidelberg
Verlag Leske + Budrich GmbH Opladen
Lucius & Lucius Verlagsgesellschaft Stuttgart
Mohr Siebeck Tübingen
Quelle & Meyer Verlag Wiebelsheim
Ernst Reinhardt Verlag München und Basel
Schäffer-Poeschel Verlag Stuttgart
Ferdinand Schöningh Verlag Paderborn · München · Wien · Zürich
Eugen Ulmer Verlag Stuttgart
Vandenhoeck & Ruprecht Göttingen und Zürich
WUV Wien

Grundwissen der Ökonomik

Betriebswirtschaftslehre

Herausgegeben von

F. X. Bea, Tübingen
E. Dichtl, Mannheim
M. Schweitzer, Tübingen

Jochen Drukarczyk

Finanzierung

Eine Einführung

8., neu bearbeitete Auflage

45 Abbildungen und 90 Tabellen

Lucius & Lucius · Stuttgart

Anschrift des Verfassers

Professor Dr. Dr. h.c. Jochen Drukarczyk
Universität Regensburg, Institut für Betriebswirtschaftslehre
Universitätsstraße 31, 93053 Regensburg

1. Auflage 1983
2. Auflage 1985
3. Auflage 1986
4. Auflage 1989
5. Auflage 1991
6. Auflage 1993
7. Auflage 1996

Die Deutsche Bibliothek – CIP-Einheitsaufnahme
Drukarczyk, Jochen:
Finanzierung : eine Einführung ; 90 Tabellen / Jochen
Drukarczyk. – 8., neubearb. und erw. Aufl. – Stuttgart :
Lucius und Lucius, 1999
   (UTB für Wissenschaft : Uni-Taschenbücher ; 1229)
   (Grundwissen der Ökonomik : Betriebswirtschaftslehre)
   ISBN 3-8252-1229-7 (UTB) kart.
   ISBN 3-8282-0120-2 (Lucius und Lucius) kart.
NE: UTB für Wissenschaft / Uni-Taschenbücher

© Lucius & Lucius Verlagsgesellschaft mbH · Stuttgart · 1999
Gerokstr. 51 · D-70184 Stuttgart
Gesamtherstellung: Graph. Großbetrieb Friedrich Pustet, Regensburg
Umschlaggestaltung: Alfred Krugmann, Stuttgart
Printed in Germany
ISBN 3-8252-1229-7 (UTB-Bestellnummer)

Vorwort der Herausgeber

Für die Studierenden im Anfänger- wie im Fortgeschrittenenstadium ist es erfahrungsgemäß eine große Hilfe, wenn ihnen ein Teilgebiet eines Faches in einer knappen, systematisch aufbereiteten und leicht faßlichen Form dargeboten wird. Gleichzeitig müssen sie die Gewißheit haben, daß die wichtigsten Inhalte in einer Weise abgedeckt sind, die den jeweiligen Prüfungserfordernissen Rechnung trägt.

Diesem Ziel dienen die Uni-Taschenbücher (UTB), die wir in der Reihe «Grundwissen der Ökonomik: Betriebswirtschaftslehre» bei der Lucius & Lucius Verlagsgesellschaft mbH, Stuttgart herausgeben. Die Themen der einzelnen Bände sind so gewählt, daß davon der gesamte Wissensbereich der modernen Betriebswirtschaftslehre erfaßt wird.

Als Autoren konnten Hochschullehrer gewonnen werden, die dank der Verschiedenheit von Alter, Herkunft und Wissenschaftsauffassung die Gewähr dafür bieten, daß der Charakter der Reihe von keiner bestimmten Schulrichtung geprägt, sondern ein getreues Abbild der Wissenschaftsvielfalt in der Betriebswirtschaftslehre geboten wird.

Eine Besonderheit der Reihe besteht im übrigen darin, daß Bände, bei denen es sich vom Gegenstand her anbietet, durch Arbeitsbücher ergänzt werden. Diese Studienhilfen dienen vor allem der Vertiefung theoretischer Erörterungen, der Einübung von Wissen und der Anwendung des Erlernten auf praktische Fälle. Außerdem sind sie ein nützliches Instrument für eine wirksame Lernkontrolle. Mit diesem Konzept ist zugleich die Chance verbunden, die Tätigkeit von Dozenten didaktisch zu unterstützen und sie von Arbeiten zu befreien, deren Erledigung zwangsläufig zu Lasten vordringlicher Aufgaben ginge.

Abschließend sei noch darauf hingewiesen, daß Teil der Reihe eine «Allgemeine Betriebswirtschaftslehre» in drei Bänden ist, die, von einem Expertenteam verfaßt, die Klammer um die einzelnen Titel bildet. Die positive Aufnahme, die diese am Markt gefunden hat, führte bereits nach kurzer Zeit zu zahlreichen Neuauflagen. Gelegenheiten, die von Autoren und Herausgebern immer wieder für Erweiterungen und Verbesserungen genutzt werden.

Tübingen, September 1999

F. X. Bea
M. Schweitzer

Vorwort zur 1. Auflage

Idealtypisch kann man sich das Problem der Finanzierung von Unternehmen etwa so vorstellen: Unternehmen entwickeln Investitionsstrategien und treten an den Kapitalmarkt heran, um Investoren (Financiers) zu finden, die die erforderlichen finanziellen Mittel zur Realisierung der Investitionsprojekte bereitstellen. Zu diesem Zweck müssen die Unternehmen als Kapitalnachfrager die Kapitalgeber von der Vorteilhaftigkeit der Investitionsstrategien und damit dem Nutzen der Kapitalbereitstellung für eben diese Projekte überzeugen. Finanzierungsverträge teilen unter den die Finanzmittel bereitstellenden Parteien den Kapitalbedarf zur Realisierung der Investitionsprojekte und die Erfolge aus den Investitionsprojekten auf. Die Praxis hat eine große Zahl von Vertragsformen entwickelt, die die Aufteilung des Kapitalbedarfs und der Investitionserfolge ganz unterschiedlich regeln.

Finanzierungsbeziehungen zwischen Kapitalnachfragern und Kapitalanbietern sind mit der Zerlegung von Kapitalbedarf und Investitionserfolg auf mehrere Financiers jedoch nicht vollständig beschrieben. Finanzierungsverträge versprechen den Financiers bedingte bzw. unbedingte künftige Zahlungen, die aus den Erfolgen der Investitionsprojekte zu leisten sind. Von diesen Erfolgen müssen die Investoren (Financiers) überzeugt werden: das ist das Informationsproblem *vor* dem Abschluß von Finanzierungsverträgen. *Während* der Laufzeit von Finanzierungsbeziehungen entstehen weitere Informationsprobleme, weil die Eigentümer oder die Manager kontinuierlich Entscheidungen treffen, die die Rechte und Zahlungsansprüche der Financiers berühren. Diese Informationsprobleme können durch bestimmte Vertragsbestandteile wie Kontrollrechte, Mitentscheidungsrechte, Vereinbarung von Kreditsicherheiten, Kündigungsrechte, Bezugsrechte abgebaut werden. Diese Rechte sind deshalb ebenso wichtige Bestandteile von Finanzierungsverträgen wie die Regeln, die festlegen, wer welchen Anteil am Kapitalbedarf aufzubringen hat und wer welchen Teil des Investitionserfolges vereinnahmen kann (Aufteilungsregeln). Ohne diese genannten Rechte ähnelten Finanzierungsbeziehungen in noch stärkerem Maße privaten Partnerbeziehungen: Sie wären schön, aber zerbrechlich und sehr anfällig für Ausbeutungen.

Dies ist ein einführendes Buch, das sich an Studierende im Grundstudium und andere an einem einführenden *und* problemorientierten Text Interessierte wendet, wie Steuerberater, Wirtschaftsprüfer, Anwälte, Mitarbeiter von Finanzabteilungen und Banken. Es ist so aufgebaut: Im 1. Kapitel wird das Problem der Finanzierung von Unternehmen formuliert und eine erste Systematik von Finanzierungsformen entwickelt. Kapitel 2 u. 3 behandeln die wichtigen Fragen, welche Faktoren das Zahlungsvermögen (die Liquidität) von Unternehmen bestimmen, wozu Liquidität gemessen werden muß und auf welchen Wegen man dies tun kann. Fragen der Beschaffung und Messung von Liquidität werden nicht ohne Grund früh und ausführlich behandelt. Einmal scheint Studenten der Einstieg in das Gebiet von diesem Aspekt her leichter zu fallen. Dann hat die Beschäftigung der Literatur mit vollkommenen und vollständigen Kapitalmärkten es mit sich gebracht, Finanzierungsprobleme fast ausschließlich unter Rendite-(«return») und Risiko-(«risk») Gesichtspunkten zu sehen: Liquiditätsprobleme und deren Ursachen werden damit zu sehr in den Hintergrund gedrängt. Schließlich zeigt die aktuelle Diskussion z.B. zur Gestaltung von Insolvenztatbeständen, wie groß die Meinungsdifferenzen zur Frage der Liquiditätsmessung sind. Kapitel 4 verdeutlicht auf einfachem Wege, wie Finanzierungsverträge das Risiko, das Investoren übernehmen, beeinflussen bzw. umverteilen können. Kapitel 5 erörtert, daß und warum bestimmte institutionelle Regelungen des Angebotes an Rechtsformen für die Finanzierungsbeziehungen zwischen Kapitalnachfragern und -anbietern von besonderer Bedeutung sind. In den Kapiteln 6–11 werden die wichtigsten Formen und Bestandteile von Finanzierungsverträgen ausführlich diskutiert: Eigen- und Beteiligungsfinanzierung, kurz- und langfristige Fremdfinanzierung, Zwischenformen der langfristigen Finanzierung, Selbstfinanzierung und Dividendenpolitik, Finanzierungs-Leasing-Verträge. Kapitel 12 behandelt die Funktionen, sowie Vor- und Nachteile von Kreditsicherheiten; Kapitel 13 stellt die nicht nur aktuellen, sondern generell wichtigen Einflüsse, die insolvenzrechtliche Regelungen auf Finanzierungsbeziehungen haben, dar.

Ich habe mich bemüht, den Text leicht lesbar zu halten. Für das Verständnis erfahrungsgemäß kritische Passagen sind durch Beispiele unterlegt; weiterführende Literaturangaben nach jedem Kapitel sollen zum Selbststudium anregen. Die einzelnen Kapitel können weitgehend isoliert von vorangehenden oder folgenden Kapiteln genutzt werden. Verweise machen Querverbindungen deutlich.

Meinen Mitarbeitern, den Herren Joachim Gebhard, Otto L. Hieber und Reinhard Rieger danke ich sehr für Anregungen und eine gründliche Durchsicht des Manuskripts. Meiner Sekretärin, Frau Dorothea Voelkel, habe ich besonders dafür zu danken, daß sie unter Zeitdruck das endgültige Manuskript in eine ansprechende Form gebracht hat. Den Herausgebern und dem Verlag gilt mein Dank, weil sie die technische Fertigstellung des Buches in einer ganz unüblich kurzen Zeit ermöglicht haben.

Regensburg, im Februar 1983   Jochen Drukarczyk

Vorwort zur 7. Auflage

Der gesamte Text wurde überarbeitet. Ganz neu gestaltet wurden die Kapitel 3, 4, 6 und 14. Kapitel 3 diskutiert prinzipielle Methoden der Liquiditätsmessung. Hier wurden unterschiedliche Abbildungen von Bilanzvermögen und deren Informationen eingearbeitet. Verbreitete Definitionen von «Cash-flow» werden vorgestellt und unter verschiedenen Abgrenzungsmerkmalen beleuchtet. Ein planungstaugliches Cash-flow-System wird entwickelt und seine Leistungsfähigkeit anhand einer Fallstudie erläutert. Kapitel 4 wurde neu eingefügt. Es heißt «Rendite und Performancemessung» und es behandelt die praktisch überaus wichtige Frage, wie man das, was ein Unternehmen in der abgelaufenen Periode verdient hat, zuverlässig messen kann. Die Botschaft des Kapitels lautet, daß man die gesuchte Größe so zu definieren hat, daß sie die eingetretene Unternehmenswertänderung indiziert.

Kapitel 6 wurde erweitert um die Erläuterung der potentiellen Interessengegensätze zwischen angestellten Managern und außenstehenden Eigentümern in der Publikumsaktiengesellschaft und um die Darstellung der Lösungsidee des Gesetzgebers, mit der er die resultierenden Konflikte eindämmen wollte.

Auch Kapitel 14 wurde neu gestaltet. Der Gesetzgeber hat nach jahrzehntelanger Diskussion die Insolvenzordnung verabschiedet, auch wenn er sie erst am 1. 1. 1999 in Kraft setzen will. Es war daher angebracht, den Kern der neuen Regelungen in die Neuauflage einzuarbeiten.

Meinen Mitarbeitern Andreas Schüler und insbesondere Dirk Honold danke ich für technische Unterstützung und manche Anregung.

Regensburg, Mai 1996   Jochen Drukarczyk

Vorwort zur 8. Auflage

Der gesamte Text wurde überarbeitet. Das in der 7. Auflage neu eingearbeitete Kapitel 4 «Rendite und Performancemessung» wurde ergänzt um ein neues Kapitel 5. Dieses Kapitel entwickelt an einem einfach gehaltenen, im Grundstudium einsetzbaren Fall eine Unternehmensanalyse. Liquiditätsmessung, Performance-(Rendite-)messung und Bewertung des Eigenkapitals werden hier zusammengeführt. Kapitel 3, 4 und 5 vermitteln nun einheitliche, auf die Unternehmensanalyse abstellende Botschaften. Daß die Rechnungslegungskenntnisse der Studierenden im Grundstudium erfahrungsgemäß noch wenig entwickelt sind, wurde berücksichtigt.

Die mehr als ein Jahrzehnt diskutierte Reform des Insolvenzrechts hat mit der neuen Insolvenzordnung, die am 1. 1. 1999 in Kraft trat, einen Abschluß gefunden. Die Rückwirkungen der neuen Regelungen wurden in den Text eingearbeitet. Dies gilt insbesondere für Kapitel 15.

Meinem Mitarbeiter Sebastian Lobe danke ich für technische Unterstützung und manche Anregung. Verbliebene Irrtümer gehen natürlich zu meinen Lasten.

Regensburg, Mai 1999   Jochen Drukarczyk

Inhaltsverzeichnis

4. Kapitel
Rendite und Performancemessung 131

5. Kapitel
Unternehmensanalyse – eine Fallstudie 169

Abkürzungsverzeichnis

a	Anzahl der alten Aktien
A_0	Anschaffungsauszahlung in Periode 0
Ab_t	Abschreibung in Periode t
Ann	Annuität
AR	andere Rückstellungen
AV	Anlagevermögen
$\tilde{b}$	unsichere Einzahlung
$\bar{b}$	Erwartungswert einer unsicheren Einzahlung
b_t	Einzahlung in Periode t
B	Bezugskurs
BKW_0	Bruttokapitalwert
BS	Bilanzsumme
BUR	Bruttoumsatzrendite
BV_t	Bilanzvermögen in Periode t
CFROI	Cash-flow Return on Investment
D_t	Ausschüttung der Periode t
E_t	Wert des Eigenkapitals im Zeitpunkt t
EA	erhaltene Anzahlungen
EBK	erforderliches Betriebskapital
EK	Eigenkapital
EKR	Eigenkapitalrendite
EnZiS	Erfolg nach Zinsen und Steuern
EPA	Erfolg pro Stammaktie
EVP	Einzelveräußerungspreis
EvS	Erfolg vor Steuern
EvZiS	Erfolg vor Zinsen und vor Steuern
f_t	Zahlungsforderung der Gläubiger in Periode t
F_t	Wert einer Gläubigerposition im Zeitpunkt t
F^a	andere Forderungen
F^{Lei}	Forderungen aus Lieferungen und Leistungen
FA	Finanzanlagen
FCF	Free Cash Flow
FK	Fremdkapital
FLM	Finanzierungs-Leverage-Multiplikator
g	Wachstumsrate
GA	geleistete Anzahlungen
GK	Grundkapital
GKR	Gesamtkapitalrendite

GP	Grenzpreis
GuV	Gewinn- und Verlustrechnung
HV	Hauptversammlung
i	Fremdkapitalkosten/Zins
i_s	Zinssatz nach Steuern
i_v	Verschuldungszinssatz
IC	invested capital
J_t	(gleichbleibender) Jahresbetrag in Periode t
JÜ	Jahresüberschuß
K	Kurs
k_s	geforderte Rendite der Eigenkapitalgeber nach Steuern
K_n	Kurs der Aktie nach Kapitalerhöhung
K_A	Kasse
KE	Kapitalerhöhung
KEGM	Kapitalerhöhung aus Gesellschaftsmitteln
kfI	Kommission für Insolvenzrecht
KH	Kapitalherabsetzung
KLB	kurzfristige Liquiditätsbilanz
LB	Lagerbestände
LG	Leasinggeber
LN	Leasingnehmer
LR_t	Leasingrate in Periode t
MEK	Mindesteigenkapital
MK	Massekosten
n	Anzahl der neuen Aktien
NE_t	Nettoeinzahlung der Periode t
NKW	Nettokapitalwert
NOCF	Net Operating Cash-flow
NU	Nettoumsatzerlöse
NUR	Nettoumsatzrendite
NWC	Net Working Capital
OK	Optionskurs
OR	Optionsrecht
p_j	Eintrittswahrscheinlichkeit fiir den Zustand j
P_t	Preis in Periode t
PR	Pensionsrückstellungen
r	Interner Zinsfuß/Rendite
R_t	Rentenzahlung in Periode t
RAP	Rechnungsabgrenzungsposten
RBW_t	Restbuchwert in Periode t
RG	Residualgewinn

RHB	Roh-, Hilfs- und Betriebsstoffe
RL	Rücklagen
ROA	rate of return on assets
ROE	rate of return on equity
ROHG	Reichsoberhandelsgericht
ROI	rate of return on investment
ROIC	rate of return on invested capital
RVE_t	Restverkaufserlös in Periode t
s	Gewinnsteuersatz
S_t	Steuerzahlung in Periode t
SA	Sachanlagen
SR	Sonderposten mit Rücklageanteil
T	Zeitpunkt der letzten Zahlung
T_t	Tilgung in Periode t
UGA	Umschlaggeschwindigkeit
UV	Umlaufvermögen
V_t	Unternehmensgesamtwert im Zeitpunkt t
V^k	kurzfristige Verbindlichkeiten
V^l	langfristige Verbindlichkeiten
V^B	kurzfristige Bankverbindlichkeiten
V^L	Liquidationserlös eines Unternehmens
V^{Lei}	Verbindlichkeiten aus Lieferungen und Leistungen
VA	Value added
$Var(\tilde{b})$	Varianz der unsicheren Einzahlung b
VG	Vermögensgegenstand
vKH	vereinfachte Kapitalherabsetzung
WACC	durchschnittlicher gewogener Kapitalkostensatz
W(BR)	Wert des Bezugsrechtes
WP	Wirtschaftsprüfer
WUV	Wertpapiere des Umlaufvermögens
z_j	Zustand j
ZPR	Zuführung zu den Pensionsrückstellungen

Einleitung

1 Zum Begriff «Finanzierung»

Begriffsdefinitionen sind unerläßlich, damit man weiß, worüber gesprochen wird. An Definitionen zum Begriff der Finanzierung fehlt es nicht in der betriebswirtschaftlichen Literatur. Es ist nicht beabsichtigt, hier einen auch nur annähernd vollständigen Literaturüberblick zu geben. Nur einzelne Beiträge werden hervorgehoben. Es besteht zunächst Konsens in der Literatur, daß Finanzierungsmaßnahmen der Beschaffung von Geld bzw. geldwerten Einlagen dienen. Privatmann P., der bei der Sparkasse einen Konsumkredit aufnimmt, die X-GmbH, die von einem ihrer Gesellschafter ein Darlehen aufnimmt, die Y-AG, die junge Aktien gegen Einlagen an der Börse plaziert und die Z-OHG, deren Gesellschafter Sacheinlagen einbringen, nehmen in diesem Sinn Finanzierungsmaßnahmen vor. Wir charakterisieren in einem ersten Schritt eine Finanzierungsmaßnahme durch einen Zahlungsstrom, der mit einer Einzahlung an das Unternehmen (bzw. den Privatmann P.) beginnt und in späteren Perioden Auszahlungen nach sich zieht. Kennzeichnet man in Analogie eine Investition durch einen Zahlungsstrom, der mit einer Auszahlung beginnt, auf die zu späteren Zeitpunkten Einzahlungen folgen, werden Investitions- und Finanzierungsmaßnahmen durch Zahlungsreihen charakterisiert, deren Zahlungswirkungen entgegengesetzt sind. Eine Finanzierungsmaßnahme wird vorläufig als eine Einzahlung an das Unternehmen definiert, für die das Unternehmen zu späteren Zeitpunkten Auszahlungen an die Kapitalgeber zu leisten hat.

Die allein auf den Geld- oder Mittelzu- bzw. -abfluß abstellende Definition von Finanzierung ist jedoch nicht zweckmäßig: Es bleiben wichtige Bestandteile von Finanzierungsmaßnahmen außerhalb der Definition. Wichtig ist z. B., zu welchen *Vertragsbedingungen* ein Unternehmen finanzielle Mittel beschaffen kann. Der Finanzierungsvertrag kann vorsehen, daß das Unternehmen bestimmte, vertraglich fixierte Zahlungen unbedingt, d. h. immer und unter allen Umständen zu leisten hat. Dies ist z. B. beim standardisierten Kreditvertrag der Fall. Der Vertrag kann aber auch so gestaltet sein, daß an den bzw. die Geldgeber nur dann präzisierte Zahlungen zu leisten sind, wenn bestimmte Bedingungen erfüllt sind. Knüpft diese Bedingung z. B. an das Vorliegen positiver Jahresüberschüsse an, kann Kapitalbeschaffung durch Ausgabe von Gewinnobligationen, Genußscheinen, Vorzugsaktien, Aktien oder eine atypische stille Beteiligung vorliegen.

Wichtig ist weiterhin, welche Geldgeber sich von Unternehmen besondere *Sicherheiten* oder andere den Zahlungsanspruch stützende Vertragsbedingungen ausbedingen können und welche nicht. Die Zukunft ist i. d. R. unsicher. Geldgeber können deshalb im Zeitpunkt der Geldvergabe nicht völlig sicher sein, daß das Unternehmen die erhaltenen finanziellen Mittel einschließlich eines (positiven) Zinses oder eines «Gewinnanteils» zu einem späteren Zeitpunkt zurückbezahlt. Kann das Unternehmen nicht wie vereinbart zurückzahlen, besteht der Wert einer Sicherheit, z. B. eines Pfandes, darin, daß der Pfandnehmer seine Forderung an das Unternehmen aus der Verwertung des Pfandes zu befriedigen sucht. Es ist somit bei der Beurteilung einer Finanzierungsmaßnahme sowohl von seiten des Unternehmens als auch von seiten des Geldgebers wichtig, ob und wenn ja welche Sicherheiten im Finanzierungsvertrag vereinbart werden können (siehe Kapitel 14).

Von Bedeutung ist ebenso, welche *Informationsrechte* Geldgeber, welche Informationspflichten geldnehmende Unternehmen haben. Finanzierungsverträge sind zeitüberspannende Verträge: sie sind mehrperiodig. Zwischen dem Zeitpunkt der Zurverfügungstellung von Geld an das Unternehmen durch einen Kapitalgeber («Financier») und den späteren Zeitpunkten der Zins- bzw. Gewinnanteilszahlung bzw. Rückzahlung des Unternehmens kann viel geschehen. Deswegen werden Geldgeber i. d. R. Informationswünsche anmelden. Art und Umfang der Informationswünsche werden von der Höhe des Finanzierungsbeitrages, dem Umfang der Haftung, der Möglichkeit des Wiederausstieges abhängen, also letztlich davon, ob der Geldgeber zugleich Mitglied der Unternehmensleitung ist oder nur «außenstehender» Aktionär oder Genußscheininhaber oder Kommanditist oder Gläubiger (siehe Kapitel 7).

Weil die Bereitstellung von finanziellen Mitteln an Unternehmen nicht Selbstzweck ist, sondern von Geldgebern mit eigenen präzisen Zielsetzungen und Präferenzen vorgenommen wird, kommt den Modalitäten von Finanzierungsverträgen erhebliche Bedeutung zu. Es besteht kein Grund, diese Bedeutung bereits in der Definition zu unterdrücken.

Der Begriff «Finanzierung» soll deshalb vorläufig so definiert werden: Finanzierungsmaßnahmen dienen der Beschaffung von finanziellen Mitteln, die i. d. R. gewollt, in Ausnahmefällen auch ungewollt von Kapitalgebern bereitgestellt werden. Finanzierungsentscheidungen sind somit Entscheidungen über die Gestaltung finanzieller Beziehungen zwischen dem Kapital aufnehmenden Unternehmen und den Kapitalgebern. Diese Beziehungen sind in bezug auf Höhe, Zeitpunkt, Unsicherheitsgrad der Zahlungen und ihre Abhängigkeit vom Eintritt bestimmter Bedingungen gestaltbar. Finanzierung umfaßt somit alle Maßnahmen der Mittelbeschaffung und -rückzahlung und damit der Gestaltung der Zahlungs-, Informations-, Kontroll- und Sicherungsbeziehungen zwischen Unternehmen und Kapitalgebern.

2 Vorläufige Systematik der Finanzierungsformen

Unternehmen sind in Finanzierungsmärkte einerseits und Arbeits- und Gütermärkte andererseits eingebettet. Betrachtet man die Zahlungsbeziehungen zwischen Unternehmen und den genannten Märkten, lassen sich die folgenden Zahlungsbeziehungen unterscheiden:

(1) Einzahlungen von Nichtfinanzierungsmärkten an das Unternehmen (Produkterlöse, erhaltene Mieten etc.);

(2) Auszahlungen des Unternehmens an Nichtfinanzierungsmärkte (Auszahlungen für Grundstücke, Bauten, maschinelle Anlagen, Rohstoffe, Patente, Löhne, Energie etc.);

(3) Einzahlungen von Gläubigern an das Unternehmen (Kredite); es liegt *Fremdfinanzierung* vor;

(4) Einzahlungen von bisherigen Eigentümern an das Unternehmen (Einlagen der bisherigen Gesellschafter einer OHG; Übernahme junger Aktien durch die bisherigen Anteilseigner); es liegt *Eigenfinanzierung* vor;

(5) Einzahlungen von neuen Eigentümern an das Unternehmen (ein Einzelkaufmann nimmt einen Partner gegen Einlage auf; eine GmbH erweitert die Eigenkapitalbasis durch Aufnahme neuer Gesellschafter, die Gesellschaftsanteile gegen Bareinlagen übernehmen); es liegt *Beteiligungsfinanzierung* vor;

(6) Auszahlungen des Unternehmens an Gläubiger: a) Zinszahlungen; b) Tilgungszahlungen;

(7) Auszahlungen des Unternehmens an Eigentümer (Entnahme, Dividende, Vorzugsdividende, Kapitalrückzahlungen, Liquidationsdividende);

(8) Auszahlungen an den Fiskus (Steuerzahlungen);

(9) vom Fiskus erhaltene Zahlungen (Subventionen, Steuererstattungen).

Differenziert man die Zahlungsbeziehungen nach der Rechtsstellung derjenigen, die die Mittel bereitstellen, kann man *Fremdfinanzierung* einerseits und *Eigen-* bzw. *Beteiligungsfinanzierung* andererseits unterscheiden. Fremdmittelgeber (Gläubiger) stellen Mittel zur Verfügung gegen vertraglich fixierte

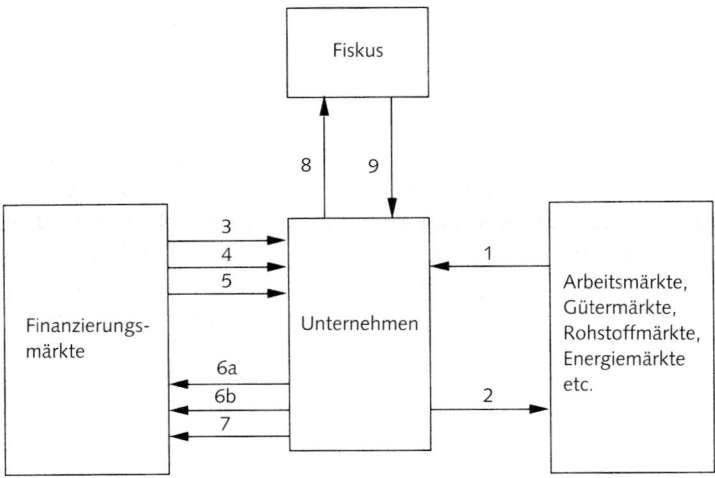

Abbildung 1.1: Zahlungsbeziehungen zwischen Unternehmen, Arbeits-, Güter- und Finanzierungsmärkten und Fiskus

und i. d. R. unbedingte Zins- und Tilgungszahlungen. Ihre Zahlungsansprüche gehen denjenigen der bisherigen oder neuen Eigentümer vor. Es gibt eine im Gesellschaftsrecht verankerte «Rangordnung der Verlustträger»: erst die Eigentümer, dann die Gläubiger. Warum? Die Entscheidungskompetenzen von Gläubigern bezüglich der im Unternehmen zu treffenden Investitions- und Finanzierungsentscheidungen sind regelmäßig sehr klein und beschränken sich auf die Vereinbarungen (Negativklauseln, Besicherungen des Kreditbetrages), die sie im Kreditvertrag haben durchsetzen können. Auch der Informationsstand der Gläubiger über die wirtschaftliche Lage des Schuldner-Unternehmens ist regelmäßig deutlich weniger gut als der der geschäftsführenden Eigentümer oder der der angestellten Manager (Vorstände, Geschäftsführer). Zwar ist der Informationsstand verschiedener Klassen von Gläubigern unterschiedlich – die Hausbank, die einen Vertreter im Aufsichtsrat der Aktiengesellschaft oder im Beirat der Gesellschaft mit beschränkter Haftung hat, hat regelmäßig einen besseren Informationsstand über die wirtschaftliche Lage als ein Lieferant – doch ist unbestritten, daß der Informations*vorsprung* der Eigentümer kaum aufholbar ist. Wegen der Gläubigern regelmäßig versagten Entscheidungskompetenzen einerseits und ihrem vergleichsweise deutlichen Wissensdefizit hinsichtlich der Ertragslage und Liquidität des Schuldnerunternehmens (und damit der Sicherheit ihrer eigenen Position) andererseits kennt die Rechtsordnung in Deutschland eine beträchtliche Zahl von Normen, deren vorrangiger Zweck der Schutz der Gläubiger vor geplanten und ungewollten

Schädigungen durch die Eigentümer ist (Drukarczyk [Überschuldungsmessung] 556-558).

Kapitalgeber, die Eigenmittel bereitstellen, haben den Ansprüchen der Gläubiger *nachgeordnete* Ansprüche auf Zahlungen (Residualansprüche). Dies gilt für die Entnahmen (Ausschüttungen, Dividenden) pro Periode und für Kapitalrückzahlungen bei Kapitalherabsetzungen oder Liquidation des Unternehmens. Die Entscheidungskompetenzen der Eigenkapitalgeber sind abhängig von der Rechtsform des Unternehmens und der juristischen bzw. faktischen Position, die sie im Kreis der Eigentümer einnehmen. Ihr Informationsstand ist stark korreliert mit ihren Entscheidungskompetenzen. Er reicht von dem bestinformierten Einzelkaufmann oder Großaktionär, der zugleich Vorstandsmitglied ist, bis zu dem Kleinaktionär von sog. großen Publikumsaktiengesellschaften, dessen Informationsstand sich nicht von dem der Masse der Gläubiger unterscheidet. Dies wird im Kapitel 7 näher erläutert.

Die Unterscheidung in Fremd- bzw. Eigenfinanzierung erschöpft die vielfältigen Finanzierungsmaßnahmen nicht. Diese Unterscheidung untergliedert vielmehr nur den Bereich, der üblicherweise mit «Außenfinanzierung» bzw. «externer Finanzierung» bezeichnet wird und der die Zahlungsbeziehungen kennzeichnen soll, die zwischen dem Unternehmen und den außerhalb des Unternehmens liegenden *Finanzierungsmärkten* bestehen. Abb. 1.1 zeigt, daß auch zwischen Unternehmen und Nichtfinanzierungsmärkten Zahlungsbeziehungen bestehen. Es sind im wesentlichen diese Zahlungsbeziehungen, die in Verbindung mit dem externen betrieblichen Rechnungswesen den Bereich von Finanzierungsmaßnahmen entstehen lassen, der mit «Innenfinanzierung» bzw. «interner Finanzierung» bezeichnet wird. Um den ökonomischen Gehalt des Bereichs «Innenfinanzierung» deutlich zu machen, sind erstens die Beziehungen zwischen Ein- und Auszahlungen und den relevanten Begriffen des externen Rechnungswesens «Ertrag» und «Aufwand» zu erläutern. Zweitens ist die ausschüttungssperrende Wirkung handelsrechtlicher Rechnungslegungsvorschriften für Rechtsformen zu skizzieren, deren Haftung beschränkt ist. Beides zusammen erklärt die finanziellen Konsequenzen von wichtigen, zur Innenfinanzierung gerechneten Maßnahmen.

Die Beziehungen zwischen Auszahlungen und dem Begriff des externen Rechnungswesens «Aufwand» ergeben sich aus Abb. 1.2:

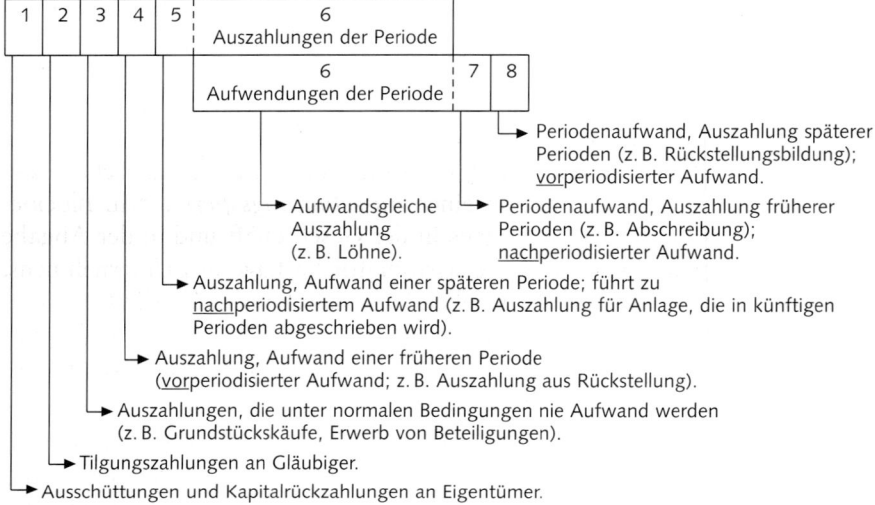

Abbildung 1.2: Beziehungen zwischen Auszahlungen und Aufwendungen

Die Beziehungen zwischen Einzahlungen und Erträgen ergeben sich aus Abb. 1.3:

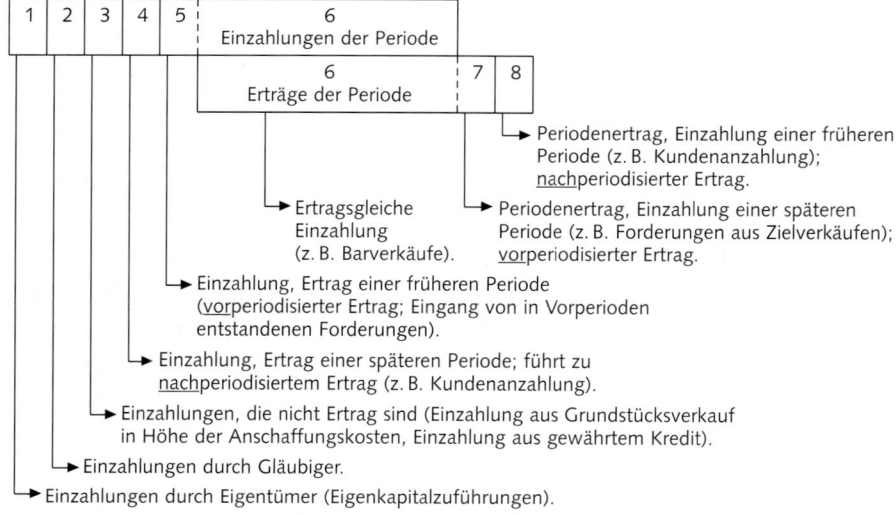

Abbildung 1.3: Beziehungen zwischen Einzahlungen und Erträgen

Für die Rechtsformen von Unternehmen, die für ihre Gesellschaftsschulden nur mit ihrem Vermögen haften, wie z. B. die Aktiengesellschaft oder die Gesellschaft mit beschränkter Haftung, gelten besondere, vorrangig dem Gläubigerschutz dienende Rechnungslegungsvorschriften (vgl. etwa §§ 150, 152, 158 und 58 AktG und §§ 264–289 HGB; §§ 41–42 a GmbHG und §§ 264–283 HGB; § 33 GenG und §§ 336–339 HGB). Deren Zwecke bestehen vorrangig in der Konstruktion einer *Ausschüttungssperre*, d. h. Blockierung eines Mindesthaftungsvermögens in der Gesellschaft und in der Abgabe von Mindestinformationen über die wirtschaftliche Lage des Unternehmens, deren Adressaten vor allem außenstehende Anteilseigner und Gläubiger sind (Stützel [Bilanztheorie] 323/324; Moxter [Bilanzlehre] 51–57). Im Zusammenhang mit Maßnahmen der Innenfinanzierung ist hier die Konstruktion der Ausschüttungssperre von Bedeutung.

Ausschüttungssperren bestehen für Unternehmen, die für ihre Verbindlichkeiten nur mit ihrem Vermögen (also nicht dem Vermögen der Eigentümer) haften. Weil Ausschüttungen (Dividenden, Entnahmen) das Vermögen des Unternehmens, also die Haftungsmasse verkürzen, müssen diese begrenzt werden, um auf Unternehmensebene eine Mindesthaftungsmasse im Interesse der Gläubiger zu binden. Diesen Zweck erreicht der Gesetzgeber auf einem einfallsreichen und zugleich einfachen Weg:

(1) Ausgeschüttet werden darf der Überschuß der Aktiven über die Passiven, der Bilanzgewinn (vgl. § 58 Abs. 4 AktG; § 268 Abs. 1 HGB). Ausschüttungen werden somit dann realisierbar, wenn es gelingt, die Aktiven ceteris paribus zu erhöhen, die Passiven ceteris paribus zu senken.

(2) Er definiert über Rechnungslegungsnormen, was zu bilanzierende Vermögensgegenstände sind und wie diese zu bewerten sind. Damit ist die in Bilanzen abzubildende Vermögensmasse, die «Aktivseite» definiert (vgl. §§ 246–256, §§ 264–283 HGB).

(3) Er definiert, was zu passivierende Positionen und wie diese zu bewerten sind. Damit sind die ausschüttungssperrenden Tatbestände, die «Passiven» definiert (vgl. § 150 AktG und §§ 246–256, §§ 264–283 HGB).

(4) Über Rechnungslegungsnormen und andere gesetzliche Vorschriften wird geklärt, welche Passiven geschaffen werden müssen und wer wann unter welchen Bedingungen Passiven – hier Gewinnrücklagen – erhöhen, d. h. ausschüttungssperrende Posten schaffen darf (vgl. § 7, § 57, § 58, § 150 AktG).

(5) Über Rechnungslegungsnormen und andere gesetzliche Vorschriften wird geregelt, unter welchen Bedingungen bestimmte Passiven «gesenkt» werden dürfen, d. h. wann das Grundkapital herabgesetzt werden darf, wann

die gesetzliche und die Kapitalrücklage aufgelöst werden dürfen, wer wann welche Teile der Gewinnrücklagen auflösen, d. h. zur Ausschüttung freigeben darf, etc. (vgl. §§ 222–240, § 150, § 58 AktG).

Mit der Darstellung der Beziehungen zwischen einer Ein- und Auszahlungsrechnung einerseits und einer Aufwands- und Ertragsrechnung andererseits – auf die in Kapitel 3 nochmals zurückgegriffen wird – und mit einer Vorstellung von Zweck und Konstruktion der Ausschüttungssperre liegen alle Elemente vor, um zur Innenfinanzierung zählende Maßnahmen bzw. Finanzierungswirkungen unterscheiden zu können.

Abbildung 1.4 stellt die beiden großen Bereiche Außen- und Innenfinanzierung mit den wichtigsten Unterfällen dar. Während die Unterfälle der Außenfinanzierung vom Prinzip her einleuchtend sind, erschließen sich die Unterfälle der sog. Innenfinanzierung ohne Erläuterung i. d. R. nicht. Wir betrachten deshalb ein Beispiel: Eine Aktiengesellschaft weist am Ende des Geschäftsjahres die folgende (vereinfachte) Gewinn- und Verlustrechnung aus:

Einzahlungsgleiche Erträge aus Verkäufen von Produkten und Dienstleistungen	3.000
Auszahlungsgleicher Aufwand für Rohstoffe	500
Auszahlungsgleiche Aufwendungen für Löhne, Gehälter und soziale Abgaben	700
Abschreibungen	300
Zuführung zu Pensionsrückstellungen	100
Jahresüberschuß (JÜ)	1.400

Zusätzlich beschließen Vorstand und Aufsichtsrat (das Management), 50% des Jahresüberschusses gemäß § 58 (2) AktG in Gewinnrücklagen einzustellen. Zudem will das Management die Arbeitnehmer der Gesellschaft mit 10% am (vorläufigen) Jahresüberschuß beteiligen, wenn die Arbeitnehmer zustimmen, ihre Gewinnanteile im Unternehmen stehen zu lassen und in Fremdkapital umzuwandeln.

Die Eigentümer der AG beschließen auf der Hauptversammlung, einen Teil des Bilanzgewinns in Höhe von 1.400 − 700 − 140 = 560 auszuschütten: Die Ausschüttung soll 200 betragen; 360 werden als Gewinnvortrag (oder als Gewinnrücklage) einbehalten.

Betrachten wir die Zahlungsbewegungen zwischen Unternehmen und Nicht-Finanzierungsmärkten i. S. v. Abb. 1.1, dann beträgt das durch Innenfinanzierung bewirkte Mittelvolumen (vor Ausschüttung; Steuerzahlungen sind ausgeblendet) 3.000 − 500 − 700 = 1.800.

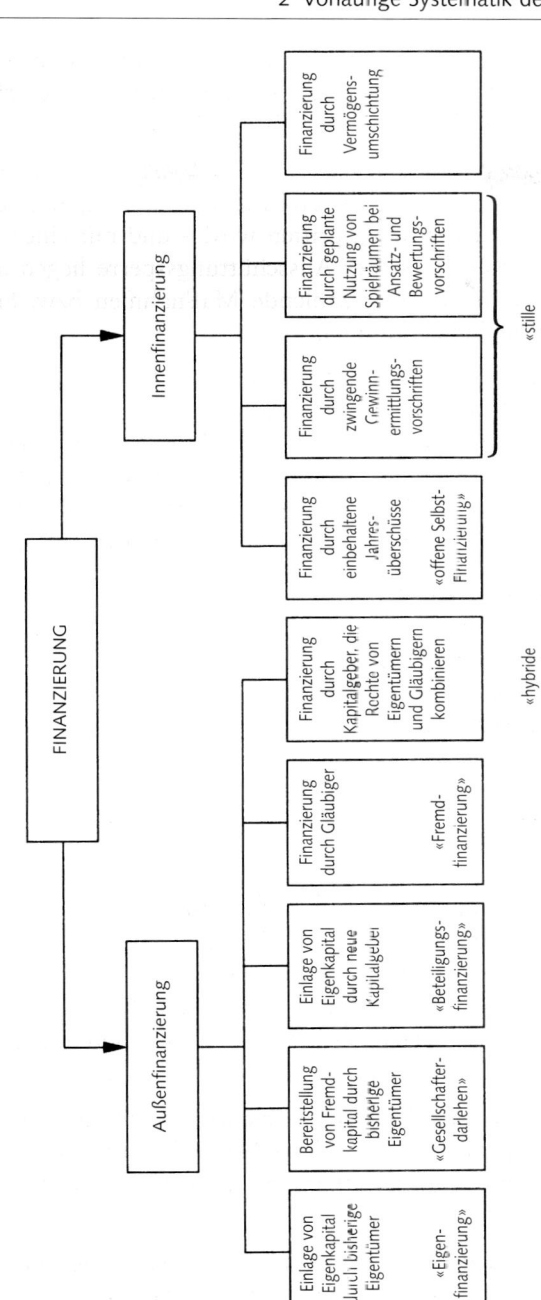

Abbildung 1.4: Finanzierungsquellen eines Unternehmens

Betrachten wir die nicht zahlungsgleichen Bestandteile der GuV. Die Gesellschaft setzt Abschreibungen in Höhe von 300 an. Verrechnet ein Unternehmen in einer Periode t Abschreibungen (Ab_t) auf in einer früheren Periode beschaffte Gegenstände des abnutzbaren Anlagevermögens, handelt es sich gemäß Abb. 1.2 um nachperiodisierten Aufwand: der Aufwand folgt einer früheren Auszahlung. Der Verrechnung des Aufwands steht in der Periode der Verrechnung keine entsprechende Auszahlung gegenüber. Da in der Gewinn- und Verlustrechnung in Periode t der Periodenaufwand um Ab_t höher, in der Bilanz die Position abnutzbares Anlagevermögen um Ab_t niedriger ist, ist der Jahresüberschuß (Definition in § 275 HGB) und damit ceteris paribus der Bilanzgewinn als maximale Ausschüttung um Ab_t geringer. Dieser Sachverhalt ist gemeint, wenn von der «Finanzierung durch Abschreibungen» gesprochen wird. In Abb. 1.4 ist damit der Unterfall «Finanzierung durch zwingende Gewinnermittlungsvorschriften» angesprochen.

Die Gesellschaft setzt weiterhin eine Rückstellungszuführung in Höhe von 100 an. I. S. d. Abb. 1.2 handelt es sich um vorperiodisierten Aufwand: die Aufwandsverrechnung geht der Auszahlung zeitlich voraus. Der Belastung der GuV mit Aufwand entspricht die Schaffung einer ausschüttungssperrenden Passivposition «Pensionsrückstellungen». Da die korrespondierende Auszahlung im Beispiel erst erfolgt, wenn die Gesellschaft Pensionszahlungen an die Berechtigten leistet, und die unterbliebene Auszahlung nicht durch eine höhere Ausschüttung absorbiert werden darf (Ausschüttungssperre), liegt eine durch Gewinnermittlungsvorschriften erzwungene Mittelbindung im Unternehmen vor. Dies ist gemeint, wenn von der «Finanzierung durch Rückstellungen» gesprochen wird. Auch dieser Aspekt des Beispiels erhellt den Unterfall der Innenfinanzierung, der in Abb. 1.4 mit «Finanzierung durch zwingende Gewinnermittlungsvorschriften» bezeichnet ist.

Die Entscheidung von Vorstand und Aufsichtsrat, die Hälfte des (vorläufigen) Jahresüberschusses in Höhe von 700 einzubehalten und unter die Position «Gewinnrücklagen» einzustellen, ist eine Sparentscheidung, die die Eigentümer an einer ansonsten immerhin möglichen vollen Entnahme des Jahresüberschusses hindert. I. S. v. Abb. 1.4 liegt der Unterfall «Finanzierung durch einbehaltene Jahresüberschüsse» vor. Hierzu zählt auch der Beschluß der Eigentümer (der Hauptversammlung), Mittel in Höhe von 360 nicht auszuschütten, sondern in der Gesellschaft zu belassen.

Die Idee, die Arbeitnehmer mit 140 am (vorläufigen) Jahresüberschuß zu beteiligen, *wenn* die Arbeitnehmer zustimmen, daß ihr Gewinnanteil in Fremdkapital umgewandelt wird und somit im Unternehmen (für eine vertraglich festzulegende Laufzeit) stehenbleibt, entfaltet eine Finanzierungswirkung, die unter dem Oberbegriff «Innenfinanzierung» erfaßt werden kann.

Das Management wandelt Gewinnanteile, auf die sich die Residualansprüche der Eigentümer im Prinzip erstrecken, in Fremdkapitalansprüche der Arbeitnehmer, also Dritter um und verhindert somit den Entzug der Mittel.

Fügen wir die einzelnen Teile des Beispiels zusammen, erhalten wir:

– Finanzierungsbeiträge durch zwingende Gewinnermittlungsvorschriften: 300 + 100;
– Mittelbindung durch Ausschüttungssperrbeschluß des Managements: 700;
– Mittelbindung durch «Sparbeschluß» der Eigentümer: 360;
– Mittelbindung durch geplante Umwandlung von Gewinnansprüchen der Eigentümer in Fremdkapitalansprüche Dritter: 140.

Die Summe der Mittelbindungen ist 1.600 *nach* Ausschüttung und somit 1.800 vor Ausschüttung.

Zu erläutern sind noch zwei Unterfälle der Innenfinanzierung: Finanzierung durch geplante Nutzung von Spielräumen von handelsrechtlichen Ansatz- und Bewertungsvorschriften liegt beispielsweise vor, wenn das Management den Jahresüberschuß durch entsprechende Abschreibungsbemessung und Rückstellungsdotierung vorübergehend drückt. Die Ansatz- und Bewertungsregeln des HGB lassen bewußt Spielräume für die Bilanzierenden: Sie können unter alternativen Abschreibungsverfahren wählen; sie haben Spielräume bei der Schätzung der Nutzungsdauer von abschreibungsfähigen Vermögensgegenständen; sie können außerplanmäßige Abschreibungen vornehmen; sie können Aufwendungen für die Ingangsetzung und Erweiterung des Geschäftsbetriebes (§ 269 HGB) aktivieren oder als Aufwand der Periode verrechnen; sie haben Wahlrechte bei der Passivierung von Rückstellungen (§ 249 HGB); sie haben Spielraum bei der Bemessung von Rückstellungen, die «nur in Höhe des Betrages anzusetzen sind, der nach vernünftiger kaufmännischer Beurteilung notwendig ist» (§ 253 (1) Satz 2 HGB). Die Nutzung dieser Spielräume beeinflußt den Jahresüberschuß. Werden die Spielräume mit dem Ziel der Verkürzung des Jahresüberschusses genutzt, liegt das vor, was die Literatur *stille* Selbstfinanzierung nennt.

Zur «Finanzierung durch Vermögensumschichtung» (auch: Finanzierung durch Kapitalfreisetzung) werden üblicherweise zwei Vorgänge gezählt: 1. die entgeltliche Veräußerung nicht betriebsnotwendiger oder nicht mehr benötigter Vermögensgegenstände; 2. die kontinuierliche Umwandlung von abnutzbaren Vermögensgegenständen in Geld durch Abschreibungsverrechnung. In diesem Buch wird «Finanzierung durch Vermögensumschichtung» auf den unter 1. genannten Vorgang beschränkt. Der unter 2. genannte Effekt ist ja bereits durch den Unterfall «Finanzierung durch zwingende Gewinnermittlungsvorschriften» erfaßt.

Fassen wir die bisherigen Überlegungen zur «Innenfinanzierung» zusammen. Mittelbeschaffung durch Innenfinanzierung ist möglich

– durch Erzielung und Einbehalt von Einzahlungen, die kraft Gesetzes ausschüttungsgesperrt sind (z. B. durch die Verrechnung von Abschreibungen). Dieser Weg des Mitteleinbehalts wird auch als *stille* Selbstfinanzierung bezeichnet, weil sie (im Gegensatz zur offenen Selbstfinanzierung) keinen ausdrücklichen Niederschlag auf der Passivseite der Bilanz findet;

– durch Erzielung und Einbehalt von Einzahlungen, die durch Ausschüttungssperrbeschlüsse a) des Managements und/oder b) der Eigentümer im Unternehmen zurückbehalten werden. Diese Form der Mittelbeschaffung wird wegen ihrer Dokumentation auf der Passivseite der Bilanz (Gewinnrücklagen bzw. Gewinnvortrag) als *offene* Selbstfinanzierung bezeichnet;

– durch Einbehalt von Einzahlungen, indem ansonsten bestehende Residualansprüche von Eigentümern bzw. anderen Berechtigten (z. B. von Genußscheininhabern) geplant oder ungeplant in Ansprüche Dritter umgewandelt werden. *Ungeplant* entstehende Ansprüche Dritter liegen z. B. vor in Form von Garantieansprüchen von Käufern der Produkte bzw. Dienstleistungen der Gesellschaft, die auf Unternehmensebene zu Garantierückstellungen führen. *Geplant* geschaffene Ansprüche Dritter liegen vor, wenn die Eigentümer des Unternehmens Arbeitnehmern Leistungszusagen im Rahmen der betrieblichen Altersversorgung machen. Auf Unternehmensebene werden dann Pensionsrückstellungen gebildet, um die später benötigten Mittel «anzusparen». Ein analoges Ergebnis folgt, wenn die Eigentümer des Unternehmens Arbeitnehmern eine Beteiligung am Jahresüberschuß anbieten unter der Bedingung, daß die Mittel für eine zu definierende Laufzeit im Unternehmen verbleiben und in die Form eines Mitarbeiter-Darlehens oder einer Mitarbeiter-Beteiligung gekleidet werden.

Die folgende Tabelle 1.1 faßt die Überlegungen zusammen:

Tabelle 1.1: Systematik der Finanzierungsformen

Außenfinanzierung	Innenfinanzierung
Finanzielle Mittel oder geldwertäquivalente Vermögensgegenstände werden dem Unternehmen explizit von auf Finanzierungsmärkten (Kreditmärkte, Kapitalmärkte) operierenden Financiers zur Verfügung gestellt.	Finanzielle Mittel, die dem Unternehmen in Form eines (positiven) Saldos zwischen Einzahlungen aus Nicht-Finanzierungsmärkten und Auszahlungen an diese Märkte in einer Periode zugeflossen sind, werden gehindert, abzufließen.

– Finanzierung durch bisherige Eigentümer
  a) in Form von Eigenkapital (Eigenfinanzierung)
  b) in Form von Fremdkapital (Gesellschafterdarlehen);
– Finanzierung durch neue Eigentümer (Beteiligungsfinanzierung);
– Finanzierung durch Gläubiger (Fremdfinanzierung);
– Finanzierung durch Financiers, die Verfügungsrechte von Eigentümern und Gläubigern kombinieren.
	– gesetzliche Ausschüttungssperrvorschriften,
	– explizite Ausschüttungssperrbeschlüsse des Managements bzw. der Eigentümer (offene Selbstfinanzierung),
	– implizite (stille) Ausschüttungssperrbeschlüsse des Managements durch entsprechende Nutzung der Spielräume bei handelsrechtlichen Ansatz- und Bewertungsvorschriften (stille Selbstfinanzierung),
	– geplante Umwandlung in künftige Ansprüche Dritter
	  a) über Pensionsrückstellungen
	  b) über Mitarbeiter-Gewinnbeteiligung und Einkleidung der Ansprüche in eine Eigenkapitalbeteiligung,
	  c) über Mitarbeiter-Gewinnbeteiligung und Einkleidung der Ansprüche in Mitarbeiterdarlehen,
	– ungeplantes Entstehen von Ansprüchen Dritter und daraus folgende bilanzielle Vorkehrungen (z. B. Garantierückstellungen).

3 Das Problem der «optimalen Finanzierung»

Idealtypisch kann man sich das Finanzierungsproblem eines Investors oder Unternehmens wie folgt vorstellen: Investoren bzw. Unternehmen planen Investitionsprogramme und treten an den Finanzierungsmarkt heran, um Financiers zu finden, die die geplanten Investitionsprogramme ganz oder teilweise finanzieren. Investoren bzw. Unternehmen suchen Kapitalgeber (Financiers), weil sie entweder zu geringe Eigenmittel besitzen oder ihre vorhandenen Eigenmittel aus Gründen der Risikostreuung nicht vollständig in einem Objekt binden wollen. Die kapitalnachfragenden Investoren bzw. Unternehmen informieren die kapitalanbietenden Investoren über die künftigen Einzahlungen aus den geplanten Investitionsobjekten. Die Kapitalanbieter stellen ihren Finanzierungsanteil unter Beachtung der am Finanzierungsmarkt herrschenden Zinssätze (Renditen) bereit. Ein Finanzierungsvertrag legt den Finanzierungsanteil des Kapitalgebers am Gesamtobjekt und seine Ansprüche an den künftigen Einzahlungen, die aus dem Investitionsobjekt erwartet werden, fest.

Zur Verdeutlichung sei im folgenden zunächst eine sehr einfache Welt angenommen: es bestehe *Sicherheit* über die mit dem Projekt verbundenen Ein- und Auszahlungen. Dies bedeutet, daß die finanziellen Konsequenzen (Einzahlungen) von geplanten Investitionsobjekten zu jedem Zeitpunkt bekannt sind. Investoren (Unternehmen) *und* Gläubiger haben somit gleiche Kenntnisse über alle für sie relevanten Tatbestände. Die Rendite, die am Finanzierungsmarkt für Darlehen erzielt werden kann, wird mit dem Zinssatz i bezeichnet. Auf dem hier unterstellten Finanzierungsmarkt ist der Zinssatz i unabhängig von den Angebots- bzw. Aufnahmeentscheidungen Einzelner: i wird somit als konstant angesehen. Der Finanzierungsmarkt ist vollkommen.

Ein Unternehmen, das die Durchführung eines Investitionsprogramms plant, erwartet aus diesem Vorhaben bestimmte finanzielle Erfolge, die mit b_t bezeichnet werden. Diese b_t sind annahmegemäß sicher. Der Wert der während der Lebensdauer des Investitionsobjektes (-programms) an das Unternehmen fließenden Erfolge im Zeitpunkt 0, W_0, ergibt sich unter den gesetzten Annahmen aus

$$(1.1) \quad W_0 = \sum_{t=1}^{T} b_t \, (1 + i)^{-t}.$$

T bestimmt den Zeitpunkt, an dem die letzte Einzahlung b_T anfällt. b_T schließt mögliche Liquidationserlöse ein. W_0 ist somit der Wert des Investitionsvorhabens, wenn das Unternehmen bzw. die hinter dem Unternehmen stehenden

Eigentümer die Anschaffungsauszahlungen für das (die) Investitionsobjekt(e) mit eigenen Mitteln finanzieren.

Wie wirkt sich die Beteiligung von Fremdmitteln an der Finanzierung des geplanten Investitionsprogramms auf den Wert W_0 aus?

A_0 bezeichne die Anschaffungsauszahlung(en) für das (die) Investitionsobjekt(e). F_0 sei der Betrag, den Gläubiger gemäß einer Vereinbarung mit den Eigentümern zur Finanzierung von A_0 bereitstellen. Finanzieren die Eigentümer das Objekt allein, haben sie die Anschaffungsauszahlung A_0 aufzubringen. Sie erhalten dafür die Erfolge b_t, $t = 1, 2, \ldots, T$. Die Durchführung des Investitionsprogramms ist für sie lohnend, wenn der Wert im Zeitpunkt 0, W_0, (der Bruttokapitalwert) größer ist als der Anschaffungspreis A_0. Die Differenz $W_0 - A_0$ (der Nettokapitalwert) bezeichnet den Reichtumszuwachs, den die Eigentümer durch die Realisierung des Investitionsprogramms erzielen können. Gelingt es den Eigentümern, Gläubiger an der Finanzierung des Objektes zu beteiligen, brauchen die Eigentümer lediglich Mittel in Höhe von $A_0 - F_0$ bereitzustellen. Der Preis der Beteiligung der Gläubiger an der Finanzierung des Objektes besteht in den Zahlungen, die die Eigentümer an die Gläubiger für deren Finanzierungsbeteiligung F_0 leisten müssen. Die Gläubiger fordern Zahlungen f_t während des Vertragszeitraums, der hier zur Vereinfachung als mit dem Zeitraum t_0 bis T identisch angenommen wird. Für diese Zahlungen muß unter den oben gemachten Annahmen gelten

$$(1.2) \quad F_0 = \sum_{t=1}^{T} f_t \, (1 + i)^{-t}.$$

Die Gläubiger verdienen somit an ihrer Finanzierungsbeteiligung genau den Zinssatz i, die Marktrendite für Darlehensverträge. Die Eigentümer erhalten anstelle der Einzahlung b_t, die sie bei vollständiger Eigenfinanzierung hätten, $b_t - f_t$. Die Periodeneinzahlung aus dem Investitionsprogramm, b_t, ist jetzt *aufgespalten*: f_t fließt an Gläubiger; der Rest $b_t - f_t$ geht an die Eigentümer. Der mit den Gläubigern abgeschlossene Finanzierungsvertrag teilt unter Eigentümern und Gläubigern

– den Gesamtfinanzierungsbetrag A_0 und

– die finanziellen Erfolge b_t des Investitionsprogramms

auf. Finanzierungsverträge teilen also Gesamtpositionen in Teilpositionen.

Ein Beispiel soll dies erläutern. Angenommen, ein Eigentümer will ein Objekt durchführen, das 200 kostet und in den Zeitpunkten 1 bis 10 Nettoeinzahlungen in Höhe von $b_t = 36$ je Periode bringt. Am Kapitalmarkt kann man Geld zu 10% anlegen. Der Bruttokapitalwert des Investitionsobjektes beträgt dann gemäß (1.1)

$$(1.1) \quad \sum_{t=1}^{10} 36 \, (1 + 0{,}1)^{-t} = 221{,}20.$$

Weil der Bruttokapitalwert die Anschaffungsauszahlung $A_0 = 200$ übersteigt, ist das Objekt profitabel. Der Eigentümer möchte nun nur 100 in das Objekt investieren, um die restlichen 100 an anderer Stelle, z. B. in einem anderen Unternehmen, anzulegen. Er sucht Gläubiger, die die jetzt fehlenden Mittel von 100 finanzieren. Gläubiger verlangen eine Rendite von 10%, da sie alternativ Mittel am Kapitalmarkt zu 10% anlegen können*. Wenn der Kreditvertrag über 10 Jahre läuft und die Gläubiger in jeder Periode gleich hohe Zahlungen (Annuitäten) erhalten möchten, verlangen sie Zins- und Tilgungszahlungen in Höhe von $f_t = 16{,}27$. Es gilt dann gemäß (1.2)

$$(1.2) \quad F_0 = 100 = \sum_{t=1}^{10} 16{,}27 \, (1{,}1)^{-t}.$$

Dem Eigentümer verbleiben folglich $b_t - f_t = 36 - 16{,}27 = 19{,}73$ pro Periode. Der Barwert dieser «Residual»-Zahlungen beträgt 121,20.

Welche Auswirkungen hat die Finanzierungsbeteiligung der Gläubiger auf den Reichtumszuwachs der Eigentümer?

Unter den gesetzten Annahmen (Sicherheit, vollkommener Finanzierungsmarkt) hat die Finanzierungsbeteiligung der Gläubiger keinen Einfluß auf die Erfolge des Investitionsprogramms vor Zinsen und Tilgungen, wenn von Steuern abgesehen wird. Bleiben die $b_t = 36$ unverändert, folgt ein unveränderter Wert W_0. Vom Wert W_0 gehört den Eigentümern indessen nur noch $W_0 - F_0$; denn Zahlungen f_t, $t = 1, 2, \ldots, T$, im Wert von F_0 wurden an die Gläubiger abgetreten. Der Reichtums*zuwachs* der Eigentümer beträgt somit

$$(1.3) \quad W_0 - F_0 - (A_0 - F_0) = W_0 - A_0$$

und ist so groß wie bei alleiniger Eigenfinanzierung durch die Eigentümer. Im Beispiel beträgt dieser Reichtumszuwachs 21,20. Der Übergang von einer reinen Eigenfinanzierung zu einer Mischfinanzierung unter Beteiligung von Gläubigern hat somit weder den Wert des Investitionsobjektes (-programms) W_0 noch den Reichtumszuwachs der Eigentümer, $W_0 - A_0$ berührt. Finanzierungsformen und -verträge haben unter diesen Bedingungen offenbar keine große Bedeutung.

---

* Begründungsbedürftig ist, warum Gläubiger das profitable Projekt nicht selbst durchführen anstatt sich zu einer Rendite von 10% an der Finanzierung des Projektes zu beteiligen. Die Antwort ist, daß im Beispiel die Manager (Eigentümer) des Unternehmens das profitable Projekt entdeckt oder entwickelt haben. Gläubiger haben allein somit keinen Zugang zu dem Projekt. Hier verbirgt sich eine wichtige Botschaft: Das Entdecken profitabler Investitionsprojekte ist der Ursprung der Finanzierungsprobleme.

Das gleiche Ergebnis läßt sich ableiten, wenn die bisherigen Eigentümer anstelle von Gläubigern *neue Eigentümer* für die Finanzierung des Investitionsprogramms zu gewinnen suchen. Gelingt es, die neuen Eigentümer mit der Rendite i «abzuspeisen» – und bei Sicherheit und vollkommenem Finanzierungsmarkt muß dies gelingen –, beeinflußt die veränderte Finanzierungsform (Beteiligungs- anstelle von Fremdfinanzierung) weder W_0 noch den Reichtumszuwachs der Eigentümer.

Wird die Annahme der Sicherheit, d. h. der Bekanntheit aller finanziellen Konsequenzen von Investitionsprogrammen und Finanzierungsverträgen für Eigentümer und Gläubiger aufgehoben und die Unsicherheit der Erwartungen explizit eingeführt, ändert sich entgegen den Erwartungen des Lesers dann so gut wie nichts an den oben abgeleiteten Ergebnissen, wenn angenommen wird, daß zwar unsichere Erwartungen bestehen, Gläubiger *und* Eigentümer aber gleiche (unsichere) Erwartungen haben und steuerliche Folgewirkungen unbeachtet bleiben. Das kann hier nur angedeutet, nicht erklärt werden.

Die in den Gleichungen (1.1), (1.2) und (1.3) dargestellten Beziehungen und das den Zusammenhang erläuternde Beispiel scheinen die Folgerung nahezulegen, daß die Form der Finanzierung eines gegebenen Kapitalbedarfes auf diesem Kapital-(= Finanzierungs)markt keine sehr bedeutungsvolle Frage ist. Finanzieren die Eigentümer den Betrag A_0, erhalten sie allein die Erfolge des Investitionsprogramms b_t; sie sind um 21,20 reicher als zuvor. Finanzieren Eigentümer und Gläubiger je $A_0/2 = 100$, erhalten die Gläubiger f_t, die Eigentümer $b_t - f_t$. Der Nettokapitalwert der Eigentümer beträgt 21,20; ihr Reichtumszuwachs ist unverändert, weil der Finanzierungsvertrag mit den Gläubigern aus der Sicht der Eigentümer durch eine Zahlungsreihe dargestellt werden kann, deren Barwert *Null* ist. Von ihrer Warte aus gesehen, sehen die Zahlungen der bzw. an die Gläubiger so aus:

0	1	2	……	10
$+ A_0/2$	f_1	f_2	……	f_{10}
$+ 100$	$-16,27$	$-16,27$	……	$-16,27$

Der Nettokapitalwert im Zeitpunkt 0 ist Null. Wäre es den Eigentümern gelungen, mit den Gläubigern einen Kontrakt zu vereinbaren, der für das Unternehmen, d. h. die Eigentümer einen *positiven* Nettokapitalwert hat, hätte die Form der Finanzierung die Reichtumsposition der Eigentümer beeinflußt. Angenommen, der Kontrakt sichere den Gläubigern Zahlungen f_t von 16 bei gleichem Kreditbetrag (100) zu. Der Nettokapitalwert dieser Zahlungsreihe für das Unternehmen ist positiv: Bei einem Zinssatz $i = 0,10$ beträgt er 1,69. Um eben diesen Betrag erhöht sich der Reichtumszuwachs der Eigentümer. Die Eigentümerzahlungen sind jetzt: $b_t - f_t = 36 - 16 = 20$. Der

Bruttokapitalwert dieser Zahlungen beträgt 122,89 und übersteigt $A_0/2 = 100$ um 21,20 + 1,69. Zugleich sinkt der Nettokapitalwert der Gläubiger von bisher Null auf –1,69.

Natürlich ist es erwünscht, daß Unternehmen Finanzierungsverträge abschließen, die positive Nettokapitalwerte für die bisherigen Eigentümer zur Folge haben. Auf einem vollkommenen Kapitalmarkt bei Sicherheit ist das nicht möglich, weil rationale Kreditgeber immer die Marktrendite i verlangen werden. Man muß sich deshalb fragen, was auf einem so perfekten Kapitalmarkt «optimale Finanzierung» überhaupt heißen kann. Das Problem ist, daß Finanzierungsverträge auf realen Kapitalmärkten, die nicht vollkommen sind, vermutlich mehr bewirken als die zahlenmäßige Aufteilung von Gesamtpositionen in Teilpositionen. Dies soll auch die vorläufige Definition des Begriffs «Finanzierung» zum Ausdruck bringen (vgl. S. 2 f.).

In der Realität besteht Unsicherheit: die Erfolge eines Investitionsprogramms in den nächsten 10 Jahren können nicht mit Sicherheit beziffert werden. Je nach der Höhe des Krediles und der vereinbarten Zahlungen f_t sind auch diese nicht generell sicher. Gläubiger werden deshalb die Tendenz haben, sich gegen Kreditausfälle zu wappnen, zumal sie keine Geschäftsführungsbefugnisse und damit keinen Einfluß auf die Ein- und Auszahlungen des Unternehmens haben. Vier Punkte sollen im folgenden betont werden, um anzudeuten, wo Probleme einer «optimalen Finanzierung» zu suchen sein werden.

1. Kapitalnehmer (die Geschäftsführung, bisherige Eigentümer) sind regelmäßig weit besser über die wirtschaftliche Lage ihres Unternehmens informiert als Kapitalgeber (Gläubiger, neue Eigentümer). Das Wissensdefizit derjenigen, die finanzielle Mittel bereitstellen, kann zwar gemindert, aber nicht vollständig abgebaut werden. Kapitalgeber werden deshalb zu Recht mißtrauisch sein, d.h. die von Unternehmen (Eigentümern) gelieferten Informationen nicht für bare Münze nehmen.

2. Wenn Kapitalgeber keine (oder nur geringe) Mitwirkungsrechte bei allen belangvollen Investitions- und Finanzierungsentscheidungen des Unternehmens haben, beschränkt sich ihr Mißtrauen nicht nur auf den Zeitpunkt des Vertragsabschlusses. Bei fehlenden Mitwirkungsrechten wissen z.B. Gläubiger, daß die Position, zu deren Finanzierung sie beizutragen aufgefordert sind, nicht identisch mit der Position, den Investitionsprogrammen, sein muß, die die Eigentümer oder die beauftragten Geschäftsführer *nach* der Kreditgewährung letztlich realisieren. Es kann für diese nämlich lohnend sein, andere riskantere Investitionsprogramme zu realisieren, als sie ursprünglich zu planen vorgegeben haben, weil sie damit Vermögensverschiebungen zu Lasten der Gläubiger vornehmen können (Drukarczyk [Theorie] Kapitel 10, 11). Gläubiger werden deshalb versuchen, Mittel und

Wege zu finden (z. B. Negativklauseln, Sicherungsrechte), die solche Vermögensverschiebungen während der Vertragslaufzeit wenn nicht unterbinden, so doch hemmen. Auch solche Maßnahmen sind Bestandteil von Finanzierungsentscheidungen.

Es könnte sogar im Interesse der Eigentümer sein, solche Strategien des Selbstschutzes der Gläubiger zu erleichtern, weil sie Fremdmittel dann möglicherweise «billiger» bekommen.

3. Auch am Ende eines Finanzierungsvertrages stellen sich Probleme. Wie ist ein Gesellschafter abzufinden, wenn er am Ende der vertraglichen Beteiligungszeitspanne aus der Gesellschaft ausscheidet? Erhält er sein eingezahltes Kapital zurück oder erhält er auch einen Anteil am inzwischen eingetretenen Zuwachs des Wertes des Unternehmens? Zu welchen Konditionen kann ein Gesellschafter ausscheiden, wenn er die Ziele, die er mit seiner Einlage verfolgt, als nicht mehr erreichbar ansieht? Sind Gesellschaftsanteile an (Sekundär-)Märkten frei handelbar wie etwa Aktien, ist es einfach auszusteigen. Besteht kein Sekundärmarkt, entstehen die Probleme der Käufersuche, der Preisbestimmung des Anteils, der Gewinnung der Zustimmung der Mitgesellschafter, des Übergangs der Haftung usw.

4. Besondere Probleme bestehen, wenn viele Eigentümer – im Extremfall alle Eigentümer – Außenstehende sind und alle Managementfunktionen angestellten Geschäftsführern bzw. Vorständen übertragen haben. Diese Konstellation ist typisch für die große Aktiengesellschaft, die keinen oder einen Großaktionär hat und daneben Tausende von Kleinaktionären. Wie verteidigen Kleinaktionäre ihre Interessen gegen einen Großaktionär oder – wenn ein solcher nicht existiert – gegen das prinzipiell von den Eigentümern beauftragte Management? Wie kann man die Verselbständigung eines Managements, das die Interessen vieler verstreuter, zur Koalitionsbildung nahezu unfähiger Aktionäre, die jeweils nur Kleinstquoten am Kapital der Gesellschaft halten, nur marginal zur Kenntnis nimmt, verhindern?

Die genannten Punkte legen die vorläufigen Folgerungen nahe:

(1) Finanzierungsprobleme sind nicht nur Probleme der Beschaffung liquider Mittel. Das Grundproblem ist, wie Unternehmen Kapitalgeber überzeugen können, ihnen finanzielle Mittel zur Verfügung zu stellen. Dabei ist wichtig, daß Finanzierungsverträge Kontrakte sind, die Kapitalbedarf und Zahlungsströme aufteilen. Zum Problem werden solche Verträge insbesondere bei Unsicherheit.

(2) Neben den reinen Zahlungsbeziehungen sind Informations-, Mitentscheidungs-, Kontroll- und Sicherungsrechte bzw. -beziehungen zwischen Kapitalnehmern und -gebern von Bedeutung.

(3) Welche Beziehungen im Vordergrund stehen und wie diese Beziehungen möglicherweise zu gestalten sind, hängt u. a. von den bereits bestehenden gesetzlichen Normen ab, z. B. davon, wie weitgehend der gesetzliche Schutz von Gläubigerpositionen ausgebaut ist, welche Sicherungsrechte die Rechtsordnung zur Verfügung stellt, ob und ggf. wie Rechtsregeln die Interessen von außenstehenden Kapitalgebern schützen, wie intensiv Informationspflichten für Geschäftsführer (Vorstände) geregelt sind, etc. Es hängt weiterhin von der Rechtsform der kapitalaufnehmenden Gesellschaft, von der Verhandlungsmacht der Kapitalgeber, von der Verfassung des Finanzierungs(= Kapital-)marktes etc. ab.

(4) In Ergänzung zu (1) lautet das Grundproblem der Finanzierung jetzt, wie Unternehmen Kapitalgeber überzeugen können, ihnen finanzielle Mittel zur Verfügung zu stellen, und wie Vereinbarungen getroffen werden können, die Nachteile der Kapitalgeber und die der Kapitalnehmer möglichst gering halten.

(5) Allgemeine, also immer und überall gültige, eine «optimale Finanzierung» verheißende Grundsätze und Regeln können vernünftigerweise nicht erwartet werden.

Ergänzende Literaturangaben zum 1. Kapitel

Biener, Herbert: AG, KGaA, GmbH, Konzerne – Rechnungslegung, Prüfung und Publizität nach den Richtlinien der EG. Köln 1979.

Bierich, Marcus und *Schmidt, Reinhart:* Finanzierung deutscher Unternehmen heute. Stuttgart 1984.

Bitz, Michael: Finanzierung als Marktprozeß – Reflexionen zu Inhalt und Differenzierung des Finanzierungsbegriffs. In: Planwirtschaft am Ende – Marktwirtschaft in der Krise? Festschrift für W. Engels, W. Gerke (Hrsg.), Stuttgart 1994, S. 187–216.

Brealey, Richard A. und *Myers, Stewart C.:* Principles of Corporate Finance. 6. Aufl., New York 1999.

Drukarczyk, Jochen: Bilanzielle [Überschuldungsmessung] – Zur Interpretation der Vorschriften von § 92 (2) AktG und § 64 (1) GmbHG. In: Zeitschrift für Unternehmens- und Gesellschaftsrecht, 1979, S. 553–582.

Drukarczyk, Jochen: [Theorie] und Politik der Finanzierung. 2. Aufl., München 1993.

Fischer, Otfrid: Finanzwirtschaft der Unternehmung I. Tübingen 1976.

Fischer, Otfrid: Finanzwirtschaft der Unternehmung II. Düsseldorf 1982.

Franke, Günter und *Hax, Herbert:* Finanzwirtschaft des Unternehmens und Kapitalmarkt. 4. Aufl., Berlin, Heidelberg, New York 1999.

Gerke, Wolfgang und *Bank, Matthias:* Finanzierung. Stuttgart, Berlin, Köln 1998.

Grochla, Erwin: Finanzierung. In: Handwörterbuch der Sozialwissenschaft, Band 3. Göttingen 1961, S. 604–616.

Gutenberg, Erich: Grundlagen der Betriebswirtschaftslehre, Band 3: Die Finanzen. 8. Aufl., Berlin, Heidelberg, New York 1980.

Gutenberg, Erich: Finanzierung und Sanierung. In: Handwörterbuch der Betriebswirtschaftslehre, Band 1, 2. Aufl., Stuttgart 1938, Sp. 1739-1786.

Haley, Charles W. und *Schall, Lawrence D.:* The Theory of Financial Decisions. 2. Aufl., New York 1979.

Matschke, Manfred: Finanzierung der Unternehmung. Herne, Berlin 1991.

Moxter, Adolf: [Bilanzlehre]. 2. Aufl., Wiesbaden 1976.

Moxter, Adolf: Einführung in die Bilanztheorie 3. Aufl., Wiesbaden 1984.

Moxter, Adolf: Einführung in das neue Bilanzrecht. 3. Aufl., Wiesbaden 1986.

Perridon, Louis und *Steiner, Manfred:* Finanzwirtschaft der Unternehmung. 10. Aufl., München 1999.

Sandig, Kurt und *Köhler, Richard:* Finanzen und Finanzierung der Unternehmung. 3. Aufl., Stuttgart 1979.

Schmidt, Reinhard H.: Grundformen der Finanzierung In: Kredit und Kapital, 14 (1981), S. 186–221.

Schneider, Dieter: Investition, Finanzierung und Besteuerung. 7. Aufl., Wiesbaden 1992.

Spremann, Klaus: Wirtschaft, Investition und Finanzierung, 5. Aufl., München, Wien 1996.

Stützel, Wolfgang: Bemerkungen zur [Bilanztheorie]. In: Zeitschrift für Betriebswirtschaft, 37 (1967), S. 314–340.

Süchting, Joachim: Finanzmanagement. 6. Aufl., Wiesbaden 1995.

Swoboda, Peter: Investition und Finanzierung. 5. Aufl., Göttingen 1996.

Swoboda, Peter: Betriebliche Finanzierung. 3. Aufl., Heidelberg 1994.

Vormbaum, Herbert: Finanzierung der Betriebe. 9. Aufl., Wiesbaden 1995.

Weber, Helmut Kurt: Rentabilität, Produktivität und Liquidität. 2. Aufl., Wiesbaden 1998.

Wöhe, Günter und *Bilstein, Jürgen:* Grundzüge der Unternehmensfinanzierung. 8. Aufl., München 1998.

Liquidität und Fristigkeit

Kapitel 2

1 Liquidität – Begriff und Bestimmungsgrößen

1.1 Begriff

Wenn in der Literatur Überlegungen zu den Zielsetzungen von Investoren und Unternehmern angestellt werden, taucht regelmäßig auch die Forderung nach Erhaltung der Liquidität auf. Warum? Werden Unternehmen illiquide, d. h. auf Dauer zahlungsunfähig, so wird entweder auf pflichtgemäßen Antrag der Organe des Unternehmens (§ 92(2) AktG, § 64(1) GmbHG) oder auf Antrag von Gläubigern (§§ 13, 14 InsO) ein Insolvenzverfahren eröffnet. Ein Insolvenzverfahren bedeutet für Eigentümer, Management und Arbeitnehmer möglicherweise das Versiegen der Einkommensquelle «Unternehmen». Für Gläubiger bedeutet es regelmäßig hohe Ausfälle an bestehenden Forderungen. Illiquidität und das sich häufig anschließende Insolvenzverfahren gilt es folglich zu vermeiden. Das Streben nach Liquidität nimmt dabei allerdings nicht Zielcharakter an; Erhaltung der Liquidität ist lediglich Nebenbedingung.

Wann ist ein Unternehmen liquide? Können nur Personen oder Unternehmen liquide sein? Oder haben auch Sachen, Grundstücke, Wertpapiere die Eigenschaft der Liquidität? Ich diskutiere zunächst die Liquidität von Unternehmen bzw. Personen.

Setzt man an dem Begriff Zahlungsunfähigkeit an, wird klar, daß die Liquidität (Illiquidität) eines Unternehmens von den an das Unternehmen gerichteten Zahlungsansprüchen einerseits und dem Zahlungsvermögen des Unternehmens andererseits abhängt. Es ist daher üblich, ein Unternehmen dann als liquide zu bezeichnen, wenn es seinen bestehenden Zahlungsverpflichtungen gegenüber Gläubigern, Vermietern, Arbeitnehmern, Lieferanten, Versicherungen usw. termingerecht und betragsgenau nachkommen kann. Die Eigenschaft, liquide zu sein, kann an dem Verhältnis des Zahlungsvermögens zu den bereits *bestehenden* Zahlungsverpflichtungen gemessen werden. Unter Zahlungsvermögen wird die Fähigkeit des Unternehmens verstanden, ausreichende Zahlungsmittel bereitzustellen. Wählt man also die bestehenden Zahlungsverpflichtungen als Bezugspunkt, ist Liquidität zunächst eine «Ja-Nein-Eigenschaft»: ein Unternehmen ist liquide oder nicht.

Das ist für bestimmte Fragestellungen zu ungenau, weil es belangvoll sein kann, um wieviel Geldeinheiten ein Unternehmen (eine Person) hinter seinen (ihren) bestehenden Zahlungsverpflichtungen zurückbleibt: es ist ein Unterschied, ob jemandem, der am 31.12. 1982 eine Hypothekenrate in Höhe von 1.750 DM zu leisten hat, 15 DM oder 1.500 DM fehlen. Oder: Es ist üblich, daß Obligationen (Anleihen) von Unternehmen am Kapitalmarkt von dafür spezialisierten Instituten klassifiziert werden in Bonitätsklassen, wobei die Zugehörigkeit zur ersten Klasse AAA ein erwartetes Ausfallrisiko von Null anzeigt, während eine Klassifikation CCC Anleger auf ein höheres positives Ausfallsrisiko wegen einer deutlich geringeren Kreditwürdigkeit und einer damit geringeren künftigen Liquidität des Unternehmens aufmerksam macht. Hier liegt nichts anderes als eine fein abgestufte Liquiditätsbeurteilung von Gesellschaften vor. Eine bloß binäre Ordnung wäre für den gewollten Zweck ganz unzureichend.

Die oben gegebene übliche Definition, die die Eigenschaft «Liquidität» an *gegebenem* Zahlungsvermögen und *bestehenden* Zahlungsverpflichtungen mißt, berücksichtigt auch die Zukunft nur unvollkommen. Sie mißt das Vohandensein von Liquidität im Zeitpunkt t durch Vergleich des in t gegebenen Zahlungsvermögens und der in t bestehenden Zahlungsverpflichtungen. Erst wenn man die Definition auf jeden Zeitpunkt t eines gegebenen Planungszeitraums t_1, t_2, …, T ausdehnt, werden auch definitorisch die Probleme erfaßt, die sich aus der Abschätzung von Liquiditätswirkungen der Investitions- und Finanzierungsentscheidungen im Zeitablauf ergeben. Liquide ist dann ein Unternehmen, das neben den bereits gegebenen Zahlungsverpflichtungen in t_1 auch den Verpflichtungen aus zusätzlichen Entscheidungen in t_2, t_3, …, T nachkommen kann.

In diesen Überlegungen hat Liquidität einen evidenten Bezug zu Zahlungsmitteln. Verkürzt könnte man sagen: Liquide ist, wer über hinreichende Zahlungsmittel (Geld) verfügt. Diese Verkürzung ist nicht ohne Nachteile. Um dies aufzuzeigen, ist es nützlich, sich eine Wirtschaft *ohne* geordneten Geldverkehr vorzustellen, eine Naturalwirtschaft. Gibt es in dieser Wirtschaft Liquidität, mehr oder weniger liquide Personen bzw. Unternehmen?

In einer Naturalwirtschaft ist Liquidität an den Besitz von Güterbeständen gebunden, die *tauschgeeignet* sind. Liquide ist, wer hinreichend viele, zum Tausch geeignete Güter besitzt, wer tauschbereit und tauschfähig ist (Veit [Reale Theorie] 3–48). Wenn Liquidität mit der Tauschbereitschaft oder Tauschfähigkeit gleichgesetzt wird, wird ersichtlich, daß die Beschränkung der Eigenschaft, liquide zu sein, auf Geldbesitz zu eng ist. Obwohl Geld – von Ausnahmezeiten abgesehen – ein hochliquides Mittel ist, ist es nicht der einzige *Träger von Liquidität*. Andere Güter können einem Unternehmen in dem Ausmaß Liquidität verleihen, als diese Güter tauschfähig sind: Sie vergrößern das Zahlungsvermögen von Unternehmen. Das wird im Abschnitt 1.2 näher erläutert.

Liquidität wird auch zur Bezeichnung einer Eigenschaft von Vermögensgütern gebraucht: So etwa wenn gesagt wird, daß die Liquidität von Forderungen größer ist als die von Halbfabrikaten. Wie ist das Attribut «liquide» im Zusammenhang mit Vermögensgütern zu verstehen? Drei Interpretationen sind möglich:

1. Der Besitz von Vermögensgütern setzt den Eigentümer in die Lage, zu tauschen. Er kann ganz ähnlich wie durch den Besitz von Geld andere Vermögensgüter erwerben oder Schulden tilgen. Dies ist die gleich zu besprechende «güterwirtschaftliche Liquidität» von Vermögensgütern.

2. Der Besitz von Vermögensgütern ermöglicht es dem Eigentümer, diese zu verkaufen, d. h. ihre «Abtretbarkeit» (Stützel [Liquidität] 2518) zu nutzen, um Geld zu beschaffen.

3. Ein Vermögensgut ist umso liquider, je kürzer die «Selbstliquidations-Periode» (Stützel [Liquidität] 2518) ist. Mit der Selbstliquidationsperiode ist die Zeitspanne bezeichnet, die verstreicht, damit im Rahmen eines gegebenen Unternehmensprozesses eine Kasseneinzahlung an die Stelle des Vermögensgutes tritt. In diesem Sinne sind in einer Fischräucherfabrik Bücklinge «liquider» als grüne Heringe.

In den folgenden Abschnitten 1.2 bis 1 5 werden die Bestimmungsgrößen der Liquidität eines Unternehmens erörtert. Liquidität wird dabei als Ausdruck für die Verfügbarkeit oder Beschaffbarkeit von Zahlungsmitteln verstanden.

1.2 Güterwirtschaftliche Liquidität

Geld ist ein wichtiger Träger von Liquidität, aber nicht der einzige: Die «Zigaretten-Währung» nach dem 2. Weltkrieg mag als Beleg herhalten. Andere Güter sind ebenfalls Träger von Liquidität, wenn sie ihrem Besitzer Tauschfähigkeit verleihen. Veit prägt hierfür den Begriff «güterwirtschaftliche Liquidität» (Veit [Reale Theorie] 30–42).

Diese in der Veräußerungsfähigkeit begründete Liquidität besteht in vielfach abgestufter Form: Güter haben *unterschiedliche Liquiditätsgrade*. Der Liquiditätsgrad hängt insbesondere ab von:

(1) den technischen oder institutionellen Eigenschaften des Gutes. Vielseitig verwendbare Drehbänke lassen sich am Markt eher veräußern als hochspezialisierte Aggregate, die nur für eine kleine Anzahl von potentiellen Käufern von Interesse sind. An der Börse im amtlichen Verkehr gehandelte

Wertpapiere lassen sich schneller verkaufen als Schuldscheine privater Schuldner;

(2) den Kosten der Käufersuche am Markt und von sonstigen Transaktionskosten wie Kosten der rechtlichen Übertragung, Kosten des Transports, Kosten der Vertragsgestaltung, Kosten der Versicherung des Transports etc;

(3) der Zeitspanne vom Beginn der Käufersuche bis zur Verwertung am Markt;

(4) der Werteinbuße des Verkäufers bei Verwertung am Markt. Diese Werteinbuße, deren Höhe i. d. R. davon abhängen wird, ob das Gut unter Zeitdruck oder nicht veräußert werden muß, kann auf folgenden Wegen gemessen werden:

   a) der Veräußerungserlös ist niedriger als der Wiederbeschaffungspreis eines gleichwertigen Gutes im Zeitpunkt der Veräußerung. Die Differenz, die mit *Disagio* bezeichnet wird, ist i. d. R. durch die Notlage bzw. den Zeitdruck des Veräußerers bedingt;

   b) der Veräußerungserlös ist niedriger als der subjektive Wert, den der Gegenstand für den Veräußerer hat. Anders formuliert: der Veräußerungserlös ist niedriger als der Grenzpreis des Veräußerers.

Solche Differenzen zwischen Veräußerungserlös und Wiederbeschaffungspreis bzw. Grenzpreis für Güter, die keine Börsenpreise haben, werden i. d. R. auch dann bestehen, wenn nicht unter Zeitdruck veräußert werden muß. Sie haben ihre Ursache in unterschiedlichen Entscheidungsfeldern und Zielfunktionen von Verkäufern und potentiellen Nachfragern. Zeitdruck erhöht jedoch in aller Regel diese Differenzen. Damit läßt sich die Eigenschaft von Unternehmen, liquide zu sein, präzisieren. Unternehmen sind tendenziell umso liquider,

(1) je größer die ihnen gehörende Menge an veräußerungsfähigen Gütern ist;

(2) je schneller diese Veräußerungsfähigkeit der Güter genutzt werden kann;

(3) je kleiner die Werteinbußen (Disagios) und Transaktionskosten sind, die der Veräußerer bei der Liquidisierung dieser Güter hinnehmen muß.

Eine Tabelle von Vermögensgegenständen, geordnet nach fallender Liquidisierbarkeit (Liquiditätsgrad), könnte folgendes Aussehen haben:

Bargeld,
Guthaben bei der Zentralbank,
Sichtguthaben bei Geschäftsbanken,
Terminguthaben bei Geschäftsbanken,
Sparguthaben bei Geschäftsbanken,

zentralbankfähige Wechsel,
nicht zentralbankfähige Wechsel,
Wertpapiere, im amtlichen Börsenverkehr gehandelt,
Wertpapiere, im Freiverkehr gehandelt,
Forderungen, verkaufsreife Waren,
durch Hypotheken, Grundschulden gesicherte Ansprüche,
unbebaute Grundstücke,
bebaute Grundstücke,
Halbfabrikate, nicht marktgängig,
maschinelle Anlagen, etc.

Zusammenfassend kann man sagen: ein Bestimmungsfaktor der Liquidität eines Unternehmens liegt in der Umwandlung der Vermögensgüter des Unternehmens in Geld (Liquidisierbarkeit). Diese Eigenschaft von Vermögensgütern wird mit «güterwirtschaftlicher Liquidität» bezeichnet.

1.3 Verliehene Liquidität

Die Liquidität eines Unternehmens kann neben der Mittelbeschaffung, die in der Veräußerungsfähigkeit vorhandener Güterbestände begründet ist, durch einen weiteren Weg beeinflußt werden: vorhandene Güterbestände können bei Kreditinstituten beliehen werden. Die Liquidität eines Unternehmens hängt insoweit auch von der *Beleihbarkeit* seiner Vermögensgegenstände und der Beleihungsbereitschaft der Kreditinstitute ab. Stützel bezeichnet dies als «verliehene Liquidität» ([Liquidität] 2519); es liegt eine von der originären Liquiditätsquelle »Vermögensgegenstand« abgeleitete Form der Liquiditätsgewinnung vor.

Die Liquiditätsgewinnung durch Beleihung hat prinzipielle Vorteile. Zunächst muß der beliehene Vermögensgegenstand nicht veräußert werden. Je nach Art der vereinbarten Besicherungsform kann der Eigentümer den Vermögensgegenstand i. d. R. weiterhin nutzen. Für Güter relativ niedrigen Liquiditätsgrades muß vermutet werden, daß sie nicht schnell veräußerbar sind und daß bei Veräußerung hohe Werteinbußen eintreten. Ist Beleihungsfähigkeit gegeben, können liquide Mittel schnell und ohne Werteinbuße (Disagio), aber unter Inkaufnahme von Zinsen beschafft werden. Allerdings wenden Kreditinstitute *Beleihungsgrenzen* (Beleihungsquoten) an: die Beleihungsgrenze wird sich am Veräußerungserlös des Vermögensgegenstandes ausrichten. Weil Banken die relevanten Absatzmärkte häufig nicht intensiv kennen und Schwankungen des Veräußerungserlöses nicht auszuschließen sind, setzen sie die Beleihungsgrenzen vorsichtig an. Der durch Beleihung beschaffbare Geldbetrag ist deshalb i. d. R. niedriger als der bei Verkauf erzielbare.

Die bisher dargestellten Erscheinungsformen von Liquidität – die güterwirtschaftliche und die «verliehene» Liquidität – sind nicht generell additiv zu verstehen. Liquiditätsgewinnung durch Veräußerungsfähigkeit von Vermögensgütern setzt deren Veräußerung voraus. Liquidität durch Beleihbarkeit kann deshalb nur an die Stelle der güterwirtschaftlichen Liquidität treten. Ein Vermögensgegenstand kann zu Zwecken der Geldbeschaffung *entweder* veräußert *oder* beliehen werden. Beides zugleich ist ohne Konflikt mit Rechtsnormen nicht möglich.

1.4 Zukünftige Liquidität

Die Beurteilung der Liquidität eines Unternehmens anhand der güterwirtschaftlichen Liquidität seiner Vermögensgegenstände bzw. deren Beleihbarkeit ist einseitig. Unternehmen werden errichtet, damit sie finanzielle Überschüsse (Gewinne, Nettoeinzahlungen, Einkommen) erzielen. Diese Überschüsse erzielen Eigentümer i. d. R. nicht dadurch, daß sie die gesamten Aktiven des Unternehmens *einzeln* veräußern, sondern durch einen Kombinationsprozeß, in dem Produkte und Dienstleistungen erstellt und mit Erfolg am Markt abgesetzt werden. Die zukünftige Liquidität eines Unternehmens hängt somit von seiner Fähigkeit ab, finanzielle Überschüsse in jeder Periode seines Bestehens zu erzielen.

Instrument zur Messung der zukünftigen Liquidität ist der *Finanzplan,* der in Kapitel 3 näher dargestellt wird. In einem Finanzplan werden die im Planungszeitpunkt bereits bekannten bzw. erwarteten künftigen Ein- und Auszahlungen des Unternehmens gegenübergestellt. Die wichtigsten Einzahlungen sind Umsatz-, Zins-, Mieteinzahlungen, erhaltene Dividenden und Tilgungen, Verkaufserlöse für Gegenstände des Anlagevermögens etc. Die wichtigsten Auszahlungen sind Lohn- und Gehaltszahlungen, Zinsen, Tilgungen, Leasingraten, Zahlungen für Roh-, Hilfs- und Betriebsstoffe, Energie, Steuerzahlungen, Dividenden und Zahlungen für Gegenstände des Anlagevermögens.

Zwischen der zukünftigen Liquidität und der güterwirtschaftlichen Liquidität bestehen Beziehungen.

– Verkaufen die Eigentümer des Unternehmens *einzelne* Vermögensgegenstände (Grundstücke, Gebäude, maschinelle Anlagen, Bestände an Roh-, Hilfs- und Betriebsstoffen, Forderungen), hängt die zukünftige Liquidität vom erzielbaren Verkaufserlös und von den Wiederanlagemöglichkeiten der Beträge ab. Die Veräußerung von einzelnen Vermögensgegenständen – neben den immer zur Veräußerung bestimmten Fertigfabrikaten – zum Zweck der Liquiditätsgewinnung wird von Unternehmen häufig benutzt.

Technisch überholte maschinelle Anlagen werden am Gebrauchtwaren-
markt veräußert. Für zunächst geplante Betriebserweiterungen erworbene
Grundstücke werden veräußert, wenn die Erweiterungspläne nicht mehr
zur Diskussion stehen. Insbesondere dann, wenn akute Liquiditätsengpässe
drohen oder bestehen, greifen Unternehmer auf die güterwirtschaftliche
Liquidität von Vermögensgegenständen zurück. Hier gibt es zahlreiche
Möglichkeiten: Wertpapiere des Anlage- oder Umlaufvermögens werden
abgestoßen, Fertigprodukte werden mit Preisnachlässen veräußert, Fuhr-
parks werden verkleinert, Gebäude werden veräußert und per Leasing-Vertrag «geleast», Forderungen werden an Kreditinstitute oder Factoring-
Unternehmen verkauft.

– Die Eigentümer können das Unternehmen als Ganzes verkaufen. Das kann
  lohnend sein, wenn es der erzielbare Verkaufspreis erlaubt, in einem anderen Unternehmen oder in einer anderen Anlageform ein höheres Einkommen zu erzielen. Die zukünftige Liquidität der Eigentümer hängt vom
  Verkaufserlös für das Unternehmen als Ganzes und den Wiederanlagemöglichkeiten ab.

– Die Eigentümer können das Unternehmen auch durch Einzelveräußerung
  sämtlicher Vermögensgegenstände des Unternehmens verkaufen: sie «liquidieren» das Unternehmen. Ob dies sinnvoll ist, hängt vom Verhältnis des
  Liquidationswertes des Unternehmens zu dem Erlös ab, den sie bei einer
  Veräußerung des Unternehmens als Einheit erzielen könnten. In diesem Fall
  wird die güterwirtschaftliche Liquidität der Vermögensgegenstände konsequent genutzt, weil die zukünftige Liquidität und Ertragsfähigkeit als unzureichend erscheint.

1.5 Antizipierte Liquidität

Wie vorhandene Vermögensgegenstände können auch künftige Überschüsse
(Gewinne, Nettoeinzahlungen) durch Kreditinstitute beliehen werden: Eine
Bank stellt einen Kredit ohne Besicherung durch vorhandene Güterbestände
zur Verfügung im Vertrauen auf die künftigen Überschüsse, die künftige Liquidität des Unternehmens.

Beleihungen künftigen Einkommens (künftiger Nettoeinzahlungen) bedeuten
Bereitstellung von finanziellen Mitteln *jetzt* gegen das (unbesicherte) Versprechen des Schuldners, Zins- und Tilgungsraten in *Zukunft* pünktlich und
betragsgenau zu leisten. Für die beleihenden Institute (Banken) stellt sich
damit das Problem der Prüfung der künftigen Zahlungsfähigkeit von Kreditnehmern *(Kreditwürdigkeitsprüfung)*. Auf diesen Problemkreis ist im Kapitel 3 zurückzukommen. Wegen der besonderen Probleme der Prognose künf-

tiger Nettoeinzahlungen ist zu vermuten, daß Banken die Beleihungsgrenzen auch hier «vorsichtig» ansetzen.

Zwischen zukünftiger Liquidität durch Erzielung von Nettoeinzahlungen und deren Beleihbarkeit besteht eine leicht erkennbare Beziehung. Ein Investor, der künftige Nettoeinzahlungen erwartet, muß die Realisierung dieser Nettoeinzahlungen abwarten, ehe er den Liquiditätsgenuß oder den Konsumnutzen oder den Wiederanlageerfolg hat. Beleiht eine Bank diese künftigen Nettoeinzahlungen, kann der Investor den Konsumnutzen (oder den Liquiditätsgenuß oder den Anlageerfolg) sofort haben, allerdings gegen Entrichtung eines Zinses. *Beleihung* ist gleichbedeutend *mit Antizipation künftiger Einzahlungen:* Der Kreditnehmer «verkauft» künftige Nettoeinzahlungen an den Kreditgeber unter Vereinbarung eines Preises, den Zins.

1.6 Zusammenfassung

Ein Unternehmen wird als liquide oder zahlungsfähig angesehen, wenn sein Zahlungsvermögen ausreicht, um seinen Zahlungsverpflichtungen jetzt und in zukünftigen Zeitpunkten nachzukommen. Von Bedeutung ist dabei die Frage, von welchen Faktoren das Zahlungsvermögen eines Unternehmens oder ganz allgemein die Zahlungsfähigkeit einer Person abhängt. Zwei Faktoren sind hierfür ausschlaggebend: (1) die Menge an Vermögensgütern, über die die Person bzw. das Unternehmen im Zeitpunkt t verfügen kann, um Liquidität (Geld) zu beschaffen; (2) die Nettoeinzahlungen (finanziellen Überschüsse), die die Person bzw. das Unternehmen in Zukunft erzielen kann. Die Liquiditätsbeschaffung auf dem Weg (1) beruht auf der güterwirtschaftlichen Liquidität von vorhandenen Vermögensgegenständen; die Liquiditätsbeschaffung gemäß (2) baut auf der Erzielung von finanziellen Überschüssen auf.

Kreditgewährung durch Gläubiger kann in beiden Fällen an die Stelle der originären Liquiditätsbeschaffung über Weg (1) bzw. (2) treten. Im ersten Fall beleihen Gläubiger vorhandene Vermögensgegenstände, wodurch der Verkauf dieser Gegenstände umgangen werden kann. Im zweiten Fall beleihen Gläubiger künftige Nettoeinzahlungen (Gewinne, Einkommen), wodurch das Warten auf diese Gewinne bzw. dieses Einkommen vermieden werden kann.

Im Ergebnis lassen sich die Determinanten der Liquidität eines Unternehmens so gliedern:

	Güterwirtschaftliche Liquidität	Zukünftige Liquidität
Originäre Liquiditäts-quellen	Welchen Geldbetrag könrte man erzielen, wenn man jeden Vermögensgegenstand des Unternehmens einzeln ver-äußerte?	Welche Einzahlungen (Geldbe-träge) kann man in künftigen Perioden erzielen, wenn man den «Betriebszweck» des Unternehmens verfolgt, d. h. Güter und/oder Dienstleistun-gen erstellt und absetzt?
Derivative Liquiditäts-quellen	Verliehene Liquidität Welchen Geldbetrag könnte man erzielen, wenn man [alle] Vermögensgegenstände ces Unternehmens beleihen würde, soweit Kreditgeber zu e ner sol-chen Beleihung bereit sind? Sicht eines Kreditgebers mit Zugriffsrechten auf Vermögens-gegenstände	Antizipierte Liquidität Welchen Geldbetrag könnte man erzielen, wenn man [alle] künftigen Nettoeinzahlungen des Unternehmens beleihen würde? Was ist der maximale Kreditbetrag, den Gläubiger im Gegenzug gegen die Abtretung aller künftigen Überschüsse heute zur Verfügung stellten?
	Vermögensgegenstände	Überschüsse

2 Fristigkeit und Finanzierungsmaßnahmen

Eine wichtige Eigenschaft von Finanzierungsa ternativen ist die Zeitspanne, für die die Mittel zur Verfügung stehen und die zeitliche Struktur, in der die Mittel zurückzuzahlen sind *(Tilgungsstruktur)*. Die Zeitdauer der Überlassung der Mittel wird mit *Fristigkeit* (Überlassungsdauer, Überlassungsfrist) bezeich-net. Ein Investor, der finanzielle Mittel nachfragt, benötigt diese i. d. R. für eine ganz bestimmte Verwendung. Wird die konsumtive Verwendung aus-geschlossen, also eine produktive Verwendung unterstellt, ist der Wunsch des Investors naheliegend, mit dem Kapitalgeber eine Überlassungsdauer und eine Tilgungsstruktur zu vereinbaren, die mit der Struktur der Einzahlungen aus der produktiven Verwendung der Mittel vereinbar ist. Der Investor ist bestrebt, in den Verhandlungen mit dem Kapitalgeber, Fristen und Modalitä-ten zu erreichen, die dem Einzahlungsrhythmus der produktiven Verwendung entsprechen: Er möchte eine fristenparallele ocer *fristenkongruente* Finanzie-rung seines Investitionsobjektes.

Im Rahmen des einfachen Zwei-Personen-Beispiels kann angenommen wer-den, daß der mögliche Kapitalgeber ebenfalls Pläne für die konsumtive oder produktive Verwendung der Rückzahlungen (Tilgungen) hat, daß ihm die Überlassungsfrist und die zu vereinbarende Tilgungsstruktur also nicht gleichgültig sind. Bedingung für das Zustandekommen eines Finanzierungsvertrages sind deshalb übereinstimmende Präferenzen bezüglich der Fristigkeit und der Tilgungsstruktur seitens des Investors und des Kapitalgebers.

Wenn man sich eine Wirtschaft vorstellt, in der zwar Geld als Recheneinheit und als anerkanntes allgemeines Tauschmittel fungiert, in der aber keine Finanzierungsmärkte und keine Institutionen bestehen, die mit finanziellen Mitteln handeln (Makler, Banken), ist die Suche für einen Mittelnachfrager nach einem Mittelanbieter mit gleichen Präferenzen beschwerlich. Es entstehen hohe Informations-, Transport- und Verhandlungskosten, die zusammenfassend als *Transaktionskosten* bezeichnet werden können.

Auch ist zu vermuten, daß finanzielle Mittel in einer solchen Wirtschaft nicht generell optimal eingesetzt wären. Mittelsuchende mit produktiver Verwendungsmöglichkeit fänden keinen passenden Partner; Mittelanbieter fänden keinen Abnehmer und erzielten, weil sie ihre Bestände bar halten müßten, keinen Zins.

Eine bessere, die hohen Transaktionskosten mindernde Organisationsform liegt deshalb nahe. Ein Beitrag zu einer solchen besseren Organisationsform sind *Finanzierungsmärkte* und die auf diesen Märkten gehandelten Wertpapiere. Sind z. B. Fremdmittel in sog. Teilschuldverschreibungen verbrieft und als solche handelbar, hat dies für den Kreditsuchenden insbesondere zwei Vorteile:

1. Er kann seinen gesamten Mittelbedarf in mehrere Teilschuldverschreibungen stückeln, die mehreren potentiellen Kreditgebern angeboten werden können. Er vermeidet auf diese Weise, *einen* Kreditgeber suchen zu müssen, der ihm den gewünschten Gesamtbetrag zur Verfügung stellt.

2. Die Chance, diese (mehreren) Kreditgeber zu finden, ist stark gestiegen, weil die Bedingung einer für Kreditgeber und -nehmer identischen und präferenzkonformen Bindungsdauer zunächst aufgehoben ist. Angenommen, der Kreditnachfragende K findet die Kreditgeber A, B, C, D und E, die seine Teilschuldverschreibungen, versehen mit einem Nominalzins von 8% und einer Laufzeit von 9 Jahren bei endfälliger Tilgung zum Nominalwert aufnehmen. Prinzipiell ist es nicht erforderlich, daß A, B, C, D und E die Teilschuldverschreibungen bis ans Ende der Laufzeit zu halten planen. Ihre Bindungspräferenzen müssen, weil diese Wertpapiere jederzeit am Markt veräußerbar sind, nicht mit denen von K übereinstimmen.

Finanzierungsmarkt und das Wertpapier «Teilschuldverschreibung» ermöglichen deshalb Kreditverträge zwischen Partnern, deren Bindungspräferenzen nicht harmonieren. Wenn wir annehmen, daß A, B, C, D und E ihre Mittel nur mittelfristig anlegen wollen – z. B. 2 Jahre –, K aber 9 Jahre über die

Mittel verfügen will, ermöglichen Finanzierungsmarkt und Wertpapier eine Transformation der von den ersten Käufern der Teilschuldverschreibungen präferierten Fristen in die von K gewollte Bindungsdauer: an die Stelle von A, B, C, D, E treten neue Käufer, ohne daß hierdurch der Zahlungsbereich des K berührt wird. Finanzierungsmarkt und Wertpapier ermöglichen *Fristentransformationen*.

Die eben skizzierte Organisationsform zur *Senkung von Transaktionskosten* ist prinzipiell von gleicher Bedeutung für die Beschaffung von Eigenmitteln. Man kann vermuten, daß die Such-, Informations- und Verhandlungskosten bei der Beschaffung von Eigenmitteln über die Aufnahme von (Geschäfts)Partnern die der Suche nach Fremdmitteln noch übertreffen werden. Bei der Aufnahme von Geschäftspartnern liegt die Absicht zu einer langen, meist nicht nur finanziellen Bindung vor. Partnersuche und Abstimmung der Präferenzen wird damit noch aufwendiger.

Das Aufkommen von Unternehmensformen mit variablem Eigentümerkreis, handelbaren Geschäftsanteilen (Aktien, Kuxe) und mit einer von den Eigentümern fast losgelösten Unternehmensleitung hat die Abstimmung der Eigentümerpräferenzen bezüglich der von ihnen gewünschten Überlassungsdauer der Eigenmittel stark erleichtert, soweit die Anteile an Finanzierungsmärkten gehandelt werden.

Die Tatsache, daß große Aktiengesellschaften (AG) die Transaktionskosten bei der Beschaffung von Eigen- und Fremdmitteln deshalb senken können, weil ein wichtiges Fristenabstimmungsproblem nicht gelöst werden muß, heißt noch nicht, daß mit der AG die optimale Rechtsform gefunden ist. Unbestritten ist nur, daß (a) dadurch große Mittelbeträge aufgebracht werden können und (b) die Marktteilnehmer die Halteperioden von Wertpapieren ihren Präferenzen gemäß bestimmen können. Die Organisationsform der AG wirft auch Probleme auf, die insbesondere mit der Trennung von Eigentümern und Unternehmensleitung (Management, Vorstand und Aufsichtsrat) zusammenhängen:

(1) Die Eigentümer wollen, daß die AG gemäß ihren Zielvorstellungen geführt wird, daß also der Vorstand als ihr Beauftragter (Agent) handelt. Der Vorstand wird aber eigene Zielvorstellungen entwickeln. Die Eigentümer werden deshalb Zeit und Mittel aufwenden müssen, um von ihren Zielvorstellungen abweichende Entscheidungen des Vorstands zu unterbinden oder jedenfalls zu begrenzen.

(2) Dadurch, daß die Eigentümer außerhalb des Unternehmens stehen, hat der Vorstand (das Management) sehr große Informationsvorsprünge vor den Eigentümern. Damit die Eigentümer ihre Kontrolle überhaupt ausüben

können, müssen sie zuvor über die Entscheidungen des Vorstands und deren Ergebnisse unterrichtet werden. Das ist die Aufgabe der Rechnungslegung. Diese Unterrichtung kostet Geld.

(3) Verfasser der Berichte der Rechnungslegung sind die Unternehmensleitungen (Vorstände). Damit diese die Berichte nicht nach Gutdünken und eigenem Interesse verfassen, muß a) vorgeschrieben werden, was in solchen Berichten zu stehen hat , und b) ist zu prüfen, ob die Berichte den Vorschriften entsprechen. Es entstehen Prüf- und Kontrollkosten.

Nur wenn die Berichts-, Prüf- und Kontrollkosten kleiner sind als die eingesparten Transaktionskosten und die Handlungsweise des Vorstands in erträglicher Abweichung von den Eigentümerzielsetzungen bleibt, lohnt sich die Rechtsform der AG unter dem Aspekt der erleichterten Fristentransformation. Wir werden dieses Problem in Kapitel 7 noch einmal aufgreifen.

Die Verbriefung von Zahlungsansprüchen in Wertpapieren und deren Handelbarkeit erleichtern die Abstimmung zwischen geplanter Überlassungsdauer der finanziellen Mittel der Anleger und geplanter Bindungsdauer in Unternehmen. Dennoch sind damit die Probleme der Fristenabstimmung nicht beseitigt. Denn:

1. Unternehmen, die Eigen- und Fremdmittel durch Ausgabe verbriefter Zahlungsversprechen (Wertpapiere) beschaffen können, verfügen neben diesen Mitteln immer auch über Beträge, in deren Besitz sie durch nicht handelbare Kapitalüberlassungsverträge gelangt sind. Hier besteht unverändert die Notwendigkeit der Abstimmung der Fristen und Tilgungsstrukturen.

2. Nicht alle Unternehmen können Geldbeschaffung durch Emission von Wertpapieren betreiben; in Deutschland gilt dies für 99% aller Unternehmen. Gründe hierfür sind mangelnde Größe, mangelnder Bekanntheitsgrad bei den Marktteilnehmern (Wertpapierkäufern), fehlende institutionelle Voraussetzungen (Rechtsform, Börsenzulassung).

Die Unternehmen sind insoweit bei der Lösung der Abstimmungsprobleme zwischen Überlassungsdauer von finanziellen Mitteln und Einzahlungsstruktur aus der produktiven Verwendung der Mittel auf sich selbst und die Unterstützung von Banken angewiesen. Hier ist der Übergang zu Problemen der Finanzplanung, der Strukturierung der Geldbeschaffungsquellen (Kapitalstruktur) und der Portefeuillebildung bei Unternehmen und Banken.

Ergänzende Literaturangaben zum 2. Kapitel

Deppe, Hans-Dieter: Betriebswirtschaftliche Grundlagen der Geldwirtschaft. Bd. 1: Einführung und Zahlungsverkehr. Stuttgart 1973.

Drukarczyk, Jochen: Liquidität, Bestimmungsgrößen, Messung und gläubigerschützende Regelungen. In: Wirtschaftswissenschaftliches Studium, 11 (1982), S. 562–566.

Moxter, Adolf: Bilanzlehre. 2. Aufl. Wiesbaden 1976.

Poullain, Ludwig: Fristentransformation. In: Handwörterbuch der Finanzwirtschaft. Büschgen, H. E. (Hrsg.), Stuttgart 1976, Sp. 658–665.

Stützel, Wolfgang: [Liquidität], betriebliche. In: Handwörterbuch der Betriebswirtschaft. 4. Aufl., Grochla, E. und Wittmann, W. (Hrsg.), Stuttgart 1975, Sp. 2515–2523.

Veit, Otto: [Reale Theorie] des Geldes. Tübingen 1966.

Veit, Otto: Volkswirtschaftliche Theorie der Liquidität. Frankfurt/M. 1948.

Witte, Eberhard: Liquidität, betriebswirtschaftliche. In: Handwörterbuch der Finanzwirtschaft. Büschgen, H. E. (Hrsg.), Stuttgart 1976, Sp. 1283–1287.

1 Bilanzen, Jahresabschlüsse und Liquiditätsmessung

1.1 Vorbemerkung

Im 2. Kapitel wurden die Bestimmungsgrößen der Liquidität eines Unternehmens erörtert. Auf diese Ausführungen wird jetzt zurückgegriffen. Wir haben dort die *originären* Formen der Liquidität, die güterwirtschaftliche und die zukünftige Liquidität, kennengelernt und verstanden, warum es *derivative* (abgeleitete) Formen der Liquidität, nämlich durch Beleihung von Güterbeständen oder zukünftigen Nettoeinzahlungen gibt. Diese Überlegungen sind nun zu übertragen auf Unternehmen. Es ist zu klären, mit welchen Instrumenten die Liquidität eines Unternehmens gemessen werden kann.

Daß Liquiditätsmessung erforderlich ist, leuchtet ein. Jede Person, die Zahlungsverpflichtungen eingegangen ist, ist gehalten, diesen betragsgenau und termingerecht nachzukommen. Das gilt auch für Unternehmen. Die Nichteinhaltung solcher Verpflichtungen ist in aller Regel mit Nachteilen verbunden: die Nachteile reichen von einer Beschränkung des autonomen Entscheidungsbereiches durch erzwungene Mitspracherechte von Gläubigern bis zum Entzug der Verfügungsgewalt über das Vermögen in einem Insolvenzverfahren und dem Verlust bzw. einer erheblichen Minderung des Wertes des Eigenkapitals. Das 15. Kapitel dieses Buches erklärt, warum und wie das Insolvenzrecht wichtige Funktionen in einem marktwirtschaftlichen System erfüllt. Jedes Unternehmen muß, schon bevor es Zahlungsverpflichtungen eingeht, über seine Zahlungsfähigkeit Rechenschaft ablegen. Dabei ist die Zahlungsfähigkeit für den Zeitraum zu überwachen, für den Zahlungsverpflichtungen bestehen.

Nun ist die Vermeidung von Illiquiditätsproblemen (Zahlungsunfähigkeit) ein wichtiger Nebenzweck, weil Konflikte mit Kreditgebern oder «Insolvenzrisiken» in der Regel unerwünscht sind. Liquiditätsmessung will aber mehr als die Vermeidung von Zahlungsunfähigkeit. Die Eigentümer oder das Management wollen insbesondere ihren finanziellen Manövrierspielraum erkennen, wollen wissen, auf welche Finanzierungsformen der Außen- und Innenfinanzierung sie zurückgreifen können und ob der Manövrierspielraum im Vergleich zu den erwarteten Kapitalbedarfen ausreichend ist oder nicht.

Eine andere wichtige Gruppe, die erhebliches Interesse an der Liquidität (dem Zahlungsvermögen) von Unternehmen hat, sind Kreditgeber wie Banken, Versicherungen, Lieferanten und – wenn die Fremdkapitaltitel gehandelt werden – Investoren. Für sie sind Kenntnisse über die Zahlungsfähigkeit oder den Bonitätsgrad von Unternehmen sehr wichtig, zum einen, weil dadurch der Wert ihrer Forderungen berührt wird, zum anderen, weil sie bei verschlechterter Liquiditätslage der Kreditnehmer in Form von Beratung, finanzieller Unterstützung oder Kreditrückzug reagieren müssen.

Eine an der Liquidität (Bonität) von Unternehmen stark interessierte Gruppe sind auch Finanzanalysten und Vermögensberater, die Kauf- und Verkaufsempfehlungen für Aktien und festverzinsliche Titel geben. Zwar stellt die Aktienbewertung höhere Anforderungen an den Analysten als eine Bonitätsbeurteilung, doch gehört eine Liquiditätsanalyse auch zu den Vorarbeiten eines Aktienanalysten.

Unternehmen analysieren die ökonomische Situation ihrer Wettbewerber, um deren Verteidigungsfähigkeit einschätzen zu können. Zur Verteidigungsfähigkeit gehört insbesondere auch der finanzielle Bewegungsspielraum, über den ein Unternehmen verfügt. Jahresabschlußanalyse ist hierbei ein Mittel der Informationsgewinnung.

Schließlich sind die Arbeitnehmer des Unternehmens und das Vertretungsorgan Betriebsrat an der wirtschaftlichen Lage ihres Unternehmens, zu der die Liquiditätslage zählt, aus verständlichen Gründen interessiert.

In diesem Kapitel werden insbesondere zwei Instrumente dargestellt, die zur Messung der Liquidität von Unternehmen brauchbar sind:

– die Bilanz bzw. der Jahresabschluß und

– der Finanzplan.

Kapitel 3 ist wie folgt aufgebaut: Zunächst werden verschiedene Bilanzkonzeptionen und ihre ganz unterschiedlich ausgeprägte Fähigkeit, Liquidität zu messen, vorgestellt. Wir unterscheiden die theoretische Bilanz, die Liquidationsbilanz und die den im HGB verankerten Prinzipien entsprechende Fortführungsbilanz oder Handelsbilanz. Dann wenden wir uns der traditionellen Jahresabschlußanalyse, die verkürzt auch Bilanzanalyse heißt, zu. Die Diskussion ausgewählter Kennzahlen zur Abbildung von Liquidität führt uns zum Begriff des Cash-flow. Dieser schillernde Begriff muß genauer analysiert werden. Dazu sind die Beziehungen zwischen einer (bilanziellen) Aufwands- und Ertragsrechnung und einer Rechnung in Ein- und Auszahlungen genauer zu analysieren. Dies hilft uns, weniger brauchbare Cash-flow-Definitionen von brauchbareren zu trennen. Wir entwickeln dann ein gut einsetzbares Cash-flow-System, das zur Finanzplanung geeignet ist. Es schafft die Verbindung zwischen Bilanz (Jahresabschluß) und Finanzplan und zeigt deutlich, wo und warum Verbindungslinien bestehen.

Wir wenden das entwickelte Cash-flow-System dann auf eine Fallstudie an, die relativ komplex ist, aber mit Hilfe des Systems in nachvollziehbarer Weise gelöst werden kann.

Schließlich kehren wir nochmals zur Kennzahlen-Analyse zurück. Unternehmensexterne Analysten haben kaum genügend Wissen, um unternehmensspezifische Finanzpläne mit Daten zu füllen und die Bonität des Unternehmens zu beurteilen. Sie müssen sich mit einfacheren, robusteren Methoden helfen. Zu diesen gehört die Kennzahlenanalyse auch dann, wenn sie durch einfallsreiche statistische Verfahren unterlegt wird.

1.2 Konzeptionen von Bilanzvermögen

Wir beginnen mit der Erörterung der Eignung von Bilanzen (Jahresabschlüssen) zur Liquiditätsmessung. Dies ist zu begründen.

(1) Es sind so viele Bilanzen denkbar, wie es Methoden zur Messung von Vermögen (= Aktiva) und Schulden (= Passiva) gibt. Darunter sind solche, die die Liquidität von Unternehmen (oder Teilaspekte) besser und solche, die sie schlechter messen. Es ist daher von Interesse zu erkennen, wovon die Meßqualität abhängt.

(2) Die Entstehungsgeschichte der Bilanzvorschriften zeigt, daß Messung bzw. Ausweis von Liquidität immer ein auch gewolltes Ziel der Vorschriften zur Bilanzerstellung war. Unter diesem Aspekt könnte man erwarten, in Bilanzen (Jahresabschlüssen) vereinfachte, aber geeignete Meßinstrumente zu haben. Die Vorläufer der Vorschriften §§ 238–245 HGB verdanken ihre Entstehung Mißständen auf den Kreditmärkten: Krediterschleichungen und -betrügereien großen Ausmaßes führten in Frankreich zum Erlaß der „Ordonnance de Louis XIV pour le Commerce" vom 23. 3. 1673. Die „Ordonnance" enthält daher

– Buchhaltungsvorschriften;

– Strafvorschriften: betrügerische Bankrotteure wurden mit dem Tode bestraft;

– die Aufforderung an den Kaufmann, alle zwei Jahre ein Verzeichnis seines Vermögens und seiner Schulden zu erstellen.

Diese Vorschriften waren u. a. Vorbilder für die Artikel 29, 30, 31 des Allgemeinen Deutschen Handelsgesetzbuches (ADHGB) von 1861, die sich ihrerseits sinngemäß im heute geltenden HGB wiederfinden. Aus der Entstehungsgeschichte kann gefolgert werden, daß die Vorschriften zu Buchführung, Inventarerstellung und Bilanzziehung neben dem Zweck der *Dokumentation* vor allem der *Selbstinformation* des Kaufmanns dienen sollten. Der Bilanzerstellung wird damit auch die Liquiditätsmessung übertragen.

Wie oben gesagt, sind so viele unterschiedliche Bilanzen denkbar, wie es Methoden zur Messung von Vermögen und Schulden gibt. Wir wollen drei Konzeptionen näher betrachten: die theoretische Bilanz, die Liquidationsbilanz und die Fortführungsbilanz i.S.d. HGB. Wir beginnen mit der theoretischen Bilanz.

1.2.1 Theoretische Bilanz

Angenommen, es besteht Sicherheit und ein vollkommener Kapitalmarkt. Ein Unternehmen hat soeben drei Investitionsobjekte realisiert: zwei maschinelle Anlagen und eine Forschungsaktivität. Die Bruttokapitalwerte (BKW) und Anschaffungsauszahlungen (A_0) seien:

	BKW	A_0
Objekt A	500	300
Objekt B	200	150
Objekt C	100	80

Alle Objekte sind vorteilhaft. Die Anschaffungsauszahlungen wurden in Höhe von 500 durch Gläubiger finanziert. Zieht das Unternehmen Bilanz und bewertet es die Vermögensgegenstände mit dem *Bruttokapitalwert*, ist die Bilanzsumme 800. Die «Schulden» sind 500 (F_0); das Eigenkapital (= der Wert des Eigenkapitals) ist 300 (E_0), obwohl die Eigentümer an den gesamten Anschaffungsauszahlungen nur 30 finanziert haben.

Was zeigt diese Bilanz?

– Weil das Unternehmen nur diese drei Objekte besitzt und weil die Bruttokapitalwerte alle künftigen, den Objekten zurechenbaren Nettoeinzahlungen abbilden bzw. enthalten, entspricht die Bilanzsumme von 800 dem Unternehmensgesamtwert. Ein Investor könnte für das Unternehmen 800 bezahlen, ohne die eigene ökonomische Position zu verändern.

– Der Unternehmensgesamtwert ist gleich dem Marktwert des Unternehmens, ebenso wie die Bruttokapitalwerte gleich den Marktwerten der Objekte sind: *Jeder* Investor würde höchstens 800 für das Unternehmen bezahlen.

– Die Bilanz zeigt auch, daß das Unternehmen liquide ist: Schulden in Höhe von F_0 = 500 stehen künftige Einzahlungen gegenüber, die heute 800 wert sind. Das Unternehmen kann nicht illiquide werden. Selbst wenn eine Zahlungsstockung eintreten sollte, findet das Unternehmen immer Kapitalgeber, solange der Wert der Einzahlungen höher ist als die Schulden.

Wir haben somit eine Bilanz, die den Gesamtwert des Unternehmens und die künftige Liquidität des Unternehmens fehlerfrei mißt. Liquiditätsmessung per Bilanz ist also möglich.

Führen wir das Beispiel weiter. Die den Investitionsprojekten A, B, C zurechenbaren Ein- und Auszahlungen seien:

	0	1	2	3	4	5
A	−300	131,90	131,90	131,90	131,90	131,90
B	−150	50	50	50	50	66,85
C	− 80	–	–	60	80,41	–
	−530	181,90	181,90	241,90	262,31	198,75

Auf einem vollkommenen Kapitalmarkt berechnen sich bei einem Zinssatz von $i = 10\%$ die angegebenen Bruttokapitalwerte von 500, 200 und 100 für die einzelnen Projekte. Gläubiger haben einen Finanzierungsbeitrag von 500 geleistet. Wir wollen annehmen, daß die Laufzeit des Kreditvertrages 5 Jahre beträgt, der Vertragszinssatz 10% ist und Zinsen und Tilgungen in Annuitäten in Höhe von 131,90 pro Periode geleistet werden. Die Zahlungen an Gläubiger sehen demnach so aus:

	0	1	2	3	4	5
Betrag des Fremdkapitals	500	418,10	328,01	228,91	119,90	–
Zinszahlung		50,00	41,81	32,80	22,89	11,99
Tilgung		81,90	90,09	99,10	109,01	119,91
zu leistende Annuität		131,90	131,90	131,90	131,90	131,90

Der Finanzierungsbeitrag der Eigentümer im Zeitpunkt 0 beträgt dann 30; die den Eigentümern zustehenden Residualzahlungen ergeben sich aus der folgenden Aufstellung:

	0	1	2	3	4	5
Finanzierungsbeitrag der Eigentümer	–30					
Einzahlungen der Projekte A, B, C		181,90	181,90	241,90	262,31	198,75
vertragliche Zahlungen an Gläubiger		–131,90	–131,90	–131,90	–131,90	–131,90
den Eigentümern zustehende Zahlungen		50	50	110	130,41	66,85

Der Wert der Eigentumsrechte im Zeitpunkt 0 ist somit 300. Dies ist der ökonomische Wert des Eigenkapitals.

Nun betrachten wir die theoretischen Bilanzen am Ende der Perioden 1, 2 und 3. Wir erhalten:

Periode 1

A	418,1[1]	Wert des Eigenkapitals	280,0
B	170,0[1]	Fremdkapital	418,1[2]
C	110,0[1]		
698,1			698,1

Periode 2

A	328,0	Wert des Eigenkapitals	258,0
B	137,0	Fremdkapital	328,0
C	121,0		
586,0			586,0

Periode 3

A	228,9	Wert des Eigenkapitals	173,8
B	100,7	Fremdkapital	228,9
C	73,1		
402,7			402,7

[1] Barwert der den Projekten A, B und C zugerechneten Einzahlungen der Zeitpunkte 2, 3, 4 und 5, diskontiert mit i = 0,10 auf den Zeitpunkt 1.
[2] Barwert der in 2, 3, 4 und 5 noch zu erbringenden Zahlungen an die Gläubiger, diskontiert mit i = 0,10 auf den Zeitpunkt 1.

Warum sinkt der Unternehmensgesamtwert im Zeitpunkt 1? Das Unternehmen schüttet im Zeitpunkt 1 Mittel aus: Es leistet an die Gläubiger eine Zahlung in Höhe von 131,90 (50 als Zinszahlung und 81,90 als Tilgung). Es schüttet zudem eine Dividende von 50 an die Eigentümer aus. Nach der Ausschüttung ist das Unternehmen weniger wert. Noch immer zeigen die Bilanzsummen den richtigen Unternehmensgesamtwert in den Zeitpunkten 1, 2, 3; noch immer kann man klar erkennen, daß das Unternehmen liquide ist.

Bevor wir uns die Liquidationsbilanz anschauen, soll verdeutlicht werden, daß die theoretische Bilanz auch praktische Bilanz ist: Offene Immobilienfonds bilanzieren nach ihren Prinzipien. Im Gesetz über Kapitalanlagegesellschaften (KAGG) heißt es in § 34 (1) Satz 1–3:

«Die Kapitalanlagegesellschaft hat in den Vermögensaufstellungen (§ 24a) den Bestand der zum Sondervermögen gehörenden Grundstücke und sonstigen Vermögensgegenstände unter Angabe von Grundstücksgröße, Art und Lage, Bau- und Erwerbsjahr, Gebäudenutzfläche, Verkehrswert und sonstiger wesentlicher Merkmale aufzuführen. Der Verkehrswert kann in den Vermögensaufstellungen nach § 24a (1) Satz 3 Nr. 1 für Gruppen gleichartiger oder zusammengehöriger Grundstücke in einem Betrag angegeben werden. Die Gegenstände des Grundstücksvermögens sind mit dem Wert anzusetzen, der von dem Sachverständigenausschuß festgestellt wird.»

Dieser hier genannte Wert ist, wie gleich zu zeigen ist, ein Bruttokapitalwert (Ertragswert). In § 24a (1) Satz 1–2 KAGG heißt es weiter:

«Die Kapitalanlagegesellschaft hat für jedes Sondervermögen für den Schluß eines jeden Geschäftsjahres einen Rechenschaftsbericht zu erstatten und spätestens drei Monate nach Ablauf des Geschäftsjahres im Bundesanzeiger bekanntzumachen. Der Rechenschaftsbericht muß einen Bericht über die Tätigkeit der Kapitalanlagegesellschaft im abgelaufenen Geschäftsjahr und alle wesentlichen Angaben enthalten, die es den Anteilinhabern ermöglichen, sich ein Urteil über diese Tätigkeit und die Ergebnisse des Sondervermögens zu bilden.»

Beispiel

Das Management eines offenen Immobilienfonds ist nach § 34 KAGG i.V.m. § 24a KAGG verpflichtet, am Ende des Geschäftsjahres eine Vermögensaufstellung (Bilanz) für das Grundstücks-Sondervermögen zu erstellen und zu publizieren. Dabei sind anzusetzen:

– Immobilien zu Verkehrswerten, wobei diese von einem unabhängigen Gutachterausschuß gemäß dem Ertragswertverfahren (i.S.d. Wertermittlungsverordnung) zu bewerten sind,

– Wertpapiere zu den Kursen am Bilanzstichtag,

– Bankforderungen zum Nominalwert,

– sonstige Verbindlichkeiten zum Nominalwert.

Das Eigenkapital ergibt sich als Restgröße. Die Konzeption dieser Aufstellung entspricht somit einer theoretischen Bilanz, wenn von einem vollkommenen Kapitalmarkt ausgegangen wird.

Sachverhalt

Das Sondervermögen beinhaltet am Ende des Geschäftsjahres zwei gewerblich genutzte Immobilien. Im Fondsvermögen befinden sich außerdem Wertpapiere zu nominal 20 Mio. DM mit einem Kurswert am Bilanzstichtag von 18,5 Mio. DM. Die Bankguthaben des Fonds betragen 7,3 Mio. DM, die Fonds-Verbindlichkeiten 3 Mio. DM. Für die beiden Immobilien liegen folgende Daten vor:

Immobilie A

Bei der Immobilie A handelt es sich um einen verkehrstechnisch gut eingebundenen Gewerbehof für kleinere und mittelständische Handwerks- und Gewerbebetriebe am Rande einer deutschen Großstadt. Der Gebäudekomplex weist bei einer Grundstücksfläche von 30.002 qm eine Gesamtnutzfläche von 27.541 qm auf. Die geplante Restnutzungsdauer dieser Immobilie beträgt 80 Jahre. Der nachhaltig erzielbare (jährlich uniforme), als sicher angenommene Reinerlös (Jahresrohmiete abzgl. Bewirtschaftungskosten) beträgt 2 Mio. DM.

Immobilie B

Bei der Immobilie B handelt es sich um ein Betriebs- und Verwaltungsgebäude am Rande einer deutschen Mittelstadt. Bei einer Grundstücksgröße von 11.824 qm weist das Gebäude eine Gesamtnutzfläche von 5.175 qm auf. Die geplante Nutzungsdauer dieser Immobilie beträgt 50 Jahre. Der nachhaltig erzielbare, als sicher angenommene Reinerlös beträgt 600.000 DM pro Jahr.

Der sichere Anlagezinssatz wird während des gesamten Planungszeitraumes mit 7% angenommen. Dies ist ein in der Wertermittlungsrichtlinie (WertR 91) vorgeschlagener Liegenschaftszins zur Bewertung von Geschäftsgrundstücken.

Erstellung der Bilanz (Vermögensaufstellung)

Vorbereitende Tätigkeit:

Ermittlung des Gebäudezeitwerts nach der Verordnung über Grundsätze für die Ermittlung der Verkehrswerte von Grundstücken (Wertermittlungsverordnung – WertV) vom 6. 12. 88.

Bei Anwendung des Ertragswertverfahrens nach WertV wird der Gebäudezeitwert (stark vereinfachend) durch Diskontierung der nachhaltig erzielbaren zukünftigen Reinerlöse (b_t) mit dem Liegenschaftszinssatz ermittelt.

Immobilie A:

Gebäudeertragswert = Reinerlös · Rentenbarwertfaktor
$$(n = 80; i = 0,07)$$

$$\text{Gebäudeertragswert} = 2 \text{ Mio} \cdot \frac{1,07^{80} - 1}{1,07^{80} \cdot 0,07} = 28.444.011 \text{ DM}$$

Immobilie B:

Gebäudeertragswert = Reinerlös · Rentenbarwertfaktor
$$(n = 50; i = 0,07)$$

$$\text{Gebäudeertragswert} = 600.000 \cdot \frac{1,07^{50} - 1}{1,07^{50} \cdot 0,07} = 8.280.448 \text{ DM}$$

Daraus ergibt sich die Bilanz (Vermögensaufstellung):

Bilanz (Vermögensaufstellung) in TDM

Immobilie A	28.444	Eigenkapital	59.524
Immobilie B	8.280	Verbindlichkeiten	3.000
Wertpapiere	18.500		
Bankguthaben	7.300		
Summe	62.524	Summe	62.524

1.2.2 Liquidationsbilanz

Die Konzeption einer Bilanz wird festgelegt durch

a) die Grundsatzentscheidung, *ob* Vermögensgegenstände einzeln anzusetzen und zu bewerten sind *(Prinzip der Einzelbewertung)* oder ob das Vermögen im Rahmen einer *Gesamtbewertung,* d. h. einer Unternehmensbewertung zu ermitteln ist,

b) die Vorschriften, die regeln, *was* auf der Aktivseite und *was* auf der Passivseite *einzeln* ausgewiesen werden muß, d. h. also durch die Definition der Aktiva und Passiva, wenn man sich für das Prinzip der Einzelbewertung entschieden hat («Ansatzvorschriften»),

c) die Vorschriften, die regeln, *wie* Aktiva und Passiva zu bewerten sind («Bewertungsvorschriften»),

d) Gliederungsvorschriften,

e) sonstige Vorschriften, mit denen Positionen der Bilanz bzw. der Gewinn- und Verlustrechnung für den Bilanzleser näher erläutert werden.

Die oben besprochene theoretische Bilanz hatte folgende Konstruktionsmerkmale:

– Aktivum ist jeder Vermögensgegenstand, dem Nettoeinzahlungen zugerechnet werden können, der also einen positiven Bruttokapitalwert hat;

– Passivum ist jede Belastung (Schuld), die zu einer Auszahlung führt, und der Barwert der den Eigentümern zufließenden Residuen.

Die jetzt darzustellende Liquidationsbilanz folgt im Prinzip ebenfalls einfachen Konstruktionsmerkmalen:

– Aktivum ist jeder Vermögensgegenstand, der bezogen auf den Zeitpunkt der Bilanzerstellung einen positiven *Einzelveräußerungspreis* (EVP) hat;

– Passivum ist jede Auszahlungsverpflichtung, der das Unternehmen, würde es liquidiert, nachzukommen hätte, und
das an die Eigentümer fließende Liquidationsresiduum.

Diese Bilanz hat praktische Bedeutung, wenn geprüft wird, ob und gegebenenfalls in welchem Umfang ein Unternehmen bei Einzelliquidation seine Schulden bedienen könnte.

Diese Bilanz hatte historische Bedeutung, weil die Prinzipien der sogenannten älteren statischen Bilanzauffassung, die vor etwas mehr als 100 Jahren herrschend war, der Liquidationsbilanz nahestanden. Die damalige Bilanzierungsvorschrift des Artikels 31 des ADHGB von 1861 lautete:

«Bei der Aufnahme des Inventars und der Bilanz sind sämtliche Vermögensstücke und Forderungen nach dem Werte einzusetzen, welcher ihnen zur Zeit der Aufnahme beizulegen ist. Zweifelhafte Forderungen sind nach ihrem wahrscheinlichen Werte anzusetzen, uneinbringliche aber abzuschreiben.»

Die unklare Formulierung über den «beizulegenden Wert» war Anlaß zu richterlichen Auslegungen. Im Jahre 1873 interpretierte das Reichsoberhandelsgericht (ROHG) die Vorschrift des Artikels 31 etwa so:

– Zweck der kaufmännischen Bilanz sei es, den Vermögensbestand festzustellen.

– Alle einzelnen Aktiv- und Passivposten seien zu dem gegenwärtigen Wert am Abschlußstichtag zu bewerten.

– Aktiva sollten nach dem «allgemeinen Verkehrswert» bewertet werden. Der Bilanz liegt die Fiktion einer Realisierung (Versilberung) sämtlicher Aktiva und Passiva zugrunde.

– Der Einfluß, den eine zwangsweise Liquidation (Zerschlagung) auf die Erlöse für die Vermögensgegenstände des Unternehmens i. d. R. ausübt, sollte außer acht gelassen werden, weil ja in Wirklichkeit nicht die Liquidation, sondern die Fortführung des Unternehmens geplant sei (vgl. Moxter [Bilanzlehre] 216–219).

Die Bewertungsregeln für die Aktiva sind nach diesem Urteil bemerkenswert einfach:

– Es gilt das Einzelbewertungsprinzip.

– Nur Vermögensgegenstände, die bei Einzelveräußerung einen positiven «allgemeinen Verkehrswert», also einen Einzelveräußerungspreis (EVP) haben, gehören zu den Aktiva.

– Sie sind zu dem unter normalen Bedingungen erzielbaren EVP zu bewerten.

Wegen ihrer eindeutigen Orientierung am EVP wird diese Bilanz hier als Liquidationsbilanz bezeichnet.

Kehren wir nun zu dem in Abschnitt 1.2.1 begonnenen Beispiel zurück. Wie sehen die Liquidationsbilanzen für die Zeitpunkte 1, 2 und 3 aus, wenn wir die hier benötigten Einzelveräußerungspreise für die Projekte A, B, C als bereits ermittelt unterstellen?

Periode 1					Periode 2			
EVP (A)	290	Eigenkapital	1,9[2)]		EVP (A)	250	Eigenkapital	32
EVP (B)	130	Fremdkapital	418,1[1)]		EVP (B)	110	Fremdkapital	328
EVP (C)	0				EVP (C)	0		
	420		420			360		360

Periode 3			
EVP (A)	180	Eigenkapital	–
EVP (B)	40	Fremdkapital	220[3)]
EVP (C)	0		
	220		220

[1)] Das Fremdkapital wird in Höhe des noch zu tilgenden Auszahlungsbetrages angesetzt. Nach der Auszahlung der ersten Annuität (131,90) ist ein Teilbetrag von 81,90 getilgt: 500 – 81,90 = 418,1.
[2)] Der Wert des Eigenkapitals ergibt sich als Restgröße: Wert aller Aktiva (420) minus Schulden (418,1) ist gleich 1,9 (Eigenkapital).
[3)] Der Tilgungsanspruch der Gläubiger am Ende der Periode 3 beträgt 228,9. Bei beschränkter Haftung der Gesellschafter ist der Wert der Ansprüche der Gläubiger bei unterstellter Liquidation nur 220.

Welche Information über die Liquidität liefert die Liquidationsbilanz?

Eine Liquidationsbilanz, die unter Aktiva nur einzeln veräußerbare Vermögensgegenstände ausweist und zum EVP am Abschlußstichtag bewertet und

Schulden zum Nominal- bzw. Barwert ausweist, beantwortet die Frage, inwieweit das Unternehmen bei unterstellter Liquidation seine Schulden unter der Annahme sofortiger Fälligkeit decken könnte.

Diese Information kann zunächst für den (die) *Unternehmenseigentümer* von Bedeutung sein. Die Information lautet, daß die *güterwirtschaftliche Liquidität* der vorhandenen Vermögensgegenstände ausreicht, die Schulden unter der Annahme der sofortigen Tilgung am Bilanzstichtag zu decken. Diese Information ist von nur sekundärer Bedeutung, wenn die Fortführung des Unternehmens über den Bilanzstichtag hinaus ökonomisch sinnvoller als eine Liquidation ist.

Die von der Liquidationsbilanz gelieferte Information ist auch für *Gläubiger* von Bedeutung: Sie erhalten eine wichtige Information über die *Schuldendeckungsfähigkeit* des Schuldners bei verlangter Soforttilgung und Liquidation zum Abschlußstichtag. Wenn die zu EVP bewerteten Vermögensgegenstände des Unternehmens die Schulden übersteigen, erfahren die Gläubiger bei unterstellter sofortiger Fälligkeit aller Schulden keine Kreditausfälle. Diese Information ist für Gläubiger wichtig. Denn die zukünftige Liquidität von Unternehmen ist für Gläubiger häufig nur unter Aufwendung von erheblichen Informationskosten abzuschätzen. Würde die güterwirtschaftliche Liquidität periodisch ausgewiesen und wäre die güterwirtschaftliche Liquidität eines Unternehmens ausreichend zur Schuldendeckung, brauchten sich die Gläubiger um die zukünftige Liquidität des Unternehmens weniger zu kümmern.

Erscheint andererseits die künftige Liquidität eines Unternehmens gesichert, sind die Gläubiger an der güterwirtschaftlichen Liquidität des Unternehmens nicht vorrangig interessiert; d. h., eine von den Gläubigern als ausreichend angesehene zukünftige Liquidität des Unternehmens relativiert den Wert der Information, die eine Liquidationsbilanz geben kann. Hier sind allerdings zwei Einschränkungen zu machen: Erstens ist zu klären, woher die Informationen der Gläubiger über die ausreichende zukünftige Liquidität des Kreditnehmers in der Realität kommen sollen und wie ein entsprechendes Informationsinstrument beschaffen sein soll. Zweitens sind Gläubiger i. d. R. vorsichtig und risikoscheu. Diese Haltung ist plausibel, weil die Gläubiger keine Geschäftsführungsbefugnisse haben, weniger gut informiert sind als die kreditnehmenden Unternehmen und weil ihr Erfolg nach oben auf den Zins begrenzt ist, ihr Verlust aber die gesamte Kreditsumme erfassen kann. Die Gläubiger haben somit Anlaß, die güterwirtschaftliche Liquidität des Kreditnehmers nie ganz aus den Augen zu verlieren. Sie besichern daher auch häufig ihre Kredite, d. h. greifen auf die güterwirtschaftliche Liquidität der Sicherungsgüter zurück (vgl. 14. Kapitel). Werden Kredite ohne Sicherheiten vergeben und ereignen sich Zahlungsausfälle, können Gläubiger ein Insolvenzverfahren in Gang setzen (vgl. 15. Kapitel). Auch dann greifen Gläubiger im Ergebnis auf die güterwirtschaftliche Liquidität der Vermögensgegenstände des Unternehmens zurück.

Gläubiger versuchen deshalb, die nicht unwichtige güterwirtschaftliche Liquidität des Schuldners vor Kreditvergabe und während der Kreditlaufzeit zu ermitteln bzw. zu verfolgen. Der *Kreditstatus* ist eine Gegenüberstellung der Erlöse aus der Veräußerung der einzelnen Vermögensgegenstände des Schuldnerunternehmens und der Schulden. In der Tendenz bietet eine Liquidationsbilanz den Gläubigern die Information, die sie durch Erstellung eines Kreditstatus gewinnen wollen. Die Konzeption entspricht dem Worst-case-Denken von Kreditgebern. Die Beleihbarkeit von Vermögensgegenständen ist für sie leichter handhabbar als die Beleihung künftiger unsicherer Gewinne (Nettoeinzahlungen).

Die Information, die die Liquidationsbilanz liefert, ist somit eng, aber eindeutig und nützlich. Begrenzt ist die Information über die güterwirtschaftliche Liquidität, weil sie auf einen empirisch nicht eben häufigen Fall, den der Liquidation, abstellt. Nützlich ist sie, weil sie im Zusammenhang mit einer Rechnung, die der Erstellung der theoretischen Bilanz entspricht, erkennbar macht, ob Fortführung des Unternehmens eine bessere Lösung als Liquidation ist. Im Beispiel läßt sich anhand der Bilanzsummen der theoretischen Bilanzen und der Liquidationsbilanzen zu den Zeitpunkten 1, 2 und 3 erkennen, daß Liquidation immer die schlechtere Alternative wäre. Im Vergleich mit der Information aus einer theoretischen Bilanz, die den Unternehmensgesamtwert bzw. den Wert des Eigenkapitals bei Fortführung zeigt, entfaltet die Liquidationsbilanz also eine sehr wertvolle Information: Die Kapitalgeber können auf einfache Weise erkennen, was die beste Verwertungsform für das Vermögen des Unternehmens ist: Fortführung oder Liquidation. Es wäre schön, wenn die Bilanzsummen bzw. die Eigenkapitalbestände der gleich darzustellenden handelsrechtlichen Fortführungsbilanzen ein ähnlich brauchbares, leicht zu lesendes Signal darstellten. Wie gleich zu zeigen ist, tun sie das nicht.

1.2.3 HGB-Bilanz

Wir bezeichnen die HGB-Bilanz auch als Fortführungsbilanz. Sie stellt im Gegensatz zur Liquidationsbilanz nicht auf den Fall der Liquidation ab; § 252 (1) Nr. 2 HGB bestimmt ausdrücklich, daß bei der Bewertung von der *Fortführung* der Unternehmenstätigkeit auszugehen ist, sofern dem nicht tatsächliche oder rechtliche Gegebenheiten entgegenstehen.

Zur Kennzeichnung der Konstruktionsmerkmale einer Fortführungsbilanz werden im folgenden die handelsrechtlichen Vorschriften für große Kapitalgesellschaften gewählt, weil es sich hier um die am weitesten entwickelte Fortführungsbilanz handelt. Nur Grundzüge werden dargestellt.

Als tendenziell geltendes Aktivierungskriterium wird angesehen, daß aktivierungsfähig bzw. -pflichtig die Positionen sind, die folgende Eigenschaften erfüllen:

a) sie gehören wirtschaftlich dem Bilanzierenden;

b) sie sind selbständig (einzeln) bewertbar;

c) sie sind selbständig veräußerbar (verkehrsfähig).

Nur in der Tendenz gilt dieses Kriterium, weil das Gesetz Ausnahmen zuläßt. Aktivierungsfähig sind z. B. auch die Kosten der Ingangsetzung des Geschäftsbetriebes und dessen Erweiterung (§ 269 HGB), der sog. derivative Firmenwert (§ 255 (4) HGB) und in Form eines Disagios vorweggezahlte Zinsen (§ 250 (3) HGB). Dies sind Positionen, die als solche i. d. R. nicht selbständig veräußerbar sind.

Die Bewertungsvorschriften des HGB differenzieren streng nach der Zugehörigkeit des «Gegenstandes». Für Gegenstände des Anlagevermögens gilt das Anschaffungskosten- bzw. Herstellungskostenprinzip und, soweit es sich um abnutzbare Gegenstände handelt, das Gebot der planmäßigen Abschreibung (§ 253 (2) Satz 1 HGB). Außerplanmäßige Abschreibungen (§ 253 (2) Satz 3 HGB) sind bei allen Gegenständen des Anlagevermögens in Ausnahmefällen zulässig bzw. geboten.

Für Gegenstände des Umlaufvermögens ist unter den alternativen Werten Anschaffungs- oder Herstellungskosten oder Börsen- oder Marktpreis am Abschlußstichtag oder beizulegender Wert am Abschlußstichtag oder antizipierter beizulegender Wert der niedrigste Wert anzusetzen bzw. zulässig (§ 253 (3) HGB).

Tendenziell geltendes Ansatzkriterium für Passiva ist die Zugehörigkeit zu einer der folgenden Positionen:

– Gezeichnetes Kapital, Kapital- und Gewinnrücklagen,

– «Schulden»,

– Rechnungsabgrenzungsposten der Passivseite.

Insbesondere der Begriff «Schulden» ist zu erläutern: Das HGB unterscheidet Verbindlichkeiten (= sichere Schulden) und Rückstellungen (= vorperiodisierter Aufwand für künftige, in bezug auf Höhe und/oder Zahlungszeitpunkt unsichere Schulden). Verbindlichkeiten sind zum Rückzahlungsbetrag (§ 253 (1) Satz 2 HGB) und Rückstellungen in Höhe des «nach vernünftiger kaufmännischer Beurteilung» notwendigen Betrages (§ 253 (1) Satz 2 HGB) anzusetzen.

Definierte man «Schulden» als am Abschlußstichtag bestehende, erzwingbare Ansprüche Dritter gegen das Unternehmen, so kennt das HGB einige Ausnahmen zu dieser Definition: z. B. Rückstellungen für Gewährleistungen, die ohne rechtliche Verpflichtung erbracht werden, oder Rückstellungen für unterlassene Instandsetzung.

Die Bilanz (§ 266 HGB) wird ergänzt durch eine relativ detaillierte Gewinn- und Verlustrechnung (§ 275 HGB) und, soweit es sich um Kapitalgesellschaften handelt, um einen Anhang (§ 284 HGB) bzw. einen Lagebericht (§ 289 HGB), in dem Geschäftsverlauf und Lage der Gesellschaft zu erläutern sind.

Die Gliederung der HGB-Bilanz und der Gewinn- und Verlustrechnung für Gesamtkosten- und Umsatzkostenverfahren sehen so aus:

Aktivseite § 266 (2) HGB	Passivseite § 266 (3) HGB

A. Anlagevermögen
  I. Immaterielle Vermögensgegenstände
    1. Konzessionen, gewerbliche Schutzrechte und ähnliche Rechte
    2. Geschäfts- oder Firmenwert
    3. geleistete Anzahlungen
  II. Sachanlagen
    1. Grundstücke, grundstücksgleiche Rechte und Bauten einschließlich der Bauten auf fremden Grundstücken
    2. technische Anlagen und Maschinen
    3. andere Anlagen, Betriebs- und Geschäftsausstattung
    4. geleistete Anzahlungen und Anlagen im Bau
  III. Finanzanlagen
    1. Anteile an verbundenen Unternehmen
    2. Ausleihungen an verbundene Unternehmen
    3. Beteiligungen
    4. Ausleihungen an Unternehmen, mit denen ein Beteiligungsverhältnis besteht
    5. Wertpapiere des Anlagevermögens
    6. sonstige Ausleihungen
B. Umlaufvermögen
  I. Vorräte
    1. Roh-, Hilfs- und Betriebsstoffe
    2. unfertige Erzeugnisse, unfertige Leistungen
    3. fertige Erzeugnisse und Waren
    4. geleistete Anzahlungen
  II. Forderungen und sonstige Vermögensgegenstände
    1. Forderungen aus Lieferungen und Leistungen
    2. Forderungen gegen verbundene Unternehmen
    3. Forderungen gegen Unternehmen, mit denen ein Beteiligungsverhältnis besteht
    4. sonstige Vermögensgegenstände
  III. Wertpapiere
    1. Anteile an verbundenen Unternehmen
    2. eigene Anteile
    3. sonstige Wertpapiere
  IV. Schecks, Kassenbestand, Bundesbank- und Postgiroguthaben, Guthaben bei Kreditinstituten
C. Rechnungsabgrenzungsposten
	A. Eigenkapital
	  I. Gezeichnetes Kapital
	  II. Kapitalrücklage
	  III. Gewinnrücklagen
	    1. gesetzliche Rücklage
	    2. Rücklage für eigene Anteile
	    3. satzungsmäßige Rücklagen
	    4. andere Gewinnrücklagen
	  IV. Gewinnvortrag/Verlustvortrag
	  V. Jahresüberschuß/Jahresfehlbetrag
	
	B. Rückstellungen
	  1. Rückstellungen für Pensionen und ähnliche Verpflichtungen
	  2. Steuerrückstellungen
	  3. sonstige Rückstellungen
	
	C. Verbindlichkeiten
	  1. Anleihen, davon konvertibel
	  2. Verbindlichkeiten gegenüber Kreditinstituten
	  3. erhaltene Anzahlungen auf Bestellungen
	  4. Verbindlichkeiten aus Lieferungen und Leistungen
	  5. Verbindlichkeiten aus der Annahme gezogener Wechsel und der Ausstellung eigener Wechsel
	  6. Verbindlichkeiten gegenüber verbundenen Unternehmen
	  7. Verbindlichkeiten gegenüber Unternehmen, mit denen ein Beteiligungsverhältnis besteht
	  8. sonstige Verbindlichkeiten, davon aus Steuern, davon im Rahmen der sozialen Sicherheiten
	
	D. Rechnungsabgrenzungsposten

Gesamtkostenverfahren § 275 (2) HGB	Umsatzkostenverfahren §275 (3) HGB

1. Umsatzerlöse
2. Erhöhung oder Verminderung des Bestands an fertigen und unfertigen Erzeugnissen
3. andere aktivierte Eigenleistungen
4. sonstige betriebliche Erträge
5. Materialaufwand
   a) Aufwendungen für Roh-, Hilfs- und Betriebsstoffe und für bezogene Waren
   b) Aufwendungen für bezogene Leistungen
6. Personalaufwand
   a) Löhne und Gehälter
   b) soziale Abgaben und Aufwendungen für Altersversorgung und für Unterstützung, davon für Altersversorgung
7. Abschreibungen
   a) auf immaterielle Vermögensgegenstände des Anlagevermögens und Sachanlagen sowie auf aktivierte Aufwendungen für die Ingangsetzung und Erweiterung des Geschäftsbetriebs
   b) auf Vermögensgegenstände des Umlaufvermögens, soweit diese die in der Kapitalgesellschaft üblichen Abschreibungen überschreiten
8. sonstige betriebliche Aufwendungen
= Betriebsergebnis[1]
	1. Umsatzerlöse
	2. Herstellungskosten der zur Erzielung der Umsatzerlöse erbrachten Leistungen
	3. Bruttoergebnis vom Umsatz
	4. Vertriebskosten
	5. allgemeine Verwaltungskosten
	6. sonstige betriebliche Erträge
	7. sonstige betriebliche Aufwendungen
	= Betriebsergebnis[1]

9. Erträge aus Beteiligungen, davon aus verbundenen Unternehmen 10. Erträge aus anderen Wertpapieren und Ausleihungen des Finanzanlagevermögens, davon aus verbundenen Unternehmen 11. sonstige Zinsen und ähnliche Erträge, davon aus verbundenen Unternehmen 12. Abschreibungen auf Finanzanlagen und auf Wertpapiere des Umlaufvermögens 13. Zinsen und ähnliche Aufwendungen, davon an verbundene Unternehmen **= Finanzergebnis[1]**	8. Erträge aus Beteiligungen, davon aus verbundenen Unternehmen 9. Erträge aus anderen Wertpapieren und Ausleihungen des Finanzanlagevermögens, davon aus verbundenen Unternehmer 10. sonstige Zinsen und ähnliche Erträge, davon aus verbundenen Unternehmen 11. Abschreibungen auf Finanzanlagen und auf Wertpapiere des Umlaufvermögens 12. Zinsen und ähnliche Aufwendungen, davon an verbundene Unternehmen **= Finanzergebnis[1]**
14. Ergebnis der gewöhnl. Geschäftstätigkeit	13. Ergebnis der gewöhnl. Geschäftstätigkeit
15. außerordentliche Erträge 16. außerordentliche Aufwendungen 17. **außerordentliches Ergebnis** 18. Steuern vom Einkommen und Ertrag 19. sonstige Steuern 20. **Jahresüberschuß/-fehlbetrag**	14. außerordentliche Erträge 15. außerordentliche Aufwendungen 16. **außerordentliches Ergebnis** 17. Steuern vom Einkommen und Ertrag 18. sonstige Steuern 19. **Jahresüberschuß/-fehlbetrag**

[1] Es handelt sich um eine nützliche Zusammenfassung, die nicht vom HGB vorgeschrieben ist.

Wir wollen das oben begonnene Beispiel wieder aufnehmen, um die Konzeption der Fortführungsbilanz zu erläutern. Für die Projekte A, B, C gelte, daß sie aktivierungspflichtig sind, daß die Nutzungsdauern 6 bzw. 5 bzw. 4 Perioden betragen und daß die Anschaffungskosten linear abgeschrieben werden. Unter Benutzung der sonstigen Daten des Beispiels erhalten wir für die Perioden 1, 2 und 3 die folgenden Jahresüberschüsse, Kassenüberschüsse und Bilanzsummen.

Betrachten wir die Periode 1. Wir nehmen an, daß die Ertragsüberschüsse (vor Abschreibungen) der Periode 1 den Nettoeinzahlungen (vor Zinsen und Tilgungen) gleich sind. Verkürzen wir diese um die Abschreibungen (300:6 = 50; 150:5 = 30; 80:4 = 20) und um die Zinsen (0,1 · 500 = 50), erhalten wir den Jahresüberschuß von 31,90. Die Kassenrechnung zeigt die Veränderung des Kassenbestandes in der Periode, wenn der Jahresüberschuß ausgeschüttet wird. Die Bilanz zeigt die um die Abschreibungen verkürzten Anschaffungskosten der Projekte A, B, C und den Kassenbestand, der aus Vereinfachungsgründen nicht zinstragend angelegt wird. Die Passivseite zeigt die um die Tilgung (81,90) verkürzten Verbindlichkeiten und das nominelle Eigenkapital (30). Dieses bleibt unverändert, da der Jahresüberschuß voll ausgeschüttet wird.

Periode 1

Gewinn und Verlust			Bilanz		
Ergebnis vor Abschreibungen	181,90	A	250	Eigenkapital	30
Abschreibungen	100	B	120	Gewinnrücklagen	–
Zinsen	50	C	60	Fremdkapital	418,10
		Kasse	18,10		
Jahresüberschuß	31,90[1]		448,10		448,10

Kassenrechnung	
Ergebnis vor Abschreibungen	181,90
Zinsen	50
Tilgungen	81,90
Ausschüttung	31,90
Kassenüberschuß	18,10

[1] Der Jahresüberschuß wird voll ausgeschüttet.

Periode 2

Gewinn und Verlust			Bilanz			
Ergebnis vor Abschreibungen	181,90	A	200	Eigenkapital	30	
Abschreibungen	100	B	90	Gewinnrücklagen	–	
Zinsen	41,81	C	40	Fremdkapital	328,01	
		Kasse	28,01[2]			
Jahresüberschuß	40,09		358,01		358,01	

Kassenrechnung	
Ergebnis vor Abschreibungen	181,90
Zinsen	41,81
Tilgungen	90,09
Ausschüttung	40,09
Kassenüberschuß	9,91

[2] Von zinstragenden Finanzanlagen wird zur Vereinfachung abgesehen.

Periode 3

Gewinn und Verlust			Bilanz			
Ergebnis vor Abschreibungen	241,90	A	150	Eigenkapital	30	
Abschreibungen	100	B	60	Gewinnrücklagen	–	
Zinsen	32,80	C	20	Fremdkapital	228,91	
		Kasse	28,91			
Jahresüberschuß	109,10		258,91		258,91	

Kassenrechnung	
Ergebnis vor Abschreibungen	241,90
Zinsen	32,80
Tilgungen	99,10
Ausschüttung	109,10
Kassenüberschuß	0,90

Welche Informationen geben die Jahresabschlüsse der Fortführungsbilanz über die Liquidität des Unternehmens?

1.2.4 Vergleich von Bilanzsummen und Eigenkapitalpositionen

Vergleichen wir Bilanzsummen und Eigenkapitalpositionen für die drei betrachteten Bilanzkonzeptionen:

Perioden	1	2	3
I. Bilanzsummen			
a) theoretische Bilanz	698,10	586,00	402,70
b) Liquidationsbilanz	420,00	360,00	220,00
c) HGB-Bilanz	448,10	358,01	258,91
II. Eigenkapital			
a) theoretische Bilanz	280,00	258,00	173,80
b) Liquidationsbilanz	1,90	32,00	0
c) HGB-Bilanz	30,00	30,00	30,00

Die HGB-Bilanz mißt die güterwirtschaftliche Liquidität offenbar nicht. Diese Meßleistung erbringt die Liquidationsbilanz. Die HGB-Bilanz mißt auch die zukünftige Liquidität nicht; diese Meßleistung erbringt die theoretische Bilanz. Was also mißt die HGB-Bilanz, die Fortführungsbilanz? Sie scheint auf den ersten Blick den beiden anderen Konzeptionen klar unterlegen, da weder ihre Bilanzsumme noch der Betrag des ausgewiesenen Eigenkapitals eine eindeutige ökonomische Interpretation zuläßt. Beim Eigenkapital könnte man im Beispiel allenfalls anführen, daß es der Betrag sei, den die Eigentümer im Zeitpunkt der Errichtung aufgebracht haben.

Dieses Interpretationsproblem gilt auch für reale HGB-Bilanzen; es taucht nicht nur im Beispiel auf. Fortführungsbilanzen messen die güterwirtschaftliche Liquidität eines Unternehmens aus mehreren Gründen *nicht:*

- Die Bewertung des Anlagevermögens ist mit Absicht gelöst von den am Markt bei Einzelveräußerung erzielbaren Erlösen.

- Die Bilanz enthält Aktiva, die bei Liquidation u.U. keine positiven Erlöse erzielen: aktivierte Ingangsetzungskosten, ein aktiviertes Disagio, eigene Aktien etc.

- Die Bilanz enthält Aktiva, über die das Unternehmen bei Liquidation nicht verfügen darf, weil ihm die Gegenstände nur «wirtschaftlich», nicht aber juristisch gehören: unter Eigentumsvorbehalt gekaufte Rohstoffe, über Finanzierungs-Leasing-Verträge beschaffte Vermögensgegenstände, sicherungsübereignete Anlagen etc.

- Die Bilanz enthält einerseits Passivpositionen, die keine erzwingbaren Ansprüche Dritter darstellen (Kulanzrückstellungen, Rückstellungen für unterlassene Aufwendungen für Instandhaltung). Sie enthält andererseits «Schulden»-Positionen nicht oder jedenfalls nicht zwingend (z. B. Passivierungswahlrecht für alte, vor dem 1.1.1987 zugesagte Pensionsverpflichtungen).

– Passivpositionen sind nicht generell zu ihrem ökonomischen Wert angesetzt. Eine unverzinsliche, in 10 Jahren fällige Verbindlichkeit ist zu ihrem Rückzahlungsbetrag anzusetzen (§ 253 (1) HGB); ihr ökonomischer Wert in Periode 3 ist indessen deutlich niedriger.

Wie steht es mit der Informationsleistung der HGB-Bilanz hinsichtlich der zukünftigen Liquidität? Ideale Leistungen erbringt, wie oben gezeigt, die theoretische Bilanz; jedenfalls gilt dies unter den hier angenommenen vereinfachten Bedingungen. Vergleicht man die Fortführungsbilanz mit der theoretischen Bilanz, schneidet erstere nicht gut ab. Ein Vergleich der Bilanzsummen und Eigenkapitalpositionen zeigt dies. Das bedeutet, daß Fortführungsbilanzen so einfache und überzeugende Signale wie die theoretische Bilanz bezüglich des Unternehmensgesamtwertes, des Wertes des Eigenkapitals und der künftigen Liquidität nicht geben können. Das bedeutet noch *nicht*, daß handelsrechtliche Bilanzen keine Informationen bezüglich des Zahlungsvermögens von Unternehmen liefern. Welche Informationen sie ggf. liefern, ist im folgenden zu untersuchen. Dabei wird der folgende Weg eingeschlagen: In Abschnitt 1.3 werden Grundzüge der traditionellen Bilanzanalyse (Jahresabschluß-Auswertung) dargestellt. In Abschnitt 1.4 werden die Beziehungen zwischen einer (bilanziellen) Aufwands- und Ertragsrechnung und einer die (künftige) Liquidität abbildenden Ein- und Auszahlungsrechnung erläutert. Abschnitt 1.5 definiert und erläutert den Begriff des «Cash-flow». Abschnitt 1.6 führt alle Überlegungen zusammen: Mit einem modifizierten Cash-flow-System wird ein Instrument entwickelt, das es auf den Informationen von Jahresabschlüssen (Bilanz und GuV) aufbauend erlaubt, zu Folgerungen über die künftige Liquidität von Unternehmen zu gelangen. In Abschnitt 2 werden diese Überlegungen wieder aufgenommen und anhand einer Fallstudie vertieft.

1.3 Traditionelle Bilanz-(Jahresabschluß-)Analyse

1.3.1 Grundzüge

Unter Bilanzanalyse soll im folgenden die Aufbereitung von Daten der Bilanz, der Gewinn- und Verlustrechnung und ggf. des Anhangs und Lageberichts zum Zwecke der Informationsgewinnung über das bilanzierende Unternehmen verstanden werden. Der Begriff *Bilanzanalyse* ist wegen der breiteren Informationsgrundlage eigentlich mißverständlich. Im Einklang mit dem herrschenden Sprachgebrauch wird die Bezeichnung beibehalten.

Was will ein einen Jahresabschluß Analysierender eigentlich wissen?

– Er kann an der Liquidität (Bonität) des Unternehmens interessiert sein. Die engste Fragestellung lautet: Kann das Unternehmen den bestehenden (fälligen) Zahlungsverpflichtungen nachkommen? Eine enge Fragestellung ist, ob das Unternehmen bestehenden (fälligen) und künftig fällig werdenden Zahlungsverpflichtungen nachkommen kann. Eine weite Fragestellung ist, ob das Unternehmen zusätzlich die von ihm geplanten Investitionsprojekte finanzieren und die geplanten Ausschüttungen leisten kann.

– Woher kommt der Erfolg des Unternehmens? Ist er ordentlicher Erfolg aus den Kerngeschäften (operativer Erfolg)? Ist er Finanzerfolg (Erfolg aus Finanzanlagen)? Ist er Liquidationserfolg bzw. außerordentlicher Erfolg (Erfolg aus dem Verkauf von Vermögensgegenständen des Anlagevermögens [Maschinen] oder aus Sale-and-Lease-Back-Geschäften [Verwaltungsgebäude])? Oder ist er Bewertungserfolg, d. h. Erfolg geschaffen durch Änderungen der Ansatz- oder Bewertungsregeln für Aktiva und/oder Passiva (Streckung der steuerlichen Nutzungsdauer von abnutzbaren Vermögensgegenständen des Anlagevermögens, Reduktion von Rückstellungen)?

– Was verdient das Unternehmen? Verdient es mehr als seine Wettbewerber? Verdient es mehr oder weniger als die für Eigentümer erreichbaren Kapitalmarktrenditen?

Wir klammern das Rendite-Problem vorläufig aus – es wird in Kapitel 4 behandelt – und beschäftigen uns mit dem Liquiditätsproblem.

Wir beginnen mit einigen bekannten Kennzahlen der Liquiditätskennzeichnung. Präzisere Methoden der Liquiditätsmessung durch Cash-flow-Konzeptionen folgen später.

Abb. 3.1 zeigt die vereinfachte Bilanzstruktur von zwei Unternehmen A und B. Wir betrachten die Finanzierung des Anlage- und des Umlaufvermögens.

Die benutzten Symbole stehen für folgende Bilanzpositionen:

Umlaufvermögen	UV	*kurzfristige Verbindlichkeiten*	V^k
Kasse	KA	Verbindlichkeiten aus Liefe-	
Forderungen aus Liefe-		rungen und Leistungen	V^{Lei}
rungen und Leistungen	F^{Lei}	kurzfr. Bankverbindlichkeiten	V^B
Lagerbestände	LB	erhaltene Anzahlungen	EA
Wertpapiere des UV	WUV		
andere Forderungen	F^a		
Anlagevermögen	AV	*langfristige Verbindlichkeiten*	V^l
		bilanzielles Eigenkapital	EK

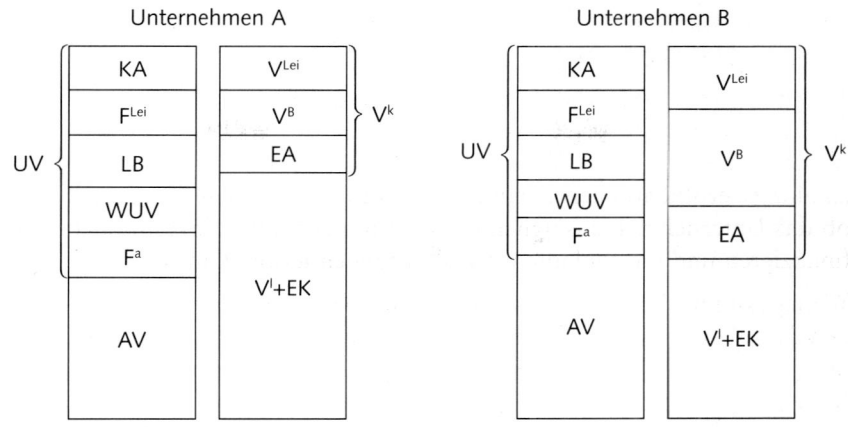

Abbildung 3.1: Bilanzstrukturen der Unternehmen A und B

Ein betagter Bestandteil traditioneller Bilanzanalyse ist die sog. *goldene Bilanzregel*. Sie besagt, daß langfristig gebundenes Vermögen (Anlagevermögen) mit langfristig zur Verfügung stehenden Mitteln finanziert werden sollte. Kurzfristig gebundenes Vermögen dürfe mit kurzfristigen Mitteln finanziert werden. Um die Einhaltung dieser Regel zu messen, wird empfohlen, das auf der Aktivseite ausgewiesene Anlagevermögen mit der Summe der Passiva gezeichnetes Kapital, Kapitalrücklage, Gewinnrücklagen und Gewinnvortrag abzüglich eines eventuellen Verlustvortrages, also dem bilanziellen Eigenkapital oder der Summe aus (bilanziellem) Eigenkapital und langfristig verfügbarem Fremdkapital zu vergleichen. Gelegentlich wird darauf hingewiesen, daß auch Teile des Umlaufvermögens wegen der laufenden Bevorratung langfristig gebunden und folglich langfristig zu finanzieren seien.

Es werden also mehrere Definitionen angeboten:

Anlagendeckungsgrad I:

$$\frac{\text{Eigenkapital}}{\text{Anlagevermögen}}$$

Anlagendeckungsgrad II:

$$\frac{\text{Eigenkapital + langfristige Fremdmittel}}{\text{Anlagevermögen}}$$

Anlagendeckungsgrad III:

$$\frac{\text{Eigenkapital + langfristige Fremdmittel}}{\text{Anlagevermögen + langfristig gebundenes Umlaufvermögen}}$$

Werden solche *horizontalen*, d. h. Aktiv- mit Passivpositionen vergleichender Strukturregeln zur Norm erhoben, steht dahinter die Vorstellung, daß die Einhaltung von Bilanzstruktur-Regeln eine «gesicherte» Finanzierung des gesamten Unternehmens annähernd gewährleisten könne. Dahinter verbirgt sich etwa folgende Gedankenkette: Anlagegegenstände und u. U. ein (zu schätzender) Teil des Umlaufvermögens sind Vermögensteile, die nur langsam zu Einzahlungen werden. Ihre *Geldwerdung* ist gemächlich; sie erstreckt sich über mehrere Perioden. Folglich müssen auch die finanziellen Mittel, die zu ihrer Beschaffung verwendet wurden, für die Perioden der Geldwerdung zur Verfügung stehen. Oder: Langfristig in Vermögensgegenständen gebundene Mittel sollen langfristig zur Verfügung stehen. Oder: Die *Fristigkeit* der zur Finanzierung benutzten Mittel soll der Nutzungsdauer der Gegenstände entsprechen. Kürzere Finanzierungsfristen könnten die Liquidität des Unternehmens stören.

Der Argumentation liegt somit keine güterwirtschaftliche Interpretation von Liquidität zugrunde. Es wird nicht gefragt, ob die Einzelveräußerungspreise der Anlagegegenstände die langfristig verfügbaren finanziellen Mittel decken. Die um Abschreibungen verkürzten Anschaffungs- bzw. Herstellungskosten der Anlagegegenstände in der Bilanz werden vielmehr als Repräsentanten (Stellvertreter) künftiger Einzahlungen, also künftiger Liquidität, angesehen. Über die genaue Struktur der Einzahlungen ist allerdings nichts Präzises bekannt. Es wird nur unterstellt, daß sich die Einzahlungen analog der Lebensdauer von Anlagegegenständen über mehrere Perioden erstrecken, und dann gefolgert, auch die Überlassungsfristen der Finanzierungsmittel sollten lang (gleich lang) sein *(Fristenkongruenz)*.

Die Regel ist gemessen an dem verfolgten Zweck unscharf:

– Angenommen, die Vorstellung über die Geldwerdung der Anlagegegenstände sei korrekt. Der bilanzielle Ausweis des Anlagevermögens gibt weder Hinweise über die genaue Zeitspanne der Geldwerdung bzw. der Kapitalbindung noch über die Struktur der Einzahlungen, d. h. die Verteilung der mittels der Anlagegegenstände erzielbaren Einzahlungen im Zeitablauf.

– Die genannte Regel versucht indirekt und in ganz überschläger Form eine Zuordnung von Einzahlungen zu einer Klasse von Vermögensgegenständen (Anlagevermögen) und von Auszahlungen zu einer Klasse von Finanzierungsmitteln. Bei der Messung der (künftigen) Liquidität von Unternehmen interessiert aber insbesondere die Deckung *aller* Auszahlungsverpflichtungen.

– Die Regel erfaßt nicht die Möglichkeit von Kreditverlängerungen und der Austauschbarkeit von Krediten, die wegen der grundsätzlichen Tilgungspflicht von Fremdmitteln bedeutungsvoll für die Zahlungsfähigkeit sind.

Die angedeuteten Gründe sind bereits hinreichend, um zu vermuten, daß eine Klassifizierung von Unternehmen in liquide und nicht liquide mittels der goldenen Bilanzregel *allein* eine hohe Fehlerquote zur Folge hätte. Dennoch ist ein Vergleich von langfristig zur Verfügung stehendem Kapital und Anlagevermögen in einem ersten Schritt nicht ganz nutzlos.

Wir beziehen nun das Umlaufvermögen (UV) in die Betrachtung ein. Weiterhin benutzen wir die oben eingeführten Abkürzungen.

Betrachten wir nun die Unternehmen A und B aus Abbildung 3.1, wird deutlich, daß Unternehmen A die sog. goldene Bilanzregel übererfüllt: EK + V^l finanzieren das gesamte AV und einen Teil des UV.

Dieser Sachverhalt hat Rückwirkungen auf die Finanzierung des UV. Bezeichnet man die Differenz UV – V^k als «net working capital» (NWC), dann weist Unternehmen A ein positives NWC auf: Langfristig zur Verfügung stehende Mittel finanzieren neben dem AV auch einen Teil des UV.

Unternehmen B dagegen erfüllt die «goldene Bilanzregel» nicht: V^l + EK < AV. Ein Teil des AV wird vielmehr durch kurzfristige Verbindlichkeiten (V^k) finanziert. Oder: Das NWC des Unternehmens B ist negativ. Wäre die «goldene Bilanzregel» immer genau eingehalten – EK + V^l = AV –, wäre zugleich das NWC immer gleich Null.

Wenn auch die Prüfung, wie UV bzw. AV durch V^k, V^l bzw. EK finanziert sind, sowohl im Zeitablauf als auch im Branchenvergleich nicht ohne Interesse ist, so sind zu einer auch nur groben Kennzeichnung der finanziellen Lage eines Unternehmens immer mehrere Kennzahlen heranzuziehen. Neben den schon genannten Anlagendeckungsgraden häufig genannte Kennzahlen zur Kennzeichnung der Liquidität sind die folgenden*:

(1) current ratio: $\dfrac{\text{Umlaufvermögen (UV)}}{\text{kurzfristige Verbindlichkeiten } (V^k)}$

Oben wurde angeführt, daß das UV in Fortführungsbilanzen tendenziell zum Einzelveräußerungspreis (EVP) bewertet wird. Kurzfristige Verbindlichkeiten werden zum Nominalwert angesetzt. Was besagt eine «current ratio» von 2? Angenommen, die EVP seien bei Veräußerung der Vermögensgegenstände des UV am Markt erzielbar. Eine «current ratio» von 2 besagt dann, daß die güterwirtschaftliche Liquidität des UV die kurzfristigen Verbindlichkeiten zweimal deckt. D.h. nicht, daß das Unternehmen zahlungsfähig ist, weil über die Höhe der langfristigen Verbindlichkeiten (V^l) und die fälligen Zinsen und

---

* Es besteht nicht die Absicht, eine vollständige Übersicht verbreitet benutzter Kennzahlen zu bieten.

Tilgungen und andere Mittelquellen nichts ausgesagt ist. Es wird lediglich eine Aussage über die güterwirtschaftliche Liquidität eines Teils der Vermögensgegenstände (UV) und ihre Beziehung zu einem Teil der «Schulden» (V^k) gemacht.

Bei einer Liquiditätskrise des Unternehmens wären die bilanziellen Wertansätze des Umlaufvermögens (EVP) am Markt nicht generell erzielbar. Diese Aussage gilt weniger für Wertpapiere des Umlaufvermögens und Forderungen als für Lagerbestände, insbesondere für Halbfabrikate. Die sog. «Liquiditätsregel» oder «quick ratio» versucht dieser Überlegung Rechnung zu tragen:

$$(2) \text{ quick ratio:} \quad \frac{\text{UV} - \text{Lagerbestände}}{\text{kurzfristige Verbindlichkeiten}}$$
(«Liquiditätsregel»)

Im Zähler der Kennzahl stehen somit die Positionen, für die man die bilanziellen Wertansätze bei Einzelveräußerung am Markt am ehesten wird erzielen können. Hinter dieser Kennzahl steht somit die gleiche Idee der güterwirtschaftlichen Liquidität. Für die Kennzahl (3) kann diese Überlegung nur noch in stark verdünnter Form ins Feld geführt werden:

(3) Verschuldungsrate oder vertikale Verschuldungsrate:
$$\frac{\text{Verbindlichkeiten}}{\text{Summe aller Aktiven (= Bilanzsumme)}}$$

Weil die Aktiva in Fortführungsbilanzen nicht mehr generell zu EVP bewertet werden und weil unter den Aktiva Positionen zu finden sind, deren EVP Null ist, bzw. über die das Unternehmen überhaupt nicht verfügen darf, ist eine strenge güterwirtschaftliche Interpretation dieser Kennzahl ausgeschlossen.

Die beiden folgenden Kennzahlen setzen bilanzielle Erfolgsgrößen, also Differenzen zwischen Erträgen und Aufwendungen der Periode in Beziehung zu vertraglich fixierten Auszahlungsverpflichtungen.

(4) Zinsdeckungsrate:
$$\frac{\text{Erfolg vor Zinsen und vor Steuern (EvZiS)}}{\text{Zinslast der Periode}}$$

(5) Deckungsrate für bestimmte vertraglich fixierte Auszahlungsverpflichtungen:

$$\frac{\text{Erfolg vor Zinsen, Leasing-, Pacht- und Mietraten und vor Steuern}}{\text{Zinslast + Leasing- + Pacht- + Mietraten}}$$

Die hier betrachteten Kennzahlen geben *einen partiellen* Einblick in die Liquiditätslage eines Unternehmens. Daran ändert sich nichts Wesentliches, wenn wir diese Kennzahlen für eine Reihe von Perioden im Zeitvergleich analysieren. Ihr Informationswert steigt, wenn sie ergänzt werden um Cash-flow-orientierte Kennzahlen:

(6) dynamischer Verschuldungsgrad: $\dfrac{\text{Cash-flow}}{\text{Verbindlichkeiten}}$

Wenn wir uns vorläufig unter Cash-flow einen zahlungswirksamen Überschuß, also eine Netto-Einzahlung, vorstellen, der in einer abgelaufenen Periode aus dem Kerngeschäft des Unternehmens erwirtschaftet wurde, dann sagt ein Quotient von 1/4 i. S. v. (6), daß das Unternehmen seine Verbindlichkeiten in 4 Jahren vollständig zurückfahren könnte, *wenn* es den so definierten, im Zeitablauf als konstant unterstellten Cash-flow ausschließlich zur Tilgung von Verbindlichkeiten einsetzen könnte. Das können Unternehmen i. d. R. nicht. Dennoch ist die Kennzahl (6) informativ, wenn die Zählergröße sinnvoll definiert ist.

Wir befassen uns in den Abschnitten 1.4, 1.5 und 1.6 ausführlich mit verschiedenen Cash-flow-Definitionen. Zuvor soll noch ein Erklärungsversuch dafür vorgestellt werden, warum viele Unternehmen sich zu bemühen scheinen, bestimmte Bilanzrelationen einzuhalten.

1.3.2 Warum halten viele Unternehmen als üblich angesehene Kennzahlen (Bilanzrelationen) ein?

Insbesondere ältere Untersuchungen des Statistischen Bundesamtes, der Deutschen Bundesbank und von Hauschildt ([Kreditwürdigkeit] 254–258) scheinen den Versuch von Bilanzierenden zu belegen, bestimmte Kennzahlen-Ausprägungen einzuhalten. In der Literatur werden hierfür Erklärungsversuche (Wysocki [Postulat]; Hauschildt [Bilanzpolitik] 190–199) angeboten. Die Argumentationsweise ist etwa wie folgt:

– Kreditnachfragende Unternehmen sehen sich veranlaßt, bestimmte Bilanzrelationen einzuhalten, wenn die Kreditgeber (Banken) glauben, zwischen der Einhaltung bestimmter Werte von Bilanzrelationen und der Aufrechterhaltung der Zahlungsfähigkeit von Unternehmen bestünde eine nachprüfbare Beziehung.

– Weil die Prolongation bzw. Substitution von vorhandenen Fremdmitteln wichtige Bedingung für die Aufrechterhaltung der Zahlungsfähigkeit der Unternehmen sein kann, ist die effektive künftige Liquidität von Unternehmen abhängig von der in ihrem Bilanzbild ausgewiesenen «Bilanzliquidität».

– Damit gilt unabhängig vom Bestehen einer nachprüfbaren Beziehung zwischen ausgewiesener «Bilanzliquidität» und effektivem Zahlungsvermögen (= zukünftiger Liquidität) eines Unternehmens eine *faktische* Beziehung: Ein Unternehmen, das erwünschte Bilanzrelationen einhält, erhält mit großer Wahrscheinlichkeit Verlängerungskredite und ist insoweit zahlungsfähig.

– Der Glaube der Kreditgeber an die finanzielle Stabilität eines Unternehmens, das herrschenden Vorstellungen über oder Mustern von Bilanzrelationen folgt, ist ein wichtiger Beitrag zur effektiven Zahlungsfähigkeit dieses Unternehmens.

Die Einhaltung von bestimmten Ausprägungen von Bilanzrelationen entpuppt sich in dieser Argumentation als *Spielregel*. Ihre Befolgung sichert in gewissen Grenzen die Prolongationsmöglichkeit von bestehenden Krediten und ggf. die Erlangung zusätzlicher Kredite. Ihre Einhaltung ist insoweit eine Nebenbedingung für die Erhaltung der künftigen Zahlungsfähigkeit, wenn Fremdmittel zur Sicherung der künftigen Liquidität herangezogen werden müssen.

Der skizzierte Erklärungsversuch greift auf die Rollentheorie zurück. Das Fremdmittel nachfragende Unternehmen wird den Finanzierungspartnern gegenübergestellt. Letztere formulieren bestimmte Rollenerwartungen (Anforderungen) an sein Finanzierungs- und Bilanzierungsverhalten. Werden diese Rollenerwartungen enttäuscht, können die Finanzierungspartner mit *Sanktionen* antworten (Kreditkündigung, Zweckbindung von Krediten, Verlangen von Sicherheiten, Negativklauseln). Wegen des umfangreichen Sanktionspotentials von Kreditgebern bemühen sich Unternehmen, die an sie gestellten Erwartungen zu erfüllen.

Mit dieser Erklärung ist nicht beantwortet, ob Beziehungen zwischen Ausprägungen von Bilanzkennzahlen und künftiger Liquidität von Unternehmen auch ohne Rückgriff auf diesen rollentheoretischen Erklärungsversuch aufdeckbar sind. Diese Frage kann letztlich nur empirisch beantwortet werden.

1.4 Ein- und Auszahlungsrechnung versus Ertrags- und Aufwandsrechnung

Präzise Rechnungen zur Messung künftiger Liquidität arbeiten mit Ein- und Auszahlungen. Bilanzielle Rechnungen aber operieren mit Erträgen und Aufwendungen, die sich zwar auf Ein- bzw. Auszahlungen zurückführen lassen, aber nicht mit diesen identisch sind. Die «Verwerfungen» zwischen beiden Rechnungen, die bereits im 1. Kapitel angesprochen wurden, werden jetzt genauer erläutert. Die Unterschiede zwischen beiden Rechnungen sind herauszuarbeiten, um den Saldo zwischen Erträgen und Aufwendungen, den Jahresüberschuß, in eine Zahlungsgröße (Cash-flow) transformieren zu können.

Um die Beziehungen eines Unternehmens mit seinen Absatz- und Beschaffungsmärkten zu systematisieren, werden folgende Begriffe benötigt (Deppe [Geldwirtschaft] 20–27):

Einkauf	Absatz
Ausgabe	Einnahme
Auszahlung	Einzahlung
Aufwand	Ertrag.

Diese Begriffe sind wie folgt definiert:

Einkauf ist die in einer Periode eingekaufte Gütermenge. Einkauf ist ein mengenbezogener Begriff.

Ausgabe ist das monetäre Äquivalent eines Einkaufs von Gütern oder Dienstleistungen. Die Ausgabe ergibt sich als Produkt von Einkaufsmenge und Preis pro Einheit. Ausgabe ist eine Rechengröße und hat mit dem Zahlungsvorgang nicht zwingend etwas zu tun.

Die *Auszahlung* ist ein pagatorischer Vorgang; d. h. die Auszahlung berührt immer ein Zahlungsmittelkonto des Unternehmens.

Aufwand ist die erfolgswirksame, periodisierte Ausgabe eines Unternehmens. Erfolgswirksamkeit heißt hier, daß Aufwand den bilanziellen Erfolg bzw. den mittels Gewinn- und Verlustrechnung ermittelten Erfolg beeinflußt. Aufwand ist deshalb scharf zu unterscheiden von den Begriffen Auszahlung und Ausgabe. Nicht jede Auszahlung führt zu Aufwand; nicht jede Ausgabe wird zu Aufwand.

Absatz ist die in der Periode vom Unternehmen verkaufte Produktmenge. Es ist ein mengenmäßiger Begriff.

Einnahme ist das monetäre Äquivalent des Absatzes von Gütern oder Dienstleistungen. Die Einnahme ist analog der Ausgabe nicht unmittelbar an Zahlungen gekoppelt.

Die *Einzahlung ist* ein Zahlungsmittelzugang (= pagatorischer Vorgang). Es wird immer ein Zahlungsmittelkonto des Unternehmens berührt.

Ertrag ist die erfolgswirksame, periodisierte Einnahme pro Periode, wobei mit Erfolg der bilanziell gemessene Erfolg gemeint ist.

Neben den Beziehungen des Unternehmens zu den Beschaffungs- und Absatzmärkten sind die Beziehungen zu den Finanzierungsmärkten, den Eigenmittel- und Fremdmittelgebern, von Bedeutung. Die Zahlungen zwischen Unternehmen und Eigenmittel- bzw. Fremdmittelgebern sind, von einer Ausnahme abgesehen, nicht erfolgswirksam. Sie sind deshalb nicht Aufwand und Ertrag. Die angedeutete Ausnahme sind die Zinszahlungen des Unternehmens an Gläubiger: diese sind i. d. R. Aufwand der Periode, in der sie geleistet werden (Ausnahme: aktiviertes Disagio).

Die für die Liquiditätsmessung relevanten Beziehungen sind in den Abb. 3.2 und 3.3 dargestellt. Zur Vereinfachung sind die Darstellungen auf die

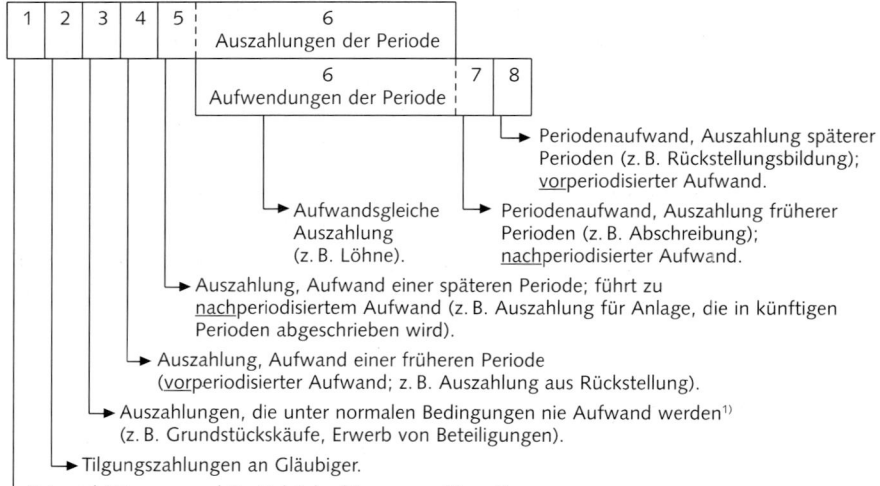

1) Die Formulierung «unter normalen Bedingungen» soll die Fälle ausschließen, die nach herrschenden Konventionen zu Sonderabschreibungen bzw. Wertberichtigungen führen.

Abbildung 3.2: Beziehungen zwischen Auszahlungen und Aufwendungen

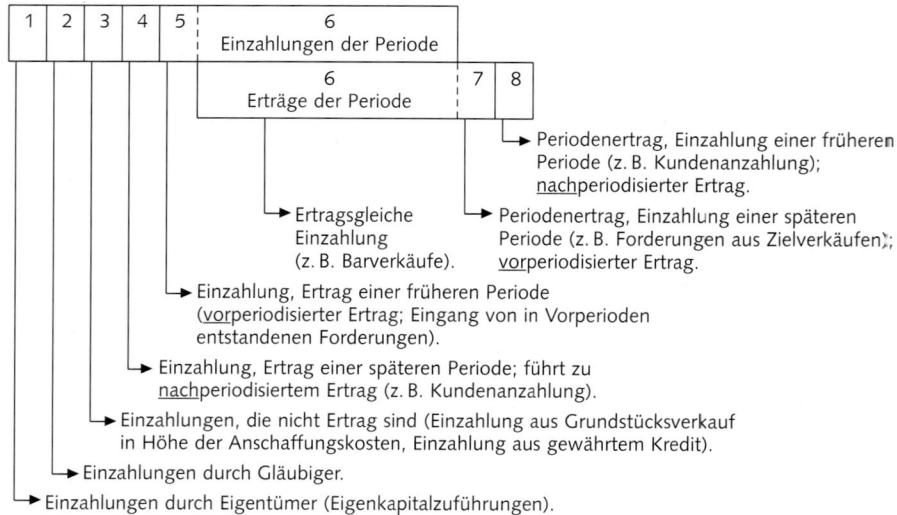

Abbildung 3.3: Beziehungen zwischen Einzahlungen und Erträgen

Begriffspaare Ein- und Auszahlungen und Ertrag und Aufwand begrenzt. Insbesondere die Kategorie Ausgabe – Einnahme bleibt somit in den Darstellungen unbeachtet. Damit ist kein Informationsverlust verbunden, weil hier und im folgenden Abschnitt nur die «Verwerfungen» zwischen Aufwendungen und Erträgen und Aus- und Einzahlungen von Bedeutung sind.

Abb. 3.2 verdeutlicht die Beziehungen zwischen Auszahlungen und Aufwendungen, Abb. 3.3 die Beziehungen zwischen Einzahlungen und Erträgen.

In Abb. 3.2 tauchen je zweimal die Bezeichnungen nach- bzw. vorperiodisierter Aufwand auf. Dies ist kein Versehen, wie sich aus der gleich darzustellenden Matrix ergibt.

Wenn man von den Auszahlungen der Periode, die nie Aufwand sind bzw. werden, absieht – das sind

– Ausschüttungen und Kapitalrückzahlungen an Eigentümer,

– Tilgungszahlungen an Gläubiger,

– sonstige i. d. R. erfolgsneutrale Auszahlungen wie Grundstückskäufe, Beteiligungserwerb etc. –,

sind folgende Beziehungen von Bedeutung:

	Auszahlung der Periode t	Auszahlung einer früheren Periode $t-1, t-2, \ldots,$ $t-n$	Auszahlung einer späteren Periode $t+1, t+2, \ldots,$ $t+m$
Aufwand der Periode t	aufwandsgleiche Auszahlung	in bezug auf die Auszahlung nachperiodisierter t-Aufwand (Abschreibung)	in bezug auf die Auszahlung vorperiodisierter t-Aufwand (Rückstellungsbildung)
Aufwand einer früheren Periode $t-1, t-2, \ldots,$ $t-n$	vorperiodisierter Aufwand		
Aufwand einer späteren Periode $t+1, t+2, \ldots,$ $t+m$	nachperiodisierter Aufwand		

Wie sich aus der Matrix ergibt, erfolgt die Nach- bzw. Vorperiodisierung in bezug auf Auszahlungen *verschiedener* Perioden. Die Bildung einer Rückstellung für einen gegen den Bilanzierenden angestrengten Prozeß wegen einer (behaupteten) Patentverletzung ist vorperiodisierter Aufwand dieser Periode in bezug auf eine in einem zukünftigen Geschäftsjahr u. U. zu leistende Auszahlung. Eine Auszahlung in der jetzigen Periode aus einem Grund, der in einer früheren Periode bereits zu einer Rückstellungsbildung führte (z. B. Auszahlung wegen eines vom Bilanzierenden verlorenen Prozesses), war in einer früheren Periode, in bezug auf die jetzt erfolgende Auszahlung vorperiodisierter Aufwand.

Anders formuliert: Es gibt einmal Auszahlungen für verlorene Prozesse in Periode t, die aufwandsmäßig schon in früheren Perioden erfaßt wurden. Es gibt zum anderen Aufwendungen der Periode t bedingt durch Prozeßrückstellungen, die (möglicherweise) in einer späteren Periode zu Auszahlungen führen. In beiden Fällen liegt in bezug auf die Auszahlung *vor*periodisierter Aufwand vor.

In Abb. 3.3 ist je zweimal die Bezeichnung vor- bzw. nachperiodisierter Ertrag enthalten. Wiederum liegt kein Versehen vor. Wenn man von den Einzahlungen der Periode, die nie Ertrag sind bzw. werden, absieht – das sind

– Eigenkapitalzuführungen,

– Fremdmittelzuführungen,

– sonstige, i. d. R. erfolgsneutrale Einzahlungen wie Einzahlungen aus Grundstücksverkäufen, soweit die aktivierten Anschaffungskosten nicht überschritten werden, etc. –

sind folgende Beziehungen von Bedeutung:

	Einzahlung der Periode t	Einzahlung einer früheren Periode $t - 1, t - 2, ..., t - n$	Einzahlung einer späteren Periode $t + 1, t + 2, ..., t + m$
Ertrag der Periode t	ertragsgleiche Einzahlung	in bezug auf die Einzahlung nachperiodisierter t-Ertrag	in bezug auf die Einzahlung vorperiodisierter t-Ertrag
Ertrag einer früheren Periode $t - 1, t - 2, ..., t - n$	vorperiodisierter Ertrag		
Ertrag einer späteren Periode $t + 1, t + 2, ..., t + m$	nachperiodisierter Ertrag		

Wie sich aus der Matrix ergibt, erfolgt die Nach- bzw. Vorperiodisierung in bezug auf Einzahlungen *verschiedener* Perioden. Die Begleichung einer Rechnung vom 5.11. des Vorjahres durch einen Kunden am 15.1. des Folgejahres ist eine Einzahlung dieses Jahres, aber ein Ertrag des Vorjahres und somit ein in bezug auf die Zahlung vorperiodisierter Ertrag. Eine am 28.12. empfangene Kundenzahlung ist eine Einzahlung der Periode. Wird das Produkt erst am 30.10. des folgenden Geschäftsjahres geliefert und in Rechnung gestellt, liegt ein in bezug auf die Zahlung nachperiodisierter Ertrag vor.

Diese Überlegungen werden im folgenden Abschnitt benötigt.

1.5 Verbreitete Definitionen des Cash-flow

Der Begriff Cash-flow wird häufig benutzt. Ganz verschiedene Definitionen bevölkern die Literatur. Das erleichtert das Verständnis nicht.

Die Definitionen unterscheiden sich

- in der Abgrenzung der Bereiche, für die der Cash-flow ermittelt werden soll:
  - Cash-flow der Kerngeschäfte des Unternehmens,
  - Cash-flow aller Kerngeschäfte und Nebenaktivitäten,
  - Cash-flow aller Kerngeschäfte, Nebenaktivitäten und Finanzanlagen;
- in der Nachhaltigkeit, mit welcher der Cash-flow in Zukunft erwartet werden kann:
  - alle Cash-flow-Wirkungen werden erfaßt,
  - Cash-flow-Wirkungen außerordentlicher Geschäfte (Verkauf von Grundstücken, Flugzeugen, Sale-and-Lease-Back-Geschäfte) werden eliminiert;
- im Ausschluß der Auswirkungen der Kapitalstruktur des Unternehmens
  - Cash-flow unter Einbezug von Zinsen, Tilgungen, Pensionszahlungen etc.
  - Cash-flow unter Ausschluß von Zinsen, Tilgungen, Pensionszahlungen (Cash-flow bei unterstellter Eigenfinanzierung);
- unter steuerlichen Aspekten
  - Cash-flow vor Steuerzahlungen,
  - Cash-flow nach Steuerzahlungen.
- in der Abgrenzung der Außenfinanzierung
  - Cash-flow unter Einbeziehung aller Außenfinanzierungsbeziehungen: Zinsen, Tilgungen, Ausschüttungen, Kapitalrückzahlungen, Kreditaufnahmen, Kapitalerhöhungen, etc. (gesamter Cash-flow),
  - Cash-flow unter Ausschluß aller Außenfinanzierungsbeziehungen.

Gemäß einer verbreiteten Aufgabenstellung soll der Cash-flow die einem Unternehmen im Laufe eines Geschäftsjahres zugeflossenen Nettoeinzahlungen (= Überschüsse der Einzahlungen über die Auszahlungen der Periode) erfassen, *soweit diese aus den Produktions- und Absatztätigkeiten des Unternehmens stammen* (operativer Cash-flow). Zahlungsbewegungen zwischen Unternehmen und den Finanzierungsmärkten, d.h. den Eigen- bzw. Fremdmittelgebern, werden – von Zinszahlungen an Gläubiger abgesehen – zunächst also nicht erfaßt. Nicht erfaßt werden zunächst auch die Auszahlungen für Investitionen.

Wenn Grundlage einer Cash-flow-Ermittlung die Jahresabschlüsse von Unternehmen sind, kommt den im letzten Abschnitt aufgezeigten Beziehungen zwischen einer Aufwands- und Ertragsrechnung und einer Rechnung in Einzahlungen bzw. Auszahlungen der Periode Bedeutung zu.

Betrachten wir nun einige verbreitete Definitionen.

– Definition 1 (rudimentärster Cash-flow)

Cash-flow = Jahresüberschuß + Abschreibungen

Begründen wir zunächst die Korrektur des Jahresüberschusses um die verrechneten Abschreibungen der Periode. Abschreibungen sind in bezug auf die zugehörige Auszahlung nachperiodisierte Aufwendungen, führen somit im Jahr des Ansatzes nicht zu Auszahlungen. Sie werden daher, weil eine Nettoeinzahlung ermittelt werden soll, dem Jahresüberschuß, den sie zuvor verkürzt haben, hinzugefügt.

Eigenschaften der Definition 1:
• weiteste Fassung des Ermittlungsbereiches,
• kein erkennbarer Bezug zur Nachhaltigkeit,
• Auswirkungen der Kapitalstruktur sind teilweise erfaßt,
• Definition nach Steuerzahlungen,
• Abgrenzung zur Außenfinanzierung ist erfolgt; Ausnahme: Zinsen, Ausschüttungen auf Genußscheinkapital,
• i.d.R. unzureichende Korrektur von nicht auszahlungsgleichen Aufwendungen,
• keine Korrektur von nicht einzahlungsgleichen Erträgen.

– Definition 2 (rudimentärer Cash-flow)

Cash-flow = Jahresüberschuß + Abschreibungen + Zuführungen zu Pensionsrückstellungen (+ ggf. Zuführungen zu Garantierückstellungen)

Eigenschaften der Definition 2:
• weiteste Fassung des Ermittlungsbereiches,
• kein erkennbarer Bezug zur Nachhaltigkeit,
• Auswirkungen der Kapitalstruktur sind teilweise erfaßt,
• Definition nach Steuerzahlungen,
• Abgrenzung zur Außenfinanzierung ist erfolgt; Ausnahme: Zinsen, Ausschüttungen auf Genußscheinkapital,

- noch immer unvollständige Korrektur von nicht auszahlungsgleichen Aufwendungen,
- keine Korrektur von nicht einzahlungsgleichen Erträgen.

– Definition 3 (verbesserte Version)

Cash-flow = Jahresüberschuß
+ Aufwendungen, die nicht Auszahlungen der gleichen Periode sind,
– Erträge, die nicht Einzahlungen der gleichen Periode sind.

Diese Definition führt zu einer vollständigeren Erfassung des Mittelvolumens, das dem Unternehmen in der abgelaufenen Periode zugeflossen ist, als die ersten rudimentären Definitionen. Unter Rückgriff auf die Abbildungen 3.2 und 3.3 erfassen die Korrekturen dieser Definition die Felder 7 und 8. Zugleich ist diese Definition noch zu eng: Sie korrigiert den Jahresüberschuß nur um die Aufwandspositionen, die nicht Auszahlung sind, und nur um die Ertragspositionen, die nicht Einzahlung sind. Sie berücksichtigt nicht die Ein- und Auszahlungen aus laufender Betriebstätigkeit, die nicht Aufwand und Ertrag der Periode sind, die folglich durch Aufwands- und Ertragskorrekturen nicht erfaßt werden können. Dies entspricht den Feldern 4 und 5 in den Abbildungen 3.2 und 3.3.

Eigenschaften der Definition 3:
- noch immer undifferenzierte, sehr weite Fassung des Ermittlungsbereiches,
- kein erkennbarer Bezug zur Nachhaltigkeit,
- Auswirkungen der Kapitalstruktur sind teilweise erfaßt,
- Definition nach Steuerzahlungen,
- vollständige Korrektur von nicht auszahlungsgleichen Aufwendungen,
- vollständige Korrektur von nicht einzahlungsgleichen Erträgen.

Wegen der Nichtbeachtung von Einzahlungen im operativen Bereich, die nicht Ertrag der Periode sind und der Nichtberücksichtigung von Auszahlungen, die nicht Aufwand sind, ist eine vollständige Definition erst mit Definition 4 erreicht:

– Definition 4 (weiter verbesserte Definition)

Cash-flow = Jahresüberschuß
+ Aufwendungen, die nicht Auszahlungen der gleichen Periode sind
– Erträge, die nicht Einzahlungen der gleichen Periode sind
+ Einzahlungen aus laufender Betriebstätigkeit, die nicht Ertrag der gleichen Periode sind (»wegperiodisierte« Einzahlungen)

    – Auszahlungen aus laufender Betriebstätigkeit, die nicht Aufwand der gleichen Periode sind («wegperiodisierte» Auszahlungen)

Eigenschaften von Definition 4:
* weiteste Fassung des Ermittlungsbereiches,
* kein erkennbarer Bezug zur Nachhaltigkeit,
* Auswirkungen der Kapitalstruktur sind teilweise erfaßt,
* Definition nach Steuerzahlungen,
* vollständige Korrektur von nicht auszahlungsgleichen Aufwendungen bzw. einzahlungsgleichen Erträgen,
* vollständige Korrektur von Ein- bzw. Auszahlungen aus laufender Betriebstätigkeit, die nicht Ertrag bzw. Aufwand der Periode sind.
* Maßnahmen der Außenfinanzierung sind nicht vollständig erfaßt. Z.B finden Erhöhungen von Krediten, des Eigenkapitals oder Kapitalherabsetzungen im Verbund mit Ausschüttungen oder außerordentliche Tilgungen keinen Niederschlag im so definierten Cash-flow.

In Anlehnung an die Konzeption des Jahresabschlusses für große Kapitalgesellschaften ergeben sich die bei Definition 4 notwendigen Korrekturen des Jahresüberschusses aus der gegenüberliegenden Tabelle 3.1.

Diese Aufstellung ist erläuterungsbedürftig. Dies gilt weniger für die Position II.(1) Abschreibungen oder II.(7) Verluste aus dem Abgang von Gegenständen des Anlage- und Umlaufvermögens, sondern insbesondere für die in der Aufstellung enthaltenen *Veränderungen von Beständen*. Warum z.B. enthält die Aufstellung in III.(1) eine Erhöhung der Bestände an Halb- und Fertigfabrikaten? Warum enthält sie in II.(10) eine Erhöhung des Bestandes an Verbindlichkeiten aus Lieferungen und Leistungen?

Betrachten wir die Wirkungen einer Erhöhung der Bestände an Halb- und Fertigfabrikaten. Das Unternehmen produziert z.T. auf Lager. Bei Anwendung des Gesamtkostenverfahrens erfassen die Aufwendungen einer Periode auch die durch die Bestandserhöhungen ausgelösten Aufwendungen. Im Gegenzug werden Erhöhungen der Bestände an fertigen und unfertigen Erzeugnissen mit ihren Herstellungskosten den Umsatzerlösen hinzugerechnet (vgl. § 275 (2) Nr. 2 HGB). Den Bestandserhöhungen entsprechende Einzahlungen liegen jedoch in der betrachteten Periode nicht vor. Folglich muß die Erhöhung der Bestände bei der Ermittlung des Cash-flow als Minusposten abgezogen werden, wenn vom Jahresüberschuß ausgegangen wird.

Betrachten wir eine Erhöhung des Bestandes an Verbindlichkeiten aus Lieferungen und Leistungen. Eine Erhöhung bedeutet, daß vermehrt Käufe von Roh-, Hilfs- und Betriebsstoffen (bzw. Waren) auf Ziel getätigt wurden. Eine

Tabelle 3.1: Notwendige Korrekturen des Jahresüberschusses, um den Cash-flow der Periode i. S. v. Definition 4 herzuleiten

Cash-flow	
I. Jahresüberschuß	

II. + Aufwendungen, die nicht Auszahlungen der Periode sind
(1) Abschreibungen, Wertberichtigungen
(2) Zuführungen zu Rückstellungen
    – für Pensionen
    – für andere Zwecke
(3) Verminderung der Bestände an RHB-Stoffen
(4) Abschreibung auf Bestände an Halb- und Fertigfabrikaten
(5) Einstellung in Pauschalwertberichtigungen (PWB) auf Forderungen
(6) Einstellung in Sonderposten mit Rücklageanteil (SR)
(7) Verluste aus dem Abgang von Gegenständen des AV und UV
(8) Verminderung der RAP der Aktivseite
(9) Verminderung geleisteter Anzahlungen
(10) Erhöhung des Bestandes an Verbindlichkeiten aus Lieferungen und Leistungen	

III. – Erträge, die nicht Einzahlungen sind (1) Erhöhung der Bestände an Halb- und Fertigfabrikaten (2) Erhöhung des Bestandes an Forderungen aus Lieferungen und Leistungen (3) Zuschreibungen zu Gegenständen des AV und UV (4) Erträge aus anderen aktivierten Eigenleistungen (5) Erträge aus der Auflösung von Rückstellungen (6) Erträge aus der Auflösung von SR (7) Erträge aus der Herabsetzung der PWB auf Forderungen (8) Verminderung von in Vorperioden erhaltenen Anzahlungen (9) Verminderung der RAP der Passivseite	
IV. + Einzahlungen, die nicht Ertrag der Periode sind (1) Erhöhung des Bestandes an erhaltenen Anzahlungen (2) Verminderung des Bestandes an Forderungen aus Lieferungen und Leistungen (3) Erhöhung der RAP der Passivseite	
V. – Auszahlungen, die nicht Aufwand der Periode sind (1) Erhöhung der Bestände an RHB-Stoffen (2) Erhöhung des Bestandes an geleisteten Anzahlungen (3) Verminderung der Verbindlichkeiten aus Lieferungen und Leistungen (4) Auszahlungen zu Lasten früher gebildeter Rückstellungen (5) Erhöhung der RAP der Aktivseite (6) Verminderung der PWB auf Forderungen durch Inanspruchnahme	
I. + II. + III. + IV. + V. = Cash-flow i. S. v. Definition 4	

Zahlungswirkung liegt in der betrachteten Periode nicht vor. Eine Erhöhung des Cash-flow gemäß II.(10) wäre insoweit nicht zutreffend. Nun wird in V.(1) eine Erhöhung der Bestände an Roh-, Hilfs- und Betriebsstoffen als Cash-flow-mindernd erfaßt. Beide Positionen heben sich somit auf. Im Ergebnis wird eine Zahlungswirkung von Null ausgewiesen. Die folgende Aufstellung erläutert den Zusammenhang zwischen Bestandsveränderungen, Zahlungswirkungen und Wirkungen i. S. d. Cash-flow-Definition (Tabelle 3.2).

Die so ermittelte Cash-flow-Ziffer zeigt die Einzahlungen an, die das Unternehmen während der Berichtsperiode *ohne Inanspruchnahme der Finanzierungsmärkte* aus laufender Betriebstätigkeit (operativer Bereich, Nebenaktivitäten, Finanzanlagen etc.) erzielt hat. Gelegentlich wird vorgeschlagen, den errechneten Betrag um die auf die Vorzugsaktien zu entrichtende (Vorzugs-) Dividende oder überhaupt um die geplante Ausschüttung zu kürzen. Diese Netto-Cash-flow-Ziffer gibt dann den Betrag an, der dem Unternehmen zur Schuldentilgung und zur Investitionsfinanzierung in der abgelaufenen Periode zur Verfügung stand bzw. steht.

In der Literatur wird hervorgehoben, daß die Cash-flow-Ziffer eine weniger manipulationsanfällige Größe sei als der Jahresüberschuß, weshalb ihr Informationswert i. d. R. auch hoch eingeschätzt wird. Als Begründung wird angeführt, daß sich bilanzpolitische Maßnahmen der Bilanzierenden, etwa über die Abschreibungsbemessung oder die Rückstellungszuführung, bedingt durch den Berechnungsmodus nicht auf den Cash-flow auswirken.

Bei der Bewertung von Cash-flow-Ziffern ist zu beachten, daß der hervorgehobene Informationswert und die gelegentlich behauptete bessere Einsicht in die Unternehmensstruktur primär psychologischer Natur ist. Die Cash-flow-Berechnung kann, soweit sie auf veröffentlichten Jahresabschlüssen aufbaut, nicht die Informationsgrenzen überspringen, die eben diese Jahresabschlüsse setzen. Sie kann die gebotenen Informationen nur zielkonform und benutzerfreundlich aufbereiten. Die zielkonforme Aufbereitung von Jahresabschluß-Informationen durch eine Cash-flow-Ziffer hat jedoch eine nicht zu unterschätzende didaktische Bedeutung: sie zeigt, was eigentlich zu messen ist, wenn man Aussagen über die Liquidität eines Unternehmens machen will und daß Versuche zur Liquiditätsmessung, etwa mittels der goldenen Bilanzregel, allein überaus begrenzten Wert haben müssen.

Zur Messung der *zukünftigen* Liquidität eines Unternehmens ist eine Cash-flow-Ziffer erst dann geeignet, wenn es gelingt, die Entwicklung der wesentlichen Bestimmungsgrößen des Cash-flows der abgelaufenen Periode in die Zukunft fortzuschreiben. Verbreitet ist hier die Annahme der Ceteris-paribus-Klausel. So wird in der Literatur die Kennzahl Cash-flow der abgelaufenen Periode zur Gesamtverschuldung (= dynamischer Verschuldungsgrad) benutzt,

Tabelle 3.2: Erläuterung des Berechnungssystems für den Cash-flow i. S. d. Definition 4

Bestände	Veränderung	Grund	Aufwand	Ertrag	Zahlungswirkung	Wirkung im System
RHB-Stoffe	a. Erhöhung	a₁ Kauf auf Ziel	–	–	keine	– V(1) + II(10) = 0
		a₂ Kauf gegen bar	–	–	ja	– V(1)
	b. Verminderung	b₁ Verbrauch	A	–	keine	+ II(3)
		b₂ Abschreibung	A	–	keine	+ II(3)
Halb- und Fertigfabrikate	a. Erhöhung	a₁ Prod. auf Lager	–	E	keine	Δ I – III(1) = 0
	b. Verminderung	b₁ Verkauf bar	–	E	ja	Δ I
		b₂ Verkauf auf Ziel	–	E	keine	Δ I – III(2) = 0
		b₃ Abschreibung	A	–	keine	– Δ I + II(4) = 0
Forderungen aus Lieferungen und Leistungen	a. Erhöhung	a₁ Verkauf auf Ziel	–	E	keine	Δ I – III(2) = 0
	b. Verminderung	b₁ Abschreibung	A	–	keine	– Δ I + II(5) = 0
		b₂ Zahlung geht ein	–	–	ja	+ IV(2)
Verbindlichkeiten aus Lieferungen u. Leistungen	a. Erhöhung	a₁ Kauf auf Ziel	–	–	keine	II(10) – V(1) = 0
	b. Verminderung	b₁ Zahlung erfolgt	–	–	ja	– V(3)
geleistete Anzahlungen	a. Erhöhung	a₁ Anz. für Geg. des UV wird geleistet	–	–	ja	– V(2)
	b. Verminderung	b₁ VG, für den Anz. geleistet wurde, geht zu	–	–	keine	II(9) – V(1) = 0
erhaltene Anzahlungen	a. Erhöhung	a₁ Anz. geht zu	–	–	ja	+ IV(1)
	b. Verminderung	b₁ Lieferung d. VG, für den Anz. einging, erfolgt	–	E	keine	Δ I – III(8) = 0
aktivische RAP	a. Erhöhung	a₁ Ausz. vor AST[1], die Aufwand f. eine bestimmte Zeit danach ist	–	–	ja	– V(5)
	b. Verminderung	b₁ Vorperiodenausz. wird Aufwand	A	–	keine	– Δ I + II(8) = 0
passivische RAP	a. Erhöhung	a₁ Einz. vor AS⁻*), die Ertrag für eine bestimmte Zeit danach ist	–	–	ja	+ IV(3)
	b. Verminderung	b₁ Vorperiodeneinz. wird Ertrag	–	E	keine	Δ I – III(9) = 0

[1] AST = Abschlußstichtag

um Unternehmen in liquide und weniger liquide klassifizieren zu können. Angenommen, diese Kennzahl nimmt für ein bestimmtes Unternehmen die Ausprägung 0,1818 an. Die Interpretation lautet dann: Bei konstanter Verschuldung und unverändertem Cash-flow benötigt das Unternehmen 5,5 Perioden, um alle Schulden abzutragen, wenn es den Einzahlungsüberschuß ausschließlich zur Schuldentilgung einsetzt.

Auch Bestimmungen über die *Deckungsstockfähigkeit* von Anteilen und Schuldscheindarlehen enthalten Bestimmungen über nicht zu überschreitende Werte des Quotienten Gesamtverschuldung zum durchschnittlichen Cash-flow der letzten drei Geschäftsjahre. Auch hier wird die Cash-flow-Ziffer implizit in Verbindung mit der Annahme benutzt, der Cash-flow bleibe in künftigen Perioden unverändert.

Nun ist die Cash-flow-Ziffer im Sinne von Definition 4, die ausgehend vom Jahresüberschuß die Nettoeinzahlung mittels der in Tabelle 3.1 aufgelisteten Korrekturen ermittelt, präzise und korrekt. Aber sie ist für *Planungszwecke*, d. h. für vorausschauende Cash-flow-Schätzungen, nicht recht geeignet. Außerdem ist sie zu undifferenziert. Sie macht nicht erkennbar, wo der Cash-flow überhaupt herkommt. Das aber ist wichtig, weil das Management den Cash-flow steuern muß; folglich muß es an einer Planungsrechnung erkennen können, welche Kernbereiche Cash-flow-stark sind und welche nicht, ob Nebenaktivitäten Cash-flow generieren oder nur Hobbys sind, die die Eigentümer viel Geld kosten, welchen Cash-flow-Beitrag die Finanzanlagen leisten, wie sich also der gesamte Cash-flow des Unternehmens zusammensetzt. Ein solches leistungsfähigeres Cash-flow-System wollen wir jetzt vorstellen. Es wird zur Liquiditätsmessung sehr gut geeignet sein.

1.6 Eine neue Cash-flow-Systematik, Management-Entscheidungen und Finanzplanung

Die neue Systematik hat folgende Eigenschaften:

- Sie zäumt das Pferd nicht von hinten auf, indem sie vom Jahresüberschuß ausgehend sich mehr oder weniger mühsam, die Korrekturen der Tabelle 3.1 nutzend, zum Cash-flow vorkämpft. Sie beginnt vielmehr dort, wo die Hauptquelle des Cash-flow liegt, bei den Umsatzerlösen.

- Sie verzichtet darauf, den Cash-flow als undifferenziertes Sammelsurium ganz verschiedener Cash-flow-Quellen auszuweisen, in dem Cash-flow-Wirkungen aus Kerngeschäften, Nebenaktivitäten, Finanzanlagen oder Beteiligungen kaum mehr erkennbar sind. Die neue Systematik differenziert besser.

- Sie zerlegt die Cash-flow-Ermittlung in mehrere Teilbereiche (Segmente):

  (1) den Einzahlungsüberschuß (Auszahlungsüberschuß) aus dem operativen Bereich, den Kerngeschäften;

  (2) den Einzahlungsüberschuß (Auszahlungsüberschuß) der Finanzanlagen (Erträge aus Beteiligungen, Erträge aus Wertpapieren und Ausleihungen des Finanzanlagevermögens, Zinsen und ähnliche Erträge i.S.d. GuV-Positionen § 275 (2) Nr. 9, 10, 11);

  (3) den Ein- und Auszahlungen, die durch Finanzierungsentscheidungen des Managements *in früheren Perioden* festgelegt sind;

  (4) den Ein- und Auszahlungen, die das Management in der Planungsperiode bereits ausgelöst hat bzw. auszulösen plant.

  Die Zerlegung in diese Teilbereiche erhöht die Analysemöglichkeiten für das Management selbst sowie für Anlageberater, Kreditinstitute und Investoren, die sich für die *Zusammensetzung* des Cash-flows interessieren.

- Dieses Cash-flow-System will denn auch mehr erreichen als die übliche Aufgabenbeschreibung. Diese lautet, daß der Cash-flow aus Produktions- und Absatztätigkeit errechnet werden soll. Wir wollen davon absehen, daß die Cash-flow-Definitionen 1 bis 4, die eben betrachtet wurden, diese Aufgabe nicht erfüllen*. Das hier präsentierte Cash-flow-System erfüllt diese Aufgabe: Ergebnis des ersten Segmentes ist der Cash-flow aus dem (den) Kerngeschäft(en) des Unternehmens. Wir werden diese Größe als operativen Cash-flow nach Steuern *(NOCF)* bezeichnen.

---

* Aufgabe: Überlegen Sie, warum sie diese Aufgabe nicht erfüllen!

Im zweiten Segment wird der Cash-flow-Beitrag aus Finanzanlagen abgebildet.

Im dritten Segment werden die bereits festliegenden Cash-flow-Belastungen, die aus Finanzentscheidungen der Vergangenheit herrühren, erfaßt. Damit werden die Auswirkungen der *Finanzierungsseite*, der Kapitalstruktur des Unternehmens abgegrenzt. Sie können den *NOCF* nicht beeinflussen. Das ist, wie wir noch sehen werden, ein erheblicher Vorteil.

Im letzten Segment schließlich werden die finanziellen Wirkungen der Entscheidungen abgebildet, die das Management in der laufenden Periode trifft: Auszahlungen für Investitionsprojekte, Dividendenzahlungen, Aufnahme von Eigenkapital, Krediten, Gesellschafterdarlehen etc. Damit wird der Bereich der Außenfinanzierung voll erfaßt. Ergebnis aller vier Segmente ist dann auch der «gesamte Cash-flow» nach Außenfinanzierungsmaßnahmen, nach Reinvestition, nach Ausschüttung. Da die *Cash-flow-Verwendung* somit in dem System abgebildet wird, muß das Ergebnis unter dem Strich der Veränderung des Kassenbestandes in der Periode entsprechen.

Tabelle 3.3 stellt das neue Cash-flow-System dar*.

Um die Herleitung des *NOCF* zu erklären, benötigen wir einige Vorstellungen über bilanzielle Zusammenhänge und einige neue Begriffe.

---

* Die Systematik ist nicht ganz vollständig. Sie korrigiert z. B. nicht die sonstigen betrieblichen Aufwendungen, die nicht auszahlungsgleich sind (Zuführungen zu Rückstellungen). Für die hier verfolgten Zwecke ist die Genauigkeit jedoch ausreichend.

Tabelle 3.3: Das neue Cash-flow-System

Netto-Umsatzerlöse − Materialaufwand − Löhne und Gehälter, einschl. soziale Abgaben − sonstige betriebliche Aufwendungen + sonstige betriebliche Erträge − Steuern − ΔEBK
NOCF
+ erhaltene Ausschüttungen auf Beteiligungen + erhaltene Zinsen auf Ausleihungen + erhaltene Rückzahlungen auf Ausleihungen + sonstige Zinsen
NOCF + Cash-flow-Beitrag aus Finanzanlagen
− Zinsen auf (Alt-)Kredite − Tilgungen auf Altkredite − Leasing-, Pacht-, Mietraten − sonstige finanzierungsbedingte Belastungen
Vorläufig verfügbare Mittel für Investition, Ausschüttung, außerordentliche Tilgungen
+ Ausgabe von Stammaktien, Vorzugsaktien + Ausgabe von Genußscheinen + Ausgabe von Obligationen, Optionsanleihen, Wandelschuldverschreibungen + Aufnahme anderer Fremdmittel − außerordentliche Tilgung von Fremdmitteln − Rückkauf von Obligationen, Optionsanleihen etc. − Zinszahlungen auf Neukredite − Auszahlungen für Realinvestitionen − Auszahlungen für Finanzanlagen − Ausschüttungen (Entnahmen) + Verkauf von Gegenständen des AV
Gesamter Cash-flow + ΔV^B und andere kurzfristig kündbare Verbindlichkeiten − ΔWUV, Forderungen an Banken etc.
= Δ Kasse i.e.S.

1.6.1 NOCF als Indikator der Cash-flow-Erzeugung im Kerngeschäft

Wenn wir Aktiv- und Passivseite von Bilanzen auf typische Positionen verdichten, ergibt sich eine Darstellung wie in Abbildung 3.4:

Anlagevermögen (AV)
- Sachanlagen (SA)
- Finanzanlagen (FA)

Eigenkapital (EK)
- Grundkapital (GK)
- Rücklagen (R)
- $\frac{1}{2}$ Sonderposten mit Rücklageanteil (SR)
- Rückstellung für unterlassene Instandh. (IR)

Langfristiges Fremdkapital (V^l)
- Verbindlichkeiten mit LZ $\geq$ 4 Jahre (V)
- Rückstellungen (PR, AR)[1]
- $\frac{1}{2}$ SR

Umlaufvermögen (UV)
- Lagerbestände (LB)
- Wertpapiere (WUV)
- Forderungen aus Lief. u. Leist. (F^{Lei})
- andere Forderungen (F^a)
- geleistete Anzahlungen (GA)
- Kasse, Wechsel, Guthaben (KA)

Kurzfristiges Fremdkapital (V^k)
- Verbindlichkeiten aus Lief. u. Leist. (V^{Lei})
- erhaltene Anzahlungen (EA)
- Bankverbindlichk. (V^B)

[1] PR = Pensionsrückstellungen, AR = andere Rückstellungen ohne IR

Abbildung 3.4: Typisierte Bilanzstruktur

Es gilt die Bilanzgleichung (I):

(I) $AV + UV = EK + V^l + V^k$.

Ein in der Literatur zur Finanzanalyse häufig gebrauchter Begriff ist «working capital» oder «net working capital» (NWC). NWC ist definiert durch (II):

(II) $NWC = Umlaufvermögen - kurzfristiges\ Fremdkapital$

(II) $NWC = UV - V^k$
$= BS^* - AV - [BS - EK - V^l]$
$= EK + V^l - AV$

(II) zeigt, daß die Höhe des NWC von der langfristigen Finanzierung des Unternehmens abhängt. Angenommen, NWC ist positiv. Das bedeutet, daß

* BS = Bilanzsumme

das dem Unternehmen langfristig zur Verfügung stehende Kapital (EK + V^l) das langfristig gebundene Vermögen AV übersteigt und somit auch einen Teil des UV finanziert.

Angenommen, NWC ist negativ. Das heißt, daß das langfristig gebundene Vermögen (AV) des Unternehmens nur zum Teil durch langfristig zur Verfügung stehendes Kapital (EK + V^l) gedeckt ist: Zu einem Teil ist AV durch kurzfristige Fremdmittel (V^k) finanziert, was natürlich bedeutet, daß V^k > UV ist: das UV kann also als vollständig fremdfinanziert angesehen werden. In der Definition (II) erscheint NWC als eine Konsequenz der *langfristigen* Finanzierungsentscheidungen des Managements (EK + V^l) und der *langfristigen* Investitionsentscheidungen (AV).

Bestimmte Bilanzpositionen sind mit Beschaffung, Produktion und Absatz besonders eng verbunden. Hierzu gehören auf der Aktivseite die Positionen Lagerbestände (LB), Forderungen aus Lieferungen und Leistungen (F^{Lei}), andere Forderungen (F^a), geleistete Anzahlungen (GA) und auf der Passivseite Verbindlichkeiten aus Lieferungen und Leistungen (V^{Lei}) und erhaltene Anzahlungen (EA). Während die Positionen LB, F^{Lei}, F^a und GA vom Unternehmen zu finanzieren sind, repräsentieren die Positionen V^{Lei} und EA Finanzierungsbeiträge *Dritter*: V^{Lei} entsprechen den Finanzierungsbeiträgen von Lieferanten, EA entsprechen den Finanzierungsbeiträgen von Kunden, die Vorauszahlungen für noch zu liefernde Produkte geleistet haben.

Von Interesse ist im Rahmen einer finanziellen Analyse die *Differenz* der genannten Positionen: sie wird im folgenden als «erforderliches Betriebskapital» bezeichnet (EBK). EBK ist definiert durch

(III) $EBK = LB + F^{Lei} + F^a + GA - (V^{Lei} + EA)$

EBK bezeichnet damit die finanziellen Mittel, die erforderlich sind, um bei gegebenen AV, EK und V^l die Aktivitäten des Unternehmens i. e. S. zu finanzieren. Für die meisten Unternehmen wird EBK positiv sein. Für Unternehmen, die im großen Umfang Vorauszahlungen der Abnehmer fordern, kann EBK sehr klein bzw. negativ sein. EBK bezeichnet den finanziellen Mittelbedarf, der neben der Finanzierung des AV mindestens erforderlich ist, um das Unternehmen in Gang zu setzen und zu halten. Die Höhe von EBK ist somit neben den spezifischen Branchengepflogenheiten abhängig von der Lagerhaltung für Fertigungsmaterial (Roh-, Hilfs- und Betriebsstoffe), den Zahlungsmodalitäten des Unternehmens und seiner Kreditpolitik gegenüber Abnehmern.

Dem aufmerksamen Leser ist nicht entgangen, daß die Größe ΔEBK in der Definition des NOCF in Tabelle 3.3 vorkommt. Wir wollen die Größe EBK deshalb etwas genauer anschauen.

Nicht einbezogen in die Berechnung von EBK sind Bestandsänderungen an fertigen und unfertigen Erzeugnissen. Der für Erhöhungen dieser Bestände erforderliche Kapitalbedarf schlägt sich in dem in der Bundesrepublik Deutschland üblichen Gesamtkostenverfahren in höherem Materialaufwand und in höheren Löhnen und Gehältern nieder und ist insoweit in unserem Cash-flow-System erfaßt. Eine Verminderung des Bestandes an fertigen und unfertigen Erzeugnissen führt zu höheren Nettoumsatzerlösen, die ebenfalls im neuen Cash-flow-System erfaßt werden. Veränderungen der Lagerbestände an fertigen und unfertigen Erzeugnissen müssen daher in die Berechnung von EBK nicht mehr einbezogen werden*.

Die Berechnung und Bedeutung von EBK soll mittels der Daten des in Abschnitt 2.3 dieses Kapitels zu besprechenden Falles der Glasspinnerei Straubing AG gezeigt werden. Die Jahresabschlüsse für die Jahre 1972–1974 liefern die für die Berechnung von EBK erforderlichen Daten**. Auf den Passivseiten der Bilanzen werden neben den Verbindlichkeiten aus Lieferungen und Leistungen Rückstellungen für Löhne bzw. Lizenzgebühren und Rückstellungen für Steuerzahlungen ausgewiesen. Diese Positionen sind in der Definition von (III) nicht enthalten. Wir beziehen diese Positionen in die Berechnung von EBK hier jedoch ein. Der Grund ist, daß Rückstellungen für Lizenzen aus der Sicht des Unternehmens (Glasspinnerei Straubing AG) Reflex eines Kredites sind, den der Lizenzgeber dem Unternehmen gewährt. Damit trägt dieser zur Finanzierung des Kapitalbedarfes im Umlaufvermögen bei. EBK *sinkt* somit. Die gleiche Überlegung kann für die Rückstellungen für Steuerzahlungen ins Feld geführt werden: Der Fiskus könnte prinzipiell die für das Geschäftsjahr geschuldeten Steuerzahlungen dem Unternehmen sofort entziehen. Tut er dies nicht, bildet das Unternehmen eine Rückstellung, ordnet also den Steueraufwand der Periode zu und schafft eine ausschüttungssperrende Passivposition. Eine Auszahlung hat noch nicht stattgefunden; der Fiskus gewährt dem Unternehmen einen (kurzfristigen) Kredit. Dieser *verkürzt* EBK.

---

* In manchen Ländern – z. B. USA – ist das Umsatzkostenverfahren stark verbreitet. Die Erträge der Periode entsprechen dann den Umsatzerlösen; Lagerbestandserhöhungen erhöhen den Periodenertrag somit nicht. Der Aufwand der Periode wird gemäß diesem Verfahren um Lagerbestandserhöhungen vermindert (bzw. um Lagerbestandsminderungen erhöht). Wird *EBK* für einen nach dem Umsatzkostenverfahren erstellten Jahresabschluß berechnet, sind auch Lagerbestandsänderungen an fertigen bzw. unfertigen Erzeugnissen zu berücksichtigen: Bestandszunahmen erhöhen *EBK*, Minderungen senken *EBK*.

** Vgl. Abschnitt 2.3.

Tabelle 3.4 zeigt die Berechnung von EBK. Die zur Berechnung notwendigen Daten sind den Bilanzen und GuV-Rechnungen der Glasspinnerei Straubing AG zu entnehmen (Abschnitt 2.3).

Tabelle 3.4: Berechnung von EBK für die Jahre 1972–1974 für die Glasspinnerei Straubing AG

	1972	1973	1974
Lagerbestände (LB)[1]	12.392	19.733	23.529
Forderungen aus Lief. u. Leist. (F^{Lei})[1]	21.362	26.462	31.564
andere Forderungen (F^a)	–	–	–
Verbindlichkeiten aus Lief. u. Leist. (V^{Lei})	–24.821	–30.591	–18.884
Rückstellungen für Lizenzgebühren u. Löhne	– 4.711	– 4.595	– 7.744
Rückstellungen für Steuerzahlungen	–15.916	–21.923	–19.348
erhaltene Anzahlungen (EA)	–	–	–
EBK	–11.694	–10.914	9.117
ΔEBK	–	780	20.031

[1] Die ausgewiesenen Vorräte enthalten nur Roh- Hilfs- und Betriebsstoffe. Alle ausgewiesenen Forderungen gelten vereinfachend als Forderungen aus Lieferungen und Leistungen.

Für die Liquiditätsmessung (Finanzplanung) ist insbesondere wichtig, wie sich die Größe EBK im Verlauf der Zeit entwickelt. Die letzte Zeile in Tabelle 3.4 zeigt deshalb ΔEBK, die Veränderung zwischen EBK_t (Endbestand) und EBK_{t-1} (Anfangsbestand). Man erkennt aus Tabelle 3.4, daß in den Jahren 1972 und 1973 die Finanzierungsbeiträge Dritter (Lieferanten, Lizenzgeber, Fiskus) *größer* sind als der Kapitalbedarf zur Finanzierung der Lagerbestände und Forderungen. Deshalb hat EBK in diesen Jahren ein negatives Vorzeichen. 1974 ist die Lage verändert: Insbesondere die deutliche Verkürzung des Bestandes an Verbindlichkeiten aus Lieferungen und Leistungen führt zu einem positiven Wert von EBK. In Höhe der Differenz 9.117 – (–10.914) = 20.031 entsteht bzw. entstand ein zusätzlicher Kapitalbedarf. ΔEBK in Höhe von 20.031 geht mit negativem Vorzeichen in die Berechnung des NOCF gemäß Tabelle 3.3 ein. Diese Position verkürzt den Cash-flow aus dem Kerngeschäft des Unternehmens.

Die Funktion von ΔEBK in der Definition von NOCF erschöpft sich nicht in der Abbildung des zusätzlichen Kapitalbedarfs im Umlaufvermögen. ΔEBK hat außerdem eine wichtige Korrekturfunktion. Wenn Netto-Umsatzerlöse gleich Einzahlungen und Materialaufwand gleich Auszahlungen wären, bräuchte eine Korrektur durch ΔEBK nicht zu erfolgen. Weil aber Buchhalter nicht zwischen einem Barverkauf und einem Verkauf auf Ziel bei der Erfassung der Umsatzerlöse differenzieren, muß eine positive oder negative Veränderung der F^{Lei} beachtet werden. Weil Buchhalter bei der Erfassung des Materialaufwandes nicht danach differenzieren, ob das verarbeitete Material bereits bezahlt ist oder nicht, muß die Veränderung von V^{Lei} beachtet werden. Ebenso muß die Veränderung der Bestände an Roh-, Hilfs- und Betriebsstoffen beachtet werden: $+ \Delta LB$ bedeutet höheren Finanzbedarf und somit eine Kürzung von NOCF; $- \Delta LB$ bedeutet umgekehrt eine Mittelfreisetzung und somit eine Erhöhung des NOCF. Die Korrekturfunktion übernimmt für alle Positionen ΔEBK. Die Idee soll an zwei Beispielen erläutert werden.

Beispiel 1

Ein Unternehmen verkauft am 2. 11. 1990 Produkte für 10.000 DM auf Ziel; zahlbar im Februar 1991.

– Netto-Umsatzerlöse in 1990	:	+ 10.000
– Einzahlung in 1990	:	0
– Forderungen aus Lieferungen und Leistungen in 1990	:	+ 10.000
– *EBK* und damit ΔEBK	:	+ 10.000

Wie sieht die Wirkung auf den *NOCF* in 1990 aus?

(1) Netto-Umsatzerlöse	:	+ 10.000
(2) ΔEBK	:	– 10.000
Effekt auf *NOCF*	:	0

Beispiel 2

Ein Unternehmen kauft Rohstoffe für 8.000 DM in 1990, die im gleichen Jahr verbraucht, aber erst 1991 bezahlt werden.

– Materialaufwand in 1990	:	+ 8.000
– Auszahlung in 1990	:	0
– Verbindlichkeiten aus Lieferungen u. Leistungen in 1990	:	+ 8.000
– *EBK* und damit ΔEBK	:	– 8.000

Wie sieht die Wirkung auf den *NOCF* in 1990 aus?

(1) Materialaufwand	:	– 8.000
(2) ΔEBK	:	+ 8.000
Effekt auf *NOCF*	:	0

In die Berechnung von *EBK* sind nicht einbezogen reine Finanzpositionen der Aktiv- und Passivseite wie z. B.

– Kasse, Guthaben, Wechsel (KA),
– Wertpapiere des UV (WUV) und
– (kurzfristige) Bankverbindlichkeiten (V^B),

weil diese Positionen nicht direkt mit Beschaffung, Produktion und Absatz verbunden sind. Die Differenz der genannten Positionen wird im folgenden als die «kurzfristige Liquiditätsbilanz» des Unternehmens bezeichnet (KLB). KLB ist definiert durch (IV).

(IV) $KLB = KA + WUV - V^B$

Die kurzfristige Liquiditätsbilanz ist somit die Differenz zwischen sofort liquidierbaren Aktiva und den kurzfristig fälligen Verbindlichkeiten. Die Definition von (IV) verdeutlicht, daß die KLB eines Unternehmens durch kurzfristige Bankkredite, die dazu benutzt werden, die Kassenposition aufzustocken, nicht verbessert werden kann. Betrachtet man

(I) $AV + UV = EK + V^l + V^k$

(II) $NWC = EK + V^l - AV = UV - V^k$

(III) $EBK = LB + F^{Lei} + F^a + GA - (V^{Lei} + EA)$

(IV) $KLB = KA + WUV - V^B,$

erkennt man, daß folgende Beziehung (V) besteht:

(V) $KLB = NWC - EBK$

Die kurzfristige Liquiditätsbilanz (KLB) erfaßt alle Positionen des Umlaufsvermögens und der kurzfristigen Verbindlichkeiten, die nicht Bestandteil von EBK sind. Abbildung 3.5 (S. 86) verdeutlicht dies.

Wegen (V) folgt auch (VI):

(VI) $\Delta KLB = \Delta NWC - \Delta EBK$

Setzt man die in Abb. 3.5 angegebenen Werte ein, folgt:

II $NWC = UV - V^k$
     $= 140 - 110 = 30$

III $EBK = LB + F^{Lei} + F^a + GA - (V^{Lei} + EA)$
     $= 30 + 30 + 15 + 10 - (35 + 0) = 50$

IV $KLB = KA + WUV - V^B$
     $= 25 + 30 - 75 = -20$

V $KLB = NWC - EBK$
     $= 30 - 50 = -20$

Der NOCF ist nach Steuern definiert. Um Verzerrungen zu vermeiden, sind hier nur die der Produktions- und Absatztätigkeit in den Kerngeschäften zu-

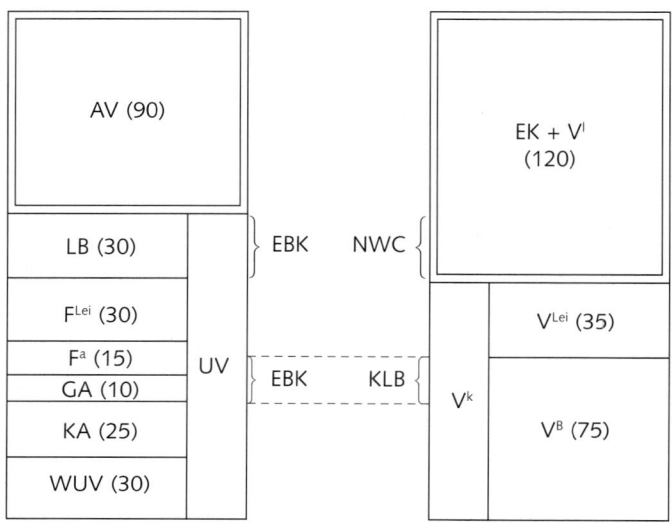

Abbildung 3.5: Beziehungen zwischen NWC, EBK und KLB

rechenbaren Steuern auszuweisen. Zu diesen zählen die Vermögensteuer, die Gewerbekapitalsteuer, die Gewerbeertragsteuer und die auf die Vermögensteuer zu entrichtende Körperschaftsteuer*. Es erscheint sinnvoll, die Körperschaftsteuer für einbehaltene Gewinne und die Körperschaftsteuerbelastung auf Ausschüttungen *nicht* in die Berechnung des *NOCF* einzubeziehen. Die erste Belastung ist eine Folge der vom Unternehmen eingeschlagenen Thesaurierungspolitik, die nicht mit der Ermittlung eines operativen Cash-flow vermengt werden sollte; die zweite Belastung ist im Prinzip eine vom Unternehmen geleistete Vorauszahlung auf die von den Ausschüttungsempfängern zu leistende Einkommensteuer, weshalb sie den operativen Cash-flow ebenfalls nicht verkürzen sollte.

Für den externen Jahresabschlußleser, der den *NOCF* eines Unternehmens berechnen will, entsteht ein nicht einfach zu lösendes Problem: Die Gewinn- und Verlustrechnung (Gesamtkostenverfahren) weist gemäß § 275 (2) HGB in Ziffer 18 die «Steuern vom Einkommen und Ertrag» und in Ziffer 19 die «sonstige(n) Steuern» aus. Die Steuern vom Einkommen und vom Ertrag enthalten (a) die Gewerbeertragsteuer, (b) die Körperschaftsteuer auf die Gewinneinbehaltung der Periode und (c) die Körperschaftsteuer auf die Ausschüttung der Periode. Der externe Bilanzleser muß nun die *NOCF*-relevanten Steuern von den nicht relevanten Ertragsteuern trennen. Wie dies bewerkstel-

---

* Die Vermögensteuer wird seit dem 1.1.1997 nicht mehr erhoben, die Gewerbekapitalsteuer ist zum 1.1.1998 abgeschafft worden.

ligt werden kann, wird hier nicht gezeigt; es soll lediglich auf das Problem hingewiesen werden. In der später zu besprechenden Fallstudie in Abschnitt 2.3 werden wir ganz einfache steuerliche Regelungen unterstellen und bei der NOCF-Ermittlung die Steuerzahlungen des Unternehmens undifferenziert absetzen.

1.6.2 Der gesamte Cash-flow

Im zweiten Segment errechnet das in Tabelle 3.3 gezeigte Cash-flow-System die Cash-flow-Wirkungen (Einzahlungen) aus Finanzanlagen. Es ist zweckmäßig, diese Einzahlungen von denen aus dem Kerngeschäft zu separieren.

Als dritter Bestandteil der Cash-flow-Ermittlung wurden oben die Ein- und Auszahlungen genannt, die durch Finanzierungsentscheidungen der Unternehmensleitung in *vergangenen* Perioden bereits festgelegt sind. Der NOCF ist zu ergänzen um die in Tabelle 3.3 aufgeführten Ein- und Auszahlungen.

Faßt man die Bestandteile (1), (2) und (3) zusammen, kennt man die vorläufig verfügbaren Mittel, die für Investitionen, Sondertilgungen, Ausschüttungen, Rückkäufe von Eigen- und Fremdkapitaltiteln zur Verfügung stehen.

Zum vierten Bestandteil der Cash-flow-Ermittlung zählen die Ein- und Auszahlungen, die durch Investitions-, Ausschüttungs- und zusätzliche Finanzierungsentscheidungen der Unternehmensleitung in der Beurteilungs- oder Planungsperiode ausgelöst wurden (oder werden).

Hierzu zählen:

+ Ausgabe von Aktien, Genußscheinen, GmbH-Anteilen etc.,
+ Ausgabe von Optionsanleihen, Wandelanleihen, Gewinnobligationen,
+ Aufnahme anderer langfristiger Fremdmittel,
+ Aufnahme kurz- und mittelfristiger Fremdmittel,
+ Verkauf von Gegenständen des Anlagevermögens,
− Auszahlungen für Realinvestitionen,
− Auszahlungen für Finanzinvestitionen,
− außerordentliche Tilgung von Fremdmitteln,
− Rückkauf von Aktien, Genußscheinen,
− Rückkauf von eigenen Fremdkapitaltiteln,
− Ausschüttungen (Entnahmen),
− Zinszahlungen auf Neukredite.

Faßt man alle Bestandteile zusammen, liegt der gesamte Cash-flow (Überschuß oder Defizit) der Periode vor. Überschüsse schlagen sich als höhere Kassenbestände nieder; Defizite sind entweder durch eine Finanzierungsmaßnahme aufzufüllen oder im Cash-flow-System enthaltene geplante Auszahlungen (z. B. für Finanzinvestitionen, Ausschüttungen, außerordentliche Tilgungen) sind zu kürzen.

Damit liegt eine über Herkunft und Verwendung von liquiden Mitteln informierende und zu Planungs- *und* Kontrollzwecken einsetzbare Systematik vor. Ihre Leistungsfähigkeit wird in Abschnitt 2 anhand der zu lösenden Fallstudie erkennbar werden.

Aufgabe

Die Bilanz der X-AG hat folgendes Aussehen (in TDM):

	1987	1986		1987	1986
A. Anlagevermögen			A. Eigenkapital		
I. Sachanlagen	2.000	1.700	I. Gezeichnetes Kapital	800	800
II. Finanzanlagen	400	415	II. Kapitalrücklage	350	350
			III. Gewinnrücklage	300	250
B. Umlaufvermögen			IV. Jahresüberschuß	120	100
I. Vorräte					
1. Roh-, Hilfs- u.			B. Rückstellungen		
Betriebsstoffe	550	380	für Pensionen	320	150
2. Geleistete Anzahlun-			für Garantieleistungen	180	200
gen	80	75	C. Verbindlichkeiten		
II. Forderungen aus Liefe-			1. Verbindlichkeiten gegen-		
rungen und Leistungen	250	175	über Kreditinstituten	1.155	1.115
III. Wertpapiere	175	550	2. Erhaltene Anzahlungen		
IV. Guthaben bei Kredit-			auf Bestellungen	160	120
instituten	500	560	3. Verbindlichkeiten aus		
			Lieferung und Leistung	600	800
C. Rechnungsabgrenzungs-			D. Rechnungsabgrenzungs-		
posten	45	45	posten	15	15
	4.000	3.900		4.000	3.900

Die Gewinn- und Verlustrechnung sieht so aus:

	1987	1986
1. Umsatzerlöse	5.000	5.500
2. Erträge aus der Auflösung von Rückstellungen	20	10
3. Sonstige Erträge	110	100
4. Materialaufwand	2.200	2.630
5. Personalaufwand	1.300	1.200
6. Abschreibungen auf Sachanlagen	500	650
7. Sonstige betriebliche Aufwendungen	800	850
8. Erträge aus Wertpapieren und Finanzanlagen	60	50
9. Abschreibungen auf Finanzanlagen	30	40
10. Zinsen und ähnliche Aufwendungen	90	80
11. Ergebnisse der gewöhnlichen Geschäftstätigkeit	270	210
12. Steuern	150	110
13. Jahresüberschuß	120	100
14. Einstellungen aus dem Jahresüberschuß in Gewinnrücklagen	–	50
15. Bilanzgewinn	120	50

(1) Berechnen Sie für 1987 den Cash-flow i.S.v. Definition 4!

(2) Berechnen Sie für 1987 den NOCF!

(3) Erklären Sie Unterschiede in den Ergebnissen zu (1) und (2)!

Sie können davon ausgehen, daß die Positionen 3, 7, 8, 10 und 12 deckungsgleich mit Zahlungen sind. Position 5 ist um die nicht zahlungswirksamen Zuführungen zu den Pensionsrückstellungen zu kürzen. Position 2 resultiert aus der teilweisen Auflösung der Garantierückstellung.

Lösung

(1) Unter Benutzung von Tabelle 3.1 errechnet sich der Cash-flow i.S.v. Definition 4 wie folgt:

I. Jahresüberschuß	120

+ II. Aufwendungen, nicht Auszahlungen	
(1) Abschreibungen auf SAV	+ 500
(1) Abschreibungen auf FAV	+ 30
(2) Zuführung zu Pensionsrückstellungen	+ 170

– III. Erträge, nicht Einzahlungen	
(2) Zuwachs an Forderungen aus Lieferungen und Leistungen	– 75
(5) Erträge aus Auflösung von Garantierückstellungen	– 20

+ IV. Einzahlungen, nicht Ertrag

    (1) Zuwachs bei erhaltenen Anzahlungen   + 40

− V. Auszahlungen, nicht Aufwand

    (1) Erhöhung der RHB-Stoffe   − 170

    (2) Erhöhung des Bestandes an geleisteten Anzahlungen   − 5

    (3) Verminderung des Bestandes an Verbindlichkeiten   − 200

        aus Lieferungen und Leistung

Cash-flow i. S. v. Definition 4	390

(2) Der NOCF für 1987 berechnet sich unter Benutzung von Tabelle 3.3 wie folgt:

Umsatzerlöse	5.000
− Materialaufwendungen	− 2.200
− Personalaufwendungen	− 1.300
− Steuern	− 150
− sonstige betriebliche Aufwendungen	− 800
− ΔEBK	− 410
NOCF	140

Dabei ergibt sich ΔEBK für 1987 aus folgender Rechnung:

	1986	1987
Forderungen aus Lief. u. Leist.	175	250
+ RHB-Stoffe	+380	+550
+ Geleistete Anzahlungen	+ 75	+ 80
− Verbindlichkeiten aus Lief. u. Leist.	−800	−600
− Erhaltene Anzahlungen	−120	−160
EBK	−290	120

$$\Delta EBK = 120 - (- 290) = 410$$

(3) Der Cash-flow i. S. v. Definition 4 beträgt 390; der *NOCF* ist 140.

Die Erwartung, die beiden Größen sollten übereinstimmen, wäre ganz unbegründet. Potentielle Störfaktoren, die für die Differenz verantwortlich sind, sind:

    − Erträge aus Wertpapieren und Finanzanlagen   60

    − Zinsen und ähnliche Aufwendungen   −90

    − Sonstige Erträge*   110

---

* Sonstige Erträge sind hier im NOCF nicht erfaßt, da sie nicht dem Kerngeschäft entstammen.

Addiert man den Betrag des *NOCF* mit den Beträgen dieser Positionen, könnte man erwarten, daß die Differenz zwischen Cash-flow i.S.v. Definition 4 und *NOCF* verschwindet. Man erhält

$$140 + 60 - 90 + 110 = 220$$

und damit eine Differenz von $390 - 220 = 170$.

Diese Differenz entspricht der Zuführung zu den Pensionsrückstellungen von 170, die wir bei der Ermittlung des Cash-flow beachtet haben, nicht aber bei der Ermittlung des *NOCF*.

Was verbirgt sich hinter der Erhöhung der Rückstellungen von 150 auf 320? Es handelt sich um eine Zuführung zu Pensionsrückstellungen, die in der GuV unter der Position 5 erfaßt ist. Wir haben somit bei der Berechnung von *NOCF* die Personalauszahlungen zu *hoch* angesetzt:

Zuführungen zu Pensionsrückstellungen führen nicht zu Auszahlungen. Die Personalauszahlungen sind folglich $1.300 - 170$. Nach Korrektur steigt der *NOCF* von 140 auf 310 und die Differenz zwischen Cash-flow und *NOCF* ist erklärt:

Cash-flow = *NOCF* + sonstige Erträge – Zinsen + Erträge aus Wertpapieren
390   =   310   +   110   –   90   +   60.

Das Beispiel verdeutlicht den oben zu Tabelle 3.3 gegebenen Hinweis, daß die Definition des NOCF weitere Korrekturen erfordert, wenn die sonstigen betrieblichen Erträge bzw. die sonstigen betrieblichen Aufwendungen in der gleichen Periode nicht zahlungsgleich sind. Im Beispiel sind die Zuführungen zur Pensionsrückstellung in der Position Personalaufwendungen (1.300) enthalten und nicht auszahlungsgleich. Folglich ist – ein entsprechender Informationsstand wird unterstellt – diese Position um 170 zu verkürzen. Der korrigierte NOCF steigt auf 310.

I. d. R. sind einem externen Jahresabschlußleser die Zuführungen zu den Pensionsrückstellungen nicht genau bekannt. Hilfsweise wird sich dieser dann an der Veränderung der Position Pensionsrückstellungen orientieren. Die Veränderung entspricht der Differenz Zuführung zur PR – Auflösungen von PR – Zahlung von Rentenleistungen an Pensionsberechtigte.

An dieser Stelle ist eine kurze Zusammenfassung der erreichten Ergebnisse angebracht. Die Ausgangsfrage war, welche Informationen über die Liquidität eines Unternehmens Bilanzen (Jahresabschlüsse) geben können. Die Aussagen der theoretischen Bilanz und der Liquidationsbilanz waren eindeutig; die Aussagen der Fortführungsbilanz waren zunächst ganz unklar: die Signale, die Bilanzsummen oder Eigenkapitalpositionen geben, waren diffus. Im Vergleich zur theoretischen Bilanz oder der Liquidationsbilanz waren sie weder Fisch noch Fleisch.

Dann begannen wir nach den «Innereien» von Fortführungsbilanzen zu fragen, also danach, was *in* Fortführungsbilanzen und GuV-Rechnungen steht*. Nach der Analyse einiger Kennzahlen wurden insbesondere die verschiedenen Definitionen von Cash-flow untersucht. Die Untersuchung verbreiteter Definitionen brachte eine Reihe von Defiziten an den Tag, die durch das neue Cash-flow-System beseitigt werden sollen. Wir haben gesehen, daß Fortführungsbilanzen (Jahresabschlüsse) Signale zur künftigen Liquidität, die der Qualität der Signale der theoretischen Bilanz nahekommen, nie geben werden** und daß sie Informationen über die güterwirtschaftliche Liquidität analog zur Liquidationsbilanz nicht geben wollen. Die Hinweise der heutigen Jahresabschlüsse auf die Liquidität von Unternehmen sind anderer Art: Sie liefern Informationen, mit denen ein externer Analyst grob gestrickte Finanzpläne erstellen kann; anhand dieser Finanzpläne läßt sich dann die Liquidität (Bonität) von Unternehmen prinzipiell beurteilen.

Im den Abschnitten 2.1 und 2.2 wird die Strukturierung eines Finanzplans erläutert. In Abschnitt 2.3 werden alle bisherigen Überlegungen in einer Fallstudie zusammengeführt.

2 Finanzplan und Liquiditätsmessung

2.1 Anforderungen an einen Finanzplan

Abschnitt 1 dieses Kapitels hat gezeigt, daß verschiedene Bilanzkonzeptionen ganz unterschiedliche Aussagen über die Liquidität von Unternehmen zulassen:

– die theoretische Bilanz signalisiert die zukünftige Liquidität und die Beleihbarkeit künftiger Überschüsse,

– die Liquidationsbilanz zeigt die güterwirtschaftliche Liquidität der Vermögensgegenstände,

– die Fortführungsbilanz zeigt in Verbindung mit der Gewinn- und Verlustrechnung Elemente, die man für eine Liquiditätsplanung einsetzen kann.

Die Überlegungen zum Cash-flow und insbesondere das neue Cash-flow-System deuten an, wohin die Reise führt: Um Liquidität von Unternehmen zu

---

* Vorher hatten wir uns primär mit der Bilanzsumme bzw. der Position Eigenkapital befaßt.
** Ausgenommen natürlich die Bilanzen von offenen Immobilienfonds.

messen, werden Finanzpläne benötigt. Fortführungsbilanzen und Gewinn-
und Verlustrechnungen sind Startpunkte für die Entwicklung von Finanzplänen. Der Finanzplan ist ein im Prinzip einfaches Instrument. Er erfaßt künftige Ein- und Auszahlungen termingenau und vollständig. Er mißt damit das,
was zu messen ist, wenn Aussagen über die künftige Liquidität eines Unternehmens zu machen sind.

Um einen Finanzplan mit Daten (den künftigen Ein- und Auszahlungen) zu
füllen, ist ein Informationsstand notwendig, den i. d. R. nur Unternehmens-
interne erlangen können, weil sie auf in diesem Zusammenhang relevante Vor-
pläne wie Absatz-, Beschaffungs-, Personaleinsatzpläne etc. zurückgreifen
können. Unternehmensexternen (Warengläubigern, Kreditgläubigern, Anteilseignern etc.) stehen diese Informationen i. d. R. nicht zur Verfügung. Dennoch
müssen sie zu Urteilen über die künftige Liquidität von Unternehmen gelangen. Es ist deshalb nützlich, die Schwierigkeiten zu erkennen, die eine Beurteilung, die allein auf Jahresabschluß-Informationen angewiesen ist, zu
überwinden hat. Diese Schwierigkeiten bestehen trotz der erklärten Absicht
des Gesetzgebers, den Einblick Außenstehender in die Liquiditätslage von
Kapitalgesellschaften zu verbessern. Warum diese Schwierigkeiten bestehen,
warum der Informationswert von Jahresabschlüssen nicht wesentlich verbessert wird und auch die Frage, ob er überhaupt verbessert werden kann bzw.
muß, kann hier nicht beantwortet werden. Ein Finanzplan mißt nur zwei,
wenn auch sehr wichtige Determinanten der Liquidität: Die künftige Liquidität und damit auch die durch Beleihbarkeit künftiger Nettoeinzahlungen
erlangbare, die «antizipierte» Liquidität. Nicht Gegenstand der Messung ist
die güterwirtschaftliche Liquidität. Ein Finanzplan ersetzt also gerade nicht
die Liquidationsbilanz oder den Kreditstatus.

An Finanzpläne sind bestimmte Anforderungen zu stellen. Finanzpläne sind
zukunftsbezogene Rechnungen, die für eine bestimmte Zeitspanne (Planungszeitraum) für jede zu definierende Periode (Tag, Woche, Monat, Quartal oder
Jahr) Ein- und Auszahlungen gegenüberstellen. Bereits vor Beginn des Planungszeitraumes getroffene Maßnahmen sind nur relevant, wenn diese im
Planungszeitraum Ein- und/oder Auszahlungen bewirken.

Für die Erstellung von Finanzplänen gilt das sog. *Bruttoprinzip*. Es verlangt,
daß Ein- und Auszahlungen zu den relevanten Zeitpunkten als solche ausgewiesen werden. Saldierungen von Ein- und Auszahlungen (z. B. die Einzahlung
eines Kunden wird mit einer Auszahlung an den Kunden, der gleichzeitig
Lieferant ist, verrechnet) sind zu unterlassen. Die Begründung für diese Anforderung ist, daß die Information, welche Ein- und Auszahlungen einen Zah-
lungsmittelüberschuß bzw. -fehlbetrag bewirken, wichtig sein kann. Diese
Information würde durch Saldierungen verwischt.

Finanzpläne müssen vollständig sein. *Vollständigkeit* verlangt, daß alle im Planungszeitraum zu erzielenden Einzahlungen und alle zu leistenden (geplanten) Auszahlungen erfaßt werden müssen. In Abschnitt 1.6.1 wurde bei der Ermittlung des *NOCF* nur auf die Ein- und Auszahlungen abgestellt, die aus dem laufenden Produktions- und Absatzprozeß stammten. Aus- und Einzahlungen des sog. neutralen Bereiches, d. i. der nicht dem eigentlichen Betriebszweck zuzurechnende Bereich, wurden ebensowenig erfaßt wie die Zahlungsbeziehungen mit den Eigen- und Fremdmittelgebern (von Zinszahlungen an Gläubiger abgesehen). Ein Finanzplan, der nicht ausdrücklich und gewollt *Teilfinanzplan* ist, kennt solche Einschränkungen nicht. Die Güte (der Informationswert) eines Finanzplans hängt vielmehr von seiner Vollständigkeit ab. Nur vollständige Finanzpläne erlauben eine zuverlässige Messung der künftigen Liquidität.

Ein Finanzplan hat schließlich *termingenau* zu sein. Ein- und Auszahlungen sind für die Zeitperioden zu erfassen, in denen sie anfallen bzw. zu leisten sind. Die größte zeitliche Präzision ist erreicht bei tagesgenauer Erfassung der Ein- und Auszahlungen. Wegen des hohen Rechenaufwandes und wegen der mit zunehmender Länge des Planungszeitraums wachsenden Prognoseschwierigkeiten wird die tagesgenaue Rechnung i. d. R. nur für kurze Fristen (1–4 Wochen) möglich sein. Die praktische Finanzplanung geht dann auf Wochenplanung und – mit zunehmendem Planungszeitraum – auf Monatsplanung über.

2.2 Strukturierung eines Finanzplanes

Die Grundstruktur eines Finanzplanes ist einfach.

In der Grundstruktur (Abb. 3.6) werden Ein- und Auszahlungen in wenig untergliederter Form ausgewiesen. Für überschlägige Rechnungen mag dies ausreichend sein. Im konkreten Fall hängt die Tiefe der Untergliederung der Ein- und Auszahlungen von der Fragestellung ab. Grundsätzlich gilt, daß der Finanzplan nicht nur Aufstellung der vom Unternehmen passiv erwarteten Einzahlungen und der zu leistenden Auszahlungen ist, sondern der finanzielle Reflex der Aktivitäten der Unternehmensleitung überhaupt. Wenn der Finanzplan Grundlage für Folgeentscheidungen ist, steigt sein Informationswert mit einer zweckentsprechenden Gliederung. Deshalb wird empfohlen, Ein- und Auszahlungen nach ihrer Zurechenbarkeit zu Produktions- und Absatzbereich (= Leistungsbereich), zum Bereich «Finanzergebnis» und zum Bereich «Nicht-Kern-Geschäfte» zu untergliedern.

Insbesondere zwei Faktoren erschweren die Erstellung und Strukturierung eines Finanzplanes:

Planungsintervalle Ein- bzw. Auszahlungen	1	2	3	4 ...
1 Anfangsbestand an Zahlungsmitteln (Überschuß/Fehlbetrag)				
Einzahlungen aus				
2 Summe Einzahlungen				
Auszahlungen für				
3 Summe Auszahlungen				
Endbestand an Zahlungsmitteln 1 + 2 − 3 4 (Überschuß/Fehlbetrag)				
5 Nicht genutzte Kredite (Kontokorrentkredite, sonstige Kreditlinien)				

Abbildung 3.6: Grundstruktur eines Finanzplans

– die künftigen Ein- und Auszahlungen sind zu prognostizieren und die Zukunft ist unsicher;

– künftige Auszahlungen, die wichtige Bestandteile von Finanzplänen sind, hängen ihrerseits von bilanziellen Größen ab: hierzu gehören insbesondere der Kapitalbedarf im Umlaufvermögen, Steuerzahlungen und Ausschüttungen (Dividenden). Dies ist zunächst zu erklären.

Die steuerliche Gewinnermittlung erfolgt mittels einer bilanziellen Rechnung. Durch Betriebsvermögensvergleich wird im allgemeinen der zu versteuernde Gewinn eines Unternehmens ermittelt (§ 4 (1) EStG). Die vielfältigen steuerlichen Details interessieren im folgenden nicht. Es soll lediglich klargestellt werden, daß eine Prognose der Steuerzahlungen für künftige Perioden eine Prognose des steuerlichen Gewinns (und des Steuertarifs) voraussetzt. Neben dem Finanzplan sind deshalb steuerliche (Neben)Rechnungen für die künftigen Perioden des Planungszeitraums aufzumachen.

Auch die Ausschüttungen (Entnahmen, Dividenden) der Gesellschaft können abhängig vom bilanziellen (steuer-bilanziellen) Gewinn sein. Manche Gesellschaften verfolgen die Politik einer konstanten Ausschüttungsquote. Angenommen, die Ausschüttungsquote sei $\alpha = 0,5$ des bilanziell gemessenen Überschusses: die Gesellschaft schüttet dann 50% ihres Jahresüberschusses aus. Die Ausschüttung pro Jahr, die als Auszahlung im Finanzplan anzusetzen ist, ist dann abhängig von einer bilanziellen Größe, dem Jahresüberschuß. Neben der Finanzplanung sind daher auch die Periodenergebnisse (Bilanzen, Gewinn- und Verlustrechnungen) für künftige Perioden zu ermitteln.

Finanzplanungen, die im Prinzip reine Ein- und Auszahlungsrechnungen sind, sind daher aus den beiden angegebenen und weiteren Gründen ohne bilanzielle Rechnungen für die jeweiligen Perioden des Planungzeitraums kaum durchführbar. Diese Beziehungen zwischen Finanzplanung, Bilanzen und Gewinn- und Verlustrechnungen sind im folgenden Abschnitt an einer Fallstudie zu erläutern.

2.3 Finanzplanung, Bilanzen und Gewinn- und Verlustrechnung: Eine Fallstudie

Die Glasspinnerei in Straubing ist eine Familienaktiengesellschaft*. Das Unternehmen wurde 1947 gegründet. Es produziert Glasfasern, Glasfasermatten und ähnliche Isoliermaterialien, die für die Wärmedämmung eingesetzt werden. Das Unternehmen hat im süddeutschen Raum eine marktbeherrschende Stellung: Im Marktsegment Isolierfasern betrug der Marktanteil ungefähr 90%. Diese Marktposition soll gehalten werden. In den letzten Jahren wuchs der Umsatz jährlich um durchschnittlich 20%. Die dazu notwendigen Kapazitätserweiterungen wurden weitgehend durch Selbstfinanzierung und durch Kapitaleinlagen der Eigentümer finanziert. Der Finanzchef des Unternehmens glaubt, daß die künftig notwendigen Kapazitätserweiterungen kaum allein durch Eigenmittel der Eigentümer-Familie finanziert werden können, da die Mittel der Familie nahezu erschöpft sind.

Glasfasern für Isolierungen werden in einem kontinuierlichen, maschinenintensiven Verfahren hergestellt. Zunächst wird – wie sonst auch bei der Glasherstellung – das exakte Gemenge aus Quarzsand, Kalkstein und anderen mineralischen Zusätzen gemischt. Diese Mischung wird in einem gasbeheizten Ofen geschmolzen. Am Ende des Ofens fließt das Glas durch Düsen aus hitze-

---

* Die Problemstellung wurde bei IMEDE, Genf entwickelt. Sie wird hier in abgewandelter Form verwendet und mit Hilfe des in Abschnitt 1.6.1 dargestellten Cash-flow-Systems gelöst.

beständigem Material, wo diese Rinnsale aus flüssigem Glas unter strenger Temperaturkontrolle von Strömen hochkomprimierter Luft erfaßt werden. Dieser Vorgang zerlegt den Glasstrom in Fasern, die dann auf ein Fließband geleitet werden. Auf diesem werden sie in der gewünschten Dicke zusammengelegt. Die Fasern werden dann entweder mit einen Spezialbindemittel behandelt und durch Walzen und Öfen geleitet, wodurch sich halbstarre bis starre Matten ergeben, oder sie werden mit einem mikroskopischen Film aus dickflüssigem Mineralöl überzogen und als Isoliermaterial für Röhren verwendet.

In der Glasspinnerei läuft die Produktion rund um die Uhr an 365 Tagen im Jahr, bis die Auskleidung des Schmelzofens für einen kostengünstigen Betrieb zu dünn wird. Dann stellt man die Fertigung ein und kleidet den Ofen neu aus. Anfang der sechziger Jahre geschah dies alle zwei Jahre, aber aufgrund jüngster technischer Verbesserungen garantierte der Lizenzgeber eine Nutzungsdauer von vier Jahren. Solange die Produktion ruht, werden auch die Anlagen an anderen Stellen des Fertigungsprozesses verbessert, um die Kapazität zu erhöhen. Zuletzt war der Schmelzofen Anfang 1975 neu ausgekleidet worden.

Im zeitlichen Ablauf stellten sich die Kapazitäterweiterungen der Vergangenheit so dar:

Jahr	zusätzliche Kapazität (Ausstoß in t/Tag)	Gesamtkapazität (Ausstoß in t/Tag)
1959	–	4
1961	4	8
1963	8	16
1965	4	20
1967	5	25
1969	3	28
1971	12	40
1973	16	56

Das Produktionsvolumen hatte 1974 17.777 t betragen. Für 1975 erwartet man einen Mengenumsatz von 20.000 t. Die nächste Kapazitätserweiterung soll noch im Jahre 1975 durchgeführt werden. Die zusätzliche Produktionskapazität würde 19 t/Tag betragen, so daß der Maximalausstoß/Tag dann 75 t wäre. Neben einem Ausbau des Ofens sehen die Pläne die Errichtung eines neuen Gebäudes für die Gemengemischung vor, ferner die Weiterführung des Transportbandes bis ins Lagerhaus sowie eine Vergrößerung des Lagerraums für die Fertigprodukte, um dem gestiegenen Ausstoß Rechnung zu tragen. Unter Berücksichtigung der zu erwartenden Preissteigerungen rechnet man mit einer Investitionssumme von 85 Mio. DM. Von diesem Betrag würden 30 Mio. DM in Gebäude, der restliche Betrag in Anlagen und Ausrüstung investiert werden. Die Nutzungsdauern und damit die Zeitspannen für die steuerliche Abschreibung sind mit 10 bzw. 4 Jahren zu veranschlagen. Die steuerliche Abschreibung kann linear erfolgen. Unter bestimmten Bedingungen, die von der Glasspinnerei Straubing erfüllt werden, ist auch eine einmalige Abschreibung von 75% im Anschaffungsjahr möglich. Der restliche Betrag ist dann linear abzuschreiben.

Für den Finanzchef des Unternehmens stellt sich zu Beginn des Jahres 1975 das Problem, den Kapitalbedarf für die nächsten 4 Jahre zu berechnen. Anschließend kann er sich um die Finanzierung möglicher Kapitalbedarfslücken kümmern. Das Planungsproblem des Finanzchefs ist in Finanzplänen abbildbar. Aber es ist ohne Zuhilfenahme von Informationen aus Bilanzen und Gewinn- und Verlustrechnungen vergangener Perioden und ohne Entwicklung von Plan-Bilanzen und Plan-GuV-Rechnungen nicht lösbar. Abbildung 3.7 erläutert, warum dies so ist.

Der Gang der Rechnung wird Abbildung 3.7 erläutern. Der Finanzchef geht für seine erste Berechnung des möglichen Kapitalbedarfs, die wir hier darstel-

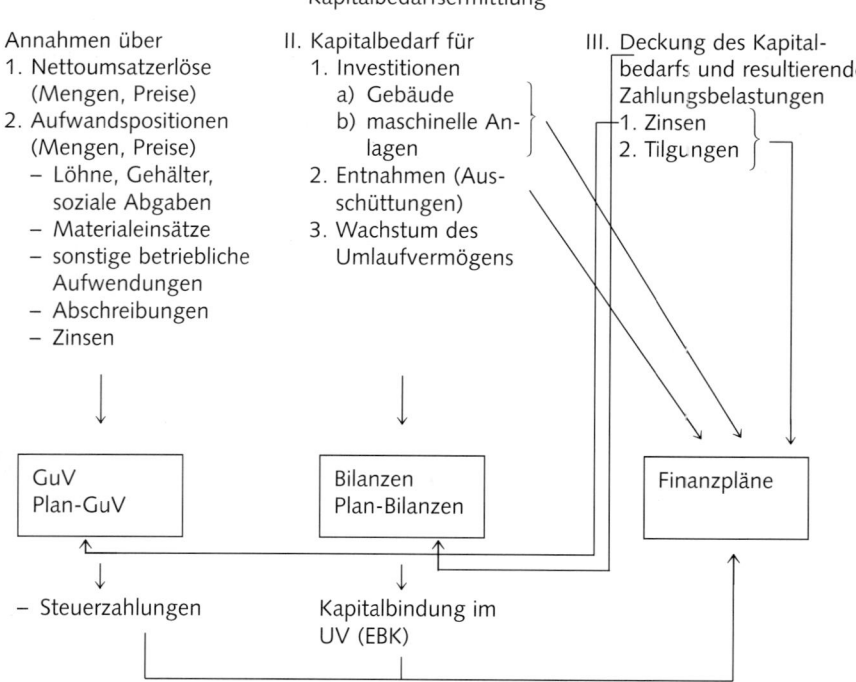

Abbildung 3.7: Verbindungslinien zwischen Finanzplan, Bilanz, GuV, Plan-Bilanzen und Plan-GuV

len wollen, von folgenden Annahmen über die Entwicklung der Nettoumsatzerlöse und der relevanten Aufwandspositionen aus:

(1) Das Wachstum des am Markt absetzbaren Produktionsvolumens wird
einer wahrscheinlichsten Entwicklung zufolge in den nächsten 4 Jahren
jeweils 12,5% betragen.

(2) Die durchschnittliche Inflationsrate für Verbraucherpreise wird für den
Zeitraum 1976–1979 mit 9% pro Jahr angenommen. Der Finanzchef
nimmt an, daß die Glasspinnerei ihre Produktpreise 1975 nur um 4,8%
auf DM 13,500/t, in den Folgejahren aber der durchschnittlichen Inflationsrate entsprechend erhöhen kann.

(3) Bei der Prognose des Materialaufwandes sind (a) die höhere Ausbringung
und (b) die höheren Preise für die Einsatzfaktoren zu beachten. In den
vergangenen Jahren hatte der Materialeinsatz pro Tonne Endprodukt (in
DM/t)

1972	1973	1974
3,100	3,120	3,245

betragen.

Da die Technologie des Produktionsprozesses nicht verändert würde,
könnte der Materialeinsatz – konstante Preise vorausgesetzt – bei
3,245 DM/t verharren. Die Rohstoffpreise werden 1975 voraussichtlich
um 10,9% und später um 9% steigen.

(4) Zusätzliche Arbeitskräfte müssen nicht eingestellt werden. Für 1975 wird
die Lohnsteigerung aufgrund einer betriebsinternen Absprache 20%, in
den späteren Perioden vermutlich 11% betragen.

(5) Die allgemeinen Verwaltungsaufwendungen werden voraussichtlich pro
Jahr um 10% steigen.

(6) Die von den Eigentümern gewünschte Ausschüttung beträgt DM
3.120.000 pro Jahr.

Die vereinfachten Bilanzen und die Gewinn- und Verlustrechnungen für die
letzten drei Jahre sehen wie folgt aus:

Verkürzte Bilanzen (in 1000 DM)

AKTIVA	1972	1973	1974
Kasse	9356	14624	7816
Forderungen	21362	26462	31564
Vorräte	12392	19733	23529
Umlaufvermögen	43110	60819	62909
Grundstücke	3716	3887	4048
Bauten	30441	29615	38805
Maschinen und Einrichtungen	22028	18154	16302
Anlagen im Bau	678	10449	3995
Nettoanlagevermögen	56863	62105	63150
Beteiligungen	10993	11477	11477
Summe Aktiva	110966	134401	137536

PASSIVA			
Verbindlichkeiten aus Lieferungen und Leistungen	24821	30591	18884
Rückstellungen für Löhne und Lizenzen	4711	4595	7744
Rückstellung für Steuern	15916	21923	19348
Kurzfristige Verbindlichkeiten	45448	57109	45976
Langfristige Kredite	24757	24640	29573
Pensionsrückstellungen	7990	9934	13819
Gesellschafterdarlehen	6500	6500	11000
Summe Verbindlichkeiten	84695	98183	100368
Vorzugsaktien	2000	3250	3250
Stammaktien	14000	22750	22750
Gewinnrücklagen	10271	10218	11168
Eigenkapital	26271	36218	37168
Summe Passiva	110966	134401	137536

Verkürzte Gewinn- und Verlustrechnungen (in 1000 DM)

	1972	1973	1974
Bruttoumsatzerlöse	166 461	212 491	230 060
./. Skonti, Rabatte	2 533	2 913	1 136
Nettoumsatzerlöse	163 928	209 578	228 924
Aufwendungen			
Material	43 277	51 844	57 694
Löhne und Gehälter	37 486	46 676	61 523
Abschreibung	13 048	19 390	21 359
Betriebsergebnis	70 117	91 668	88 348
Allg. Verwaltungskosten	54 438	75 612	75 781
Ertrag vor Zinsen und Steuern	15 679	16 056	12 567
Zinsaufwand	3 038	3 312	3 214
Gewinn vor Steuern	12 641	12 744	9 353
Steuern	7 043	7 724	5 283
Jahresüberschuß	5 598	5 020	4 070
Dividendenzahlung	1 960	5 073	3 120

Bei der Erstellung des Finanzplans ist zu beachten:

(1) Der vorläufige Kapitalbedarf ist mit 85 Mio. DM sehr hoch. Die Bedeutung dieses Bedarfs erkennt man, wenn man ihn mit der Bilanzsumme der Glasspinnerei Straubing AG vergleicht (137,5 Mio. DM).

(2) Vermutlich wird der Kapitalbedarf des Unternehmens in der Planungsperiode (4 Jahre) weiter zunehmen, wenn sich die obigen Annahmen über das Umsatzwachstum realisieren.

(3) Der Finanzplan ist nicht isoliert aufstellbar. Benötigt werden zugleich Gewinn- und Verlust-Rechnungen, um steuerliche Überschüsse und Steuern berechnen zu können, sowie Bilanzen, um wichtige Kapital bindende Positionen wie Lagerbestände *(LB)* und Forderungen aus Lieferungen und Leistungen *(F^{Lei})* sowie Kapital schaffende Positionen wie Verbindlichkeiten aus Lieferungen und Leistungen *(V^{Lei})* und kurzfristige Rückstellungen *(Rück)* zu ermitteln.

(4) Die Gewinn- und Verlustrechnung ist isoliert nicht aufstellbar: in der GuV sind Zinsen anzusetzen. Die Zinszahlungen hängen ab vom Kapitalbedarf der Gesellschaft, der seinerseits vom Umfang der Innenfinanzierung, von der Ausschüttungsquote und von künftigen Finanzierungsmaßnahmen abhängt.

Wir beginnen die Kapitalbedarfsrechnung mit der Prognose des Umsatzvolumens, der Absatzpreise und damit der Nettoumsatzerlöse. Davon sind abzuziehen Materialaufwand, Löhne, allgemeine Verwaltungskosten und das zusätzliche erforderliche Betriebskapital (ΔEBK). Die Berechnung von ΔEBK ist zu erläutern.

Bezieht man für die vergangenen drei Jahre Lagerbestände *(LB)*[*], Forderungen aus Lieferungen und Leistungen *(F^{Lei})* und Verbindlichkeiten aus Lieferungen und Leistungen *(V^{Lei})* auf die Nettoumsatzerlöse *(NU$_t$)*, erhält man die folgenden Prozentsätze:

	1972	1973	1974	$\varnothing$
$\dfrac{LB}{NU_t} \cdot 100$	7,56	9,42	10,28	9,09
$\dfrac{F^{Lei}}{NU_t} \cdot 100$	13,03	12,63	13,79	13,15
$\dfrac{V^{Lei}}{NU_t} \cdot 100$	15,14	14,60	8,25	12,66[**]

Für die Berechnung von ΔEBK wird daher angenommen, daß in den künftigen Perioden

- die LB 9% der NU_t,
- die F^{Lei} 13% der NU_t,
- die V^{Lei} 10% der NU_t

betragen.

Da im Sachverhalt keine Hinweise enthalten sind, daß das Unternehmen außergewöhnlich hohe oder niedrige LB oder F^{Lei} hat, ist die Beibehaltung der durchschnittlichen Werte plausibel.

Die Berechnung des *NOCF* ergibt sich aus den Tabellen 3.5 bis 3.8.

---

[*] In den Bilanzen (s. o.) wird nicht differenziert nach der Art der Vorräte. Im folgenden wird angenommen, daß es sich um Lagerbestände an Roh-, Hilfs- und Betriebsstoffen handelt.

[**] In der Bundesrepublik Deutschland betrug der Quotient $\dfrac{V^{Lei}}{NU_t} \cdot 100$ für Kapitalgesellschaften im Jahr 1974 9,2%.

Tabelle 3.5: Berechnung des *NOCF* der Glasspinnerei Straubing AG, ohne Steuern (in 1000 DM)

		1974	1975	1976	1977	1978
(1)	Produktion t	17.777	20.000	22.500	25.313	27.375[1]
(2)	Absatzpreise/t	12,88	13,50	14,72	16,04	17,48
(3)	Nettoumsatzerlöse	228.924[2]	270.000	331.200	406.021	478.515
(4)	Materialeinsatz in DM/t Produktion	3,245	3,60	3,924	4,277	4,662
(5)	Materialaufwand	57.694[2]	72.000	88.290	108.264	127.622
(6)	Löhne und Gehälter	61.523[2]	73.828	81.949	90.963	100.969
(7)	allgem. Verwaltungskosten	75.781[2]	83.359	91.695	100.865	110.951
(8)	ΔEBK[3]	20.031	5.539	7.344	8.979	8.698
(9)	Steuern	(noch unbekannt, vgl. Tabelle 3.7)				
(10)	*NOCF* vor Steuern	13.895	35.274	61.922	96.950	130.275

[1] Maximalkapazität/Jahr: 365 × 75 t = 27.375 t.
[2] vgl. Gewinn- und Verlustrechnung für 1974.
[3] vgl. Tabelle 3.4 und Tabelle 3.6.

Tabelle 3.6 läßt die Bedeutung des Kapitalbedarfs erkennen, der aus dem Wachstum von EBK resultiert. In den Jahren 1975–1978 entsteht hierdurch ein zusätzlicher Bedarf von ca. 30 Mio. DM. Jede Kapitalbedarfsrechnung, die das Wachstum des Umlaufvermögens unbeachtet läßt, führt damit zu anfechtbaren Ergebnissen. Um die Steuerzahlungen zu berechnen, sind die Gewinn- und Verlust-Rechnungen künftiger Perioden zu erstellen. Diese sind in Tabelle 3.7 dargestellt. Der Finanzchef geht von folgenden Annahmen aus:

(1) Er glaubt, daß sich die sofortige Aufnahme eines langfristigen Kredites in Höhe von 20 Mio. DM, dessen Zinssatz 8% betragen wird, nicht umgehen läßt. Die jährlichen Tilgungszahlungen betragen ab 1976 2.000.000 DM. Die erste Zinszahlung ist 1976 fällig.

(2) Die kurzfristigen Mittel sollen 1975 um einen dreijährigen kurzfristigen Kredit in Höhe von DM 5.000.000 zu 8%, der 1978 zu tilgen ist, aufgestockt werden. Die erste Zinszahlung ist 1976 fällig.

(3) Die Abschreibungen auf die bisherigen Anlagen betragen ab 1975 13.259 TDM.

(4) Die neuen Gebäude kosten 30 Mio. DM und haben eine steuerliche Nutzungsdauer von 10 Jahren. Bei linearer Abschreibung beträgt der periodische Aufwand 3 Mio. DM. Wenn eine unbeschränkte Möglichkeit des Verlustvortrages besteht und wenn vereinfachend angenommen wird, daß der Gewinnsteuersatz konstant ist, so ist die beschleunigte Abschreibung

Tabelle 3.6: Berechnung des erforderlichen Betriebskapitals *(EBK)*[1] für 1974–1978 (in 1000 DM)

	1974	1975	1976	1977	1978
(1) Nettoumsatzerlöse	228.924	270.000	331.200	406.021	478.515
(2) + LB (= 0,09 × (1))	23.529[1]	24.300	29.808	36.542	43.066
(3) + F^{Lei} (= 0,13 × (1))	31.564[1]	35.100	43.056	52.783	62.207
(4) − V^{Lei} (= 0,10 × (1))	18.884[1]	27.000	33.120	40.602	47.852
(5) − Rückstellungen für Löhne, Lizenzen[2]	7.744	7.744	7.744	7.744	7.744
(6) − Rückstellungen für Steuern[2, 3]	19.348	10.000	10.000	10.000	10.000
(7) = EBK	9.117	14.656	22.000	30.979	39.677
(8) ΔEBK	20.031	5.539	7.344	8.979	8.698

[1] Vgl. Bilanz für 1974.

[2] *EBK* ist definiert gemäß Formel III:

(III) $EBK = LB + F^{Lei} + F^a + GA - (V^{Lei} + EA)$

Die Positionen Rückstellungen für Löhne, Lizenzen und Rückstellungen für Steuern werden in *EBK* einbezogen. Mangels genauer Angaben im Fall wird die Position Rückstellungen für Lizenzen bzw. Löhne konstant gehalten: $EBK = LB + F^{Lei} - (V^{Lei} + Rück^L + Rück^{St})$. Die Rückstellung für Löhne hat ihre Ursache in Arbeitnehmern, die die ihnen zustehenden Urlaubstage im abgelaufenen Geschäftsjahr nicht genommen haben. Sie ist betragsmäßig hier von untergeordneter Bedeutung. Die Rückstellung für Lizenzen resultiert aus der Tatsache, daß die Glasspinnerei Straubing Lizenznehmerin für das Produktionsverfahren ist. Die Lizenzgebühr setzt an den Umsatz*einzahlungen* an, ist also fällig, wenn der Abnehmer der Produkte *gezahlt* hat. Zahlungszeitpunkte sind der 31. 3. bzw. der 30. 9. eines Jahres. Wirtschaftlich verursacht ist die Belastung aber bereits mit der Auslieferung der Produkte. Gemäß HGB sind Rückstellungen für ungewisse Verbindlichkeiten zu bilden (§ 249 (1) HGB). Wegen der in Zeile (1) angenommenen Steigerung der Nettoumsatzerlöse wird die Höhe dieser Rückstellungen vermutlich nicht konstant bleiben. Da die Berechnungsgrundlage für die Lizenzgebühren nicht bekannt ist, wird vereinfachend mit einem konstanten Ansatz gerechnet.

[3] Die hohe Steuerrückstellung ist gemäß Schreiben des Finanzamtes im Jahre 1975 auf 10.000 zu reduzieren.

mit linearer Abschreibung des Restbetrages über die restliche Nutzungszeit nicht nachteilig. Der Firmenchef unterstellt daher die beschleunigte Abschreibung. Für 1975 beträgt der Abschreibungsaufwand (in 1000 DM) 22.500; die Jahre 1976–1984 sind mit 833 zu belasten.

(5) Auch für die abnutzbaren Anlagen, deren steuerliche Nutzungsdauer 4 Jahre beträgt, setzt der Finanzchef die beschleunigte Abschreibung an. Für 1975 beträgt der Abschreibungsaufwand 55.000 × 0,75 = 41.250. Für die Perioden 1976–1978 beträgt die Abschreibung 4.583.

(6) Der Gewinnsteuersatz beträgt 50%.

Tabelle 3.7: Gewinn- und Verlustrechnungen für die Jahre 1975–1978 (in 1000 DM)

	1975	1976	1977	1978
(1) Nettoumsatzerlöse	270.000	331.200	406.021	478.515
(2) Materialaufwand	72.000	88.290	108.264	127.622
(3) Löhne	73.828	81.949	90.963	100.969
(4) allgem. Verwaltungsaufwand	83.359	91.695	100.865	110.951
(5) bisheriger Zinsaufwand	3.214	3.214	3.214	3.214
(6) Zinsen für langfristigen Kredit		1.600	1.440	1.280
(7) Zinsen für kurzfristigen Kredit		400	400	400
(8) Abschreibungen (bisherige)	13.259[1)	13.259	13.259	13.259
(9) Abschreibungen auf neue Gebäude	22.500	833	833	833
(10) Abschreibungen auf neue Anlagen	4.250	4.583	4.583	4.583
(11) Gewinn/Verlust	−39.410	45.377	82.200	115.404
(12) Verlustvortrag	39.410	0	0	0
(13) Steuern ($s = 0{,}5$)	−	2.984	41.100	57.702

[1) Die Abschreibung in 1974 beträgt 21.359. Der Bruttozugang im Anlagevermögen in 1974 ist 1.045 + 21.359 = 22.404. Gemäß Annahme (3) beträgt die Abschreibung auf das zu Beginn des Jahres 1975 vorhandene abnutzbare Anlagevermögen 13.259 TDM.

Die künftigen Steuerzahlungen sind jetzt bekannt. Sie sind in Tabelle 3.5, Zeile (9) einzusetzen. Nach Abzug der Steuerzahlungen von Zeile (10) aus Tabelle 3.5, ergibt sich der NOCF nach Steuern. Er beträgt:

Tabelle 3.8: Berechnung der NOCF nach Steuern

	1975	1976	1977	1978
(10) NOCF vor Steuern	35.274	61.922	96.950	130.275
(9) Steuern	0	2.984	41.100	57.702
(11) NOCF nach Steuern	35.274	58.938	55.850	72.573

Der Finanzplan ist jetzt noch zu ergänzen um

– die Zahlungswirkungen, die durch *vergangene* Finanzierungsentscheidungen der Unternehmensleitung ausgelöst sind und

– die Zahlungswirkungen, die durch Investitions-, Ausschüttungs- und Finanzierungsentscheidungen in der Beurteilungsperiode ausgelöst wurden oder werden.

Der gesamte Finanzplan ergibt sich aus Tabelle 3.9.

Tabelle 3.9: Gesamter Finanzplan für 1975–1978 (in 1000 DM)

	1975	1976	1977	1978
(1) *NOCF* nach Steuern	35.274	58.938	55.850	72.573
(2) Tilgungen	(aus Sachverhalt nicht entnehmbar)			
(3) Zinszahlungen (bisherige)	−3.214	−3.214	−3.214	−3.214
(4) erhaltene Rückzahlungen	(aus Sachverhalt nicht entnehmbar)			
(5) vorläufiger Cash-flow	32.060	55.724	52.636	69.359
(6) langfristige Kreditaufnahmen	20.000			
(7) durch (6) ausgelöste Tilgungen		−2.000	−2.000	−2.000
(8) durch (6) ausgelöste Zinszahlungen		−1.600	−1.440	−1.280
(9) kurzfristige Kreditaufnahmen	5.000			
(10) durch (9) ausgelöste Zinszahlungen		−400	−400	−400
(11) durch (9) ausgelöste Tilgungen				−5.000
(12) Investitionsauszahlungen	−85.000			
(13) Dividende	−3.120	−3.120	−3.120	−3.120
(14) Mittelbedarf (−)	−31.060			
(15) Mittelüberschuß (+)		+48.604	+45.676	+57.559

Tabelle 3.9 weist für 1975 einen Kapitalbedarf von 31,06 Mio. DM aus. Dieses Ergebnis ist deshalb erstaunlich, weil die Investitionssumme im Anlagevermögen 85 Mio. DM, die im Umlaufvermögen *(ΔEBK)* 5,5 Mio. DM beträgt und lediglich 25 Mio. DM im Wege der Außenfinanzierung beschafft wurden. Die Differenz ist per Innenfinanzierung – bei Beachtung der Annahmen des Finanzchefs – generiert worden.

In den folgenden Perioden des Planungszeitraums fallen hohe Mittelüberschüsse an. Wenn es dem Finanzchef des Unternehmens gelingt, eine Bank von der Zuverlässigkeit seiner Prognosen, die oben angegeben sind, und der Richtigkeit seiner Rechnungen zu überzeugen, kann der Mittelbedarf für 1975 im Prinzip kurzfristig finanziert werden. Die kreditierende Bank basiert den Kredit dann auf der zukünftigen Liquidität der Glasspinnerei.

In der Realität wird man zur Vorbereitung von wichtigen Entscheidungen – die Erweiterung der Kapazitäten *ist* eine wichtige Entscheidung für die Glasspinnerei Straubing – alternative Finanzpläne durchrechnen, für die man die Annahmen über Nettoumsatzerlöse und Auszahlungen für Material, Löhne etc. einerseits und u.U. die Möglichkeiten der Kapitalaufbringung andererseits variieren wird. Im vorliegenden Fall bietet sich das Durchrechnen eines weiteren Finanzplanes aus einem gleich zu erläuternden Grund an.

Tabelle 3.10: Bilanz 1974 und Plan-Bilanz 1975 (in TDM)

	1974	1975		1974	1975
Kasse	7.816	7.756	Verbindlichkeiten		
Forderungen	31.564	35.100	aus Lieferungen u.		
Vorräte	23.529	24.300	Leistungen	18.884	27.000
			Rückstellungen für		
			Lizenzgebühren	7.744	7.744
			Rückstellungen für		
			Steuern	19.348	10.000
			kurzfristige Bank-		
			verbindlichkeiten	–	5.000
Umlaufvermögen	62.909	67.156	kurzfr. Verbindlichkeiten	45.976	49.744
Grundstücke	4.048	4.048	langfr. Kredite	29.573	49.573
Bauten	38.805	43.046	Pensionsrückstellungen	13.819	13.819
Maschinen	16.302	20.052	Gesellschafterdarlehen	11.000	42.000
Anlagen im Bau	3.995	3.995			
Sachanlagevermögen	63.150	71.141	Verbindlichkeiten	100.368	155.136
Beteiligungen	11.477	11.477	Vorzugsaktien	3.250	3.250
			Stammaktien	22.750	22.750
Anlagevermögen	74.627	82.618	Gewinnrücklagen	11.168	8.048
Verlustvortrag		39.410	Eigenkapital	37.168	34.048
Summe Aktiva	137.536	189.184	Summe Passiva	137.536	189.184

Wir betrachten zunächst die Plan-Bilanz, die sich für das Jahr 1975 ergäbe, wenn die Planungen, wie hier zunächst angenommen, in Gang gesetzt würden. Tabelle 3.10 zeigt die Bilanzen für 1974 und 1975.

Die wichtigsten Veränderungen in der Bilanz 1975 seien zunächst erläutert.

– Die Position «Bauten» im Sachanlagevermögen ist von 38.805 auf 43.046 gestiegen. Diese Zunahme erklärt sich aus der Errichtung eines neuen Gebäudes in Höhe von 30 Mio. DM. Im einzelnen ergibt sich die Position aus dem Anfangsbestand (38.805) abzüglich der Abschreibungen auf die vorhandenen Bauten, die mit 3.259 angenommen werden, zuzüglich der Erhöhung um die Anschaffungskosten der neuen Bauten (30.000), abzüglich der vom Finanzchef gewählten Form der beschleunigten Abschreibung in Höhe von 75% der Anschaffungskosten im Jahre der Anschaffung (22.500). Der Endbestand ist somit 43.046.

– Die Position «Maschinen» erhöht sich von 16.302 auf 20.052. Der Ausgangsbestand verkürzt sich um die Abschreibungen auf die vorhandenen Anlagen; diese werden mit 10.000 angenommen. Es wird somit angenommen, daß die bisherigen Abschreibungen in Höhe von 13.259 (siehe Zeile (8) in Tabelle 3.7) in 1975 auf Bauten (3.259) und auf Maschinen (10.000) entfallen. Hinzu kommen neue maschinelle Anlagen mit Anschaffungskosten von 55.000, die um die 75%-ige Sofortabschreibung in Höhe von 41.250 gekürzt werden. Der Endbestand beträgt 20.052.

– Die kurzfristigen Bankverbindlichkeiten steigen um 5.000 (siehe Tabelle 3.9, Zeile (9)).

– Die langfristigen Kredite steigen um 20.000 (siehe Tabelle 3.9, Zeile (6)).

– Die Gesellschafterdarlehen (Kredite von der Geschäftsleitung) steigen von 11.000 auf 42.000. Durch diese (vorläufige) Maßnahme wird die im gesamten Finanzplan für 1975 ausgewiesene Finanzierungslücke formal geschlossen.

– Die (Gewinn)Rücklagen schrumpfen um 3.120 auf 8.048. Diese Reduktion ergibt sich aus der von den Gesellschaftern pro Periode gewünschten Mindestausschüttung. Da die Planbilanz für 1975 keinen positiven Jahresüberschuß ausweist, sind Gewinnrücklagen aufzulösen, um bilanziell eine Ausschüttung zu ermöglichen. Die verkürzten Bilanzen der Glasspinnerei Straubing trennen nicht zwischen gesetzlicher Rücklage und anderen Formen von Gewinnrücklagen. Die gesetzliche Rücklage gemäß § 150 AktG macht im vorliegenden Fall nur einen geringen Bruchteil der genannten Position aus. Zu beachten ist, daß die Gesellschaft 1975 einen Verlustvortrag ausweist, der die Eigenkapitalziffer übersteigt. Im Sinne der Vorschriften der Handelsbilanz ist die Gesellschaft überschuldet. Eine Ausschüttung an die Gesellschafter ist unter diesem Aspekt nicht gesetzeskonform. Ich verweise hier auf die im 15. Kapitel dargestellten Insolvenztatbestände. Das Problem soll hier so gelöst werden, daß die zugeführten neuen Gesellschafterdarlehen als allen Gläubigern gegenüber nachrangig ausgestaltet werden. Damit liegt Quasi-Eigenkapital vor, das die satzungsgemäße Grundkapitalziffer von 26 Mio. DM um 5 Mio. DM übersteigt. Diese Konstruktion soll die Zulässigkeit der Ausschüttung sicherstellen.

Wäre dies keine tragfähige Lösung, muß die Gesellschaft auf die Inanspruchnahme der Sonderabschreibungsmöglichkeiten bei den Gebäuden oder den maschinellen Anlagen verzichten, um den Verlustvortrag zu mindern und bilanziell die Ausschüttung realisieren zu können.

– Der Kassenbestand der Gesellschaft schrumpft um 60 auf 7.756. Der Betrag von 60 ergibt sich aus der Cash-flow-Berechnung gemäß dem oben entwickelten System. Es ist in Tabelle 3.11 abgebildet.

Tabelle 3.11: Geplanter Cash-flow für 1975

(1) Nettoumsatzerlöse	270.000
(2) Materialaufwendungen	− 72.000
(3) Löhne und Gehälter	− 73.828
(4) Sonstige betriebl. Aufwendungen	− 83.359
(5) Steuern	−
(6) Δ EBK	− 5.539
NOCF	35.274
(7) Zinszahlungen (bisherige)	− 3.214
(8) Tilgung Altverbindlichkeiten	−
(9) Erhaltene Rückzahlungen	−
Vorläufiger Cash-flow	32.060
(10) Langfristige Kreditaufnahme	20.000
(11) Durch (10) ausgelöste Zinszahlungen	−
(12) Kurzfristige Kredite	5.000
(13) Durch (12) ausgelöste Zinsen	−
(14) Durch (10) ausgelöste Tilgungen	−
(15) Durch (12) ausgelöste Tilgungen	−
(16) Investitionsauszahlungen	− 85.000
(17) Erhöhung Gesellschafterdarlehen	31.000
(18) Ausschüttung	− 3.120
(19) Δ Kasse	− 60

Die in Tabelle 3.11 entwickelte Planung deckt zwei Probleme auf:

(1) Die AG ist überschuldet i. S. d. Handelsbilanz, da der Verlustvortrag das gesamte bilanzielle Eigenkapital übersteigt.

(2) Das Zahlungsdefizit von ca. 31 Mio. DM in 1975 muß gedeckt werden.

Wir beginnen mit Problem (2). Hier gibt es mehrere Möglichkeiten, das finanzielle Defizit zu reduzieren.

a) Die Investitionsauszahlung in Höhe von 85 Mio. DM wird in Verhandlungen mit dem (den) Lieferanten gestreckt. Werden z. B. nur 70% der Beträge in 1975 geleistet, und 30% in 1976, sinkt die finanzielle Unterdeckung um 25,50 Mio. DM.

b) Der Bestand an Forderungen auf Lieferungen und Leistungen wird ab 1975 von 13% auf 7% der Nettoumsatzerlöse zurückgeführt. Die Wirkung auf EBK und ΔEBK zeigt die folgende Tabelle 3.12.

Tabelle 3.12: Entwicklung von EBK bei reduziertem Forderungsbestand

	1974	1975	1976	1977	1973
(1) Nettoumsatzerlöse	228.924	270.000	331.200	406.021	478.515
(2) + LB (= 0,09 · (1))	23.529	24.300	29.808	36.542	43.065
(3) + F^{Lei} (= 0,07 · (1))	31.564	18.900	23.184	28.421	33.495
(4) − V^{Lei} (= 0,10 · (1))	18.884	27.000	33.120	40.602	47.852
(5) − Rückstellungen für Lizenzen	7.744	7.744	7.744	7.744	7.744
(6) − Rückstellungen für Steuern	19.348	10.000	10.000	10.000	10.000
(7) = EBK	9.117	− 1.544	2.128	6.617	10.965
(8) Δ EBK	20.031	− 10.661	3.672	4.489	4.349

Diese Änderung in den Zahlungsbedingungen für Abnehmer, deren schnelle Durchsetzbarkeit hier zur Vereinfachung unterstellt wird, reduziert den ursprünglichen Kapitaleinsatz für EBK im Jahr 1975 von 14,656 auf −1,54 Mio. DM. Der Zuwachs im Vergleich zum Jahr 1974 ist negativ: Es werden 10,66 Mio. DM freigesetzt, die den *NOCF* des Jahres 1975 erhöhen. Zusammen mit der unter a) diskutierten Maßnahme reichte dies aus, um das Finanzdefizit in 1975 zu beseitigen. Die Liquiditätsrechnung für 1975 sähe dann so aus:

Tabelle 3.13: Cash-flow der Glasspinnerei Straubing für 1975

(1) Nettoumsatzerlöse	270.000
(2) Materialaufwendungen	− 72.000
(3) Löhne und Gehälter	− 73.828
(4) Sonstige betriebl. Aufwendungen	− 83.359
(5) Steuern	−
(6) Δ EBK	+ 10.661
NOCF	51.474
(7) Zinszahlungen (bisherige)	− 3.214
(8) Tilgung Altverbindl.	−
(9) Erhaltene Rückzahlungen	−
Vorläufiger Cash-flow	48.260
(10) Langfristige Kreditaufnahme	20.000
(11) Durch (10) ausgelöste Zinszahlungen	−
(12) Kurzfristige Kredite	5.000
(13) Durch (12) ausgelöste Zinsen	−
(14) Durch (10) ausgelöste Tilgungen	−
(15) Durch (12) ausgelöste Tilgungen	−
(16) Investitionsauszahlungen	− 59.500
(17) Erhöhung Gesellschafterdarlehen	−
(18) Ausschüttung	− 3.120
(19) Δ Kasse	10.640

c) Der Kassenbestand ist mit 7,8 Mio. DM in 1974 recht hoch. Als operativ notwendiger Kassenbestand gelten ca. 2% der Nettoumsatzerlöse. Das sind 4,6 Mio. DM.

d) Die Gesellschaft könnte den im Jahr 1975 anfallenden bilanziellen Verlust für zwei Jahre zurücktragen, d. h. mit den positiven Steuerbemessungsgrundlagen der Jahre 1973 und 1974 verrechnen. Unter der Voraussetzung, daß die Rückerstattung der Steuerzahlungen durch den Fiskus im Jahre 1975 erfolgte, wäre auch dies ein Beitrag zum Abbau des finanziellen Defizits.

e) Ein u. U. verbleibendes finanzielles Defizit hat – wie Tab. 3.9 zeigt – kurzfristigen Charakter, wenn man die der Planung zugrundeliegenden Annahmen teilt. Es könnte bei der gegebenen wirtschaftlichen Lage der Gesellschaft durch Kredite gedeckt werden, die auf den vorhandenen bzw. im Jahr 1975 neu geschaffenen Vermögensgegenständen gesichert werden könnten.

Betrachten wir nun die Möglichkeit, die bilanzielle Überschuldung abzubauen. Es ist anzumerken, daß es im vorliegenden Fall offen ist, ob eine «Überschuldung im Rechtssinne» vorliegt. Der BGH hat in einer Entscheidung vom 10. 7. 1992* festgelegt, daß nach zutreffender neuerer Erkenntnis von einer Überschuldung nur dann gesprochen werden kann, «wenn das Vermögen der Gesellschaft bei Ansatz von Liquidationswerten unter Einbeziehung der stillen Reserven die bestehenden Verbindlichkeiten nicht deckt (rechnerische Überschuldung) *und* die Finanzkraft der Gesellschaft nach überwiegender Wahrscheinlichkeit mittelfristig nicht zur Fortführung des Unternehmens ausreicht. Es gilt mithin ein zweistufiger Überschuldungsbegriff». Nach diesen (umstrittenen) Kriterien ist die Glasspinnerei Straubing AG nicht überschuldet im Rechtssinne**. Sie weist lediglich einen nicht durch Eigenkapital gedeckten Fehlbetrag aus. Dennoch wollen wir prüfen, wie dieser Fehlbetrag beseitigt werden könnte.

a) Der bilanzielle Verlust entsteht durch die Nutzung der Sonderabschreibungsmöglichkeiten. Er könnte entscheidend zurückgefahren werden, wenn *eine* Position linear abgeschrieben würde.

	AK	beschleunigte Abschreibung	lineare Abschreibung
Gebäude	30	22,50	3,00
Maschinelle Anlagen	55	41,25	13,75

---

* BGH-Urteil vom 13. 7. 1992 – II ZR 269/91

** Ab 1. 1. 1999 gilt die Überschuldungsdefinition des § 19 InsO. Auch nach dieser Definition wäre die Glasspinnerei nicht überschuldet.

Damit entsteht ein steuerlicher Nachteil: Es entgeht ein Zinsgewinn auf hohe steuerliche Vorteile in Periode 1975 bzw. 1976. Dieser Nachteil ist am kleinsten, wenn die neuen Gebäude linear statt beschleunigt abgeschrieben werden. Der Verlustvortrag sinkt um 19,50 Mio. DM auf 39,41 – 19,50 = 19,91. Damit ist der verbleibende Eigenkapitalbestand positiv.

b) Werden die Sonderabschreibungen für beide Positionen beibehalten, kann die bilanzielle Überschuldung durch den verbindlichen Rangrücktritt der Gesellschafterdarlehen in Höhe von 11 Mio. DM beseitigt werden. In eine Überschuldungsbilanz sind diese nicht einzustellen, wenn der Rangrücktritt «qualifiziert» ist, d. h. bestimmte Bedingungen erfüllt. Die Gesellschafterdarlehen stellen dann Quasi-Eigenkapital dar und sind folglich nur zu bedienen, wenn verteilbare Überschüsse vorliegen.

Der Fall zeigt, daß eine Bilanz und eine GuV die wirtschaftliche Lage einer Gesellschaft Außenstehenden wie Kreditgebern, nicht geschäftsführenden Eigentümern in ganz unterschiedlicher Weise präsentieren kann. Nur mittels zusätzlicher Erläuterungen könnte ein externer Bilanzleser erkennen, daß die wirtschaftliche Lage der Glasspinnerei Straubing AG im Jahre 1975 auch bei der Entscheidung zugunsten der beschleunigten Abschreibung auf keinen Fall besorgniserregend ist. Die Plan-Bilanz für 1975 in Tabelle 3.10 zählt vermutlich zu den weniger treffenden Darstellungen. Jedenfalls hätte der Finanzchef mit diesem Jahresabschluß mehr Mühe, Kreditgeber für eine Zwischenfinanzierung der für 1975 ausgewiesenen Finanzierungslücke zu gewinnen als mit einem Abschluß ohne Verlustvortrag, selbst wenn die ökonomischen Sachverhalte, die hinter diesen Informationsinstrumenten stehen, jeweils die gleichen sind. Ein Ausweg besteht darin, den Jahresabschluß-Lesern zu erläutern, was die präzisen Ursachen für den hohen Verlustvortrag sind. Der Hinweis auf die steuerliche Nutzung einer Sonderabschreibung, die wegen des Maßgeblichkeitsprinzips auf die Handelsbilanz durchschlägt, ist im Prinzip eine gute Erklärung, wenn sie überzeugend begründet wird *und* die alleinige Ursache für den Jahresfehlbetrag ist.

3 Zwischenergebnisse

In diesem Kapitel wurden als Instrumente zur Messung der Liquidität verschiedene Bilanzkonzeptionen und der Finanzplan dargestellt. Theoretische Bilanzen und Liquidationsbilanzen liefern eindeutig interpretierbare Ergebnisse. Fortführungsbilanzen, wie die handelsrechtliche Bilanz, haben sich von dem Meßkonzept der güterwirtschaftlichen Liquidität entfernt, ohne sich aber konsequent der Messung der zukünftigen Liquidität zuzuwenden: in bezug auf die Liquiditätsmessung sind sie Zwitter, weder Fisch noch Fleisch, weder «statisch» (d. h. auf dem *EVP* aufgebaut) noch «dynamisch» (d. h. auf Brutto-kapitalwerten aufgebaut).

Wir haben uns eingehend mit verschiedenen Cash-flow-Definitionen befaßt und deren Mängel herausgestellt. Ein neues, leistungsfähigeres und transparentes Cash-flow-System wurde entwickelt. Es schuf den Übergang von der Liquiditätsanalyse mittels Daten des Jahresabschlusses auf die Finanzplanung. Es verdeutlicht, daß Fortführungsbilanzen (Jahresabschlüsse) wichtige Rohdaten für die Entwicklung von Finanzplänen liefern und daß sie somit auch Informationen über die künftige Liquidität von Unternehmen liefern, auch wenn diese Informationen sehr viel weniger elegant verpackt sind als in einer theoretischen Bilanz.

Das neue Cash-flow-System zeigt auch, warum eine Analyse der zukünftigen Liquidität eines Unternehmens ohne gleichzeitige Entwicklung von Plan-Bilanzen und Plan-Gewinn- und Verlustrechnungen nicht möglich ist. Beide Instrumente geben wichtige Informationen über Kapitalbindung und Steuerbelastung, die für Kapitalbedarfs-Rechnungen benötigt werden. Die Leistungsfähigkeit des Cash-flow-Systems wurde an einem praktischen Fall demonstriert.

4 Jahresabschlußanalyse und Früherkennung von verminderter Bonität

4.1 Die Untersuchung von Beaver – eine Einführung in das Problem

Statistische Jahresabschlußanalyse wird seit langem betrieben. Eine der am häufigsten zitierten Arbeiten ist die von Beaver aus dem Jahr 1967. Diese wird zunächst etwas ausführlicher dargestellt, um das Problem zu verdeutlichen. Anschließend wird auf einige neuere Arbeiten eingegangen.

Die Untersuchung von Beaver ([Ratios] 71–111) hat das Ziel, die Prognoseeignung von aus Jahresabschlüssen abgeleiteten Kennzahlen zu testen. Im Vordergrund steht die Eignungsprüfung von Kennzahlen im Interesse aktueller oder potentieller Kreditgeber: Es wird geprüft, ob und mit welcher Präzision mittels Ausprägungen von Kennzahlen «Zahlungsschwierigkeiten» von Unternehmen antizipiert werden können. Als «Zahlungsschwierigkeit» wird definiert: Konkurs, Ausfall von Zinszahlungen auf emittierte Obligationen, nicht gezahlte Vorzugsdividenden, Überziehung von eingeräumten Kreditlinien. Der Informationswert von Kennzahlen soll an ihrer Prognoseeignung für die Ereignisse gemessen werden, die als «Zahlungsschwierigkeit» definiert sind. Man kann auch so sagen: Beaver fragt, inwieweit eine Kennzahlenanalyse die künftige Liquidität von Unternehmen verläßlich anzuzeigen erlaubt. Beaver ermittelt 79 Unternehmen aus 38 Industriezweigen, die im Zeitraum von 1954–1964 Zahlungsschwierigkeiten («failures») hatten. Jedem dieser Unternehmen wird ein vergleichbar großes Unternehmen (Maßstab: Bilanzsumme) gegenübergestellt, das den gleichen Zeitraum ohne Zahlungsschwierigkeit überlebte.

Beaver geht drei Fragestellungen nach:

1. Wie unterscheiden sich die Mittelwerte der Ausprägungen von Kennzahlen «gesunder» und in Zahlungsschwierigkeiten geratener Unternehmen?

2. Wie groß ist die Genauigkeit, mit der Unternehmen mittels kritischer, diskriminierender Werte der Klasse «zahlungsfähig» (Z) bzw. «nicht zahlungsfähig» (NZ) zugeordnet werden können?

3. Wie groß ist der Informationswert von Ausprägungen von Kennzahlen? In welchem Ausmaß erleichtert die Kenntnis der Ausprägungen bestimmter Kennzahlen z. B. eine Entscheidung über eine Kreditgewährung?

Im folgenden werden nur die unter 1. und 2. formulierten Fragestellungen erörtert.

Zu 1.:

Beaver vergleicht die zeitliche Entwicklung der Ausprägungen von sechs ausgewählten Kennzahlen* für die Klasse der zahlungsfähigen Unternehmen einerseits und die Klasse der zahlungsunfähigen andererseits für den Zeitraum von 5 Jahren vor dem Eintritt des Ereignisses «Zahlungsschwierigkeit»**. Die Ergebnisse sind in Abb. 3.8 dargestellt.

---

* (1) Cash-flow zu Fremdmitteln,
   (2) Jahresüberschuß zu Bilanzsumme *(BS)*,
   (3) Fremdmittel zu Bilanzsumme,
   (4) «Working capital» (= Umlaufvermögen – kurzfristige Verbindlichkeiten) zu Bilanzsumme,
   (5) Umlaufvermögen zu kurzfristige Verbindlichkeiten (current ratio),
   (6) No credit interval: Diese Zeitspanne soll das kurzfristige Zahlungsvermögen eines Unternehmens messen. In Beziehung gesetzt werden die sog. «defensive assets», das sind Kasse *(KA)*, kurzfristig realisierbare Forderungen und Wertpapiere des Umlaufvermögens *(WUV)* zu den erwarteten durchschnittlichen Auszahlungen pro Tag bei unveränderter Produktion des Unternehmens *(DAPT)* (vgl. Sorter/Benston [Position] 633–640).
** Anzahl der Jahre vor Eintritt des Ereignisses «Zahlungsschwierigkeit *(JvZ)*».

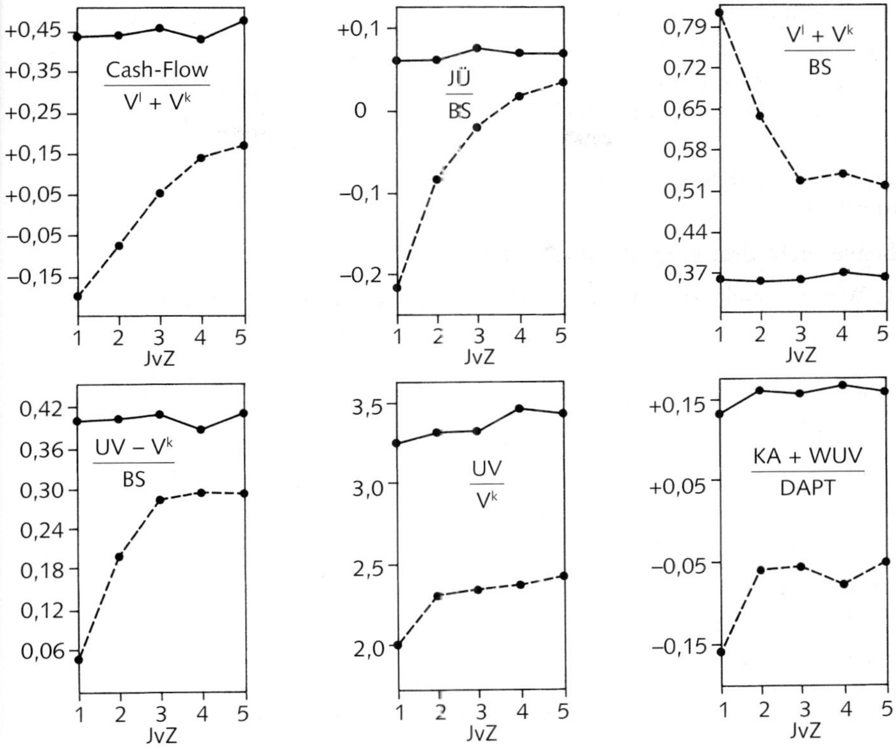

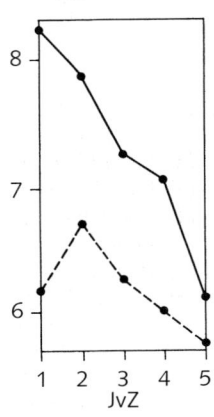

Abbildung 3.8: Vergleich der Entwicklung der Mittelwerte von ausgewählten Kennzahlen für zahlungsfähige (–) und nicht zahlungsfähige Unternehmen (– – –) im Zeitintervall von fünf Jahren vor dem Ereignis «Zahlungsschwierigkeit»

Man erkennt:

– Die Mittelwerte der Ausprägungen der ausgewählten Kennzahlen von zahlungsfähigen (Z) und nicht zahlungsfähigen Unternehmen (NZ) differieren im Zeitablauf deutlich.

– Die Verschlechterung der Ausprägungen der Kennzahlen gefährdeter Unternehmen im Zeitablauf ist prägnant, während die Kennzahlen-Werte der zahlungsfähigen Unternehmen relativ konstant sind, wenn man von der zeitlichen Entwicklung der Bilanzsumme absieht.

Das Ergebnis darf dennoch nicht überschätzt werden. Die Analyse besagt, daß Verschlechterungen der finanziellen Lage von Unternehmen sich auch in Positionen der Jahresabschlüsse niederschlagen. Sie sagt noch nichts über die Prognoseeignung der Ausprägungen der betrachteten Kennzahlen aus, weil

– die Betrachtung der Durchschnitte der ausgewählten Kennzahlen für die Klasse Z bzw. NZ in der Analyse von Beaver hier ex post, also im nachhinein erfolgt;

– nur Mittelwerte betrachtet werden. Die Streuung der Einzelwerte um den Mittelwert bleibt unbeachtet.

Insbesondere das zweite Argument ist wichtig. Das von Beaver formulierte Problem besteht nämlich darin, ein Unternehmen mit Hilfe der Ausprägungen von ausgewählten Kennzahlen entweder der Klasse Z oder der Klasse NZ zuzuordnen. Soll eine Bank einen Kreditnachfrager nach Analyse der von ihm vorgelegten Jahresabschlüsse in die Klasse Z oder NZ einstufen? Die Zuordnung des Kreditnachfragers zur Klasse Z bedeutet, daß eine Kreditgewährung erfolgt. Die Zuordnung des Nachfragers zur Klasse NZ bedeutet eine Ablehnung der Kreditnachfrage. Für die Bank ist die Kenntnis der Mittelwerte der Ausprägungen von als wichtig erachteten Kennzahlen für zahlungsfähige und nicht zahlungsfähige Unternehmen nicht nutzlos. Ob die Kenntnis der Mittelwerte zur Zuordnung ausreicht, ist insbesondere eine Frage der Streuung der Kennzahlenausprägungen um die Gruppen-Mittelwerte.

Angenommen, die Streuung einer bestimmten Kennzahl um die Gruppen-Mittelwerte der Kennzahlausprägungen für die Unternehmen der Klasse Z bzw. der Klasse NZ sei wie in Abb. 3.9.

Liegt die Ausprägung der Kennzahl K des Kredit nachfragenden Unternehmens z. B. eindeutig im Wertebereich der zur Klasse NZ gehörenden Unternehmen, spricht alles dafür, das Unternehmen der Klasse NZ zuzuordnen.

Ergeben die Kennzahlenausprägungen einer bestimmten Kennzahl K Histogramme wie in Abb. 3.10, ist die Zuordnung gemäß der Ausprägung einer Kennzahl bedeutend schwieriger.

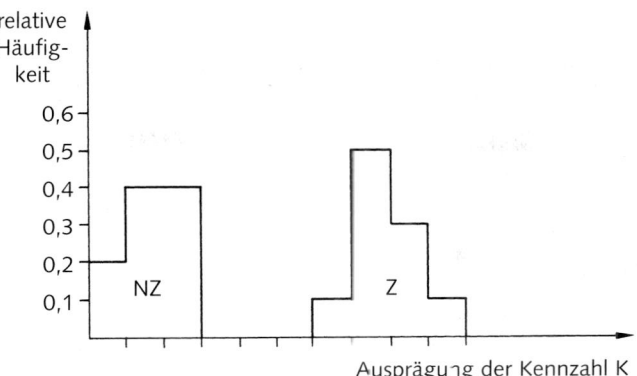

Abbildung 3.9: Verteilung der Merkmalsausprägungen einer Kennzahl K für Unternehmen, die ex post betrachtet zur Klasse Z bzw. NZ gehören

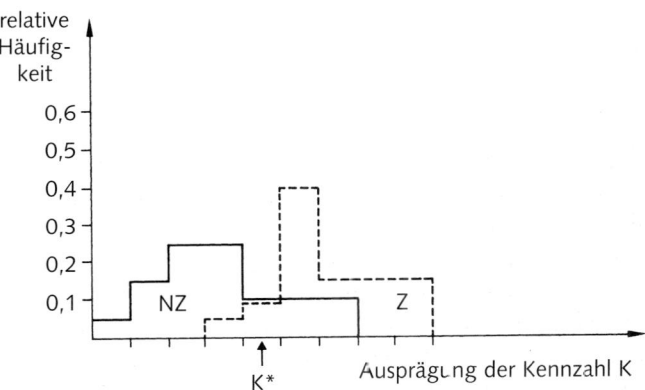

Abbildung 3.10: Verteilung der Merkmalsausprägungen einer Kennzahl K für Unternehmen, die ex post betrachtet zur Klasse Z bzw. NZ gehören

Angenommen, der Wert, den die Kennzahl K für das Kredit nachfragende Unternehmen annimmt, sei durch K^* gekennzeichnet. Welcher Klasse, NZ oder Z, ist das Unternehmen zuzuordnen?

Diese Überlegungen zeigen, daß ein Vergleich von Ausprägungen von Kennzahlen mit Gruppen-Mittelwerten zahlungsfähiger bzw. zahlungsunfähiger Unternehmen nicht ausreichend ist. Die Streuung der Kennzahlenausprägungen um die Mittelwerte muß zusätzlich beachtet werden. Dies gilt insbesondere dann, wenn die Streuungen der Merkmalsausprägungen einer Kennzahl der Klassen Z bzw. NZ überlappen. Die Untersuchung Beavers zeigt, daß die Überlappung der Verteilungen der Kennzahlenausprägungen für Unternehmen der Klasse Z bzw. NZ der Regelfall ist.

Zu 2.:

Problem ist die Zuordnung von Unternehmen in die Klassen Z bzw. NZ gemäß der Information, die die Ausprägungen der ausgewählten Kennzahlen vermitteln. Beaver entscheidet sich für folgenden Lösungsweg: Aus allen in die Untersuchung einbezogenen $2 \times 79 = 158$ Unternehmen werden zwei zufällig zusammengesetzte Untergruppen gebildet. Jede Untergruppe enthält somit Unternehmen, die zur Klasse Z bzw. zur Klasse NZ gehören. Für jede Kennzahl werden die unternehmensindividuellen Ausprägungen einer Untergruppe der Größe nach geordnet. Man sucht dann in der ersten Untergruppe durch Probieren einen «kritischen» Wert für diese Kennzahl: das ist derjenige, der die Reihe der nach fallender Größe geordneten Werte einer bestimmten Kennzahl in zahlungsfähige und nicht zahlungsfähige Unternehmen trennt und die Zahl der fehlerhaften Zuordnungen minimiert.

Beispiel

Zehn Unternehmen sind den Klassen Z bzw. NZ zuzuordnen unter Benutzung des kritischen Wertes der Kennzahl zu Bilanzsumme. Wir erhalten folgende Tabelle:

Tabelle 3.14: Merkmalsausprägungen einer Kennzahl, tatsächliche Klassenzugehörigkeit und Klassifikation gemäß einem kritischen Wert x^*:

	Merkmals-ausprägung x_i	tatsächliche Zugehörig-keit zur Klasse **Z** bzw. **NZ**	Klassifikation gemäß x^* = 0,22	Fehl-klassifikation
1	0,10	Z	Z	
2	0,12	Z	Z	
3	0,13	Z	Z	
4	0,18	Z	Z	
5	0,20	Z	Z	
6	0,22	Z	Z	
7	0,28	NZ	NZ	
8	0,32	Z	NZ	1
9	0,45	NZ	NZ	
10	0,55	NZ	NZ	

Wird als kritischer Wert $x^* = 0,22$ bestimmt, zählen Unternehmen mit Kennzahlenausprägungen $x_i > x^*$ zur Klasse NZ. Merkmalsausprägungen $x_i \leqq x^*$ ordnen die Unternehmen der Klasse Z zu.

Mit der Wahl $x^* = 0,22$ ist eine Fehlklassifikation verbunden: Unternehmen 8, das tatsächlich zur Klasse Z gehört, wird in die Klasse NZ eingestuft, da $x_8 > x^*$.

Fehlerminimierend ist neben $x^* = 0{,}22$ auch $x^{**} = 0{,}32$.

Dieser kritische Wert klassifiziert nur Unternehmen 7 falsch: es wird der Klasse Z zugeordnet, obwohl es tatsächlich zur Klasse NZ gehört.

Die Zuordnung der Unternehmen zu Z bzw. NZ erfolgt in diesem Verfahren ex post: Es ist bekannt, zu welcher Klasse die Unternehmen tatsächlich gehören. Der den Zuordnungsfehler minimierende kritische Wert x^* kann mit Sicherheit bestimmt werden. Um die Entscheidungssituation eines Kreditgebers (einer Bank) annähernd zu simulieren, wendet Beaver die mittels der ersten gebildeten Untergruppe ermittelten kritischen Werte für die sechs ausgewählten Kennzahlen auf die zweite (zufällig zusammengesetzte) Untergruppe an. Es werden damit kritische Kennzahlenwerte *(x*)* zur Zuordnung benutzt, die nicht aus dem Datenmaterial, d. h. nicht von den Unternehmen abgeleitet sind, zu deren Klassifikation sie dienen sollen.

Die Ergebnisse der Klassifikation der Unternehmen der zweiten, zufällig gebildeten Untergruppe mit den im ersten Schritt gewonnenen kritischen Werten sind in Tabelle 3.15 wiedergegeben. Die nicht eingeklammerten Zahlenangaben sind die Ergebnisse dieser zweiten Zuordnung. Die Zahlenangaben in Klammern sind die Ergebnisse der Zuordnung in der ersten Untergruppe.

Tabelle 3.15: Fehlklassifikation in Prozent

	Jahre vor der «Zahlungsschwierigkeit»				
Kennzahl	1	2	3	4	5
Cash-flow / $V^l + V^k$	.13 (.10)	.21 (.18)	.23 (.21)	.24 (.24)	.22 (.22)
$\dfrac{JÜ}{BS}$	.13 (.12)	.20 (.15)	.23 (.22)	.29 (.28)	.28 (.25)
$\dfrac{V^l + V^k}{BS}$	.19 (.19)	.25 (.24)	.34 (.28)	.27 (.24)	.28 (.27)
$\dfrac{UV - V^k}{BS}$	.24 (.20)	.34 (.30)	.33 (.33)	.45 (.35)	.41 (.35)
$\dfrac{UV}{V^k}$	.20 (.20)	.32 (.27)	.36 (.31)	.38 (.32)	.45 (.31)
$\dfrac{KA + WUV}{DAPT}$	.23 (.23)	.38 (.31)	.43 (.30)	.38 (.35)	.37 (.30)

Tabelle 3.16: Fehlertyp I und II für die Kennzahl Cash-flow zu Gesamtverschuldung ein Ja hr vor dem Ereignis «Zahlungsschwierigkeit»

mittels x^* prognostizierte Zugehörigkeit zu	tatsächliche Zugehörigkeit zu *NZ*	*Z*	Summe
NZ	62	4	66
Z	17	75	92
Summe	79	79	158

Die wichtigeren Ergebnisse sind:

1. Die beste diskriminierende Wirkung hat die Kennzahl Cash-flow zu Gesamtverschuldung. Der Klassifikationsfehler liegt ein Jahr vor Eintritt des Ereignisses «Zahlungsschwierigkeit» bei 13%. D.h., 13% der Unternehmen der zweiten Untergruppe werden bei Benutzung des mittels der ersten Gruppe gewonnenen kritischen Wertes dieser Kennzahl fehlklassifiziert.

2. Die Abnahme der Prognoseeignung von Kennzahlenausprägungen mit zunehmendem zeitlichem Abstand vom Eintritt des Ereignisses «Zahlungsschwierigkeit» ist, wenn man von den Werten für die Periode 5 absieht, deutlich.

Liegen Fehlklassifikationen vor, ist es für Banken wichtig zu wissen, welche *Art* von Fehlklassifikation sich ereignet hat. Ich bezeichne die Fehlklassifikation eines tatsächlich zur Klasse *NZ* gehörenden Unternehmens als Fehlertyp I, die Fehlklassifikation eines tatsächlich zur Klasse *Z* gehörenden Unternehmens als Fehlertyp II.

Konsequenz von Fehlertyp I ist die Gewährung von Kredit an einen *NZ*-Kunden und die damit i.d.R. verbundenen Zins- und/oder Tilgungsausfälle. Konsequenz von Fehlertyp II ist die Verweigerung eines Kredits oder einer Kreditverlängerung an ein tatsächlich zahlungsfähiges Unternehmen und damit i.d.R. der Verlust eines Kunden. Die Kosten einer Fehlklassifikation sind somit vermutlich asymmetrisch verteilt: die Kosten sind bei Fehlertyp I größer als bei Fehlertyp II. Daher ist es wichtig, die Anteile der Fehlertypen I und II an den gesamten Fehlklassifikationen zu kennen.

Für die Kennzahl Cash-flow zu Gesamtverschuldung ergeben sich im Jahr 1 vor dem Ereignis «Zahlungsschwierigkeiten» Fehlklassifikationen in Höhe von 13%. Bezogen auf 158 Unternehmen werden 21 Unternehmen fehlklassifiziert: Fehlertyp I liegt siebzehnmal, Fehlertyp II nur viermal vor. Wegen der i.d.R. gewichtigeren Konsequenzen von Fehlertyp I wird die Prognoseeignung der Kennzahl zusätzlich relativiert.

Beaver glaubt, die Qualität der Klassifikationsergebnisse sei als gut einzustufen. Er verweist u. a. darauf, daß eine zufällige Zuordnung der Unternehmen
zu *NZ* bzw. *Z* höhere Fehleranteile bewirkt hätte. Dieses Argument ist bezogen auf die von Beaver hergestellte Zusammensetzung der Grundgesamtheit
zulässig. Bei der Würdigung des Arguments ist aber auch zu beachten, daß
man ein bescheidenes Ergebnis durch Verweis auf Klassifikationsverfahren mit
noch bescheidenerer Leistung immer aufbessern kann. In der Realität entspricht die Verteilung der Unternehmen auf die Klassen *Z* bzw. *NZ* nicht der
Zusammensetzung von Beavers Grundgesamtheit. Angenommen, nur 1 % der
realen Unternehmen hätte «Zahlungsschwierigkeiten». Könnte eine kreditgebende Bank dann nicht die Strategie verfolgen, jedes kreditnachfragende
Unternehmen a priori als zur Klasse *Z* gehörig anzusehen? Der Anteil der
Fehlklassifikationen erreichte 1%.

4.2 Neuere deutsche Untersuchungen

Die Untersuchung von Beaver eignet sich gut, um das Problem zu schildern.
Sie hat neben aller Klarheit des Untersuchungsaufbaus einen Mangel: Der
Klassifikationsversuch baut auf jeweils *einer* Kennzahl auf und damit auf einer
sehr kleinen Informationsmenge, wenn man die in Jahresabschlüssen enthaltene, in Kennzahlen transformierbare Informationsmenge als Bezugspunkt
wählt. Alle neueren Untersuchungen nähern sich deshalb dem Problem mit
dem Versuch Diskriminanzfunktionen zu entwickeln, welche die in *mehreren*
Kennzahlen enthaltene Informationsmenge verknüpfen (multivariate Diskriminanzanalyse)*. Die Ausprägungen mehrerer Kennzahlen werden gewichtet
und mittels einer Diskriminanzfunktion i. d. R. additiv zu einer Gesamtkennzahl (K) zusammengefaßt. In einer Untersuchung, die im Grundaufbau der
von Beaver gleicht, erfolgte die Klassifikation eines einzelnen Unternehmens in
die Klasse *Z* bzw. *NZ*, wenn die individuelle Gesamtkennzahl des Unternehmens unterhalb bzw. oberhalb der kritischen, d. h. die Teilmengen am besten

---

* Die Diskriminanzanalyse ist ein Verfahren zur Analyse von Gruppenunterschieden (z. B.:
Gruppe 1 = kreditwürdige Unternehmen, Gruppe 2 = nicht kreditwürdige Unternehmen).
Dabei wird angenommen, daß die Ausprägungen von Variablen (z. B. kurzfristige Liquidität, Eigenkapitalquote...) eine Einordnung in die Gruppen ermöglichen. Mittels empirischer Daten wird dann eine *Diskriminanzfunktion* und ein *kritischer* Wert ermittelt. Soll
nun ein unbekanntes Unternehmen bezüglich seiner Kreditwürdigkeit beurteilt werden, so
werden die Variablenausprägungen dieses Unternehmens (z. B. für kurzfristige Liquidität,
Eigenkapitalquote...) in die Diskriminanzfunktion eingesetzt. Überschreitet der errech-
nete Diskriminanzfunktionswert den kritischen Wert, erfolgt eine Einordnung in
Gruppe 1 (z. B. kreditwürdig); ansonsten erfolgt eine Einordnung in Gruppe 2 (kredit-
unwürdig).

Tabelle 3.17: In ausgewählten Untersuchungen als trennscharf ausgewiesene Kennzahlen. Die in Klammern angegebenen Zahlen stellen die Erklärungskraft bzgl. der Einordnung in der Diskriminanzanalyse dar. Der Zusatz 1 bedeutet dabei, daß es sich um die Variable mit der höchsten Erklärungskraft handelt

	Kennzahl	Beaver 1966	Altman 1968	Weinrich 1978	Baetge/ Huß/ Niehaus 1986[2]	Feidicker 1992	DBB 1992
I	*Rentabilitätskennzahlen*						
1	Jahresüberschuß zu Gesamtkapital	×					
2	Jahresüberschuß + Zinsen zu Gesamtkapital						
3	Jahresüberschuß + Zinsen + Steuern zu Gesamtkapital		× (1)	×			
4	Jahresüberschuß + Zinsen + Steuern zu Nettoumsatzerlösen						
5	Jahresüberschuß – Beteiligungserträge + Steuern zu Umsatz bzw. Gesamtleistung						× (3)
6	Betriebsergebnis + Normalabschreibungen + Zuführung zu Pensionsrückstellungen zu Gesamtkapital				× (3)		
II	*Kennzahlen zur Messung der kurz- bzw. langfr. Liquidität[1]*						
7	Fremdkapital zu Cash-flow			×			
8	Cash-flow zu Verbindlichkeiten	×					
9	Cash-flow zu kurzfristigem Fremdkapital				× (3)	× (3)	
10	Schnell verfügbare Geldmittel – kurzfristiges FK zu Betriebsaufwand vor Abschreibungen	×		×			
11	Fremdkapital – schnell verfügbare Geldmittel zu betrieblichen Nettoeinnahmen			×			
12	Einnahmeüberschuß zu Gesamtkapital						× (2)
13	Cash-flow zu Nettoumsatzerlösen						
14	Jahresüberschuß + Abschreibungen + Erlöse aus Abgang von AV-Tilgungen – Entnahmen zu FK						
15	(Akzepte + Verb. aus L. u. L.) · 360 zu Gesamtleistung				× (2)		

Kennzahl	Beaver 1966	Altman 1968	Weinrich 1978	Baetge/ Huß/ Niehaus 1986[2]	Feidicker 1992	DBB 1992
III *Aktivitätskennzahlen*						
16 Nettoumsatzerlöse zu Gesamtkapital		× (2)	×			
17 Verbindlichkeiten aus L. u. L. + Schuldwechsel zu Wareneinkauf			×			
18 Verbindlichkeiten + kurzfr. Rückstellungen – flüssige Mittel – PRA – Wertberichtigung im UV zu Umsatz[3]					× (2)	
IV *Vertikale und horizontale Strukturkennzahlen*						
19 Fremdkapital zu Gesamtkapital	×					
20 Gewinnrücklage zu Gesamtkapital		× (4)				
21 Marktwert des Eigenkapitals zu Fremdkapital		× (3)				
22 Eigenkapital zu Gesamtkapital						× (1)
23 Eigenkapital zu Fremdkapital			×			
24 Kurzfristiges Fremdkapital zu Fremdkapital						
25 Umlaufvermögen – Lagerbestände zu kurzfristigen Verbindlichkeiten	×					
26 Umlaufvermögen – kurzfristiges Fremdkapital zu Gesamtkapital	×	× (5)				
27 Flüssige Mittel zu Gesamtkapital			×			
28 Wirtschaftliches Eigenkapital zu Gesamtkapital				× (1)	× (1)	
29 Kurzfristige Verbindlichkeiten zu Fremdkapital					× (4)	

[1] Zur Verbesserung der Übersichtlichkeit wurden unter «Cash-flow» ähnliche Definitionen zusammengefaßt. Es ist nicht davon auszugehen, daß die häufig nur geringen Unterschiede signifikanten Erklärungswert haben.
[2] Die Kennzahlen 6 und 9 haben gleich große Erklärungskraft.
[3] PRA = Passiver Rechnungsabgrenzungsposten.

trennenden Gesamtkennzahl K* liegt. Ein wichtiges Element des Ansatzes ist die Gewinnung einer möglichst trennscharfen Diskriminanzfunktion. Aus einer im Prinzip großen Zahl möglicher trennscharfer Kennzahlen – die Zahl der in empirischen Untersuchungen eingesetzten Kennzahlen liegt über 100 – ist die trennschärfste Kombination auszuwählen. Diese Auswahl kann nicht in der Form getroffen werden, daß die *isoliert* trennschärfsten Kennzahlen ausgewählt und dann kombiniert werden; die Auswahl muß vielmehr als Kombination erfolgen, was den Rechenaufwand empfindlich erhöht. Die Diskriminanzfunktion, die die allgemeine Form K* = $a_1 x_1 + a_2 x_2 + \ldots + a_n x_n$ hat, wobei x_i Kennzahlen und a_i deren Gewichte bezeichnen, ist so anzulegen, daß die Schnittfläche der Verteilungen der in die Klasse Z bzw. die Klasse NZ gehörenden Unternehmen, die «zone of ignorance», möglichst klein wird: Je kleiner die Schnittfläche, desto besser die Trennschärfe. Inzwischen liegen mehrere Untersuchungen, die den eben skizzierten Ansatz wählen, auch aus der Bundesrepublik Deutschland vor (z. B. Gebhardt [Insolvenzprognosen], Plöger [Solvenzdiagnose], Thomas [Erkenntnisse], Baetge/Huß/Niehaus [Auswertung], Weibel [Bonitätsbeurteilung]). Die Ergebnisse der Autoren unterscheiden sich in bezug auf die in der Diskriminanzfunktion enthaltenen Kennzahlen, die Qualität der Trennschärfe und die Prognoseeignung der gefundenen Diskriminanzfunktion. Um einen Eindruck von der relativen Vielfalt trennscharfer Kennzahlen zu vermitteln, stellt Tabelle 3.17 die Kennzahlen dar, die in einigen ausgewählten Untersuchungen, welche die gleiche Zielsetzung verfolgen, Bestandteile der Diskriminanzfunktion sind.

Die Bundesbank verfügt über reichhaltiges Material an Jahresabschlüssen, da Unternehmen, deren Handelswechsel von Kreditinstituten zum Rediskont bei der Zentralbank eingereicht werden, ihre Jahresabschlüsse einreichen müssen. Die Bundesbank überprüft so Jahr für Jahr über 70.000 Unternehmen auf ihre Kreditwürdigkeit. Sie hat in mehreren breit angelegten Untersuchungen lineare Diskriminanzfunktionen ermittelt (aber nicht veröffentlicht), die nur drei Kennzahlen enthalten und die eine gute Trennfähigkeit haben sollen. Diese Kennzahlen sind in der Reihenfolge abnehmender Trennfähigkeit die Eigenkapitalquote, eine Kennzahl, die die Kapitalrückführungsquote in Form eines (von der Bundesbank nicht weiter definierten) Einnahmenüberschusses bezogen auf das investierte Kapital mißt (und von der Bundesbank auch als «Kapitalrückflußquote» bezeichnet wird), sowie die Umsatzrendite vor Gewinnsteuern. Es wird weiterhin berichtet, daß die gefundene Diskriminanzfunktion bislang relativ stabil sei und daß sie eine recht zuverlässige Einstufung von Unternehmen nach ihrer Insolvenzgefährdung erlaubt.

Eine weitere Untersuchung, die die Menge trennscharfer Kennzahlen in Diskriminanzfunktionen reduziert, ist die von Baetge/Huß/Niehaus [Auswertung]. Die Klassenstärke «guter», d. h. im Untersuchungszeitraum solventer Unternehmen und die «schlechter» Unternehmen, das sind solche, die nicht in der Lage waren, einen Kredit vertragskonform zu bedienen, betrug je 141 Unternehmen. Die Diskriminanzfunktion enthält vier Kennzahlen: Die Eigenkapitalquote, die sich in dieser Untersuchung als die trennstärkste erweist, eine Rentabilitätskennzahl, eine Liquiditätskennzahl sowie eine Kennzahl, die das Zahlungsverhalten des Unternehmens gegenüber Lieferanten kennzeichnet.

Eine wichtige Frage ist die nach dem Wert solcher und ähnlicher Untersuchungen. Die Autoren der statistischen Untersuchungen halten diese regelmäßig für nützlich, wenn auch für verbesserungsfähig. Eine sehr kritische Position nimmt dagegen D. Schneider [Warnung] ein: Auf einen kurzen Nenner gebracht, wirft er diesen Ansätzen ein empfindliches Theoriedefizit vor, weshalb auch die Prognoseeignung der Ergebnisse in Frage zu stellen sei.

Einen eigenen Weg zur Früherkennung von Bonitätsschwächen geht Hauschildt [Erfolgsspaltung]. Er will die Erfolgsspaltung in den Dienst der Bonitätsanalyse stellen und fragt, welche Form der Erfolgsspaltung durch externe Analytiker Schwachstellen i. S. v. Bonitätsschwächen am ehesten aufdecken kann. Zu diesem Zweck wird der Gesamterfolg einer Gesellschaft in

- Betriebserfolg,
- Finanzerfolg und sonstige Erträge,
- Liquidationserfolg und außerordentliche Erträge sowie
- Bewertungserfolg

zerlegt. Das Konzept zur Erfolgs- und Finanzanalyse ist in Abbildung 3.11 dargestellt.

Vor dem Hintergrund von plausiblen Annahmen über die möglichen Reaktionsweisen einer Gesellschaft auf einen beispielhaft angenommenen Umsatzeinbruch werden Hypothesen über die mögliche Entwicklung der genannten Erfolgsquellen aufgestellt und anhand der Jahresabschlüsse von 70 Unternehmen, von denen 35 Gegenstand eines Artikels über «Mißmanagement» in einer verbreiteten Zeitschrift waren, empirisch geprüft. Die übrigen 35 Unternehmen stellen in bezug auf Branche und Größe vergleichbare Unternehmen dar, die frei von Mißmanagement-Vorwürfen waren. In der Untersuchung wird geprüft, welche Definition der genannten Erfolgsquellen die von Mißmanagement betroffenen (M-Unternehmen) von den Vergleichsunternehmen (V-Unternehmen) am besten trennt. Die wichtigsten Ergebnisse sind:

- Der Betriebserfolg in Prozent des Gesamtkapitals trennt M- und V-Unternehmen gut. Die Untersuchung arbeitet mit Betriebserfolgs-, Finanzerfolgsrenditen, um die Größenunterschiede der Unternehmen auszuschalten.

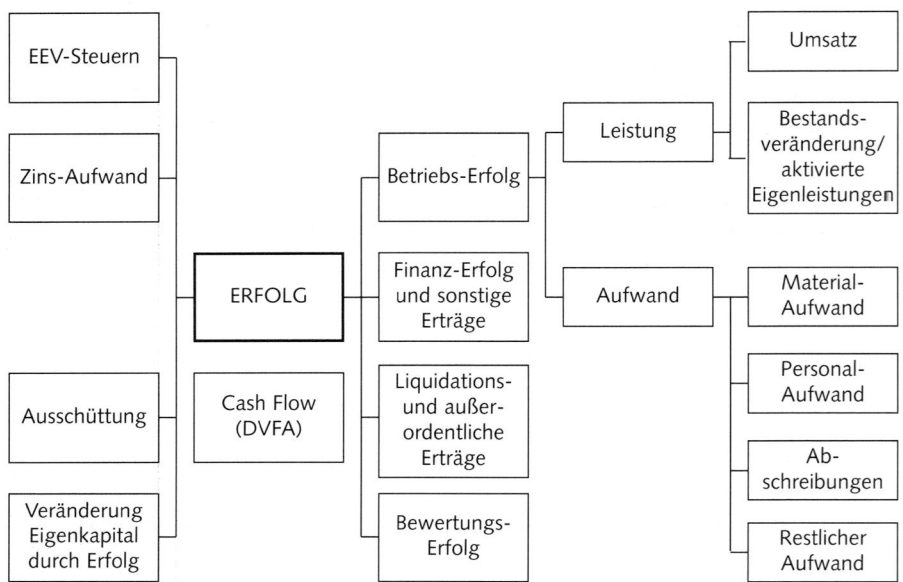

Abbildung 3.11: Konzept der Erfolgs- und Finanzanalyse nach Hauschildt [Bilanz-Analyse], S. 33

– Die Finanzerfolgsrendite gibt keine klaren Signale für eine eventuell drohende Bonitätskrise.

– Liquidations- und außerordentliche Erfolge sind zu späte Krisensignale.

– Bewertungserfolge von M- und V-Unternehmen unterscheiden sich nicht signifikant.

5 Zusammenfassung

Dieses Kapitel soll verdeutlichen, daß Liquiditätsmessung eine komplizierte Sache ist. Sie ist zugleich wichtig: Illiquidität oder Zahlungsunfähigkeit ist zu Recht Insolvenztatbestand. Über dessen Bedeutung informiert Kapitel 15.

Wir haben zunächst die Eignung von drei unterschiedlichen Bilanzkonzeptionen zur Liquiditätsmessung untersucht: theoretische Bilanz, statische Liquidationsbilanz und handelsrechtliche Fortführungsbilanz. Dann wurden Grundzüge der Jahresabschlußanalyse erörtert. Wichtige Verknüpfungen von Kennzahlen werden im folgenden Kapitel erläutert. Dann wurde die Konzeption des Cash-flow eingeführt. Verschiedene Definitionen und Aufgabenstellungen wurden vorgestellt. Die Vorzüge der in diesem Buch entwickelten

Cash-flow-Systematik wurden anhand eines praktischen Falles erläutert. Dieser Fall zeigt erstens, daß Finanzplanung ohne Plan-Bilanzen und Plan-GuV kaum möglich ist, und zweitens, daß bei gegebener ökonomischer Lage der Gesellschaft das Bild, das die Gesellschaft via Jahresabschluß vermittelt, i. d. R. relevant ist.

Schließlich wurde auf die Auswertungsversuche von Jahresabschlüssen mit statistischen Methoden verwiesen. Beispielhaft ausgewählt wurden solche Ansätze, die sich um die Früherkennung von Bonitätskrisen bemühen.

Ergänzende Literaturangaben zum 3. Kapitel

Altman, Edward I.: Financial Ratios, Discriminant Analysis and the Prediction of Corporate Bankruptcy. In: Journal of Finance, 23 (1968), S. 589–609.

Altman, Edward I.: The Z-Score Bankruptcy Model: Past, Present, and Future. In: Altman, E. I. und Sametz, A. W. (Hrsg.), Financial Crises, New York, London 1977, S. 89-129.

Altman, Edward I.: Corporate Financial Distress – A Complete Guide to Predicting, Avoiding, and Dealing with Bankruptcy. 2. Aufl., New York 1993.

Baetge, Jörg: Früherkennung negativer Entwicklungen der zu prüfenden Unternehmung mit Hilfe von Kennzahlen. In: Wirtschaftsprüfung, 33 (1980), S. 651-665.

Baetge, Jörg; Huß, Michael; Niehaus, Hans-Jürgen: Die statistische [Auswertung] von Jahresabschlüssen zur Informationsgewinnung bei der Abschlußprüfung. In: Wirtschaftsprüfung, 39 (1986), S. 605-613.

Baetge, Jörg: Bilanzen. 4. Aufl., Düsseldorf 1996.

Beaver, William H.: Financial [Ratios] as Predictors of Failure. In: Empirical Research in Accounting: Selected Studies 1966. The Institute of Professional Accounting (Hrsg.), University of Chicago 1967, S. 71–111.

Beaver, William H.: Market Prices, Financial Ratios, and the Prediction of Failure. In: Journal of Accounting Research, 6 (1968), S. 179–192.

Bertonèche, Marc und *Viallet, Claude:* Improve your financial analysis skills. Insead working paper, 1980.

Blum, Marc: Failing Company Discriminant Analysis. In: Journal of Accounting Research, 12 (1974), S. 1–25.

Buchner, Robert: Grundzüge der Finanzanalyse. München 1981, S. 63-131; S.198–213.

Busse von Colbe, Walther: Cash-Flow. In: Handwörterbuch der Finanzwirtschaft, Büschgen, H. E. (Hrsg.), Stuttgart 1976, Sp. 241-252.

Chmielewicz, Klaus: Betriebliches Rechnungswesen I. Finanzierung und Bilanz, Reinbek bei Hamburg 1973.

Coenenberg, Adolf G.: Jahresabschluß und Jahresabschlußanalyse. 16. Aufl., Landsberg am Lech 1997.

Deakin, Edward B.: Business Failure Prediction: An Empirical Analysis. In: Altman, E. I. und Sametz, A. W. (Hrsg.), Financial Crises. New York, London 1977, S. 72–88.

Deppe, Hans-Dieter: Betriebswirtschaftliche Grundlagen der [Geldwirtschaft], Band 1: Einführung und Zahlungsverkehr. Stuttgart 1979.

Deutsche Bundesbank: Die Untersuchung von Unternehmensinsolvenzen im Rahmen der

Kreditwürdigkeitsprüfung durch die Deutsche Bundesbank. In: Monatsberichte der Deutschen Bundesbank (1992), S. 30–36.

Deutsche Bundesbank: Zur Bonitätsbeurteilung von Wirtschaftsunternehmen durch die Deutsche Bundesbank. In: Monatsberichte der Deutschen Bundesbank (1999), S. 51–63.

Drukarczyk, Jochen: Liquidität – Bestimmungsgrößen, Messung und gläubigerschützende Regelungen. In: Wirtschaftswissenschaftliches Studium, 11 (1982), S. 562-566.

Feidicker, Markus: Kreditwürdigkeitsprüfung – Entwicklung eines Bonitätsindikators. Düsseldorf 1992.

Fischer, Otfrid: Finanzwirtschaft der Unternehmung II. Düsseldorf 1982.

Fischer, Otfrid; Jansen, Helge; Meyer, Werner: Langfristige Finanzplanung deutscher Unternehmen. Hamburg 1975.

Foster, George: Financial Statement Analysis. 2. Aufl., Englewood Cliffs 1986.

Gebhardt, Günther: Insolvenzprognosen aus Jahresabschlüssen nach altem und neuem Aktienrecht. In: Zeitschrift für betriebswirtschaftliche Forschung, 31 (1979), S. 597–619.

Gebhardt, Günther: [Insolvenzprognosen] aus aktienrechtlichen Jahresabschlüssen. Wiesbaden 1980

Gebhardt, Günther: Die Eignung empirischer Untersuchungen als Grundlage für Kreditwürdigkeitsprüfungen. In: Die Betriebswirtschaft, 41 (1981), S. 221–234.

Gräfer, Horst: Bilanzanalyse. Eine Einführung mit Aufgaben und Lösungen. 7. Aufl., Herne, Berlin 1997.

Gräfer, Horst: Der Jahresabschluß der GmbH. 3. Aufl., Herne, Berlin 1991.

Günther, Thomas und *Scheipers, Thomas:* Ergebnisse der empirischen Insolvenzprognoseforschung auf Basis von Jahresabschlußinformationen. In: Deutsche Steuerrundschau, 29, (1993), S. 107–1083.

Harrington, Diana R. und *Wilson, Brent D.:* Corporate Financial Analysis. 4. Aufl., New York 1993.

Hauschildt, Jürgen: [Kreditwürdigkeit] – Bezugsgrößen von Verhaltenserwartungen in Kreditbeziehungen. In: Die Finanzierung der Unternehmung, Hax, H. und Laux, H. (Hrsg.), Köln 1975, S. 250–268.

Hauschildt, Jürgen: [Bilanzpolitik] und Finanzierung. In: Handwörterbuch der Finanzwirtschaft, Büschgen, H. E. (Hrsg.), Stuttgart 1976, Sp. 190–199.

Hauschildt, Jürgen: Der Cash-Flow – Ein Krisensignalwert? In: Die Betriebswirtschaft, 44 (1984), S. 353–370.

Hauschildt, Jürgen: Entschlüsselung von Unternehmenskrisen durch [Erfolgsspaltung]. In: Der Betrieb, 38 (1985), S. 877–885.

Hauschildt, Jürgen: Erfolgs-, Finanz- und [Bilanz-Analyse]. 3. Aufl., Köln 1996.

Küting, Karlheinz und *Weber, Claus-Peter:* Die Bilanzanalyse. 4. Aufl., Stuttgart 1999.

Lachnit, Laurenz: Systemorientierte Jahresabschluß-Analyse. Wiesbaden 1979.

Lediges, Bernd: Mehrstufige Bonitätsdiagnose. Hamburg 1992.

Leffson, Ulrich: Cash-Flow – weder Erfolgs- noch Finanzierungsindikator! In: Aktuelle Fragen der Unternehmensfinanzierung und Unternehmensbewertung, Forster, K.-H. und Schuhmacher, P. (Hrsg.), Stuttgart 1970, S. 108–127.

Leker, Jens: Fraktionierende [Frühdiagnose] von Unternehmenskrisen, Bilanzanalysen in unterschiedlichen Krisenstadien. Köln 1993.

Matschke, Manfred: Finanzierung der Unternehmung. Herne, Berlin 1991.

Moxter, Adolf: [Bilanzlehre]. 2. Aufl., Wiesbaden 1976.

Moxter, Adolf: Bilanztheorien. In: Handwörterbuch der Wirtschaftswissenschaften, Albers, W. u. a. (Hrsg.), Bd. I, Stuttgart 1977, Sp. 670–686.

Niehaus, Hans-Jürgen: Früherkennung und Unternehmenskrisen. Düsseldorf 1987.

Perlitz, Manfred: Die Prognosefähigkeit von Kennzahlen aus Jahresabschlüssen und Kapitalflußrechnungen für das Wachstum von Unternehmen. Eine empirische Untersuchung deutscher Aktiengesellschaften. In: Zeitschrift für betriebswirtschaftliche Forschung, 25 (1973), S. 1–26.

Perlitz, Manfred: Empirische Bilanzanalyse. In: Zeitschrift für Betriebswirtschaft, 49 (1979), S. 835–849.

Plöger, Hubertus: Die [Solvenzdiagnose] im Gesamtinsolvenzverfahren – dargestellt am Beispiel der Textilindustrie. Diss., Münster 1984.

Rehkugler, Heinz und *Poddig, Thorsten:* Bilanzanalyse. 4. Aufl., München, Wien 1997.

Rösler, Joachim: Bilanzanalyse durch Vergleich von projizierten und realisierten Jahresabschlüssen. Kiel 1986.

Schildbach, Thomas: Der handelsrechtliche Jahresabschluß. 5. Aufl., Herne, Berlin 1997.

Schneider, Dieter: Eine [Warnung] vor Frühwarnsystemen. In: Der Betrieb, 38 (1985), S. 1489–1494.

Siener, Friedrich: Der Cash-Flow als Instrument der Bilanzanalyse. Saarbrücken 1991.

Sorter, G. H. und *Benston, G.:* Appraising the Defensive [Position] of a Firm: The Interval Measure. In: Accounting Review, 35 (1960), S. 633–540.

Starke, Wolfgang: Neue Systeme zur Bonitätsprognose von Kreditnehmern. In: Innovationen im Kreditmanagement, Krümmel, H. J. und Rudolph, B. (Hrsg.), Frankfurt 1984, S. 173–195.

Thomas, Karl: [Erkenntnisse] aus dem Jahresabschluß für die Bonität von Wirtschaftsunternehmen. In: Der Jahresabschluß im Widerstreit der Interessen, Baetge, J. (Hrsg.), Düsseldorf 1983, S. 69–84.

Thomas, Karl: Aussagen quantitativer Kreditnehmeranalysen. In Innovationen im Kreditmanagement, Krümmel, H. J. und Rudolph, B. (Hrsg.), Frankfurt 1985, S. 196–207.

Uhlir, Helmut: Bedeutung von Kennzahlenanalysen zur Früherkennung negativer Unternehmensentwicklungen (Insolvenzen) aus der Sicht der Anteilseigner. In: Zeitschrift für Betriebswirtschaft, 49 (1979), Ergänzungsheft 2, S. 89–103.

Vodrazka, Karl: Die Feststellung der Überschuldung. In: Seicht, G. (Hrsg.), Gläubigerschutz, Betriebswirtschaftslehre und Recht, Festgabe für Otmar Koren zum 75. Geburtstag, Wien 1993.

Weber, Helmut Kurt: Rentabilität, Produktivität und Liquidität. 2. Aufl., Wiesbaden 1998.

Weibel, Peter F.: Die Aussagefähigkeit von Kriterien zur [Bonitätsbeurteilung] im Kreditgeschäft der Banken. Bern und Stuttgart 1973.

Weinrich, Günter: Kreditwürdigkeitsprognosen, Steuerung des Kreditgeschäfts durch Risikoklassen. Wiesbaden 1978.

Wysocki, Klaus von: Das [Postulat] der Finanzkongruenz als Spielregel. Veröffentlichung der Wirtschaftshochschule Mannheim, Reihe 2: Recon, Heft 9, Stuttgart 1962.

Rendite und Performancemessung Kapitel **4**

Neben der Messung der Liquidität eines Unternehmens kommt der Frage, was ein Unternehmen in einer abgelaufenen Periode verdient hat, oder was es voraussichtlich in einer künftigen Periode verdienen wird, herausragende Bedeutung zu. Obwohl die Antwort auf diese Frage für Manager, Eigentümer und Kreditgeber ebenso wichtig ist wie für außenstehende Analysten, die Anlageempfehlungen verkaufen, sind klare Antworten hinsichtlich der Methode der Rendite- oder Performancemessung eher selten. Das mag den Leser überraschen: Gerade in Fragen der Renditemessung wird viel Unfug getrieben. Es empfiehlt sich deshalb, sich mit der Frage wie man Renditen relativ fehlerfrei messen kann, genauer zu beschäftigen. Das Kapitel ist so aufgebaut. Ich stelle zunächst die Rendite als internen Zins künftiger erwarteter Cash-flows dar. Diese Konzeption wird als Bezugsgröße benutzt, um andere Renditekonzeptionen daran zu messen. Diese anderen Renditen, die im wesentlichen auf Jahresabschlußdaten aufbauende Rentabilitäten sind, schneiden zunächst schlecht ab. Warum sie schlecht abschneiden, ist zu erörtern. Dann wird gezeigt, wie man Jahresabschlußdaten modifizieren könnte, damit Jahresabschlußbasierte Daten wenigstens die Richtung, in der sich die Performance des Unternehmens entwickelt hat, richtig anzeigen.

1 Rendite als interner Zins

Der interne Zinsfuß eines Projektes ist definiert als der Diskontierungssatz, der die erwarteten durch das Projekt ausgelösten Cash-flows (Nettoeinzahlungen) auf einen Bruttokapitalwert (BKW$_0$) in Höhe der Anschaffungsauszahlung (A$_0$) abzinst. Für den internen Zinsfuß eines Projektes gilt somit

$$(4.1) \quad \underbrace{\sum_{t=1}^{n} NE_t \, (1 + r)^{-t}}_{BKW_0} = A_0$$

Nach diesem Kriterium lohnt ein Investitionsprojekt, wenn der interne Zinsfuß r die Kapitalkosten (i) übersteigt. Als Kapitalkosten gelten hier vereinfachend die Kosten, zu denen ein Betrag in Höhe von A$_0$ beschafft werden kann oder die Rendite, die bei alternativer Anlage von Mitteln in Höhe von A$_0$ erzielt werden kann.

Beispiel

	0	4
Projekt D r (D) = ?	– 8.000	16.000

Gesucht ist der Zinssatz r p. a., für den gilt: $16.000 \dfrac{1}{(1 + r)^4} = 8.000$.

$\Rightarrow$ r (D) = 18,92 %.

Beträgt i = 10 %, lohnt Projekt D. Wir erhalten das gleiche Signal bezüglich der Vorteilhaftigkeit von Proiekt D, wenn wir den Nettokapitalwert (NKW) des Projektes berechnen:

$$(4.2) \quad NKW_0 = \sum_{t = 1}^{n} NE_t (1 + i)^{-t} - A_0$$

In unserem Fall folgt aus r > i auch NKW > 0.

Grafisch läßt sich die Abhängigkeit des NKW vom benutzten Diskontierungssatz so darstellen:

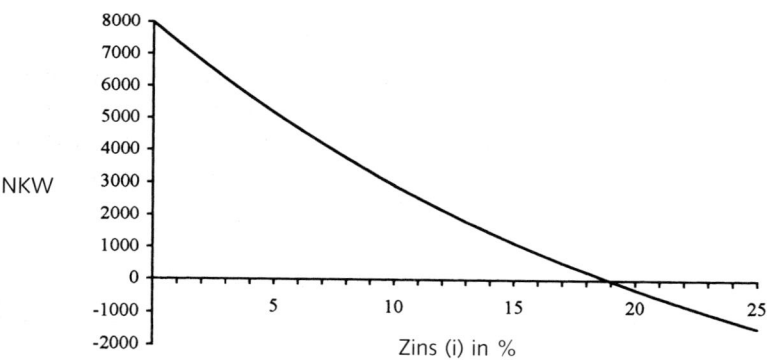

Abbildung 4.1: Kapitalwertfunktion und interner Zinsfuß des Projektes D

Enthält die Zahlungsreihe nur einen Vorzeichenwechsel, geben interne Zinsfuß-Methode und Nettokapitalwert-Methode die gleichen Signale über die Vorteilhaftigkeit *eines* Projektes. Im folgenden benutzen wir den internen Zinsfuß als Bezugsgröße, um alternative Renditedefinitionen zu beurteilen.

Zuvor soll darauf verwiesen werden, daß die Methode der internen Zinsfüße keine fehlerfreie Methode ist. Sie bereitet z. B. Probleme beim Vergleich von Projekten.

Beispiel

Zur Wahl stehen Projekte C und D. Das bessere Projekt soll realisiert werden. Die Kapitalmarktrendite (i) ist 10%.

	0	1	2	3	4
Projekt C	– 10.000	5.000	5.000	5.000	
Projekt D	– 8.000				16.000

Berechnet man die NKW_0 für beide Projekte unter Benutzung der alternativ erzielbaren Rendite von i = 10%, erhält man:

NKW (C) = 12.434,26 – 10.000 = 2.434,26

NKW (D) = 10.928,22 – 8.000 = 2.928,22.

D ist somit das bessere Projekt von beiden. Gemäß der Methode des internen Zinsfußes folgt:

r (C) = 23,38%

r (D) = 18,92%.

C scheint demnach das bessere Projekt zu sein!

Offensichtlich können beide Aussagen nicht nebeneinander bestehen. Der Widerspruch ist somit aufzuklären. Nun ist das Signal der Nettokapitalwerte richtig: Projekt D liefert einen klar größeren Vermögenszuwachs als C. Es ist folglich wichtig zu verstehen, wie das Signal der Methode der internen Zinsfüße zustande kommt.

Wir gehen so vor: Angenommen, der Investor (Unternehmer), der über C bzw. D entscheidet, wollte über den größtmöglichen Geldbetrag im Zeitpunkt 4 verfügen. Er wird daher alle früher anfallenden Nettoeinzahlungen zur Kapitalmarktrendite i anlegen, um sie ertragbringend auf den Zeitpunkt 4 zu transferieren. Er erhält aus Projekt C:

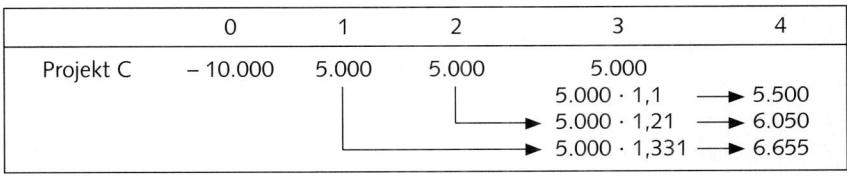

Projekt C liefert im Zeitpunkt 4 einen Geldbetrag von 18.205. Dieser Betrag heißt auch Endwert. Der Endwert aus Projekt D in Periode 4 ist bekannt: Er beträgt 16.000.

Stellt man die Ergebnisse gegenüber, erhält man:

	0	1	2	3	4
Projekt C	– 10.000				18.205
Projekt D	– 8.000				16.000

Scheinbar ist Projekt C vorzuziehen, weil es zum höheren Endwert führt. Aber Projekt D verlangt einen niedrigeren Kapitaleinsatz als C. Nur bei *gleichem* Kapitaleinsatz im Zeitpunkt 0 ist eine Orientierung am höheren Endwert verläßlich. Folglich ist der Kapitaleinsatz beim Vergleich mit Projekt C um 2.000 zu erhöhen: Neben Projekt D sind 2.000 zur Kapitalmarktrendite anzulegen. Diese Maßnahme wird als Differenzinvestition (DI) bezeichnet.

	0	1	2	3	4
Projekt C	– 10.000				18.205
Projekt D	– 8.000				16.000
DI	– 2.000	$\longrightarrow \cdot (1{,}1)^4 = 1{,}4641$			2.928,20
					18.928,20

D ist folglich besser als C.

Dieses Ergebnis konnten wir bereits den berechneten NKW entnehmen: NKW (D) > NKW (C). Die NKW-Methode zeigt das richtige Ergebnis, ohne daß im Zeitpunkt 0 gleiche Kapitaleinsätze hergestellt worden wären. Der Grund ist, daß eine Differenzinvestition (DI)

	0	1	2	3	4
DI	– 2.000				2.928,20

bei einem Zinssatz von i = 10% einen NKW von Null hat, also die Entscheidung zwischen C und D *nicht* beeinflussen kann. Folglich kann bei der Berechnung von NKW auf die explizite Einführung einer Projekt D ergänzenden Differenzinvestition verzichtet werden.

Kehren wir zur Methode der internen Zinsfüße zurück. Wieso klassifiziert die Methode interner Zinsfüße nun Projekt C vor Projekt D? Die internen Zinsfüße sind:

$$r (D) = 18{,}92\%$$

$$r (C) = 23{,}38\%$$

Angenommen, der Unternehmer will unverändert über einen möglichst großen Geldbetrag im Zeitpunkt 4 verfügen. Unter welcher Bedingung wäre die Entscheidung gemäß den internen Zinsfüßen genau richtig?

Annahmen

(1) Wiederanlagen der Nettoeinzahlungen aus Projekt C erfolgen zu r (C) = 23,38%.

(2) Die Differenzinvestition zu Projekt D erfolgt zu r (D) = 18,92%.

	0	1	2	3	4
Projekt C	– 10.000	5.000	5.000	5.000	
				$5.000 \cdot 1{,}2338$ =	6.169,00
				$5.000 \cdot 1{,}2338^2$ =	7.611,31
				$5.000 \cdot 1{,}2338^3$ =	9.390,84
					23.171,15
Projekt D	– 8.000				16.000
DI	– 2.000		$1{,}1892^4 = 2$		4.000
					20.000

Unter diesen Annahmen ist Projekt C besser als D. Es gilt unverändert:

r (C) = 23,38% > r (D) = 18,92%.

Nun sind die oben unterstellten Anlagerenditen im Beispiel *nicht* erzielbar. Die einzig erzielbare alternative Anlagerendite ist die Rendite am Kapitalmarkt (10%). Folglich ist das Signal der internen Zinsfüße falsch.

Trotz dieses Mangels der Methode beim Vergleich von Projekten (und anderer, hier nicht erläuterter Mängel) benutzen wir den internen Zinsfuß im folgenden als Bezugsgröße, um andere Renditedefinitionen beurteilen zu können.

2 Renditen und Bilanzdaten

Daß in Literatur und insbesondere der Praxis der Erfolgsmessung mit Renditen operiert wird, die auf Rechnungslegungs(Jahresabschluß)daten aufbauen, bedarf wegen der verzerrten Signale, die diese Renditen sehr häufig liefern, einer besonderen Begründung. Als Gründe sind anzuführen: *Externe* Analysten haben keine Wahl; sie sind auf die Jahresabschlußdaten, die Unternehmen veröffentlichen, angewiesen. Folglich sieht es so aus, als könnten sie nur die üblichen, Jahresabschluß-basierten Renditen berechnen. Manager und Controller haben als Insider des Unternehmens ganz andere, bessere Möglichkeiten. Sie könnten beliebig feine Messungen von Renditen vornehmen und sich nicht mit den groben Maßstäben Gesamtkapitalrendite oder Eigenkapitalrendite, die wie Triceratops aus den Anfängen der Renditemessung wirken, begnügen. Daß sie es z. T. nicht tun, hängt mit fehlendem Durchblick und mit der Gewöhnung an die Systematik der Rechnungslegung zusammen, die bei der Renditemessung auf falsche Fährten führen kann.

2.1 Anforderungen an Rendite-Kennzahlen

Kennzahlen sollen Informationen verdichten, d. h. «auf den Punkt bringen» und zielbezogene Aussagen erlauben. Zielbezogene Aussagen von Renditen könnten sein:

(a) wir sind besser (schlechter) als im Vorjahr,

(b) wir sind besser (schlechter) als der Wettbewerber,

(c) wir haben im Unternehmen in der abgelaufenen Periode mehr (weniger) verdient als wir bei Anlage der investierten Mittel auf dem Kapitalmarkt (bei gleichem Risiko) hätten verdienen können.

Sowohl (a) als auch (b) und (c) sind mögliche Referenzpunkte. (a) wählt die eigene Performance in der Vergangenheit als Bezugspunkt; war diese dünn, sieht eine weniger dünne Leistung schon gut aus; Lösung (a) ist somit unbefriedigend. Die Lösungen (b) und (c) sind weit besser. Was der härteste Bezugspunkt ist, der die meisten Leistungsanreize setzt, kann allgemein nicht gesagt werden. Schlagen die Wettbewerber den Bezugspunkt (c), ist die Wahl von (b) ein anspruchsvollerer Bezugspunkt als (c). Schlagen die Wettbewerber (c) nicht, ist die Wahl von (c) als Bezugsgröße ein höherer Ansporn als die von (b).

Rendite-Kennzahlen müssen zudem konsistent konstruiert sein. Zähler und Nenner müssen zueinander passen. Dies ist unten zu erläutern.

2.2 Gesamtkapitalrendite

Die Idee ist einfach. Die Erfolge *aller* Kapitalgeber werden in Beziehung gesetzt zu dem von *allen* Kapitalgebern eingesetzten Kapital. Üblich ist es, den Erfolg der Eigenkapitalgeber mit dem Jahresüberschuß gleichzusetzen und den Erfolg der Fremdkapitalgeber mit den Zinszahlungen gleich zu setzen. Das eingesetzte Kapital wird üblicherweise mit der Bilanzsumme (der Summe aller Aktiva) gleichgesetzt. Ob die Bilanzsumme zu Beginn der Periode, zum Ende der Periode oder als Durchschnitt beider Werte anzusetzen ist, wird ganz unterschiedlich beantwortet*.

Üblich ist es, die Definitionen der Gesamtkapitalrendite (GKR) vor bzw. nach Steuern zu unterscheiden. Mit (4.3) erhält man die GKR *vor* Steuern:

$$(4.3) \quad \text{GKR (oder ROA)} = \frac{\text{EvZiS}}{\text{BS}} **.$$

EvZiS bedeutet Erfolg vor Zinsen und Steuern und setzt sich zusammen aus Jahresüberschuß, Zinsaufwendungen, Steuern vom Einkommen und Ertrag und sonstigen Steuern***. BS steht für Bilanzsumme am Ende der Vorperiode.

(4.4) definiert die Gesamtkapitalrendite *nach* Steuern:

$$(4.4) \quad \text{GKR}_S \text{ (oder ROA}_S) = \frac{\text{EvZiS} - \text{S}}{\text{BS}}$$

$$= \frac{\text{EnZiS} + \text{Zi}}{\text{BS}}$$

Zwischen EvZiS und EnZiS besteht folgende Beziehung: Der Bruttoerfolg einer Periode (EvZiS) steht den Eigentümern (EnZiS), den Gläubigern (Zi) und dem Fiskus (S) zu. Besteuerungsgrundlage ist EvZiS – Zi. Zinsen verkürzen die steuerliche Bemessungsgrundlage. Die Steuerzahlung ergibt sich folglich aus S = s (EvZiS – Zi), wobei s den Gewinnsteuersatz bezeichnet. Der Eigentümern zurechenbare Erfolg ist somit EnZiS = (EvZiS – Zi) (1 – s).

Betrachtet man die Bestimmungsgrößen der GKR in Abb. 4.2, sieht man, daß es sich um eine Kennzahl handelt, die eine beeindruckende Informationsmenge verdichtet.

Zugleich wird deutlich, über welche Parameter die GKR beeinflußt werden kann: Eine Reduktion des Umlaufvermögens senkt unter sonst gleichen Bedingungen die Bilanzsumme, erhöht damit die Umschlagsgeschwindigkeit und schließlich die Gesamtkapitalrendite. Die Umschlagsgeschwindigkeit der gesamten Aktiva (UGA) ist definiert durch

$$\text{UGA} = \frac{\text{Nettoumsatzerlöse (NU)}}{\text{Bilanzsumme (BS)}}.$$

---

* Bei expliziter mehrperiodiger Betrachtung und Änderungen der Bilanzsumme im Zeitablauf benutzen wir die Bilanzsumme bzw. den (Eigen)Kapitaleinsatz am Ende der Vorperiode als Bezugsgröße.

** ROA = rate of return on assets; auch ROI = rate of return on investment.

*** Vgl. Gliederung der Gewinn- und Verlustrechnung in § 275 HGB.

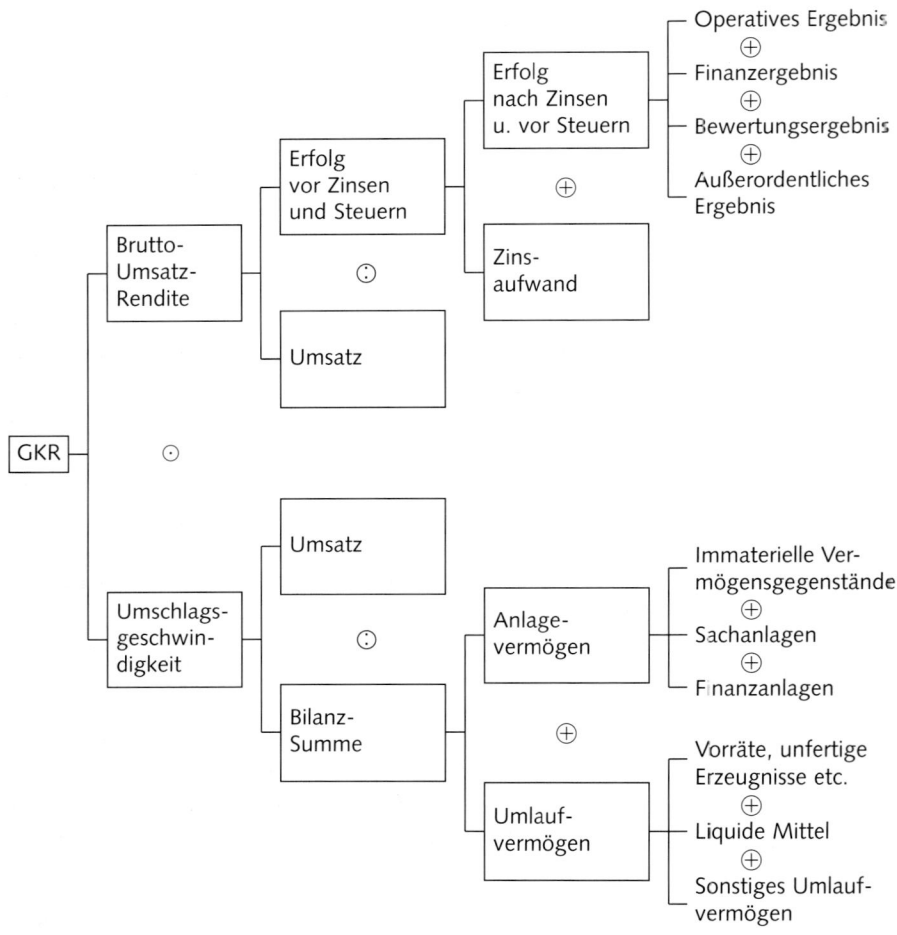

Abbildung 4.2: Bestimmungsgrößen der GKR vor Steuern

Multipliziert man die (Brutto)Umsatzrendite (BUR), definiert durch

$$(4.5) \quad BUR = \frac{EvZiS}{NU},$$

mit der Umschlagsgeschwindigkeit, erhält man die GKR vor Steuern. Es gilt also (4.6):

$$(4.6) \quad GKR = BUR \cdot UGA$$
$$= \frac{EvZiS}{NU} \cdot \frac{NU}{BS}.$$

Multipliziert man die Umsatzrendite nach Steuern (NUR), definiert durch (4.7)

$$(4.7) \quad NUR = \frac{EnZiS + Zi}{NU} = \frac{EvZiS - S}{NU},$$

mit der Umschlagsgeschwindigkeit (UGA), erhält man die GKR nach Steuern:

$$(4.8) \quad GKR_S = NUR \cdot UGA$$

$$= \frac{EvZiS - S}{NU} \cdot \frac{NU}{BS}.$$

(4.6) und (4.8) sind nicht etwa schwerfällige Schreibweisen für die GKR bzw. GKR_S, sondern zeigen, daß ein bestimmtes Ergebnis für die GKR (bzw. GKR_S) von BUR (NUR) und UGA abhängt. Diese Kennzahlenzerlegung öffnet den Weg zu einer genaueren Ursachenanalyse entlang den Pfaden, die Abb. 4.2 zeigt. Ist z. B. die GKR im Vergleich zu einem Wettbewerber gesunken, kann man fragen, ob UGA oder BUR oder beides gesunken ist. Ist z. B. die UGA gesunken, wird man – Abb. 4.2 folgend – zu fragen haben, ob das Umlaufvermögen und/oder das Anlagevermögen überproportional gestiegen ist und warum dies eingetreten ist.

GKR bzw. GKR_S erscheinen somit auf den ersten Blick als prinzipiell brauchbare Kennzahlen.

Nun ist entscheidend, ob die Kennzahl GKR bzw. GKR_S a) konsistent konstruiert ist und b) ob die Kennzahl die richtigen Signale gibt. Wir fragen zunächst nach dem konsistenten Aufbau der Kennzahl. Die Frage, ob und unter welchen Bedingungen GKR richtige Signale geben, wird unten in Punkt 3 aufgegriffen.

Betrachten wir ein einfaches Beispiel. Abb. 4.3 zeigt vereinfachte Jahresabschluß-Daten der Unternehmen A und B.

Unternehmen A und B unterscheiden sich unter folgenden Aspekten:

– Unternehmen A finanziert sich im kurzfristigen Bereich über Verbindlichkeiten aus Lieferungen und Leistungen (425), kurzfristige Bankverbindlichkeiten (115) und eine (in der Vergangenheit bereits gebildete) Pensionsrückstellung (122). Es handelt sich um eine Maßnahme, die das Innenfinanzierungsvolumen erhöht.

– Unternehmen B ist mit Unternehmen A nahezu identisch. Die Unterschiede bestehen zunächst im Bereich der kurzfristigen Finanzierung. B finanziert sich vorrangig über kurzfristige Bankkredite (545) und deutlich weniger als A über Verbindlichkeiten aus Lieferungen und Leistungen (97).

Unternehmen A

Bilanz zum 31. 12. 1992 (in 1.000 DM)

	1992	1991		1992	1991
Anlage-vermögen					
Grundstücke	200	200	Grundkapital	600	600
Anlagen	1.100	1.010	gesetzl. Rück-lage	60	60
Summe	1.300	1.210	freie Rücklagen	40	20
Umlauf-vermögen			Summe	700	680
Forderungen	200	250	Hypotheken-darlehen	500	500
Wertpapiere	150	175	langfr. Darlehen	200	200
Lagerbestände an Fertig-fabrikaten	300	355	Pensionsrück-stellungen	130	122
Kasse	50	52	Summe	830	822
Summe	700	832	Verbindlichkeiten aus Lieferungen und Leistungen	370	425
			kurzfr. Bank-verbindl.	100	115
			Summe	470	540
Bilanzsumme	2.000	2.042	Bilanzsumme	2.000	2.042

Gewinn- und Verlustrechnung für 1992
(in 1.000 DM)

Umsätze	3.000
Materialaufwand	555
Abschreibungen	300
Personalaufwand	1.750
Sonst. betriebliche Aufwendungen	36
Sonstige Erträge	15
Zinsen	80
Ergebnis der gewöhnlichen Geschäftstätigkeit	294
Steuern	106
Jahresüberschuß	188

Abbildung 4.3: Jahresabschluß-Daten des Unternehmens A

Unternehmen B

Bilanz zum 31. 12. 1992 (in 1.000 DM)

	1992	1991		1992	1991
Anlage-vermögen					
Grundstücke	200	200	Grundkapital	600	600
Anlagen	1.100	1.010	gesetzl. Rücklage	60	60
Summe	1.300	1.210	freie Rücklage	40	20
Umlauf-vermögen			Summe	700	680
Forderungen	200	250	Hypotheken-darlehen	500	520
Wertpapiere	150	175	langfr. Darlehen	200	200
Lagerbestände an Fertig-fabrikaten	300	355			
Kasse	50	52	Summe	700	720
Summe	700	832	Verbindlichkeiten aus Lieferungen und Leistungen	70	97
			kurzfr. Bank-verbindl.	530	545
			Summe	600	642
Bilanzsumme	2.000	2.042	Bilanzsumme	2.000	2.042

Gewinn- und Verlustrechnung für 1992
(in 1.000 DM)

Umsätze	3.000
Materialaufwand	525
Abschreibungen	300
Personalaufwand	1.750
Sonst. betriebliche Aufwendungen	28
Sonstige Erträge	15
Zinsen	123
Ergebnis der gewöhnlichen Geschäftstätigke t	289
Steuern	104
Jahresüberschuß	185

Abbildung 4.3: Jahresabschluß-Daten des Unternehmens B

– Unternehmen A bildet Pensionsrückstellungen; Unternehmen B gibt keine entsprechenden Zusagen.

– Daraus resultierende Unterschiede in den GuV-Rechnungen:

- Der Materialaufwand von Unternehmen B ist niedriger (–30), da es die Skonto-Möglichkeiten, die die Lieferanten bieten, stärker nutzt als Unternehmen A.

- Die Zinsaufwendungen sind höher, da die kurzfristigen Bankverbindlichkeiten des Unternehmens B höher (+430) sind als bei A. Der Zinssatz betrage 10%.

- Unternehmen A gewährt Pensionszusagen, die von Jahr zu Jahr anwachsen. Die Zuführung zu den Pensionsrückstellungen erhöht im Beispiel die sonstigen betrieblichen Aufwendungen des Unternehmens A.

- Aus den vorgenannten Punkten folgen Rückwirkungen auf das Ergebnis der gewöhnlichen Geschäftstätigkeit, die hier zugleich als Steuerbemessungsgrundlage fungiert. Daraus resultieren die Unterschiede in der Steuerbelastung der Unternehmen A und B. Der Gewinnsteuersatz beträgt s = 0,36.

Berechnet man nun GKR bzw. GKR_S für die beiden Unternehmen erhält man für 1992:

	GKR	GKR_S
A	$\dfrac{188 + 106 + 80}{2.042} = 0{,}183$	$\dfrac{188 + 80}{2.042} = 0{,}13$
B	$\dfrac{185 + 104 + 123}{2.042} = 0{,}202$	$\dfrac{185 + 123}{2.042} = 0{,}151$

Zu diskutieren ist nun, ob die Bezugsgröße in Höhe von 2.042 für beide Unternehmen sinnvoll ist. Betrachten wir zunächst die Position Verbindlichkeiten aus Lieferungen und Leistungen. Unternehmen A greift stärker als B auf Lieferantenkredite zurück. Die Kosten bestehen in einem Verzicht auf die Skontierung der Lieferantenrechnungen. Dies findet seinen Niederschlag in einem höheren Materialaufwand des Unternehmens A. Nun soll die GKR bzw. GKR_S eine Aussage darüber machen, wie ein Unternehmen bezogen auf das eingesetzte Kapital am Ende der Vorperiode seine Kapitalgeber bedienen konnte. Doppelzählungen sind zu vermeiden. In der Bezugsgröße, also dem Nenner, dürfen folglich nur die Positionen enthalten sein, die noch nicht explizit bedient wurden, deren «Anteil» m. a. W. die Erfolgsgröße noch nicht verkürzte. Kredite gewährende Lieferanten aber wurden bedient, weil Unternehmen A auf den Skontoabzug in weit stärkerem Maße verzichtete als B, wie die Position Materialaufwand zeigt. Folglich sind die Kosten der Kapitalnutzung in Form von Lieferantenkrediten bei Unternehmen A bereits berücksichtigt. Sie haben sich im geminderten Ergebnis der gewöhnlichen Geschäftstätigkeit niedergeschlagen. Im Nenner dürfen sie folglich nicht erneut angesetzt werden.

Betrachten wir nun die Pensionsrückstellungen des Unternehmens A. Pensionszusagen kosten Geld; Pensionsrückstellungen verkörpern deshalb eine Mittelquelle (Innenfinanzierung), die keinesfalls kostenlos ist. Im Beispiel wächst die Pensionsrückstellung von 122 auf 130. Dies entspricht etwa der vom Gesetzgeber in § 6a EStG geforderten Verzinsung von 6%*. Die Zuführung zur Pensionsrückstellung hat sich im Beispiel in den höheren sonstigen betrieblichen Aufwendungen des Unternehmens A niedergeschlagen**. Folglich sind ihre Kosten unter den hier gesetzten vereinfachenden Annahmen bereits beachtet. Eine Übernahme der Position in die Bezugsgröße in Form der Bilanzsumme bedeutet somit eine Doppelzählung.

Im Ergebnis sind somit die Bilanzsummen um die Positionen Verbindlichkeiten aus Lieferungen und Leistungen und Pensionsrückstellungen zu bereinigen, wenn Doppelzählungen vermieden werden sollen. Es folgt:

	Korrigierte GKR (ROIC)	Korrigierte GKR$_S$ (ROIC^S)
A	$$\frac{188 + 106 + 80}{2.042 - 122 - 425} = 0{,}25$$	$$\frac{188 + 80}{2.042 - 122 - 425} = 0{,}179$$
B	$$\frac{185 + 104 + 123}{2.042 - 97} = 0{,}212$$	$$\frac{185 + 123}{2.042 - 97} = 0{,}158$$

Gemessen an der GKR steht Unternehmen A jetzt besser da als B. In der ersten Rechnung schien die Lage umgekehrt.

Bei der Ermittlung von Gesamtkapitalrenditen sind somit die folgenden beiden Vorgehensweisen möglich:

---

* Die Kosten von Pensionszusagen liegen deutlich über 6%. Hier soll mit dieser vereinfachenden Annahme gearbeitet werden.
** Zuführungen zu Pensionsrückstellungen sind unter Aufwendungen für Altersversorgung und Unterstützung auszuweisen. Hilfsweise werden sie hier unter sonstigen betrieblichen Aufwendungen ausgewiesen.

1. In die Zählergröße (Erfolg) gehen *alle* Entgelte für Leistungen von Kapitalgebern ein:

   – verzinsliches Fremdkapital   ⇒   Zinsen

   – Pensionsrückstellungen   ⇒   Kosten der Pensionsrückstellungen

   – Verbindlichkeiten aus   ⇒   Kosten in Form nicht in
   Lieferungen und Leistungen   Anspruch genommener Skonti

   – Eigenkapital   ⇒   Erfolg nach den oben aufgeführten Zinsen und Kosten

   Bezugsgröße ist dann die Summe der Leistungen aller Kapitalgeber, im Idealfall die Bilanzsumme.

2. Die Zählergröße wird ausgehend von der GuV nicht korrigiert. In der Bezugsgröße (Nenner) sind dann nur die Kapitalbeträge zu erfassen, deren Kosten die Erfolgsgröße, also den Zähler, noch nicht gekürzt haben. Pensionsrückstellungen und Verbindlichkeiten aus Lieferungen und Leistungen gehören im Beispiel dann nicht in die Bezugsgröße (Nenner).

Außenstehende Analysten werden die Lösung 1. nicht realisieren können, weil ihnen die erforderlichen Daten fehlen. Es bleibt somit Lösung 2. Wir nennen die so definierte Rendite im Unterschied zur üblichen GKR (ROA) Rendite auf das eingesetzte, mit Kapitalkosten zu belastende Kapital (ROIC). ROIC bedeutet rate of return on invested capital. Abb. 4.4 zeigt die Bestimmungsgrößen von ROIC vor Steuern. Das Symbol IC steht für (in diesem Sinn) investiertes Kapital.

Verkürzt formuliert ergibt sich ROIC *vor* Steuern aus

$$\text{ROIC} = \frac{\text{EvZiS}}{\text{IC}_{t-1}}.$$

ROIC *nach* Steuern ist definiert durch

$$\text{ROIC} = \frac{\text{EvZiS} - \text{S}}{\text{IC}_{t-1}}.$$

2.3 Eigenkapitalrendite

Der Eigenkapitalrendite wird i. d. R. große Aufmerksamkeit zuteil, weil man glaubt, daß es insbesondere auf die Position der Eigentümer ankäme. Dies ist richtig. Falsch ist aber der implizit enthaltene Hinweis, hohe Eigenkapitalrenditen deuteten auf hohe Vermögenszuwächse der Eigentümer hin.

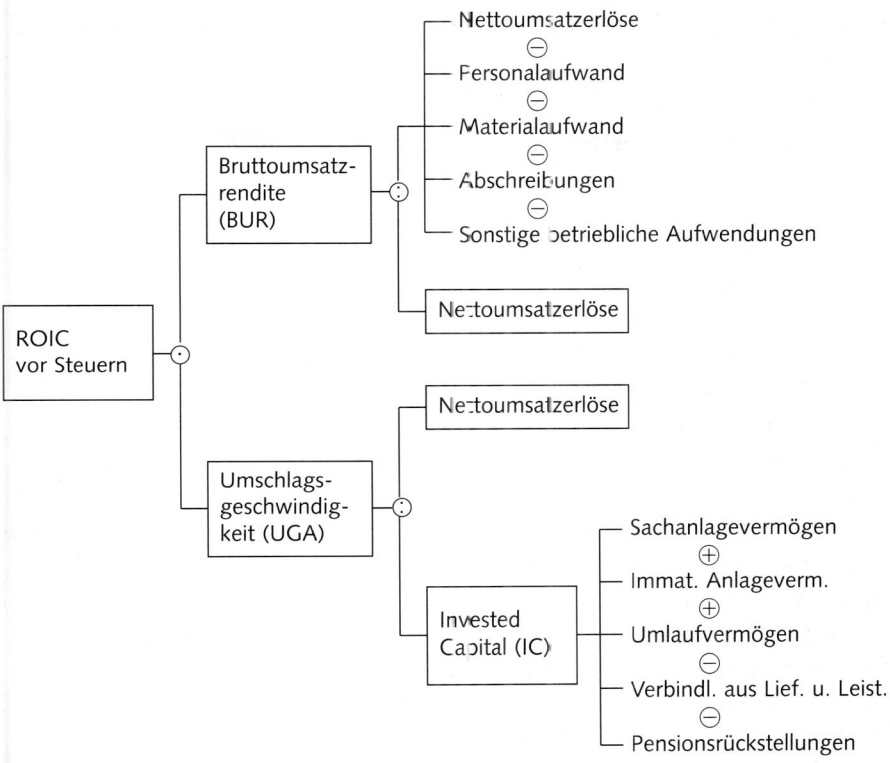

Abbildung 4.4: Einflußgrößen von ROIC

Die bilanzielle Eigenkapitalrendite *vor* Steuern (EKR)* wird gemessen durch

$$(4.9) \quad \text{EKR} = \frac{\text{EvZiS} - \text{Zi}}{\text{EK}}.$$

Die bilanzielle Eigenkapitalrendite *nach* Steuern (EKR$_S$) ist definiert durch

$$(4.10) \quad \text{EKR}_S = \frac{\text{EnZiS}}{\text{EK}} = \frac{\text{EvZiS} - \text{Zi} - \text{S}}{\text{EK}}.$$

Zwischen GKR und EKR besteht ein Zusammenhang, der im folgenden zu erläutern ist.

---

* In der Literatur wird auch die Abkürzung ROE (rate of return on equity) verwendet.

2.4 Beziehung zwischen Gesamtkapital- und Eigenkapitalrendite

Die Beziehung zwischen EKR und GKR kann durch (4.11) bzw. (4.12) gekennzeichnet werden:

$$(4.11) \quad EKR = GKR + (GKR - i) \frac{FK}{EK}$$

$i \quad \equiv$ Fremdkapitalkosten

$FK \equiv$ (bilanzielles) Fremdkapital

$EK \equiv$ (bilanzielles) Eigenkapital

Wenn gilt GKR > i, übersteigt die EKR die GKR. Das ist die bekanntere Seite des sogenannten Leverage-Effektes (Hebel-Effektes). Durch Einsatz «billigen», den Satz i kostenden Fremdkapitals kann die EKR gesteigert werden. Diese Aussage stimmt zuversichtlich. Zu beachten ist jedoch, daß das Risiko der Eigentümer-Position ebenfalls steigt, weil die GKR i.d.R. keine *sichere* Rendite ist, die immer und überall eintritt.

Die Formel (4.11) ergibt sich aus folgender Überlegung: Die GKR eines Unternehmens ist unabhängig von der Finanzierung (der Passivseite der Bilanz). Es gilt EvZiS = GKR(EK + FK). Wird FK, das den Satz i kostet, teilweise an die Stelle von EK gesetzt, folgt ein Überschuß der Eigentümer, nämlich GKR(EK + FK) – iFK, der auf das reduzierte EK zu beziehen ist. Es gilt

$$EKR = \frac{GRK\ (EK + FK) - iFK}{EK}.$$

Formt man um, folgt (4.11).

Den gleichen Sachverhalt kann man auch so darstellen:

$$(4.12) \quad EKR = \frac{EvZiS}{BS} \cdot \left[\frac{EvZiS - Zi}{EvZiS} \cdot \frac{BS}{EK} \right]$$

$$= GKR \cdot FLM.$$

FLM bedeutet Finanzierungs-Leverage-Multiplikator. Er erfüllt genau die Funktion, die in (4.11) der zweite Term auf der rechten Seite erfüllt.

Beispiel

	Situation A	Situation B	Situation C
Nettoumsätze	1.000	1.000	1.000
Bilanzsumme	100	100	100
bilanzielles EK	100	50	50
Fremdkapital	–	50	50
Zins für Fremdkapital (i)	0,20	0,20	0,20
EvZiS	50	50	15
Zinsen (i · FK)	–	10	10
Steuern (s = 0,5)	25	20	2,5
EnZiS (JÜ)	25	20	2,5
(1) GKR	0,5	0,5	0,15
(2) $\dfrac{\text{EvZiS} - \text{Zi}}{\text{EvZiS}}$	1	0,8	0,33
(3) $\dfrac{\text{BS}}{\text{EK}}$	1	2	2
(4) FLM = (2) · (3)	1	1,6	0,67
(5) EKR = (1) · (4)	0,5	0,8	0,1
(6) $\dfrac{\text{EnZiS}}{\text{EvZiS} - \text{Zi}} = (1 - s)$	0,5	0,5	0,5
(7) EKR_s = (5) · (6)	0,25	0,4	0,05
(8) EKR i. S. v. (4.11)	0,5	0,8	0,1

Der Nachteil der EKR ist, daß sie durch die Wahl des Verhältnisses FK/EK (rechnerisch) weitgehend gesteuert werden kann und daß so bewirkte Zuwächse an EKR Vermögensgewinne für Eigentümer nahezulegen scheinen, wo u.U. keine sind. Läßt man steuerliche Aspekte außer acht, schaffen höhere Fremdmittel-Anteile in aller Regel zugleich höheres Risiko für Eigentümer, das der höheren *erwarteten* Rendite der Eigentümer gegenübergestellt werden muß.

Beispiel

A_0 = 17; FK= 10; Zinssatz (i) = 0,07; drei Zustände z_1, z_2, z_3 seien möglich; das Projekt hat eine unendliche Lebensdauer; die Verteilung der Nettoeinzahlungen hängt nicht von der Realisierung des Ergebnisses in der Vorperiode ab.

z_j	p_j	NE_j	GKR_j	$NE_j - iFK$	EKR_j
1	0,3	4,7	0,276	4,0	0,571
2	0,4	2,7	0,159	2,0	0,286
3	0,3	0,7	0,041	0	0

Bringen die Eigentümer Mittel in Höhe von $A_0 = 17$ selbst auf, erzielen sie die zustandsabhängigen GKR_j, die in der Tabelle ausgewiesen sind. Die *erwartete* Rendite beträgt 15,9%. Werden Gläubiger mit FK in Höhe von 10 an der Finanzierung beteiligt, steigt die *erwartete* Eigenkapitalrendite der Eigentümer gemäß (4.11) auf 28,6%.

$$(4.11) \quad EKR = 0{,}159 + (0{,}159 - 0{,}07)\,\frac{10}{7}$$

$$= 0{,}286$$

Gemäß (4.12) folgt

$$(4.12) \quad EKR = 0{,}159 \cdot \underbrace{\frac{2{,}7 - 0{,}7}{2{,}7} \cdot \frac{17}{7}}_{1{,}799}$$

$$= 0{,}286.$$

Zugleich steigt auch das Risiko der Position der Eigentümer: Die Standardabweichung der Rendite bei voller Eigenfinanzierung ist $\sigma_E = 0{,}0911$; bei teilweiser Fremdfinanzierung erreicht die Standardabweichung den Wert $\sigma_F = 0{,}2213$. Man hat folglich Rendite gegen Risiko abzuwägen. Oder: Die ausgewiesene Renditesteigerung ist nicht gratis. Eigentümer müssen dafür bezahlen in Form einer höheren Risikoübernahme.

2.5 Umsatzrenditen

Umsatzrenditen werden verbreitet genutzt. Sie sind einfach zu berechnen und nutzen eine weniger problematische Bezugsgröße als Kapitalrenditen. Die Bruttoumsatzrendite (BUR) ist definiert durch $BUR = \dfrac{EvZiS}{NU}$. NU bezeichnet die Nettoumsatzerlöse der Periode, für die Renditen berechnet werden sollen.

Die Nettoumsatzrendite ist definiert durch $NUR = \dfrac{EvZiS - S}{NU}$.

Sie ist somit eine Nach-Steuer-Rendite. Auf die Beziehung zwischen BUR, UGA und GKR wurde in 2.2 bereits hingewiesen.

3 Zur Aussagefähigkeit von Bilanzrenditen

3.1 Problem

Eine entscheidende Frage ist die nach der Leistungsfähigkeit von Jahresabschluß-basierten Renditen. Geben sie zuverlässige Signale? Kann man an einer positiven GKR ablesen, daß die Manager ihre Sache gut gemacht haben, daß das Unternehmen Geld verdient hat?

Ein Beispiel soll das Problem verdeutlichen: Wir betrachten das Projekt Supermarkt (S).

Projekt S:

	0	1	2	3	4	5	6
A_0, NE_t	− 1.000	100	200	250	298	298	296,56

NKW (S) = 0; i = 10%

r (S) = 10%

S hat eine Nutzungsdauer von 6 Jahren. Ein positiver Restverkaufserlös am Ende der Nutzungsdauer wird nicht erwartet. Die obige Zahlungsreihe zeigt die Nettoeinzahlungen, die der Betreiber des Projektes S nach Deckung aller relevanten Auszahlungen entnehmen kann: NE_t bezeichnet die entnehmbaren («freien») Cash-flows. Eine Anlage von Mitteln am Kapitalmarkt bringt eine Rendite (i) von 10%. Das Projekt S hat einen Nettokapitalwert von Null. Anders ausgedrückt: die ökonomische Rendite (oder der interne Zinsfuß) des Projektes r beträgt genau 10%. Es handelt sich also um ein Projekt, dessen Realisierung die Eigentümer im Vergleich zur Alternativanlage nicht reicher macht. Das Projekt S ist der Kapitalmarktanlage gleichwertig.

Jetzt wollen wir die periodischen Bilanzrenditen (GKR) für das Projekt S berechnen. Zu diesem Zweck ermitteln wir den bilanziellen Erfolg des Projektes pro Periode und beziehen diesen auf den durch den Buchwert gemessenen Kapitaleinsatz zu Beginn der Periode. Wir unterstellen zur Vereinfachung eine vollständige Eigenfinanzierung des Projektes. Der periodische Erfolg im bilanziellen Sinn ist definiert als NE_t − Ab_t, wobei Ab_t die handelsrechtliche Abschreibung bezeichnet. Der bilanziell gemessene Kapitaleinsatz (BV_{t-1}) zu Beginn der Periode ergibt sich in Höhe der Anschaffungsauszahlung abzüglich der bis zu diesem Zeitpunkt vorgenommenen Abschreibungen. Steuern werden nicht beachtet.

	0	1	2	3	4	5	6
(1) A_0, NE_t	−1.000	100	200	250	298	298	296,56
(2) Ab_t		166,67	166,67	166,67	166,67	166,67	166,67
(3) BV_t		833,33	666,67	500	333,33	166,67	0
(4) $NE_t - Ab_t$		−66,67	33,33	83,33	131,33	131,33	129,89
(5) $GKR = \dfrac{(4)}{BV_{t-1}}$		−0,067	0,040	0,125	0,263	0,394	0,779

NE_t = Nettoeinzahlung in Periode t
Ab_t = bilanzielle Abschreibung in Periode t
BV_t = Bilanzvermögen in Periode t
$NE_t - Ab_t$ = bilanzieller Erfolg, wenn NE_t dem Netto-Ertrag der Periode vor Abschreibungsverrechnung entspricht.
GKR = Gesamtkapitalrendite (auch ROA)

Zeile (5) zeigt die sich ergebenden bilanziell gemessenen Renditen (Gesamt-kapitalrenditen). Mit der ökonomischen Rendite des Projektes S (r = 10%) haben sie erkennbar wenig zu tun. Sie weisen das Projekt S als in den ersten Perioden der Nutzung negativ bzw. niedrig verzinst und in den späteren Perioden als extrem profitabel aus. Dies sind im Vergleich zur ökonomischen Rendite von 10% falsche Informationen. Diese falschen Informationen können unerwünschte Folgewirkungen entfalten. Angenommen, ein Geschäfts-bereich (unter vielen) eines großen, dezentral organisierten Unternehmens lie-ferte im Zeitablauf die in (5) dargestellten Informationen an die Zentrale (die Holding, die Obergesellschaft). Welche Folgerungen zöge diese? Vermutlich die, daß die Manager des Geschäftsbereichs Überdurchschnittliches leisten, daß man dies mit Gehaltszulagen honorieren sollte, daß für Erweiterungs-pläne in diesem Geschäftsbereich Mittel zur Verfügung gestellt werden sollten etc. Alle Folgerungen sind unrichtig: Die Manager erzielen gerade die Alter-nativrendite, verdienen also keine außergewöhnliche Belohnungen und sollten auch keine Mittel für (gleich rentable) Erweiterungsinvestitionen erhalten.

Woher kommt die Diskrepanz zwischen ökonomischer Rendite (r) und bilan-zieller Gesamtkapitalrendite (GKR)? Ursache ist die konventionelle, d. h. den handelsrechtlichen Gewinnermittlungsvorschriften entsprechende Messung von Periodenerfolg (Jahresüberschuß) und Vermögen (Kapitaleinsatz). An-genommen, ein Investor würde Projekt S im Jahr 4 (nach der Ausschüttung von 298) erwerben und bis zum Ende von Periode 5 halten. Wie hoch wäre seine Rendite? Die Gesamtkapitalrendite gemäß Zeile (5) ist 39,4%. Die öko-nomische Rendite für die genannte Halteperiode (r_5) errechnet sich aus

$$r_5 = \frac{D_5 + V_5 - V_4}{V_4}.$$

Dabei bezeichnen D_5 die Ausschüttung im Zeitpunkt 5 (298), V_4 den Kaufpreis, den der Investor im Zeitpunkt 4 für das Projekt entrichten muß[*], und V_5 den Preis, den er bei Verkauf des Projektes erzielen kann[**].

$$r_5 = \frac{298 + (269{,}60 - 516)}{516} = 0{,}10.$$

Die Rendite für das einperiodige Halten (Eigentum) des Projektes S ist somit 10%, was die ökonomische Rendite r ja auch korrekt auswies. Die abweichende Gesamtkapitalrendite ist Ergebnis der konventionellen Messung von Erfolg (131,33) und Kapitaleinsatz (333,33).

3.2 Abschreibung, investiertes Kapital und Gesamtkapitalrendite

Wie kann man dem Problem falscher Signale in Form der oben berechneten GKR begegnen? Eine Lösung besteht darin, ein Abschreibungsverfahren zu benutzen, das eine Verzerrung zwischen ökonomischer und bilanzieller Rendite vermeidet. GKR sehen bei Verwendung dieser Abschreibungsform genau so aus wie ökonomische Renditen. Ein solches Abschreibungsverfahren muß die Restriktion einhalten, daß die Summe der verrechneten Abschreibungen die Anschaffungskosten (A_0) des Investitionsprojektes nicht übersteigt. Weil das Abschreibungsverfahren nur verhindern soll, daß GKR und ökonomische Rendite in kaum begründbarer Weise auseinanderfallen, sind handelsrechtliche oder steuerrechtliche Regeln, die die *Verteilung* von Abschreibungen über die Zeit der Nutzungsdauer regeln, zunächst unbeachtlich. Es wird nur die Bedingung eingehalten, daß die Summe der handelsrechtlichen bzw. steuerlichen Abschreibungen den Betrag A_0, also die Anschaffungskosten nicht übersteigen darf.

Die genannte Abschreibung heißt «Ertragswertabschreibung»: Die Abschreibung pro Periode folgt genau der Verminderung des Ertragswertes (= BKW) von Periode zu Periode. Im Zeitpunkt 0 beträgt der BKW des Projektes S unter Benutzung der internen Rendite r als Diskontierungssatz 1.000. Im Zeitpunkt 1 beträgt der Ertragswert 1.100 *vor* der Ausschüttung der Nettoeinzahlung in Höhe von 100. Nach der Ausschüttung beträgt er 1.100 − 100 = 1.000. Der Ertragswert (BKW) ist somit nicht gefallen. Die Abschreibung (Ab_t^{EW}) beträgt folglich 0. Die folgende Aufstellung zeigt die Entwicklung der Ertragswertabschreibung während der Lebensdauer des Projektes.

---

[*] $V_4 = 298 \, (1{,}1)^{-1} + 296{,}56 \, (1{,}1)^{-2} = 516{,}00$.

[**] $V_5 = 296{,}56 \, (1{,}1)^{-1} = 269{,}60$.

	0	1	2	3	4	5	6
(1) A_0, NE_t	−1.000	100	200	250	298	298	296,6
(2) BKW_{t-1}*	1.000	1.000	900	740	516	269,6	0
(3) Ab_t^{EW}		0	100	160	224	246,4	269,6
(4) $NE_t - Ab_t^{EW}$		100	100	90	74	51,6	27,0
(5) Rendite = $\dfrac{NE_t - Ab_t^{EW}}{BKW_{t-1}}$		0,10	0,10	0,10	0,10	0,10	0,10

Die Summe der Abschreibungen beträgt 1.000. Die zeitliche Verteilung der Abschreibungen erscheint aufgrund des progressiven Verlaufs zwar ungewöhnlich, könnte aber für die Zwecke interner Berichterstattung akzeptiert werden.

Die in Zeile (5) ausgewiesenen Renditen gleichen in jeder Periode der ökonomischen Rendite des Projektes in Höhe von r = 0,10. Falsche Signale entstehen somit nicht.

Bei der Herleitung der Rendite i.S.d. Zeile (5) ist zu beachten, daß die Berechnung der Ertragswertabschreibung die Kenntnis bzw. eine nicht zu unzuverlässige Prognose der Nettoeinzahlungen (NE_t) des Projektes über seine gesamte Lebenszeit voraussetzt. Da auch die Nettoauszahlung (A_0) bekannt ist, kann die ökonomische Rendite (r) unmittelbar berechnet werden. Der Weg über periodische, mit Hilfe der Ertragswertabschreibung berechneten Gesamtkapitalrenditen ist eigentlich entbehrlich. Interessant ist jedoch, daß es eine Form der Abschreibung gibt, die das Problem der verzerrten Gesamtkapitalrenditen nicht entstehen läßt.

Das Problem der Renditemessung in der Praxis ist komplizierter als in unserem Beispiel dargestellt, weil Praktiker in Form von Renditen periodische Zwischenergebnisse verlangen, die ihnen Hinweise auf die Entwicklung der Profitabilität des Projektes (Geschäftsbereichs) geben, *ohne* daß die zukünftigen Nettoeinzahlungen über die gesamte Lebensdauer des Projektes (Geschäftsbereichs) bekannt sind. Sie wünschen mit dem Signal «Rendite» einen verläßlichen Hinweis darauf, ob sie sich bei der Steuerung des Projektes (Geschäftsbereichs) auf dem richtigen Weg befinden. Dieses Problem soll nun betrachtet werden.

---

* BKW_{t-1} bezeichnet den Ertragswert (Bruttokapitalwert) zu Beginn der Periode <u>nach</u> der Entnahme in Höhe der NE_t.

3.3 ROIC und Kapitalkosten oder: Wann wird Wert (Vermögen) geschaffen?

3.3.1 Problem

Welche Informationen erwarten wir von einer Rendite, also der Aussage, die GKR der Porsche AG sei in der abgelaufenen Periode x % gewesen oder die GKR des Geschäftsbereichs 3 der Y-AG habe 7% betragen?

Wir wollen

– diese Renditen mit den Renditen bei alternativer (risikoäquivalenter) Anlage vergleichen können,

– erkennen können, ob diese Unternehmen (Geschäftsbereiche) «Überrenditen» erzielen und ggf. mit dem Markteintritt von Konkurrenten rechnen müssen,

– erkennen können, ob die Unternehmen (Geschäftsbereiche) eine ungenügende Performance zeigen und deshalb Sanierungskandidaten sind,

– ob die Manager der Unternehmen (Geschäftsbereiche) trotz des vorgelegten Bilanzsummen- oder Umsatzwachstums ihr Geld wert sind.

Für die Beantwortung dieser Fragen stellen die oben demonstrierten Differenzen zwischen ökonomischer Rendite und GKR ein großes Problem dar. Was sagen uns GKR eigentlich? Ist es sinnvoll, auf dieses Signal zu vertrauen?

Nun besteht zwischen GKR und der ökonomischen Rendite r (dem internen Zinsfuß eines Projektes) die folgende Beziehung:

$$(4.13) \quad r = \frac{\sum\limits_{t=1}^{n} GKR_t \cdot BV_{t-1} \cdot (1+r)^{-t}}{\sum\limits_{t=1}^{n} BV_{t-1} \cdot (1+r)^{-t}} \quad *$$

Es bezeichnen

r   den internen Zinsfuß des Projektes,

BV_{t-1} das Bilanzvermögen (den Restbuchwert) zu Beginn der Periode,

GKR_t die Gesamtkapitalrendite der Periode t.

---

* Der Bruttokapitalwert BKW_0 errechnet sich unter Benutzung von r als Diskontierungssatz aus (4.1). Der Erfolg pro Periode ist $r \cdot BKW_{t-1}$.

Definiert man die GKR als $GKR_t = \dfrac{NE_t - (BV_{t-1} - BV_t)}{BV_{t-1}}$, ergibt sich als Erfolg der

Periode $GKR_t \cdot BV_{t-1}$. Wegen der Benutzung von r gilt $BV_0 = BKW_0$. Der mit r berechnete Barwert der bilanziellen Erfolge muß gleich dem mit r berechneten Barwert der ökonomischen Erfolge sein:

$\sum\limits_{t=1}^{n} GKR_t \cdot BV_{t-1} (1+r)^{-t} = \sum\limits_{t=1}^{n} r \cdot BV_{t-1} (1+r)^{-t}$. Daraus folgt (4.13).

Die folgende Tabelle verdeutlicht für das in Abschnitt 3.1 benutzte Beispiel die Aussage von (4.13).

(1)	(2)	(3)	(4)	(5)
t	GKR_t	BV_{t-1}	$GKR_t \cdot BV_{t-1} (1 + r)^{-t}$	$BV_{t-1} (1 + r)^{-t}$
1	−0,067	1.000	−60,61	909,09
2	0,040	833,33	27,55	688,70
3	0,125	666,67	62,61	500,88
4	0,263	500	89,82	341,51
5	0,394	333,33	81,55	206,97
6	0,779	166,67	73,29	94,08
			274,21	2741,23

Teilt man die Summe der Eintragungen in Spalte (4) durch die Summe der Eintragungen in Spalte (5) erhält man r = 0,10.

(4.13) sagt also – und das Beispiel belegt es –, daß man eine Aussage über die *ökonomische* Rendite eines Projektes dann treffen kann, *wenn* man alle Gesamtkapitalrenditen des Projektes kennt. Nun ist diese Information nicht sehr viel wert. Um die Gesamtkapitalrenditen der Perioden zu kennen, muß man Informationen über die Nettoeinzahlungen (NE_t) haben. Kennt man diese, kann man den internen Zinsfuß r auch unmittelbar berechnen. Der Umweg über Gesamtkapitalrenditen kann man sich dann sparen.

Man muß beachten, daß Manager (Investoren) eine periodenbezogene Rendite benötigen, um sich ein Bild über Erfolg oder Mißerfolg des Projektes machen zu können, *bevor* das Projekt sein ökonomisches Lebensende erreicht hat. Manager (Investoren) benötigen Informationen in Form verläßlicher Signale in *jeder* Periode, um korrigierend in die Entwicklung des Projektes eingreifen zu können. Hierzu leistet Formel (4.13) zu wenig. Wir suchen deshalb nach einer *periodenbezogenen Größe,* die uns darüber informiert, ob das Projekt einen Schritt in Richtung Verbesserung des Vermögens (Wohlstands) der Eigentümer getan hat oder ob es im Gegenteil Vermögen vernichtet hat. Diese Information sollte *nicht* davon abhängen, ob die Manager (Investoren) in der Lage sind, das ökonomische Schicksal des Projektes bis an sein Lebensende abschätzen zu können. Im Gegenteil: Die Manager (Eigentümer) verlangen ein ausschließlich periodenbezogenes Signal, um die ökonomische Entwicklung des Projektes (Unternehmens) erkennen und steuern zu können, dessen spätere Entwicklung sie ja gerade noch nicht kennen.

Wir gehen wie folgt vor: Im folgenden Abschnitt wird zunächst belegt, daß man korrekte Brutto- und Nettokapitalwerte bei entsprechender Korrektur der Überschüsse auch auf Basis von Aufwands- und Ertragsgrößen ermitteln kann. Dieses Ergebnis nutzen wir dann, um in Abschnitt 3.3.3 das Konzept des Residualgewinns oder des value added vorzustellen. VA (= value added) gibt ein klares Signal pro Periode, ob ein Projekt Beiträge zur Vermögensmehrung der Eigentümer (zur Erhöhung des BKW) in der Periode gebracht hat oder nicht. Dieses Signal erfüllt somit die oben beschriebenen Informationswünsche der Manager bzw. Investoren.

3.3.2 Nettokapitalwerte und Aufwands- und Ertragsrechnung

Betrachten wir noch einmal das Beispiel des Supermarktes aus Abschnitt 3.1. Der Bruttokapitalwert berechnet durch Diskontierung der Nettoeinzahlungen (NE_t) mit der Alternativrendite in Höhe von 10% ergibt 1.000. Da A_0 ebenfalls 1.000 beträgt, ist der NKW_0 des Projektes Null.

Berechnen wir den Kapitalwert des Projektes auf Basis der Periodenerfolge in Höhe von $NE_t - Ab_t$, erhalten wir bei linearer Abschreibung die folgenden Ertragsüberschüsse

	0	1	2	3	4	5	6
$NE_t - Ab_t$		−66,67	33,33	83,33	131,33	131,33	129,89

und einen Nettokapitalwert von $NKW_0^{Er} = 274,11$*. Wir wissen, daß der Bruttokapitalwert auf Basis der NE_t 1.000 und der Nettokapitalwert auf Basis der NE_t 0 ist. Nun existiert eine Vorgehensweise, die genau zu einem NKW_0^{Er} von Null führt: Voraussetzung ist, daß auf das jeweils gebundene Kapital Kapitalkosten in Höhe von iBV_{t-1} verrechnet werden. Auf unser Beispiel bezogen folgt:

	0	1	2	3	4	5	6
(1) A_0, NE_t	−1.000	100	200	250	298	298	296,56
(2) Abschreibung		166,67	166,67	166,67	166,67	166,67	166,67
(3) $i \cdot BV_{t-1}$		100	83,33	66,67	50	33,33	16,67
(4) $NE_t - Ab_t - iBV_{t-1}$		−166,67	−50	16,67	81,33	98	113,22
(5) $\dfrac{(4)}{BV_{t-1}}$		−0,1667	−0,06	0,025	0,1627	0,294	0,679

Berechnen wir den Barwert der Eintragungen in Zeile (4), also der um Kapitalkosten verkürzten Ertragsüberschüsse, erhalten wir einen NKW_0 in Höhe von 0. Es gilt also

---

* Der Index Er zeigt an, daß es sich um einen Nettokapitalwert, berechnet auf Basis von Ertragsüberschüssen handelt. Bei der Berechnung wird die Größe A_0 nicht abgesetzt; sie gilt (vorläufig) als durch die Abschreibungsverrechnung berücksichtigt.

$$(4.14) \quad NKW_0 = \sum_{t=1}^{n} NE_t \cdot (1+i)^{-t} - A_0 =$$

$$= \sum_{t=1}^{n} (NE_t - Ab_t - i \cdot BV_{t-1}) \cdot (1+i)^{-t}.$$

Wir erhalten somit mit einer Zahlungsrechnung einerseits und einer korrigierten Ertragsrechnung andererseits *gleiche* NKW_0 und damit *gleiche* Signale über die Vorteilhaftigkeit von Projekten. Das ist ein gutes Ergebnis, weil es zeigt, daß Aufwands- und Ertragsrechnungen auch im Bereich langfristiger Projektentscheidungen eine brauchbare Rechengrundlage sein können. Zeile (5) zeigt aber auch, daß die ableitbaren Periodenrenditen noch immer wenig gemein haben mit der ökonomischen Rendite ($r = 0,10$) des Projektes

Das Ergebnis (4.14) gilt unabhängig von dem benutzten Abschreibungsverfahren. Voraussetzung ist, daß das Projekt im Zeitpunkt 0 beginnt und im Zeitpunkt n abgeschlossen ist. Der Zeitraum, für den gerechnet wird, muß die gesamte Lebensdauer des Projektes umfassen. Es muß m.a.W. das Kongruenzprinzip gelten; das bedeutet, daß die Summe der Nettoeinzahlungen des Projektes abzüglich der Auszahlung A_0 gleich der Summe der Ertragsüberschüsse in der Totalperiode (= die gesamte Lebensdauer des Projektes) ist. Im Beispiel beträgt die Summe der Nettoeinzahlungen abzüglich A_0 442,56 und damit ebensoviel wie die Summe der Ertragsüberschüsse *vor* Belastung mit Kapitalkosten.

Wird z. B. digital abgeschrieben, folgt:

	0	1	2	3	4	5	6
(1) A_0, NE_t	−1.000	100	200	250	298	298	296,56
(2) Ab_t		285,71	238,10	190,47	142,86	95,24	47,62
(3) $i \cdot BV_{t-1}$		100	71,43	47,62	28,57	14,29	4,76
(4) $NE_t - Ab_t -$ $i \cdot BV_{t-1}$		−285,71	−109,52	11,90	126,57	188,47	244,18

Der NKW_0 der Eintragungen in Zeile (4) ist Null.

Die Ursache des positiven Nettokapitalwerts NKW_0^{Er} (274,11) bei linearer Abschreibung beruht darauf, daß die in einer Gewinnrechnung (= Aufwands- und Ertragsrechnung) verrechneten Abschreibungen (Ab_t) der Auszahlung (A_0) zeitlich folgen. Es liegt eine nachträgliche Aufwandsverrechnung, also nachperiodisierter Aufwand, vor. Wegen $\sum_{t=1}^{n} Ab_t = A_0$ und wegen

$\sum_{t=1}^{n} Ab_t \cdot (1+i)^{-t} < A_0$ muß NKW_0^{Er} der NKW_0 übersteigen*. Die oben ange-

setzten Kapitalkosten beseitigen diesen Effekt. Es gilt

(4.15) $A_0 = \sum_{t=1}^{n} [Ab_t + iBV_{t-1}] \cdot (1+i)^{-t}$

   mit $BV_0 = A_0$

   $BV_{t^*} = A_0 - \sum_{t=1}^{t^*} Ab_t$ und

   $BV_n = 0.$

Dann folgt $NKW_0 = NKW_0^{Er}$.

Der Bruttokapitalwert auf Basis einer Aufwands- und Ertragsrechnung ergibt sich aus

(4.16) $BKW_0^{Er} = \sum_{t=1}^{n} (NE_t - Ab_t - iBV_{t-1}) \cdot (1+i)^{-t} + A_0.$

Und es gilt $BKW_0^{Er} = BKW_0$.

Die aufgezeigten Zusammenhänge sind von *großem* Interesse:

(1) Es wird gezeigt, daß positive, um Kapitalkosten verkürzte Periodenerfolge Beiträge zu positiven Nettokapitalwerten bedeuten. Projekte (Unternehmen), die ausschließlich positive Beiträge i. S. v. $NE_t - Ab_t - iBV_{t-1}$, also so definierte Residualgewinne erzielen, sind vorteilhafte Projekte (rentable Unternehmen).

(2) Projekte (Unternehmen), die über lange Zeiträume negative Residualgewinne i. S. v. $NE_t - Ab_t - iBV_{t-1}$ erzielen, sind vermutlich Projekte mit negativem Nettokapitalwert.

(3) Die Formulierung des Periodenerfolgs i. S. v. $NE_t - Ab_t - iBV_{t-1}$ zeigt, daß eine positive Differenz in Höhe eines Ertragsüberschusses, also $NE_t - Ab_t > 0$, nichts Verläßliches über eine Mehrung des Vermögens der Eigentümer aussagt. Erst wenn die Differenz $NE_t - Ab_t > iBV_{t-1}$ ist, wenn also das Projekt (das Unternehmen) mehr verdient, als die Kapitalkosten (i) auf das eingesetzte Kapital zu Beginn der jeweiligen Periode (BV_{t-1}), erst dann schafft es Vermögen für die Eigentümer bzw. positive Beiträge zum BKW. Damit beachtet dieser Erfolgsmaßstab generell die alternative Rendite, die Eigentümer (Manager) bei einer anderen Verwendung der finan-

---

* Für den Fall linearer Abschreibung gilt: $\sum_{t=1}^{n} Ab_t \cdot (1+i)^{-t} = 725{,}89$; $A_0 = 1.000$. Folglich muß $NKW_0 - NKW_0^{Er} = 1.000 - 725{,}89 = 274{,}11$ sein.

ziellen Mittel, die in BV_{t-1} gebunden sind, erzielen könnten. Erst vor dem Hintergrund dieses Bezugspunktes läßt sich verläßlich sagen, ob Wert geschaffen oder vernichtet wurde.

(4) Manager tragen ihren unzufriedenen Aktionären gelegentlich vor, sie hofften, im laufenden (oder folgenden) Geschäftsjahr eine «schwarze Null» zu schreiben. Sie wollen sagen, daß sie vermutlich eine ausgeglichene Plan-Gewinn- und Verlustrechnung für den (oder die) operativen Bereich(e) erreichen werden. Als Beruhigungspille ist eine solche Äußerung – im Gegensatz zur Vermutung der Manager, die diese Formulierung wählen – überhaupt nicht geeignet, weil diese den Konventionen des Rechnungswesens folgenden Rechnungen Kapitalkosten entweder nicht oder nur zum Teil, nämlich die Kosten des Fremdkapitals, berücksichtigen. Ein Periodenergebnis, das die Kapitalkosten unterschreitet, zeigt einen *Vermögensverlust* für die Eigentümer an. Eine «schwarze Null» trägt das Attribut «schwarz» insoweit zu recht: Es handelt sich um Ereignisse, die die Eigentümer tief traurig stimmen sollten.

(5) Da die Maximierung des BKW_0 oder des NKW_0 von Projekten (Unternehmen) für erwerbswirtschaftliche Unternehmen eine vernünftige Zielsetzung ist, ist eine damit verträgliche Periodenerfolgsmessung von großem Vorteil. Wenn wir die Differenz $NE_t - Ab_t$ als operativen Erfolg eines Unternehmens (Geschäftsbereichs) bezeichnen, dann kommt es auf die Differenz des operativen Erfolgs abzüglich der Kapitalkosten auf das eingesetzte Kapital an. Das Konzept läßt sich somit auch zur Investitionskontrolle einsetzen. Diese Kontrolle sollte nicht an $NE_t - Ab_t$, also dem operativen Erfolg ansetzen, sondern an $NE_t - Ab_t - iBV_{t-1}$, dem um die Kapitalkosten verkürzten operativen Erfolg. Wir nennen diese Größe *Residualgewinn* oder value added (VA).

3.3.3 Das Konzept des Residualgewinns

Das Konzept des Residualgewinns (RG) wurde zuerst von Stewart wiederbelebt*. Die Idee greift auf die soeben erläuterten, im Prinzip einfachen Zusammenhänge zurück. Abb. 4.5 erläutert diese:

---

* Stewart, G. B.: The Quest for Value, New York, 1991.

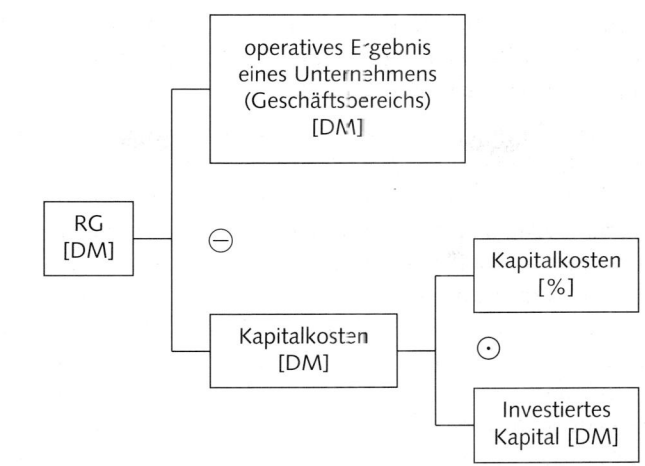

Abbildung 4.5: Konzeption des Residualgewinns

Der Bruttokapitalwert eines Projektes (Unternehmens, Geschäftsbereichs) kann ermittelt werden durch Diskontierung der über die gesamte Lebensdauer des Projektes (Unternehmens) entziehbaren Nettoeinzahlungen (NE_t):

$$BKW_0 = \sum_{t=1}^{T} NE_t \, (1 + i)^{-t}.$$

Er kann gleichfalls berechnet werden durch Diskontierung der periodischen Beiträge in Form der Residualgewinne oder values added (VA):

$$(4.17) \quad BKW_0 = \sum_{t=1}^{T} RG_t \cdot (1 + i)^{-t} + IC_0.$$

IC_0 bezeichnet das im Zeitpunkt 0 investierte Kapital. T bezeichnet das Ende des Projektes (Unternehmens).

Der Nettokapitalwert kann folglich definiert werden durch

$$(4.18) \quad NKW_0 = \sum_{t=1}^{T} RG_t \cdot (1 + i)^{-t}.$$

Nur positive Beiträge RG_t sind geeignet, Vermögenszuwächse zu schaffen. RG_t ist analog zu Abschnitt 3.3.2 definiert durch $NE_t - Ab_t - i \cdot IC_{t-1}$. IC_{t-1} bezeichnet das zu Beginn der Periode investierte und mit Kapitalkosten belegte Kapital.

Man kann die Idee des Konzepts auch so verdeutlichen: Setzt man das operative Ergebnis eines Unternehmens in einer Periode zu einem konsistent definierten eingesetzten Kapital (IC_{t-1}) in Beziehung, erhält man ROIC, die rate of return on invested capital. ROIC ist nun mit den Kosten des Kapitals (i) zu vergleichen, das das Unternehmen zur Erzielung dieser operativen Erfolge einsetzt. Ist ROIC > i, ist der Residualgewinn der Periode positiv. Gilt ROIC < i, haben die Eigentümer in der Periode Geld verloren. Die Erfolgsgröße RG_t kann deshalb auch so interpretiert werden:

(4.19) $RG_t = [ROIC - i] \cdot IC_{t-1}$.

RG_t ist Ausdruck eines die Kapitalkosten übersteigenden periodischen Erfolgs und damit eines Residualgewinns.

Die Anwendung des Konzepts ist weniger einfach als die Erläuterung der Idee. Zu beantworten sind z. B. folgende Fragen:

– Wie ist das investierte Kapital zu Beginn einer Periode (IC_{t-1}) für ein bestehendes Unternehmen (einen Geschäftsbereich) zu messen? Sind Buchwerte geeignet?

– Wie ist der operative Erfolg zu definieren?

– Sind unterschiedliche Finanzierungsstrukturen von Unternehmen von Bedeutung?

– Welche Unternehmenssteuern sind bei der Berechnung des operativen Ergebnisses zu beachten?

– Wie sind Kapitalkosten von Unternehmen, die verschiedene Kapitalquellen in Anspruch nehmen, zu definieren? Wie sind Kapitalkosten bei Unsicherheit zu messen?

– Wie sind die Auszahlungen für Reinvestitionen zu behandeln? Die obigen Überlegungen reduzierten die Nettoeinzahlungen NE_t um die Abschreibungen (Ab_t). Da die Abschreibungen nicht auszahlungsgleich sind, ist eine Konsistenz wahrende Interpretation dieses Vorgehens in der Annahme zu sehen, daß die Auszahlungen für Reinvestitionen in jeder Periode der Abschreibung (Ab_t) entsprechen. $NE_t - Ab_t$ entspricht dann dem verfügbaren Mittelbetrag *nach* Vornahme von die technische Leistungsfähigkeit erhaltenden Reinvestitionen.

Die Antworten auf diese Fragen können in diesem einführenden Buch nicht geliefert werden. Der interessierte Leser wird auf die Literaturangaben zu diesem Kapitel verwiesen.

Wir wollen zum Abschluß das Beispiel des Supermarktes noch einmal aufnehmen und ein einfaches Steuersystem unterstellen, in dem Überschüsse auf Unternehmensebene mit einem Steuersatz s in Höhe von 50% besteuert werden. Die Steuerbemessungsgrundlage ist definiert als Differenz $NE_t - Ab_t$. Die alternative Anlagemöglichkeit wird nicht besteuert und beträgt unverändert 10%. Für den Fall einer negativen steuerlichen Bemessungsgrundlage erhält das Projekt (Unternehmen) eine Steuersubvention. Dies ist in Periode 1 der Fall. Die folgende Tabelle zeigt die Gesamtkapitalrendite nach Steuern (GKR_S).

	0	1	2	3	4	5	6
(1) A_0, NE_t	−1.000	100,0	200,0	250,0	298,0	298,0	296,6
(2) Abschreibung (Ab_t)		166,7	166,7	166,7	166,7	166,7	166,7
(3) BV_t	1.000	833,3	666,7	500,0	333,3	166,7	0,0
(4) Steuern (S_t)		33,3	−16,7	−41,7	−65,7	−65,7	−64,9
(5) $NE_t - Ab_t - S_t$		−33,3	16,7	41,7	65,7	65,7	64,9
(6) $GKR_S = \dfrac{(5)}{BV_{t-1}}$		−3,3%	2,0%	6,3%	13,1%	19,7%	38,9%

Die zeitliche Entwicklung der GKR_S signalisiert eine erfreuliche Entwicklung und ein positives Ergebnis. Ein ganz anderes Bild zeigen die Residualgewinne des Projektes:

(7) $i \cdot BV_{t-1}$	100,0	83,3	66,7	50,0	33,3	16,7
(8) $RG_t = NE_t - Ab_t - S_t - i \cdot BV_{t-1}$	−133,3	−66,7	−25,0	−15,7	32,3	48,3

Diese signalisieren nämlich, daß die positiven Residualgewinne die negativen nicht kompensieren können und daß das Projekt Supermarkt daher ein Flop ist. Das Projekt erwirtschaftet seine Kapitalkosten nicht.

$$NKW_0 = \sum_{t=1}^{6} (NE_t - Ab_t - S_t - i \cdot BV_{t-1}) \cdot (1 + i)^{-t}$$

$$= -137,05.$$

3.4 Das Konzept des CFROI

CFROI bedeutet Cash-flow Return on Investment. Es ist ein Konzept, das von der Boston Consulting Group (BCG) entwickelt und in der Bewertung einge-setzt wird*. Das Konzept basiert auf dem Vergleich des internen Zinsfußes eines Projektes (Geschäftsbereichs, Unternehmens) mit den Kapitalkosten für dieses Projekt (Geschäftsbereich, Unternehmen). Wir setzen die Kapital-kosten in diesem einführenden Buch unverändert gleich mit der (risikolosen) Marktrendite i. Wie die Kapitalkosten im realistischen Fall, der Unsicherheit, Steuern und komplexe Mischungen von Finanzierungsformen beinhaltet, zu bestimmen sind, ist eine anspruchsvolle Aufgabe, die hier nicht behandelt wird (Vgl. Drukarczyk [Theorie] Kapitel 5, 6, 8, 9).

Das Konzept der BCG für die Performancemessung** baut auf den folgenden Überlegungen auf:

(1) Ob sich die Investition in ein Projekt, einen Geschäftsbereich oder ein Unternehmen lohnt, kann durch Vergleich des internen Zinsfußes (= CFROI) mit den Kosten des eingesetzten Kapitals beurteilt werden. Wert im Interesse der Eigentümer wird geschaffen, wenn der CFROI die Kapitalkosten übersteigt.

(2) Um den CFROI zu bestimmen, ist die Erfolgsgröße zu definieren und die Höhe des eingesetzten Kapitals zu ermitteln. Als Erfolgsgröße oder rele-vanten Cash-flow definiert die BCG den operativen Erfolg vor Zinsen *zuzüglich* Abschreibungen und abzüglich aller Steuerzahlungen. Dieser Cash-flow steht zur Bedienung der Ansprüche von Fremdkapitalgebern (Zinsen), von Eigenkapitalgebern (Ausschüttungen, Entnahmen) und für Reinvestitionen zur Verfügung. Es ist somit eine Cash-flow-Größe, von der die Auszahlungen für Reinvestitionen noch nicht abgesetzt sind.

(3) Als investierte, also für das (den) zu beurteilende Projekt (Geschäfts-bereich, Unternehmen) verausgabte Mittel, zählen die Auszahlungen für Sachanlagevermögen und Umlaufvermögen *vor* deren Verminderung durch Abschreibungen. Im ersten Schritt wird also auf die historischen Anschaffungskosten abgestellt. Dieser Betrag, der je nach Sachlage mehr oder weniger weit in der Vergangenheit investiert wurde, wird der zwi-

---

* Vgl. Lewis, Th. G./Stelter, D.: Mehrwert schaffen mit finanziellen Ressourcen, in: Har-vard Business manager, 1993, S. 107–114; Lewis, Th. G./Lehmann, St.: Überlegene Inve-stitionsentscheidungen durch CFROI, in: Betriebswirtschaftliche Forschung und Praxis, 1992, S. 1–13; Lewis, Th. G.: Steigerung des Unternehmenswertes, Landsberg/Lech 1994.

** Für die *Bewertung* von Geschäftsbereichen, Projekten, Unternehmen wird von der BCG ein modifiziertes Verfahren eingesetzt.

schenzeitlichen Preisentwicklung angepaßt: der Betrag wird «inflationiert». In einem Brief an den Autor argumentiert die BCG, es ginge nicht darum, den Wiederbeschaffungswert der Investitionsgüter darzustellen, sondern dafür zu sorgen, daß die historische Investition geldmäßig mit den heutigen und zukünftigen Cash-flows verglichen werden könne, die ggf. von den inzwischen eingetretenen Geldentwertungsraten profitieren. Ihre Nichtberücksichtigung würde die Rendite des Projektes zu hoch ausweisen. Von diesem Betrag, nennen wir sie inflationsangepaßte Bruttoinvestitionssumme, werden die Finanzierungsbeiträge, die nicht mit Kapitalkosten zu bedienen sind, abgezogen. Hierzu zählen etwa Verbindlichkeiten aus Lieferungen und Leistungen oder unverzinsliche Gesellschafterdarlehen. Das Ergebnis ist die inflationsangepaßte und mit Kapitalkosten zu bedienende Investitionssumme.

(4) Bevor der interne Zinsfuß (= CFROI) berechnet werden kann, ist über die zeitliche Erstreckung des Cash-flows zu entscheiden. Je länger die Nutzungsdauer ist, je höher ist unter sonst gleichen Annahmen der interne Zinsfuß des Projektes (Unternehmens). Die Ausführungen zu diesem entscheidenden Punkt sind in den oben angegebenen Quellen nicht sehr klar. Es wird angedeutet, daß man die Nutzungsdauer ermitteln könne, indem man die historischen Anschaffungskosten durch die jährliche, lineare Abschreibung dividiere. Damit soll gesagt werden, daß einem externen Analysten, der im wesentlichen nur über Jahresabschlüsse verfügt, wenig Alternativen offenstehen. Die Lösung ist nicht einfach umzusetzen, weil a) lineare jährliche Abschreibungen z. T. nicht bekannt sind, b) lineare jährliche Abschreibungen ausgehend von der Gesamtposition «Abschreibungen auf immaterielle Vermögensgegenstände des Anlagevermögens und Sachanlagen» auf Projekte bzw. Geschäftsbereiche häufig nicht zurechenbar sind und c) die handelsrechtliche Abschreibung primär durch steuerliche Überlegungen und Gewinnausweisstrategien bestimmt ist als durch den Wunsch, annähernd «verursachungsgerechte» Abschreibungen zu verrechnen. Sie ist damit kein verläßliches Signal für die «wahren» Nutzungsdauerschätzungen des Managements.

(5) Der für die Betrachtungsperiode geschätzte Cash-flow (zuzüglich linearer Abschreibung) wird für die gesamte Nutzungsdauer des Projektes (Geschäftsbereichs) *konstant* gesetzt. Dies ist für die Zwecke der Performance-Messung sinnvoll, weil die Periodenrendite ja gerade nicht abhängig sein soll von den erhofften (erwarteten) Überschüssen (Cash-flows) der Folgeperioden.

Sind die Cash-flows für die Nutzungsdauer und der mit Kapitalkosten zu bedienende (inflationsangepaßte) Kapitaleinsatz ermittelt, kann der interne

Zinsfuß (CFROI) ermittelt werden. Ein Vergleich mit den relevanten Kapital-kosten gibt das gewünschte Signal.

Das Konzept des CFROI ist zwar ein mehrperiodiges Konzept, weil die Cash-flows für die Nutzungsdauer des Projektes (Unternehmens) ermittelt werden. Es ist zugleich statischer Natur, weil der Cash-flow der Betrachtungsperiode für alle Folgeperioden der Nutzungsdauer konstant gehalten wird. Erwar-tungsänderungen können (sollen) den CFROI nicht beeinflussen.

Wir wollen das Konzept auf den Supermarkt aus Abschnitt 3.1 anwenden. Die folgende Tabelle enthält die Berechnungen für die Gesamtkapitalrendite und den CFROI. Für dessen Berechnung gelten die folgenden Annahmen:

– der Kapitaleinsatz beträgt 1.000; auf eine Inflationsanpassung wird ver-zichtet;

– der Kapitaleinsatz im Umlaufvermögen (EBK) ist Null;

– der operative Erfolg wird einschließlich Abschreibungen definiert; er ent-spricht somit NE_t der Periode t;

– Steuern werden nicht beachtet;

– der operative Erfolg der Periode t gilt zugleich für alle Perioden t der gesam-ten verbleibenden Nutzungsdauer von insgesamt 6 Perioden,

– der Liquidationserlös in Periode 6 ist in NE_6 enthalten.

	0	1	2	3	4	5	6
(1) A_0, NE_t	−1.000	100	200	250	298	298	296,56
(2) (Ab_t)		167	167	167	167	167	167
(3) BV_t		833	667	500	333	167	0
(4) $NE_t − Ab_t$		−67	33	83	131	131	129,5
(5) GKR = $\dfrac{(4)}{BV_{t-1}}$		−0,067	0,040	0,125	0,263	0,394	0,779
(6) relevanter opera-tiver Erfolg		100	200	250	298	298	296,56
(7) Unterstellte Nutzungsdauer		6	6	6	6	6	6
(8) CFROI (in %)		−12,89	5,47	12,98	19,64	19,64	19,44

Für die Berechnung des CFROI in Periode 1 gelten die Annahmen, daß A_0 = 1.000 und der operative Erfolg in den Perioden 1 bis 6 100 beträgt. Der CFROI muß dann negativ sein.

Für die Berechnung des CFROI der Periode 2 gelten die Annahmen, daß der Kapitaleinsatz in Periode 1 A_1 = 1.000 ist und daß die Cash-flows für die gesamte Nutzungsdauer, also die Perioden 1 bis 6, 200 betragen. Der CFROI, also der interne Zinsfuß dieser Zahlungsreihe, ist dann 5,47%.

Für die Periode 3 folgt, daß der relevante operative Erfolg 250 beträgt; unter Beachtung von A_0 = 1.000 folgt ein CFROI von 12,98%.

Die CFROI kommen im arithmetischen Durchschnitt von 10,71% der ökonomischen Rendite des Projektes (r = 10%) nahe. So interpretiert, ist der CFROI ein interner Zinsfuß, berechnet unter Beachtung des historischen Kapitaleinsatzes und dem periodenbezogenen operativen Erfolg, der für die gesamte Nutzungsdauer des Projektes (Geschäftsbereiches) als konstant angenommen wird. Es erfolgt also keine Prognose über künftige Cash-flows. Der CFROI hat Stichtagscharakter: Wie hoch wäre die interne Rendite, wenn der heutige operative Cash-flow in jeder Periode bis zum Ende der Nutzungsdauer des Projekts (Geschäftsbereichs) erwartet werden könnte? Die BCG betont, daß sie das Konzept nur für «Geschäfte im eingeschwungenen Zustand» einsetzt und nicht für Geschäfte im Anlaufstadium oder in der Phase des Auslaufens.

Nun könnte man den CFROI auch für die faktische *Restnutzungsdauer* von Projekten (Geschäftsbereichen) berechnen. Dann muß man den Kapitaleinsatz (A_0) um die bis zum Betrachtungszeitpunkt bereits vereinnahmten operativen Erfolge (einschließlich Abschreibungen) verkürzen, also den CFROI für das um die Rückflüsse verminderte finanzielle Engagement berechnen. Berücksichtigt man zugleich die Kapitalkosten auf das noch gebundene Kapital, erhält man die folgende Tabelle:

	0	1	2	3	4	5	6
(1) A_0, NE_t	−1.000	100	200	250	298	298	296,56
(2) A_0 bzw. A_t = $A_{t-1} \cdot (1 + i)$ − NE_t	1.000	1.000	900	740	516	269,6	0
(3) CFROI (in %)*		−12,89	0	4,35	10,08	10,17	10,00

---

* Der CFROI ist jetzt der interne Zinsfuß für die jeweilige Restnutzungsdauer unter der Annahme, der Erfolg der Periode t (NE_t) sei identisch für alle verbleibenden Perioden der Restnutzungsdauer; der Kapitaleinsatz wird gemäß Zeile (2) definiert.

Zeile (2) zeigt den wiederzugewinnenden und noch zu verzinsenden Kapital-einsatz: Im Zeitpunkt 1 beträgt der Kapitaleinsatz unter Einbeziehung von Kapitalkosten 1.100. Nach Abzug von NE_1 = 100 verbleiben 1.000. Im Zeit-punkt 2 beträgt der Kapitaleinsatz unter Einschluß von Kapitalkosten wie-derum 1.100. Nach Abzug von NE_2 = 200 verbleiben 900. Die Zeile (2) zeigt im Verbund mit Zeile (1), daß der gesamte Kapitaleinsatz von A_0 = 1.000 gerade wiedergewonnen und zu i = 10% verzinst wird. Also ist die ökono-mische Rendite des Projektes 10%. Der CFROI, berechnet auf Basis des wahren ökonomischen Kapitaleinsatzes im Sinn von Zeile (2), zeigt jetzt auch vernünftige Ergebnisse, die der ökonomischen Rendite deshalb sehr nahe-kommen, weil die Struktur der NE_t für t = 4, 5, 6 der bei der Berechnung von CFROI unterstellten konstanten Struktur gleichen.

Wir wollen die Bedingungen festhalten, unter denen diese letzte Interpretation gute Ergebnisse liefert:

- die Restnutzungsdauer des Projektes (Geschäftsbereiches) muß abschätzbar sein,

- die in Vorperioden erzielten Rückflüsse müssen dokumentiert werden,

- die Kapitalkosten zur Bepreisung des noch nicht zurückgewonnenen Kapi-tals müssen bekannt sein.

4 Zusammenfassung

Ziel dieses Kapitels ist es zu zeigen, daß Performancemessung keine einfache Sache ist und warum dies so ist. Das Kapitel beginnt mit einer Darstellung des internen Zinsfußes, der unter bestimmten Prämissen eine akzeptable Abbil-dung der ökonomischen Rendite ist. Manager, Kreditgeber, Analysten, Anle-ger benötigen periodenbezogene Signale, die Aussagen über die Entwicklung der Vorteilhaftigkeit eines Projektes in der gerade abgelaufenen Periode erlau-ben, ohne daß die zukünftige Entwicklung des Projektes bekannt ist. Damit beginnt das Problem: Wie ist ein brauchbarer Periodenerfolg zu definieren? Wie ist ein brauchbarer Kapitaleinsatz zu definieren? Was sind gute, was sind weniger gute Renditedefinitionen? Die Lösungsbeiträge unterschiedlicher Konzepte werden dargestellt und beurteilt.

Ergänzende Literaturangaben zum 4. Kapitel

Bühner, Rolf: Shareholder Value. In: Die Betriebswirtschaft, 53. Jg., 1993, S. 749–769.

Coenenberg, Adolf G.: Jahresabschluß und Jahresabschlußanalyse. 16. Aufl., Landsberg am Lech, 1997.

Copeland, Tom, Koller, Tim und *Murrin, Jack:* Unternehmenswert, Methoden und Strategien für eine wertorientierte Unternehmensführung. 2. Aufl., Frankfurt, New York, 1998.

Davis, Evan, Flanders, Stephanie and *Star, Jonathan:* Who are the world's most successful companies? In: Business Strategy Review, 1991, S. 1–33.

Davis, Evan and *Kay, John:* Assessing Corporate Performance. In: Business Strategy Review, 1990, S. 1–16.

Drukarczyk, Jochen: [Theorie] und Politik der Finanzierung. 2. Aufl., München 1993.

Drukarczyk Jochen: Was kosten betriebliche Altersversorgungszusagen? In: Die Betriebswirtschaft, 50. Jg., 1990, S. 333–353.

Drukarczyk, Jochen und *Richter, Frank:* Unternehmensgesamtwert, anteilseignerorientierte Finanzentscheidungen und APV-Ansatz. In: Die Betriebswirtschaft, 55. Jg., 1995, S. 559–580.

Ewert, Ralf und *Wagenhofer, Alfred:* Interne Unternehmensrechnung. 3. Aufl., Berlin, Heidelberg, New York, 1997.

Franke, Günter und *Hax, Herbert:* Finanzwirtschaft des Unternehmens und Kapitalmarkt. 4. Aufl., Berlin, Heidelberg, New York 1999.

Hauschildt, Jürgen (Hrsg.): Krisendiagnose durch Bilanzanalyse. Köln, 1988.

Hauschildt, Jürgen: Erfolgs-, Finanz- und Bilanz-Analyse. 3. Aufl., Köln, 1996.

Küting, Karlheinz: Die spartenorientierte Rentabilitäts-(Kapitalergebnis-)Rechnung als Instrument der Unternehmensführung. In: Betriebsberater, 14. Jg., 1985, S. 1–32.

Küting, Karlheinz und *Weber, Claus-Peter:* Die Bilanzanalyse. 4. Aufl., Stuttgart, 1999.

Lewis, Thomas G.: Steigerung des Unternehmenswertes. 2. Aufl., Landsberg am Lech, 1997.

Lewis, Thomas G. und *Lehmann, Steffen:* Überlegene Investitionsentscheidungen durch CFROI. In: Betriebswirtschaftliche Forschung und Praxis, 1992, S. 1–13.

Lewis, Thomas G. und *Stelter, Daniel:* Mehrwert schaffen mit finanziellen Ressourcen. In: Harvard Business Manager, 15. Jg., 1993, S. 107–115.

Lücke, Wolfgang: Investitionsrechnungen auf der Grundlage von Ausgaben oder Kosten? In: ZfhF, 1955, S. 310–324.

Reimann, Bernard C.: Managing for the Shareholders: An Overview of Value-Based Planning. In: Planning Review, 1988, S. 10–22.

Reimann, Bernard C.: Managing for Value: A Guide to Value-Based Strategic Management. 2. Aufl., Oxford, 1990.

Stewart, Bennett G.: The Quest for Value. New York, 1991.

Unternehmensanalyse – eine Fallstudie

Kapitel 5

1 Einführung

Die Botschaften aus Kapitel 3 und 4 sollen zusammengefügt werden, um Anwendung einerseits und offene Fragen andererseits zu verdeutlichen. Als Anwendungsfall wird die erstmalige Plazierung von Aktien einer AG gewählt. Die U AG mit Sitz in Süddeutschland plazierte im Herbst 1997 600.000 Aktien an der Börse. Die Aktien wurden zu einem Kurs von 45 DM angeboten und gezeichnet. Insgesamt hat das Unternehmen 4 Mio Aktien ausgegeben zum Nominalwert von 5 DM pro Aktie. Etwa 70% der Aktien werden von privaten Großaktionären und einem institutionellen Anleger gehalten. Der Rest wird im wesentlichen von privaten Kleinaktionären gehalten.

Das Unternehmen wurde 1911 gegründet, von der Gründerfamilie kontinuierlich ausgebaut und auf profitable Produkte hin ausgerichtet. Heute produziert das Unternehmen vorrangig Bodenbelagsklebstoffe, Spachtelmassen und Kleber für Fliesen. Hier liegt seine Kernkompetenz. 70% des produzierten Volumens an Spachtelmassen und Klebstoffen werden bei Renovierungen und Sanierungen von Gebäuden eingesetzt. Das Unternehmen ist somit weitgehend unabhängig von Baukonjunkturen.

Die Tabellen 5.1, 5.2 und 5.3 zeigen Aktiva, Passiva sowie Gewinn- und Verlustrechnungen, die nach dem Gesamtkostenverfahren aufgemacht sind.

Wir wollen uns mit Hilfe der Überlegungen aus Kapitel 3 und 4 einen Überblick über die ökonomische Lage des Unternehmens verschaffen.

Prinzipiell gehört zu einer Unternehmensanalyse eine Analyse der Position, die die *Produkte* des Unternehmens auf den relevanten Märkten einnehmen, eine Untersuchung der Position der wichtigsten Wettbewerber, eine Prüfung, ob Substitutionsprodukte am Horizont erkennbar sind oder ob sich die Gewohnheiten der Abnehmer so verändern werden, daß wichtige Rückwirkungen auf die Umsätze des Unternehmens zu erwarten sind. Diese Analysen werden hier ausgeklammert. Zum einen soll die Behandlung des Sachverhaltes auf knappem Raum erfolgen; zum anderen geht es hier vorrangig um die Analyse der Istdaten. Das Prognoseproblem wird am Schluß des Kapitels nur gestreift.

Tabelle 5.1: Aktiva (in TDM)

	1994[1]	1995[1]	1996[1]	1997		
A. Anlagevermögen						
I. Immaterielle Vermögensgegenstände						
1. Konzessionen, gewerbliche Schutz- rechte und ähnliche Rechte	101	126	92	80		
2. Geschäfts- oder Firmenwert				10.183[2]		
3. geleistete Anzahlungen						
II. Sachanlagen						
1. Grundstücke, grundstücksgleiche Rechte und Bauten incl. Bauten auf fremden Grundstücken	11.476	11.858	11.737	12.015		
2. technische Anlagen und Maschinen	5.175	4.304	3.549	3.819		
3. andere Anlagen, Betriebs- und Geschäftsausstattung	2.365	2.718	3.325	3.780		
4. geleistete Anzahlungen und Anlagen im Bau	217	531	161	306		
III. Finanzanlagen						
1. Anteile an verbundenen Unternehmen	250	250	250	1.068		
2. Ausleihungen an verbundene Unternehmen						
3. Beteiligungen						
4. Ausleihungen an Unternehmen, mit denen ein Beteiligungs- verhältnis besteht						
5. Wertpapiere des Anlagevermögens	5	5	5	–		
6. sonstige Ausleihungen						
B. Umlaufvermögen						
I. Vorräte						
1. Roh, Hilfs- und Betriebsstoffe	3.713	3.810	4.451	4.643		
2. unfertige Erzeugnisse, unfertige Leistungen	16	7	123	71		
3. fertige Erzeugnisse und Waren	5.875	7.922	6.966	8.528		
4. geleistete Anzahlungen						

Fortsetzung nächste Seite

Tabelle 5.1 (Fortsetzung)

	1994[1]	1995[1]	1996[1]	1997		
II. Forderungen und sonstige Vermögens-gegenstände						
1. Forderungen aus Lieferungen und Leistungen	16.007	15.297	18.294	13.899		
2. Forderungen gegen verbundene Unternehmen	2.515	5.176	3.623	5.461		
3. Forderungen gegen Unternehmen, mit denen ein Beteiligungsverhältnis besteht	286	47	116			
4. sonstige Vermögensgegenstände	1.741	2.098	2.868	2.372		
III. Wertpapiere						
1. Anteile an verbundenen Unternehmen						
2. eigene Anteile						
3. sonstige Wertpapiere	2.500	–	–	3.000		
IV. Schecks, Kassenbestand, Bundesbank- und Postgiroguthaben, Guthaben bei Kreditinstituten	5.814	5.340	8.813	15.058		
C. Rechnungsabgrenzungsposten	38	116	–	–		
Bilanzsumme	**58.194**	**60.205**	**64.373**	**84.283**		

[1] Als-ob-AG-Abschlüsse
[2] Aufdeckung stiller Reserven bei der Umwandlung

Tabelle 5.2: Passiva (in TDM)

	1994	1995	1996	1997		
A. Eigenkapital						
I. Gezeichnetes Kapital	12.000	12.000	12.000	20.000		
II. Kapitalrücklage				24.000		
III. Gewinnrücklagen	3.322	4.230	8.637			
1. gesetzliche Rücklage						
2. Rücklage für eigene Anteile						
3. satzungsmäßige Rücklagen						
4. andere Gewinnrücklagen				(3.524)		

Fortsetzung nächste Seite

Tabelle 5.2 (Fortsetzung)

	1994	1995	1996	1997		
IV. Gewinnvortrag/Verlustvortrag						
V. Jahresüberschuß/Jahresfehlbetrag	8.460	8.813	9.344	7.924[1]		
B. Rückstellungen						
1. Rückstellungen für Pensionen und ähnliche Verpflichtungen	322	364	403	448		
2. Steuerrückstellungen	1.568	1.336	143	8		
3. sonstige Rückstellungen	5.911	5.620	6.924	5.739		
C. Verbindlichkeiten						
1. Anleihen, davon konvertibel						
2. Verbindlichkeiten gegenüber Kreditinstituten	13.347	11.710	11.823	9.762		
3. erhaltene Anzahlungen auf Bestellungen						
4. Verbindlichkeiten aus Lieferungen und Leistungen	6.730	7.827	7.150	5.849		
5. Verbindlichkeiten aus der Annahme gezogener Wechsel und der Ausstellung eigener Wechsel						
6. Verbindlichkeiten gegenüber verbundenen Unternehmen	81	90	109	89		
7. Verbindlichkeiten gegenüber verbundenen Unternehmen, mit denen ein Beteiligungsverhältnis besteht [gegenüber Gesellschaftern]	4.066	5.985	5.830	7.231		
8. sonstige Verbindlichkeiten,	2.387	2.230	2.010	3.233		
davon aus Steuern,						
davon im Rahmen der sozialen Sicherheit						
D. Rechnungsabgrenzungsposten	–	–	–	–		
Bilanzsumme	**58.194**	**60.205**	**64.373**	**84.283**		

[1] Nach Tilgung eines im Wege der Umwandlung entstandenen Verlustvortrages in Höhe von 30.

Tabelle 5.3: Gewinn- und Verlustrechnungen (in TDM)

	1994[1]	1995[1]	1996[1]	1997		
1. Umsatzerlöse	136.583	146.431	151.384	157.343		
2. Erhöhung oder Verminderung des Bestands an fertigen und unfertigen Erzeugnissen	−513	1.259	−57	845		
3. andere aktivierte Eigenleistungen	−	−	−	−		
4. sonstige betriebliche Erträge	2.602	1.856	3.231	3.288		
5. Materialaufwand	60.894	69.576	70.760	75.012		
a) Aufwendungen für Roh-, Hilfs- und Betriebsstoffe und für bezogene Waren						
b) Aufwendungen für bezogene Leistungen						
6. Personalaufwand						
a) Löhne und Gehälter	18.900	20.642	21.328	23.092		
b) soziale Abgaben und Aufwendungen für Altersversorgung und für Unterstützung,	3.356	3.772	3.985	4.378		
davon für Altersversorgung						
7. Abschreibungen	4.423	3.955	3.654	4.844		
a) auf immaterielle Vermögensgegenstände des Anlagevermögens und Sachanlagen sowie auf aktivierte Aufwendungen für die Ingangsetzung und Erweiterung des Geschäftsbetriebs						
b) auf Vermögensgegenstände des Umlaufvermögens, soweit diese die in der Kapitalgesellschaft üblichen Abschreibungen überschreiten						
8. sonstige betriebliche Aufwendungen	32.272	33.035	35.688	34.960		
= **Betriebsergebnis**	**18.827**	**18.576**	**19.143**	**19.190**		

Fortsetzung nächste Seite

Tabelle 5.3 (Fortsetzung)

	1994[1]	1995[1]	1996[1]	1997		
9. Erträge aus Beteiligungen,	–	–	–	–		
davon aus verbundenen Unternehmen						
10. Erträge aus anderen Wertpapieren und Ausleihungen des Finanzanlagevermögens, davon aus verbundenen Unternehmen	–	–	–	–		
11. sonstige Zinsen und ähnliche Erträge,	401	445	536	373		
davon aus verbundenen Unternehmen						
12. Abschreibungen auf Finanzanlagen und auf Wertpapiere des Umlaufvermögens	–	–	–	–		
13. Zinsen und ähnliche Aufwendungen, davon an verbundene Unternehmen	1.823	969	872	1.389		
= Finanzergebnis	–1.422	–524	–336	–1.016		
14. Ergebnis der gewöhnlichen Geschäftstätigkeit	**17.405**	**18.052**	**18.807**	**18.174**		
15. außerordentliche Erträge	–	–	–	–		
16. außerordentliche Aufwendungen	–	–	–	2.716[2]		
17. außerordentliches Ergebnis	–	–	–	–2.716		
18. Steuern vom Einkommen und Ertrag	8.762	9.007	9.191	7.369		
19. sonstige Steuern	182	232	272	135		
20. Jahresüberschuß/-fehlbetrag	**8.641**	**8.813**	**9.344**	**7.954**		

[1] Als-ob-AG
[2] Kosten des Börsengangs

2 Struktur der Aktiva, der Passiva und der GuV-Rechnung

Es empfiehlt sich, Bilanzen und GuV-Rechnungen auf die wesentlichen Positionen zu verdichten, damit Strukturen erkennbar werden. Die Tabellen 5.4 und 5.5 zeigen in verdichteter Form die auf Aktiv- und Passivseite enthaltenen Informationen.

Die U AG weist insbesondere in den GuV-Rechnungen recht stabile Strukturen auf, wie Tabelle 5.6 zeigt. Das bedeutet noch nicht, daß der Ressourceneinsatz effizient ist; aber es erleichtert die Erstellung von Plan-GuV-Rechnungen.

Tabelle 5.4: Struktur der Aktiva in % der Bilanzsumme

	1994	1995	1996	1997	1998	1999
(1) Konzessionen u. ä.	0,2	0,2	0,1	0,1		
(2) Geschäftswert				12,1		
(3) Sachanlagen	33,1	32,2	29,2	23,6		
(4) Finanzanlagen	0,4	0,4	0,4	1,3		
(5) Vorräte	16,5	19,5	17,9	15,7		
(6) Forderungen und sonstige Vermögensgegenstände	35,5	38,6	38,7	25,8		
(7) Wertpapiere des Umlaufvermögens und liquide Mittel	14,3	8,9	13,7	21,4		
(8) Sonstige	0,1	0,2	–	–		
Summe (1) bis (8)	100,0	100,0	100,0	100,0		

Tabelle 5.5: Struktur der Passiva in % der Bilanzsumme

	1994	1995	1996	1997	1998	1999
(1) Eigenkapital	40,9	41,6	46,6	61,6[1]		
(2) Rückstellungen	13,4	12,2	11,6	7,4		
(3) Verbindlichkeiten, verzinslich	30,1	29,6	27,6	20,3		
(4) Verbindlichkeiten aus Lief. u. Leist.	11,6	13,0	11,1	7,0		
(5) Sonstige Verbindlichkeiten	4,1	3,7	3,1	3,8[2]		
Summe (1) bis (5)	100,0	100,0	100,0	100,0		

[1] Nach Börsengang und Kapitalerhöhung durch Ausgabe von 600.000 jungen Aktien zum Nominalwert von 5 DM. Ausgabekurs: 45 DM.

[2] Die Verbindlichkeiten gegenüber den Gesellschaftern betragen 7.231. Diese sind als verzinsliche Verbindlichkeiten gewertet.

Tabelle 5.6: Struktur der GuV-Rechnung (Angaben in % der Umsatzerlöse)

	1994	1995	1996	1997	1998	1999	Planung[1]
(1) Umsatzerlöse = 100	100,0	100,0	100,0	100,0			100,0
(2) Sonstige betriebl. Erträge	1,9	1,3	2,1	2,1			2,0
(3) Materialaufwand	44,6	47,5	46,7	47,7			47,0
(4) Personalaufwand	16,3	16,7	16,7	17,5			17,5
(5) Abschreibungen	3,2	2,7	2,4	3,1			3,0
(6) Sonstige betriebl. Aufwendungen	23,6	22,6	23,6	22,2			23,0
(7) Zinsaufwand	1,3	0,7	0,6	0,9			1,0
(8) Zinserträge	0,3	0,3	0,4	0,2			0,4
(9) Steuern vom Einkommen/Ertrag	6,4	6,2	6,1	4,7			6,0
(10) Sonstige Steuern[2]	0,1	0,2	0,2	0,1			–

[1] Für Planungszwecke könnte unter sonst gleichen Umständen vereinfachend unterstellt werden, daß sich die Ertrags- bzw. Aufwandspositionen künftiger Perioden an die Entwicklung der Nettoumsatzerlöse mit den genannten Faktoren anpassen.

[2] Substanzsteuern entfallen ab 1998.

3 Berechnung des NOCF

Tabelle 5.7 zeigt die Berechnung des NOCF in Zeile 8 und den NOCF nach Zinsen und erfolgten Tilgungen in Zeile (11). Tabelle 5.8 liefert die Daten zur Berechnung von EBK. Tabelle 5.7 präsentiert die U AG als Unternehmen, dessen verfügbarer Cash-flow vor Auszahlungen für Investitionen im Anlagevermögen und vor Ausschüttung mit Ausnahme des Jahres 1996 relativ stabil ist und dessen Volumen im Vergleich zu den Verbindlichkeiten hoch ist. Dies könnte ein Signal für Ertragsstärke sein.

Betrachten wir die Rentabilitäten der U AG.

4 Berechnung von Renditen (Rentabilitäten)

Tabelle 5.9 (b) weist die verbreitet benutzten Rentabilitäten GKR, EKR vor und nach Steuern aus, sowie die Umsatzrenditen. Außerdem werden die um Doppelzählungen bereinigten Renditen ROIC vor und nach Steuern ausgewiesen*. Zeile (9) zeigt den Finanzierungs-Leverage-Faktor. Er fällt im Jahr 1997 wegen der durch die hohe Kapitalerhöhung bedingten Absenkung der Verschuldungsquote.

---

* Die Berechnung der auf Kapitaleinsatz bezogenen Rentabilitäten erfolgt auf den Kapitaleinsatz am Ende der Vorperiode.

Tabelle 5.7: Berechnung des NOCF (in TDM)

	1994	1995	1996	1997	1998	1999
(1) Umsatzerlöse	136.583	146.431	151.384	157.343		
(2) Sonstige betriebl. Erträge	2.602	1.866	3.231	3.288		
(3) Materialaufwand	60.894	69.576	70.760	75.012		
(4) Personalaufwand	22.256	24.414	25.313	27.470		
(5) Sonstige betriebl. Aufwendungen	32.272	33.035	35.688	34.960		
(6) Steuern (Annahme: $s_E = 0{,}316$)[1]	5.500	5.704	5.943	5.743		
(7) Δ EBK	n. b.	+ 1.281	−5.607	+ 2.646		
(8) NOCF vor Zinsen u. Tilgungen	18.263	15.849	11.304	20.092		
(9) Zinsaufwand	1.823	969	872	1.389		
(10) Tilgungen[2]	n. b.	–	−23	−680		
(11) NOCF nach Zinsen u. Tilgungen	16.440	15.880	10.409	18.023		

[1] $s_E = s_{GE} + b \cdot s_K^T - s_{GE} \cdot s_K^T$; b bezeichnet die angenommene Thesaurierungsquote: b = 0,5. Die Körperschaftsteuer für Ausschüttung bleibt unbeachtet. Sie führt zu einer Körperschaftsteuergutschrift für den inländischen Eigentümer und unterliegt der Einkommensteuer. Sonstige Steuern bleiben unbeachtet. $s_E = 0{,}1667 + 0{,}5 \cdot 0{,}45 - 0{,}1667 \cdot 0{,}45 = 0{,}316$.

[2] Ohne Verbindlichkeiten aus Lieferungen und Leistungen und ohne sonstige Verbindlichkeiten.

Tabelle 5.8: Berechnung von EBK (in TDM)

	1994	1995	1996	1997	1998	1999
(1) Lagerbestände (RHB)	3.713	3.810	4.451	4.643		
(2) + Geleistete Anzahlungen	–	–	–	–		
(3) + Forderungen aus Lief. u. Leist.	16.007	15.297	18.294	13.899		
(4) − Erhaltene Anzahlungen	–	–	–	–		
(5) − Verbindlichkeiten aus Lief. u. Leist.	6.730	7.827	7.150	5.849		
(6) + Mindestkasse[1]	2.732	2.929	3.028	3.147		
(7) − Steuerrückstellungen	1.568	1.336	143	6		
(8) EBK	14.154	12.873	18.480	15.834		
(9) Δ EBK	–	−1.281	5.607	−2.646		

[1] Die Mindestkasse wird mit 0,02 · Nettoumsatzerlöse angesetzt.

Tabelle 5.9 (a): Zur Berechnung der Rentabilitäten erforderliche Daten

	1994	1995	1996	1997	1998	1999
EvZiS	19.228	19.021	19.679	19.563		
EvZiS – S	10.284	9.782	10.216	12.059		
EvZiS – Zi	17.405	18.052	18.807	18.174		
EvZiS – Zi – S	8.461	8.813	9.344	10.670[1)]		
NU	136.583	146.431	151.384	157.343		
BS (unbereinigt)	58.194	60.205	64.373	84.283		
EK	23.782	25.043	29.981	51.924		

[1)] Ohne außerordentlichen Aufwand.

Tabelle 5.9 (b): Rentabilitäten und FLM der U AG

	1994	1995	1996	1997	1998	1999
(1) GKR	n. b.	0,327	0,327	0,304[1)]		
(2) GKR nach Steuern	n. b.	0,168	0,170	0,187[1)]		
(3) BUR	0,141	0,130	0,130	0,124		
(4) NUR	0,075	0,067	0,067	0,077		
(5) EKR	n. b.	0,759	0,751	0,606[2)]		
(6) EKR nach Steuern	n. b.	0,371	0,373	0,356[2)]		
(7) ROIC vor Steuern $\dfrac{\text{JÜ} + \text{Zinsen} + \text{Steuern}(1) + (2)}{\text{IC}_{t-1}}$	n. b.	0,372[3)]	0,378	0,344		
$\text{IC}_{t-1} = \text{BS}_{t-1} - \text{PR}_{t-1} - \text{V}_{t-1}^{\text{Lei}}$		51.142	52.014	56.820	77.986	
(8) ROIC nach Steuern	n. b.	0,191[3)]	0,196	0,212		
(9) FLM $= \dfrac{\text{EvZiS} - \text{Zi}}{\text{EvZiS}} \cdot \dfrac{\text{BS}_{t-1}}{\text{EK}_{t-1}}$	n. b.	0,949 · 2,45 = 2,32	0,956 · 2,40 = 2,30	0,929 · 2,15 = 1,995		

[1)] Ohne Aufwendungen für Börsengang; mit dieser Belastung sinkt GKR auf 0,262 und GKR_S auf 0,145. Alle Renditeberechnungen erfolgen in Bezug auf den Kapitaleinsatz am Ende der Vorperiode.
[2)] Ohne Aufwendungen für Börsengang; mit dieser Belastung sinkt EKR auf 0,516 und EKR_S auf 0,264.
[3)] Ohne Aufwendungen für Börsengang.

5 Kapitalkosten

Den Rentabilitäten (z. B. ROIC vor Steuern bzw. ROIC nach Steuern) wären geeignete Kapitalkosten gegenüberzustellen. Kapitalkosten stehen für die Renditen, die Kapitalgeber bei vergleichbarem Risiko vor bzw. nach Steuern bei alternativem Kapitaleinsatz außerhalb des Unternehmens erzielen könnten. In diesem Buch haben wir Kapitalkosten bislang nur kennengelernt in Form einer risikolosen Anlage zum Zinssatz i auf dem Kapitalmarkt. Der Einfluß von steuerlichen Überlegungen auf die Alternativrendite blieb weitgehend unbehandelt.

Wenn man für praktische Fälle Kapitalkosten schätzen will, stößt man auf folgende Probleme:

- Kapitalgeber sind risikoscheu und die finanziellen Konsequenzen von Investitionsentscheidungen sind unsicher. Folglich fordern Kapitalgeber eine Risikoprämie als Entgelt für die Übernahme des Risikos, das mit den Investitionsentscheidungen des Unternehmens verbunden ist. Die Alternativrendite ist dann größer als i.

- Unternehmen sind in der Realität so gut wie nie nur eigenfinanziert. Die empirischen Passiva von Unternehmen sind z. T. komplizierte Mischungen von Eigenkapital, Fremdkapital und hybriden Formen der Finanzierung. Komplexe Kapitalstrukturen schaffen aus Eigentümersicht zusätzliches Risiko. Das Risiko der Eigentümer steigt mit zunehmendem Fremdkapitaleinsatz. Auch hierfür fordern sie eine (zusätzliche) Risikoprämie.

- Wenn man eine Gesamtkapitalrendite oder ROIC mit einem Kapitalkostensatz vergleichen will, muß man entweder reine Eigenfinanzierung unterstellen oder – soweit sich diese Annahme nicht empfiehlt – den Rentabilitäten die Kapitalkosten *aller* eingesetzten Kapitalquellen gegenüberstellen, wobei diese mit dem relativen Gewicht der Kapitalquelle an der Summe des insgesamt eingesetzten Kapitals zu gewichten sind. Man arbeitet dann mit gewogenen durchschnittlichen Kapitalkostensätzen.

- I.d.R. empfehlen sich Rentabilitätsrechnungen *nach* Steuern. Weil Unternehmenserfolge einerseits und alternativ erzielbare Renditen andererseits von steuerlichen Regeln in unterschiedlichem Ausmaß beeinflußt werden können, muß man den Steuereinflüssen besondere Sorgfalt widmen.

Diese Sachverhalte können hier nur angesprochen, nicht im Detail behandelt werden. Wenn wir annehmen, daß ein durchschnittlicher Kapitalkostensatz für ein Unternehmen wie die U AG im Jahr 1997 nicht über 9% gelegen haben dürfte, dann ist klar, daß die U AG ein rentables Unternehmen ist. Das muß so sein, denn sonst gäbe es keinen Grund, den Wert des Eigenkapitals auf 45 DM · 4 Mio = 180 Mio DM zu veranschlagen, wie es die die Emission begleitende Bank getan hat. Die entscheidende Frage ist deshalb die, welche Faktoren denn vorrangig über den Wert der Aktie der U AG entscheiden.

6 Einige Überlegungen zu Reinvestitionen, Free Cash Flow und Wert des Eigenkapitals

Der investitionstheoretische Wert eines Projektes zu einem Zeitpunkt t wird berechnet, indem man die entziehbaren finanziellen Überschüsse mit der bei gleichem Risiko alternativ erzielbaren Rendite diskontiert. Dieser Diskontierungssatz enthält eine Risikoprämie als Entgelt für das mit dem Produktportfolio verbundene Geschäftsrisiko und eine Risikoprämie für das mit der Projektfinanzierung verbundene Finanzierungsrisiko. Der Barwert entspricht dem Wert des Projektes.

Diese Überlegung kann auf die Bewertung von Unternehmen übertragen werden. Die zu lösenden Fragen sind insbesondere:

(1) Welche Überschüsse können dem Unternehmen in den künftigen Perioden seines – prinzipiell unbeschränkten – Lebens entzogen werden? Diese erwarteten Überschüsse müssen definiert sein nach Steuern und nach den Mittelbeträgen, die zu Reinvestitionszwecken im Unternehmen benötigt werden. Diese entziehbaren Beträge heißen in Anlehnung an Michael Jensen* (1986) auch der «free cash flow».

(2) Welche Überschüsse einem Unternehmen entzogen werden können, ist eine ganz wichtige Frage. Eine gut begründete Antwort verlangt die vorherige Klärung einer Reihe von Teilproblemen. Nehmen wir an, der NOCF einer Periode t sei gegeben. Wir erinnern uns, daß der NOCF definiert ist als finanzieller Überschuß aus dem operativen Geschäft bei fingierter Eigenfinanzierung nach den Steuerzahlungen, die bei Eigenfinanzierung auf Unternehmensebene zu leisten wären. Das ist (nach Abschaffung bzw. Nichterhebung der Substanzsteuern) zunächst die Gewerbeertragsteuer. Außerdem ist der NOCF verkürzt um den Mittelbedarf, der ggf. zur Erweiterung des Umlaufvermögens (EBK) benötigt wird. Um zu dem entziehbaren Überschuß zu gelangen, ist somit vorab zu klären

• wie hoch die geplanten Investitionen im Anlagevermögen sind,

• ob Veränderungen des Fremdkapitalbestandes (Erhöhungen, Tilgungen) geplant sind,

• ob die für Investitionen benötigten Mittel im Wege der Thesaurierung oder im Wege der Außenfinanzierung zu beschaffen sind,

• welche steuerlichen Folgen diese Vorentscheidungen (Körperschaftsteuer auf Thesaurierung) auslösen.

---

* Professor in den USA; lehrte 1986 an der Harvard Business School und der University of Rochester.

(3) Für eine explizite Planungsperiode, die im Einzelfall zwischen 5 und 10 Jahren liegen kann, werden die möglichen entziehbaren Überschüsse detailgenau und ggf. szenarioabhängig ermittelt. Was aber gilt nach dem mit T bezeichneten Ende der expliziten Planungsperiode? Welche Überschüsse sind dann entziehbar? Die Antwort auf diese Frage ist wichtig, weil der auf den Startpunkt der Analyse bezogene Barwert der nach T entziehbaren Überschüsse i.d.R. 60% und mehr des gesamten Barwertes ausmacht.

(4) Wie hoch ist der risikoäquivalente Diskontierungssatz, mit dem die entziehbaren Überschüsse vor dem Zeitpunkt T und nach dem Zeitpunkt T zu diskontieren sind? Ist dieser Diskontierungssatz konstant, also periodenunabhängig oder muß er wegen veränderter Risikoeigenschaften des Zahlungsstroms im Zeitablauf angepaßt werden?

Wir wollen versuchen, einige einfache Überlegungen zum Free Cash Flow der U AG anzustellen. Die folgende Tabelle enthält die wesentlichen Parameter für eine grobe Abschätzung der entziehbaren Überschüsse für 1997 und 1998. Die Tabelle unterstellt ausgehend von den Umsatzerlösen des Jahres 1997 (157,3 Mio DM) eine Steigerungsrate der Umsätze von 10%. Wir nehmen an, daß die sonstigen Ein- und Auszahlungen der Struktur entsprechen, die den GuV-Rechnungen für die Jahre 1994–1997 in Tabelle 5.6 entnommen werden können. Für die Investitionsauszahlungen in Zeile (6) und (7) werden eigenständige Annahmen getroffen.

Wir wollen nun eine grobe Rechnung aufmachen, um den Wert des Eigenkapitals der U AG zum Jahresende 1997 zu schätzen. Dazu benötigen wir eine ganze Reihe vereinfachender Annahmen:

• Wir akzeptieren die für 1998 in der Tabelle ausgewiesenen Investitionsauszahlungen in Höhe von 5,2 + 1,7.

• Die Schätzung der Steuerzahlung in Höhe von 10,4 soll zunächst ebenfalls akzeptiert werden*.

• Die Einkommensteuer bleibt aus Vereinfachungsgründen unbeachtet.

• Der durchschnittliche Kapitalkostensatz sei 0,09 (WACC)**.

---

* Die steuerliche Bemessungsgrundlage für 1998 sieht etwa so aus: 173,0 + 3,6 − 82,5 − 30,3 − 38,5 − 5,2 = 20,1. Eine Steuerzahlung von 10,4 entspricht einem Steuersatz von ca. 51,7%. Dieser Steuersatz ist zu hoch, weil hier zu berücksichtigen sind die Gewerbeertragsteuer und die Körperschaftsteuer auf Thesaurierung. Da nur ein Teil der Überschüsse thesauriert würde, wäre der faktische Steuersatz kleiner 51,7%.

** WACC = weighted average cost of capital; durchschnittlicher gewogener Kapitalkostensatz.

Tabelle 5.10: Entziehbare Überschüsse (Free Cash Flow) bei Eigenfinanzierung

		%	1997[3]	1998	1999	2000
(1)	Umsatzerlöse	100	157,3	173,0		
(2)	Sonstige betriebl. Erträge	2,1	3,3	3,6		
(3)	Materialaufwand	47,7	75,0	82,5		
(4)	Personalaufwand	17,5	27,5	30,3		
(5)	Sonstige betriebl. Aufwendungen	23	35,0	38,5		
(6)	Investitionen	3[1]	7,5[4]	5,2		
(7)	Δ EBK[5]	1[2]	+ 2,6	1,7		
(8)	Steuern[6]	6	7,4	10,4		
(9)	Free Cash Flow		10,8	8,0		

[1] Vorläufige Annahme; entspricht den verrechneten Abschreibungen.

[2] Annahme (wird unten diskutiert).

[3] Daten entsprechen denen der GuV von 1997 mit Ausnahme von (6) und (7).

[4] ΔAV + Abschreibung + Δ fertige Erzeugnisse und Waren = (20.000 – 18.864) + 4.844 + (8.528 – 6.966) = 7.542. Positionen des Finanzanlagevermögens bleiben unbeachtet.

[5] Die Annahme der Eigenfinanzierung schließt nur verzinsliches Fremdkapital aus, nicht aber die Existenz von Steuerrückstellungen oder von Verbindlichkeiten aus Lieferungen und Leistungen.

[6] Der in Tabelle 5.6 ausgewiesene Anteil der Steuerzahlungen (bezogen auf die Umsatzerlöse) reflektiert die tatsächlichen Steuerzahlungen unter Beachtung der realisierten Kapitalstruktur. Tabelle 5.10 unterstellt Eigenfinanzierung. Deshalb müßte die Steuerbelastung unter sonst gleichen Bedingungen etwas höher angesetzt werden.

- Der erwartete Free Cash Flow der Jahre 1999 ff. soll ausgehend von FCF_{98} = 8 mit einer Wachstumsrate g wachsen.

- Verzinsliche Verbindlichkeiten und Rückstellungen wachsen mit der gleichen Rate g.

Der Barwert zum 1. 1. 1999 berechnet sich dann gemäß:

$$(5.1) \quad V_{99} = \frac{FCF_{98} \, (1 + g)}{WACC - g}.$$

Für alternative Annahmen über g folgen die in der Tabelle 5.11 aufgeführten Unternehmensgesamtwerte (V_{98}) zum 1. 1. 1998. Diese Unternehmensgesamtwerte setzen sich zusammen aus dem Barwert von V_{99} und dem Barwert des entziehbaren Cash flows in Höhe von 8 am Jahresende von 1998.

Welche Informationen enthält diese Tabelle?

- Unter den gesetzten Annahmen läßt sich ein Kurs der Aktie von 45 DM nur dann begründen, wenn die geplante Wachstumsrate g für die entziehbaren Überschüsse der U AG knapp über 5 % liegt. Niedrigere geplante Wachstumsraten hätten erheblich niedrigere Werte pro Aktie zur Folge.

Tabelle 5.11: Unternehmensgesamtwerte und Werte des Eigenkapitals in Abhängigkeit von der Wachstumsrate g

(1)	(2)	(3)	(4)	
g	V_{98} [1]	F_{98} (Verschuldungsquote: $\frac{F}{V} = 0,15$)	$E_{98} = 0,85 \cdot V_{98}$	Wert/Aktie in DM [2]
2	114,3	17,1 [3]	97,2	24,30
2,5	123,1	18,5	104,6	26,15
3	133,3	20,0	113,3	28,33
3,5	145,5	21,8	123,7	30,93
4	160,0	24	136,0	34,00
4,5	177,8	26,7	151,1	37,92
5	200,0	30,0	170	42,50

[1] $V_{98} = FCF_{98} \, (1+WACC)^{-1} + V_{99} \, (1+WACC)^{-1}$.

[2] 4.000.000 Aktien.

[3] F repräsentiert das verzinsliche Fremdkapital in Höhe von 17,1. Die Frage, wie Pensionsrückstellungen und andere Rückstellungen in diesem Zusammenhang zu behandeln sind, wird hier ausgeblendet.

- Eine Wachstumsrate von 5%, die ohne zeitliche Begrenzung unterstellt wird, läßt auf einen mutigen Bewerter schließen.

- Positive Wachstumsraten setzen i. d. R. Investitionsauszahlungen voraus, die die Höhe der Abschreibungen übersteigen. Die Berechnung des entziehbaren Überschusses für 1998 ging von Investitionen in Höhe von 4% der Umsatzerlöse aus. Dieser Betrag übersteigt kaum den Betrag der verrechneten Abschreibungen. Hohe Wachstumsraten der Umsatzerlöse und somit der entziehbaren Überschüsse lassen sich damit kaum realisieren. D. h. daß der Reinvestitionsbedarf im Beispiel zu knapp angesetzt wurde, um Wachstumsraten g von 2, 3, 4% und mehr zu realisieren. Höhere Investitionsauszahlungen verkürzen die entziehbaren Überschüsse und senken damit den Unternehmensgesamtwert. Beträgt der erforderliche Reinvestitionsbedarf nicht 4, sondern 5% der Nettoumsatzerlöse, um eine Wachstumsrate von g = 3% realisieren zu können, sinkt der entziehbare Überschuß des Jahres 1998 von 8,0 auf 6,3 und V_{99} beträgt nur 108,2* anstatt 137,3**. Die Höhe der notwendigen Reinvestitionen ist somit von entscheidender Bedeutung für die Höhe des Wertes des Eigenkapitals.

$$* \quad V_{99} = \frac{6,3 \cdot 1,03}{0,09 - 0,03} = 108,2.$$

$$** \quad V_{99} = \frac{8,0 \cdot 1,03}{0,09 - 0,03} = 137,3.$$

- Die Steuerzahlung, die für 1998 geschätzt wurde, ist vermutlich zu hoch. Schätzt man die Abschreibungen auf 3% der Umsatzerlöse, beträgt die steuerliche Bemessungsgrundlage gemäß Planung (bei fingierter Eigenfinanzierung) etwa 20,1 Mio DM. Steuern sind in Form der Gewerbeertragsteuer und der Körperschaftsteuer für Thesaurierung zu entrichten*. Die gesamte Steuerbelastung auf Unternehmensebene hängt somit von der geplanten Thesaurierungsquote ab. Nur bei einer Thesaurierungsquote in der Nähe von 1 betrüge die Steuerbelastung 10,4, wie in Tabelle 5.10 unterstellt. Da die U AG einen deutlich höheren Teil ihrer Überschüsse ausschüttet, ist die Steuerbelastung vermutlich niedriger.

- Diese stark vereinfachte Rechnung legt den Schluß nahe, daß die die Emission begleitenden Institute das Unternehmen im Lichte optimistisch eingefärbter Bedingungen bewertet haben. Anleger sehen das offenbar ebenso: Der Kurs der Aktie pendelt bei ca. 35–37 DM.

7 Zusammenfassung

Dieses Kapitel greift die Konzepte der Liquiditäts- und Performancemessung, die in den Kapiteln 3 und 4 entwickelt wurden, wieder auf und führt sie einen Schritt weiter hin zu Fragen der Unternehmensbewertung bzw. der Bewertung von Eigenkapital. Die Überlegungen sind einfach gehalten, um Studierende im Grundstudium nicht zu überfordern. Gleichzeitig soll die aufgezeigte Verbindung mit Bewertungsfragen Studierende stärker motivieren, sich mit Konzeptionen der Jahresabschluß-Analyse überhaupt auseinanderzusetzen.

---

* Dieses vereinfachte Kalkül blendet Einkommensteuern aus. Deshalb bleibt auch die Körperschaftsteuer auf die Ausschüttung unbeachtet.

Ergänzende Literaturangaben zum 5. Kapitel

Baetge, Jörg: Bilanzanalyse. 1. Aufl., Düsseldorf 1998.

Copeland, Tom, Koller, Tim and *Murrin, Jack:* Valuation – Measuring and Managing the Value of Companies. 2. Aufl., New York 1994.

Drukarczyk, Jochen: Unternehmensbewertung. 2. Aufl., München 1998.

Jensen, Michael C.: Agency Costs of Free Cash Flow, Corporate Finance, and Takeovers. In: American Economic Review, Bd. 76 (1986), S. 323–329.

Mandl, Gerwald und *Rabel, Klaus:* Unternehmensbewertung. Wien, Frankfurt 1997.

Palepu, Krishna G., Bernard, Victor L. and *Healy, Paul M.:* Business Analysis and Valuation. Cincinnati 1996.

Schwetzler, Bernhard: Gespaltene Besteuerung, Ausschüttungssperrvorschriften und bewertungsrelevante Überschüsse bei der Unternehmensbewertung. In: Die Wirtschaftsprüfung, Jg. 51 (1998), S. 695–705.

Finanzierung und Risiko Kapitel **6**

1 Begriff des Risikos

Finanzierungsmaßnahmen beeinflussen neben der Liquidität und der Eigenkapitalrentabilität eines Unternehmens auch das Risiko des Einkommens bzw. der Zahlungen, die an Gläubiger zu leisten sind und an Eigentümer geleistet werden können.

Was ist mit Risiko gemeint? In der Umgangssprache bezeichnet man mit Risiko den möglichen Eintritt eines nachteiligen Ereignisses. Werden die überhaupt möglichen Ereignisse auf finanzielle Konsequenzen (Ein- und Auszahlungen) reduziert, kann Risiko mit der Möglichkeit des Eintritts eines nachteiligen finanziellen Ergebnisses gleichgesetzt werden. Risiko besteht demnach nur bei Unsicherheit. Dem Risiko stehen dann auch Chancen in Form des Eintritts vorteilhafter finanzieller Ergebnisse gegenüber.

Um Risiko und Chance genau definieren zu können, benötigt man eine Trennungslinie, eine Art Nullpunkt. Verschiedene Trennungslinien sind denkbar:

– Bezugsgröße könnte das vom Unternehmen bzw. von einem einzelnen Investor eingesetzte Eigenkapital sein. Angenommen, ein Anleger stellt sich ein Aktienportefeuille zusammen. Die Auszahlungen in t_0 betragen 2.500 DM. Er erwartet in Form von Dividenden und Verkaufserlösen nach einer Periode (in t_1) folgende Einzahlungen mit den angegebenen Wahrscheinlichkeiten:

DM	Wahrscheinlichkeiten
3.100	0,1
2.950	0,5
2.750	0,2
2.400	0,1
2.000	0,1

Ist Bezugspunkt für die Definition von Risiko das eingesetzte Kapital, bestehen die Chancen des Investors darin, eine der möglichen Einzahlungen 2.750 DM oder 2.950 DM oder 3.100 DM mit den jeweils angegebenen Wahrscheinlichkeiten zu erhalten.

– Bezugspunkt für die Definition von Risiko und Chance könnte auch der sichere Erfolg sein, den der Anleger bei alternativer sicherer Anlage erzielen könnte. Beträgt der sichere Zinssatz $i = 10\%$ und der sichere Erfolg in t_1 damit 2.750 DM, schrumpfen die so definierten Chancen im Vergleich zum zuerst definierten Nullpunkt: nur noch die möglichen Einzahlungen von 2.950 DM und 3.100 DM stellen Chancen dar.

– Bezugspunkt zur Trennung von Risiko und Chance könnte schließlich irgendein *Anspruchsniveau* sein: Der Investor will eine Mindesteinzahlung von z.B. 3.000 DM in t_1. Die Risiko- und Chancenstruktur erscheint erneut verändert: nur noch der Eintritt des Ereignisses (3.100 DM; 0,1) erscheint als Chance, alle anderen Ereignisse werden als Risiken eingestuft: die mit ihnen verknüpften Nettoeinzahlungen erreichen das gesetzte Anspruchsniveau nicht.

Es wird hier nicht diskutiert, ob die Wahl der Trennungslinie eine Frage des persönlichen Geschmacks ist. Was Risiko und was Chance ist, soll auf dem zuerst genannten Weg, durch Vergleich der Nettoeinzahlungen mit dem eingesetzten Kapital gemessen werden. Risiko ist dann identisch mit Verlustgefahr, wobei Verlust definiert ist durch negative Differenzen «Nettoeinzahlung – Kapitaleinsatz». Chancen sind analog definiert durch positive Differenzen «Nettoeinzahlung – Kapitaleinsatz».

Obwohl Individuen recht deutlich zwischen Chancen und Risiken unterscheiden, wird in der Literatur nicht generell zwischen Risiko und Chance differenziert. Fast überwiegend wird das Risiko einer Handlungsmöglichkeit mit der Streuung der möglichen finanziellen Ergebnisse gleichgesetzt. Zur Kennzeichnung des Risikos einer Maßnahme werden deshalb auch Streuungsmaße wie Varianz und Standardabweichung oder relativierte Streuungsmaße wie etwa der Variationskoeffizient benutzt. Wenn die möglichen Nettoeinzahlungen einer Handlungsmöglichkeit zu einem Zeitpunkt t mit b_j bezeichnet werden, wobei $j = 1, 2, ..., m$ die Zustände der Umwelt anzeigt, von denen der Eintritt der möglichen Nettoeinzahlungen abhängt, dann ist die Varianz definiert durch

$$(6.1) \quad var\,(\tilde{b}) = \sigma_{\tilde{b}}^{2} = \sum_{j=1}^{m} (\tilde{b}_j - \bar{b}_j)^2\, p_j.$$

$\bar{b}_j$ symbolisiert den Erwartungswert der unsicheren Nettoeinzahlung $\tilde{b}_j$.

Die Standardabweichung ist definiert durch (6.2):

$$(6.2) \quad \sigma_{\tilde{b}} = \left[\sum_{j=1}^{m} (\tilde{b}_j - \bar{b}_j)^2\, p_j \right]^{1/2}$$

Der Variationskoeffizient ist durch den Quotienten von $\sigma_{\tilde{b}}$ und $\bar{b}$ definiert.

Die Streuungsmaße $\sigma_{\tilde{b}}^2$ und $\sigma_{\tilde{b}}$ messen Risiko und Chance zugleich, d. h. in einer Ziffer. Als Trennungslinie zwischen Risiko und Chance benutzen sie den Erwartungswert der Nettoeinzahlungen, $\bar{b}_j$.

Der Risikodefinition, die auf Streuungsmaßen aufbaut, wird im folgenden nicht gefolgt. Vielmehr wird eine Darstellungsform für Risiko (Verlustgefahr) und Chance (Gewinnaussicht) gewählt, die prägnant zeigt, um was es bei Risiko und Chance geht. Damit wird eine Entscheidung über die Trennungslinie zwischen Risiko und Chance, den Nullpunkt, erforderlich. Als Nullpunkt wählen wir die Höhe des eingesetzten Eigenkapitals des Unternehmens oder des Investors.

Diese Wahl der Risikodarstellung soll nicht bedeuten, daß Streuungsmaße als Risikoindikatoren nicht akzeptiert werden könnten. In komplizierten Fällen führt an der Benutzung von Streuungsmaßen i. d. R. kein Weg vorbei. Bei der Darstellung einfacher Sachverhalte kann jedoch auf Streuungsmaße verzichtet werden.

2 Eine Darstellungsform für Risiko und Chance

Ausgangspunkt der folgenden Überlegungen ist, daß der Anschaffungspreis eines bestimmten Investitionsobjektes zu finanzieren ist. Es wird gefragt, wie die Anschaffungsauszahlung für dieses Objekt aufgebracht werden kann und wie unterschiedliche Formen der Aufbringung das Risiko (Verlustgefahr) und die Chance (Gewinnaussicht) derjenigen, die an der Finanzierung teilnehmen, beeinflussen. Das Investitionsobjekt (Unternehmen, Aktienportefeuille etc.), dessen Anschaffungspreis zu finanzieren ist, wird nur in bezug auf seinen Preis und seine unsicheren Einzahlungen und deren Wahrscheinlichkeiten konkretisiert. Die Erfolge des Investitionsobjektes sind also unsicher. Das Objekt hat ein durch die Gesamtheit der unsicheren Einzahlungen charakterisiertes *Investitionsrisiko* und Investitionschancen. Es soll verdeutlicht werden, wie die bestehenden Investitionsrisiken und -chancen durch unterschiedliche Formen der Vertragsgestaltung auf die an der Finanzierung beteiligten Parteien *aufgeteilt* werden können.

Es wird angenommen, daß das Investitionsobjekt (das Unternehmen, das Aktienportefeuille) nur eine Periode besteht, d. h. in t_0 errichtet, gegründet, beschafft und in t_1 aufgelöst, liquidiert, verkauft wird. Die Einzahlung in t_1 beinhaltet auch den Liquidationserlös. Diese Betrachtungsweise ist sehr einfach, aber für den verfolgten Zweck vorläufig ausreichend. Das Investitionsobjekt (Unternehmen, Aktienportefeuille) erfordert einen Mitteleinsatz (A_0) von 100.000 DM. Die erwarteten Einzahlungen (in 1.000 DM) und die Wahrscheinlichkeiten sind:

Umweltzustand	TDM	Wahrscheinlichkeit
1	200	0,3
2	150	0,3
3	110	0,1
4	90	0,2
5	80	0,1.

Eine anschauliche Darstellung der Risiko- und Chancenstruktur erhält man, wenn man auf der Abszisse die (kumulierten) Eintrittswahrscheinlichkeiten, auf der Ordinate die Einzahlungen in fallender Reihenfolge abträgt.

Abb. 6.1 macht deutlich, daß mit Sicherheit die Mindesteinzahlung von 80 TDM erwartet wird, daß mit einer Wahrscheinlichkeit von 0,9 die Einzahlung von mindestens 90 TDM erreicht wird, etc. Wie schon betont, ist die Trennungslinie zwischen Risiko und Chance im Beispiel durch den Anschaffungspreis (A_0) und damit durch den Kapitaleinsatz in Höhe von 100 TDM definiert.

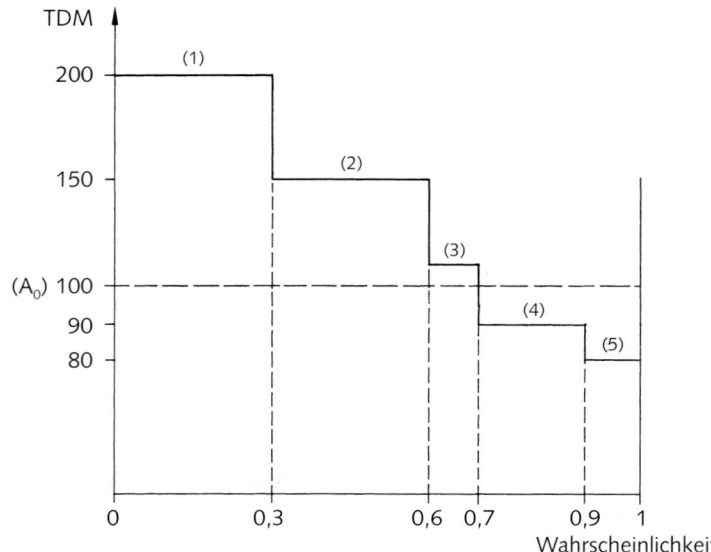

Abbildung 6.1: Risiko- und Chancenstruktur eines Investitionsobjektes

3   Risiko und Chance bei Eigenfinanzierung

Wird das Investitionsobjekt durch *einen* Investor mit eigenen Mitteln finanziert, hat dieser Anspruch auf alle Chancen und trägt alle Risiken. Risiko- und Chancenstruktur des Investors sind identisch mit dem Risiko und den Chancen des Objektes: Der Investor trägt das gesamte Investitionsrisiko des Objektes und hat alle Chancen.

Was folgt, wenn mehrere Investoren gemeinsam ein Investitionsprojekt errichten, finanzieren und betreiben? Zunächst bewirkt ein Finanzierungsvertrag, daß die Gesamtposition, bestehend aus den Errichtungskosten für das Projekt (A_0) und den unsicheren erwarteten Einzahlungen ($\tilde{b}_t$) in Teilpositionen zerlegt wird. Eine Teilposition ist definiert durch den Anteil α, den ein Investor zu den gesamten Errichtungskosten (A_0) beiträgt und den Anteilen, die ihm an den unsicheren erwarteten Erfolgen während der Nutzungsdauer des Projektes ($\tilde{b}_t$) zustehen sollen. Wir können nun *symmetrische* und *nicht symmetrische* Finanzierungsverträge unterscheiden. Wir nennen Finanzierungsverträge *symmetrisch,* wenn Kapitalaufbringung und Erfolgsbeteiligung so gestaltet sind, daß eine völlige Entsprechung zwischen Kapitalaufbringung und Erfolgsbeteiligung besteht: Aus einer Kapitalbeteiligung von $\alpha \cdot A_0$ ($0 < \alpha < 1$) folgt eine Erfolgsbeteiligung von $\alpha \cdot \tilde{b}_t$ ($t = 1, 2, ..., T$). Bei einer symmetrischen Vertragsgestaltung teilen sich die zu einer Finanzierungsgemeinschaft zusammengeschlossenen Investoren die Erfolge gemäß den von den einzelnen Investoren übernommenen Finanzierungsquoten an den gesamten Errichtungskosten. Solche Verträge, die häufig von einer symmetrischen Verteilung von Geschäftsführungsbefugnissen, Kontrollrechten etc. begleitet sind, gleichen die Interessen der Financiers aneinander an: Weil die Financiers mit ihren individuellen Quoten α an den Zahlungsüberschüssen des Investitionsprojektes beteiligt sind, lohnt es für alle, diese Überschüsse zu maximieren. Weil die Financiers über die gesamte Lebensdauer des Investitionsprojektes an diesem beteiligt sind, lohnen sich Manipulationen an der Zeitstruktur der Zahlungsüberschüsse entweder für alle oder für niemanden. Weil alle Financiers gleiche Kontrollrechte und relativ gleiche, d.h. an den Finanzierungsbeitrag $\alpha \cdot A_0$ gekoppelte Mitentscheidungsrechte (Stimmrechte) besitzen, lohnt es sich nicht, Informationen über die Erfolge (Mißerfolge) des Projektes zu manipulieren: Die Manipulationen würden durch die Finanzierungspartner aufgedeckt und lohnen daher nicht. Im Gegenteil: Sie reduzieren die Reputation desjenigen, der den Manipulationsversuch startete.

Für *nicht symmetrische* Verträge gilt die ideale Bedingung, daß aus einer Kapitalaufbringung in Höhe von $\alpha \cdot A_0$ auch eine Erfolgsbeteiligung von $\alpha \cdot \tilde{b}_t$ folgt, gerade nicht. Auch sind die Geschäftsführungsbefugnisse, Informations-

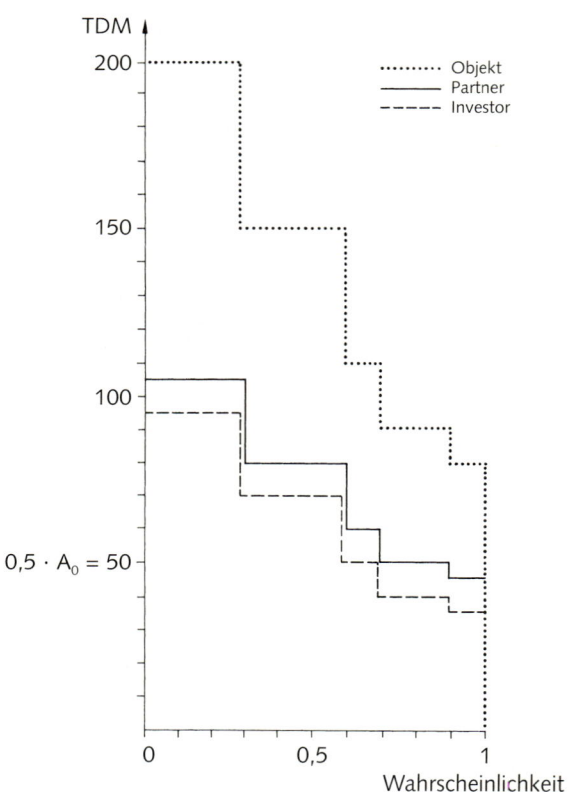

Abbildung 6.2: Risiko- und Chancenstruktur des Objektes und von Investor und Partner bei unterschiedlicher Aufteilung der t_1-Einzahlung

und Kontrollrechte im Rahmen nicht symmetrischer Verträge nicht an die quotale Kapitalaufbringung gekoppelt. Es gibt Financiers ohne jegliche Geschäftsführungsbefugnisse und ohne intensive Kontrollrechte. Die Kapitel 7, 10, 14 und 15 enthalten hierzu weitere Informationen. Nicht symmetrische Verträge führen regelmäßig dazu, daß der Risiko- und Chancengehalt einer Teilposition kein genaues Abbild der Gesamtposition, also der Risiko- und Chancenstruktur des Investitionsobjektes ist. Es ist die Gestaltung des Finanzierungsvertrages, die diese Veränderung herbeiführt.

Betrachten wir zuerst einen Vertrag über die Bereitstellung von Eigenkapital. Ein Investor benötige 100 TDM zur Ingangsetzung des oben beschriebenen Investitionsobjektes, verfüge aber nur über 50 TDM eigene Mittel (Eigenkapital). Er benötigt einen Finanzierungspartner. Dieser verlange eine Vorab-Rendite von 20% auf seine einzubringenden Eigenmittel: Berechnungsgrundlage für die Vorab-Rendite von 20% ist der vom Partner eingebrachte Betrag von 50 TDM. Die restlichen Einzahlungen sollen «nach Köpfen» oder quotal aufgeteilt werden. Berechnungsgrundlage für diese Aufteilung ist die gesamte t_1-Einzahlung, die die Liquidationseinzahlung enthält, die aber um die Vorab-Rendite des Partners zu kürzen ist. Akzeptiert der Investor diese Vertragsbedingungen, sehen die Risiko- und Chancenstrukturen der beiden so aus, wie sie in Abbildung 6.2 dargestellt sind.

Die Nettoeinzahlungen des Investitionsobjektes werden gemäß dieser Vertragsgestaltung so aufgeteilt (in TDM):

Wahrschein-lichkeit	Nettoeinzahlung des Objektes	Vorab-Rendite des Partners	«Kopf-Anteil» Partner	«Kopf-Anteil» Investor
0,3	200	10	95	95
0,3	150	10	70	70
0,1	110	10	50	50
0,2	90	10	40	40
0,1	80	10	35	35

Die Chancen des Investors haben sich unter den genannten Bedingungen deutlich verkleinert, die Risiken (bezogen auf den Kapitaleinsatz) stark erhöht. Der Partner hingegen trägt – wenn er seine Bedingungen durchsetzen kann – ein wesentlich geringeres Risiko. Er verfügt wegen der Gestaltung des Vertrages nahezu ausschließlich über Chancen, obwohl das Investitionsobjekt riskant ist. Es ist dem Partner durch die ausgehandelte Vertragsgestaltung gelungen, die Risiken des Investitionsobjektes zum größeren Teil auf den Investor abzuwälzen. Es liegt ein nicht symmetrischer Vertrag vor: Durch Vertragsgestaltungen können gegebene Risiken und Chancen *umverteilt* werden.

4 Risiko und Chance bei teilweiser Fremdfinanzierung

Fremdmittelgeber erhalten i. d. R. vertraglich fixierte Zinszahlungen auf die Darlehenssumme und Tilgungszahlungen. Eine darüber hinausgehende Beteiligung an den Chancen von Investitionsobjekten steht ihnen nicht zu. Wenn der Investor unseres Beispiels eine Bank um eine Finanzierungsbeteiligung in Höhe von 50 TDM an dem Investitionsobjekt bittet und der Zinssatz 10% beträgt, geht die Bank mit der Kreditgewährung kein Risiko ein. Gemäß den Einzahlungserwartungen wird der Kreditnehmer sowohl die Zinsen als auch die Rückzahlung des Kredites in t_1 leisten können. Die Chancen- und Risikostruktur für den Investor bei 50%iger Fremdfinanzierung ergibt sich in einfacher Weise aus Abb. 6.1: Der Mitteleinsatz des Investors wird auf 50 TDM gesenkt. Alle erwarteten Einzahlungen aus dem Investitionsobjekt werden um die an die Bank zu leistende Zins- und Tilgungszahlung (55 TDM) gekürzt.

Angenommen, es gelingt dem Investor, den Fremdmittelanteil an dem Objekt auf 90 TDM bei unverändertem Zinssatz $i = 0,10\%$ zu erhöhen. Außerdem gelingt es ihm, eine persönliche Haftung gegenüber der Bank auszuschließen. Das wäre z. B. dann der Fall, wenn eine vom Investor gegründete GmbH das fragliche Objekt realisiert* oder wenn der Investor neben dem investierten Eigenkapital bzw. den resultierenden Residualansprüchen keine weiteren Vermögensgegenstände besäße. Für die kreditgebende Bank ergibt sich die folgende Risiko- und Chancenstruktur:

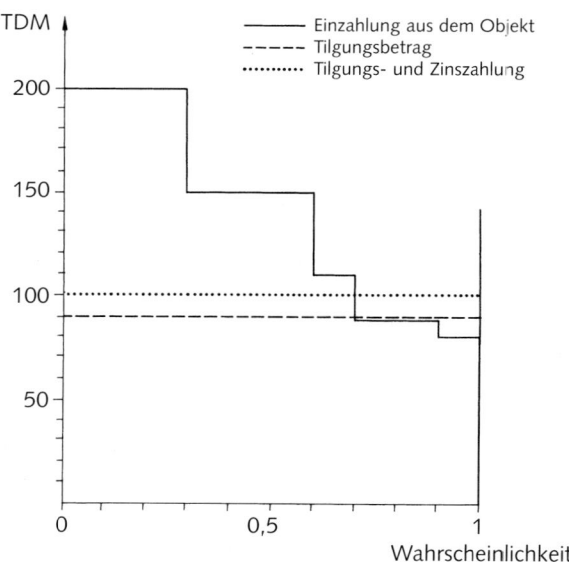

Abbildung 6.3: Risiko- und Chancenstruktur des Kreditgebers

Bei einem Finanzierungsanteil von 90 TDM übernimmt die Bank ein Risiko *(Ausfallrisiko)*, wie man beim Vergleich der möglichen Nettoeinzahlungen aus dem Objekt und der Zahlungsforderung der Bank leicht sieht:

---

* Man kann hier einwenden, daß eine GmbH ein Stammkapital von 50.000 DM bzw. 25.000 Euro erfordere (§ 5 (1) GmbHG), der Kapitaleinsatz im Beispiel dann aber nur 10 TDM betrage. Für den Gang der Überlegung soll dies jetzt nicht wesentlich sein.

Umweltzustand	mögliche Nettoein- zahlungen	Wahrschein- lichkeit	unbedingte Forderung der Bank	Ausfall der Bank
1	200	0,3	99	0
2	150	0,3	99	0
3	110	0,1	99	0
4	90	0,2	99	− 9
5	80	0,1	99	−19

Wie verändert sich Chancen- und Risikostruktur des Investors, wenn er statt 0% nun 90% des Anschaffungspreises des Objektes mit Fremdmitteln zum Zinssatz $i = 10\%$ finanziert? Wenn die Umweltzustände 1, 2, 3 eintreten, verzichtet der Investor neben den immer zu leistenden Tilgungszahlungen auf die Zinszahlung (9 TDM), die an die Bank zu leisten ist. Tritt Umweltzustand 4 ein, «spart» der Investor die Zinszahlung in Höhe von 9 TDM, weil die Annahme gesetzt wurde, daß er nur mit den Zahlungen aus dem Investitionsobjekt haftet; nur auf diese kann die Bank zur Begleichung ihrer Ansprüche zurückgreifen. Tritt Umweltzustand 5 ein, «spart» der Investor neben der Zinszahlung (9 TDM) unter der gesetzten Annahme auch einen Teil der fälligen Kredittilgung (10 TDM). Es gelingt ihm insoweit, *Risiko* auf den Gläubiger *abzuwälzen*. Verluste (Risiken), die der Gläubiger (die Bank) trägt, brauchen vom Schuldner (dem Investor) in unserem Beispiel nicht getragen zu werden. Der Erfolg dieser Aktion kann auch an der erwarteten Rendite des Investors abgelesen werden. Bei vollständiger Eigenfinanzierung erzielt der Investor eine erwartete Nettoeinzahlung (nach Abzug der eingesetzten Mittel von 100 TDM) in Höhe von $\bar{b} = 42$ TDM. Bezogen auf die eingesetzten Eigenmittel von 100 TDM, errechnet sich eine erwartete Rendite von 0,42 = 42%.

Werden 90% des Anschaffungspreises zu $i = 10\%$ fremdfinanziert, erhält der Investor folgende Zahlungen (in TDM):

Nettoeinzahlung des Objektes	Zinsen und Tilgungs- zahlung an Bank	Nettoeinzahlung an Investor nach Abzug der eingesetzten Mittel (10)
200	99	91
150	99	41
110	99	1
90	90	− 10
80	80	− 10

Die erwartete Nettoeinzahlung beträgt 36,7 TDM. Bezogen auf den Kapitaleinsatz von 10 TDM errechnet sich eine Rendite von 3,67 = 367%. Diese Renditeziffer ist mit der oben errechneten zunächst nicht vergleichbar: der Einsatz eigener Mittel differiert. Nehmen wir, um die Gleichheit der eingesetzten eigenen Mittel herzustellen, an, der Investor könnte die durch die Aufnahme von Fremdkapital freigesetzten Mittel (90 TDM) zu 25% für eine Periode anlegen. Seine Gesamteinzahlung beträgt dann nach Abzug der eingesetzten Mittel 36,7 + 22,5 = 59,2. Bezogen auf die eingesetzten eigenen Mittel von jetzt 100 TDM errechnet sich eine Rendite von 0,592 = 59,2%.

Die Renditesteigerung bei Fremdfinanzierung hat zwei Ursachen:

a) Fremdfinanzierung ist im Vergleich zu der auf Eigenmittel erzielbaren Rendite billig. Der Investor verdient am Einsatz von Fremdkapital, weil er dieses zu $i = 10\%$ bekommt, eigene Mittel aber zu 25% anlegen kann.

b) Es ist dem Investor im Beispiel gelungen, sich auf Kosten des Kreditgebers zu bereichern. Treten nämlich die Umweltzustände 4 und 5 ein, braucht er wegen der *beschränkten Haftung* der GmbH seine vertraglichen Verpflichtungen nicht voll zu erfüllen.

Wie könnte die Bank dem unter b) genannten Ausfallrisiko entgehen? Grundsätzlich hat die Bank zwei Möglichkeiten, um das Ausfallrisiko abzuwehren:

1. Sie *rationiert* die Darlehenssumme, d.h., sie gewährt maximal den Betrag, der mit Sicherheit verzinst und getilgt werden kann. Dieser maximale, von keinem Ausfallrisiko betroffene Kreditbetrag beträgt im Beispiel $80.000 \, (1,1)^{-1} = 72.727,27$ DM. Die Bank betreibt Kreditrationierung.

2. Sie richtet ihre Entscheidung über die Kreditgewährung nicht ausschließlich an der künftigen Liquidität, d.h. den Nettoeinzahlungen in t_1 des Kreditnachfragenden aus, sondern zusätzlich an der güterwirtschaftlichen Liquidität von vorhandenen Güterbeständen des Investors: Die Bank verlangt *Sicherheiten.* Diese Sicherheit kann darin bestehen, daß der Kreditnehmer auf den Ausschluß der persönlichen Haftung verzichtet: Die Bank kann sich dann die ggf. ausgefallenen Zahlungen durch Zwangsverwertung von vorhandenen *privaten* Vermögensgütern beschaffen. Die Sicherheit kann auch durch ein dingliches Recht (z.B. Pfandrecht) konkretisiert werden. Bestellt der Kreditnehmer eine Sicherheit, reduziert sich das Risiko des Kreditgebers. Angenommen, der Investor überließe der Bank ein Vermögensgut als *Pfand,* das bei Veräußerung am Markt mindestens 19 TDM Erlös bringt. Treten die Umweltzustände 4 oder 5 ein, steht der Bank gemäß Sicherungsvertrag das Recht zu, das Pfand zur Befriedigung ihrer noch offenen Ansprüche zu verwerten. Ein Ausfallrisiko der Bank besteht dann nicht.

5 Risiko und Chance bei unterschiedlichen Rechten der Gläubiger

Die Finanzierungspraxis kennt eine Vielzahl von Vertragsgestaltungen, deren Ziel die Beeinflussung der Risikoverteilung innerhalb der Klasse der Fremdmittelgeber (Gläubiger) ist. Die Position eines Fremdmittelgebers ist umso günstiger, das zu tragende Ausfallrisiko umso kleiner, je höher der Prioritätsanspruch innerhalb der Gruppe der Fremdmittelgeber ist: *Negativklauseln* und vorrangige *Besicherung* durch Güterbestände spielen hier eine zentrale Rolle. Darauf ist in Kapitel 14 zurückzukommen.

Negativklauseln sind vertraglich fixierte Vereinbarungen, durch die der Kreditnehmer die Einhaltung bestimmter Sachverhalte zusichert: festgelegte Höchstausschüttungen nicht zu überschreiten, bestimmte Bilanzrelationen einzuhalten, später oder gleichzeitig hinzukommenden Gläubigern keine gleichen oder besseren Rechte einzuräumen etc.. Zweck dieser Klauseln und Besicherungsvereinbarungen ist die Besserstellung eines Kreditgebers im Rahmen der Klasse aller Kreditgeber. Ähnlich, aber ausgeprägter als bei den Eigenmittelgebern besteht hier das Bedürfnis nach besseren Rangrechten und das heißt nach besseren Risikostrukturen. Zentrale Bedeutung kommt hierbei den Bestimmungen der *Insolvenzordnung* zu (vgl. Kapitel 15).

Die Wirkung unterschiedlicher Rangrechte soll mittels einer Variation des Beispiels erläutert werden. Der Darlehensbetrag von 90 TDM werde von zwei Gläubigern aufgebracht: A stellt 50 TDM zu einem Zinssatz von 10%, B stellt 40 TDM zu einem Zinssatz von 12% zur Verfügung. Der Zins- und Tilgungsanspruch von A ist bevorrechtigt, d. h., der Anspruch von B kommt erst dann zum Zuge, wenn der von A befriedigt ist. Das Ausfallrisiko von A ist bei den gegebenen Einzahlungserwartungen Null. B erleidet u. U. Ausfälle.

Nettoeinzahlung des Objektes	prioritätischer Zahlungsanspruch des A	nachgeordneter Zahlungsanspruch des B
200	55	44,80
150	55	44,80
110	55	44,80
90	55	35
80	55	25

6 Risiken der Eigentümer bei mehrperiodiger Betrachtung

Das Risiko der Eigentümer, d. h. derjenigen, die Eigenmittel zur Verfügung stellen, wurde in den letzten Abschnitten als Ergebnis des Investitionsrisikos und der durch Finanzierungsformen bewirkten Umverteilung von Risiken und Chancen angesehen. Risiko der Eigentümer war definiert als Einkommensrisiko, d. h. als Gefahr, einen Teil der eigenen eingesetzten Mittel nicht wiedergewinnen zu können

Die einperiodige Betrachtung, die aus Vereinfachungsgründen gewählt wurde, verdeckt ein Risiko, das mit *Ruingefahr* oder *Insolvenzrisiko* bezeichnet wird. Gemeint ist die Gefahr, daß der Einkommens-(Gewinn)strom aus einem Unternehmen oder einem anderen Investitionsobjekt überhaupt abbricht, weil Gläubiger die Übernahme des Unternehmens oder dessen Liquidation erzwingen. Hierzu ist gemäß §§ 13, 14 InsO (Insolvenzordnung) jeder Gläubiger bei Zahlungsunfähigkeit oder Überschuldung des Schuldners berechtigt. Zahlungsunfähigkeit liegt vor, wenn der Schuldner nicht in der Lage ist, die fälligen Zahlungspflichten zu erfüllen (§ 17 (2) InsO). Überschuldung liegt vor, wenn das Vermögen des Schuldners die bestehenden Verbindlichkeiten nicht mehr deckt (§ 19 (2) InsO).

Anlaß zu insolvenzauslösenden Maßnahmen von Gläubigern ist ein Wechsel in der Betrachtungsweise der Liquidität eines Unternehmens. Vergröbert kann man sagen, daß bei Kreditentscheidungen die künftige Liquidität des Schuldners (Unternehmens) vorrangiger Beurteilungsmaßstab ist, wenn die vom Kreditnachfrager gelieferten Entscheidungsunterlagen (Bilanzen, Jahresabschlüsse, Finanzpläne) den Beurteilungsmaßstäben der Kreditgeber entsprechen. Entsprechen sie diesen nicht mehr, steht die güterwirtschaftliche Liquidität der Güterbestände des Unternehmens im Vordergrund. Die Liquidität wird dann daran gemessen, ob die Veräußerungserlöse des «Vermögens» ausreichen, die Schulden zu decken*.

Empirisch ist festgestellt, daß in der überwiegenden Zahl der Insolvenzfälle die Deckungsquote der Gläubigeransprüche weit unter 1 liegt. Da die Eigentümeransprüche zuletzt befriedigt werden, gehen diese in der Insolvenz in der überwiegenden Zahl der Fälle leer aus. Der Schaden für die Eigentümer ist i. d. R. erheblich. Das Vermögen wird i. d. R. unter Wert zwangsveräußert; es fallen außerdem Massekosten (Kosten der Durchführung des Konkursverfahrens) an. Ebenfalls zu Lasten der Masse gehen die Masseschulden, das sind die

---

* Vgl. hierzu z. B. die Vorschrift des § 92 (2) AktG, nach der der Vorstand der AG die Eröffnung eines Insolvenzverfahrens zu beantragen hat, wenn sich eine Überschuldung der Gesellschaft ergibt und sich diese nicht innerhalb von drei Wochen beseitigen läßt.

Verbindlichkeiten, die der Insolvenzverwalter im Rahmen seiner Tätigkeit zu Lasten der Masse begründet. Diese Sachverhalte werden im Kapitel 15 dargestellt.

Diese Folgen sind geeignet, die oben angedeuteten Möglichkeiten der Risikoverlagerung auf Gläubiger zu problematisieren: Risikoverlagerung auf Gläubiger ist i.d.R. verknüpft mit einer Zunahme des Insolvenzrisikos für die Eigentümer. Oder: man kann Gläubiger i.d.R. nicht risikolos schädigen, weil Gläubiger solche Schädigungen ihrerseits mit Sanktionen belegen können.

7 Zusammenfassung

Risiko wurde als Gefahr definiert, einen Teil der eingesetzten eigenen Mittel nicht wiedergewinnen zu können. Chancen sind analog alle Einzahlungen, die über den Mitteleinsatz hinaus erzielt werden. Auf andere Möglichkeiten der Trennung zwischen Risiko und Chance wurde hingewiesen. Ausgehend von einem gegebenen Investitionsrisiko und gegebenen Investitionschancen wurde gezeigt, wie durch Finanzierungsverträge Chancen und Risiken zwischen den Finanzierenden umverteilt werden können. Werden Risiken und Chancen in bezug auf die erbrachte Finanzierungsleistung gleich verteilt und gilt dies auch für Mitentscheidungs- und Kontrollrechte, sprechen wir von symmetrischen Finanzierungsverträgen. Im anderen Fall liegen nicht symmetrische Verträge vor.

Risikoverlagerung auf die Gläubiger verbessert – wenn sie gelingt – die Risiko- und Chancenstruktur der Eigentümer. Diese Verlagerung ist jedoch nicht ohne Nachteile: Den Eigentümern droht ein verstärktes Insolvenzrisiko. Finanzierungsmaßnahmen sind vorrangig auf die künftige Liquidität eines Unternehmens ausgerichtet. Nur wenn diese unzureichend erscheint, gewinnt die güterwirtschaftliche Liquidität, also die Veräußerungsfähigkeit der Güterbestände des Schuldners, große Bedeutung.

Ergänzende Literaturangaben zum 6. Kapitel

Arnold, Hans: Risikotransformation. In: Handwörterbuch der Finanzwirtschaft, Büschgen H. E. (Hrsg.), Stuttgart 1970, Sp. 1506–1516.
Brealey, Richard A. and *Myers, Stewart C.:* Principles of Corporate Finance. 6. Aufl., New York 1999, Kap. 7, 23.
Drukarczyk, Jochen: Theorie und Politik der Finanzierung. 2. Aufl., München 1993, Kap. 10, 11, 12.

Drukarczyk, Jochen, Duttle, Josef und *Rieger, Reinhard:* Mobiliarsicherheiten – Arten, Verbreitung, Wirksamkeit. Köln 1985.

Drukarczyk, Jochen: Unternehmen und Insolvenz. Wiesbaden 1987, Kap. 5.

Landfermann, Hans-Georg: Die Rechtsstellung der dinglich gesicherten Gläubiger im künftigen Insolvenzverfahren. In: Konkurs-, Treuhand- und Schiedsgerichtswesen, 48 (1987), S. 381–410.

Rudolph, Bernd: Die Kreditvergabeentscheidung von Banken. Der Einfluß von Zinsen und Sicherheiten auf die Kreditgewährung. Opladen 1974.

Rudolph, Bernd: Die Kreditsicherheiten als Instrumente zur Umverteilung und Begrenzung von Kreditrisiken. In: Zeitschrift für betriebswirtschaftliche Forschung, 36 (1984), S. 16–43.

Sharpe, William, F.: Portfolio [Theory] and Capital Markets. New York 1970, Kap. 1 und 2.

Spremann, Klaus: Wirtschaft, Investition und Finanzierung. 5. Aufl., München, Wien 1996.

Swoboda, Peter: Investition und Finanzierung. 5. Aufl., Göttingen 1996.

Swoboda, Peter: Betriebliche Finanzierung. 3. Aufl., Heidelberg 1994.

1   Kriterien

Betrachten wir die Rechtsformen der Unternehmen, die Eigentümer wählen, finden wir eine bemerkenswerte Vielfalt. Abb. 7.1 vermittelt einen Überblick. Die Tabellen 7.1 (a) und (b) geben einen Eindruck über die Klassenstärke der wichtigsten Rechtsformen und deren Verteilung über Branchen bzw. Umsatzsegmente im Jahr 1996. Man erkennt die zahlenmäßig große Bedeutung der Einzelunternehmen, die Bedeutung der GmbH, deren zahlenmäßiges Gewicht inzwischen weiter zugenommen hat und die zahlenmäßig bescheidene Rolle, die die Aktiengesellschaft in Deutschland spielt. In den USA, in England, in Frankreich und selbst in der Schweiz ist die zahlenmäßige Bedeutung der Aktiengesellschaft erheblicher.

Es soll hier keine vollständige Beschreibung des Rechtsformenangebots unter allen wichtigen Aspekten gegeben werden. Es werden im wesentlichen die Eigenschaften von Rechtsformen, die für *Finanzierungsfragen* besondere Bedeutung haben, herausgestellt. Zu diesen Eigenschaften gehören etwa:

(1) Sind besondere Gründungsvorschriften zu beachten (Mindesteigenkapital, Gründungsprüfung)?

(2) Wer haftet gegenüber den Gläubigern für die Schulden der Gesellschaft? Besteht Haftungsbeschränkung oder nicht?

(3) Sind die Eigentümer unter bestimmten Bedingungen zu zusätzlichen Eigenkapitalzuführungen («Nachschüssen») verpflichtet?

(4) Welche Bestimmungen gelten für den Kreis der Eigentümer? Kann die Gesellschaft zusätzliches Eigenkapital durch die Ausgabe von Effekten (Aktien, Anteilscheine) beschaffen?

(5) Besteht eine Trennung zwischen Geschäftsführung und Eigentum? Auf welchen Wegen versucht der Gesetzgeber möglichen Interessenunterschieden zwischen Managern und außenstehenden Eigentümern zu begegnen? Wie wirksam sind diese Vorkehrungen?

(6) Sind die Rechte der Gesellschafter (Eigentümer) gesetzlich geregelt oder können sie im Gesellschaftsvertrag beliebig festgelegt werden?

(7) Bestehen gesetzlich geregelte Bilanzierungs- und/oder Publizitätsvorschriften?

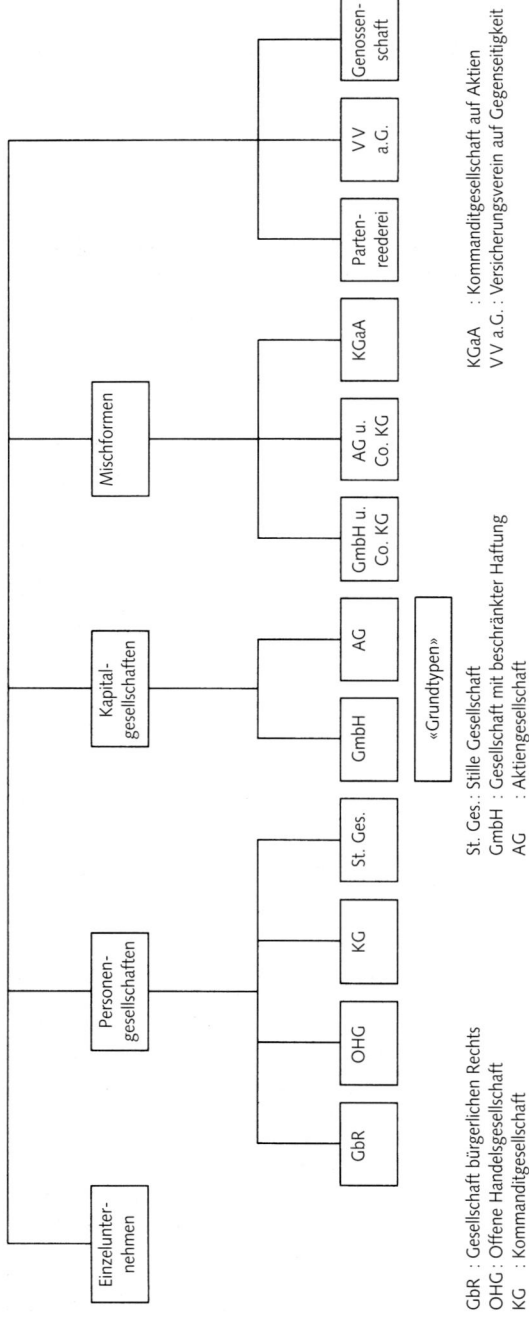

GbR : Gesellschaft bürgerlichen Rechts
OHG : Offene Handelsgesellschaft
KG   : Kommanditgesellschaft

St. Ges.: Stille Gesellschaft
GmbH : Gesellschaft mit beschränkter Haftung
AG   : Aktiengesellschaft

KGaA : Kommanditgesellschaft auf Aktien
VV a.G.: Versicherungsverein auf Gegenseitigkeit

Abbildung 7.1: Angebot der Rechtsformen

(8) Sind die Gewinnentnahmen der Eigentümer geregelt und wenn ja wie?

(9) Wie sind die Modalitäten des Eintritts (Austritts) in die (aus der) bestehende(n) Gesellschaft geregelt?

2 Einzelunternehmen

Das Einzelunternehmen ist Bestandteil des Gesamtvermögens des Eigentümers. Für das Einzelunternehmen gelten insbesondere die Definitionen der §§ 1 und 2 (Istkaufmann, Kannkaufmann) des HGB, § 5 HGB und der Grundsatz der Firmenanmeldung (§ 29 HGB). Weiterhin gelten die Dokumentations- und Aufbewahrungsvorschriften für Handelsbücher, Handelsbriefe, Inventare und Bilanzen der §§ 238–263 HGB.

Die Leitungsbefugnis für das Unternehmen liegt unbeschränkt beim Eigentümer, der für die Verbindlichkeiten des Unternehmens persönlich und unbeschränkt haftet. Es bestehen keine Mindestvorschriften über die Höhe des Eigenkapitals und keine Gewinnentnahmebeschränkungen. Der Preis der Autonomie sind die beschränkten Eigenfinanzierungsmöglichkeiten, die abhängen von der Höhe des Privatvermögens und den künftigen, nicht entnommenen finanziellen Überschüssen.

3 Stille Gesellschaft

3.1 Rechtsvorschriften

Die gesetzlichen Regelungen finden sich in den §§ 230–237 HGB. Stiller Gesellschafter ist, wer sich an dem Handelsgewerbe (§§ 1, 2 HGB) eines anderen mit einer Vermögenseinlage beteiligt, wobei diese in das Vermögen des Inhabers übergeht (§ 230 (1) HGB). Der stille Gesellschafter muß am Gewinn beteiligt werden; er kann am Verlust beteiligt sein (§ 231 (2) HGB). Ist der stille Gesellschafter am Verlust beteiligt, ist seine Verlustteilnahme auf seine Einlage beschränkt. Ist seine Einlage durch Verlust vermindert, werden künftige jährliche Gewinnanteile zunächst zur Deckung der Verluste benutzt (§ 232 (2) HGB).

Der stille Gesellschafter hat keine Geschäftsführungsbefugnisse. Ihm steht lediglich ein Kontrollrecht zu: § 233 HGB legt sein Recht fest, eine «abschriftliche Mitteilung des Jahresabschlusses zu verlangen und die Richtigkeit unter Einsicht der Papiere und Bücher zu prüfen.»

Der stille Gesellschafter kann seine Einlage kündigen (§ 234 HGB); hier ist die

Tabelle 7.1 (a): Steuerpflichtige Unternehmen[1] in den Wirtschaftsbereichen nach Rechts-

Rechtsform Wirtschaftsbereich	Einzel- unternehmen		OHG (incl. GbR)		KG (incl. GmbH & Co. KG)		GmbH	
	Anzahl	%	Anzahl	%	Anzahl	%	Anzahl	%
Land- und Forstwirt-schaft, Fischerei	45.297	77,15	6.356	10,83	1.029	1,75	3.918	6,67
Energie, Wasser, Bergbau	2.086	19,86	919	8,75	1.154	10,99	2.244	21,37
Verarbeitendes Gewerbe	174.528	59,50	17.000	5,80	24.863	8,48	73.689	25,12
Bauwirtschaft	197.987	64,72	24.513	8,01	10.640	3,48	71.251	23,29
Handel	550.000	73,67	41.984	5,62	26.979	3,61	120.524	16,14
Verkehr, Nachrichten	96.017	76,33	5.925	4,71	4.741	3,77	17.891	14,22
Kreditinstitute, Ver-sicherungsgewerbe	11.650	67,83	355	2,07	380	2,21	1.623	9,45
Dienstleistungen	893.616	74,16	139.748	11,60	21.846	1,81	122.204	10,14
Summe	1.971.181	71,34	236.800	8,57	91.632	3,32	413.344	14,96

Quelle: Umsatzsteuerstatistik 1996, Statistisches Bundesamt.

[1] Nur Steuerpflichtige mit Jahresumsätzen ab 32.500 DM.

Frist des § 132 HGB mindestens 6 Monate vor dem Schluß des Geschäftsjahrs zu beachten. Eine Ausnahme besteht nur bei gerichtlicher Auflösung nach § 133 HGB. Für den Fall der Kündigung ist es wichtig, welche Auszahlungsforderungen der stille Gesellschafter hat. Je nach Vertragsgestaltung kann er einen *Nominalanspruch* (eingezahlte Einlage – nicht aufgefüllte Verlustanteile + nicht entnommene Gewinnanteile) oder einen Anspruch auf einen Anteil am *Wert* des Unternehmens haben.

Wird über das Vermögen des Betreibers des Handelsgewerbes das Insolvenzverfahren eröffnet, kann der stille Gesellschafter seine Einlage, soweit sie nicht durch festgestellte Verluste aufgezehrt ist, als Insolvenzforderung geltend machen (§ 236 (1) HGB): sie wird also nicht wie Eigenkapital behandelt; bei einer positiven Befriedigungsquote verliert der stille Gesellschafter somit nicht seine gesamte Einlage.

formen (Stand: 1996)

AG (incl. KGaA)		Erwerbs- und Wirtschaftsge- nossenschaften		sonstige priv. Unternehmen		öffentliche Körper- schaften		Summe	
Anzahl	%	Anzahl	%	Anzahl	%	Anzahl	%	Anzahl	%
73	0,12	1.591	2,71	388	0,66	59	0,10	58.711	100
145	1,38	108	1,03	528	5,03	3.319	31,60	10.503	100
683	0,23	813	0,28	1.714	0,58	45	0,02	293.335	100
132	0,04	208	0,07	1.161	0,38	4	0,00	305.896	100
388	0,05	1.666	0,22	4.981	0,67	56	0,01	746.578	100
94	0,07	96	0,08	981	0,78	45	0,04	125.790	100
189	1,10	2.112	12,30	204	1,19	662	3,85	17.175	100
741	0,06	802	0,07	24.148	2,00	1.832	0,15	1.204.937	100
2.445	0,09	7.396	0,27	34.105	1,23	6.022	0,22	2.762.925	100

3.2 Probleme des Vertragsverhältnisses

Drei wichtige Situationen sind zu erörtern:

(1) die Lage vor der Bildung der stillen Gesellschaft,

(2) die Lage während des Bestehens der stillen Gesellschaft,

(3) die Lage beim Ausscheiden des stillen Gesellschafters.

Zu (1):
Besteht Sicherheit und ist der stille Gesellschafter z. B. nur an den Gewinnen (G_t), nicht aber an den Verlusten beteiligt, ist bei gegebener Beteiligungshöhe von α, mit $0 < \alpha < 1$, die Ermittlung der «fairen» Einlage des stillen Gesellschafters kein Problem. Er zahlt auf vollkommenem Kapitalmarkt maximal

$$\sum_{t=1}^{T} \alpha \, G_t \, (1 + i)^{-t} \quad \text{für seine Einlage.}$$

T bezeichnet das Ende der Laufzeit des Beteiligungsverhältnisses. G_T schließt den Rückzahlungsanspruch des stillen Gesellschafters ein.

Bei Unsicherheit ist die Lage viel komplizierter. Der stille Gesellschafter weiß, daß der Inhaber des Handelsgewerbes viel besser informiert ist als er, weil die-

Tabelle 7.1 (b): Steuerpflichtige Unternehmen[1] in den Umsatzgrößenklassen nach Rechts-

Rechtsform Größenklassen der Lieferungen und Leistungen von ... bis ... DM	Einzel- unternehmen Anzahl	%	OHG (incl. GbR) Anzahl	%	KG (incl. GmbH & Co. KG) Anzahl	%	GmbH Anzahl	%
32.500–50.000	215.918	86,03	19.707	7,85	1.130	0,45	8.725	3,48
50.000–100.000	423.223	85,86	36.688	7,44	3.111	0,63	20.638	4,19
100.000–250.000	573.890	82,29	57.965	8,31	6.710	0,96	49.448	7,09
250.000–500.000	340.482	74,69	43.037	9,44	7.395	1,62	59.451	13,04
500.000–1 Mill.	219.664	63,96	33.634	9,79	10.106	2,94	75.228	21,91
1 Mill. – 2 Mill.	119.397	51,26	21.901	9,40	12.620	5,42	74.789	32,11
2 Mill. – 5 Mill.	60.048	36,25	14.642	8,84	17.620	10,64	68.932	41,61
5 Mill. – 10 Mill.	12.488	21,08	4.983	8,41	11.507	19,42	28.034	47,32
10 Mill. – 25 Mill.	4.834	12,56	2.938	7,64	11.083	28,80	17.652	45,87
25 Mill. – 50 Mill.	913	6,97	802	6,12	5.005	38,21	5.440	41,53
50 Mill. – 100 Mill.	237	3,58	348	5,26	2.780	41,99	2.606	39,37
100 Mill. – 250 Mill.	68	1,79	151	3,98	1.631	43,01	1.482	39,08
250 Mill. u. mehr	19	0,76	115	4,63	823	33,12	919	36,98
Summe	1.971.181	71,34	236.911	8,57	91.521	3,31	413.344	14,96

Quelle: Umsatzsteuerstatistik 1996, Statistisches Bundesamt.

[1] Nur Steuerpflichtige mit Jahresumsätzen ab 32.500 DM. Bei Regelbesteuerten ohne Umsatzsteuer.

ser das Handelsgewerbe i. d. R. schon länger betreibt. Folglich kann der stille Gesellschafter die Zuverlässigkeit der Gewinnprognosen, die ihm der Inhaber unterbreitet, nicht abschließend beurteilen. Er befürchtet, für eine geplante Beteiligungshöhe α eine zu hohe Einlage zu bezahlen.

Der stille Gesellschafter weiß weiterhin, daß der Inhaber am Ende des Geschäftsjahres Rechnung legt und somit Gewinn bzw. Verlust für das jeweils abgelaufene Geschäftsjahr ermittelt. Rechnungslegungsvorschriften sind nie ganz eindeutig. Deshalb kann der Inhaber, wenn sich der stille Gesellschafter zu einer Beteiligung entschlossen hat, die Rechnungslegung in Grenzen manipulieren und Gewinne «verstecken» bzw. Verluste «aufblasen» zum Nachteil des stillen Gesellschafters.

Folglich wird der stille Gesellschafter, der den Informationsvorsprung des Inhabers nicht aufholen kann, die G_t niedriger veranschlagen als der Inhaber

formen (Stand: 1996)

AG (incl. KGaA)		Erwerbs- und Wirtschaftsge- nossenschaften		sonstige priv. Unternehmen		öffentliche Körper- schaften		Summe	
Anzahl	%	Anzahl	%	Anzahl	%	Anzahl	%	Anzahl	%
53	0,02	244	0,10	5.053	2,01	138	0,05	250.968	100
86	0,02	476	0,10	8.340	1,69	365	0,07	492.927	100
173	0,02	791	0,11	7.581	1,09	878	0,13	697.436	100
178	0,04	695	0,15	3.683	0,81	953	0,21	455.874	100
188	0,05	749	0,22	2.814	0,82	1.034	0,30	343.417	100
184	0,08	914	0,39	2.203	0,95	907	0,39	232.915	100
244	0,15	1.425	0,86	1.916	1,16	844	0,51	165.671	100
163	0,28	769	1,30	967	1,63	330	0,56	59.241	100
221	0,57	711	1,85	784	2,04	257	0,67	38.480	100
173	1,32	299	2,28	345	2,63	122	0,93	13.099	100
177	2,67	176	2,66	213	3,22	83	1,25	6.620	100
182	4,80	95	2,51	131	3,45	52	1,37	3.792	100
423	17,02	56	2,25	88	3,54	42	1,69	2.485	100
2.445	0,09	7.400	0,27	34.118	1,23	6 005	0,22	2.762.925	100

und folglich eine niedrigere Einlage für ein gegebenes α errechnen. Damit verteuert sich die Finanzierung durch stille Einlagen für den Eigentümer.

Zu (2):

Hat sich der stille Gesellschafter beteiligt, kann er nicht sicher sein, ob der Eigentümer dann noch die Politik verfolgt, die er *vor* Eintritt des stillen Gesellschafters in die Gesellschaft zu verfolgen vorgab. Einerseits gibt es einen Anreiz für den Inhaber, eine Politik zu verfolgen, die in beider Interesse ist: beide sind an Gewinn und Verlust beteiligt. Andererseits gibt es aber auch Anreize für den Eigentümer, die Gewinnansprüche des stillen Gesellschafters zu verkürzen:

– Er kann durch Rechnungslegungsmanipulationen Gewinne auf Zeitpunkte *nach* T verlagern, d. h. auf Zeitpunkte, in denen der stille Gesellschafter nicht mehr beteiligt ist. Das ist insbesondere dann von Vorteil für den

Eigentümer, wenn der Anspruch des stillen Gesellschafters in T auf den Nominalwert seiner Einlage beschränkt ist.

– Er kann aufwendige Geschäftsreisen machen und teuere Geschäftsausstattungen anschaffen, die den Gewinn der Gesellschaft kürzen und somit teilweise vom stillen Gesellschafter bezahlt werden.

Ob das Kündigungsrecht des stillen Gesellschafters hier ein wirksames Gegenmittel ist, hängt von der Ausgestaltung ab. Ob das Einsichtsrecht in Bilanzen und Bücher ein wirksames Gegenmittel ist, kann bezweifelt werden.

Zu (3):
Will der stille Gesellschafter «aussteigen», kann er seine Rechte nicht an Dritte verkaufen. Er muß kündigen und Auszahlung seiner Ansprüche in bar verlangen. Hat er nur Anspruch auf seine *nominale* Einlage (– Verlustanteile + Gewinnanteile), ist dies geradezu ein Anreiz für den Eigentümer, die Gewinnanteile des stillen Gesellschafters während der Vertragszeit zu verkürzen, weil diese Verkürzungen dem Eigentümer *nach* Ausscheiden des stillen Gesellschafters endgültig zuwachsen. Dieser Anreiz kann nur gebremst werden, wenn der stille Gesellschafter am Unternehmenswert*zuwachs* zwischen t_0 und T angemessen beteiligt wird.

Die Finanzierungskosten der Einlage eines stillen Gesellschafters für den Eigentümer entsprechen der Rendite des stillen Gesellschafters. Je größer die Nachteile sind, die ein aufgeklärter stiller Gesellschafter befürchten muß, um so geringer wird der Preis sein, den er für eine gegebene Beteiligung α wird bezahlen wollen. Eigentümer können deshalb über Vertragsgestaltungen die Finanzierungskosten für stille Beteiligungen erhöhen oder senken.

4 Offene Handelsgesellschaft (OHG)

4.1 Rechtsvorschriften

Die gesetzlichen Regelungen finden sich in den §§ 105–160 HGB. Die OHG ist eine Personengesellschaft, deren Zweck der Betrieb eines Handelsgewerbes ist unter gemeinschaftlicher Firma und bei der kein Gesellschafter seine Haftung gegenüber Gläubigern der Gesellschaft beschränkt hat (§ 105 HGB). Vielmehr haften alle Gesellschafter den Gläubigern der Gesellschaft gegenüber als Gesamtschuldner persönlich (§ 128 HGB). Jeder Gesellschafter haftet somit auch mit seinem Privatvermögen.

Das Rechtsverhältnis der Gesellschafter untereinander richtet sich zunächst nach dem Gesellschaftsvertrag, der weitgehend gestaltbar ist (§ 109 HGB). Zur Führung der Geschäfte sind im Prinzip alle Gesellschafter berechtigt und verpflichtet (§ 114 (1) HGB). Nur wenn der Gesellschaftsvertrag einem oder bestimmten Gesellschaftern die Geschäftsführung überträgt, sind die übrigen Gesellschafter von der Geschäftsführung ausgeschlossen.

Jedem Gesellschafter steht ein Kontrollrecht zu: Er kann die Bücher und Papiere der Gesellschaft einsehen und sich eine Bilanz erstellen. Das gilt auch dann, wenn er von der Geschäftsführung ausgeschlossen ist (§ 118 (1) HGB). Selbst wenn das Kontrollrecht im Gesellschaftsvertrag beschränkt ist, kann es dennoch geltend gemacht werden, wenn Grund zur Annahme unredlicher Geschäftsführung besteht (§ 118 (2) HGB).

Am Schluß eines jeden Geschäftsjahres wird mittels einer Bilanz der Gewinn oder Verlust des Jahres ermittelt (§ 120 (1) HGB). Der auf einen Gesellschafter entfallende Gewinn wird seinem Kapitalanteil gutgeschrieben; der anteilige Verlust sowie Entnahmen kürzen den Kapitalanteil (§ 120 (2) HGB).

Die Verteilung des Gewinns bestimmt sich nach dem Gesellschaftsvertrag oder nach der gesetzlichen Regelung (§ 121 (1) HGB): danach bekommt jeder Gesellschafter 4% seines Kapitalanteils; der Rest wird nach Köpfen verteilt. Verluste sind, falls der Gesellschaftsvertrag nichts anderes bestimmt, ebenfalls nach Köpfen zu verteilen (§ 121 (3) HGB).

Das Entnahmerecht ist, soweit eine vertragliche Regelung (§ 109 HGB) dem nicht entgegensteht, gesetzlich geregelt (§ 122 HGB). Es ist dreistufig: Jeder Gesellschafter ist berechtigt, 4% seines Kapitalanteils zu entnehmen; darüber hinausgehende Gewinnanteile dürfen nur entnommen werden, wenn es «nicht zum offenbaren Schaden der Gesellschaft gereicht» (§ 122 (1) HGB); nur mit Einwilligung der anderen Gesellschafter darf ein Gesellschafter darüber hinausgehende, seinen Kapitalanteil gemäß dem Stand zu Beginn der Periode verkürzende Entnahmen («Kapitalherabsetzungen») vornehmen.

Die Gesellschaft kann durch *Kündigung* eines Gesellschafters aufgelöst werden (§ 131 (2) Nr. 3 HGB). Diese Vorschrift verleiht dem Gesellschafter ein wichtiges Drohmittel gegen seine Mitgesellschafter. Im Gesellschaftsvertrag kann vereinbart werden, daß die Gesellschaft im Falle der Kündigung eines Gesellschafters unter den übrigen Gesellschaftern fortbestehen soll; das Drohpotential der Kündigung eines Gesellschafters wird damit reduziert. Der kündigende Gesellschafter scheidet aus der Gesellschaft aus und ist dann abzufinden: Er hat Anspruch auf einen Anteil am Unternehmenswert, was das Drohpotential wieder stärkt.

Die Ansprüche gegen einen Gesellschafter wegen Verbindlichkeiten der Gesellschaft verjähren in 5 Jahren nach dem Ausscheiden des Gesellschafters. Beginn der Verjährungsfrist ist die Eintragung des Ausscheidens in das Handelsregister.

4.2 Vorteile der Rechtskonstruktion

Die Lage eines neu in eine OHG eintretenden Gesellschafters ist der des stillen Gesellschafters zunächst nicht unähnlich. Auch er hat Informationsnachteile gegenüber den «alten» Gesellschaftern; auch er kann befürchten, daß die spätere Politik *(nach* seinem Eintritt) nicht die ist, die ihm vor seinem Eintritt als geplant vorgestellt wurde. Dennoch hat er gegenüber dem stillen Gesellschafter Vorteile.

– Er hat nach seinem Eintritt Einblick in alle Unterlagen (§ 118 HGB). Er würde folglich bewußte Fehlinformationen recht bald erkennen und könnte möglicherweise fristlos kündigen (§ 131 HGB) oder die Auflösung der Gesellschaft durch gerichtliche Entscheidung betreiben (§ 133 HGB).

– Er hat im Prinzip Geschäftsführungsbefugnis (§ 114 HGB) und somit Einfluß auf die künftigen Entscheidungen nach seinem Eintreten. Damit ist die Gefahr von Konflikten über die künftige Geschäftspolitik zwar nicht beseitigt; der neue Gesellschafter kann aber versuchen, seine Rechte zu wahren. Ein Grund für solche Konflikte ist z. B. die volle gesamtschuldnerische Haftung der Gesellschafter: Ein «armer» Gesellschafter, dessen Privatvermögen sehr klein ist, stimmt möglicherweise für eine sehr riskante Politik. Ein «reicher» Gesellschafter, der von negativen Ausgängen («Verlusten») dieser Politik stark betroffen wäre, könnte eine risikoärmere Politik vorziehen.

– Der neue Gesellschafter hat ein Kündigungsrecht (§ 131 (2) Nr. 3, § 132, § 133 HGB) und sein Anspruch ist nicht wie der des stillen Gesellschafters auf den nominellen Wert seines Kapitalkontos beschränkt, sondern auf den anteiligen Wert am *Gesamtwert* der Gesellschaft gerichtet. Das Kündigungsrecht ist deshalb möglicherweise ein wichtiges Druckmittel, um andere Gesellschafter von unfairem Verhalten abzuhalten.

Insgesamt ist somit die Position des neuen Gesellschafters stärker als die des stillen Gesellschafters. Er muß deshalb auch weniger befürchten, durch falsche Informationen und eine für ihn nachteilige Investitionspolitik übervorteilt zu werden. Ceteris paribus kann er deshalb für eine gleiche Beteiligunsquote α einen höheren Preis bezahlen als der stille Gesellschafter. Das aber heißt, daß die Finanzierungskosten für die «alten» Gesellschafter niedriger sind, wenn sie einen gleichberechtigten «neuen» Gesellschafter und nicht einen minderberechtigten «stillen» Gesellschafter aufnehmen.

5 Kommanditgesellschaft (KG)

5.1 Rechtsvorschriften

Die Rechtsvorschriften finden sich in den §§ 161-177a HGB. Eine Gesellschaft, deren Zweck auf den Betrieb eines Handelsgewerbes unter gemeinschaftlicher Firma gerichtet ist, ist eine KG, wenn bei einem oder einigen der Gesellschafter die *Haftung* gegenüber den Gläubigern der Gesellschaft auf eine bestimmte Vermögenseinlage *beschränkt ist* (Kommanditisten), während bei den restlichen Gesellschaftern eine solche Haftungsbeschränkung nicht gegeben ist (Komplementäre) (§ 161 HGB).

Die Kommanditisten sind von der Geschäftsführung ausgeschlossen (§ 164 HGB). Sie können Handlungen der Komplementäre nur dann widersprechen, wenn die Handlung über den gewöhnlichen Betrieb des Handelsgewerbes hinausgeht.

Jedoch stehen Kommanditisten Kontrollrechte zu (§ 166 HGB): Sie können eine Abschrift der jährlichen Bilanz verlangen und ihre Richtigkeit unter Einsicht von Papieren und Büchern der Gesellschaft prüfen. Die Kontrollrechte sind somit recht schwach.

Der Kommanditist ist an Gewinn und Verlust beteiligt, haftet aber nur bis zur Höhe seiner Einlage (§ 171 (1) HGB). Von dem Gewinn hat der Kommanditist einen Anspruch auf 4% seines Kapitalanteils. Der Rest ist den Umständen nach «angemessen» zu verteilen (§ 168 HGB i. V. mit §121 (1) und (2) HGB). Hier ist das größere Risiko und der größere Arbeitseinsatz der Komplementäre zu berücksichtigen.

Der Kommanditist hat nicht das Recht, 4% seines Kapitalanteils zu entnehmen. Er kann lediglich Auszahlungen seines Gewinnanteils fordern, wenn sein Kapitalanteil den Betrag seiner Kommanditeinlage erreicht. Zunächst ist somit auch der Verlust früherer Jahre auszugleichen.

Wer als Kommanditist in eine bestehende KG eintritt, haftet auch für die vor seinem Eintritt entstandenen Verbindlichkeiten der Gesellschaft (§ 173 HGB).

Die Kommanditistenhaftung erlischt 5 Jahre nach seinem Ausscheiden (§ 159 HGB).

5.2 Vorteile der Vertragskonstruktion

Die KG ist eine Abart der OHG. Die Rechtsform der KG ermöglicht es, daß Anleger (Investoren) mit recht unterschiedlichen Interessen sich an der gleichen Gesellschaft beteiligen. Die vollhaftenden Komplementäre werden i. d. R.

die gleichen Ziele wie Gesellschafter einer OHG haben: Sie setzen im Prinzip ihr ganzes Vermögen und ihre Arbeitskraft ein. Die Kommanditisten setzen dagegen nur ihre Einlage ein. Darüber hinausgehende Ansprüche der Gläubiger der Gesellschaft gegenüber Kommanditisten bestehen nicht. Kommanditisten haben i. d. R. somit kein «unternehmerisches» Interesse, sondern nur die Beteiligungsabsicht. Ihr Ziel ist die gewinnbringende Geldanlage. Der Ausschluß der Kommanditisten von der Geschäftsführung ist insoweit folgerichtig.

Die Kommanditisten haben den Vorteil, ihre Haftung gegenüber Gläubigern der KG auf die Höhe ihrer Einlage zu beschränken. Der maximale Verlust eines Kommanditisten hängt somit nur von der Höhe seiner Einlage ab. Diese Eigenschaft ermöglicht es den Vollhaftern (Komplementären), die Eigenfinanzierungsmöglichkeiten ihrer Gesellschaft zu verbessern: Sie können im Prinzip eine Vielzahl von Kommanditisten mit relativ geringen Einlagen gewinnen («Publikums-KG»), ohne daß diese sich «unternehmerisch», d. h. in der Geschäftsführung engagieren müssen. Sind die Einlagen der Kommanditisten relativ klein, sinkt in der Tendenz auch der Informationsbedarf eines Kommanditisten, den er vor seiner Entscheidung, sich zu beteiligen, benötigt: Wer sich mit 1.000,– DM an einer KG (neben anderen Anlagen) beteiligt, wird nicht tagelang Bilanzen und GuV-Rechnungen vergangener Jahre analysieren und mehrere detaillierte Gewinnprognosen machen wollen. Die Kehrseite ist, daß Komplementäre diese Haltung von Kommanditisten ausnutzen könnten: Sie locken diese mit getürkten Informationen und Prospekten an.

5.3 GmbH & Co. KG

In dieser Rechtskonstruktion tritt an die Stelle des immer notwendigen Vollhafters (Komplementärs) in einer KG eine Gesellschaft mit beschränkter Haftung. Dadurch gelingt es, die unbeschränkte Haftung einer natürlichen Person (Komplementärs) durch die beschränkte Haftung der juristischen Person «GmbH» abzulösen. Diese KG hat somit ausschließlich beschränkt haftende Teilhaber. Sie ist deshalb recht beliebt. Dies hängt einmal mit den Vorteilen der Haftungsbeschränkung zusammen, die im nächsten Abschnitt näher erläutert werden. Es hängt zum anderen mit der Möglichkeit zusammen, sehr viele Kommanditisten an einer KG zu beteiligen und somit relativ hohe Eigenkapitalbeträge aufzubringen. Dies wiederum erlaubt die Realisierung großer Projekte, ohne daß das Risiko für den einzelnen Beteiligten zu groß wird: Dafür sorgt die durch diese Konstruktion herbeigeführte generelle Haftungsbeschränkung.

Diesen verbesserten Eigenfinanzierungsmöglichkeiten könnten tendenziel engere Möglichkeiten der Fremdfinanzierung gegenüberstehen: Haftungsbeschränkung der Eigentümer bedeutet nämlich höheres Risiko für die Fremdkapitalgeber.

6 Gesellschaft mit beschränkter Haftung (GmbH)

6.1 Haftungsbeschränkung und Konsequenzen

Für die Verbindlichkeiten der GmbH haftet den Gläubigern der Gesellschaft nur das Gesellschaftsvermögen: § 13 (2) GmbHG bestimmt, daß nur das Vermögen der Gesellschaft, nicht das der Gesellschafter, haftet. Die Gesellschafter der GmbH haften damit nur mit den Geldbeträgen, die sie gemäß den von ihnen übernommenen Stammeinlagen (§ 5 GmbHG) in die GmbH einzuzahlen haben. Im Gegensatz zu Gesellschaftern einer OHG bzw. zu Komplementären einer KG haftet somit nicht das Unternehmensvermögen (UV) *und* das Privatvermögen (PV) der Gesellschafter bzw. Komplementäre, sondern nur das UV. Da der Haftungsumfang das Risiko der Gläubiger beeinflußt, sind in haftungsbeschränkten Unternehmen Zahlungen und andere Vermögenstransfers zwischen Unternehmensbereich und Privatbereich der Gesellschafter für die Gläubiger von besonderem Interesse.

Der Gesetzgeber geht etwa von folgenden Überlegungen aus:

- Haftungsbeschränkung bedeutet tendenziell höheres Risiko für Gläubiger.
- Der Schutz der Gläubiger kann nicht absolut sein. Nur «vernünftige» Schutzvorkehrungen sind zu treffen; Gläubiger sollen auch dazu angehalten werden, sich selbst zu schützen.

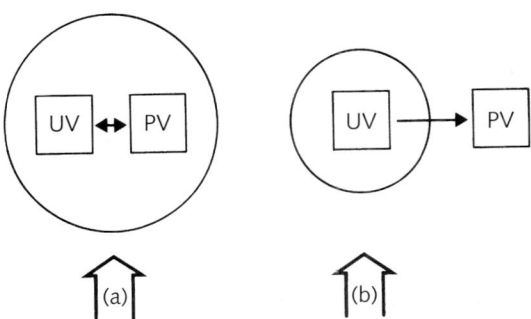

Abbildung 7.2: Zugriffsbereich für Gläubiger bei Rechtsformen mit (a) unbeschränkter bzw. (b) beschränkter Haftung

– Gläubiger sind zunächst dadurch bevorrechtigt, daß sowohl bei fortzuführenden als auch bei zu liquidierenden Unternehmen ihre Zahlungsansprüche *vor* denen der Eigentümer rangieren (Rangordnung der Verlustträger).

– Bei Rechtsformen ohne begrenzte Haftung der Eigentümer ist eine präzise Trennung zwischen Vermögen des Unternehmens (*UV*) und Vermögen der Gesellschafter (*PV*) im Interesse der Gläubiger nicht notwendig. Haftet indessen nur das *UV*, bedeutet jede Ausschüttung (= Gewinnentnahme) und jede Kapitalrückzahlung an die Gesellschafter eine Kürzung der Haftungsmasse. Zahlungen bzw. Vermögenstransfers zwischen *UV* und *PV* sind daher im Gläubigerinteresse nicht mehr belanglos.

– Welche Mindesteinzahlungen Gesellschafter an eine GmbH leisten müssen und welche Zahlungen sie entnehmen dürfen, ist daher gesetzlich geregelt.

In welchem Sinn haften Eigenmittel für die Ansprüche der Gläubiger?

(1) Im *Fortführungsfall* werden die Ansprüche der Gläubiger erfüllt, wenn die Fremdmittel so bemessen sind, daß die Gläubigeransprüche (Zinsen und Tilgungen) aus den künftigen Nettoeinzahlungen des Unternehmens gedeckt werden können. Relevant ist also die *zukünftige Liquidität*. Da zukünftige Liquidität durch Handelsbilanzen nur bedingt gemessen werden kann, ist es schwer, die Höhe des Eigenkapitals zu bestimmen, das die Gläubiger im Fortführungsfall vor Verlusten (= Zahlungsausfällen) schützt.

Der Gesetzgeber versucht dies denn auch gar nicht. Er schreibt bei Gesellschaften mit beschränkter Haftung vielmehr lediglich vor, welches bilanzielle Eigenkapital mindestens vorhanden sein muß, bevor eine GmbH ihre Geschäfte aufnehmen und das Privileg der beschränkten Haftung in Anspruch nehmen kann und welche Beträge die Eigentümer pro Periode maximal entnehmen (ausschütten) können. Der Gesetzgeber überläßt es den Gläubigern, wieviel Fremdmittel diese der Gesellschaft bei gegebenem Eigenkapital zur Verfügung stellen wollen.

(2) Im *Zerschlagungsfall* werden Gläubigeransprüche erfüllt, wenn die Liquidationserlöse der Vermögensgüter der GmbH die Schulden decken. Hier ist also die *güterwirtschaftliche Liquidität* der Vermögensgegenstände und Rechte relevant.

Auf die Funktionen von Eigenkapital ist in Kapitel 8 zurückzukommen.

6.2 Rechtsvorschriften und Organe

Die GmbH hat selbständig ihre Rechte und Pflichten (§ 13 GmbHG). Sie ist juristische Person. Das Mindest-Stammkapital beträgt 25.000 Euro (§ 5 (1) GmbHG). Wegen der beschränkten Haftung der Gesellschaft, deren Bedeutung in 6.1 beschrieben wurde, hat der Grundsatz der Sicherung der Kapitalaufbringung und Kapitalerhaltung im Interesse des Schutzes der Gläubiger Bedeutung. Werden Sacheinlagen an Stelle von Geldeinlagen geleistet, so haben die Gesellschafter in einem Sachgründungsbericht die Angemessenheit der Leistungen darzulegen (§ 5 (4) GmbHG). § 19 (2) verbietet in Satz 1 den Erlaß oder die Stundung der von den Gesellschaftern zu leistenden Stammeinlagen. Durch Bilanzierungsvorschriften (§§ 41, 42 GmbHG und §§ 264–289 HGB; §§ 1–5 PublG) wird verhindert, daß das zur Erhaltung des Stammkapitals erforderliche Vermögen der Gesellschaft an die Gesellschafter verteilt wird: In Höhe des satzungsmäßig bestimmten Stammkapitals ist auf der Passivseite eine ausschüttungssperrende Position «Stammkapital» aufzunehmen (Ausschüttungssperre). § 30 GmbHG bestimmt, daß das zur Erhaltung des Stammkapitals erforderliche Vermögen der Gesellschaft an die Gesellschafter nicht ausgezahlt werden darf. Zahlungen, welche entgegen § 30 GmbHG geleistet sind, müssen der Gesellschaft erstattet werden. Der Gewinn wird nach dem Verhältnis der Geschäftsanteile auf die Gesellschafter verteilt.

Die Geschäftsführung der GmbH erfolgt durch einen oder mehrere Geschäftsführer, die Gesellschafter sein können (§ 6 (3), § 35, § 36, § 37 GmbHG). Organ der Eigentümer der Gesellschaft ist die Gesellschafterversammlung (§§ 48–51b GmbHG). Soweit der Gesellschaftsvertrag ihn vorsieht oder wenn die Belegschaft die Zahl von 500 (§ 77 (1) BetrVG 1952) bzw. 2000 (§ 6 (1), § 7 i.V.m. § 1 (1) MitbestG 1976) Arbeitnehmern übersteigt, ist der Aufsichtsrat das dritte Organ der GmbH (§ 52 GmbHG).

Eine *Nachschußpflicht* der Gesellschafter kann im Gesellschaftsvertrag vorgesehen werden. Diese Nachschußpflicht muß in der ursprünglichen Satzung vereinbart sein. Eine spätere Einführung der Nachschußpflicht setzt die Zustimmung aller betroffenen Gesellschafter voraus (§ 53 (3) GmbHG). Die Nachschußpflicht kann beschränkt sein (§ 28 GmbHG). In diesem Fall ist eine Obergrenze festgelegt. Der Gesellschafter haftet für eingeforderte Nachschüsse ebenso wie für rückständige Einlagen: Nach § 21 GmbHG kann der säumige Gesellschafter seinen Geschäftsanteil zugunsten der Gesellschaft verlieren (Kaduzierung).

Ist die Nachschußpflicht unbeschränkt, ist die Haftung des Gesellschafters im Ergebnis kaum schärfer. Bei beschränkter Nachschußpflicht hat sich der Gesellschafter zur Leistung einer ganz bestimmten Summe verpflichtet und muß daher mit seiner Inanspruchnahme rechnen. Bei unbeschränkter Nachschußpflicht kann der Gesellschafter nicht voraussehen, welche Anforderungen die GmbH an ihn stellen wird: Eine Forderung kann seine Erwartungen bei weitem übersteigen. Deshalb gibt ihm der Gesetzgeber das Recht, seinen Geschäftsanteil im Fall zu hoher Anforderungen zur Nachschußleistung zur Verfügung zu stellen (Abandonrecht). Bedingung ist, daß er die Stammeinlage vollständig eingezahlt hat (§ 27 GmbHG). Die Gesellschaft hat den Geschäftsanteil im Wege öffentlicher Versteigerung verkaufen zu lassen.

Der Geschäftsanteil an einer GmbH ist nicht in einem Wertpapier verbrieft. Die Übertragung von Geschäftsanteilen bedarf vielmehr der notariellen Beurkundung. Die Fungibilität (Marktgängigkeit) von GmbH-Anteilen ist somit bedeutend geringer als die der Aktie, für die eine Nachschußpflicht nicht besteht und die in aller Regel formlos übertragen werden kann.

7 Aktiengesellschaft (AG)

7.1 Rechtsvorschriften und Kompetenzverteilung unter den Organen

Die AG ist eine Gesellschaft mit eigener Rechtspersönlichkeit (juristische Person). Für die Verbindlichkeiten der Gesellschaft haftet den Gläubigern nur das Gesellschaftsvermögen (§ 1 (1) AktG). Die AG hat ein in Aktien zerlegtes Grundkapital. Der Mindestnennbetrag des Grundkapitals ist 50.000 Euro (§ 7 AktG). Die Aktien können Nennbetragsaktien oder Stückaktien sein (§ 3 (1) AktG). Nennbetragsaktien müssen auf mindestens 1 Euro lauten. Stückaktien haben keinen Nennbetrag: Stückaktien einer Gesellschaft sind am Grundkapital in gleichem Umfang beteiligt. Der auf die Stückaktie entfallende anteilige Betrag des Grundkapitals darf 1 Euro nicht unterschreiten.

Drei Eigenschaften sind bei der AG am weitesten entwickelt:

(1) die Idee, über eine Vielzahl von Anlegern (Aktionären), deren Haftung auf ihre Einlage beschränkt ist (keine Nachschüsse!), große Beträge an Eigenkapital aufzubringen;

(2) über die Einrichtung von Wertpapiermärkten (Börsen) und die formlose Übertragung von Aktien den jederzeitigen Kauf bzw. Verkauf von Aktien durch Anleger zu ermöglichen und so individuell bestimmte Halteperioden mit dem langfristigen Eigenmittelbedarf der AG zu vereinbaren (Fristentransformation!);

(3) die Trennung zwischen Eigentum und Verfügungsmacht (Geschäftsführung). Eigentümer sind die Aktionäre; geleitet wird die AG von einem eigens dazu bestellten Vorstand (§§ 76–94 AktG), also von professionellen Managern.

Tabelle 7.2: Struktur der Kompetenzverteilung in der Aktiengesellschaft

Vorstand	Aufsichtsrat	Hauptversammlung
• Der Vorstand leitet die Gesellschaft unter eigener Verantwortung (§ 76 AktG). • Er vertritt die Gesellschaft gerichtlich und außergerichtlich (§ 78 AktG). • Die Vertretungsbefugnis des Vorstands kann nicht eingeschränkt werden (§ 82 (1) AktG). • Vorstandsmitglieder werden vom Aufsichtsrat auf höchstens 5 Jahre bestellt (§ 84 (1) AktG). Eine wiederholte Bestellung ist zulässig. • Der Vorstand muß an den Aufsichtsrat berichten über (§ 90 AktG) – geplante Geschäftspolitik; – Rentabilität der Gesellschaft; – Umsatz und Lage der Gesellschaft (mindestens vierteljährlich); – Geschäfte von erheblicher Bedeutung (vor Vornahme der Geschäfte); – aus sonstigen wichtigen Anlässen. • Der Vorstand hat besondere Pflichten bei Verlusten, die die Hälfte des Grundkapitals übersteigen, bei Überschuldung und Zahlungsunfähigkeit (§ 92 AktG). • Vorstandsmitglieder haben die Sorgfalt eines ordentlichen und gewissenhaften Geschäftsleiters anzuwenden (§ 93 (1) AktG). • Bei Pflichtverletzung sind sie als Gesamtschuldner der Gesellschaft zum Ersatz des Schadens verpflichtet (§ 93 (2) AktG).	• Der Aufsichtsrat setzt sich i. d. R. zusammen aus Vertretern der Anteilseigner und der Arbeitnehmer. • Er besteht aus mindestens 3 und maximal 21 Mitgliedern (§ 95 AktG). • Die Vertreter der Anteilseigner werden von der Hauptversammlung für vier Jahre gewählt (§ 102 AktG). • Die Funktionen des Aufsichtsrates bestehen in der Bestellung des Vorstands, dessen Kontrolle und ggf. dessen Abberufung (§ 111 AktG). • Maßnahmen der Geschäftsführung kann der Aufsichtsrat nicht übernehmen. Satzung oder Aufsichtsrat können festlegen, daß bestimmte Geschäfte nur mit seiner Zustimmung vorgenommen werden dürfen (§ 111 (4) AktG). • Verweigert der Aufsichtsrat die Zustimmung, kann der Vorstand die Sache der Hauptversammlung zur Entscheidung vorlegen, die nur mit qualifizierter Mehrheit zustimmen kann. (§ 111 (4) AktG). • Für Aufsichtsratsmitglieder gilt die Sorgfaltspflicht nach § 93 AktG. • Der Aufsichtsrat wählt einen Vorsitzenden und mindestens einen Stellvertreter (§ 107 (1) AktG). Gemäß seinem Selbstorganisationsrecht kann er Ausschüsse bestellen, die Verhandlungen vorbereiten und die Ausführung von Beschlüssen überwachen (§ 107 (3) AktG). • Die Zahl der Mitgliedschaften in Aufsichtsräten für eine Person ist auf 10 limitiert, wobei bis zu 5 Aufsichtsratsmandate in Konzerngesellschaften nicht anzurechnen sind (§ 100 AktG).	• Die Hauptversammlung beschließt nur in den vom Gesetz und Satzung bestimmten Fällen und auf Verlangen des Vorstands (§ 111 (4) AktG). • Sie bestimmt insbesondere über (§ 119 (1) AktG): – die Bestellung der Mitglieder des Aufsichtsrates, soweit sie Vertreter der Aktionäre sind; – die Verwendung des Bilanzgewinns; – die Entlastung von Mitgliedern des Vorstands und des Aufsichtsrates; – die Bestellung des Abschlußprüfers; – Satzungsänderungen; – Maßnahmen der Kapitalbeschaffung und Kapitalherabsetzung; – Bestellung von Prüfern zur Prüfung von Gründungsvorgängen oder der Geschäftsführung; – die Auflösung der Gesellschaft. • Das Stimmrecht wird nach Aktiennennbeträgen, bei Stückaktien nach deren Zahl ausgeübt (§ 134 AktG). • Beschlüsse der Hauptversammlung werden mit einfacher Stimmenmehrheit gefaßt (§ 133 AktG). • Gesetz oder Satzung können größere Mehrheiten oder weitere Erfordernisse festlegen (§ 133 AktG).

Organe der AG sind

– der Vorstand (§§ 76–94 AktG),

– der Aufsichtsrat (§§ 95–116 AktG),

– die Hauptversammlung (§§ 118–138 AktG).

Umstritten ist, ob der Jahresabschlußprüfer (§§ 316–324 HGB) als Organ der AG angesehen werden kann.

Die *Kompetenzverteilung* unter den Organen der AG ist im vierten Teil des Aktiengesetzes, der überschrieben ist mit «Verfassung der Aktiengesellschaft», geregelt. Die folgende Übersicht stellt die zentralen Regelungen zusammen.

Die aktienrechtlichen Regelungen für den Aufsichtsrat werden durch die Erfordernisse der Mitbestimmung auf Unternehmensebene ergänzt. Bedingt durch die historische Entwicklung kennt die deutsche Gesetzgebung drei unterschiedliche Formen der Mitbestimmung: das Montan-Mitbestimmungsgesetz von 1951, das Betriebsverfassungsgesetz von 1952 und das Mitbestimmungsgesetz von 1976. Die Form der Mitbestimmung ist durch die Rechtsform, die Zahl der Arbeitnehmer und den Betriebszweck bestimmt. Die meisten großen Aktiengesellschaften beschäftigen mehr als 2.000 Arbeitnehmer und fallen unter das Mitbestimmungsgesetz von 1976, soweit sie nicht bedingt durch ihren Betriebszweck, z. B. Förderung von Kohle oder Eisenerz oder Erzeugung von Eisen oder Stahl, der Montan-Mitbestimmung unterliegen.

Die gesetzlichen Regelungen legen fest:

• die Zusammensetzung des Aufsichtsrats sowie seiner Arbeitnehmervertreter,

• die Wahl der Arbeitnehmervertreter,

• die Beschlußfassung im Aufsichtsrat

• und die Einrichtung und Bestellung eines Arbeitsdirektors im Vorstand.

Tabelle 7.3 stellt wichtige Unterschiede der einzelnen Mitbestimmungsregelungen für den Aufsichtsrat dar:

Tabelle 7.3: Überblick über Mitbestimmungsregeln

	Montan-MitbestG 1951	BetrVG 1952	MitbestG 1976
Verhältnis Arbeitnehmer zu Kapitalvertreter	1:1 und ein Neutraler	1:3	1:1
Beschlußfassung	Einfache Mehrheit	Einfache Mehrheit	Einfache Mehrheit AR-Vorsitzender hat im 2. Wahlgang Zweitstimme

Darüber hinaus ist nach dem Montan-MitbestG ein Arbeitsdirektor im Vorstand zu bestellen, der nicht gegen die Stimmen der Arbeitnehmervertreter im Aufsichtsrat gewählt werden kann.

7.2 Gläubigerschutzvorkehrungen

Wegen der auf das Vermögen der Gesellschaft beschränkten Haftung ergibt sich eine tendenzielle Mehrgefährdung der Gläubiger. Der Gesetzgeber sieht daher u. a. folgende Schutzvorkehrungen vor:

(1) Die Höhe des Mindesteigenkapitals ist vorgeschrieben:
§ 7 AktG bestimmt 50.000 Euro als Mindestgrundkapital. Der Mindestnennbetrag pro Aktie ist 1 Euro. Aktien über einen geringeren Nennbetrag sind nichtig. Ausstehende Einlagen auf das gezeichnete Kapital sind auf der Aktivseite vor dem Anlagevermögen gesondert auszuweisen.

(2) Es ist aus dem Jahresüberschuß eine «gesetzliche Rücklage» zu bilden (§ 150 AktG). Es liegt eine durch Gesetz erzwungene Selbstfinanzierung vor.

(3) Einlagen dürfen den Aktionären nicht zurückgewährt werden (§ 57 (1) AktG).

(4) Aktionäre haben Anspruch auf den Bilanzgewinn, soweit eine Verteilung gemäß § 58 (4) AktG nicht ausgeschlossen ist.

(5) Zahlungen an die Aktionäre dürfen bei Kapitalherabsetzungen nur geleistet werden, wenn bestimmte Vorschriften zum Schutz der Gläubiger eingehalten werden (§§ 222 ff. AktG).

(6) Ergibt sich ein Verlust in Höhe von 50 % des Grundkapitals, hat der Vorstand unverzüglich die Hauptversammlung einzuberufen (§ 92 (1) AktG).

(7) Deckt das Vermögen nicht mehr die Schulden oder ist die AG zahlungs-unfähig, hat der Vorstand die Eröffnung des Insolvenzverfahrens unver-züglich zu beantragen (§ 92 (2) AktG).

Diese Vorschriften ähneln denen des GmbH-Gesetzes, sind aber weit präziser.

7.3 Finanzierungsvor- und -nachteile

Die Finanzierungsvor- und -nachteile der AG sind eng mit den oben genann-ten drei Eigenschaften verbunden.

Die erste wichtige Eigenschaft ist die Haftungsbeschränkung der Gesellschaf-ter auf ihre Einlage. Der maximale Verlust ist damit begrenzt. Da der Mindest-einsatz der Preis für eine Aktie ist, kann sich ein Anleger an vielen Aktienge-sellschaften beteiligen. Er kann diversifizieren und damit sein Risiko senken. Haftungsbeschränkung *und* Diversifikation senken das Anlegerrisiko erheb-lich. Wer weniger Risiko trägt, braucht sich möglicherweise weniger intensiv zu informieren. In diesem Sinne braucht ein Anleger, weil er diversifiziert, also Aktien mehrerer Gesellschaften hält, möglicherweise *weniger* Informationen als z.B. ein stiller Gesellschafter, der sich mit dem gleichen Geldbetrag an *einem* Einzelunternehmen beteiligt. Und ein Aktionär, der einen bestimmten Geldbetrag in Aktien *einer* AG investiert, benötigt wegen seiner beschränkten Haftung möglicherweise weniger Information als ein Anleger, der sich mit einem gleichen Geldbetrag als Gesellschafter einer OHG einkaufen will und dort unbeschränkt haftet. Haftungsbeschränkung der Anleger *und* ihre Diver-sifikationsmöglichkeiten erleichtern es der AG im Prinzip, Eigenmittel zu beschaffen.

In diesem Zusammenhang ist auch die zweite Eigenschaft, die fast tägliche Veräußerbarkeit von Aktien, von Bedeutung: Auch diese Eigenschaft von Aktien senkt in der Tendenz Informationsbedarf und die Informationskosten der Anleger. Wer sich jederzeit beim Auftauchen von ungünstigen Nachrichten zum Marktpreis von seiner Anlage trennen kann, wird sich vor der Anlage weniger intensiv informieren als jemand, der sich wegen der sehr schwierigen Veräußerung von z.B. OHG-Anteilen mehr oder weniger auf Lebenszeit enga-giert.

Die dritte Eigenschaft ist die Trennung von Geschäftsführung und Eigentum. Ein von den Eigentümern getrennter Vorstand leitet die AG «unter eigener Verantwortung» (§ 76 (1) AktG). Bei einer großen Zahl von Eigentümern ist eine verselbständigte Geschäftsführung fast eine Notwendigkeit. Die Koordi-nationskosten einer Leitung der AG durch die Eigentümer selbst wären ver-mutlich sehr hoch. Nur ganz wichtige Entscheidungen setzen deshalb den Beschluß der Hauptversammlung voraus (§ 119 AktG).

Wenn es richtig ist, daß ein Anleger, der Aktien erwerben will, weniger Informationen benötigt als jemand, der eine Beteiligung an einer OHG kaufen möchte, dann ist die Trennung von Eigentum und Verfügungsmacht auch unter Informationsaspekten akzeptabel. Aktionäre erstreben i. d. R. nicht das «unternehmerische» Engagement mit eigenen Geschäftsführungsbefugnissen, die weitgehende Information sicherte, sondern die «kapitalistische» Anlage mit dem Ziel der Einkommensmaximierung. Wegen der Haftungsbeschränkung, der Diversifikationsmöglichkeiten und der jederzeitigen Veräußerbarkeit auf dem Sekundärmarkt sind möglicherweise weniger Informationen notwendig und damit u. U. die Informationen ausreichend, die eine von den Eigentümern getrennte Geschäftsführung dem Markt über Rechnungslegungsinstrumente wie Bilanz, GuV-Rechnung. Lagebericht, Anhang und sonstige Informationen wie Zwischenberichte, Presseberichte, Aktionärsbriefe und andere Nachrichten, deren Bedeutung für die Kursbildung für das Management erkennbar ist, zur Verfügung stellt.

Vorsicht ist indessen angebracht. Wenn Unternehmensleitungen den Markt bewußt irreführen und obendrein lukrative Eigengeschäfte mit Aktien machen, werden die Anleger verstärkt mißtrauisch. Die Folge ist eine Erschwernis der Eigenkapitalbeschaffung für die AG.

Den genannten Vorteilen stehen Nachteile gegenüber:

(1) Der Aktienmarkt funktioniert möglicherweise mit weniger Informationen als ein Handel mit GmbH- oder gar OHG-Beteiligungen funktionieren würde. Aber ohne Information geht nichts. Also müssen den Aktionären Informationen, deren Wahrheitsgehalt geprüft ist, zur Verfügung gestellt werden. Prüfungen und Publizität sind teuer.

(2) Die Haftungsbeschränkung der AG (und der Gesellschafter) macht Kreditverträge möglicherweise riskanter. Fremdfinanzierung könnte damit teurer werden.

(3) Die Trennung von Geschäftsführung und Eigentümern senkt nicht nur die Koordinationskosten zwischen den Eigentümern, sondern läßt auch neue Kosten entstehen. Diese Kosten sind zurückzuführen auf das Verhältnis des Prinzipals, in diesem Falle die Eigentümer, zu ihrem Agenten, dem mit der Geschäftsführung betrauten Vorstand. Die Trennung ist in der Publikumsaktiengesellschaft, einer AG, deren Aktien börsennotiert und beim Anlegerpublikum breit gestreut sind, besonders ausgeprägt. Deswegen soll dieses aus der Trennung von Geschäftsführung und Eigentum resultierende Problem, das man auch als Agency-Problem bezeichnet, im folgenden Abschnitt für die Publikumsaktiengesellschaft etwas genauer untersucht werden.

7.4 Publikumsaktiengesellschaft

7.4.1 Was erwarten die Eigentümer von den beauftragten Managern?

In der Publikumsaktiengesellschaft beauftragen Eigentümer, z. T. Tausende von Aktionären, den Vorstand mit der Geschäftsführung. Die Aktionäre sind die Auftraggeber (Prinzipale), und die Vorstandsmitglieder sind die Beauftragten, die Agenten. Es stellt sich die Frage, inwieweit Manager, also Vorstände von Aktiengesellschaften, so handeln, wie die ökonomischen Eigentümer handelten, wenn sie selbst die ökonomische und organisatorische Kompetenz hätten. Da den Eigentümern nicht die gleichen Informationen über die Geschäfte des Unternehmens zur Verfügung stehen wie den Managern (asymmetrische Informationsverteilung), können die Eigentümer die Manager nicht präzise überwachen. Es entstehen Freiräume für das Management, und es entstehen Kosten, weil der Vorstand nicht automatisch das tut, was die Eigentümer wollen. Es entsteht m. a. W. ein Problem, das man als das ALG-Problem bezeichnen könnte: das Problem, daß über «Anderer Leute Geld» anders entschieden wird, als über eigene Mittel entschieden würde. Neben die verbreiteten Argumente bezüglich des Arbeitseinsatzes der Manager, zu aufwendiger Gestaltung der Arbeitsräume usw. sind Argumente getreten, die unter finanziellen Aspekten für außenstehende Eigentümer weit bedeutungsvoller sind: Mit der Geschäftsführung beauftragte Manager scheinen nicht generell die Investitions- und Ausschüttungsstrategien zu verfolgen, die für außenstehende Eigentümer vorteilhaft wären. Eigentümer würden Strategien wählen, die den Marktwert des Eigenkapitals maximieren. Weichen Manager davon systematisch ab, wird das Ziel der Eigentümer nur teilweise erreicht; die Anteilseigner sind ärmer als sie bei besseren Strategien wären.

Folglich kann man sich um Vorkehrungen bemühen, um ein Auseinanderdriften der Interessen zu verhindern und die entstehenden Kosten (agency costs) zu minimieren. Diese Kosten lassen sich einteilen in (Jensen/Meckling [Firm]):

- die Kosten der Kontrolle der beauftragten Geschäftsführung durch die Auftraggeber (Eigentümer, Aktionäre) (monitoring costs);

- die Kosten, die daraus resultieren, daß die Manager Bindungen eingehen, um den Eigentümern eine Politik im Interesse der Auftraggeber zu signalisieren (bonding costs);

- die Differenz zwischen der finanziellen Position der Eigentümer bei Verfolgung der optimalen Unternehmensstrategie und der faktisch ausgeübten Geschäftsführung (residual loss).

Damit stellt sich die Frage nach der optimalen Vertragsgestaltung und den institutionellen Rahmenbedingungen, die diese Kosten, insbesondere den «residual loss», minimieren.

Für die Publikumsaktiengesellschaft wird die Frage nach einer effizienzfördernden Organisationsstruktur der Aktiengesellschaft gerade heute intensiv diskutiert. Da Manager in Deutschland nur in geringem Umfang Aktien an den von ihnen geleiteten Unternehmen halten und sich ihre Vergütung eher an bilanziellen Größen (Jahresüberschuß, Bilanzgewinn) statt an der finanziellen Position der Eigentümer orientiert, wird durch die Gestaltung der Arbeitsverträge der Manager ein Handeln im Interesse der Eigentümer u. U. weniger gefördert, als dies ansonsten möglich wäre.

Das beschriebene Problem wird durch die Größe der Publikumsaktiengesellschaft verstärkt, da es der Geschäftsführung erlaubt, relativ autark zu handeln. Das Aktiengesetz gibt dem Management der Publikumsaktiengesellschaft in Verbindung mit den weichen Rechnungslegungsvorschriften des HGB erheblichen Spielraum bei der Dimensionierung der offenen und stillen Selbstfinanzierung. Soweit sich diese Thesaurierungen nicht in gleich hohen Veränderungen des Wertes des Eigenkapitals niederschlagen, ist Vorsicht angebracht: Suboptimale Investitionsentscheidungen des Managements könnten die Ursache sein. Erhärten empirische Befunde diesen Verdacht, müssen die Regeln, gemäß denen Aktionäre finanzielle Mittel aus ihrem Unternehmen abziehen können (Kapitalentzugsrechte), überdacht werden.

Ebenso scheint die faktische Nutzung der gesetzlichen und vertraglichen Kontrollmöglichkeiten nicht ausreichend: Einerseits wird die Effektivität des Aufsichtsrats, ausgelöst durch spektakuläre Fälle wie Metallgesellschaft AG, Balsam AG und Bremer Vulkan AG, in Frage gestellt. Dabei geht es insbesondere um die Kontrollintensität und damit die Organisation und Arbeitsweise des Aufsichtsrates. In dem Zusammenhang wird auch die Rolle des Wirtschaftsprüfers als Abschlußprüfer und Gehilfe des Aufsichtsrats diskutiert.

Die breite Streuung der Aktien der Publikumsaktiengesellschaft bewirkt auch, daß der Einfluß der Hauptversammlung schwach ist. Da viele Aktionäre sich von Kreditinstituten auf den Hauptversammlungen vertreten lassen (Depotstimmrecht) und nur äußerst selten von ihrem speziellen Weisungsrecht gegenüber diesen Gebrauch machen, dominieren Banken die Hauptversammlungen der großen Publikumsaktiengesellschaften. Diese stimmen aber i. d. R. für die Positionen des Vorstands, obwohl z. T. rationale Überlegungen das Gegenteil nahelegen. Gründe dafür könnten in den vielfältigen Geschäftsbeziehungen der Kreditinstitute zu den Unternehmen liegen.

Die Lösungsmöglichkeit, den Aktionären die Flucht durch Verkauf der Aktie nahezulegen, ist unbefriedigend: Nicht nur dürfte bei einem nicht anteilseignerorientierten Handeln der Manager der Aktienkurs entsprechend gefallen sein. Die Flucht und die damit weiter fallenden Kurse beenden auch die nachteilige Strategie der Manager nicht.

Im folgenden soll untersucht werden, welche Rolle der Aufsichtsrat bzw. die Hauptversammlung bei der Durchsetzung anteilseignerorientierten Handelns übernehmen können.

7.4.2 Möglichkeiten der Milderung des Agency-Problems

7.4.2.1 Aufsichtsrat

Der Aufsichtsrat ist ein zentrales Kontrollorgan des Unternehmens. Seine faktische Struktur und Größe wird anhand der Zusammensetzung der Aufsichtsräte der 100 größten Unternehmen in Deutschland in Tabelle 7.4 veranschaulicht:

Tabelle 7.4: Mandatsverteilung in den Aufsichtsräten der 100 größten deutschen Unternehmen

	1986	1988	1993	% aller Mandate in 93	Änderung von 86 bis 93
Aufsichtsratmandate insgesamt	1466	1496	1561	100.0	95
Mandate privater Banken	114	104	99	6.3	−15
Mandate anderer Banken und Versicherungen	51	57	53	3.4	2
Mandate aus Industrieunternehmen	368	385	427	27.4	59
Mandate von Politikern	69	69	67	4.3	−2
Sonstige Kapitalvertreter	147	152	155	9.9	8
Mandate externer Gewerkschaftsvertreter	197	187	211	13.5	14
Sonstige Arbeitnehmervertreter	520	542	549	35.2	29

Quelle: Bundesverband deutscher Banken (1995), S. 28.

Aus der Tabelle läßt sich eine durchschnittliche Größe des Aufsichtsrats von ca. 15 Mitgliedern ableiten, die fast zur Hälfte Arbeitnehmervertreter sind. Die Anzahl der Mandate, die von Vertretern privater Banken gehalten werden, spricht dafür, daß sie in fast jedem Aufsichtsrat vertreten sind. Der damit verbundene mögliche Einfluß verstärkt sich durch die Konzentration der Mandate auf wenige Personen dieser Gruppe, was durch andere Statistiken belegt ist. So hatten z. B. 1992 Mitglieder der Deutschen Bank 30 Aufsichtsratssitze

in den 100 größten Unternehmen Deutschlands inne, wobei drei Vorstands-
mitgliedern eine besonders wichtige Rolle zukommt (Monopolkommission,
224–225).

Manche Autoren glauben, daß die zahlreichen Unternehmenskrisen, denen
verspätet energisch begegnet wurde, kein Zufallsergebnis, sondern auch Ausdruck mangelnder Effektivität der Überwachung durch Aufsichtsräte sind.
Damit stellt sich die interessante Frage, was die Ursachen einer geringen
Kontrollintensität sein könnten.

Wenn Aufsichtsräte ihrer Kontrollfunktion nur bedingt nachkommen, könnte
dies auf die Mitbestimmung der Arbeitnehmer zurückzuführen sein. Einmal
wird die Qualifikation der Arbeitnehmervertreter im Aufsichtsrat hinterfragt.
Dann verbessert diese Plazierung die Position der Arbeitnehmer gegenüber der
Geschäftsführung bei der Durchsetzung ihrer Interessen. Schließlich bestehen
Bedenken hinsichtlich des Zugangs der Arbeitnehmervertreter zu sensiblen
Informationen, da das Risiko einer Weitergabe an die Mitglieder der Organe
der betrieblichen Mitbestimmung, Betriebsrat und Wirtschaftsausschuß, be-
steht.

Gerum/Steinmann/Fees legen in einer empirischen Untersuchung dar, daß Aufsichtsräte mit einer starken Arbeitnehmervertretung in der Tendenz eine
schwächere Stellung gegenüber dem Vorstand haben als Aufsichtsräte mit
einer schwachen Arbeitnehmervertretung (Gerum/Steinmann/Fees [Aufsichts-
rat]).

Andere Autoren glauben den Rechtsrahmen, der die Aufgabenbeschreibung
für den Aufsichtsrat enthält, präzisieren zu sollen, um eine höhere Kontrollintensität zu erreichen.

Die Vorschläge lassen sich in vier Felder einteilen:

- Vielfalt an Mandaten;

- die Organisation des Aufsichtsrates;

- die Informationsquellen des Aufsichtsrates und deren Qualität unter besonderer Berücksichtigung der Rolle des Wirtschaftsprüfers;

- die Entscheidungsprozesse im Unternehmen und der Einbezug der Aufsichtsrats.

Das Aufsichtsratsmitglied als Vertreter der Eigentümerseite wird von dem
bestehenden Aufsichtsrat vorgeschlagen und durch die Hauptversammlung
gewählt. Bisher konnte eine Person (§ 100 AktG) bis zu 10 Mandate inneha-
ben, wobei bis zu fünf Mandate in konzernabhängigen Gesellschaften nicht
anzurechnen sind. Diese Belastung soll stärker als bisher eingeengt werden.
Dazu ist eine Reduzierung der maximal möglichen Aufsichtsratsmandate und

eine doppelte Zählung des Aufsichtsrats*vorsitzes* angeregt worden. Da viele Aufsichtsräte hauptberuflich Vorstandsmitglied einer anderen Gesellschaft sind, ist die Reichweite dieser Regelung eher begrenzt. Um Anreize für eine effektive Kontrolle zu schaffen, wird eine höhere Vergütung der Mandatsträger angeregt. Dabei scheinen Vergütungen, die sich an den Interessen der Eigentümer orientieren (z. B. an Residualgewinnen [Kapitel 4]), besonders überlegenswert, da sie die Interessen des Aufsichtsrates stärker an die der Eigentümer binden.

Ein Einflußfaktor der Kontrollintensität des Aufsichtsrates könnte die Anzahl der Sitzungen sein: Nach § 110 (3) AktG sind zwei Sitzungen im Kalenderhalbjahr verpflichtend, wenn die Gesellschaft börsennotiert ist. Empirische Untersuchungen weisen durchschnittlich weniger als vier Sitzungen im Jahr nach. Die Sitzungen sind nicht sehr lang: Sie dauern kaum länger als vier Stunden. Bezweifelt wird auch, ob in einem Gremium mit bis zu 21 Mitgliedern eine konstruktive Debatte möglich ist. Die Vorschläge zur Organisation zielen deshalb auf eine Reduzierung der Anzahl der Mitglieder, eine Erhöhung der Anzahl der Sitzungen und eine Verlagerung von Überwachungsaufgaben auf Ausschüsse. In diesem Zusammenhang wird die Bildung eines Bilanz- oder Prüfungsausschusses (Audit Committee) genannt. § 107 (3) AktG läßt die Ausschußbildung ausdrücklich zu. Für Unternehmen, deren Aktien an der Wertpapierbörse in New York gehandelt werden, sind bestimmte Ausschüsse (z. B. ein audit committee) verpflichtend vorgeschrieben.

Realisiert ist die verstärkte Einbindung des Abschlußprüfers in die Überwachungstätigkeit des Aufsichtsrats in § 171 (1) AktG: die zwingende Teilnahme des Abschlußprüfers an den Aufsichtsratssitzungen, in denen über den Jahresabschluß und die Verwendung des Bilanzgewinns beraten wird, ist vorgeschrieben.

Grundlage der Überwachungstätigkeit des Aufsichtsrates ist der erreichte Informationsstand. Um eine zeitnahe Überwachung zu gewährleisten, wären vierteljährliche, wenn nicht monatliche Berichte nützlich. Da der Aufsichtsrat nach § 90 (3) AktG spezielle Berichte fordern kann und Sachverständige oder einzelne Aufsichtsratsmitglieder mit der Durchführung von Kontrollen beauftragen kann (§ 111 (2) AktG), bestehen für den Aufsichtsrat breite Möglichkeiten zur Informationsbeschaffung.

Kontrolle bedeutet zugleich wachsames Begleiten laufender Entscheidungsprozesse. Die Einbindung in die Entscheidungsprozesse kann der Aufsichtsrat durch den nach § 111 (4) AktG gestaltbaren Katalog an zustimmungspflichtigen Geschäften sicherstellen. Hier kann der Aufsichtsrat vorbeugen, um nicht durch zügige Planungsumsetzung durch den Vorstand vor vollendeten Tatsachen zu stehen. Die Verankerung der zustimmungspflichtigen Geschäfte ist in der Satzung der AG oder in der Geschäftsordnung des Vorstands möglich. Es ist auch zulässig, daß der Aufsichtsrat ad hoc einen Zustimmungsvorbehalt beschließt. Da der Aufsichtsrat zudem über Sanktionsmöglichkeiten verfügt (Anforderung von Sonderberichten (§ 90 (3) AktG), Verweigerung der Wiederbestellung, Abberufung aus wichtigem Grund), ist die Durchsetzbarkeit von Kontrollmaßnahmen gegeben.

Abschließend kann man sagen, daß der gesetzliche Unterbau brauchbare Ansätze für eine effektive Kontrolle bietet; er müßte intensiver genutzt werden.

7.4.2.2 Hauptversammlung

Die Hauptversammlung ist das Organ der Aktionäre. Eine Hauptversammlung wird grundsätzlich jedes Jahr einberufen.

Wichtige Bestandteile einer Hauptversammlung sind:

* Bericht des Vorstands, insbesondere über den Jahresabschluß;

* Bericht des Aufsichtsrats;

* Rede- und Auskunftsbegehren der Aktionäre;

* Abstimmung über die einzelnen Tagesordnungspunkte;

* Entlastung von Vorstand und Aufsichtsrat.

Jeder Aktionär hat das Recht auf Teilnahme und Stimmrechtsausübung. Da Aktionäre ihr Aktienportefeuille zwecks Diversifikation und Risikomischung breit streuen, besitzen sie oft nur sehr kleine Anteile am Eigenkapital des Unternehmens. Da Aktionäre an vielen Unternehmen beteiligt sind, wird es ihnen nur selten möglich sein, an allen Hauptversammlungen teilzunehmen.

Grundsätzlich kann ein Aktionär sich vertreten lassen. Kreditinstitute, die die Aktien der Aktionäre in Depots verwalten, fragen regelmäßig nach einer generellen Vertretungsbefugnis, der Dauervollmacht. Diese ist auf 15 Monate beschränkt. Sie erlaubt dem Kreditinstitut, den Aktionär auf der Hauptversammlung entsprechend den im voraus schriftlich unterbreiteten Vorschlägen zu den einzelnen Tagesordnungspunkten zu vertreten, falls dieser von seinem speziellen Weisungsrecht keinen Gebrauch macht: Etwa $2/3$ aller Depotkunden unterzeichnen Dauervollmachten und nur 2–3% der Depotkunden erteilen Weisungen, die von den Vorschlägen der Kreditinstitute abweichen. Aktionäre können sich auch durch Aktionärsvereinigungen vertreten lassen.

Die Möglichkeiten zur Vertretung sollen dazu beitragen, die Hauptversammlungspräsenz hoch zu halten. Denn die faktische Macht einer Beteiligung bei wichtigen Entscheidungen auf der Hauptversammlung bestimmt sich nicht durch deren Anteil am gesamten Grundkapital, sondern durch den Anteil am

Tabelle 7.5: Stimmrechtsanteile nach Gruppen in den Hauptversammlungen der 24 größten

Nr.	Unternehmen	HV-Präsenz	Banken	davon Vollmachtstimmen[1]
1	Siemens	52.66	85.61	(85.61)
2	Volkswagen	38.27	35.17	(35.17)
3	Hoechst	71.39	87.72	(87.72)
4	BASF	50.39	81.11	(81.01)
5	Bayer	50.21	80.08	(80.08)
6	Thyssen	67.66	41.75	(34.98)
7	VEBA	53.40	78.23	(78.23)
8	Mannesmann	37.20	90.35	(90.35)
9	Deutsche Bank	46.79	82.32	(82.32)
10	MAN	72.09	35.51	(26.84)
11	Dresdner Bank	74.59	83.54	(83.54)
12	Preussag	69.00	54.30	(54.30)
13	Commerzbank	48.23	81.71	(81.71)
14	VIAG	69.68	41.67	(30.75)
15	Bayr. Vereinsb.	55.95	73.15	(73.15)
16	Degussa	73.26	51.99	(38.35)
17	AGIV	69.96	83.30	(22.10)
18	Bayr. Hypo	68.87	81.43	(81.38)
19	Linde	60.03	84.37	(51.10)
20	Dt. Babcock	37.30	79.32	(76.09)
21	Schering	37.42	74.79	(74.79)
22	KHD	69.60	94.60	(35.03)
23	Bremer Vulkan	52.09	57.10	(57.10)
24	Strabag	67.10	95.66	(21.21)
Durchschnitt		**58.05**	**72.28**	**(60.95)**

[1] In Bezug auf alle in der HV präsentierten Aktien.
[2] KAG = Kapitalanlagegesellschaften sind Unternehmen, die bei ihnen eingelegtes Geld im eigenen Grundsatz der Risikomischung in den nach diesem Gesetz zugelassenen Vermögensgegenständen
[3] z. B. Unternehmen, Öffentliche Institutionen.

Quelle: Baums, T./Fraune, C. (1995), S. 102–103.

«anwesenden», d. h. auf der Hauptversammlung repräsentierten Anteilsbesitz. Bei einer Hauptversammlungspräsenz von 50% hat ein Aktionär mit einer Beteiligung von 37,5% bereits eine qualifizierte Mehrheit von 75%. Die durchschnittliche Präsenz liegt zwischen 37% und 75% in einer Auswahl von Unternehmen im Jahr 1992.

Tabelle 7.5 veranschaulicht die Hauptversammlungspräsenzen und die Ausübung von Stimmrechtsanteilen in 24 Aktiengesellschaften im Jahr 1992.

Diese Ergebnisse sind beeindruckend: Die Vertretung der Aktionäre mittels

Gesellschaften in mehrheitlichem Streubesitz im Jahr 1992

Versicherungen	KAG[2]	Aktionärsver-einigungen	Sonstige Nicht-Private[3]	Private
0.07	10.30	0.29	3.34	0.39
	9.64	0.83	52.17	2.19
0.15	11.12	0.27	0.01	0.74
1.58	14.11	0.48	0.01	2.70
1.22	11.87	0.29	2.21	4.33
0.18	3.69	0.24	53.36	0.78
	13.28	0.35	0.17	7.97
	8.36	0.56		0.73
0.05	12.99	0.27	0.06	4.31
	14.02	0.15	50.04	0.28
	8.07	0.17	7.32	0.90
	4.92	0.07	40.65	0.06
0.01	16.42	0.52		1.35
	8.03	0.12	50.02	0.16
0.01	12.15	0.23	13.12	1.35
	8.93	0.19	36.77	2.12
	16.56	0.05	0.01	0.09
6.45	11.19	0.12		0.81
	14.78	0.15	0.10	0.60
3.64	12.82	0.69	0.78	2.75
	20.72	0.14	0.63	3.72
	3.70	0.23		1.47
0.01	4.45	0.28	36.86	1.30
	3.83	0.07		0.44
0.56	**10.66**	**0.28**	**14.48**	**1.74**

Namen für gemeinschaftliche Rechnung der Einleger (Anteilinhaber) [in Investmentfonds] nach dem anlegen (§ 1 (1) KAGG).

des sog. Depotstimmrechts prägt entscheidend die Stimmrechtsverhältnisse in den Hauptversammlungen. Rund 61% der Stimmrechte wurden in den Hauptversammlungen der 24 größten Gesellschaften in mehrheitlichem Streubesitz durch das Depotstimmrecht der Kreditinstitute ausgeübt. Damit besitzen die Kreditinstitute neben dem Einflußpotential durch die von bankzugehörigen Kapitalanlagegesellschaften verwalteten Investmentfonds und durch den Eigenbesitz von Anteilen im Depotstimmrecht eine wichtige Einflußquelle. Insgesamt dominieren somit Kreditinstitute die Hauptversammlungen der oben angeführten Gesellschaften. Nur die sonstigen (nicht-privaten) Anleger, Unternehmen und öffentliche Institutionen, verfügen noch über einen wesentlichen Einfluß.

Eine wichtige Frage ist nun, ob Kreditinstitute ihr Stimmenpotential im Interesse der Eigentümer, die sie vertreten, einsetzen oder nicht. Die Literatur meldet hier Zweifel an (Wenger [Unternehmenskontrolle]).

Nimmt man die Zweifel ernst, muß man nach alternativen Lösungen für die Stimmrechtsvertretung suchen. Baums/v. Randow schlagen die Einführung von Stimmrechtsvertretern (Aktionärsvertreter) vor (Baums und v. Randow [Stimmrechtsvertreter]). Stimmrechtsvertreter sollen Wirtschaftsprüfer sein, die keine weitere Geschäftsbeziehung zum Unternehmen unterhalten und somit unabhängig sind. Die Einflußnahme der Stimmrechtsvertreter bestimmt sich durch die Anzahl der Stimmrechte, die ihnen von Aktionären übertragen werden. Die Bezahlung der Stimmrechtsvertreter soll an der Zahl der vertretenen Stimmen anknüpfen. Die Stimmrechtsvertreter würden in Konkurrenz zu anderen Stimmrechtsvertretern um Stimmen werben. Die Verfasser glauben, daß die Interessen der Aktionäre intensiver als durch die bisherige Regelung vertreten würden.

Der Gesetzgeber hat zum Schutz der kleineren Aktionäre Minderheitenrechte festgelegt (Drukarczyk [Theorie] 657–661). Wichtige Rechte, wie z. B. die Geltendmachung von Ersatzansprüchen wegen Gesellschaftsschädigung gegen Vorstand und Aufsichtsrat (§ 147 (1) AktG), setzen eine Beteiligung von 10 % am gesamten Grundkapital voraus. Diese Hürde dürfte in großen Publikumsaktiengesellschaften nur selten zu nehmen sein. Es wird deshalb vorgeschlagen, die kritische Beteiligungshöhe zu reduzieren bzw. alternativ an absoluten Nennbeträgen in Höhe von $1/_2$–1 Million Euro zu orientieren.

Ein Problem stellt die rationale Passivität der Kleinaktionäre dar (Passivitätsthese): Eine aktive Nutzung der Einwirkungsrechte der Aktionäre erfordert eine intensive Analyse der Strategien des Managements, das Aufdecken von suboptimalen Entscheidungen und die gezielte Umsetzung von Mitwirkungsrechten. Die daraus resultierenden Kosten übersteigen bei geringeren Beteiligungen oft den erwarteten anteiligen Erfolg. Deswegen ist es rational, wenn Aktionäre sich passiv verhalten.

Es verbleibt den Aktionären die Möglichkeit, durch ihr Rede- und Auskunftsrecht (§ 131 (1) AktG) und das Stellen von Gegenanträgen ihren Standpunkt offensiv auf Hauptversammlungen zu vertreten und um Stimmen für ihre Position zu werben. Aktionärsvereinigungen nutzen diese Aktionärsrechte aktiv und erzielen immer wieder Achtungserfolge. Abgesehen davon, daß das Auskunftsrecht der Aktionäre durch auskunftsunwillige Mitglieder der Verwaltung, die sich auf den breiten Katalog von Auskunftsverweigerungsgründen des § 131 (3) AktG zurückziehen, häufig entwertet wird, bleibt der faktische Einfluß bei Abstimmungen grundsätzlich klein, da die Stimmenanteile der Aktionärsvereinigungen auf Hauptversammlungen mit durchschnittlich 0,28% (vgl. Tabelle 7.5) nur marginale Bedeutung haben.

Wir können also festhalten, daß die Hauptversammlungen der Publikumsaktiengesellschaften durch Kreditinstitute dominiert sind.

8 Kommanditgesellschaft auf Aktien (KGaA)

Die Kommanditgesellschaft auf Aktien ist eine in den §§ 278–290 AktG geregelte Mischform, die Elemente der Kommanditgesellschaft und der Aktiengesellschaft verbindet. Das Gesetz definiert sie als Gesellschaft mit eigener Rechtspersönlichkeit, bei der mindestens ein Gesellschafter den Gesellschaftsgläubigern unbeschränkt haftet und die übrigen an dem in Aktien zerlegten Grundkapital beteiligt sind, ohne für die Verbindlichkeiten der Gesellschaft zu haften (Kommanditaktionäre) (§ 278 (1) AktG). Es gibt somit zwei Arten von Gesellschaftern: persönlich haftende Gesellschafter oder Komplementäre, deren Stellung grundsätzlich den Komplementären einer KG entspricht. Sie haften mit ihrem Privatvermögen unbeschränkt für die Schulden der KGaA und sind anstelle des bei der KGaA fehlenden Vorstands (§ 278 (3) AktG) zur Geschäftsführung und Vertretung der Gesellschaft berufen. Die Stellung der Kommanditaktionäre entspricht der der Aktionäre in der AG; für sie gelten grundsätzlich die Bestimmungen des Aktienrechts.

Die Verfassung der KGaA weicht in wichtigen Punkten von der der AG ab. Die persönlich haftenden Gesellschafter übernehmen die Funktion des Vorstands. Sie werden auch nicht vom Aufsichtsrat bestellt. Der Aufsichtsrat ist Vertreter der Kommanditaktionäre (§ 287 (1) AktG); er ist als reines Kontrollorgan konzipiert.

Organ der Kommanditaktionäre ist die Hauptversammlung. Dort haben die persönlich haftenden Gesellschafter nur insoweit Stimmrechte, als sie über Aktien verfügen. Auch dann ist ihr Stimmrecht ausgeschlossen, wenn über in § 285 (1) AktG aufgelistete Sachverhalte entschieden wird (z. B. Wahl und Abberufung des Aufsichtsrats, Wahl von Abschlußprüfern). Zugleich bedürfen HV-Beschlüsse der Zustimmung der vollhaftenden Gesellschafter, soweit sie Angelegenheiten betreffen, für die bei einer KG das Einverständnis der persönlich haftenden Gesellschafter und der Kommanditisten erforderlich ist (§ 285 (2) AktG).

Die zahlenmäßige Bedeutung der KGaA ist bescheiden. In der Bundesrepublik bestehen nur etwa 25–30 Kommanditgesellschaften auf Aktien (z. B. Henkel KGaA).

9 Genossenschaft

9.1 Rechtsvorschriften und Organe

Gesellschaften mit

- nicht geschlossener Mitgliederzahl,

- deren Zweck die Förderung des Erwerbes oder der Wirtschaft ihrer Mitglieder mittels gemeinschaftlichen Geschäftsbetriebes ist,

sind Genossenschaften (§ 1 (1) GenG).

Die Zahl der Genossen muß mindestens 7 betragen (§ 4 GenG). Für die Verbindlichkeiten der Genossenschaft haftet den Gläubigern nur das Vermögen der Genossenschaft (§ 2 GenG). Das Statut der Genossenschaft bedarf der Schriftform (§ 5 GenG). Es muß Bestimmungen enthalten über (§§ 6, 7 GenG):

- Firma und Sitz der Genossenschaft;

- Gegenstand des Unternehmens;

- Bestimmungen über bestehende oder nicht bestehende Nachschußpflichten der Genossen;

- den Betrag, bis zu welchem sich der einzelne Genosse höchstens mit Einlagen beteiligen kann (Geschäftsanteil);

- die Bildung eines Reservefonds, der zur Deckung von Bilanzverlusten zu dienen hat, und die Art seiner Auffüllung (Analogie zu § 150 AktG).

Die Vorschriften über die Verfassung (Statut) lehnen sich eng an das AktG an. Die Genossenschaft hat drei notwendige Organe: Vorstand, Aufsichtsrat, Generalversammlung. Der Vorstand setzt sich aus mindestens 2 Personen zusammen und leitet die Genossenschaft. Der Aufsichtsrat setzt sich aus mindestens 3 Personen zusammen und wird von der Generalversammlung gewählt. Er darf keine Tantieme beziehen: Da Gewinnerzielung nicht vorrangiger Zweck der Genossenschaft ist, soll ein Interesse des Aufsichtsrates an Gewinn nicht geweckt werden. Haben Genossenschaften mehr als 500 (2000) Arbeitnehmer, ist zusätzlich § 77 (3) i. V. m. § 76 BetrVG 1952 (§ 6 (1), § 7 i. V. m. § 1 (1) MitbestG 1976) zu beachten. Die Generalversammlung ist oberstes Organ der Genossenschaften: sie wählt die Vertreter in den beiden anderen Organen und widerruft ihre Bestellung. Jeder Genosse hat i. d. R. ohne Rücksicht auf die Höhe seines Geschäftsanteils eine Stimme*.

---

* Geschäftsanteil ist der Höchstbetrag, zu dem sich der einzelne Genosse mit Einlagen an der Genossenschaft beteiligen kann. Geschäftsguthaben ist der Betrag, mit dem der Genosse tatsächlich beteiligt ist. Er ist gleich Summe der Einlagen plus nicht abgehobener

Von besonderem Interesse ist die Regelung der Nachschußpflicht der Genossen. Drei Regelungen in den Statuten sind zu unterscheiden:

a) Genossenschaft mit unbeschränkter Nachschußpflicht

Jeder Genosse ist der insolventen Genossenschaft mit seinem ganzen Vermögen nachschußpflichtig. Diese Form gewährt den Gläubigern insbesondere bei großem Genossenkreis große Sicherheit und der Genossenschaft folglich bessere Fremdfinanzierungsmöglichkeiten.

b) Genossenschaft mit beschränkter Nachschußpflicht

Für jeden Genossen ist die Nachschußpflicht auf eine im voraus bestimmte *Haftsumme* beschränkt. Für den Genossen ist diese Nachschußpflicht von Vorteil. Er wird sich, da er die Geschäftsführung i. d. R. im Detail nicht überwachen kann, eher zur Mitgliedschaft entschließen als bei unbeschränkter Nachschußpflicht. Für Kreditgeber ist das Risiko etwas höher.

c) Genossenschaft ohne Nachschußpflicht

Sie ist erst seit dem 1. 1. 74 zugelassen.

9.2 Finanzierungsaspekte

Die Genossenschaft ist unter Finanzierungsgesichtspunkten eine interessante Rechtsform. Das hängt mit dem variablen Mitgliederbestand, Eigenkapital und den drei möglichen Formen der Nachschußpflicht-Regelung zusammen. Einer Flucht der Genossen bei schlechter wirtschaftlicher Lage der Genossenschaft hat der Gesetzgeber an mehreren Stellen vorgebeugt:

– Kündigungen der Genossen finden nur zum Schluß eines Geschäftsjahres statt. Die Kündigung muß mindestens drei Monate vorher schriftlich erfolgen. Im Statut können längere, jedoch maximal fünfjährige Kündigungsfristen vorgesehen werden (§ 65 GenG).

– Die Auseinandersetzung mit dem kündigenden Genossen erfolgt aufgrund der Bilanz. Der Genosse hat Anspruch auf das sich aus der Bilanz ergebende Geschäftsguthaben. An offenen oder stillen Reserven, am Reservefonds oder am höheren Gesamtwert der Genossenschaft hat er keinen Anspruch (§ 73 GenG). Reicht das Vermögen der Genossenschaft nicht aus, um alle Schulden der Genossenschaft zu decken, muß der Ausscheidende an die

---

Gewinn minus Verlust. Die Haftsumme ist bei Genossenschaften mit beschränkter Nachschußpflicht der Betrag, mit dem der Genosse zu Nachschüssen herangezogen werden kann.

Genossenschaft den ihn treffenden Anteil an dem Fehlbetrag bezahlen, wenn er bei Insolvenz der Genossenschaft Nachschüsse zu leisten gehabt hätte (§ 73 (2) GenG).

– Wird die Genossenschaft binnen 6 Monaten nach dem Ausscheiden des Genossen aufgelöst, so gilt das Ausscheiden als nicht erfolgt (§ 75 GenG).

– Ist ein Genosse 1 ohne Auseinandersetzung mit der Genossenschaft ausgeschieden, indem er sein Geschäftsguthaben mittels schriftlicher Übereinkunft auf einen anderen Genossen 2 übertragen hat, und wird über das Vermögen der Genossenschaft binnen 6 Monaten nach dem Ausscheiden von Genosse 1 das Insolvenzverfahren eröffnet, so ist Genosse 1 zur Zahlung der Nachschüsse verpflichtet, wenn Genosse 2 unvermögend ist (§ 76 (1) und (3) GenG).

– Wenn mit Sicherheit anzunehmen ist, daß die Insolvenzgläubiger auch durch Einziehung der Nachschüsse von den Genossen keine Befriedigung erlangen, so sind die Nachschüsse auch von den innerhalb der letzten 18 Monate ausgeschiedenen Genossen zu leisten (§ 115b GenG).

Ist eine Nachschußpflicht vereinbart, gibt es für Genossen im Gegensatz zu GmbH-Gesellschaftern kaum Möglichkeiten, sich ihr wirkungsvoll zu entziehen. Das Risiko der Gläubiger, Verluste zu erleiden, sinkt damit erheblich. Zugleich hat das Versprechen, Nachschüsse in bestimmter Höhe zu leisten, für die Genossen erhebliche Vorteile. Die Mittel müssen erst im Insolvenzfall bzw. bei drohender Insolvenz (vgl. § 98 GenG) an die Genossenschaft eingezahlt werden, entfalten aber ihre gläubigerschützende Wirkung sofort. Sie vergrößern damit den Verschuldungsspielraum der Genossenschaft, ohne daß den Genossen die Liquidität sofort entzogen würde bzw. andere Mittelverwendungen ausgeschlossen werden.

10   Rechtsformwechsel

10.1   Grundlagen

Seit dem 1. 1. 1995 ist das neue Umwandlungsgesetz (UmwG) und das neue Umwandlungssteuergesetz (UmwStG) in Kraft. Das Ziel des Gesetzgebers bei der Konzipierung des neuen UmwG war die Zusammenfassung der die Umwandlung betreffenden Regelungen in einem Gesetz und die Erweiterung der Umwandlungsmöglichkeiten. Dabei sollte sichergestellt werden, daß die Entscheidungsbefugnis der Anteilsinhaber gestärkt würde und die Interessen der betroffenen Arbeitnehmer gewahrt bliebe. Das neue UmwStG wurde an die Änderungen des UmwG angepaßt, um steuerliche Hemmnisse bei der Um-

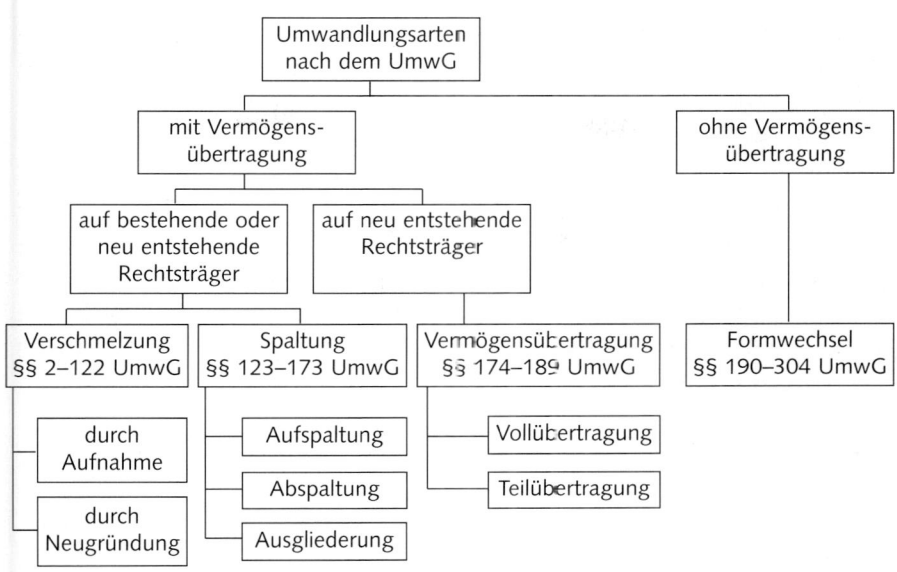

Abbildung 7.3: Umwandlungsarten nach dem Umwandlungsgesetz (UmwG)

strukturierung von Unternehmen zu beseitigen. Ziel ist es, Umstrukturierungen von Unternehmen stärker als bisher steuerneutral zu gestalten*. Betriebswirtschaftlich erwünschte Umstrukturierungen sollen nicht durch steuerliche Folgen behindert werden, soweit dem nicht spezifische Belange des Steuerrechts entgegenstehen. Das UmwG kennt die in Abb. 7.3 dargestellten Arten der Umwandlung.

Im folgenden sollen die Möglichkeiten des Rechtsformwechsels betrachtet werden. Tabelle 7.6 informiert über die bestehenden Möglichkeiten.

10.2 Ablauf

Der Ablauf eines Rechtsformwechsels gestaltet sich wie folgt:

- Gemäß § 192 UmwG hat das Vertretungsorgan einen ausführlichen schriftlichen Bericht zu erstatten, in dem der Formwechsel und insbesondere die künftige Beteiligung der Anteilsinhaber an dem Rechtsträger rechtlich und

---

* Steuerrechtlich ist ein Formwechsel von einer Personenhandelsgesellschaft in eine Kapitalgesellschaft und umgekehrt insbesondere deswegen problematisch, da Personenhandelsgesellschaften nicht selbst steuerpflichtig sind, sondern deren Gesellschafter. Kapitalgesellschaften hingegen sind selbst steuerpflichtig.

Tabelle 7.6: Möglichkeiten des Rechtsformwechsels (Sagasser/Bula [Umwandlungen] 312)

alte Rechtsform \ neue Rechtsform	GbR¹⁾	OHG	KG	GmbH	AG	KGaA	eG²⁾	e.V.	VVaG
GbR		HGB	HGB	(GmbHG)	(AktG)	(AktG)			
OHG	HGB		HGB	×	×	×	×		
KG	HGB	HGB		×	×	(AktG)	×		
GmbH	×	×	×		×	×	×		
AG	×	×	×	×		×	×		
KGaA	×	×	×	×	×		×		
eG				×	×	×			
e.V.				×	×	×	×		
VVaG					×				

HGB: Formwechsel bestimmt sich nach den Vorschriften des HGB
(AktG):   Gründung nach den Vorschriften des AktG erforderlich
(GmbHG):   Gründung nach den Vorschriften des GmbHG erforderlich
x: Formwechsel möglich
Schraffierung: Nicht als Zielrechtsträger möglich

¹⁾ Gesellschaft bürgerlichen Rechts
²⁾ Eingetragene Genossenschaft

wirtschaftlich erläutert und begründet werden (Umwandlungsbericht). Diesem Bericht ist eine Vermögensaufstellung beizufügen, in der die Gegenstände und Verbindlichkeiten des formwechselnden Rechtsträgers mit dem Wert anzusetzen sind, der ihnen am Tage der Erstellung des Berichts beizulegen ist. Der Bericht ist nicht erforderlich, wenn an dem formwechselnden Rechtsträger nur ein Anteilsinhaber beteiligt ist oder wenn alle Anteilsinhaber auf seine Erstellung verzichten.

Bei einem Rechtsformwechsel einer Personenhandelsgesellschaft ist ein Umwandlungsbericht nicht erforderlich, wenn alle Gesellschafter der formwechselnden Gesellschaft zur Geschäftsführung berechtigt sind (§ 215 UmwG).

- Für den Formwechsel ist ein Umwandlungsbeschluß der Anteilsinhaber des formwechselnden Rechtsträgers erforderlich. Der Beschluß kann nur in einer Versammlung der Anteilsinhaber gefaßt werden (§ 193 (1) UmwG). In Abhängigkeit von der alten und der neuen Rechtsform gelten verschiedene Mehrheitserfordernisse (Tabelle 7.7).

Für den Schritt von der Teilhaftung zur Vollhaftung verlangt der Gesetzgeber die höchsten Mehrheitserfordernisse. Das ist wegen der aus der Vollhaftung resultierenden Folgen plausibel.

- Der formwechselnde Rechtsträger hat jedem Anteilsinhaber, der gegen den Umwandlungsbeschluß Widerspruch einlegt, den Erwerb seiner umgewandelten Anteile oder Mitgliedschaften gegen eine angemessene Barabfindung anzubieten (§ 207 (1) UmwG). Über § 208 UmwG kommt § 30 (2) UmwG zur Anwendung, in dem festgesetzt wird, daß die Angemessenheit einer anzubietenden Barabfindung stets durch einen Prüfer zu prüfen ist. Die Berechtigten können auf die Prüfung oder den Prüfungsbericht verzichten. Dieser Verzicht ist notariell zu beurkunden.

- Der Formwechsel ist beim Handelsregister anzumelden (§ 198 UmwG). Das zuständige Gericht hat die Eintragung bekanntzugeben (§ 201 UmwG). Der Formwechsel wird erst bei Eintragung wirksam (§ 202 (1) UmwG): Der formwechselnde Rechtsträger besteht in der in dem Umwandlungsbeschluß bestimmten Rechtsform weiter. Anteilsinhaber des formwechselnden Rechtsträgers werden Anteilseigner des neuen Rechtsträgers.

10.3 Schutzvorschriften

Das UmwG enthält einige Schutzvorschriften für die vom Formwechsel betroffenen Gruppen:

Neben den erwähnten Informations- und Zustimmungsrechten sowie dem Abfindungsanspruch haben Anteilsinhaber unter bestimmten Umständen einen Nachbesserungsanspruch (§ 196 UmwG i.V.m. § 15 (2) UmwG). Die Anteilsinhaber können eine gerichtliche Entscheidung im Rahmen eines Spruchverfahrens gemäß § 305 UmwG beantragen. Die Kosten des Verfahrens tragen die Rechtsträger der neuen Rechtsform; die Kosten können jedoch ganz oder zum Teil einem anderen Beteiligten auferlegt werden, wenn dies der Billigkeit entspricht (§ 312 UmwG (4)).

Gemäß § 195 (1) UmwG ist eine Anfechtungsklage gegen die Wirksamkeit des Umwandlungsbeschlusses innerhalb eines Monats nach Beschlußfassung möglich.

Tabelle 7.7: Mehrheitserfordernisse bei Rechtsformwechseln

Alte Rechtsform	Neue Rechtsform	Mehrheitserfordernisse
Personenhandels-gesellschaft	Alle Rechtsformen	Grundsätzlich: Es müssen alle auf der Gesellschaf-terversammlung anwesenden Gesellschafter *und* die nicht erschienenen Gesellschafter zustimmen. Der Gesellschaftsvertrag kann eine Mehrheits-entscheidung der Gesellschafter vorsehen, die mindestens eine Dreiviertel-Mehrheit sein muß (§ 217 (1) UmwG).
Personenhandels-gesellschaft	KGaA	Es müssen alle Gesellschafter zustimmen, die Komplementäre werden sollen (§ 217 (3) UmwG).
Kapitalgesell-schaft	GbR, OHG Partnerschafts-gesellschaft	Grundsätzlich: Es müssen alle anwesenden Ge-sellschafter (Aktionäre) sowie auch die nicht erschienenen Anteilsinhaber zustimmen (§ 233 (1) UmwG).
Kapitalgesell-schaft	KG	Grundsätzlich: Es müssen mindestens drei Viertel der anwesenden Gesellschafter zustimmen. Der Gesellschaftsvertrag oder die Satzung der form-wechselnden Gesellschaft kann eine größere Mehrheit und weitere Erfordernisse bestimmen. Dem Formwechsel haben alle Gesellschafter zuzustimmen, die in der KG Komplementäre wer-den (§ 233 (2) UmwG).
KGaA	GbR, OHG, KG	Bei einem Formwechsel einer KGaA müssen fer-ner die persönlich haftenden Gesellschafter zustimmen. Die Satzung kann für den Fall des Wechsels in eine KG eine Mehrheitsentschei-dung dieser Gesellschafter vorsehen (§ 233 (3) UmwG).
Kapitalgesell-schaft	Kapitalgesell-schaft anderer Rechtsform	Grundsätzlich: Es müssen drei Viertel der anwe-senden Anteilsinhaber zustimmen. Der Gesell-schaftsvertrag oder die Satzung der formwech-selnden Gesellschaft kann eine größere Mehrheit und weitere Erfordernisse, bei einem Formwech-sel einer KGaA auch eine geringere Mehrheit bestimmen (§ 240 (1) UmwG).
GmbH, AG	KGaA	Es müssen alle Gesellschafter bzw. Aktionäre zustimmen, die in der Gesellschaft neuer Rechts-form die Stellung eines persönlich haftenden Gesellschafters haben sollen (§ 240 (2) UmwG).

Tabelle 7.7 (Fortsetzung)

Alte Rechtsform	Neue Rechtsform	Mehrheitserfordernisse
KGaA	Kapitalgesellschaft anderer Rechtsform	Bei einem Formwechsel einer KGaA müssen ferner die persönlich haftenden Gesellschafter zustimmen (§ 240 (3) UmwG).
Kapitalgesellschaft	eG	Grundsätzlich: Es müssen, falls die zukünftigen Genossen zu Nachschüssen verpflichtet sind, alle anwesenden Aktionäre oder Gesellschafter zustimmen, falls keine Nachschußpflicht bestehen wird. drei Viertel von ihnen oder eine größere Mehrheit (§ 252 UmwG).
KGaA	eG	Auf den Formwechsel einer KGaA ist § 240 (3) UmwG entsprechend anzuwenden (§ 252 (3) UmwG).
eG	Alle Rechtsformen	Grundsätzlich: Es ist eine Mehrheit von drei Vierteln der auf der Generalversammlung abgegebenen Stimmen erforderlich; unter bestimmten Bedingungen 90% der Stimmen. Das Statut kann größere Mehrheiten und weitere Erfordernisse bestimmen (§ 262 (1) UmwG).
eG	KGaA	Auf den Formwechsel in eine KGaA ist § 240 (2) UmwG entsprechend anzuwenden (§ 262 (2) UmwG).
e. V.	Kapitalgesellschaft	Grundsätzlich: Es müssen alle auf der Mitgliederversammlung anwesenden und die nicht erschienenen Mitglieder zustimmen, wenn der Zweck des Rechtsträgers geändert werden soll (§ 275 (1) UmwG). Andernfalls ist auch hier eine Dreiviertel-Mehrheit der anwesenden Mitglieder, unter bestimmten Bedingungen 90% der erschienenen Mitglieder erforderlich. Die Satzung kann größere Mehrheiten und weitere Erfordernisse bestimmen (§ 275 (2) UmwG).
e. V.	KGaA	Auf den Formwechsel in eine KGaA ist § 240 (2) UmwG entsprechend anzuwenden (§ 275 (3) UmwG).

Die §§ 205–206 UmwG gewähren u. a. den Anteilsinhabern einen Anspruch auf Ersatz des durch den Formwechsel erlittenen Schadens gegen die Organmitglieder des formwechselnden Rechtsträgers.

Auch die Schutzbedürftigkeit von Gläubigerpositionen wird im UmwG beachtet. So sind beim Formwechsel die Gründungsvorschriften für die neue Rechtsform anzuwenden (§ 197 UmwG). Diese Vorschrift dient dem Gläubigerschutz bei einem Wechsel in die Kapitalgesellschaft durch die dann geltenden Kapitalaufbringungs- und -erhaltungsvorschriften*.

Aus Sicht der Gläubiger bleibt die Zugriffsmasse bei einem Rechtsformwechsel zwar erhalten, Beeinträchtigungen ihrer Positionen könnten sich aber beim Formwechsel von der Personen- zur Kapitalgesellschaft ergeben, da der Zugriff auf das sonstige Vermögen des bislang persönlich haftenden Gesellschafters im Prinzip verwehrt wird. Dieses Problem wird im UmwG durch die Nachhaftung gelöst: Gemäß § 224 (1) UmwG berührt der Formwechsel Gläubigeransprüche gegen den zum Zeitpunkt des Formwechsels persönlich haftenden Gesellschafter aus Verbindlichkeiten der formwechselnden Gesellschaft nicht (vgl. auch §§ 237, 249, 257 UmwG). Der Anspruch muß vor Ablauf von 5 Jahren nach dem Formwechsel fällig sein und gerichtlich geltend gemacht (§ 224 (2) UmwG) oder vom Gesellschafter schriftlich anerkannt worden sein (§ 224 (4) UmwG). Die genossenschaftliche Nachschußpflicht in einem Insolvenzverfahren wird über § 271 UmwG verlängert.

Auch der Formwechsel von einer Kapital- in eine Personengesellschaft kann problematisch sein, da die Gläubiger der Kapitalgesellschaft nun mit den Privatgläubigern des jetzt persönlich haftenden Gesellschafters konkurrieren. Sicherheitsleistung wird für die Gläubiger möglich über § 204 UmwG i. V. m. § 22 UmwG. Dies kann bei einem Wechsel von einer Personenhandelsgesellschaft in eine Kapitalgesellschaft aufgrund der damit verbundenen Haftungsbeschränkung und bei einem Wechsel von einer Kapitalgesellschaft in eine Personenhandelsgesellschaft aufgrund des Wegfalls der Kapitalerhaltungsvorschriften (§ 30 GmbHG, § 57 AktG) relevant werden.

Wie den Anteilseignern steht auch den Gläubigern ein Schadensersatzanspruch gegen die Organe der Gesellschaft auf Ersatz des durch den Formwechsel erlittenen Schadens zu (Organhaftung gemäß §§ 205, 206 UmwG).

Auch die Arbeitnehmerposition bei einem Rechtsformwechsel wird im UmwG berücksichtigt: So ist der Entwurf des Umwandlungsbeschlusses spätestens einen Monat vor der über den Formwechsel beschließenden Gesellschafterversammlung dem Betriebsrat des formwechselnden Rechtsträgers zuzuleiten (§ 194 (2) UmwG). Diese Informationsvorschrift hängt mit § 194 (1) Nr. 7

---

* Vgl. hierzu Kapitel 8.

UmwG zusammen: Die Folgen des Formwechsels für die Arbeitnehmer bzw. ihre Vertretungen müssen im Umwandlungsbeschluß bestimmt werden.

Da ein Rechtsformwechsel per se nichts an den bestehenden Arbeitsverhältnissen ändert, liegt auch kein intensives Schutzbedürfnis der Arbeitnehmer vor.

Bei einem Wechsel von einer Kapitalgesellschaft, in der die Arbeitnehmer nach dem BetrVG 1952, MitbestG 1976, MontanMitbestG 1951 oder MitbestErgG 1956 mitbestimmungsberechtigt sind, in eine Personengesellschaft entfallen diese Mitbestimmungsrechte.

10.4 Motive für einen Rechtsformwechsel

Die Rechtsformwahl bei Gründung des Unternehmens erfolgt unter Berücksichtigung der Unternehmensparameter (Größe, Trennung von Eigentum und Management, Haftungsumfang) zusammen mit den Eigenschaften der Rechtsform in bezug auf Finanzierung, Besteuerung, Publizität, Mitbestimmung usw.. Nun können Veränderungen in den Unternehmensparametern und/oder relevanten Eigenschaften der Rechtsform auftreten, die für einen Wechsel der Rechtsform sprechen.

(1) Von der Kapitalgesellschaft in die Personengesellschaft

- Ein steuerneutraler Wechsel von der Kapitalgesellschaft in die Personengesellschaft war nach der alten Gesetzeslage nicht möglich («steuerliche Einbahnstraße»). Durch das neue UmwStG wird dieser Nachteil aufgehoben. Gemäß § 14 S. 2 UmwStG hat die übertragende Kapitalgesellschaft zum Zeitpunkt des Wirksamwerdens des Formwechsels eine Übertragungsbilanz und die übernehmende Personengesellschaft eine Eröffnungsbilanz aufzustellen. Gemäß § 3 UmwStG können die Wirtschaftsgüter der übertragenden Gesellschaft zum Buchwert oder einem höheren Wert (Obergrenze: Teilwert) angesetzt werden. Die Fortführung der Buchwerte ist möglich, wenn eine spätere Besteuerung der stillen Reserven bei den Gesellschaftern der übernehmenden Personengesellschaft bzw. übernehmenden natürlichen Person sichergestellt ist. Dies ist dann der Fall, wenn das Vermögen der übertragenden Körperschaft Betriebsvermögen der übernehmenden Personengesellschaft bzw. übernehmenden natürlichen Person wird. Ein die Buchwerte übersteigender Ansatz kann aus steuerlichen Gründen interessant sein, wenn ein noch nicht ausgenutzter Verlustabzug bei der übertragenden Gesellschaft gemäß § 10d (4) S. 2 EStG besteht, da der Verlustabzug gemäß § 4 (2) S. 2 UmwStG nicht auf die Personengesellschaft übergeht. Bei der übernehmenden Gesellschaft besteht dann ein höheres Abschreibungs- und damit Steuereinsparungspotential.

Darüber hinaus sind unter bestimmten Voraussetzungen Modelle möglich, mit denen die Buchwerte steuerneutral aufgestockt werden und das Abschreibungspotential erhöht wird.

Wenn die persönlichen Einkommensteuersätze der Gesellschafter einer Kapitalgesellschaft über 47% (45%, 43%) liegen, kann die Personenhandelsgesellschaft interessant sein, da gemäß § 32c EStG der Einkommensteuertarif auf gewerbliche Einkünfte (aus Personenhandelsgesellschaften) auf 47% (für 1999 auf 45%, für 2000 und 2001 auf 43%) begrenzt ist.

Der Formwechsel von einer Kapitalgesellschaft in eine Personengesellschaft ist zugleich eine Möglichkeit, um der doppelten Vermögensteuerpflicht der Gesellschaft und der Gesellschafter einer Kapitalgesellschaft zu entgehen. Bei einer Personengesellschaft unterliegt nur das Gesellschaftervermögen der Vermögensteuer*.

Bis zum 31. 12. 1995 bestand bei der Erbschaft- und Schenkungsteuer ein Freibetrag für Betriebsvermögen i. H. v. 500.000 DM, was ein mögliches Motiv für einen Rechtsformwechsel gewesen sein kann. Ab dem 1. 1. 1996 gilt dieser Freibetrag aber auch für Anteile an Kapitalgesellschaften, wenn der Erblasser oder Schenker mindestens zu einem Viertel am Nennkapital beteiligt war (§ 13a (4) Nr. 3 ErbStG). Hinzu treten jeweils noch eine Kappung der Bemessungsgrundlage um 40% nach § 13a (2) ErbStG und eine Tarifbegrenzung nach § 19a ErbStG.

Die Bewertung von Anteilen bei börsennotierten Aktiengesellschaften für die Zwecke der Vermögen-*, Erbschaft- und Schenkungsteuer erfolgt über den Börsenkurs; bei nicht notierten Gesellschaften wird das Stuttgarter Verfahren zur Anteilsbewertung angewendet.

- Ein weiteres Motiv für den Rechtsformwechsel in eine Personengesellschaft kann die Flucht vor den Publizitätsvorschriften des HGB für Kapitalgesellschaften sein. Wenn die Personengesellschaft die Größenkriterien gemäß § 1 Publizitätsgesetz erfüllt, ist sie aber auch hier zu einer Publizität verpflichtet.

- Der Rechtsformwechsel kann dazu dienen, der Mitbestimmung nach dem MitbestG, dem MontanMitbestG, dem MitbestErgG und dem BetrVG 1952 zu entgehen. Denn der Formwechsel in die Personengesellschaft führt zu einem Wegfall der Mitbestimmung. Ausgenommen ist der Fall, in dem der neue Rechtsträger eine Kapitalgesellschaft & Co. KG ist.

---

* Die Vermögensteuer wird seit dem 1. 1. 1997 nicht mehr erhoben.

- Mit dem Wechsel von der Kapitalgesellschaft in eine Personengesellschaft erfolgt auch ein Austritt aus dem Land der beschränkten Haftung. Dies könnte von Vorteil sein, da sich die Fremdfinanzierungsmöglichkeiten verbessern könnten. Da das Privatvermögen der Gesellschafter voll haftet, könnte mehr Fremdkapital aufgenommen werden. Das Risiko für die Fremdkapitalgeber sinkt. Damit sind niedrigere Zinssätze möglich. Allerdings muß man auch den Effekt der unbeschränkten Haftung auf die Position der Eigentümer beachten. Diese tragen nun ein höheres Risiko, da ihr Kapitaleinsatz und damit ihr maximaler Verlust nicht mehr durch Haftungsschranken begrenzt ist. Aufgrund des erhöhten Risikos wird die geforderte Rendite der Anteilseigner steigen. Es existieren somit zwei gegenläufige Effekte. Man hat zudem zu beachten, daß sich die Fremdkapitalgeber von Kapitalgesellschaften i. d. R. durch Rückgriff auf privates Vermögen sichern.

(2) Von der Personengesellschaft in die Kapitalgesellschaft

- § 20 (2) UmwStG ermöglicht auf der Ebene der übernehmenden Kapitalgesellschaft die Fortschreibung der Buchwerte oder den Ansatz höherer Werte (Obergrenze: Teilwert). Steuersparende Formwechselmodelle sind auch hier möglich.

  Weitere steuerliche Vorteile liegen in der Möglichkeit, Pensionsrückstellungen für geschäftsführende Gesellschafter zu bilden. Außerdem existieren gewerbesteuerliche Vorteile im Vergleich zur (gewerbesteuerpflichtigen) Personengesellschaft bei Zahlungen an Gesellschafter wie Lohn und Gehalt, Miete oder Pacht. Begrenzt werden diese Vorteile durch die Vorschriften zur verdeckten Gewinnausschüttung.

- Ein Formwechsel von der Personengesellschaft in die Kapitalgesellschaft wird immer auch durch die damit erreichbare Haftungsbeschränkung motiviert sein. Das Risiko für die Gesellschafter nimmt ab. Dies senkt auch deren geforderte Rendite. Hingegen steigt das Risiko für Fremdkapitalgeber; das maximale Kreditvolumen sinkt und/oder die Kreditzinsen steigen. Hier gilt, daß die Richtung des Gesamteffektes vom Verschuldungsgrad, den relevanten Steuersätzen, dem Umfang der Privatvermögen und der Bonität der Gesellschaft abhängt. Die Wirkungen der beschränkten Haftung können gemindert bzw. aufgehoben werden, wenn Gläubiger Sicherheiten aus dem Privatvermögen der Gesellschafter verlangen.

- Ein wichtiges Motiv beim Formwechsel von der Personengesellschaft in die Kapitalgesellschaft ist die Ausstiegsmöglichkeit für die Alteigentümer, die i. d. R. auch Geschäftsführungskompetenzen haben. Der

Wunsch nach einem Ausstieg kann viele Ursachen haben: Eine häufig diskutierte Ursache ist das Nachfolgeproblem in mittelständischen Unternehmen. Die bei Kapitalgesellschaften häufig anzutreffende und leichter zu realisierende Trennung von Eigentümern und Management erleichtert es, Nachfolgeprobleme zu lösen.

- Wollen Gesellschafter Anteile (Beteiligungsquoten) verkaufen, entsteht bei Anteilen an Personenhandelsgesellschaften ein schwierig zu lösendes Preisfindungsproblem. Der Käufer engagiert sich in einem Unternehmen, aus dem der Austritt schwierig ist. Er muß mit dem Alteigentümer kooperieren. Die Performance des Unternehmens hängt i. d. R. in erheblichem Umfang von dem Arbeitseinsatz der Gesellschafter ab.

  Zudem wird der Preis für einen Anteil bei unbeschränkter Haftung im Vergleich zu dem Preis eines Anteils bei beschränkter Haftung aufgrund des höheren Risikos bei sog. Schieflagen, in deren Folge das Privatvermögen angegriffen werden kann, schwieriger zu ermitteln sein.

- Die Rechtsform der AG bietet sich als Vorstufe zur AG, deren Anteile gehandelt werden, nach Schaffung der sog. kleinen AG und der Deregulierung des Aktienrechts an. Über eine Emission von Aktien (going public) besteht die Möglichkeit, Anteile zu verkaufen und so erhebliche Kapitalbeträge für Investitionszwecke aufzubringen. In Deutschland kann das Unternehmen zwischen mehreren Marktsegmenten (Amtlicher Handel, Geregelter Markt, Freiverkehr, Neuer Markt, SMAX) wählen, die sich unter Kostenaspekten, Zulassungsbedingungen, laufenden Pflichten und unter Liquiditätsaspekten unterscheiden.

(3) Von einer Kapitalgesellschaft in eine Kapitalgesellschaft anderer Rechtsform

- Der Wechsel aus der GmbH in die AG kann sich aufgrund der o. g. Vorteile der AG lohnen.

- Der Wechsel von der AG in die GmbH hat praktische Relevanz bei 100%igen Konzerntöchtern, da diese in der Rechtsform der GmbH unproblematischer zu leiten sind: Die Satzungen sind flexibler gestaltbar, die Kompetenzverteilung ist weniger stringent geregelt als im AktG.

(4) Vom Verein in die Kapitalgesellschaft

- Der Wechsel vom Verein in die Kapitalgesellschaft kann von Vorteil sein, um eine Trennung von Mitgliedern und Management zu realisieren und um die Rechtsform einem gewandelten Vereinszweck anzupassen. Glaubt man der Presse, denken manche Bundesliga-Vereine über einen solchen Rechtsformwechsel nach.

11 Zusammenfassung

Dieses Kapitel stellt die wichtigsten Rechtsformen des deutschen Gesellschaftsrechts vor und präsentiert die Eigenschaften, die für die Lösung von Finanzierungsproblemen bedeutungsvoll sind. Die Tabelle 7.8 faßt die wichtigsten Ergebnisse zusammen. Es ist nützlich, die Zahl der hier aufgeführten Rechtsformen nicht als unabänderlich anzusehen. Über Modifikationen bestehender Rechtsformen – z. B. der GmbH oder der AG – wird seit langem nachgedacht; die Schaffung neuer Rechtsformen wurde vorgeschlagen. Sucht man die Eigenschaften von Rechtsformen, die Unternehmer als wünschenswert bezeichnen würden, wird man Haftungsbeschränkung, flexible Gestaltbarkeit der vertraglichen Beziehungen zwischen Eigentümern und geschäftsführenden Organen und kostengünstige Übertragbarkeit der Anteilsrechte nennen. Keine der bestehenden Rechtsformen kombiniert diese – hier als plausibel unterstellten – Eigenschaften ohne Einschränkungen: Die Übertragbarkeit von Anteilen an der GmbH ist erschwert; die Bestimmungen zur inneren Struktur einer AG sind zahlreich und im Kern unabdingbar, so daß man von wesentlichen Spielräumen zur Anpassung an individuelle Gestaltungswünsche nicht sprechen kann. Die Regelungen zur kleinen AG haben hier einige Verbesserungen gebracht, weil sie einen etwas flexibleren Organisationsrahmen bieten. Überlegungen, die Übertragbarkeit von Anteilen an der GmbH spürbar zu erleichtern und diese Anteile ggf. sogar handelbar zu machen, werden inzwischen kaum mehr vorgetragen.

Unter Finanzierungsgesichtspunkten ist das emissionsfähige Unternehmen, das handelbare Eigen- und/oder Fremdkapitaltitel ausgeben kann, eine besonders interessante Konstruktion. Das Kapitel sollte verdeutlichen, daß mit der Trennung von Geschäftsführung und Eigentum nicht ausschließlich Vorteile einhergehen. Es gilt vielmehr, deutliche Interessendivergenzen zwischen Management und Eigentümern in der Publikumsaktiengesellschaft einzudämmen. Die vom Gesetzgeber ersonnene Organisationsstruktur wurde dargestellt. Es wurde deutlich, daß es von den Interessen derjenigen abhängt, die die Kontrollfunktion übernehmen, wie gut sich ein gesetzlich konzipierter Rahmen in der Realität bewährt.

Schließlich wurden die Möglichkeiten des Rechtsformwechsels erörtert. Das neue Umwandlungsgesetz (UmwG) verfolgt u. a. das Ziel, Rechtsformwechsel zu erleichtern. Dies erscheint sinnvoll, da es kaum Gründe gibt, Investoren (Unternehmer) an eine einmal gewählte Rechtsform dauerhaft zu binden. Bedingung ist, daß die Erzielung opportunistischer Vorteile, die mit einem Rechtsformwechsel angestrebt werden könnten, gebremst wird.

Tabelle 7.8: Rechtsformen und wichtige Eigenschaften

Rechtsform	Zahl der Gesellschafter	Gründungsvorschriften	Geschäftsführung; Kontrolle	Mindesteigenkapital (MEK): Entnahmeregelung	Haftungsbeschränkung; Nachschüsse
Einzelunternehmen	ein Eigentümer	keine	in einer Hand	kein MEK; keine Entnahmebegrenzungen	unbeschränkte Haftung
stille Gesellschaft §§ 230–237 HGB	mindestens ein Eigentümer; ein «stiller» Gesellschafter	keine	keine GF für stillen G.; Kontrollrecht nach § 233 HGB	kein MEK; stiller G. ist am Gewinn beteiligt; er *kann* am Verlust beteiligt sein	Haftung des st. G. ist auf Einlage beschränkt; st. G. ist Konkursgläubiger: § 236 HGB
OHG §§ 105–160 HGB	mindestens 2 Eigentümer	keine	alle Ges. sind zur GF berechtigt und verpflichtet: § 114 (1) HGB; aber: Ges.vertrag nach § 114 (2) HGB; Kontrolle: § 118 HGB	keine MEK; Verteilung von Gewinn bzw. Verlust nach Gesetz oder Vertrag: § 121 (1) HGB; Entnahmerecht ist dreistufig, gemäß § 122 HGB	unbeschränkte Haftung aller Gesellschafter
KG §§ 161–177a HGB	mindestens ein Vollhafter (Komplementär), mindestens ein Teilhafter (Kommanditist)	Kommanditist haftet unbeschränkt, wenn Gesellschaft vor Eintragung in das Handelsregister mit seiner Zustimmung die Geschäfte aufnimmt: § 176 HGB	GF nur durch Komplementäre: § 164 HGB Kontrollrecht für Kommanditisten: § 166 (1), (2), (3) HGB	kein MEK; Kommanditist ist an Gewinn und Verlust beteiligt; Kommanditist hat Gewinnanspruch, wenn sein Kapitalanteil nicht durch frühere Verluste angegriffen ist. § 169 HGB	Kommanditist haftet beschränkt gemäß Einlage: § 171 HGB; nach Ausscheiden haftet Komm. noch 5 Jahre in Höhe seiner Einlage für Verbindl. der KG § 159 HGB. Ausnahme: Dritter übernimmt Einlage des Ausscheidenden und Sonderrechtsnachfolge wird im Handelsregister eingetragen
GmbH → GmbHG	ein bis n Gesellschafter	– Gründungsprüfung bei Sacheinlagen: § 5 (4) GmbHG – Anmeldung der Ges.: § 7 GmbHG – Inhalt der Anmeldung: § 8 GmbHG – Prüfung durch Gericht: § 9c GmbHG	GF: Geschäftsführer Diese können Gesellschafter sein Kontrolle durch Gesellschafterversammlung; ggf. WP → RL	– 25.000 Euro: § 5 (1) GmbHG – Stammeinlage jeder Ges. mindestens 100 Euro: § 5 (1) GmbHG – Stammkapital muß erhalten bleiben: § 30 GmbHG	Haftungsbeschränkung a) § 13 (2) GmbHG für Verb. haftet nur Gesellschaftsvermögen b) Ges. haften nur mit Einlage Nachschüsse fakultativ: a) unbeschränkt Abandonrecht b) beschränkt

Eintritt; Austritt; Kündigung	Rechnungslegung: Publizität der Rechnungslegung (RL)	besondere Gesellschaftsorgane	Finanzierungseigenschaften	Relevanz von Mitbestimmungsregeln
«Kündigung» ist gleichbedeutend mit Liquidation des Unternehmens oder Verkauf	RL nach PublG möglich; Größenkriterien: (1) BS > 125″ DM (2) NU > 250″ DM (3) AN > 5000 Zwei Kriterien an 2 aufeinander folgenden Stichtagen müssen erfüllt sein	keine	EF beschränkt durch Vermögen des Eigners; SF beschränkt durch Höhe der erzielten Überschüsse; FF beschränkt durch Gläubiger.	–
Kündigung: § 234 HGB; Auseinandersetzung: § 235 HGB a) Nominalwert b) Anteil am Vermögen	RL nach PublG. Größenkriterien wie oben	keine	Probleme der Vertragsbeziehung; sonst wie bei EU	–
Eintritt, Austritt schwerfällig; Kündigung führt zum Ausscheiden; § 131 (3) Nr. 3 HGB	RL nach PublG.	keine	mehrere Vollhafter; höhere Kreditwürdigkeit; EF weniger beschränkt als bei EU; SF wie oben FF wie oben	–
eintretender Kommanditist haftet auch für Verb. der KG, die vor seinem Eintreten entstanden sind; Ausscheiden leichter als bei einer OHG, wenn Gesellschaftsvertrag Kommanditistenwechsel vorsieht und an die Stelle des «alten» Komm. ein «neuer» tritt.	RL nach PublG.	ggf. Beirat, wenn Zahl der Komm. sehr groß ist: sog. Publikums-KG	bessere Möglichkeiten als OHG, da neben Vollhaftern auch viele Kommanditisten mit relativ kleinen Einlagen beteiligt werden können.	–
– analog OHG – Übertragung von Anteilen per notariellem Vertrag – Handelbarkeit von GmbH-Anteilen zu erleichtern, ist im Gespräch	nach § 267 HGB abhängig von Größe der GmbH; jeweils zwei von drei Kriterien «kleine» KG: BS < 5,31″ DM NU < 10,62″ DM AN < 50 «mittelgroße» KG: BS < 21,24″ DM NU < 42,48″ DM AN < 250 «große» KG	– GF (n > 1) – Gesellschafterversammlung – Aufsichtsrat, wenn Zahl der Arbeitnehmer größer als 500 – Wirtschaftsprüfer (Organe genschaft umstritten)	beschränkte Haftung; mehrere EK-Geber; Selbstfinanzierung abhängig von Überschüssen; FF abhängig von Ertragslage, Sicherheitspotential	siehe AG, wenn dieses Organ besteht

Tabelle 7.8 (Fortsetzung)

Rechtsform	Zahl der Gesellschafter	Gründungsvorschriften	Geschäftsführung; Kontrolle	Mindesteigenkapital (MEK): Entnahmeregelung	Haftungsbeschränkung; Nachschüsse
GmbH u. Co. KG		siehe GmbH und KG	anstelle des Vollhafters tritt GmbH, die mit ihrem gesamten Vermögen beschränkt haftet		
AG → AktG	mindestens 1: § 2 AktG	aufwendige Regelung: §§ 23–41 AktG	GF: Vorstand Kontrolle: AR HV WP	MEK: 50.000 Euro gemäß § 7 AktG Mindestnennbetrag der Aktien: 1 Euro gemäß § 8 AktG Entnahmeregelung über JA und § 58 (2) AktG	Haftungsbeschränkung: § 1 AktG AE haften nur mit Einlage keine Nachschußpflicht
KGaA §§ 278–290 AktG	Vorschriften des AktG gelten analog		– persönlich haftende Gesellschafter – Kontrolle durch HV und AR; AR ist Vertreter der HV	siehe AktG	mindestens ein Gesellschafter haftet unbeschränkt; die übrigen Kommanditaktionäre haften beschränkt
Genossenschaft § 1 GenG	mindestens 7: § 4 GenG	– nicht geschlossene Mitgliederzahl – Zweck: Förderung der Mitglieder – Eintragung ins Genossenschaftsregister	GF: Vorstand Kontrolle: – Generalversammlung – AR – genossenschaftl. Prüfungsverband §§ 53 ff GenG	kein MEK Gewinnverteilung § 19 GenG	Haftungsbeschränkung § 2 GenG; unterschiedliche Nachschußregelungen

Eintritt; Austritt; Kündigung	Rechnungslegung: Publizität der Rechnungslegung (RL)	besondere Gesellschaftsorgane	Finanzierungseigenschaften	Relevanz von Mitbestimmungsregeln
siehe GmbH und KG	gemäß Beschluß der EG publizitätspflichtig wie Kapitalgesellschaften	siehe GmbH; ggf. Beirat als Vertretung der Kommanditisten	siehe GmbH	siehe GmbH
Kündigung nicht erforderlich; AE verkauft Anteil; Eintritt problemlos!	siehe § 267 HGB	Vorstand Aufsichtsrat Hauptversammlung Wirtschaftsprüfer (Organeigenschaft umstritten)	im Prinzip ausgezeichnet wegen – Handelbarkeit der Anteile – Diversifikationsmöglichkeiten – leichtem Aus- u. Einstieg	Ab 500 Arbeitnehmern Drittelparität; Parität ab 2.000 Arbeitnehmern; gemäß Montan-Mitbestimmungsgesetz (ab 1.000 Arbeitnehmern) Arbeitsdirektor im Vorstand
keine Kündigung erforderlich; Verkauf der Anteile	siehe Kapitalgesellschaften	1. HV 2. persönlich haftende Gesellschafter 3. Aufsichtsrat (§ 267 AktG) als Vertreter der K.-Aktionäre	über Aktien im Prinzip gut; Kontrollmehrheiten können nicht erlangt werden	siehe AG
Anteilserwerb durch Antrag; Kündigung durch Rückgabe des Anteils	§ 33 GenG §§ 336–339 HGB	– Vorstand – Aufsichtsrat – Generalversammlung – genossensch. Prüfungsverband	im Prinzip gut wegen – Stückelung der Anteile – Rückgaberecht – Herstellbarkeit beschränkter Haftung	siehe AG bzw. § 1 (1) MitbestG

Ergänzende Literaturangaben zum 7. Kapitel

Albach, Horst u. a.: Deregulierung des Aktienrechts: Das Drei-Stufen-Modell, Gütersloh 1988.

Baums, Theodor und *Fraune, Christian:* Institutionelle Anleger und Publikumsaktiergesellschaft: Eine empirische Untersuchung. In: Die Aktiengesellschaft, 40. Jg. (1995, S. 97–112.

Baums, Theodor und *Randow, Philipp v.:* Der Markt für [Stimmrechtsvertreter]. In: Die Aktiengesellschaft, 40. Jg. (1995), S. 145–163.

Bundesverband deutscher Banken: Macht der Banken, Köln 1995.

Decher, Christian E.: Formwechsel – Allgemeine Vorschriften. In: Kölner Umwandlungsrechtstage: Verschmelzung, Spaltung, Formwechsel, Lutter M. (Hrsg.), Köln 1995, S. 201–222.

Drukarczyk, Jochen: [Theorie] und Politik der Finanzierung, Kapitel 18, 2. Aufl., München 1993.

Easterbrook, Frank H. and *Fischel, Daniel R.:* Limited Liability and the Corporation. In: University of Chicago Law Review, 1985, Vol. 52, S. 89–117.

Fama, Eugene F. and *Jensen, Michael C.:* Separation of Ownership and Control. In: Journal of Law and Economics, 26 (1983), S. 301–325.

Gerum, Elmar, Steinmann, Horst und *Fees, Werner:* Der mitbestimmte [Aufsichtsrat], Stuttgart 1988.

Happ, Wilhelm: Formwechsel von Kapitalgesellschaften. In: Kölner Umwandlungsrechtstage: Verschmelzung, Spaltung, Formwechsel, Lutter M. (Hrsg.), Köln 1995, S. 223–244

Jensen, Michael C. and *Meckling, W. H.:* Theory of the [Firm]: Managerial Behavior. Agency Costs and Ownership Structure. In: Journal of Financial Economics, 1976, Bd. 3. S. 305–360.

Joost, Detlev: Formwechsel von Personenhandelsgesellschaften. In: Kölner Umwandlungsrechtstage: Verschmelzung, Spaltung, Formwechsel, Lutter M. (Hrsg.), Köln 1995, S. 245–260.

Kolbeck, Rosemarie: Wahl der Rechtsform-Gründung. In: Betriebswirtschaftslehre. Eine Einführung in die Theorie der Unternehmung, Band 2; Drukarczyk, J. und Müller-Hagedorn, L. (Hrsg.), Wiesbaden 1978, S. 122–140.

Kübler, Friedrich: Gesellschaftsrecht. 5. Aufl., Heidelberg 1998.

Kübler, Friedrich und *Schmidt, R. H.:* Gesellschaftsrecht und Konzentration, Berlin 1988, S. 157–208.

Lutter, Marcus: Defizite für eine effiziente Aufsichtsratstätigkeit und gesetzliche Möglichkeiten der Verbesserung. In: Zeitschrift für das gesamte Handels- und Wirtschaftsrecht 159, 1995, S. 287–309.

Matschke, Manfred: Finanzierung der Unternehmung. Herne/Berlin 1991.

Meyer-Scharenberg, Dirk E.: Umwandlungsrecht. Herne/Berlin 1995.

Monopolkommission: Hauptgutachten 1992/93: Mehr Wettbewerb auf allen Märkten, Baden-Baden 1994.

Neye, Hans-Werner: Überblick über die Gesetzesänderungen. In: Kölner Umwandlungsrechtstage: Verschmelzung, Spaltung, Formwechsel, Lutter M. (Hrsg.), Köln 1995, S. 1–18.

Peltzer, Martin: Auf der Suche nach einer neuen Unternehmens-Rechtsform. In: Zeitschrift für das gesamte Kreditwesen, 36 (1983), S. 981–988.

Posner, Richard A.: Economic Analysis of Law. 2. Aufl., 1977. Kapitel 14: Corporations,

S. 289–314; z.T. übersetzt in: Ökonomische Analyse des Rechts, Assmann, H.-D., Kirchner, Ch., Schanze, E. (Hrsg.). Königstein 1978.

Sagasser, Bernd und *Bula, Thomas:* Umwandlungen. München 1995.

Schmidt, Reinhard H.: Grundformen der Finanzierung. Eine Anwendung des neoinstitutionalistischen Ansatzes der Finanzierungstheorie. In: Kredit und Kapital, 14 (1981), S. 186–221.

Spremann, Klaus: Wirtschaft, Investition und Finanzierung. 5. Aufl., München, Wien 1996.

Steiner, Manfred: Konstitutive Entscheidungen. In: Vahlens Kompendium der Betriebswirtschaftslehre, Bd. 1, 4. Aufl., München 1998, S. 57–105.

Süchting, Joachim: Finanzmanagement. 6. Aufl., Wiesbaden 1995.

Theisen, Manuel R.: Die Kommanditgesellschaft auf dem Prüfstand. In: Betriebswirtschaft, 49 (1989), S. 137–183.

Wenger, Ekkehard: Die Rolle der Banken in der Industriefinanzierung und in der [Unternehmenskontrolle] am Beispiel der BRD. In: Wirtschaftspolitische Blätter, 1990, S. 155–168.

Wiedemann, Herbert: Gesellschaftsrecht, Bd. I, Grundlagen. München 1980.

Wöhe, Günter und *Bilstein, Jürgen:* Grundzüge der Unternehmensfinanzierung. 8. Aufl., München 1998.

Eigen- bzw. Beteiligungsfinanzierung Kapitel **8**

1 Definition und Funktionen von Eigenkapital in Unternehmen

Eigenkapital präzise zu definieren und von Nicht-Eigenkapital, das wir zunächst mit dem Begriff Fremdkapital belegen wollen, klar abzugrenzen, ist eine komplizierte Aufgabe. Eine Ursache dafür ist die Vielzahl der Finanzierungskontrakte, die wir in der Realität vorfinden und die sich unterscheiden in bezug auf

– die Überschußabhängigkeit der Zahlungsansprüche der Financiers im Fortführungsfall,

– Art und Rang der Zahlungsansprüche der Financiers im Insolvenzfall,

– die mit den Zahlungsbeziehungen verknüpften Mitentscheidungs- und Informationsrechte der Financiers,

– die vertraglich vereinbarte Fristigkeit der Finanzierungsbeziehung einschließlich der Kündigungsmodalitäten,

– die vereinbarten, bei Vertragsverletzungen einer Partei ingangsetzbaren Sanktionen der anderen Partei.

Swoboda [Risikograd] hat verbreitete Definitionen des Begriffs Eigenkapital in der Literatur zusammengetragen und geprüft, ob sie erlaubten, bestimmte Kapitalformen eindeutig dem Eigen- oder dem Fremdkapital zuzuordnen, ob die Zuordnung durch leichte Veränderungen der vertraglichen Vereinbarungen beeinflußbar sei und schließlich, ob die Definitionen «informativ» seien, d.h. ob die Kenntnis der Definition etwas Wissenswertes über die Finanzierungsbeziehung zwischen Unternehmen und Financier aussage. Swoboda kommt zu einem negativen Ergebnis: Keine der bekannten Definitionen befriedigt seinen Anforderungskatalog. Er folgert, daß das bestimmende Merkmal der finanziellen Ansprüche eines Financiers das Risiko sei. Deshalb müsse man, wenn man vertraglich geregelte Finanzierungsbeziehungen in zwei Klassen (Eigen- versus Fremdkapital) einordnen wolle, den *Risikograd* der Ansprüche als Abgrenzungsmerkmal heranziehen. Diese Aussage ist so zu verstehen, daß die konkreten vertraglichen Vereinbarungen über Höhe, Zeitpunkt, Ergebnis(un)abhängigkeit der laufenden Ansprüche, Höhe und Rang des Anspruchs im Liquidationszeitpunkt, Mitentscheidungs- und Informationsrechte, Sanktionspotentiale etc. gemeinsam den Risikograd der finanziellen Ansprüche festlegen, so daß alle vertraglichen Eigenschaften der Ansprüche vor dem Hintergrund der gegebenen institutionellen Arrangements (Gesellschaftsrecht, Kreditsicherungsrecht, Insolvenzrecht) sich letztlich im Risikograd niederschlagen. Die Übernahme dieser Sichtweise kann zum Ergebnis haben, daß manches, was nach herrschender Auffassung zum Fremdkapital zählt, nun zum Eigenkapital zu zählen ist. Beispiele sind: (1) Die Hausbank gewährt einem Unternehmen einen Sanierungskredit, um diesem die Beantragung eines Insolvenzverfahrens wegen der drohenden Zahlungsunfähigkeit zu ersparen. Weil alle Aktiven des Unternehmens durch Sicherungsansprüche von Gläubigern bereits belegt sind, wird der Sanierungskredit ohne Sicherheiten gegeben. Aus steuerlichen und insolvenzrechtlichen Gründen wird die Bank darauf bestehen, Fremdkapital gewährt zu haben. Gemäß den Überlegungen von Swoboda läge wegen des erheblichen Risikos, mit dem die Ansprüche aus dem Sanierungskredit belastet sind, Eigenkapital vor. (2) Die Hausbank verweigert den Sanierungskredit. Daher gewähren die Gesellschafter des Unternehmens, eine GmbH, die Sanierungskredite selbst. Gemäß den Überlegungen Swobodas läge Eigenkapital vor. Die Gesellschafter werden insbesondere im möglicherweise eintretenden Insolvenzfall darauf pochen, Fremdkapital gewährt zu haben, um ihre Ansprüche als Insolvenzforderungen anmelden zu können*. Eben dies versagt ihnen die Rechtsordnung. Die «Kredite» werden i.S.v. § 32a GmbHG in Eigenkapital umgewandelt, um den Gesellschaftern den Anspruch aus gewährten Krediten im Insolvenzverfahren zu nehmen**. Hier deckt sich das von Swoboda vorgeschlagene Kriterium mit der Intention des Gesetzgebers. (3) Ein Unternehmen mit hohem Investitionsrisiko, hoher Verschuldung und schlechter Ertragslage habe in der Vergangenheit seinen Arbeitnehmern Zusagen auf betriebliche Altersversorgung gemacht*** und aus handelsrechtlichen und steuerlichen Überlegungen Pensionsrückstellungen gebildet. Die Pensionsrückstellungen in der Bilanz repräsentieren künftige Ansprüche der Arbeitnehmer. Das Unternehmen sei insolvenzbedroht. Versicherungslösungen für die Ansprüche der Arbeitnehmer (wie z.B. der Pensionssicherungsverein) sollen nicht bestehen. Ansprüche bereits ausgeschiedener Arbeitnehmer sollen im Insolvenzfall als einfache Insolvenzforderungen behandelt werden. Der Risikograd der Ansprüche der Arbeitnehmer ist unter diesen Bedingungen so groß, daß man die im Unternehmen angesammelten Mittel gemäß dem Kriterium von Swoboda zum Eigenkapital zu zählen hätte.

---

* Vgl. hierzu 15. Kapitel.
** Vgl. hierzu 10. Kapitel, Abschnitt 3.5.
*** Vgl. hierzu 10. Kapitel, Abschnitt 5.

Der Risikograd als Abgrenzungskriterium könnte auch zur Folge haben, daß nach herrschender Auffassung zum Eigenkapital zählende Kapitalformen (unter allerdings günstigen Bedingungen) Fremdkapitalcharakter hätten. Nehmen wir an, eine Gesellschaft, deren wirtschaftliche Leistungskraft über alle Zweifel erhaben ist, gibt Vorzugsaktien aus, die ergebnisabhängig mit einer Vorzugsdividende von x% zu bedienen sind und nach fünf Jahren von der Gesellschaft gekündigt und zu einem fixierten Preis aufgekauft werden. Wegen der Bonität der Gesellschaft besteht kein Zweifel, daß a) die Jahresüberschüsse während der Laufzeit ausreichen, um buchmäßig die Ausschüttung der Vorzugsdividenden in den folgenden fünf Jahren zu ermöglichen, und b) die Ausschüttungen und die Rückzahlung auch finanziert werden können. Die Ansprüche der Financiers sind so sicher wie die derjenigen, die z. B. AAA-Obligationen halten. Folglich läge Fremdkapital vor.

Die Folgen der Übernahme des Abgrenzungskriteriums «Risikograd» wären somit weitreichend. Zugleich bringt das Kriterium auch Probleme mit, auf die Swoboda selbst hinweist [Risikograd, 356]. Man muß sich auf ein Risikomaß einigen; man muß festlegen, ab welcher Risikomenge eine Kapitalform zu «Eigenkapital» zählt und somit unabhängig von steuerlichen oder juristischen Klassifikationen nicht mehr unter «Fremdkapital» fällt, und man muß die Risikomenge, die den in einem Finanzierungskontrakt definierten Ansprüchen anhaftet, relativ genau messen können. Die Einordnung von Ansprüchen in eine der beiden Klassen wird damit nicht nur informativ, sondern auch sehr kompliziert (Schneider [Risikokapital] 188) und einzelfallabhängig.

Im folgenden wollen wir der Vielfalt der Kontraktformen in der Realität insoweit aus dem Weg gehen, als wir «ideal-typische» oder «reine» Grenzpositionen definieren, die für Eigenkapital bzw. Fremdkapital stehen. Ansprüche von Eigenkapitalgebern seien gekennzeichnet durch

- eine vertragliche (absprachekonforme), ausschließliche Ergebnisabhängigkeit im *Fortführungsfall* (Nicht-Liquidations-Fall) in Verbindung mit einer buchmäßigen Reduktion des Kapitalbestandes im Verlustfall und dem Fehlen eines vertraglich festgelegten Rückzahlungszeitpunktes,

- die vertragliche (absprachekonforme) Plazierung des Anspruchs als Residualanspruch nach allen gesetzlich und/oder vertraglich vorrangig plazierten Ansprüchen im *(freiwilligen) Liquidationsfall* oder *(erzwungenen) Zerschlagungsfall*.

Der Betrag, der von Eigenkapitalgebern als Gegenleistung für diese Ansprüche geleisteten oder stehengelassenen Mittel bzw. der Wert, der für diese Ansprüche eingebrachten Vermögensgegenstände und Rechte stellt «reines» Eigenkapital dar.

Diese idealtypische Definition muß sich natürlich nicht decken mit Definitionen, die z. B. der Gesetzgeber oder Parteien in Verträgen wählen, um Eigenkapital zu definieren. Im Kreditwesengesetz (KWG) definiert der Gesetzgeber z. B. in § 10 (5) KWG die Bedingungen, unter denen Kapital, das als Gegenleistung von den Inhabern von Genußrechten eingezahlt wurde, zum haftenden Eigenkapital zu zählen ist:

1. es muß bis zur vollen Höhe am Verlust teilnehmen (= buchmäßige Reduktion im Verlustfall);

2. es darf erst nach Befriedigung der Gläubiger zurückgefordert werden (= Nachrangigkeit des Anspruchs);

3. es muß dem Kreditinstitut mindestens für die Dauer von fünf Jahren zur Verfügung gestellt werden (= Mindestbindungsdauer);

4. es darf nicht in weniger als zwei Jahren fällig werden (= Mindest*rest*bindungsdauer);

5. ein durch Verluste reduzierter Rückzahlungsanspruch darf durch Gewinne, die nach mehr als vier Jahren seit dem Fälligkeitstermin anfallen, nicht erhöht werden (= keine nachträgliche Risikoabmilderung);

6. auf die Punkte 3. und 4. muß explizit sowie in schriftlicher Form vom Kreditinstitut hingewiesen werden (= Anlegerschutz).

Ansprüche aus «reinem» Fremdkapital (Schneider [Risikokapital], 187) seien gekennzeichnet durch

– eine vertragliche (absprachekonforme), ausschließliche Ergebnisunabhängigkeit ohne buchmäßige Reduktion des Kapitalbestandes im Verlustfall und

– eine vertragliche Festlegung der Verzinsungs- und Rückzahlungsmodalitäten und Zeitpunkte.

«Reines» Fremdkapital ist also konzipiert als risikoloses Kapital. Das Risiko einer Marktzinserhöhung oder das der Beschleunigung der Inflationsrate bleibt unbeachtet.

Die oben skizzierten Eigenschaften der Ansprüche von «reinem» Eigenkapital sind gemeint, wenn davon gesprochen wird, Eigenkapital «hafte» oder Eigenkapital übernähme eine Pufferfunktion, um «Verluste» aufzufangen. Dies ist zu erläutern. Angenommen die Nettoeinzahlungen eines Investitionsobjektes mit einer Lebensdauer von einer Periode seien:

Zustand der Welt	Nettoeinzahlungen	Wahrscheinlichkeit
1	200	0,3
2	150	0,3
3	110	0,1
4	90	0,2
5	80	0,1

Die Anschaffungskosten (A_0) seien 100. Für risikolose Positionen erzielten Gläubiger alternativ 12%. Sie fordern deshalb für «reines» Fremdkapital von den Eigentümern eine Rendite i = 0,12, soweit ihnen eine risikolose Position angeboten wird. Gläubiger werden es ablehnen, Fremdkapital in Höhe von A_0 = 100 bereitzustellen, da sie bei Eintritt der Zustände 3, 4 oder 5 erhebliche Ausfälle hätten. Diese Überlegung ist der Ausgangspunkt für die Aussage, Eigenkapitalgeber seien die Risikoträger. Je höher der Anteil des Finanzierungsbeitrages von Gläubigern (F_0) am benötigten Investitionsbetrag A_0 ist, um so höher sind die Zins- und Rückzahlungsansprüche der Gläubiger, die aus den Nettoeinzahlungen des finanzierten Objektes zu leisten sind. Mit steigendem Finanzierungsanteil der Gläubiger steigt ihr Risiko, daß ihre Zahlungsansprüche teilweise unerfüllt bleiben (Ausfallrisiko).

Je höher der Eigenkapitalanteil (E_0) an dem Investitionsbetrag A_0 ist, wobei gilt $A_0 = F_0 + E_0$, um so mehr tragen die Eigentümer das Risiko, das mit der Unsicherheit von Nettoeinzahlungen verbunden ist. Mit steigendem Eigenkapitalanteil wird die Gläubigerposition weniger riskant und ist schließlich sicher. In diesem Sinn sind Eigenkapitalgeber Risikoträger im Fall der Unternehmensfortführung. Sie tragen Risiko, weil sie Restbetragsansprüche (Stützel [Aktie]) halten.

Der Sachverhalt kann auch so dargestellt werden: Gläubigern wird, wenn sie sich zur teilweisen Finanzierung eines Investitionsobjektes bereitfinden, ein *bevorrechtigter* Anspruch auf Zins- und Rückzahlungen eingeräumt. Gläubiger erhalten somit den «sicheren» Teil der Verteilung der Nettoeinzahlungen in jedem Zeitpunkt t. Im obigen Beispiel wäre ein Gläubiger in t_0 bereit, zum Zinssatz i = 0,12 einen maximalen Finanzierungsbeitrag (F_0) von $80\,(1{,}12)^{-1} = 71{,}43$ zu leisten, wenn er kein Ausfallrisiko übernehmen will. Kommt dieser Kreditvertrag zustande, dann ist dem Gläubiger die ergebnisunabhängige Zahlung von 80 zugesichert, gleichgültig welcher Zustand der Welt sich realisiert. Der Gläubiger trägt kein Risiko.

Das gesamte Risiko tragen die, die die Eigenmittel aufbringen. E_0 muß im Beispiel 28,57 betragen. Die Eigentümer haben wegen des prioritätischen Anspruchs des Gläubigers nur einen *Residualanspruch*. Bei der hier erläuterten Aufteilung von A_0 auf F_0 und E_0 tragen die Eigentümer das gesamte

Risiko. Ihr Risiko minderte sich erst, wenn F_0 den Betrag von 71,43 überstiege. Dann nämlich übernähmen auch die Gläubiger Risiko. Und Risiko, das die Gläubiger übernehmen, muß von den Eigentümern nicht getragen werden. Die Aufteilung des zu finanzierenden Betrages A_0 auf E_0 und F_0 entscheidet somit bei gegebener Verteilung der Nettoeinzahlungen im Zeitpunkt t, ob der Gläubiger überhaupt und wenn ja wieviel Risiko übernimmt.

Die angestellten Überlegungen zum mindestens notwendigen Eigenkapital (28,57) bauen auf einigen Voraussetzungen auf: Es wurde unterstellt, daß die Investoren, die Restbetragsansprüche, und die, die Festbetragsansprüche (Stützel [Aktie]), d. h. ergebnisunabhängige Ansprüche halten, die Verteilung der möglichen Nettoeinzahlungen gleich einschätzen. Es wurde weiterhin angenommen, daß Fremdkapitalgeber davon überzeugt sind, daß die Eigentümer das geplante Investitionsobjekt auch realisieren und von strategischen Zügen, die den Haltern von Festbetragsansprüchen nach Abschluß des Finanzierungskontraktes dennoch Ausfallrisiken aufbürden, absehen. Bestehen auf seiten der potentiellen Halter von Festbetragsansprüchen Zweifel in bezug auf die genannten Aspekte, senken sie ihren Finanzierungsbeitrag mit der Folge, daß der Mindest-Eigenkapitaleinsatz steigen muß, wenn das Investitionsobjekt realisiert werden soll.

Betrachten wir nun den Insolvenzfall mit der möglichen Folge der Einleitung eines Insolvenzverfahrens. Zahlungsunfähigkeit (oder Überschuldung) des Unternehmens ist Voraussetzung für die Eröffnung eines Konkursverfahrens. Die Einleitung eines Insolvenzverfahrens zieht sehr häufig die Zerschlagung des Unternehmens nach sich: Die dem Unternehmen gehörenden Vermögensgegenstände werden durch einen Insolvenzverwalter bestmöglich verwertet, um vorrangig die Ansprüche der Gläubiger (ausstehende Zinsen und Rückzahlungsansprüche) zu befriedigen.

Unternehmen können durch Bilanzen abgebildet werden. Unter bestimmten Voraussetzungen kann man sagen, daß die Aussichten der Gläubiger, eine befriedigende Insolvenzquote zu erhalten, um so größer sind, je höher der Anteil des bilanziellen Eigenkapitals am bilanziellen Gesamtkapital ist.

Angenommen, Unternehmen I und II haben die gleichen Aktiva, also die gleichen Vermögensgegenstände. Nur die Passivseiten unterscheiden sich: Unternehmen I hat größere Verbindlichkeiten (V) und das heißt, höhere Festbetragsansprüche zu bedienen als Unternehmen II und daher ein entsprechend niedrigeres bilanzielles Eigenkapital.

Bilanz Unternehmen I   Bilanz Unternehmen II

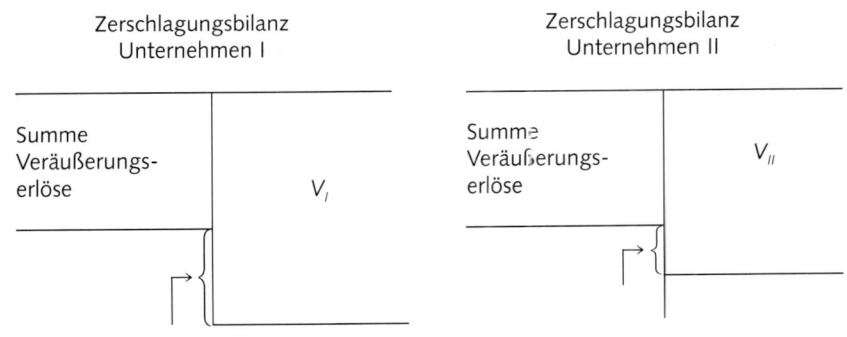

Angenommen, beide Unternehmen hätten ein Insolvenzverfahren eingeleitet. Da die Aktiven beider Unternehmen gleich sind, verfügen die Insolvenzverwalter beider Unternehmen über gleiche Vermögensmassen. Zur Vereinfachung der Darstellung soll auch angenommen werden, daß die Veräußerungserlöse aus der Versilberung gleich sind. Die «Zerschlagungsbilanzen» I und II sehen dann so aus:

Zerschlagungsbilanz   Zerschlagungsbilanz
Unternehmen I   Unternehmen II

durch Veräußerungserlöse nicht gedeckter
Teil der Ansprüche der Gläubiger

Die Fremdkapitalgeber des Unternehmens I erfahren hohe endgültige Zahlungsausfälle: Ihre Befriedigungsquote – Gleichverteilung unter allen Gläubigern unterstellt – beträgt etwa 59%. Die Financiers, die bei Vertragsabschluß glaubten, Festbetragsansprüche zu halten, halten ex post Residualansprüche, weil die «Insolvenzpufferaufgabe» (Schneider [Risikokapital] 187) vom Eigenkapital nur z.T. erfüllt wird. Die Gläubiger von Unternehmen II erhalten eine deutlich höhere Quote. Sie liegt bei 85%. Dies ist eine Folge des geringeren Volumens an Festbetragsansprüchen bzw. des höheren Anteils an Residualansprüchen, was sich in der höheren bilanziellen Eigenkapitalquote von Unternehmen II zeigt.

Tabelle 8.1: Eigenkapitalentwicklung deutscher Kapitalgesellschaften im produzierenden

	1955	1960	1965
Anzahl der Gesellschaften	1.516	1.354	1.282
Eigenkapital[2] in Mio. DM	26.949	38.261	57.366
Anlagevermögen[3] in Mio. DM	34.707	53.212	87.820
Netto-Bilanzsumme[4] in Mio. DM	64.931	98.965	155.895
Vertikale Eigenkapitalquote[5]	41,5	38,7	36,8
Horizontale Eigenkapitalquote[6]	77,6	71,9	65,3

	1984	1985	1986
Anzahl der Gesellschaften	774	775	756
Eigenkapital[2] in Mio. DM	150.011	163.289	170.490
Anlagevermögen[3] in Mio. DM	218.606	230.705	237.630
Netto-Bilanzsumme[4] in Mio. DM	521.199	549.526	547.667
Vertikale Eigenkapitalquote[5]	41,9	29,7	31,1
Horizontale Eigenkapitalquote[6]	68,6	70,8	71,7

[1] Von 1955–1986 nur Aktiengesellschaften.
[2] Grundkapital vermehrt um Rücklagen und den hälftigen Anteil des Sonderposten mit Rücklagenanteil, soweit ausgewiesen.
[3] Buchwert abzüglich Wertberichtigungen.
[4] Einschließlich Sonstige Aktiva und Sonstige Passiva.
[5] Eigenkapital in v. H. der Bilanzsumme.
[6] Eigenkapital in v. H. des Anlagevermögens.

2 Zur Eigenkapitalausstattung von Unternehmen in der Bundesrepublik Deutschland

Wie hoch sind die bilanziell gemessenen Eigenkapitalanteile an der Bilanzsumme deutscher Gesellschaften? Wie haben sich diese im Zeitablauf entwickelt?

Die verläßlichsten Zahlen liegen für Kapitalgesellschaften vor. Die obenstehende Tabelle 8.1 gibt einen Überblick.

Dieser Tabelle zufolge sank die («vertikale») Eigenkapitalquote, d. i. die Relation Eigenkapital zu Bilanzsumme, von 41% auf rund 28% in 36 Jahren.

Gewerbe von 1955–1991[1]

1970	1975	1980	1981	1982	1983
1.062	905	822	325	804	785
73.034	97.084	124.781	130.349	135.636	135.993
116.988	161.997	194.527	201.123	209.730	208.050
217.202	325.161	440.487	471.135	480.295	484.231
33,6	29,9	28,3	27,7	28,2	28,1
62,4	59,9	64,1	64,8	64,7	65,4

1987	1988	1989	1990	1991
712	712	866	860	898
154.372	166.970	186.042	191.596	208.212
247.901	256.953	289.964	297.386	338.494
560.913	579.193	561.432	669.425	747.162
27,5	28,8	28,1	28,6	27,9
62,3	65,0	64,2	64,4	61,5

Quellen: Statistische Jahrbücher der Bundesrepublik Deutschland 1958–1994, Bilanzen von Aktien-/ Kapitalgesellschaften, Produzierendes Gewerbe insgesamt. Das Statistische Bundesamt führte diese Daten nach 1991 nicht weiter.

Stellt man die Entwicklung der vertikalen Eigenkapitalquote im Zeitablauf grafisch dar, erhält man das Bild einer mittelschweren Skipiste mit kurzem Auslauf (Abb. 8.1).

Tabelle 8.2 unterstreicht, daß die vertikalen Eigenkapitalquoten mit der Größe der Unternehmen, gemessen an den Umsatzerlösen, steigen. Tabelle 8.3 belegt, daß Branchenunterschiede und Rechtsformen erheblichen Einfluß auf durchschnittliche Eigenkapitalquoten haben.

Die hier zum Ausdruck kommende, im Zeitablauf sinkende vertikale Eigenkapitalquote beschäftigt Literatur und Praxis intensiv. Im Vordergrund der Überlegungen steht die Suche nach den Ursachen des sinkenden Eigenkapi-

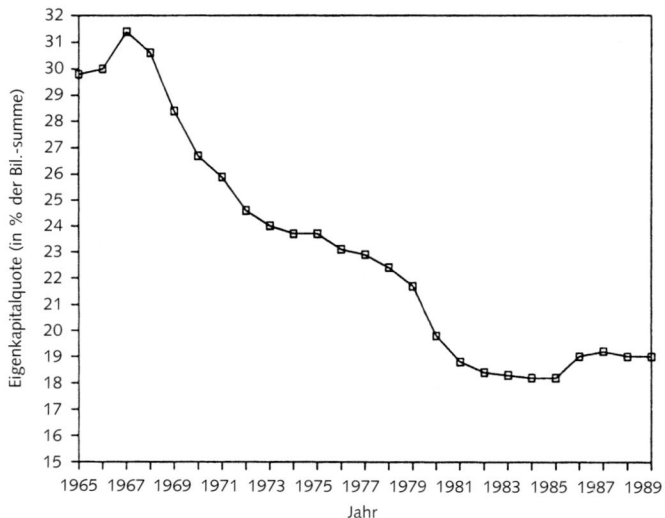

Quelle: Gerke/Van Rüth/Schöner (1992), S. 9

Abbildung 8.1: Eigenmittelquoten der deutschen Unternehmen 1965–1989

Tabelle 8.2: Vertikale Eigenkapitalquoten nach Umsatzklassen und Rechtsformen (in % der Bilanzsumme)

Rechtsform	Umsatz in Mio. DM					
	insg.	< 5	5–10	10–25	25–100	>100
alle Unternehmen darunter:	23,2	7,6	10,9	13,8	18,1	26,2
Einzelkaufleute	11,2	4,5	12,2		16,9	
PersGes	14,7	8,8	9,4	11,0	13,9	18,5
KapGes	25,7	8,6	11,3	16,4	21,4	27,2

Quelle: Deutsche Bundesbank, Sonderdrucke Nr. 6, 1989.

talanteils und die nach Lösungen für diese von vielen als bedenklich angesehene Entwicklung.

Unterstellt man, daß internationale Vergleiche von Eigenkapitalquoten nicht generell an unterschiedlichen Bilanzierungsregelungen und/oder -gewohnheiten scheitern, dann sind die Eigenkapitalquoten deutscher Unternehmen zwar nicht weltweit die niedrigsten, aber doch niedrig, was Abbildung 8.2 anzeigt. Niedriger bzw. auf vergleichbarem Niveau sind die Eigenkapitalquoten in

Tabelle 8.3: Vertikale Eigenkapitalquote nach Branchenzugehörigkeit und Rechtsformen (in % der Bilanzsumme)

Rechtsform	vertikale Eigenkapitalquote				
	1972	1976	1980	1983	1986
Kapitalgesellschaften	28,9	27,1	25,1	23,8	25,7
darunter:					
Verarbeitendes Gewerbe	31,0	29,0	27,9	26,1	28,2
Baugewerbe	11,0	9,5	8,6	10,3	12,9
Großhandel	17,8	15,8	14,5	13,8	15,7
Einzelhandel	35,0	31,8	26,2	25,2	24,1
Personengesellschaften	20,0	18,3	15,1	15,2	14,7
darunter:					
Verarbeitendes Gewerbe	23,9	21,3	18,0	17,3	16,6
Baugewerbe	8,4	6,1	6,3	5,1	4,3
Großhandel	18,8	17,6	14,4	13,7	13,8
Einzelhandel	19,6	21,6	17,9	16,7	15,1
Einzelkaufleute	20,7	18,4	13,5	13,3	11,2
darunter:					
Verarbeitendes Gewerbe	25,8	23,4	18,3	17,3	15,2
Baugewerbe	9,6	6,6	6,1	0,7	–0,2[1]
Großhandel	22,4	20,8	17,6	15,7	14,4
Einzelhandel	23,5	20,0	13,6	10,0	6,1

[1] Negatives Vorzeichen bedingt durch Verlustvorträge

Quelle: Deutsche Bundesbank, Sonderberichte Nr. 6, 1983, 1986.

Schweden, Italien und Japan. Höher sind die Eigenkapitalquoten insbesondere in den USA, in Großbritannien und in Frankreich. Die Eigenkapitalquote amerikanischer Industrie-Aktiengesellschaften liegt trotz der in den letzten Jahren deutlich gestiegenen Verschuldungsgrace noch immer über der deutschen.

In den USA haben mehrere sich überlappende Faktoren zu einer Reduktion der vertikalen Eigenkapitalquote beigetragen. Erstens ist die amerikanische Vorliebe für die Ausgabe von Vorzugsaktien abgekühlt. Die Ablösung von Vorzugsaktien wurde zwischen 1930 und 1975 fast vollständig durch Fremdkapitalaufnahme finanziert (Ciccolo [Changing Balance Sheet] 71). Zweitens haben die Risiken, Ziel eines feindlichen Übernahmeversuchs (unfriendly takeover) zu werden, in dem der Übernehmer die freie Verschuldungskapazität der Zielgesellschaft, also des Opfers, für die Finanzierung der Übernahme einsetzt, dazu beigetragen, daß Gesellschaften, die sich als potentielle Ziele eines leveraged buyouts, also einer hauptsächlich mit Fremdkapital finanzierten

Eigenkapital in % der Bilanzsumme

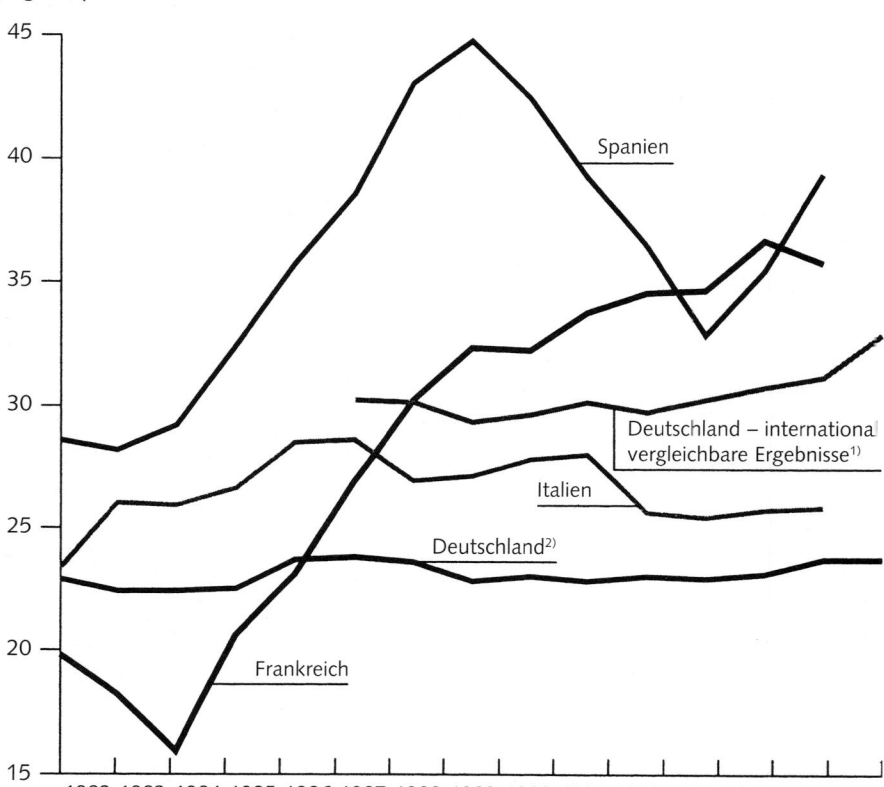

1) Eigenkapitalquote, wenn Bilanzierungsregeln anderer Länder auf Deutschland angewandt werden.
2) Eigenkapitalquote, aufgrund der der Bundesbank zur Verfügung stehenden Bilanzen auf alle Unternehmen hochgerechnet.
Quelle: Deutsche Bundesbank, Monatsbericht Oktober 1996.

Abbildung 8.2: Eigenmittelquoten gewerblicher Unternehmen in ausgewählten EU-Ländern

Übernahme sehen, ihren Verschuldungsgrad erhöht haben. Drittens haben Änderungen steuerlicher Regelungen die Attraktivität der Fremdfinanzierung z. T. erhöht.

In diesem Zusammenhang stellen sich zwei Fragen: (1) Was sind die Ursachen für die unterschiedlichen Eigenkapitalquoten der Unternehmen in verschiedenen Ländern? (2) Wie ist die international als niedrig einzustufende durchschnittliche Eigenkapitalquote deutscher Unternehmen zu bewerten?

Als Ursachen für die unterschiedlichen durchschnittlichen Eigenkapitalquoten im internationalen Vergleich werden die folgenden Aspekte angeführt:

a) unterdurchschnittliche Renditen deutscher Unternehmen,

b) relativ intensive Besteuerung deutscher Unternehmen,

c) relativ bescheidene Abschreibungsmöglichkeiten für deutsche Unternehmen.

zu a):

Daß deutsche Unternehmen unterdurchschnittliche Renditen (Nettoumsatzrenditen, Gesamtkapitalrenditen) erzielten, wird von mehreren Autoren vorgetragen (Jacobi [Eigenkapitalbasis] 62/63; Krahnen [Eigenkapitalbasis] 47; Albach/Hunsdiek/Kokalj [Risikokapital] 16–34). Jacobi argumentiert, daß die Nettoumsatzrenditen industrieller Aktiengesellschaften in der Bundesrepublik Deutschland zwischen 1961 und 1970 im Durchschnitt bei 3% gelegen hätten, um dann auf 2% abzusinken. US-amerikanische Gesellschaften hätten im Zeitraum von 1970–76 im Durchschnitt eine nahezu doppelt so hohe Nettoumsatzrendite erzielt. Wegen der zwischen Nettoumsatzrentabilitäten, Umschlagsgeschwindigkeiten und Gesamtkapitalrenditen bestehenden Beziehung, die in Kapitel 4 erläutert wurde, kann man schließen, daß sich auch die Gesamtkapitalrenditen deutscher und amerikanischer Gesellschaften unterscheiden. Beteiligungen am Eigenkapital seien in der Bundesrepublik Deutschland, so folgert Jacobi, weniger attraktiv als in den USA. Anleger haben daher die Tendenz, verstärkt in festverzinsliche Anlagen zu investieren, also Fremdkapital-Titel zu erwerben. Sie nehmen damit nicht Eigentümer-, sondern Gläubigerpositionen ein. Albach u. a. stützen diese These (Albach/Hunsdiek/ Kokalj [Risikokapital] 16–34): Sie tragen vor, daß Unternehmen mit überdurchschnittlicher Eigenkapitalquote deutlich höhere Umsatzrentabilitäten erzielen als Unternehmen mit unterdurchschnittlicher Eigenkapitalquote. Sie belegen auch, daß für erfolgreiche börsennotierte deutsche Industrieaktiengesellschaften im Zeitraum 1960-1984 – wobei der Erfolg am Niveau der Umsatzrentabilität bzw. der Eigenkapitalrendite gemessen wird – deutlich höhere Eigenkapitalquoten als für nicht erfolgreiche Gesellschaften gemessen werden können. Diese Überlegung ist auch von der Deutschen Bundesbank wiederholt vorgetragen worden: Sie argumentiert, daß die wichtigste Ursache für eine sinkende vertikale Eigenkapitalquote die unzureichende Ertragskraft der Unternehmen sei. Sie verhindere einmal, daß die Unternehmen über einbehaltene Gewinne ausreichende Eigenmittel bildeten und gäbe zum anderen potentiellen Kapitalgebern keine Anreize, diesen Unternehmen Eigenkapital zur Verfügung zu stellen (Deutsche Bundesbank [Finanzierungsverhältnisse] 19/20). Die Deutsche Bundesbank, die den Tiefpunkt der Ertragsentwicklung im Jahr 1982 sieht, stellt denn auch fest, daß sich sowohl die Zuführungen zum Eigenkapital durch einbehaltene Gewinne als auch die Zuführung durch Außenfinanzierung (Eigen- bzw. Beteiligungsfinanzierung) mit steigenden Renditen und damit vermutlich steigenden Unternehmenswerten bzw. Börsenkursen erhöht haben. Für das Jahr 1990 weist die Deutsche Bundesbank, basierend auf einer Stichprobe von 16.000 Jahresabschlüssen, eine vertikale Eigenkapitalquote von 18,5% aus (Deutsche Bundesbank [Ertragslage] 20).

zu b):

Als Ursache für die niedrige vertikale Eigenkapitalquote wird eine im internationalen Vergleich relativ intensive Besteuerung deutscher Gesellschaften angeführt, die die Nettorenditen der Eigentümer weiter schwäche (Jacobi [Eigenkapitalbasis] 65/66; Krahnen [Eigenkapitalbasis] 45/46). Das Argument hat auf den ersten Blick die gleiche Stoßrichtung wie Argument a): Gewerbeertrag-, Gewerbekapital-, Vermögen- und Körperschaft- bzw. Einkommensteuer verkürzen die auf Unternehmensebene verbleibenden finanziellen Mittel und bei hier unterstellten, gegebenen Entnahmewünschen der Eigentümer die thesaurierbaren Mittelvolumina. Zum anderen sind für Eigenkapitalgeber die Renditen *nach* Steuern (bzw. die finanziellen Überschüsse *nach* Steuern) die Größen, an denen sie ihr Investitionsverhalten ausrichten. Gibt es in einer Volkswirtschaft geringer besteuerte Anlagealternativen oder außerhalb der Volkswirtschaft geringer besteuerte Investitionsmöglichkeiten, kann dies – ceteris paribus – zu einer Umorientierung des Anlageverhaltens führen. Entscheidend ist zunächst, ob die These der relativ intensiven Besteuerung deutscher Gesellschaften stimmt. Hierzu muß man nicht nur die Vielfalt der Steuerarten und die Höhe der Steuersätze, sondern insbesondere auch die Ermittlung der Steuerbemessungsgrundlagen beachten. Die These ist deshalb umstritten.

Ein zweiter Aspekt ist von Bedeutung. Fremdmittel und Zinsen auf Fremdkapital kürzen die steuerlichen Bemessungsgrundlagen der Vermögen-, Gewerbekapital-, Gewerbeertrag- und Körperschaftsteuer. Die steuerlichen Regelungen privilegieren den Einsatz von Fremdkapital. Es ist dann nicht erstaunlich, daß Eigentümer aus steuerlichen Gründen Fremdfinanzierung bevorzugen. Die Abschaffung der Gewerbekapitalsteuer sowie die Nichterhebung der Vermögensteuer auf gewerbliche Vermögensbestände haben den Anreiz, Fremdkapital einzusetzen, verkleinert, aber nicht beseitigt.

zu c):

Argument c) greift einen Teilaspekt des unter b) angesprochenen Problemknäuels auf. Jacobi hat die These vorgetragen, deutsche Unternehmen seien auch in bezug auf steuerliche Abschreibungsmöglichkeiten im internationalen Vergleich benachteiligt. Dieses Argument, träfe es zu, wäre zu beachten, weil schnellere steuerliche Abschreibungsmöglichkeiten i. d. R. die Vorteilhaftigkeit von Investitionsobjekten erhöhen. Angenommen, die kumulierten steuerlichen Abschreibungen am Ende der Nutzungsdauer des Anlagegegenstandes entsprechen dem Anschaffungspreis des Objektes und der Steuersatz s, der auf die steuerliche Bemessungsgrundlage angewendet wird, ist konstant im Zeitablauf. Wie wirkt dann eine Abschreibungsregelung, die in früheren Jahren der Nutzung höhere Abschreibungen erlaubt als eine alternative Regelung? Wenn ΔAb_t den (im Vergleich zu einer alternativen Regelung) höheren Abschreibungsbetrag bezeichnet, spart das Unternehmen in Periode t die Steuerauszahlung $s \, \Delta Ab_t$. Über diesen Betrag kann es zusätzlich verfügen; es kann ihn in irgendeiner Form zinsbringend anlegen. Damit sind spätere Erfolge höher, als sie ohne diese Regelung wären. Dieser Zinsgewinn fällt an, auch wenn bedacht wird, daß höhere Abschreibungen in frühen Perioden der Nutzungsdauer bei gegebenem Anschaffungspreis verkürzte Abschreibungen in späteren Perioden der Nutzungsdauer nach sich ziehen. Aus dieser die Vorteilhaftigkeit von Investitionsprojekten im Regelfall erhöhenden Überlegung folgt aber nicht zwingend, daß schnellere Abschreibungsmöglichkeiten auch eine Erhöhung der vertikalen Eigenkapitalquote zur Folge haben.

Beispiel

A und B diskutieren über Argumente von Autoren, die die zwischen 1970 und 1986 weiterhin gesunkene Eigenkapitalquote deutscher Kapitalgesellschaften erklären sollen.

A argumentiert, daß bessere steuerliche Abschreibungsmöglichkeiten zu höheren vertikalen Eigenkapitalquoten führen müßten.

B ist nicht dieser Meinung. Er konstruiert folgendes Beispiel: Eine AG habe Jahresüberschüsse in Höhe von 1.000 pro Periode für die nächsten 5 Jahre. Im Zeitpunkt t^* wird ein Investitionsprojekt realisiert, dessen Anschaffungspreis 1.500 ist. Das Projekt erhöht die künftigen Erträge um 1.500 für die nächsten 5 Jahre. Unmittelbar nach Realisierung sieht die Bilanz des Unternehmens so aus:

Bilanz in t^*

Grundstücke	500	Grundkapital	650
Anlagen	500	gesetzl. Rücklage	150
Projekt	1.500	kurzfr. FK	300
Rohstoffe	100	langfr. FK	1.700
Forderungen	100		
Kasse	100		
	2.800		2.800

Die Gewinn- und Verlustrechnung in t* + 1 bei linearer Abschreibung des Projektes über eine Nutzungsdauer von 5 Jahren sieht so aus:

Gewinn- und Verlustrechnung in t* + 1

Zinserträge	–
Erträge aus bisherigen Aktivitäten	1.500
Erträge aus Projekt	1.500
Personalaufwendungen	500
Materialaufwendungen	300
Abschreibungen auf Altanlagen	100
Abschreibungen auf Projekt	300
Zinsaufwendungen	200
Jahresüberschuß	1.600

Der Vorstand beschließt, den Jahresüberschuß zur Hälfte auszuschütten. Auch in der Folgeperiode soll die Hälfte des Jahresüberschusses ausgeschüttet werden. Diese thesaurierten Mittel werden in Finanzanlagen, die eine Rendite von 10% bringen, angelegt. Auch sonstige verfügbare Mittel werden in Finanzanlagen angelegt.

a) Entwickeln Sie die Bilanzen für t* + 1 und t* + 2 nach erfolgter Ausschüttung unter Benutzung der oben angegebenen Daten. Personalaufwendungen, Materialaufwendungen, Abschreibungen auf Altanlagen und Zinsaufwendungen bleiben unverändert. Erträge und Personal-, Material- und Zinsaufwendungen sind ein- bzw. auszahlungsgleich. Die Bestände Rohstoffe, Forderungen, Grundstücke bleiben ebenfalls konstant.

b) Berechnen Sie die Eigenkapitalquoten in den Bilanzen t*+ 1 und t*+ 2

c) Wie hoch ist die Eigenkapitalquote, wenn in t* + 1 und t* + 2 das neue Projekt in Höhe von 500 abgeschrieben wird?

d) Wie beurteilen Sie das Argument von A im vorliegenden Fall, wenn Sie die gesamte Lebensdauer des Projektes betrachten?

Wie ist die niedrigere Eigenkapitalquote deutscher Unternehmen zu beurteilen?

Niedrige Eigenkapitalquoten sind zunächst noch nichts Verwerfliches oder Gefährliches. Deutsche Aktiengesellschaften könnten z. B. weit höher diversifiziert sein als englische oder amerikanische. Das bedeutet tendenziell, daß ihr Investitionsrisiko kleiner als das der ausländischen Konkurrenten wäre. Bei geringerem Investitionsrisiko, d. h. geringerer Streuung der Nettoeinzahlungen, könnten sie sich auch höher verschulden. Es wäre auch denkbar, daß deutsche Aktiengesellschaften finanziell besser gemanagt werden: Fremdfinanzierung von Aktiengesellschaften ist unter vielen Aspekten vorteilhaft für die Eigentümer dieser Gesellschaften, die Aktionäre (Swoboda [Finanzierung], Drukarczyk [Finanzierung] Kap. 5; [Kapitalstruktur]). Nur eigenfinanzierte Aktiengesellschaften verschenken unter steuerlichen Aspekten viel Geld. Aktiengesellschaften, die hoch verschuldet sind, also niedrigere Eigenkapitalquoten haben, können nicht ohne weiteres als «gefährdet» hingestellt werden.

Es kommt hinzu, daß Fremdkapital periodisch mit Zinsen und Tilgungen zu bedienen ist. Fremdkapitalgeber halten Festbetragsansprüche und sie haben die Macht, diese Ansprüche durchzusetzen – eine Position, die außenstehende Eigentümer von KGaA und Aktiengesellschaften häufig nicht haben. Fremdkapital setzt die Manager (Eigentümer) von Unternehmen dem Druck aus, die Festbetragsansprüche zu befriedigen. Dieser Druck kann leistungssteigernd wirken und Manager davon abhalten, Geld in windigen Projekten zu verplempern. Das ist die plausible These von Jensen (Jensen [Free Cash Flow] 324).

In der Literatur wird argumentiert, daß bei hohen (vertikalen) Fremdkapitalquoten die Gläubiger verstärkt am Risiko der Unternehmen beteiligt seien, obwohl sie diese Risiken gar nicht übernehmen wollten. In Kapitel 14 werden Kreditsicherheiten dargestellt. Die nützlichen Funktionen von Kreditsicherheiten werden dort ausführlich diskutiert. Hier sei zunächst angenommen, daß das System der Kreditsicherheiten in der Bundesrepublik Deutschland besonders gut ausgebaut ist, daß es in anderen Staaten weniger einfallsreich entwickelt ist. Dafür gibt es Anhaltspunkte. Was folgt daraus für die Gläubigerpositionen? Kreditsicherheiten senken die Risiken der Gläubiger. Das ist einer ihrer Hauptzwecke. Wenn die Risiken der Gläubiger aber durch Sicherheiten gesenkt werden, dann sind auch höhere Verschuldungsgrade für Unternehmen realisierbar. Ein effizienteres Kreditsicherungssystem könnte also dazu führen, daß die Gläubiger trotz niedriger («vertikaler») Eigenkapitalquote nicht mehr Risiko tragen als dann, wenn die bilanzielle Eigenkapitalquote höher, das Kreditsicherungssystem aber schlechter ausgebaut wäre. Ob das Argument allerdings für die Gesamtheit aller Gläubiger eines Unternehmens gilt, wird dann fraglich, wenn deren Ansprüche an das Unternehmen die Summe der einzelnen Marktwerte der Sicherheiten übersteigen.

Ein weiteres Argument, das hohe Fremdkapitalanteile erklärt, ist denkbar. Es könnte sein, daß Unternehmensleitungen ihre Eigenkapitalgeber nachlässig behandeln. Dazu gibt es im Prinzip viele Möglichkeiten: Sie informieren sie zu spät oder nicht über bedeutende Veränderungen der Ertragslage, sie realisieren suboptimale Investitionsstrategien, weil sie falsche Entscheidungskriterien benutzen, sie betreiben eignerunfreundliche Ausschüttungsstrategien (vgl.

hierzu Kapitel 9), sie betrachten einbehaltene Mittel als «billigste» Finanzierungsquelle, die Manager können Insidergeschäfte zu Lasten uninformierter außenstehender Aktionäre betreiben. Gerichte können Anteilseignern zu niedrige Abfindungen (§ 305 AktG) bzw. Ausgleiche (§ 304 AktG) zusprechen; die Aktionärsmehrheit übervorteilt die -minderheit bei Bezugsrechtsausschlüssen und bei Sacheinlagen etc. Wer außenstehende Eigentümer und Kleinaktionäre abschrecken will, hat also ein reichhaltiges Angebot an Möglichkeiten. Nutzt man diese konsequent, ist der «Markt» nicht weniger konsequent: Unternehmen, die ihre Anteilseigner malträtieren, müssen ihre Aktien oder Beteiligungsangebote dann zu Discount-Preisen anbieten, damit sich überhaupt Käufer finden. Das aber heißt, daß die Beschaffung von Eigenkapital teuer wird. Damit wird dann wieder ein zusätzlicher Anreiz ausgelöst, «billigeres» Fremdkapital einzusetzen.

Für wachsende Unternehmen mit hohem Forschungs- und Innovationsbedarf können niedrige Eigenkapitalquoten Hemmnisse bedeuten: Niedrige Eigenkapitalquoten können Manager (Eigentümer) abhalten, kapitalintensive und risikoreiche Forschungs- und Innovationsstrategien zu beginnen, weil Fehlschläge den Bestand des Unternehmens gefährden könnten. Dies ist ein ernst zu nehmender Einwand. Das Problem besteht nicht darin, daß in der Bundesrepublik Deutschland Eigenmittel nicht verfügbar wären. Die Mittel fließen nur nicht in ausreichendem Ausmaß dorthin, wo sie benötigt werden. Damit entsteht ein Problem: Es ist erstens zu klären, warum freie Eigenmittel von Anlegern nicht dorthin fließen, wo sie benötigt werden. Es ist zweitens zu beantworten, ob und ggf. wie man die Rahmenbedingungen verändern kann, daß die Angebotsbereitschaft von Investoren und die Aufnahmebereitschaft von Unternehmen für neues Eigenkapital erhöht werden.

3 Beschaffung von Eigenkapital nicht emissionsfähiger Unternehmen

3.1 Aufnahme neuer Teilhaber (Gesellschafter)

Hier sind einige Probleme zu diskutieren, die für die Mehrzahl von Unternehmen bei der Beschaffung von Eigenkapital entstehen. Mit nicht emissionsfähigen Unternehmen sind diejenigen bezeichnet, die sich nicht durch Ausgabe von Aktien an eine Vielzahl von Kapitalgebern zusätzliche Eigenmittel beschaffen können. Hierzu zählen etwa Einzelunternehmen, die OHG, die KG, die GmbH und kleinere Aktiengesellschaften, deren Bekanntheitsgrad so gering ist, daß eine Aktienemission als riskantes Unterfangen erscheint.

Man kann unterstellen, daß bei gegebenem Eigenkapital eines Unternehmens der Aufnahme von Fremdmitteln Grenzen gesetzt sind. Wachsende Unternehmen, die neue Produkte und/oder neue Technologien entwickeln und einführen, benötigen daher auch zusätzliche Eigenmittel. Als Eigenmittelquellen kommen einmal das Privatvermögen der Eigentümer (Gesellschafter) in Frage und die Einbehaltung von «verdienten» finanziellen Überschüssen. Ist das Privatvermögen erschöpft oder reichen die «verdienten» Überschüsse nicht aus, um den Eigenkapitalbedarf zu decken, könnten auch neue Eigentümer (Gesellschafter) aufgenommen werden.

Bei der Aufnahme neuer Eigentümer (Gesellschafter) in ein bestehendes Unternehmen entstehen prinzipiell drei Probleme, die zu lösen sind:

(1) Wie ist der «Eintrittspreis» für den neuen Eigentümer (Gesellschafter) zu bestimmen?

(2) Wie ist der «Eintrittspreis» aufzuteilen auf den «Kapitalanteil» des Gesellschafters, nach dem sich ein Gewinnbeteiligungsanspruch richtet, und auf den nicht gewinnberechtigten Restbetrag, den man auch mit Aufgeld oder Agio bezeichnen kann?

(3) Welche Regelungen sind in den Gesellschaftsvertrag aufzunehmen (Geschäftsführung, Kontrollrechte, Gewinnermittlung und -verteilung, Kündigung, Abfindung beim Ausscheiden etc.)?

Nur die Problemkreise (1) und (2) werden hier angesprochen. Zu Punkt (3) wird auf Kapitel 7 verwiesen.

Ein Einzelunternehmer plant wegen seines fortgeschrittenen Alters, einen Partner aufzunehmen. Damit entsteht eine OHG. Der Geschäftsumfang des Unternehmens soll nicht erweitert werden. Der Einzelunternehmer möchte nur seine Arbeitsbelastung halbieren. Die künftigen Nettoeinzahlungen, d.h. die finanziellen Überschüsse des Unternehmens, werden auf 250 (in 1000 DM) für alle künftigen Perioden geschätzt. Der neue Teilhaber soll 50% der Anteile und damit die Hälfte aller künftigen Nettoeinzahlungen erhalten.

Der bisherige Alleininhaber wird zunächst errechnen, welchen Preis er mindestens fordern muß, wenn er seine ökonomische Position nicht verschlechtern will. Wir lassen das verminderte Arbeitsleid des Alleineigentümers im folgenden unbeachtet. Er wird seinen Grenzpreis GP_I bestimmen. Dazu muß er wissen, auf welche künftigen Nettoeinzahlungen er bei Aufnahme des Teilhabers verzichtet und wie hoch der Anlagezinssatz (i_l) ist, zu dem er Mittel alternativ bestens anlegen kann. Er verzichtet auf 125 pro Periode. Sein bester Anlagesatz sei $i_l = 0{,}08$. Sein Grenzpreis GP_I ist folglich

$$GP_I = \frac{125}{0{,}08} = 1.562{,}50.$$

Angenommen, es gelingt dem Inhaber, den neuen Teilhaber zu überzeugen, daß die künftigen Gewinne des Unternehmens 250 pro Periode sein werden. Er überwindet also die Probleme der Informationsübermittlung, die im 7. Kapitel in den Abschnitten 3 und 4 dargestellt wurden.

Dann hängt der Grenzpreis des Teilhabers (GP_T) lediglich noch von dessen bester Alternativanlage ab (i_T). Beträgt i_T z. B. 6%, ergibt sich GP_T aus

$$GP_T = \frac{125}{0,06} = 2.083,33.$$

Der Teilhaber wäre unter diesen Bedingungen bereit, maximal 2.083,33 für einen Einkommensstrom von 125 pro Periode zu zahlen. Er ist bereit, mehr zu zahlen, als der Inhaber mindestens verlangen muß: $GP_T > GP_I$. Folglich gibt es einen Verhandlungsbereich, der durch die jeweiligen Grenzpreise abgesteckt ist. Der Eintrittspreis für den Teilhaber liegt in diesem Verhandlungsbereich; seine Bestimmung hängt vom Verhandlungsgeschick der beiden Parteien ab.

Angenommen, der Einigungspreis sei 1.800. Für den bisherigen Alleininhaber bedeutet dies, daß er seine finanzielle Position verbessert hat: Er erzielt 125 aus dem Unternehmen und $1800 \cdot 0,08 = 144$ aus einer privaten Finanzinvestition, zusammen also 269 und somit 19 mehr, als er aus dem Unternehmen als Alleininhaber erzielte.

Auch für den Teilhaber lohnt sich der Eintritt in das Unternehmen zum Preis von 1.800. Da sein Alternativertragssatz «nur» $i_T = 0,06$ ist, müßte er, um einen Einkommensstrom von 125 zu erzielen, 2.083,33 anlegen. Beteiligt er sich, erzielt er den Strom für einen Preis von 1.800. Er kann die Differenz jetzt alternativ anlegen und erzielt ein Zusatzeinkommen von $(2.083,33 - 1.800) \cdot 0,06 = 17$, insgesamt also 142 pro Periode.

Das Beispiel soll jetzt modifiziert werden. Der Alleininhaber plant, das Unternehmen nach Aufnahme eines Teilhabers zu *erweitern*. Vor Erweiterung betragen die künftigen Nettoeinzahlungen 250 pro Periode. Nach Erweiterung werden sie 430 pro Periode betragen. Der zusätzliche Kapitalbedarf für die Unternehmenserweiterung beträgt 1.500.

Der Mindest-Eintrittspreis, den der bisherige Inhaber verlangen muß, hängt von seiner *Zielsetzung* ab.

(1) Angenommen, der bisherige Eigentümer will seine bisherige Einkommensposition (250) halten, hat aber kein Eigenkapital, um die Erweiterungsinvestition zu finanzieren. Er ist folglich bereit, dem Teilhaber die zusätzlichen Erfolge von 180 abzutreten gegen eine Leistung von 1.500. Der Teilhaber erzielt dann eine Rendite von $180/1.500 = 0,12 = 12\%$ und somit viel mehr, als er alternativ $(i_T = 0,06)$ erzielen könnte. Der Grund ist

die «bescheidene» Zielsetzung des bisherigen Eigentümers. Die Beteiligungsquoten zwischen dem bisherigen Inhaber *(I)* und dem Teilhaber *(T)* sind für *I* 250/430 = 0,5814 und für *T* 180/430 = 0,4186.

(2) Angenommen, der bisherige Eigentümer *I* wäre zu einer Teilung der Gewinne nach Erweiterung bereit. *T* muß dann 1.500 einbringen und erhält 215 pro Periode. Seine Rendite beträgt 215/1.500 = 0,1433 und ist somit noch höher als gemäß der ersten Zielsetzung von *I*. Dessen Einkommensposition verschlechtert sich von 250 auf 215. Dieses Ergebnis ist zu erklären. Denkbar ist das Verhalten von *I* z. B., wenn die Erweiterung des Unternehmens technisch oder ökonomisch zwingend ist, weil sonst die Überlebenswahrscheinlichkeit des Unternehmens sinkt und alternative Finanzierungsmöglichkeiten nicht bestehen. Möglich ist auch, daß *I* eine geringere Arbeitsbelastung wünscht und dafür ein geringeres Einkommen in Kauf nimmt. Denkbar ist schließlich, daß *I* die möglichen Konsequenzen aus seiner unbeschränkten Haftung mildern will: Mit der Aufnahme von *T* bestehen zwei Vollhafter. Auch eine verkürzte Haftungsbelastung kann einen Einkommensverzicht aufwiegen.

(3) Angenommen, *I* bietet *T* eine 50%ige Beteiligung an und verlangt als Eintrittspreis seinen Grenzpreis *(GP$_I$)*. *I* gibt dann einen Einkommensstrom von 430/2 = 215 ab, der bei $i_I = 0,08$ 2.687,50 für *I* wert ist. *I* verlangt von *T* einen Eintrittspreis von 2.687,50.

T, dessen alternativer Anlagesatz $i_T = 0,06$ ist, errechnet einen Grenzpreis von 3.583,33 für diese Beteiligung und ist somit mit einem Preis von 2.687,50 einverstanden.

Nach Erweiterung und Aufnahme von *T* erzielt *I* ein Einkommen von 215 pro Periode aus dem Unternehmen und (2.687,50 – 1.500) · 0,08 = 95 aus einer privaten Finanzinvestition. Sein Gesamteinkommen ist nun 310 nach Erweiterung im Vergleich zu 250 vor Erweiterung.

T erzielt 215 aus dem Unternehmen und (3.583,33 – 2.687,50) · 0,06 = 53,75 aus einer privaten Finanzinvestition. Auch seine Position hat sich verbessert, weil die Rendite, die er aus der Unternehmensbeteiligung bezieht – 215/2.687,50 = 0,08 – seine Alternativrendite $i_T = 0,06$ übersteigt.

Jetzt ist der zweite Problemkreis anzusprechen. Das Problem der Verteilung des von *T* eingebrachten Eintrittspreises stellt sich, weil sich die Gewinnverteilung im Rahmen des Unternehmens nach den Kapitalanteilen der Gesellschafter richtet. Dies entspricht der gesetzlichen Bestimmung des § 121 HGB und den i. d. R. anzutreffenden Vereinbarungen in Gesellschaftsverträgen. Beim Eintritt eines neuen Teilhabers sind die Kapitalkonten in ein Verhältnis zu bringen, das dem gewollten Beteiligungsverhältnis am Gewinn bzw. an den Nettoeinzahlungen entspricht.

Angenommen, die Bilanz des Unternehmens vor Erweiterung und vor Aufnahme von T habe folgendes Aussehen:

Bilanz vor Aufnahme von T

AV	1.300	Eigenkapital I	1.000
UV	1.200		
Kasse	200	Verbindlichkeiten	1.700
	2.700		2.700

Bei der ersten Zielannahme wollte I seine bisherige Einkommensposition halten. T hatte 1.500 einzubringen. T ist mit 180 : 430 = 0,4186, also mit 41,86% beteiligt. Sein Eigenkapitalkonto muß sich bei gegebenem Eigenkapitalkonto des I (1000) wie 41,86 : 58,14 verhalten und somit

$$1000 \cdot \frac{41,86}{58,14} \cong 720$$ betragen. Die Nettoeinzahlungen (Gewinne) von 430

sind dann im Verhältnis der Kapitalkonten 1000 : 720 aufzuteilen.

Nach Eintritt des T sieht die Bilanz so aus:

Bilanz nach Aufnahme des T

AV	1.300	Eigenkapital I	1.000
UV	1.200	Eigenkapital T	720
Kasse	1.700	Rücklagen	780
		Verbindlichkeiten	1.700
	4.200		4.200

Die Rücklagen nehmen den Teil der Einzahlung von T auf, der nicht gewinnberechtigt ist.

Bei der zweiten Annahme über die Zielsetzung von I wurde die Teilung der Gesamterfolge (430) unterstellt. T ist eine Beteiligung von 50% anzubieten. Das Eigenkapitalkonto von T muß daher 1.000 betragen. Der Rücklage werden 500 zugeführt.

Bei der dritten Annahme über die Zielsetzung von I wurde «Einkommensmaximierung» unterstellt: I verlangt als Eintrittspreis von T den von ihm (I-errechneten Grenzpreis. Wir unterstellen, daß I den höheren Grenzpreis von T nicht kennt; er könnte sonst den Eintrittspreis noch höher schrauben und damit sein Einkommen weiter steigern.

T zahlt für die 50%ige Beteiligung 2.687,50. Davon werden nur 1.500 für die Unternehmenserweiterung benötigt. 1.187,50 werden von *I außerhalb* des Unternehmens angelegt: Die Zinserträge (= Nettoeinzahlungen) aus dieser Anlage dürfen nicht als Unternehmenserfolge erfaßt werden, da *T* sonst an ihnen zu 50% beteiligt wäre.

Die Bilanz nach Aufnahme von *T* sieht so aus:

Bilanz nach Aufnahme von *T*

AV	1.300	Eigenkapital *I*	1.000
UV	1.200	Eigenkapital *T*	1.000
Kasse	1.700	Rücklagen	500
		Verbindlichkeiten	1.700
	4.200		4.200

3.2 Vorschläge zur Verbesserung der Eigenkapitalausstattung

Die Diskussion um die sinkende vertikale Eigenkapitalquote deutscher Unternehmen hat auch viele Vorschläge entstehen lassen, wie man diesem Zustand abhelfen könne (Albach, 1984; Reuter, 1984; K. Schmidt, 1984; Albach, Corte u. a., 1988). Einige der Überlegungen sollen hier skizziert werden.

Ein Vorschlag lautet, für kleine und mittlere Unternehmen eine attraktivere Form der Aktiengesellschaft zu schaffen und für diese den Zugang zur Börse zu erleichtern, indem das Mindestkapital für die Börsenzulassung herabgesetzt, die sonstigen Zulassungsvoraussetzungen gemildert und die Publizitätspflichten eingeschränkt werden. Der Vorschlag besteht also in einem Plädoyer für die «kleine AG» und der Vorstellung, daß sich diese über die unten in Abschnitt 4 beschriebenen Finanzierungsformen Eigenkapital über den Kapitalmarkt beschafft. Realisierte man den Vorschlag, könnten «kleine» Aktiengesellschaften einen Teil der Kosten, die «große» Aktiengesellschaften für die Erstellung von umfangreichen Jahresabschlüssen, deren Publizität, für Aufsichtsrat und – möglicherweise – Mitbestimmungsregelungen aufzuwenden haben, sparen.

Ein klares Votum für die kleine AG haben Albach, Corte u. a. ([Deregulierung des Aktienrechts], 1988) abgegeben. Die Autoren gehen zunächst empirisch vor. Sie befragen zehn Gruppen von Unternehmen zu Regelungen des AktG und dem zugehörigen Umfeld und werten die Antworten aus. Schlußfolgerungen aus den Auswertungen der Antworten sind:

• Der Weg in die Aktiengesellschaft ist für viele Befragte abschreckend.

- Der Börsenzugang wird von vielen als hohe Hürde empfunden.
- Wichtigstes Motiv, die Rechtsform der AG zu akzeptieren, ist die Aussich⁻, Eigenkapital durch Verkauf von Anteilen (Aktien) aufbringen zu können.
- Die Rechtsform der Aktiengesellschaft müsse mehr Gestaltungsfreiheite ⌐ bieten.

Die Autoren gehen davon aus, daß das Aktiengesetz seit jeher auf Großunte⌐-nehmen zugeschnitten sei und daß die Anforderungen stärker auf die Struktu⌐ der Eigentümer und deren Zielvorstellungen zugeschnitten sein sollten. Si⌐ unterscheiden drei Arten von Anleger-Konstellationen und schlagen deshal⌐ ein «Drei-Stufen-Modell» vor:

Für die erste Stufe, die Private AG, werden folgende Erleichterungen vorge⌐ schlagen:

- Die Ein-Mann-Gründung ist zulässig.
- Das Mindest-Eigenkapital beträgt 100.000 DM.

	erste Stufe: die Private Aktiengesellschaft	zweite Stufe: die Offene Aktiengesellschaft	dritte Stufe: die Aktiengesellschaft
Charakterisierung des jeweiligen Idealtyps	geschlossener Gesellschafterkreis; hohe Personenbezogenheit	offener Gesellschafterkreis; Gesellschafter sind fähig, die Risiken ihres Engagements zu beurteilen	große Aktiengesellschaften mit einer Vielzahl von Aktionären; Anleger sind umfassend geschützt
Charakterisierung des geltenden Aktienrechts	weitgehende Erleichterungen; größere Gestaltungsfreiheit innerhalb des Aktienrechts	im Hinblick auf die Öffnung des Gesellschafterkreises sind nur noch einzelne Erleichterungen möglich	geringste Zahl der Freiheitsgrade im Aktienrecht
Marktzutritt/ Marktsegment	Handelbarkeit der Aktien jedoch nicht an öffentlichen Märkten	Handelbarkeit der Aktien höchstens am geregelten Mark	Handel in jedem Marktsegment möglich

- Eine förmliche Hauptversammlung kann, wenn die Satzung dies vorsieht und die Aktionäre zustimmen, unterbleiben.

- Satzungsändernde Grundlagenbeschlüsse dürfen nur in einer förmlichen Hauptversammlung beschlossen werden.

- Eine notarielle Beurkundung der HV-Beschlüsse – ausgenommen Grundlagenbeschlüsse – findet nicht statt.

- Der Vorstand berichtet viermal pro Jahr über den Gang der Geschäfte, Ertragslage und Geschäfte von erheblicher Bedeutung. Jeder Aktionär kann Zusatzberichte über wichtige Angelegenheiten verlangen.

- Bestimmte Arten von Geschäften können, soweit die Satzung dies bestimmt, nur mit Zustimmung der Hauptversammlung vorgenommen werden.

- Das in § 58 (2) AktG vorgesehene Dotierungsrecht der offenen Rücklagen durch die Verwaltung kann durch die Satzung eingeschränkt werden.

- Private Aktiengesellschaften mit weniger als 500 Arbeitnehmern sollen keine Arbeitnehmervertreter im Aufsichtsrat der Gesellschaft haben.

Die Liste der Vorschläge verdeutlicht das Anliegen der Autoren: Die Regeln des AktG sollen dort abgeschmolzen werden, wo Regelungen für die private AG mit geschlossenem Gesellschafterkreis nicht benötigt werden. Gewollt ist eine den Eigentümerzielen entsprechende Ausformung des Anlegerschutzes. Und dieser kann bei einer kleinen, nicht börsenfähigen AG ganz anders aussehen als bei einer großen Aktiengesellschaft mit einer Vielzahl von Aktionären.

Der Gesetzgeber hat Teile des Vorschlags im «Gesetz für kleine Aktiengesellschaften und zur Deregulierung des Aktienrechts» vom 2. 8. 1994 umgesetzt. Die Ein-Personen-Gründung ist zulässig (§ 2 AktG). Die Hauptversammlung kann mit eingeschriebenem Brief einberufen werden, wenn die Aktionäre der Gesellschaft namentlich bekannt sind (§ 121 (4) AktG). Dies gilt sinngemäß für die Tagesordnung der Hauptversammlung und die Verlangen von Minderheiten zur Bekanntmachung (§ 124 (1) AktG). Eine notarielle Beurkundung der Hauptversammlungsbeschlüsse entfällt, wenn es sich nicht um Grundlagenbeschlüsse handelt, für die das Gesetz eine $^{3}/_{4}$- oder größere Mehrheit vorsieht, und wenn die Gesellschaft nicht börsennotiert ist (§ 130 (1) AktG). Eine vom Vorsitzenden des Aufsichtsrates zu unterzeichnende Niederschrift ist ausreichend. Eine Ergänzung hat § 186 AktG erfahren. Diese Vorschrift regelt das Bezugsrecht der Aktionäre. Der Gesetzgeber ergänzt § 186 (3) AktG wie folgt: «Ein Ausschluß des Bezugsrechts ist insbesondere dann zulässig, wenn die Kapitalerhöhung gegen Bareinlagen zehn von Hundert des Grundkapitals nicht übersteigt und der Ausgabebetrag der Börsenpreis nicht wesentlich unterschreitet.» Diese Vorschrift soll Kapitalerhöhungen beschleunigen und eine noch präzisere Terminierung erlauben. Die Vorschrift ist umstritten. Die Thesaurierungskompetenzen der Verwaltung wurden insoweit flexibilisiert, als § 58 (2) AktG formuliert, daß die Satzung Vorstand und Aufsichtsrat zur Einstellung eines größeren *oder kleineren* Teils ermächtigen kann. Bei Aktiengesellschaften, deren Aktien zum Handel an einer Börse zugelassen sind, kann die Satzung nur einen größeren Teil als die Hälfte des Jahresüberschusses festschreiben.

Für neu gegründete kleine Aktiengesellschaften beseitigt das Gesetz den drittelparitätisch mitbestimmten Aufsichtsrat. Wie für GmbHs gilt für diese AGs, soweit sie weniger als 500 Beschäftigte haben, daß die Arbeitnehmer keine Mitglieder in den Aufsichtsrat entsenden. Daß dies nur für *nach* dem 2. 8. 1994 gegründete Gesellschaften gilt, ist eine Eigenschaft, die politischem Gerangel ihre Entstehung verdankt.

Das Konzept, die Rechtsform der AG für kleinere Unternehmen attraktiver zu machen, wird unterstützt durch die Schaffung zusätzlicher Börsensegmente, die sich durch unterschiedliche Zugangsbedingungen und Anforderungen an die gelisteten Unternehmen unterscheiden. Bis 1997 bestanden die Börsensegmente in Deutschland im Amtlichen Markt, Geregelten Markt und Freiverkehr. Die Aufstellung auf Seite 279 hält ausgewählte Aspekte der Zulassungsbedingungen und Anforderungen fest.

Die Deutsche Börse AG hat 1997 den *Neuen Markt* geschaffen. Er ist als Segment für Aktien von wachstumsstarken innovativen Unternehmen konzipiert. Die Aufnahmekriterien bzw. Anforderungen sind:

- Das gesamte Emissionsvolumen muß mindestens 10 Mio. DM betragen; der gesamte Nennwert muß mindestens 0,5 Mio. DM erreichen.
- Mindestens 100.000 Aktien müssen emittiert werden.
- Nur Stammaktien (nicht Vorzugsaktien) sind zulässig.
- Im Zuge des Börsengangs soll das Eigenkapital durch Ausgabe junger Aktien gegen Bareinlage erhöht werden; 50% dieser Kapitalerhöhung soll aus dem zu plazierenden Emissionsvolumen stammen.
- Das Unternehmen muß einen Betreuer benennen, der die Liquidität des Handels mit der Aktie sichert.
- Altaktionäre unterliegen einer Haltepflicht ihrer Anteile für 6 Monate nach Börsengang.
- Emissionsprospekt und Prospekthaftung sind zwingend.
- Die Gesellschaft muß *Quartals*berichte erstellen, die von der Deutsche Börse AG veröffentlicht werden.

Merkmal	Amtlicher Handel	Geregelter Markt	Freiverkehr
Antrag auf Zulassung	Emittent und Kreditinstitut, das Börsenmitglied ist	Emittent und Kreditinstitut oder ein anderes Unternehmen, das Börsenmitgliedschaft erworben hat	Kreditinstitut oder Freimakler; Emittent muß nicht zustimmen
Zulassungsgrundlage	Börseneinführungsprospekt	Unternehmensbericht	Verkaufsprospekt
Mindestvolumen der zuzulassenden Aktien	2,5 Mio. DM Kurswert (erwartet)	0,5 Mio. Mindestnennbetrag	keine Vorgabe
Mindeststückzahl	10.000	10.000	keine Vorgabe
Inhalt des Börseneinführungsprospektes bzw. Unternehmensberichtes	strengste Anforderungen; z. B. testierte Jahresabschlüsse für die letzten 3 Jahre	gemilderte Anforderungen; z. B. der letzte verfügbare testierte Jahresabschluß	keine Vorgaben
Prospekthaftung	Emittent und begleitendes Kreditinstitut	Emittent und begleitendes Kreditinstitut bzw. Unternehmen	keine
Form der Zwischenberichterstattung	obligatorischer Zwischenbericht im Bundesanzeiger oder Börsenpflichtblatt	Zwischenbericht als Sollvorschrift	keine explizite Zwischenberichtserstattung
Ad-hoc-Publizität	kursrelevante Tatsachen sind unverzüglich in einem Börsenpflichtblatt zu veröffentlichen	wie amtlicher Handel	wie amtlicher Handel

Die Anforderungen, die sog. Standards sind z. T. höher als in anderen Segmenten. Dies hat die Akzeptanz des Neuen Marktes nicht beeinträchtigt.

Im April 1999 hat die Deutsche Börse AG ein weiteres Segment vorgestellt: SMAX. SMAX steht für Small Cap Exchange. Small Caps sind «kleine Standardwerte», d. h. solide, aber dem Heer der Anleger deutlich weniger bekannt (und deshalb möglicherweise unterbewertet) als die großen Standardwerte, die im DAX vertreten sind. SMAX soll ein Qualitätssegment sein. Voraussetzung für die Aufnahme in den SMAX ist eine Zulassung an der Frankfurter Wertpapierbörse zum Amtlichen Handel oder zum Geregelten Markt. Hinzukommen weitere Anforderungen wie etwa Quartalsberichte, Anerkennung des Übernahmekodex*, Anteil frei handelbarer Aktien von mindestens 20% der Gesamtzahl der Aktien, etc. SMAX ist somit ein Segment, in dem sich bereits erfolgreiche kleinere Aktiengesellschaften auszeichnen können. Für Neuankömmlinge ist SMAX nicht sofort geeignet.

Ein weiterer Vorschlag lautet, Anteilen an Gesellschaften mit beschränkter Haftung und Kommanditgesellschaften den Zugang zum organisierten Kapitalmarkt zu verschaffen. Zweck ist, die Handelbarkeit (Fungibilität) dieser Anteile auf einem eigenen Marktsegment (Parallelmarkt) herzustellen und damit das Interesse der Investoren, die nur eine Geldanlage, kein unternehmerisches Engagement suchen, verstärkt zu wecken. Der Vorschlag hat Vorteile: Die genannten Unternehmen könnten ihre Rechtsform beibehalten und sparten im Vergleich zum ersten Vorschlag die Kosten der Umwandlung in eine Aktiengesellschaft. Durch gesellschaftsrechtliche bzw. vertragliche Regelungen könnte sichergestellt werden, daß die Zeichner dieser Anteile Mitwirkungsrechte (Mitentscheidungsrechte) nicht haben. Dagegen müßten ihnen Kontrollrechte zugestanden werden. Durch eine entsprechende Stückelung der Anteile könnte man den Eintrittspreis steuern und damit das breite, uninformierte und besonders schutzbedürftige Publikum fernhalten. Damit sinken die Rechnungslegungs- bzw. Publizitätsanforderungen, durch die der Handel dieser Anteile unterstützt werden müßte.

Auch dieser Vorschlag hat Hindernisse zu überwinden. Die Handelbarkeit von Anteilen an Kommanditgesellschaften setzt Lösungen wie die Frage der Haftung des ausscheidenden Kommanditisten (§ 172 (4) HGB), die Frage des Eintrags ins Handelsregister (§ 162 (3) HGB) und die Form der Verbriefung des Anteils voraus (Reuter, 1984, S. B 31–B 34).

Daneben wirft die Frage des Handels von GmbH- bzw. KG-Anteilen das Problem der Standardisierung auf. Das Argument lautet, daß Gesellschaften, die Anteile auf dem Parallelmarkt anböten, ein «standardisiertes Rechtskleid» haben müßten. Potentielle Käufer von solchen Anteilen hätten ein Recht zu wissen, ob sie bei der emittierenden Gesellschaft Bezugsrechte bei Kapitalerhöhungen hätten, ob Unterpari-Emissionen ausgeschlossen sind, ob der Erwerb eigener Anteile durch die emittierende Gesellschaft verboten bzw. beschränkt ist etc.. Diese hier beispielhaft genannten Bestimmungen eines Beteiligungskontraktes sind wichtig, weil sie den *Wert* der Beteiligung beein-

---

* Der Übernahmekodex ist ein Versuch, einer gesetzlichen Regelung von Übernahmestrategien durch eine freiwillige vertragliche Lösung zuvorzukommen. Dieser Lösungsversuch ist vom Scheitern akut bedroht.

flussen. Über sie muß deshalb *vor* der Beteiligung entschieden werden. Das Problem ist, ob man diese und ähnliche Vereinbarungen den emittierenden Gesellschaften überlassen kann oder ob diese Eigenschaften für die Gesamtheit der Emittenten gesetzlich festgeschrieben und damit «standardisiert» werden muß. Insgesamt kann man erwarten, daß dieser Vorschlag nach der Schaffung der gesetzlichen Grundlagen für die «kleine AG» an Schwungkraft verlieren wird.

Ein dritter Lösungsvorschlag zielt insbesondere auf die Personengesellschaft. Zahlenmäßig hat diese Unternehmensform etwa die Bedeutung der Gesellschaft mit beschränkter Haftung. Der Vorschlag lautet, daß diese Unternehmen den als Eigenkapitalpapier ausgestatteten *Genußschein* zur Beschaffung zusätzlicher Eigenmittel nutzen könnten (bzw. sollten). Wenn der Genußschein als risikotragender Titel ausgestattet werden soll, muß mindestens eine Gewinn- und Verlustbeteiligung vereinbart sein, Kündigungsrechte müssen ausgeschlossen oder jedoch erheblich eingeschränkt werden, der mögliche Anspruch auf einen Anteil am Liquidationserlös, soweit er überhaupt besteht, muß gegenüber allen Gläubigern nachrangig sein. In der Literatur wird betont, daß in Personengesellschaften der Aufnahme neuer Teilhaber insbesondere deshalb mit Vorbehalten begegnet werde, weil diese i. d. R. Mitwirkungsrechte forderten. Deshalb wird vorgeschlagen, den Genußschein-Inhabern keine Mitwirkungsrechte zu gewähren. Im 7. Kapitel wurde begründet, daß Mitwirkungsrechte die aus einer Beteiligung resultierenden Risiken erheblich dämpfen können. Folglich können die Mitwirkungsrechte nicht ersatzlos entfallen: Sie müssen durch Informations- und Kontrollrechte ersetzt werden. Information und/oder Kontrolle können durch einen das Management überwachenden Beirat, durch vom Wirtschaftsprüfer geprüfte Jahresabschlüsse, die den härteren Normen für Kapitalgesellschaften entsprechen sollten und bei Bedarf den Genußscheininhabern zugestellt werden, und durch bestimmte, vom Beirat auszuübende Widerspruchsrechte ausgeübt werden. Ein besonderes Problem stellen die bei Personengesellschaften im Vergleich zu Kapitalgesellschaften wesentlich weicheren Kapitalerhaltungsvorschriften dar, die das Risiko der Position der Genußscheininhaber prinzipiell erhöhen. Eine Lösung könnte darin bestehen, Genußscheinkapital generell nachrangig in bezug auf das sonstige Eigenkapital haften zu lassen, d. h. zuerst das von den Gesellschaftern eingezahlte Kapital der Verlustaufrechnung auszusetzen. Diese Lösung wäre in Verbindung mit einem Austrittsrecht der Genußschein-Inhaber durch Verkauf der Anteile u. U. erwägenswert. Hält man strengere Regeln für notwendig, müßten die Gesellschafter von Personengesellschaften sich vertraglich verpflichten, ein Mindesteigenkapital vor Verlusten, Ausschüttungen und Kapitalrückzahlungen zu bewahren. Eine Handelbarkeit des Genußscheins würde die Akzeptanz des Titels bei Anlegern wegen der wesentlich verbesserten Austrittsmöglichkeiten und der regelmäßigen Preisfeststellung deutlich erhöhen. Die Frage der Handelbarkeit wirft jedoch auch eine Reihe von Fragen auf: Welches Marktsegment ist geeignet, welche Zulassungsbedingungen sollten formuliert werden, sollte man Prospekthaftung der (des) die Emission begleitenden Bank(-unternehmens) postulieren etc.? Das Problem besteht darin, dasjenige Bündel an Anleger schützenden Vorkehrungen zu konzipieren, das die Aufgabe kostenminimal löst und die Bereitstellung von Risikokapital per Genußschein für Personengesellschaften attraktiv macht. Diese Aufgabe ist sehr interessant; einfach zu lösen ist sie nicht. Weitere Eigenschaften des Genußscheins werden in Abschnitt 4.3 besprochen.

Eine weitere Lösungsidee hat der Gesetzgeber mit dem Gesetz über Unternehmensbeteiligungsgesellschaften (UBGG) umzusetzen versucht. Unternehmensbeteiligungsgesellschaften (UBG) sind Unternehmen, die in der Rechtsform der AG, der GmbH, der KG oder der KGaA betrieben werden dürfen und deren Unternehmensgegenstand ausschließlich der Erwerb, die Betreuung und die Veräußerung von Wagnisbeteiligungen ist (§ 2 (2) UBGG).

UBG unterliegen, um einen als hinreichend angesehenen Diversifikationsgrad zu erreichen, den in § 4 UBGG enthaltenen Anlagegrenzen. Zugleich darf eine UBG im Prinzip maximal 49% der stimmberechtigten Anteile eines Unternehmens erwerben; Majorisierungen der Altgesellschafter sollen ausgeschlossen werden.

Das Gerüst der skizzierten Regelungen verdeutlicht die Intention: Die Eigenkapitalausstattung nicht börsennotierter Unternehmen soll durch die Zwischenschaltung von UBG zwischen eigenkapitalsuchenden Unternehmen und den letztlich die Mehrheit der Aktien der UBG haltenden Anlegern gestärkt werden. Der Gesetzgeber hat die Vorstellung, daß geeignete Initiatoren wie etwa Kreditinstitute, Versicherungsgesellschaften, Unternehmen mit erheblichem Finanzanlagevermögen oder private Anleger in Form von UBG Portefeuilles von Beteiligungen an mittelständischen Unternehmen aufbauen. Ob dies eine kluge und erfolgreiche Konstruktion ist, werden die Marktanteile zeigen, die UBG erringen. Abbildung 8.3 verdeutlicht, daß UBG 1998 etwa 20% des von allen Beteiligungsgesellschaften gehaltenen Volumens von ca. 9,3 Mrd. DM betreuen. Die Wettbewerber der UBG bestehen in den «normalen» Kapitalbeteiligungsgesellschaften (KBG), den öffentlich geförderten KBG und den Venture Capital-Gesellschaften (VCG). Das Geschäft der letzteren besteht insbesondere in der finanziellen Beteiligung an Unternehmen, die sich in der Startphase bzw. einer frühen Entwicklungsphase befinden.

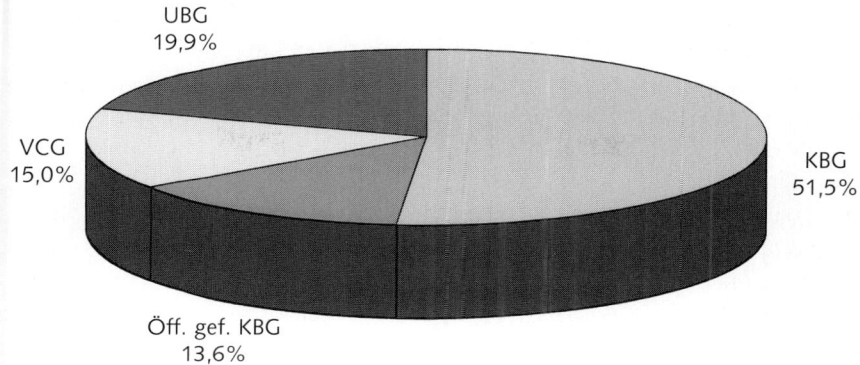

Quelle: Statistik 1998 des Bundesverbandes Deutscher Kapitalbeteiligungsgesellschaften

Abbildung 8.3: Aufteilung des Beteiligungsvolumens in % unter den Wettbewerbern. Gesamtvolumen ca. 9,3 Mrd. DM

4 Beschaffung von Eigenkapital emissionsfähiger Unternehmen

4.1 Stammaktien

Die Aktiengesellschaft (AG) ist eine Gesellschaft mit eigener Rechtspersönlichkeit. Ihren Gläubigern haftet nur das Gesellschaftsvermögen. Sie hat ein «in Aktien zerlegtes Grundkapital» (§ 1 (2) AktG). Der Begriff der Aktie hat mehrere Bedeutungen:

– Sie ist ein Bruchteil des Grundkapitals und muß auf eine feste Summe lauten (Nennbetragsaktie) oder Stückaktie sein.

– Der Begriff «Aktie» bezeichnet zugleich die Mitgliedschaft in der AG, die aus Rechten und Pflichten des Aktionärs besteht.

– Schließlich bezeichnet «Aktie» auch die Aktienurkunde. Zur Erleichterung der Übertragung der Mitgliedschaft ist diese in Urkunden verbrieft. Wenn die Satzung nichts anderes bestimmt, werden die Aktien als *Inhaberaktien* ausgestellt (§ 10 (1) AktG). Sie können dann durch Einigung und Übergabe übertragen werden.

Die Satzung kann auch bestimmen, daß Aktien als *Namensaktien* ausgegeben werden (§ 10 (1) AktG). Sie werden durch Indossament übertragen (§ 68 (1) AktG), und der AG ist die Übertragung mitzuteilen, die sie im Aktienbuch vermerkt (§ 67 (1) und § 68 (3) AktG). Die Eintragung im Aktienbuch ist wichtig: Die Ausübung der Aktionärsrechte hängt von der Eintragung im Aktienbuch ab (§ 67 (2) AktG).

Die Satzung kann bestimmen, daß die Übertragung der Aktie zusätzlich von der Zustimmung der AG abhängt (§ 68 (2) AktG). Dann liegen sog. *vinkulierte* Namensaktien vor.

Die Stammaktie verkörpert die folgenden Mitgliedschaftsrechte des Aktionärs:

(1) Recht auf Anteil am Bilanzgewinn;

(2) Recht auf Anteil am Liquidationserlös;

(3) Anspruch auf Rechenschaft und Information;

(4) Stimmrecht;

(5) Bezugsrecht.

Zu (1): Die Chance der Einkommenserzielung liegt für den Aktionär neben der Aussicht auf mögliche Kursgewinne in dem Anspruch, gemäß seiner Beteiligungsquote an den Ausschüttungen (Dividenden) der Gesellschaft beteiligt zu werden. Dieser Anspruch ist erstens ein *Residualanspruch*, d. h., der Aktionär kann seinen Anspruch auf Ausschüttung (Gewinnbeteiligung) erst dann geltend machen, wenn andere Kapitalgeber (Gläubiger, Vorzugsaktionäre) ihre Ansprüche befriedigt sehen. Der Anspruch ist zweitens auf den Bilanzgewinn beschränkt (§ 58 (4) AktG). Er ist somit abhängig davon, was nach den Vorschriften des HGB als Jahresüberschuß errechnet wird und welche Modifikationen dieser Jahresüberschuß durch die § 58 AktG entsprechenden Satzungsbestimmungen im konkreten Fall erfährt. § 58 (1) AktG bestimmt, daß dann, wenn die Hauptversammlung den Jahresabschluß feststellt, aufgrund von Satzungsbestimmungen maximal die Hälfte eines errechneten Jahresüberschusses einbehalten werden darf. Stellen Vorstand und Aufsichtsrat den Jahresabschluß fest, kann die Satzung zur Einbehaltung eines größeren Teils als der Hälfte des Jahresüberschusses ermächtigen, solange die freien Rücklagen die Hälfte des Grundkapitals nicht übersteigen (§ 58 (2)

AktG) und die Aktien des Unternehmens börsennotiert sind. Sind die Aktien nicht börsennotiert, kann die Satzung der Gesellschaft auch nur zur Einstellung eines kleineren Teils des Jahresüberschusses ermächtigen. Der Gesetzgeber gibt hier der eigentümergeleiteten «kleinen AG» größere Gestaltungsspielräume. Der Ausschüttungsanspruch des Aktionärs erweist sich so als ein mehrfach gefilterter Anspruch. Er ist nicht nur abhängig von den tatsächlich eingetretenen Ereignissen der abgelaufenen Periode – man könnte sie die «wahre» Gewinnlage der Gesellschaft nennen –, sondern auch davon, wie sich diese Ereignisse in den Rechnungslegungskonventionen des Handelsrechts, in der Handhabung von Ansatz- und Bewertungswahlrechten durch die Bilanzierenden niederschlagen und welche Satzungsbestimmungen den ausschüttungsfähigen Betrag zusätzlich modifizieren. Im Vergleich dazu muten die Rechte der Aktionäre zur Verhinderung «zu kleiner» Ausschüttungen gering an: Sie können den Gewinnverwendungsbeschluß unter bestimmten Bedingungen gemäß § 254 (1) AktG anfechten. Aus diesem Grund wird intensiv darüber nachgedacht, ob man die für die Aktiengesellschaft geltenden Kompetenzregelungen bezüglich der Gestaltung der Ausschüttung nicht zugunsten der Aktionäre ändern sollte und wie eine Änderung im Detail aussehen könnte. (Wagner [Wirkungen]; Drukarczyk [Finanzierung] Kapitel 13).

Zu (2): Das Recht des Aktionärs auf eine seiner Quote entsprechende Beteiligung am Liquidationserlös des Unternehmens ergibt sich aus § 271 (1) AktG. Wiederum ist dieser Anspruch Residualanspruch: Stammaktionäre haben erst dann Anrechte, wenn die Ansprüche von Fremdmittelgebern immer und Ansprüche der Vorzugsaktionäre je nach Art der gewährten Vorzüge befriedigt sind. Die insoweit ungünstige Rangposition von Stammaktionären bedeutet i. d. R., daß sie im Falle der Zwangsliquidation des Unternehmens nicht mit der Rückgewähr des für die Aktie gezahlten Preises rechnen können. Stammaktionäre gehen in diesem Fall leer aus.

Zu (3) und (4): Es handelt sich hier insbesondere um das Recht der Aktionäre auf Teilnahme an der Hauptversammlung (§ 118 (1) AktG) und damit an den in der Hauptversammlung gefaßten Beschlüssen (§ 119 AktG), um das Antragsrecht (§ 126 AktG), um das Auskunftsrecht über Angelegenheiten der Gesellschaft (§§ 131, 132 AktG), um das Recht auf Information über die Lage der Gesellschaft (§ 175 (2) AktG), um das Stimmrecht (§§ 133–137 AktG) und um Anfechtungsrechte (z. B. § 245 AktG). Die Mitwirkungsrechte der Hauptversammlung und damit des einzelnen Aktionärs sind begrenzt. Nach § 119 (1) AktG beschließt die Hauptversammlung namentlich über die Bestellung der Mitglieder des Aufsichtsrates, die Verwendung des Bilanzgewinns, die Entlastung des Vorstands und Aufsichtsrats, die Bestellung des Abschlußprüfers, Satzungsänderungen, Maßnahmen der Kapitalbeschaffung und -herabsetzung und die Auflösung der Gesellschaft. Über Maßnahmen der Geschäftsführung kann die Hauptversammlung nur entscheiden, wenn der Vorstand es verlangt (§ 119 (2) AktG).

Das *Stimmrecht* wird zu den wichtigsten Mitgliedschaftsrechten eines Aktionärs gerechnet. Dennoch läßt § 134 (1) Satz 2 AktG eine Stimmrechtsbeschränkung zu: «Für den Fall, daß einem Aktionär mehrere Aktien gehören, kann bei einer nichtbörsennotierten Gesellschaft die Satzung das Stimmrecht durch Festsetzung eines Höchstbetrags oder von Abstufungen beschränken.» Eine entsprechende Satzungsänderung kann durch einen Beschluß der Hauptversammlung nach § 179 AktG herbeigeführt werden. Stimmrechtsbeschränkungen bei börsennotierten Gesellschaften sind seit 1998 nicht mehr zulässig[*]

Zu (5): Benötigt eine AG zusätzliches Eigenkapital, kann sie versuchen, den Anlegern junge Aktien zu einem bestimmten Preis, dem Bezugskurs, anzubieten. Es liegt dann eine «Kapitalerhöhung gegen Einlagen» (§§ 182–191 AktG) vor. Über die formalen Voraussetzungen einer Kapitalerhöhung gegen Einlagen wird in Abschnitt 5 dieses Kapitels berichtet.

Werden die neuen (jungen) Aktien nicht ausschließlich den bisherigen (alten) Aktionären angeboten, sondern auch von anderen Anlegern erworben, entstehen für die bisherigen Aktionäre zwei Probleme:

(1) Durch die Aufnahme neuer Aktionäre verschieben sich die Beteiligungsquoten der Altaktionäre: wer 5% der Aktien der AG vor Kapitalerhöhung besaß, besitzt 5% nach Kapitalerhöhung nur, wenn er 5% der neuen Aktien erwirbt. Wenn alle alten Aktionäre ihre Quoten halten wollen, müssen sie die Chance haben, die jungen Aktien gemäß ihrer bisherigen Quote zu erwerben.

---

[*] Viele deutsche Aktiengesellschaften hatten in der Vergangenheit Stimmrechtsbeschränkungen eingeführt – die Zahlenangaben in Klammern geben den Höchststimmbetrag in % des Grundkapitals bzw. als Aktiennennbeträge an –: Asko (5%); AVA ($^1/_{1000}$); BASF (nominal 80 Mio. DM); Bayer (5%); Deutsche Babcock (5%); Dyckerhoff (12%); Henkel (10%); Leifheit (10%); Linde (10%); Mannesmann (5%); Nürnberger Lebensversicherung (15%); Phoenix (10%); Rosenthal (5%); Sabo (10%); Schering (nominal 12 Mio. DM); Veba (5%); VW (20%). Über Nutzen bzw. Schaden solcher Stimmrechtsbeschränkungen entbrannte eine intensive Diskussion (Baums [Höchststimmrechte]; Adams [Hindernisse]). Belegt war, daß der Markt auf solche, die Kontrollintensität einschränkenden Beschlüsse mit Abwertungen der Aktienkurse reagierte, wobei die Abwertungen auf 2–3% geschätzt wurden. Klar war auch, daß es Umgehungsmöglichkeiten für Stimmrechtsbeschränkungen gibt: Das Management einer AG, das eine Stimmrechtsbeschränkung als Schutz vor unwillkommenen (Groß)-Aktionären oder potentiellen Übernehmern (raider) sieht, wäre schlecht beraten. Unklar war, warum Aktionäre auf Hauptversammlungen den vom Management initiierten Beschlußvorlagen zustimmten, zumal Marktwertverluste (Kursverluste) eine fast regelmäßige Folge waren.

Um ungewollte Verkürzungen der Beteiligungsquoten der Altaktionäre zu verhindern, kennt das AktG das *Bezugsrecht.* § 186 (1) S. 1 AktG bestimmt: «Jedem Aktionär muß auf sein Verlangen ein seinem Anteil an dem bisherigen Grundkapital entsprechender Teil der neuen Aktien zugeteilt werden». Der Aktionär kann dann entscheiden, ob er durch Ausübung des Bezugsrechts seine bisherige Quote am Grundkapital halten will oder nicht. Aktionäre, die von ihrem Bezugsrecht keinen Gebrauch machen, können ihr Recht zum Bezug junger Aktien innerhalb einer bestimmten Frist an der Börse an diejenigen Anleger verkaufen, die junge Aktien erwerben wollen.

(2) Durch die Ausgabe junger Aktien kann sich der Marktwert (= Kurs) der Altaktien der Gesellschaft verringern. Hier wird der Begriff «Kapitalverwässerung» gebraucht. Sinkt der Kurs der Aktien, verschlechtert sich die Vermögensposition der Altaktionäre: Sie werden ärmer. Gegen diese Reichtumseinbuße müssen die Altaktionäre geschützt werden, da sie sonst der Ausgabe junger Aktien nicht zustimmen würden. Ihre Zustimmung aber ist nach § 182 AktG erforderlich. Die zweite wichtige Funktion des Bezugsrechtes ist es, diese Werteinbuße auszugleichen.

Es bezeichnet

K den Kurs der Altaktie vor Kapitalerhöhung;

B den Bezugskurs für eine junge Aktie *(B < K)*;

a die Anzahl der alten Aktien;

n die Anzahl der neuen Aktien gleichen Nominalwertes.

Nach Kapitalerhöhung und einem Mittelzufluß von $B \cdot n$ an das Unternehmen, ergibt sich ein rechnerischer Kurs pro Aktie (K_n) gemäß (8.1)

$$(8.1) \quad K_n = \frac{K \cdot a + B \cdot n}{a + n}$$

Pro Altaktie entsteht dem Altaktionär eine Vermögenseinbuße in Höhe der Differenz zwischen K und K_n, wobei K_n wegen $B < K$ immer kleiner als K ist. Diese Vermögenseinbuße wird genau durch den Wert des Bezugsrechtes W *(BR)* ausgeglichen, wenn jeder Aktionär $a:n$ Bezugsrechte besitzen muß, um *eine* junge Aktie zum Bezugskurs B zu erwerben.

W *(BR)* ergibt sich aus (8.2):

$$(8.2) \quad W \, (BR) = K - K_n = K - \frac{K \cdot a + B \cdot n}{a + n} = \frac{K - B}{\frac{a}{n} + 1}.$$

Beispiel

Die Bilanz der O. Hieber AG zeigt folgendes Bild:

AV	5.000.000	Gezeichnetes Kapital	2.000.000
UV	4.000.000	Kapitalrücklage	200.000
		Gewinnrücklage	800.000
		Verbindlichkeiten	6.000.000
	9.000.000		9.000.000

Der Vorstand glaubt, das Bilanzbild wirke wegen der vermeintlich hoher Verschuldung ungünstig. Der Leser, der Abschnitt 2 dieses Kapitels gelesen hat, weiß, daß die Auffassung des Vorstands vor dem Hintergrund der *durchschnittlichen* Eigenkapitalquoten begründungsbedürftig ist. Das Grundkapital soll um 1.000.000 durch Ausgabe von 10.000 Aktien (Nominalwert 100) zum Bezugskurs $B = 200$ erhöht werden. Der aktuelle Kurs der Aktien ($a = 20.000$) ist 600. Das Bezugsverhältnis ist $\frac{a}{n} = \frac{2}{1}$. Von den Kosten der Aktienausgabe wird zur Vereinfachung abgesehen.

Nach Kapitalerhöhung sieht die Bilanz so aus:

AV	5.000.000	Gezeichnetes Kapital	2.000.000
UV	4.000.000	Kapitalrücklage	200.000
Kasse	2.000.000	Gewinnrücklage	800.000
		Verbindlichkeiten	6.000.000
	11.000.000		11.000.000

Das Agio, d. i. die Differenz zwischen Bezugskurs und Nominalwert der jungen Aktien ist gemäß § 272 (2) HGB in die Kapitalrücklage einzustellen. Wie wird die Vermögensposition eines Altaktionärs beeinflußt, der zwei Aktien zum Kurs von 600 vor Kapitalerhöhung besaß? Verkauft er die beiden den Altaktien «anhängenden» Bezugsrechte, erzielt er wegen (8.2)

$$(8.2) \quad W\,(BR) = \frac{600 - 200}{\dfrac{2}{1} + 1} = 133,33$$

pro Bezugsrecht, insgesamt also 266,66 DM. Stellte sich der Kurs K_n gemäß (8.1) auf 466,67 ein, ist der Altaktionär so reich wie im Ausgangspunkt: $2 \times 466,67 + 2 \times 133,33 = 1.200$. Bezieht der Altaktionär eine junge Aktie zum Preis von 200, besitzt er drei Aktien zum Kurs $K_n = 466,67$, also 1.400, und ist damit so reich wie zuvor, den Kassenbestand von 200 im Ausgangszustand eingeschlossen. Die Annahme, daß sich nach Kapitalerhöhung am Markt der Mischkurs gemäß (8.1) einstellt, ist nicht generell gerechtfertigt. Sie trifft allerdings zu, wenn die dem Unternehmen aus der Kapitalerhöhung zufließenden Eigenmittel zu dem Satz angelegt werden, der der Rendite der Aktie des Unternehmens entspricht. Im Beispiel ist $K = 600$. Angenommen, das Unternehmen hätte (ohne Kapitalerhöhung) 60 pro Jahr und Aktie ausgeschüttet. Wenn der Kapitalmarktzins vergleichbarer Anlagen 10% beträgt, ergibt sich K aus

$$\frac{60}{0,1} = 600.$$

Da das Bezugsverhältnis a : n = 2 : 1 und B = 200 ist, fließen der AG 10.000 · 200 = 2.000.000 zu. Werden diese Mittel zu 10% angelegt, beträgt der periodische Erfolg 60 · 20.000 + 200.000 = 1,4 Mio. Dividiert durch a + n = 30.000, ergibt sich ein Erfolg und eine Ausschüttung 46,667 pro Aktie. Der Kurs der Aktie beträgt somit $\frac{46,667}{0,1} = 466,67$.

Das Gesetz läßt den Ausschluß des Bezugsrechtes unter bestimmten Bedingungen zu. § 186 (3) AktG lautet: «Das Bezugsrecht kann ganz oder zum Teil nur im Beschluß über die Erhöhung des Grundkapitals ausgeschlossen werden. In diesem Fall bedarf der Beschluß neben den in Gesetz oder Satzung für die Kapitalerhöhung aufgestellten Erfordernissen einer Mehrheit, die mindestens drei Viertel des bei der Beschlußfassung vertretenen Grundkapitals umfaßt. Die Satzung kann eine größere Kapitalmehrheit und weitere Erfordernisse bestimmen. Ein Ausschluß des Bezugsrechts ist insbesondere dann zulässig, wenn die Kapitalerhöhung gegen Bareinlagen zehn von Hundert des Grundkapitals nicht übersteigt und der Ausgabebetrag den Börsenpreis nicht wesentlich unterschreitet». § 186 (4) AktG läßt erkennen, daß der Gesetzgeber dem Ausschluß zu Recht besondere Bedeutung beimißt. Er lautet: «Ein Beschluß, durch den das Bezugsrecht ganz oder zum Teil ausgeschlossen wird, darf nur gefaßt werden, wenn die Ausschließung ausdrücklich und ordnungsgemäß (§ 124 (1) AktG) bekanntgemacht worden ist. Der Vorstand hat der Hauptversammlung einen schriftlichen Bericht über den Grund für den teilweisen oder vollständigen Ausschluß des Bezugsrechts vorzulegen; in dem Bericht ist der vorgeschlagene Ausgabebetrag zu begründen».

Probleme des Ausschlusses des Bezugsrechts und die Position der Rechtsprechung zu solchen Ausschlüssen werden in Abschnitt 5.7 dieses Kapitels besprochen.

4.2 Vorzugsaktien

Das AktG läßt Aktien verschiedener Gattung zu (§ 11 AktG). Aktien verschiedener Gattung können unterschiedliche Rechte gewähren im Hinblick auf

– Gewinnbeteiligung,

– Stimmrecht,

– Beteiligung am Liquidationserlös der Gesellschaft.

Neben den Stammaktien sind insbesondere Vorzugsaktien von Bedeutung Vorzugsaktien bieten dem Investor i. d. R. eine bevorzugte Behandlung in bezug auf die Gewinnbeteiligung und/oder eine bevorzugte Position bei der Verteilung des Liquidationserlöses. Letzteres ist allerdings selten, da eine bevorzugte Position bei der Verteilung des Liquidationserlöses immer nur ein Vorzug gegenüber den Stammaktionären sein kann. Ansprüche der Gläubiger auf Teile des Liquidationserlöses gehen den Ansprüchen der Vorzugsaktionäre immer vor, weshalb der ökonomische Wert eines Vorrechts am Liquidationserlös empirisch nicht hoch zu veranschlagen ist. Neben den genannten Vorzügen können Vorzugsaktien einen Nachteil aufweisen: Sie gewähren dem Inhaber häufig kein Stimmrecht, eine Ausgestaltung, die durch § 12 (1) Satz 2 AktG ermöglicht wird. Das Stimmrecht kann für Vorzugsaktien aber nur dann ausgeschlossen werden, wenn die Aktie mit einem nachzuzahlenden Vorzug ausgestattet wird (§ 139 (1) AktG). Auf dem deutschen Aktienmarkt sind die meisten gehandelten Vorzugsaktien nicht mit Stimmrechten ausgestattet.

Welche Gestaltung der Dividendenvorrechte sind gebräuchlich bzw. denkbar?

1. Limitierte Vorzugsdividende

Der zur Ausschüttung verfügbare Bilanzgewinn der Gesellschaft wird bevorzugt zu einer nach oben begrenzten (Maximal-)Ausschüttung von z. B. 7% auf den Nennwert der Vorzugsaktie in Höhe von 50 DM verwendet. Erst dann können Ausschüttungen auf Stammaktien vorgenommen werden. Für alternative Bilanzgewinne ergibt sich eine Verteilung der Ausschüttungen je Stamm- (StA) bzw. Vorzugsaktie (VA) gemäß Tabelle 8.4:

Tabelle 8.4: Ausschüttungen je Stamm- bzw. Vorzugsaktie bei alternativen Bilanzgewinnen für «limitierte Vorzugsdividende»

| Bilanzgewinn | Gewinnanteil je Gattung | | Ausschüttung in DM/Aktie | |
	100.000 *VA*	100.000 *StA*	*VA*	*StA*
0	0	0	0	0
50.000	50.000	0	0,50	0
100.000	100.000	0	1	0
200.000	200.000	0	2	0
300.000	300.000	0	3	0
400.000	350.000	50.000	3,50	0,50
500.000	350.000	150.000	3,50	1,50
600.000	350.000	250.000	3,50	2,50
700.000	350.000	350.000	3,50	3,50

In grafischer Darstellung (Wöhe/Bilstein [Grundzüge]) führt diese Verteilungsregel zu folgendem Ergebnis:

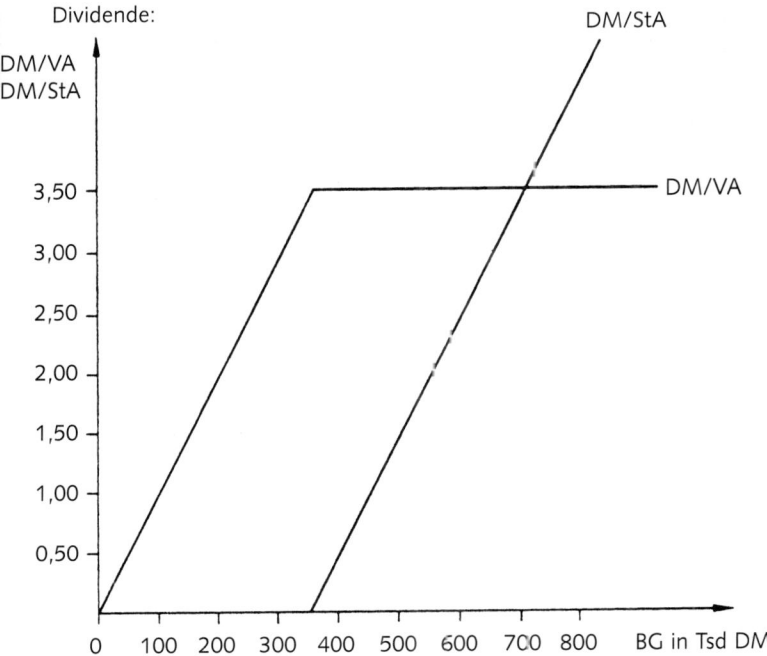

Abbildung 8.4: Ausschüttungsverlauf pro Stamm- bzw. Vorzugsaktie bei limitierter Vorzugsdividende für alternative Bilanzgewinne (BC)

2. Limitierte Vorzugsdividende mit Nachholung

Fällt die limitierte Vorzugsdividende in einem Jahr wegen eines zu kleinen Bilanzgewinns ganz oder teilweise aus, ist sie bei dieser Regelung in dem nächsten Jahr, in dem der Bilanzgewinn dies zuläßt, nachzuholen (= kumulative Vorzugsdividende). Diese Regelung schützt die Vorzugsaktionäre gegen den Ausfall von Ausschüttungen bei stark schwankenden Gewinnen und gegen bilanzpolitische Maßnahmen der Stammaktionäre bzw. des Managements. Sie ist Voraussetzung für Vorzugsaktien, die nicht mit dem Stimmrecht ausgestattet sind (§ 139 (1) AktG).

Die Nachholung kann allerdings vertraglich begrenzt werden, z.B. durch eine Vertragsklausel folgenden Inhalts: «Der vollständige oder teilweise Ausfall von Ansprüchen von Aktionären mit limitierten Vorzugsdividenden ist in einem Zeitraum von längstens 3 Jahren nachzuholen.» Eine solche Regel kann es nach sich ziehen, daß Vorzugsaktionäre über längere Zeit dividendenlos bleiben. Um zu verhindern, daß die Vorzugsaktionäre kraft Vertrags stimmrechtslos und wegen der wirtschaftlichen Lage der Gesellschaft dividendenlos bleiben, sieht der Gesetzgeber in § 140 (2) AktG vor, daß das vertraglich ausgeschlossene Stimmrecht der Vorzugsaktionäre dann auflebt, wenn die Vorzugsdividende in einem Jahr nicht oder nicht vollständig gezahlt wird und im Folgejahr nicht vollständig nachgeholt wird. Das Stimmrecht bleibt bestehen, bis alle Rückstände nachgezahlt sind. Zweck ist, die Position der Vorzugsaktionäre in der Hauptversammlung zu stärken.

3. Prioritätischer Dividendenanspruch in Verbindung mit einer Gleichverteilungsregel

Gilt diese Regelung, erhalten die Vorzugsaktionäre zunächst eine definierte prioritätische Dividende, z.B. 2,50 DM pro Aktie im Nennwert von 50 DM. Vom verbleibenden Bilanzgewinn erhalten die Stammaktionäre pro Aktie im Nennwert von 50 DM eine Ausschüttung bis zu 2,50 DM. Alle Aktionäre erhalten gleiche Anteile pro Aktie am restlichen Bilanzgewinn. Für alternative Bilanzgewinne ergibt sich eine Verteilung gemäß Tabelle 8.5.

Tabelle 8.5: Ausschüttungen je Stamm- bzw. Vorzugsaktie bei alternativen Bilanzgewinnen für «prioritätischen Dividendenanspruch i. V. m. einer Gleichverteilungsregel»

| Bilanzgewinn | Gewinnanteil je Gattung | | Ausschüttung in DM/Aktie | |
	100.000 *VA*	100.000 *StA*	*VA*	*StA*
0	0	0	0	0
50.000	50.000	0	0,50	0
100.000	100.000	0	1	0
200.000	200.000	0	2	0
300.000	250.000	50.000	2,50	0,50
400.000	250.000	150.000	2,50	1,50
500.000	250.000	250.000	2,50	2,50
600.000	300.000	300.000	3	3
700.000	350.000	350.000	3,50	3,50

Werden die anteiligen Ausschüttungen grafisch dargestellt, ergibt sich das folgende Bild:

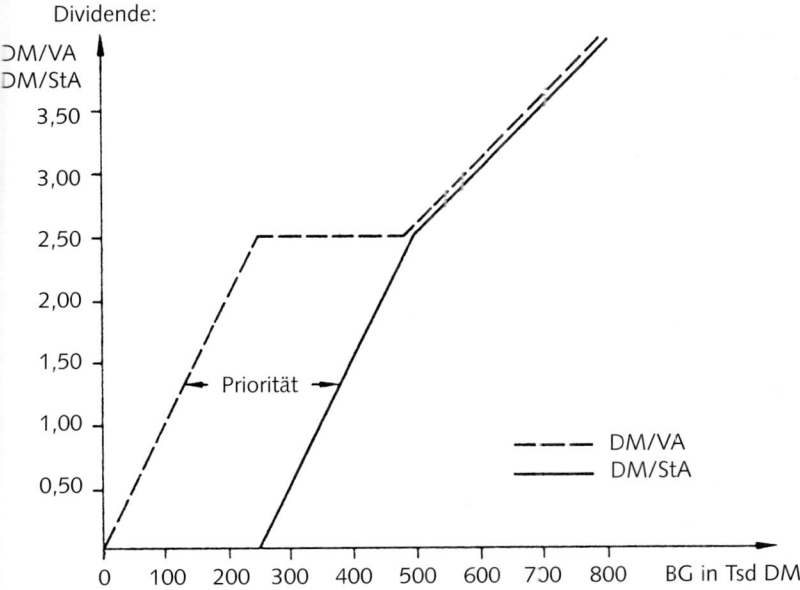

Abbildung 8.5: Ausschüttungsverlauf pro Stamm- bzw. Vorzugsaktie bei prioritätischem Dividendenanspruch und anschließender Gleichverteilungsregel

Die an den prioritätischen Anspruch angehängte Gleichverteilungsregel nimmt dieser Verteilungsregel die obere scharfe Limitierung der Regeln (1) und (2) und beteiligt die Vorzugsaktionäre damit stärker an den Chancen (= höheren Bilanzgewinnen) der Gesellschaft.

4. Prioritätischer Dividendenanspruch in Verbindung mit einer generellen Überdividende

Vom Bilanzgewinn erhalten bei dieser Regelung die Vorzugsaktionäre zunächst ihren prioritätischen Dividendenanspruch von z. B. 2% bezogen auf den Nennwert von 50 DM. Anschließend erhalten alle Aktionäre den restlichen Bilanzgewinn zu gleichen Teilen pro Aktie gleichen Nennwerts. Bei dieser Regelung holen die Stammaktionäre somit den Ausschüttungsvorsprung der Vorzugsaktionäre nie auf. Für alternative Bilanzgewinne sieht die Verteilung unter Stamm- und Vorzugsaktionären so aus:

Tabelle 8.6: Ausschüttungen je Stamm- bzw. Vorzugsaktie bei alternativen Bilanzgewinnen für «prioritätischen Dividendenanspruch bei genereller Überdividende»

Bilanzgewinn	Gewinnanteil je Gattung		Ausschüttung in DM/Aktie	
	100.000 *VA*	100.000 *StA*	*VA*	*StA*
0	0	0	0	0
50.000	50.000	0	0,50	0
100.000	100.000	0	1	0
200.000	150.000	50.000	1,50	0,50
300.000	200.000	100.000	2	1
400.000	250.000	150.000	2,50	1,50
500.000	300.000	200.000	3	2
600.000	350.000	250.000	3,50	2,50

Grafisch dargestellt ergibt sich ein Verlauf der Ausschüttungsanteile wie in Abbildung 8.6 dargestellt.

Die Verteilungsregeln (3) und (4) können ebenfalls mit Nachholungen ausgestattet werden.

Welche der Verteilungsregeln den größeren Anreiz auf Vorzugsaktionäre ausübt, hängt vom konkreten Fall ab. Eine limitierte Vorzugsdividende von z. B. 7% kann sich bei kleiner Zahl von Vorzugsaktien in Relation zur Zahl der Stammaktien als vorteilhafter erweisen als eine Regelung gemäß (4) bei kleinem prioritätischem Dividendenanspruch – z. B. 2% – und einer ungünstigeren Relation von Vorzugs- zu Stammaktien.

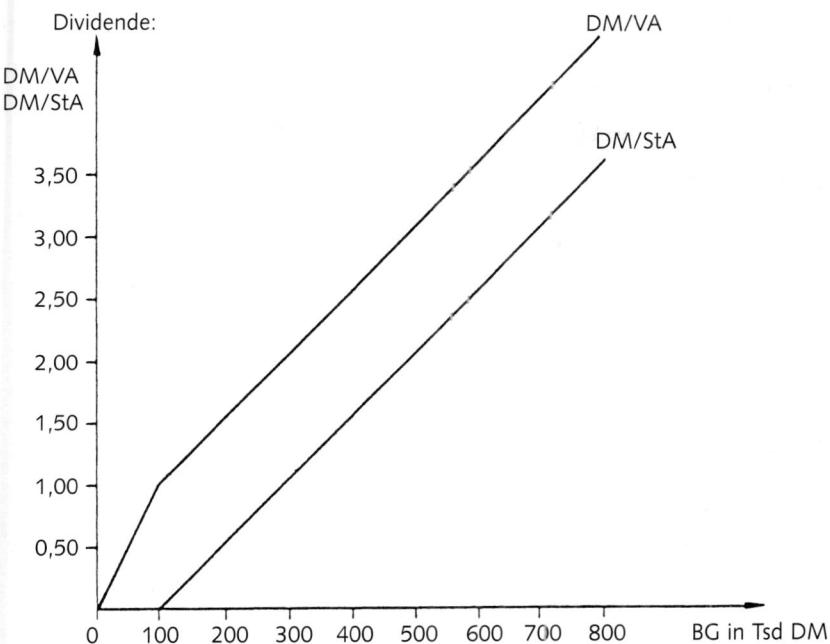

Abbildung 8.6: Ausschüttungsverlauf pro Stamm- bzw. Vorzugsaktie bei prioritätischem Dividendenanspruch und genereller Überdividende

Eine interessante Frage ist, zu welchem Zweck Vorzugsaktien überhaupt gebraucht werden. Was kann man mit ihnen erreichen, was man mit Stammaktien nicht erreichen kann?

Einzahlungen der Vorzugsaktionäre an das Unternehmen zählen als Eigenkapital. Auszahlungen des Unternehmens an Vorzugsaktionäre werden aus dem Gewinn nach Steuern geleistet. Insofern gibt es keine Unterschiede zwischen Stamm- und Vorzugsaktien. Die Vorzüge des Instruments «Vorzugsaktie» müssen somit an anderer Stelle liegen. Dies soll an zwei Beispielen erläutert werden.

Angenommen, der Marktpreis der Aktie einer Gesellschaft liegt unter dem Nominalwert der Aktie von 5 DM, z.B. bei 4,50 DM. Die Gesellschaft benötigt Eigenkapital. Neue Aktien kann die Gesellschaft nicht ausgeben, da Anteile höchstens zum derzeitigen Marktpreis am Markt plaziert werden könnten; das Gesetz verbietet aber Emissionen zu Preisen unterhalb des Nominalwertes der Aktie (§ 9 (1) AktG). Das Angebot von Vorzugsaktien, versehen mit einer attraktiven Verteilungsregel, könnte einen Marktpreis in Höhe des Mindest-Nominalwertes von 5 DM oder höher ermöglichen.

Angenommen, eine Aktiengesellschaft, deren Aktien von den Nachfolgern der Gründerfamilie gehalten werden, benötige zusätzliches Eigenkapital. Die Gewinne der Gesellschaft seien unzureichend, um den Kapitalbedarf für neue Investitionen zu decken. Fremdkapitalgeber stellen zusätzliche langfristige Kredite erst dann zur Verfügung, wenn zuvor die Eigenmittel der Gesellschaft erhöht werden. Dies ist eine nicht selten anzutreffende Situation. Die Eigentümer verfügen nicht über ausreichende eigene Mittel, um das Eigenkapital spürbar aufzustocken. Neue Eigentümer aufzunehmen, wäre möglich. Jedoch fürchten die «alten» Eigentümer, ihre Kontroll- und Entscheidungsrechte mit den neuen teilen zu müssen. Für Stammaktien kann das Stimmrecht nicht ausgeschlossen werden (§ 12 (1) Satz 1 AktG). Die Alternative, den Altaktien Mehrstimmrechte zuzuweisen, ist ebenfalls unzulässig (§ 12 (2) AktG). Einen Ausweg bieten daher Vorzugsaktien *ohne Stimmrecht*, deren Ausgabe nach § 12 (1) Satz 2 AktG zulässig ist. Die Altaktionäre kaufen im Ergebnis den Vorzugsaktionären ihr Stimmrecht gegen einen festzulegenden Dividendenvorzug ab.

In beiden Beispielen werden Vorzugsaktien als Alternative zu Stammaktien angeboten. Von Praktikern werden Vorzugsaktien oft mit langfristigen Fremdmitteln verglichen, weil die Bedienung beider Instrumente mit vertraglich fixierten Vorzugsdividenden bzw. Zinsen ähnlich zwingenden Charakter habe. Praktiker ziehen aus diesem Vergleich oft den Schluß, daß eine Fremdfinanzierung wegen der steuerlichen Abzugsfähigkeit der Zinsen vorzuziehen sei. Sowohl Vergleich als auch Schlußfolgerung sind nicht sehr sinnvoll. Zunächst zum Vergleich: Eine ausgefallene Vorzugsdividende bedeutet kein größeres Unheil. Ausfallende Zinsen bringen für Gesellschaft und Eigentümer aber das Risiko harter Auseinandersetzungen mit Gläubigern, an deren Ende ein Insolvenzverfahren stehen kann. Vertraglich festgeschriebene Vorzugsdividenden einerseits und Zinsen (und Tilgungen) andererseits sind somit gerade *nicht* vergleichbar. Ersteres ist eine *bedingte* Zusage: Die Vorzugsdividende wird gezahlt (bzw. nachgeholt), wenn und nur wenn ein positiver Bilanzgewinn vorliegt. Zinsen sind dagegen *unbedingte* Ansprüche: Sie sind immer, auch bei Bilanzverlusten, zu zahlen.

Wie ist die Schlußfolgerung zu beurteilen? Wenn ein Manager glaubt, es sei «billiger», mit Fremdmitteln zu finanzieren, weil die Zinszahlungen der Gesellschaft die Steuerbemessungsgrundlage verkürzen, so kann er sich die Kapitalseite seiner Gesellschaft aus Eigen- und Fremdkapital so zusammenstellen, wie er es für richtig hält. Bedingung ist nur, daß er im Interesse der Eigentümer und/oder Gläubiger ausreichendes Eigenkapital hat. Ob dieses

Eigenkapital in Vorzugs- oder Stammaktien verbrieft ist, ist insoweit zweitrangig, weil die Ansprüche der Eigentümer, also der Stamm- *und* der Vorzugsaktionäre denen der Gläubiger immer nachgeordnet sind.

In den Vereinigten Staaten, in denen Vorzugsaktien eine relativ größere Bedeutung haben als auf dem deutschen Aktienmarkt, sind Vorzugsaktien anzutreffen, die mit einem *Umwandlungsrecht* in Stammaktien (convertible preferred stock) ausgestattet sind oder von der ausgebenden Gesellschaft gekündigt werden können. Vorzugsaktien mit diesen Eigenschaften sind auf dem deutschen Markt höchst selten anzutreffen.

4.3 Genußscheine

Genußscheine wurden in Abschnitt 3.2 bereits erwähnt. Ihr verstärkter Einsatz gilt als Mittel, auch für nicht emissionsfähige Unternehmen die Beschaffung von (Risiko-)Eigenkapital zu erleichtern. Da die Ausgabe von Genußscheinen prinzipiell auch Nicht-Kapitalgesellschaften offensteht, könnte es sich um ein Finanzierungsinstrument handeln, das auch mittelständische Unternehmen (auch wenn sie nicht die Rechtsform einer GmbH oder AG haben) mit Erfolg einsetzen könnten. Bislang wurden Genußscheine insbesondere von großen emissionsfähigen Unternehmen ausgegeben, die ganz überwiegend die Rechtsform der AG hatten. Aus diesem Grund werden die Ausführungen hier plaziert.

Genußscheine werden gelegentlich als «Aktiensurrogate» bezeichnet. Damit soll vermutlich zum Ausdruck gebracht werden, daß sie im ökonomischen Sinn Eigenkapitalcharakter haben, ohne jedoch die gleichen Rechte wie Aktien an ihre Inhaber zu übertragen. Im deutschen Aktiengesetz finden sich keine speziellen Regeln für Genußscheine. Diese Abstinenz des Gesetzgebers öffnet der Freiheit vertraglicher Vereinbarungen die Tür. Die Folge ist, daß es nicht möglich ist, die mit einem Genußschein verbundenen Genußrechte mit der gleichen Präzision darzustellen, wie dies für eine Stamm- oder Vorzugsaktie möglich ist. Welche Rechte ein Genußschein verbrieft, ist vertragsabhängig. Das bedeutet zweierlei: (1) Anlegern muß empfohlen werden, die Genußscheinbedingungen sorgfältig zu studieren, bevor sie kaufen; (2) Es können hier nur Grundlinien der Genußscheineigenschaften dargestellt werden.

Stellen wir zunächst die Frage, ob von Genußscheininhabern bereitgestellte Mittel im betriebswirtschaftlichen Sinn Eigen- oder Fremdkapital darstellen. Diese Frage wird in der Literatur unterschiedlich beantwortet. Das Kreditwesengesetz zählt in § 10 (5) KWG die Bedingungen auf, unter denen gegen die Gewährung von Genußrechten eingezahltes Kapital dem haftenden Eigenkapital von Kreditinstituten zugerechnet werden darf:

(1) Wenn es bis zur vollen Höhe am Verlust teilnimmt,

(2) wenn es erst nach Befriedigung der Gläubiger zurückgefordert werden kann,

(3) wenn es mindestens für die Dauer von 5 Jahren zur Verfügung gestellt worden ist,

(4) wenn der Rückzahlungsanspruch nicht in weniger als zwei Jahren fällig wird oder auf Grund des Vertrages fällig werden kann,

(5) wenn ein durch Verluste reduzierter Rückzahlungsanspruch durch Gewinne, die nach mehr als vier Jahren seit dem Fälligkeitstermin anfallen, nicht erhöht wird,

(6) wenn auf die Ziffern (3) und (4) explizit sowie in schriftlicher Form vom Kreditinstitut hingewiesen wird.

Läßt man die Ziffern (5) und (6) zunächst unbeachtet, kann man verkürzend sagen, daß diese Definition abstellt auf die (buchmäßige) Aufzehrbarkeit durch Verluste bei Unternehmensfortführung, auf die Nachrangigkeit des Anspruchs hinter allen Gläubigeransprüchen bei Unternehmensliquidation und auf die Zeitspanne, für die es dem Unternehmen ohne Entziehbarkeit durch die Inhaber zur Verfügung steht. Ergänzt man die aufgelisteten Eigenschaften um eine ergebnisabhängige Bedienung des Genußscheinkapitals, wobei «Ergebnis» als Jahresüberschuß, Bilanzgewinn, Ausschüttung, Umsatzrendite etc. definiert werden kann, liegt ein Eigenschaftsbündel vor, das nach der Diskussion in Abschnitt 1 der idealtypischen Position von Eigenkapital sehr nahe kommt. Dabei spielt es keine Rolle, ob Ansprüche von Genußscheininhabern den Ansprüchen anderer Eigenkapitalgeber (Inhaber von Stamm- oder Vorzugsaktien) vor- oder nachgehen (oder ihnen gleichgeordnet sind); wichtig ist allein, daß das Genußscheinkapital dem Risiko der buchmäßigen Verlustaufrechnung unbeschränkt ausgesetzt ist. Betrachten wir die Positionen, die der buchmäßigen Verlustaufrechnung ausgesetzt sind, nämlich

a) andere und satzungsmäßige Rücklagen,

b) gesetzliche Rücklagen,

c) Gezeichnetes Kapital,

d) Genußscheinkapital,

dann spielt es keine Rolle, ob das Genußscheinkapital die Position c) oder d) einnimmt. Wichtig ist allein, daß es – neben der Eigenschaft, ergebnisabhängig bedient zu werden – zu dem aus a) bis d) bestehenden, buchmäßig durch Verluste aufzehrbaren Block von Nominalansprüchen gehört.

Wenn die Zugehörigkeit zu diesem Block, der ergebnisabhängige Nominalansprüche anzeigt, soweit sie durch Verluste noch nicht aufgezehrt sind, zugleich die Nachrangigkeit des Anspruchs nach allen Gläubigeransprüchen (und nach den Ansprüchen, die im Insolvenzverfahren selbst entstehen) im Insolvenzverfahren* bedeutet, liegt die oben definierte idealtypische Bedingung auch für den Fall der Liquidation vor. Wir gehen im folgenden davon aus, daß diese Bedingungen i. d. R. gegeben sind; Genußscheinkapital ist insoweit aus ökonomischer Sicht Eigenkapital.

Tabelle 8.7 stellt die Genußscheinbedingungen einiger ausgewählter Emittenten in verkürzter Form zusammen. Die Übersicht läßt die Vielfalt der anzutreffenden Vertragsbedingungen deutlich erkennen. Diese Vielfalt ist zunächst von Vorteil: Vertragliche Lösungen können den individuellen Erfordernissen des Emittenten viel genauer Rechnung tragen, als dies mit einem Finanzierungstitel mit einem hoch standardisierten Rechtskleid (wie z. B. der Stammaktie) möglich ist. Ein Nachteil liegt u. U. auf seiten der Anleger: Sie müssen viel höhere Informationskosten aufwenden, um die Genußschein-Bedingungen zu beschaffen und insbesondere zu verstehen, um eine rationale Anlageentscheidung zu treffen. Hier könnte die große Variabilität der anzutreffenden Genußschein-Bedingungen (in Verbindung mit z. T. schwerfälligen Formulierungen) auch nachteilig wirken. Das gilt jedenfalls dann, wenn sich die Emittenten auch an das breite Publikum wenden.

Daß die Lektüre der Genußschein-Bedingungen von Bedeutung ist, hat die bewegte Entwicklung des Genußscheins der Klöckner und Co KGaA gezeigt. § 3 der Genußschein-Bedingungen bestimmt, daß die Inhaber der Genußscheine am Verlust der Gesellschaft i. S. d. §§ 7 und 9 beteiligt sind. § 7 (1) und (2) lautet: «Im Falle einer Herabsetzung des Grundkapitals der Gesellschaft, die ausschließlich dazu dienen soll, Wertminderungen auszugleichen oder sonstige Verluste zu decken, ist zugleich der Gesamtgrundbetrag des Genußkapitals im gleichen Verhältnis und zu entsprechenden Bedingungen herabgesetzt.

Eine Herabsetzung des Grundkapitals hat die Wirkung gemäß Absatz (1) nur, wenn vor der Herabsetzung des Grundkapitals die freien Rücklagen, die gesetzlichen Rücklagen, sowie der Teil des Genußkapitals, um den dieses den Gesamtgrundbetrag übersteigt (Agio), zum Zweck des Verlustausgleichs aufgelöst sind; das Agio darf erst nach Auflösung der Rücklagen zum Verlustausgleich herangezogen werden.»

---

* Volle Aufrechenbarkeit mit laufenden Verlusten ist i. d. R. verbunden mit Nachrangigkeit des (Rest)Anspruchs im Insolvenzfall. Es gibt indessen Ausnahmen. Ein Beispiel ist der am Verlust teilnehmende stille Gesellschafter, der seinen *nicht* durch Verluste aufgezehrten Anteil in der Insolvenz des Inhabers des Handelsgeschäfts geltend machen kann und insofern in Anspruchkonkurrenz zu anderen Insolvenzgläubigern tritt (§ 236 (1) HGB).

Tabelle 8.7: Genußscheinbedingungen ausgewählter Emittenten

Emittent	Commerzbank	Commerzbank
Rechtsform	AG	AG
Jahr der Emission	1985	1990
nom. Ausgabevolumen (Mio DM)	425	500
kleinste Stückelung (DM)	100	200
börsennotiert	amtlicher Markt	amtlicher Markt
Laufzeit	1985–1995	1990–2000
Ausschüttung	Ausschüttungsgrundbetrag von 8,25% auf Nennbetrag +0,25% für jede 0,50 DM, um die die Dividende auf Aktie 6 DM übersteigt. Anpassung bei Kapitalerhöhung aus Gesellschaftsmitteln	auf 200 DM Nennbetrag entfällt eine Ausschüttung in Höhe der 1,4-fachen Dividende einer Aktie im Nominalwert von 50 DM; Minimum 6% auf Nennbetrag
Rang des Ausschüttungsanspruchs	geht dem Anspruch der Aktionäre vor, geht nicht dem Anspruch zukünftiger Genußscheininhaber vor; reicht Bilanzgewinn für Ausschüttungsgrundbetrag nicht aus, vermindert sich dieser, keine Nachholung	kein Vorrang vor Ansprüchen weiterer Genußscheine; Mindestausschüttung geht Anspruch der Aktionäre vor; reicht Bilanzgewinn nicht aus, verkürzt sich Mindestausschüttung; keine Nachholung
Verlustbeteiligung Rückzahlung	Teilnahme am laufenden Verlust durch Verminderung der Rückzahlungsansprüche, Wiederauffüllung durch künftige Gewinnanteile; ansonsten Rückzahlung zum Nennwert	Teilnahme am laufenden Verlust durch Verminderung der Rückzahlungsansprüche; Wiederauffüllung durch künftige Gewinnanteile; ansonsten Rückzahlung zum Nennwert
Bezugsrechte auf neue Genußscheine	nur, wenn HV zustimmt	nicht spezifiziert

Klöckner	Pfleiderer	Sixt
KGaA	GmbH u. Co KG	AG
1986	1988	1990
100	11	80
100	100	1.000
geregelter Markt	geregelter Markt	amtlicher Markt
Kündigungsrecht nach 20 Jahren	siehe Kündigungsrechte	Mai 2000
Mindestausschüttung von 5% auf Grundbetrag; höhere Ausschüttung in Abhängigkeit vom Konzernjahresüberschuß	Ausschüttung des 0,6fachen der Konzern-Eigenkapitalrendite, Mindestausschüttung 4% auf den Grundbetrag, soweit Konzern-Jahresüberschuß ausreicht; Obergrenze der Ausschüttung 30% des Grundbetrages	Ausschüttung von 10% auf den Nennbetrag; Auszahlung vermindert sich, wenn die (volle) Ausschüttung einen Fehlbetrag ergeben würde
jährliche Ausschüttung darf nicht zu negativem Bilanzergebnis führen; nicht geleistete Mindestausschüttungen werden in Folgejahren nachgeholt; für neue Genußscheine gelten gleiche Regelungen	geht dem Anspruch der Gesellschafter der KG vor; wegen fehlenden Konzern-Jahresüberschusses nicht geleistete Mindestausschüttungen werden nachgeholt	geht dem Anspruch der Aktionäre vor; kein Nachzahlungsanspruch für geringere Ausschüttungen; kein Vorrang vor Ausschüttungsansprüchen späterer Genußscheine
Verlustbeteiligung; im Fall der Kapitalherabsetzung zum Ausgleich von Verlusten sind Grundkapital im gleichen Verhältnis herabzusetzen	Verlustteilnahme in Höhe des 2,6fachen der negativen Eigenkapitalrendite; Wiederauffüllung durch künftige Gewinnanteile; Rückzahlung erfolgt zum Nennwert abzüglich ungetilgter Verluste	Genußscheine nehmen an Jahresfehlbeträgen *nach* Verrechnung von Kapital- und Gewinnrücklagen uneingeschränkt teil; Wiederauffüllung durch künftige Gewinnanteile
ja; für den Fall einer Erhöhung des Grundkapitals soll AR und HV eine parallele Erhöhung des Grundkapitals vorgeschlagen werden	Bezugsrecht auf neue Genußscheine; ausgenommen sind den Mitarbeitern angebotene Genußscheine	kein Bezugsrecht auf neue Genußscheine, es sei denn, HV entscheidet anders

Tabelle 8.7 (Fcrtsetzung)

Emittent	Commerzbank	Commerzbank
Kündigungsrechte	nur für Emittenten mit 2-jähriger Kündigungsfrist zum Jahresende aus steuerlichen Gründen	nur für Emittenten mit 2-jähriger Kündigungsfrist zum Jahresende aus steuerlichen Gründen
Umtauschrechte	keine	Wandlungsrecht im Verhältnis 4:1 in Aktien unter Zuzahlung von 50 DM; Wandlungspreis 250 DM
Rangrücktritt	Rücktritt hinter alle anderen Gläubiger; Anspruch vorrangig vor Aktionären	Rücktritt hinter alle anderen Gläubiger; Gleichrang mit anderen Genußscheinen; Vorrang vor Aktionären

§ 9 (4) der Genußschein-Bedingungen bestimmt: «Der von der Gesellschaft im Fall der Kündigung zu leistende Rückzahlungsbetrag setzt sich ... zusammen aus dem im Zeitpunkt des Wirksamwerdens der Kündigung geltenden Grundbetrag und dem bei Ausgabe der Genußscheine durch die Erwerber geleisteten Aufgeld (Agio), vorbehaltlich seiner Auflösung gemäß § 7 (2).»

Im Oktober 1986 gab Klöckner über ein Konsortium von Kreditinstituten, das von der Deutschen Bank AG geführt wurde, Genußscheine im Nominalwert von 100 Mio. DM zum Kurs von 135% aus. Die Klöckner u. Co KGaA war ein Handelshaus, dessen Geschäftszweck insbesondere bestand im Handel sowie Ex- und Import von Stahl, Schrott, Erzen, Roheisen, NE-Metallen, flüssigen Brennstoffen, chemischen Erzeugnissen, Baubedarf, Baumaschinen etc. Daneben betrieb es die Planung, Lieferung und Finanzierung von Industrieanlagen, Speditionsgeschäfte und erbrachte Dienstleistungen aller Art. Der Umsatz der Gesellschaft betrug in 1985 ca. 12 Mrd. DM; das Grundkapital betrug 270,3 Mio. DM; die offenen Rücklagen betrugen 123 Mio. DM.

Klöckner	Pfleiderer	Sixt
Kündigungsrecht für Zeichner und Emittenten nach mindestens 20 Jahren; dann kündbar im 5-Jahres-Abstand	Emittent kann nach 1997 kündigen; danach im Abstand von 5 Jahren; Inhaber kann nach 30 Jahren und dann im Abstand von je 5 Jahren kündigen; außerdem außerordentliches Kündigungsrecht	nur für Emittenten aus steuerlichen Gründen
keine	keine	keine; aber Optionsrechte: jedem Genußschein sind je 5 Optionsscheine A und B beigefügt, die zum Bezug einer Vorzugsaktie zum Optionspreis von 610 DM pro Vorzugsaktie im Nominalwert von DM 50 berechtigen
Rücktritt nach allen Gläubigern und stillen Beteiligungen, auch wenn diese selbst Nachrangigkeit vereinbart haben	Rangposition nach allen anderen Gläubigern und vor den Gesellschaftern der KG	Rücktritt hinter alle anderen Gläubiger, Vorrang vor Aktionären

In Oktober 1988 gab die Klöckner u. Co KGaA zusammen mit der Deutschen Bank bekannt, daß durch Geschäfte im Geschäftsbereich «Internationaler Rohöl- und Produktenhandel» ein Verlustpotential entstanden sei, das auf 600–700 Mio. DM geschätzt werden müsse. Diese möglichen Verluste seien unter Mißachtung von Kompetenzregeln und unter Umgehung von Kontrollmechanismen entstanden und könnten von der Gesellschaft allein nicht verkraftet werden. Die letztere Aussage erscheint zunächst plausibel: Unter der Annahme, daß das Verlustpotential realistisch beziffert wurde, wären gemäß den geltenden Verlustaufrechnungsregeln das Grundkapital, die offenen Rücklagen und das Genußscheinkapital aufgezehrt. Die Gesellschaft wäre überschuldet i. S. d. Handelsbilanz. Zugleich erklärte die Deutsche Bank AG, daß sie die Kapitalgrundlage für die Fortführung des Geschäfts sicherstellen werde.

Eine außerordentliche Hauptversammlung der Klöckner u. Co KGaA be
schloß im November 1988 eine Kapitalherabsetzung mit anschließender Kapi
talerhöhung*. Das Grundkapital wurde im Wege einer vereinfachten Kapital
herabsetzung von 270,3 Mio. DM auf 100 DM herabgesetzt, was einen
Kapitalschnitt von 2.703.000 : 1 entspricht. Nun kommt § 7 der Genußschein
Bedingungen ins Spiel. Dieser postuliert eine Herabsetzung im gleichen Ver
hältnis und zu gleichen Bedingungen. Da das Agio in Höhe von 35 Mio. DM
vorweg aufzulösen war, wurde das Genußscheinkapital von 100 Mio. DM im
Verhältnis 2.703.000 : 1 und damit auf 37 DM herabgesetzt. Auf einen
Genußschein im Nominalwert von 100 DM fiel somit ein rechnerischer Betrag
von 37 · 1/1.000.000. Dieser Betrag wurde von der Gesellschaft unter Verweis
auf § 7 (4) Satz 2 der Genußscheinbedingungen eingezogen. Damit waren die
Genußscheine untergegangen.

Das Kapital der Gesellschaft, die in eine AG umgewandelt wurde, wurde
zugleich auf 250 Mio. DM erhöht: es wurden 5.000.000 neue Aktien zum
Nennwert von 50 DM ausgegeben, die die Deutsche Bank AG zum Kurs von
80 DM übernahm. Im Juni 1989 verkaufte die Deutsche Bank AG die Anteile
an die VIAG. Der genaue Verkaufspreis wurde nicht bekanntgegeben. Es wird
aber vermutet, daß er bei ca. 600 Mio. DM lag.

Die Behandlung der Ansprüche der Genußscheininhaber im obigen Fall ist in
der Literatur und Wirtschaftspresse intensiv und kritisch behandelt worden.
Zudem haben die Deutsche Schutzvereinigung für Wertpapierbesitz e.V. und
ein Genußschein-Inhaber Klagen gegen die Klöckner u. Co AG als Rechts
nachfolgerin der Klöckner u. Co KGaA erhoben. Über diese Klagen ist nicht
entschieden worden, weil die Deutsche Bank AG im Juli 1989 den Genuß
scheininhabern ein freiwilliges Zahlungsangebot in Höhe von 112 DM pro
Genußschein unterbreitete, worauf die Klagen mit einer Ausnahme zurück
gezogen wurden.

Von Bedeutung sind steuerliche Regelungen für die Attraktivität von Genuß
scheinen. Unter bestimmten Bedingungen gelingt es, eine steuerliche Behand
lung der durch die Ausgabe von Genußscheinen beschafften Mittel als Fremd
kapital zu erreichen. Dieses Ergebnis mutet zunächst als Widerspruch zu den
hergeleiteten Schluß an, daß die Mittel ökonomisch (unter den oben definier
ten Bedingungen) als Risikokapital bzw. Eigenkapital einzustufen sind. Es liegt
aber kein Widerspruch vor, wenn Betriebswirtschaftslehre und Steuerrecht
unterschiedliche Abgrenzungskriterien benutzen, um Eigenkapitalpositionen
von Fremdkapitalpositionen zu unterscheiden. Dies ist der Fall.

---

* Vgl. hierzu unten die Abschnitte 5 und 6.

Entscheidend für die steuerliche Zuordnung ist die Bestimmung des § 8 (3) KStG. Dort heißt es: «Für die Ermittlung des Einkommens ist es ohne Bedeutung, ob das Einkommen verteilt wird. Auch verdeckte Gewinnausschüttungen sowie Ausschüttungen jeder Art auf Genußrechte, mit denen das Recht auf Beteiligung am Gewinn und am Liquidationserlös der Kapitalgesellschaft verbunden ist, mindern das Einkommen nicht.» Aus dieser Formulierung wird gefolgert, daß man die steuerliche Abzugsfähigkeit der Ausschüttungen auf Genußscheine dann erreicht, wenn man entweder die Beteiligung am Gewinn *oder* am Liquidationserlös ausschließt. Die erste Alternative scheidet natürlich aus, da man ja gerade Kapitalgeber gewinnen will, die Residualansprüche halten. Folglich muß man eine (risikoäquivalente) Gewinnbeteiligung bieten. Somit bleibt der Weg, Genußscheininhabern keinen Anteil am Liquidationserlös zu bieten, um mit der herrschenden Meinung die steuerliche Abzugsfähigkeit der Ausschüttungen auf das Genußscheinkapital zu erreichen. (Clausen [Genußschein] 89/90). Gelingt dies, kann der Vorteil nicht hoch genug eingeschätzt werden, weil man mit dem Instrument Genußschein die folgenden Vorteile kombinieren könnte. Der Emittent bietet erstens eine ergebnisabhängige Ausschüttung und gewinnt dadurch Flexibilität: Er zahlt viel, wenn er kann; er zahlt wenig oder nichts, wenn er nicht kann. Zweitens gewinnt er die steuerliche Abzugsfähigkeit für residuale Zahlungen, die ansonsten für Ausschüttungen auf GmbH-Anteile, Stamm- oder Vorzugsaktien nicht gegeben ist. Damit liegt eine sehr attraktive Kombination von Eigenschaften vor. Vor diesem Hintergrund verwundert es, daß von diesem Finanzierungsinstrument nicht weit häufiger Gebrauch gemacht wird. Bei der gegebenen Höhe der Steuersätze für Gewerbeertrag- und Körperschaftsteuer (Normaltarif) bietet die steuerliche Abzugsfähigkeit der Ausschüttungen auf Genußscheine ökonomisch relevante Vorteile, die in Form höherer Renditen z.T. an die Anleger weitergegeben werden könnten.

Auf ein (kleines) Problem ist hinzuweisen: Es ist nicht ganz unstrittig, wann eine Beteiligung der Genußscheininhaber am Liquidationserlös ausgeschlossen ist. Die Finanzverwaltung argumentiert, daß der (steuerliche) Fremdkapitalcharakter in den Genußscheinbedingungen deutlich zum Ausdruck kommen müsse. Relevant hierfür seien z.B. die Laufzeit, Kündigungsmöglichkeiten und Rückzahlungsbedingungen. So gelten eine beschränkte Laufzeit oder Kündigungsmöglichkeiten für den Genußscheininhaber als Indikatoren für (steuerliches) Fremdkapital. Bei unbefristeten Laufzeiten und fehlenden Kündigungsrechten für den Genußscheininhaber geht die Finanzverwaltung von einer Beteiligung am Liquidationserlös aus. Weil die Verlautbarungen der Finanzverwaltung zu den Kriterien, die über eine Abzugsfähigkeit der Ausschüttungen auf Genußscheinkapital entscheiden, nicht ganz konsistent waren, behalten sich Emittenten die Kündigung des Vertragsverhältnisses bei Änderung der steuerlichen Behandlung vor.

Eindeutig geklärt ist inzwischen, wie Ausschüttungen auf Genußscheinkapital den Gewinn aus Gewerbebetrieb kürzen. Die ältere Regelung sah die Hälfte der Zinsen für Schulden, die wirtschaftlich mit Gründung, Erwerb, Erweiterung oder Verbesserung des Betriebs zusammenhängen, als hinzurechnungspflichtig an. Diese Formulierung warf die Frage auf, ob Ausschüttungen auf Genußscheinkapital zu «Zinsen» zählten. Der Gesetzgeber hat die Formulierung des § 8 GewStG in die Hälfte der «Entgelte» für Schulden abgeändert, so daß ab dem Erhebungszeitraum 1990 eindeutig geregelt ist, daß Ausschüttungen auf Genußrechtskapital unter die hälftige Hinzurechnungspflicht fallen.

Damit sind die steuerlichen Vorteile des Instruments Genußschein noch immer erheblich. Zusammen mit den Spielräumen zur vertraglichen Ausgestaltung, den fehlenden Mitgliedschaftsrechten, die die Autonomiebereiche der Alteigentümer somit kaum einengen, liegt ein Eigenschaftsbündel vor, das dem Genußschein zu größerer Popularität verhelfen könnte.

4.4 Partizipationsscheine

Der Begriff Partizipationsschein ist dem deutschen Aktiengesetz fremd. Partizipationsscheine findet man denn auch nicht am deutschen Kapitalmarkt, sondern am schweizerischen.

Schweizer Unternehmen benutzten bislang intensiv die vinkulierte Namensaktie. Diese Konstruktion ermöglicht eine präzise Trennung der mit einer Aktie verbundenen Rechte in Vermögensrechte (Recht auf Ausschüttung, Bezugsrecht) und Mitgliedschaftsrechte (Stimmrecht, Auskunftsrechte, Antragsrechte, Anfechtungsrechte). Über letztere Rechte verfügt ein Aktionär nur, wenn er eine Aktie besitzt *und* vom Vorstand in das Aktionärsbuch der Gesellschaft eingetragen wird. Versagt der Vorstand die Eintragung, weil die Aktionäre in den Augen des Managements nicht lautere Absichten haben oder nicht eidgenössisch fühlen und handeln, können die Mitgliedschaftsrechte nicht ausgeübt werden. Schweizer Vorstände haben in der Vergangenheit selbst Großaktionären die Eintragung ins Aktienbuch verweigert. Da ex ante ungewiß ist, ob die Eintragung nach Erwerb von Anteilen erfolgt, lag die Schaffung eines aktienähnlichen Titels, der keine Mitgliedschaftsrechte bietet, nahe. Für ausschließlich renditeorientierte Anleger könnte dieser von Mitgliedschaftsrechten entblößte Titel attraktiv sein. Als zweiter Grund für die Entwicklung des Partizipationsscheines wird das Fehlen der stimmrechtslosen Vorzugsaktie im schweizerischen Obligationenrecht genannt. Diese Lücke wurde durch den (stimmrechtslosen) Partizipationsschein geschlossen (Bär, Wedel [Partizipationsschein] 92 ff.).

Der Partizipationsschein hatte in der Schweiz zeitweise erhebliche Bedeutung. 15 % der 1987 an der Zürcher Effektenbörse gehandelten, Ansprüche von Eigenkapitalgebern verbriefenden Titel waren Partizipationsscheine. Etwa 25 % des gesamten Emissionsvolumens an Eigenkapitaltiteln in 1986 und 1987 wurden durch Partizipationsscheine bewerkstelligt. Die zunehmende Beliebtheit hat die Frage belebt, ob das Fehlen von Mitgliedschaftsrechten unabhängig von der Relation von «Partizipationskapital» und «Grundkapital» diskussionsbedürftig sei. Frommelt kommentiert ([Partizipationsschein] 636), wenn man je schon an der Generalversammlung einer schweizerischen Publikumsaktiengesellschaft teilgenommen hat, wird man feststellen, wie die Macht verteilt ist. Die Banken stimmten über das Depotstimmrecht praktisch immer gemäß den Anträgen des Verwaltungsrates, Fragen einzelner Aktionäre führten in vielen Fällen kaum zu der erwarteten Antwort. Mitgliedschaftsrechte seien folglich für den Kleinaktionär relativ unwichtig. Das schweizerische Aktienrecht hat eine Obergrenze für die Relation von «Partizipationsscheinkapital» zu Aktienkapital festgeschrieben: Das Partizipationskapital darf das Doppelte des Aktienkapitals nicht übersteigen. (Art. 656b S. 1 Obligationenrecht).

5 Formen der Kapitalerhöhung bei der Aktiengesellschaft

5.1 Systematik

Für die Verbindlichkeiten der AG haftet nur das Gesellschaftsvermögen. Die Aktionäre haften somit nur mit den Geldbeträgen, die sie in die Gesellschaft eingezahlt haben bzw. nach § 54 (2) AktG einzuzahlen haben; zu darüber hinausgehenden Nachschüssen sind sie nicht verpflichtet. Die Haftungsbeschränkung der AG bedeutete, würden keine zusätzlichen Vorkehrungen getroffen, daß die Aktionäre sich zu Lasten der Gläubiger Vorteile verschaffen könnten: Sie könnten nach Aufnahme von Krediten auf die Idee kommen, die Aktiven zu versilbern, die erzielten Mittel auszuschütten und die Gläubiger mit der «geplünderten» AG allein zurücklassen. Der Gesetzgeber versucht, solche Strategien durch Gläubiger schützende Regelungen zu unterbinden. Damit sollen die Gläubiger vor nicht legalen Ausbeutungen geschützt und zugleich die Kreditwürdigkeit der AG erhöht werden.

Zu diesen Gläubiger schützenden Regelungen gehören insbesondere auch die Vorschriften über Aufbringung, Erhaltung, Erhöhung und Herabsetzung des Grundkapitals. Die zentrale Rolle des Grundkapitals wird u. a. durch folgende Bestimmungen unterstrichen:

- die Höhe des eingezahlten Grundkapitals muß in der Satzung ebenso festgelegt werden (§ 23 (2) Ziff. 3 AktG) wie der Nennbetrag und Ausgabebetrag der Aktien bzw. bei Stückaktien die Zahl, die jeder Gründer übernimmt (§ 23 (2) Ziff. 2 AktG);

- jede Grundkapitaländerung bedingt eine Satzungsänderung (§ 182, § 179 AktG), über die nur die Hauptversammlung beschließen kann,

- das Grundkapital bezeichnet den Betrag, der von den Gründern (Aktionären) mindestens aufzubringen ist (§ 29, § 36 (2) AktG);

- die von den Gründern übernommenen Zahlungsverpflichtungen für den Erwerb der Aktien dürfen nicht erlassen (§ 66 (1) AktG), geleistete Zahlungen an die Aktionäre nicht zurückgewährt werden (§ 57 (1) AktG);

- die Gesellschaft darf eigene Aktien nur in im Gesetz aufgezählten Fällen erwerben (§ 71 (1) AktG);

- die Zahlung von Dividenden (Ausschüttung) ist auf den Bilanzgewinn beschränkt (§ 58 (4) AktG).

Aufbringungs- und Erhaltungsvorschriften des Grundkapitals müssen daher als wichtige Bausteine in einem Regelungssystem angesehen werden, das den Eigentümern (Aktionären) die Vorteile der Haftungsbeschränkung gewähren will, aber die möglichen Nachteile für Gläubiger begrenzen soll.

Das AktG unterscheidet folgende Formen einer Kapitalerhöhung:

- die Kapitalerhöhung gegen Einlagen oder auch ordentliche Kapitalerhöhung (§§ 182–191 AktG);

- das genehmigte Kapital (§§ 202–206 AktG);

- die bedingte Kapitalerhöhung (§§ 192–201 AktG);

- die Kapitalerhöhung aus Gesellschaftsmitteln (§§ 207–220 AktG).

Unter ökonomischem Aspekt ist bedeutsam, ob die Kapitalerhöhung einen Zufluß von finanziellen Mitteln an das Unternehmen nach sich zieht, ob Sach- anstatt Geldeinlagen erfolgen und ob das Bezugsrecht der Aktionäre ausgeschlossen werden kann.

In Tabelle 8.8 werden die Formen der Kapitalerhöhung, die das AktG zuläßt, unter diesen Gesichtspunkten dargestellt.

Tabelle 8.8: Formen der Kapitalerhöhung, Mittelzufluß, Sacheinlagen und Bezugsrechte
(V = Vorstand; HV = Hauptversammlung; KE = Kapitalerhöhung)

Form der Kapital-erhöhung (KE)	Zufluß liquider Mittel an Gesellschaft	Zugang von Sachein-lagen an Gesellschaft	Bezugsrechte der Aktionäre
KE gegen Ein-lagen	ja, soweit die HV nicht über die Einbringung von Sachen/Rechten (Sacheinlagen) nach § 183 AktG beschließt	ja, wenn die HV gemäß § 183 AktG über Sach-einlagen beschießt	Grundsatz: § 186 (1) AktG; Bezugsrecht kann nach § 186 (3) AktG durch HV mit $^3/_4$-Mehr-heit ausgeschlossen werden; Ausschluß ist insbesondere zulässig bei Bareinlagen, wenn 10% des Grundkapitals nicht überschritten wer-den und wenn der Aus-gabebetrag den Börsen-preis nicht wesentlich unterschreitet
genehmigtes Kapital	ja, soweit die Ermächti-gung des V durch die HV Sacheinlagen nicht vorsieht	ja, wenn die Ermächti-gung des V durch die HV nach § 205 AktG Sacheinlagen vorsieht	die HV kann den V zum Ausschluß des Bezugs-rechtes nach § 203 (2) AktG ermächtigen
bedingte KE	nein, bestehende Ansprüche von Wandel-schuldobligationären (§ 192 (2) Ziff. 1 AktG) und/oder Arbeitneh-mern bzw. Mitgliedern der Geschäftsführung (§ 192 (2) Ziff. 3 AktG) werden durch Bezugs-aktien abgelöst	ja, wenn Bezugsaktien gemäß § 192 (2) Ziff. 2 AktG den Eigentümern eines übernommenen Unternehmens ange-boten werden	Bezugsrecht besteht nicht
KE aus Gesell-schaftsmitteln	nein	nein	automatischer Rechtser-werb nach § 212 AktG

5.2 Kapitalerhöhung gegen Einlagen (ordentliche Kapitalerhöhung)

Zweck der Kapitalerhöhung gegen Einlagen ist die Beschaffung zusätzlichen Eigenkapitals durch Ausgabe neuer (junger) Aktien. Die geplante Kapital-erhöhung setzt eine Satzungsänderung voraus und ist in der Tagesordnung der Hauptversammlung bekanntzumachen (§ 124 (2) S. 2 AktG). Die Hauptver-sammlung beschließt über die Erhöhung des Grundkapitals mit einer Mehrheit von $\frac{3}{4}$ des vertretenen Grundkapitals oder einer «anderen», in der Satzung festgeschriebenen Mehrheit (§ 182 (1) AktG); auch eine geringere Mehrheit ist somit zulässig. Hat die AG verschiedene Gattungen von Aktien – z. B. Stamm- und Vorzugsaktien – haben die Aktionäre jeder Gattung zusätzlich zum Beschluß der Hauptversammlung einen Sonderbeschluß zu fassen (§ 182 (2) AktG). Sollen die jungen Aktien zu einem Bezugskurs, der über dem Nominalwert der Aktie liegt, ausgegeben werden, ist der Mindest-Bezugskurs im Beschluß festzusetzen. Der Beschluß über die Erhöhung des Grundkapitals ist zur Eintragung in das Handelsregister anzumelden (§ 184 (1) AktG). Jeder Aktionär hat Anspruch auf den Anteil an den neuen Aktien, der seiner Quote am bisherigen Grundkapital der Gesellschaft entspricht (Bezugsrecht, 186 (1) AktG). Wie in Abschnitt 4 erläutert wurde, hat das Bezugsrecht der Aktionäre zwei Funktionen: es soll ungewollte Stimmrechtsverschiebungen ausschalten, es soll die Vermögensnachteile «alter» Aktionäre ausgleichen, die dann ausgelöst werden, wenn neuen Aktionären «junge» Aktien zu einem Bezugskurs B unterhalb des Börsenkurses der «Altaktie» angeboten würden. Unter bestimmten Bedingungen kann dieses Bezugsrecht mit dem Erhöhungsbeschluß ganz oder zum Teil ausgeschlossen werden (§ 186 (3) AktG). Mit dem Bezugsrechtsausschluß wird ein sehr wichtiges Aktionärsrecht eingeschränkt. Der Gesetzgeber läßt daher einen Ausschluß des Bezugsrechtes nur unter definierten Bedingungen zu:

– die Ausschließung muß ausdrücklich und ordnungsgemäß in der Tagesordnung zur Hauptversammlung bekanntgemacht worden sein (§ 186 (4) Satz 1, § 124 (1) AktG);

– der Beschluß bedarf, unabhängig von weniger restriktiven Satzungsbestimmungen, mindestens einer Mehrheit von $\frac{3}{4}$ des anwesenden Grundkapitals (§ 186 (3) S. 2 AktG);

– der Vorstand hat der Hauptversammlung einen schriftlichen Bericht über den Grund des Ausschlusses des Bezugsrechtes vorzulegen (§ 186 (4) S. 2 AktG), der es der Hauptversammlung ermöglichen soll, die Berechtigung des Eingriffs in die Aktionärsrechte zu beurteilen.

Der Gesetzgeber stellt zugleich klar, wann ein Ausschluß zulässig ist: wenn die Kapitalerhöhung gegen Bareinlagen erfolgt, sie 10% des Grundkapitals nicht übersteigt und der Ausgabebetrag den Börsenpreis nicht wesentlich unterschreitet.

Die jungen Aktien werden i. d. R. von einem Konsortium von Kreditinstituten übernommen und dann den Aktionären angeboten. Diese technische Form der Abwicklung gilt nicht als Ausschluß des Bezugsrechtes (§ 186 (5) AktG). Nach Durchführung der Kapitalerhöhung ist diese zur Eintragung ins Handelsregister anzumelden (§ 188 AktG). Mit der Eintragung der Durchführung der Erhöhung ins Handelsregister ist das Grundkapital erhöht (§ 189 AktG).

Zwei Fragen sind bei einer Kapitalerhöung gegen Einlagen von besonderem Interesse: (1) Wie soll der Bezugskurs junger Aktien angesetzt werden? (2) Welche Bedeutung hat der Ausschluß des gesetzlichen Bezugsrechts und unter welchen Bedingungen ist er zulässig?

Zwei Punkte bestimmen das Intervall möglicher Bezugskurse: der Mindestnennbetrag einer Aktie ist 1 Euro (§ 8 (2) AktG), und Unterpari-Emissionen sind unzulässig. Werden Stückaktien ausgegeben, darf der auf die Stückaktie entfallende anteilige Betrag des Grundkapitals nicht unter 1 Euro fallen (§ 9 (1) AktG). Bezugskurse, die über dem Kurs der Altaktie liegen, lassen die Kapitalerhöhung scheitern, da die Anleger die zu «teuren» jungen Aktien nicht aufnehmen würden. Wo aber im so abgesteckten Intervall soll der Bezugskurs liegen? Welcher Bezugskurs ist im Interesse der Aktionäre? Die Antworten auf diese Frage sind vielfältig. Für niedrige Bezugskurse wird votiert mit den Argumenten, diese Strategie böte Aktionären attraktive Bezugsrechte, reduziere hohe Aktienkurse und erhöhe die Handelbarkeit der Aktie. Für hohe Bezugskurse wird argumentiert, weil bei gegebenem Kapitalbedarf dann die Zahl der neuen Aktien niedriger gehalten werden könne, was die Liquiditätsbelastung des Unternehmens durch künftige Ausschüttungen reduziere.

Betrachtet man den einzelnen Aktionär, erscheint die Diskussion um den richtigen Bezugskurs (bei Vernachlässigung von Steuern) nicht einsichtig. Das soll an einem Beispiel verdeutlicht werden. Dabei wird wie oben in Abschnitt 4.1 unterstellt, daß sich nach Kapitalerhöhung der Kurs der Aktien als «Mischkurs gemäß (8.1) einstellt:

$$(8.1) \quad K_n = \frac{a \cdot K + n \cdot B}{a + n}$$

a = Zahl der Altaktien

n = Zahl der jungen Aktien

K = Kurs der Altaktie

K_n = Kurs/Aktie nach Kapitalerhöhung

B = Bezugskurs junger Aktien

Der Wert des Bezugsrechtes, das zu jeder Aktie gehört, ergibt sich dann aus (8.2):

$$(8.2) \quad W(BR) = \frac{K - B}{\dfrac{a}{n} + 1}$$

Eine AG habe einen Mittelbedarf von 60 Mio. DM. Bisher seien 1.000.000 Altaktien zum Nominalwert von 100 DM/Aktie im Umlauf, das Grundkapital beträgt somit 100 Mio. DM. Der Kurs der Aktie sei 400. Die folgende Tabelle zeigt alternative Bezugskurse B und ihre Bedeutung für das Bezugsverhältnis, den Kurs K_n und den Wert des Bezugsrechts.

Tabelle 8.9: Bezugskurse, Bezugsverhältnisse und Wert der Bezugsrechte

B	Anzahl junger Aktien	Bezugsverhältnis $a:n$	Gesamtzahl der Aktien	K_n	$W(BR)$
400	150.000	6,67 : 1	1.150.000	400	0
300	200.000	5 : 1	1.200.000	383,33	16,67
200	300.000	3,33 : 1	1.300.000	353,85	46,15
150	400.000	2,5 : 1	1.400.000	328,57	71,43
100	600.000	1,67 : 1	1.600.000	287,50	112,50

Wird die Reichtumsposition eines Aktionärs betrachtet, der 10 Altaktien besitzt und sein Bezugsrecht nicht ausübt, die Rechte also verkauft, erkennt man, daß seine Endposition unabhängig von der Wahl von B immer der Anfangsposition gleicht. Sein Vermögen ist lediglich anders aufgeteilt; er hält Teile seines Vermögens als Kassenbestand anstatt in Aktien.

Tabelle 8.10: Bezugskurse, Bezugsrechte und Endpositionen eines verkaufenden Aktionärs

B	$W(BR)$	Anzahl der verfügbaren Bezugsrechte	Erlös aus Verkauf	K_n	$10 \cdot K_n$	Endposition
400	0	10	0	400	4.000	4.000
300	16,67	10	166,67	383,33	3.833,33	4.000
200	46,15	10	461,50	353,85	3.538,70	4.000
150	71,43	10	714,30	328,57	3.285,70	4.000
100	112,50	10	1.125,00	287,50	2.875,00	4.000

Unveränderte Endpositionen lassen sich auch zeigen für die Aktionäre, die ihre Bezugsrechte ausüben, also junge Aktien erwerben. Somit ist die Festsetzung von B für die Reichtumsposition von Bezugsrechte kaufenden und von verkaufenden Aktionären ohne Bedeutung.

Hat die Festsetzung von B Bedeutung für die künftige Finanzlage des Unternehmens? Buchungstechnisch wird durch die Festsetzung alternativer Bezugskurse B das Grundkapital in unterschiedlichem Maße erhöht. Zwar fließen dem Unternehmen bei allen Lösungen 60 Mio. DM zu; sie werden aber unterschiedlich aufgeteilt auf «Grundkapital» und «Kapitalrücklage», weil das Agio, d. i. die Differenz zwischen B und Nominalwert der Aktie, nach § 272 (2) Ziff. 1 HGB in die Kapitalrücklage einzustellen ist. Im Beispiel erhöht sich das Grundkapital um den Nominalwert der Aktie (100), multipliziert mit der Anzahl der jungen Aktien *(n);* der Rest wird der Kapitalrücklage gutgeschrieben. Das Konto Grundkapital verändert sich also mit der Wahl unterschiedlicher Bezugskurse B und damit der Anzahl der auszugebenden jungen Aktien *(n).* Nun ist der Dividendenanspruch der Aktionäre (§ 58 (4) AktG) an die Aktie geknüpft. Damit folgt die Frage, ob eine größere Zahl von Aktien einen höheren Ausschüttungsbetrag pro Periode nach sich zieht. Wird diese Frage bejaht, ist die Liquiditätsbelastung des Unternehmens durch Dividendenzahlungen abhängig von der Zahl der ausgegebenen jungen Aktien *(n).*

In der Praxis scheint sich eine sog. stabile Dividendenpolitik großer Beliebtheit zu erfreuen. Stabile Dividendenpolitik heißt i. d. R., daß pro Periode und Aktie mit gegebenem Nominalwert ein gleicher «stabiler» Prozentsatz ausgeschüttet wird, es sei denn, die wirtschaftliche Lage des Unternehmens ändere sich dramatisch. Verfolgt die Unternehmensleitung eine solche Strategie, bedeuten niedrige Bezugskurse B niedrige Agios und somit (bei gegebenem Kapitalbedarf) eine größere Zahl von jungen Aktien als bei höheren Bezugskursen B. Der an die Aktionäre auszuschüttende Betrag pro Periode steigt dann stärker. Die Festsetzung von Bezugskursen ist dann verknüpft mit der Frage der künftigen Dividendenpolitik. Die Frage lautet jetzt nicht mehr, ob es für Aktionäre bessere oder schlechtere Bezugskurse B gibt, sondern ob es bessere oder schlechtere Dividendenpolitiken gibt. Darauf ist in Kapitel 9 zurückzukommen.

Die Frage nach dem *Bezugsrechtsausschluß* bei Kapitalerhöhungen gegen Einlagen ist jetzt aufzugreifen. Folgt man dem Wortlaut des Gesetzes, scheint es, daß die in § 186 (3) AktG verlangte 3/4-Mehrheit das Bezugsrecht jederzeit ausschließen kann, wenn die AG die oben genannten formalen Erfordernisse beachtet hat. Nun ist zu beachten, daß der Ausschluß des Bezugsrechtes einen nicht unerheblichen Eingriff in die Aktionärsrechte darstellt:

– die Anteils- und Stimmquoten verschieben sich;

– den nicht bezugsberechtigten Anteilseignern entstehen Werteinbußen, deren Höhe von der Relation $a : n$ und dem Ausgabepreis der jungen Aktien (B) abhängt.

Das Aktiengesetz enthält deshalb neben der besonderen, in § 186 (4) AktG verankerten Berichtspflicht des Vorstands Anfechtungsrechte; von Bedeutung sind § 243 (2) und § 255 (2) AktG. Nach § 243 (2) AktG kann die Anfechtung darauf gestützt werden, daß ein Aktionär durch Ausübung des Stimmrechts für sich oder Dritte Sondervorteile zum Schaden der Gesellschaft oder anderer Aktionäre zu erlangen suchte. Dieser Tatbestand kann durch den Ausschluß des Bezugsrechts erfüllt sein.

Beispiel

Schlitzohr ist Mehrheitsaktionär der Salz AG; er hält eine Quote von 60% am Aktienkapital von 100 Mio. DM. Die Hauptversammlung der Salz AG beschließt eine Kapitalerhöhung gegen Einlagen in Höhe von 100 Mio. DM und schließt das Bezugsrecht gemäß § 186 (3) AktG aus. Auf der Hauptversammlung waren 79% des Grundkapitals anwesend; Schlitzohr erreichte mit seinem 60%-Anteil somit die nach § 186 (3) AktG erforderliche ³/₄-Mehrheit des anwesenden Grundkapitals. Zugleich beschloß die Hauptversammlung mit ³/₄-Mehrheit, daß die jungen Aktien im Nominalwert von 100 Mio. DM Schlitzohr als Gegenleistung für eine Sacheinlage (= Einbringung von Vermögensgegenständen und Rechten) im Wert von 125 Mio. DM anzubieten seien (§ 183 AktG).

Der Nominalwert der Aktien der Salz-AG beträgt 100 DM. Der Börsenkurs pro Aktie vor Kapitalerhöhung war 250 DM.

Nach Kapitalerhöhung hat die Salz AG ein Grundkapital von 200 Mio. DM. Davon hält Schlitzohr 60 + 100 Mio. DM, also 80%. Er hat damit eine Mehrheit erreicht, die es den anderen Aktionären unmöglich macht, wichtige Beschlüsse in der Hauptversammlung zu blockieren (= Verlust der Sperrminorität).

Schlitzohr hat aber auch seinen Anteil am gesamten Wert der Salz AG erheblich gesteigert. Angenommen, der Marktwert des Eigenkapitals der Salz AG vor Kapitalerhöhung errechne sich aus 1.000.000 Aktien · Börsenkurs/Aktie = 250.000.000 DM. Davon besaß Schlitzohr 60%, also 150.000.000 DM. Nach Kapitalerhöhung beträgt der Wert des Eigenkapitals der Salz AG 250 Mio. DM + 125 Mio. DM = 375 Mio. DM. Davon besitzt Schlitzohr 80% und somit 300 Mio. DM. Der Wert seines Aktienbesitzes ist also um 150 Mio. DM gestiegen; der Wert seiner Sacheinlage ist aber nur 125 Mio. DM: Also ist er um 25 Mio. DM reicher als zuvor.

Das müssen genau die 25 Mio. DM sein, die die anderen Aktionäre verloren haben. Sie besaßen vor Kapitalerhöhung 0,4 · 250 Mio. DM = 100 Mio. DM, nach Kapitalerhöhung besitzen sie 0,2 · 375 Mio. DM = 75 Mio. DM.

Das gleiche Ergebnis läßt sich am Kurs ihrer «Altaktien» ablesen. Sie besitzen vor und nach Kapitalerhöhung 400.000 Aktien. Zuvor war der Kurs 250; nach Kapitalerhöhung ergibt er sich aus (8.3):

$$(8.3) \quad K_n = \frac{1.000.000 \cdot 250 + 125.000.000}{2.000.000} = 187,50$$

Der neue Aktienkurs liegt um 62,50 DM niedriger. Der Gesamtverlust beträgt 62,50 · 400.000 = 25 Mio. DM.

Wäre das Bezugsrecht nicht ausgeschlossen worden, wäre das Bezugsverhältnis 1 : 1 gewesen. Wird der Bezugskurs mit 125 angenommen (dem Preis, den Schlitzohr effektiv pro Aktie bezahlt), ergibt sich ein Wert des Bezugsrechtes gemäß (8.2) in Höhe von 62,50 DM. Wollte Schlitzohr seine Quote von 60% auf 80% erhöhen, hätte er 400.000 Bezugsrechte erwerben müssen zum Preis von je 62,50 DM. Zusammen mit seiner Sacheinlage hätte er 150 Mio. DM und nicht lediglich 125 Mio. DM bezahlt. Die Bereicherung zu Lasten der Minderheitsaktionäre wäre ausgeblieben. Die wichtige Schutzfunktion des Bezugsrechtes, nämlich Vermögensverluste der Altaktionäre zu verhindern, wird erneut deutlich.

Das Anfechtungsrecht des § 255 AktG könnte in solchen Fällen nützlich sein: Nach § 255 (2) AktG kann die Anfechtung gegen einen Beschluß über eine Kapitalerhöhung gegen Einlagen darauf gestützt werden, daß der Mindestbetrag, unter dem die Aktien nicht ausgegeben werden sollen, unangemessen niedrig ist.

Weil die Rechte und Vermögenspositionen der Minderheitsaktionäre durch Bezugsrechtsausschlüsse entscheidend verkürzt werden können, haben Literatur (Lutter, 1979; Martens, 1979) und Rechtsprechung (BHG Z 71, S. 40) Grundsätze zu entwickeln versucht, die den Bezugsrechts-Ausschluß einengen. Der BGH etwa argumentiert in einem Urteil, der Ausschluß könne nicht im freien Ermessen der Mehrheit liegen, weshalb der Bezugsrechtsausschluß eine besondere sachliche Begründung erfordere, an die um so strengere Anforderungen zu stellen seien, je schwerer der Eingriff in die Rechte der Minderheit sei. Vorteile für die Mehrheit und Nachteile für die Minderheit seien abzuwägen. Die Gesellschaft, so meint der BGH, müsse «nach vernünftigen kaufmännischen Überlegungen ein dringendes Interesse» an einer bestimmten Maßnahme, zu deren Durchführung der Bezugsrechtsausschluß nötig sei, haben, *und* der damit allen Aktionären zugute kommende Nutzen müsse die Benachteiligung der Minderheit aufwiegen (BGH Z 71, in: Die AG 1978, S. 197). Diese Argumentation ist unbefriedigend, wenn die Minderheit im angeblichen «Interesse der Gesellschaft» Nachteile in Kauf nehmen muß, die die Mehrheit ausgleichen könnte, aber nicht ausgleicht.

Der BGH hat sich auch zum Bezugsrechtsausschluß im Zusammenhang mit Ermächtigungen des Vorstands, in den nächsten fünf Jahren das Grundkapital durch Ausgabe junger Aktien zu erhöhen (genehmigtes Kapital)*, beschäftigt. Der BGH erkennt, daß Bezugsrechtsausschlüsse «schwerwiegende Eingriffe» in die Aktionärsrechte sind, daß der Ausschluß deshalb nicht ohne zwingende Gründe, gewissermaßen auf Vorrat beschlossen werden könne, sondern die Ausnahme bleiben müsse. Der BGH versucht, Anforderungen an Situationen zu definieren, in denen ein Bezugsrechtsausschluß inhaltlich gerechtfertigt sein könnte. Er sieht die Anforderungen in der belegbaren Notwendigkeit des Ausschlusses und in der erfolgten Abwägung zwischen «den Interessen der Gesellschaft an einer Kapitalerhöhung mit Bezugsrechtsausschluß» und den Nachteilen für die vom Bezug junger Aktien ausgeschlossenen Aktionäre. Das ist vielleicht gut formuliert, praktikabel erscheint die Lösung insbesondere deshalb nicht, weil die die Nachteile ggf. tragende Partei aus dem intendierten Abwägungsprozeß ausgeblendet ist. Lutter (1981) argumentiert denn auch, daß man ausschließen müsse, daß der Bezugsrechtsausschluß beim genehmigten Kapital den bei regulären Kapitalerhöhungen unterlaufe. Folglich habe der Vorstand die in § 186 (4) AktG geforderten Informationen zu liefern, sobald er sich entschlossen habe, von der Ermächtigung zur Erhöhung des Kapitals *und* des Bezugsrechtsausschlusses Gebrauch zu machen. Dies könne in einer (späteren) Hauptversammlung geschehen oder in den Gesellschaftsblättern, müsse zeitlich aber immer *vor* der Umsetzung der Maßnahmen liegen. Einzelne Aktionäre könnten dann auf Unterlassung der geplanten Maßnahme klagen.

5.3 Kapitalerhöhung gegen Sacheinlagen

Junge Aktien können im Rahmen einer Kapitalerhöhung auch gegen Sacheinlagen gewährt werden; der Gegenwert für den Wert der Aktien wird nicht in Geld, sondern in Vermögensgegenständen (Sachen, Rechten) geleistet. Sacheinlagen sind zulässig bei einer Kapitalerhöhung gegen Einlagen (§ 183 AktG), im Rahmen des genehmigten Kapitals (§ 205 AktG) und bei einer bedingten Kapitalerhöhung (§ 194 AktG). Voraussetzung ist, daß die geplanten Sacheinlagen bei der Einberufung der Hauptversammlung bekanntgemacht werden und ihr Gegenstand, die Person, von der die AG den Gegenstand erwirbt und der Nennbetrag der für die Sache zu gewährenden Aktien im Beschluß der Hauptversammlung über die Kapitalerhöhung festgesetzt werden (§§ 183 (1), 205, 194 AktG). Der Gesetzgeber will verhindern, daß der Vorstand die Hauptversammlung «überrumpelt».

---

* Vgl. unten Abschnitt 5.4

Sacheinlagen bringen ein Problem mit sich, das bei baren Einlagen nicht entsteht. Wer 1.000 Aktien zum Bezugskurs von 165 DM erwerben will, muß – abgesehen von den zu erwerbenden Bezugsrechten – 165.000 DM an die Gesellschaft einzahlen. Bringt er statt dessen eine Sache ein, ist zu prüfen, ob der Wert der Sache den ansonsten bar einzuzahlenden Betrag erreicht. Weil der Gesetzgeber aus den in Abschnitt 5.1 angegebenen Gründen der Aufbringung und Erhaltung des Grundkapitals große Bedeutung beimißt, muß er verhindern, daß die Aufbringung bzw. eine Erhöhung des Grundkapitals durch überbewertete Sacheinlagen unterlaufen wird. Erfolgen Sacheinlagen bei der Gründung der AG, folgt eine in den §§ 23–53 AktG sehr detailliert geregelte Gründungsprüfung. Auf diese nehmen die Vorschriften der §§ 183 (3), 194 (4) und 205 (3) AktG Bezug. Sie verlangen, daß bei Sacheinlagen im Rahmen von Kapitalerhöhungen eine Prüfung durch einen oder mehrere Prüfer stattfindet. Für den Prüfungsvorgang gelten auch die Vorschriften der §§ 33 (3)–(5), 34 (2) und (3) und 35 AktG zur Gründungsprüfung sinngemäß: Die Prüfer haben zu kontrollieren, ob der Wert der für die Sacheinlage gewährten Aktien dem Wert der Sacheinlage angemessen ist. Über diese Prüfung ist schriftlich zu berichten. Im Bericht sind die Methoden zu erläutern, die bei der Wertermittlung von Sacheinlage und Aktien angewendet werden (§ 34 (2) AktG).

Das Gericht kann die Eintragung des Beschlusses über die Erhöhung des Grundkapitals ablehnen, wenn der Wert der Sacheinlage nicht unwesentlich unter dem geringsten Ausgabebetrag der dafür zu gewährenden Aktien zurückbleibt (§ 183 (3) S. 3 AktG). Diese Vorschrift kann zu Mißverständnissen Anlaß geben, weil es bei der Prüfung der Gleichwertigkeit von Sacheinlage und den dafür gewährten Aktien bei bereits bestehenden Unternehmen nicht auf den Nominalwert dieser Aktien, sondern auf den *ökonomischen* Wert dieser Aktien ankommt. Da die Prüfung der Äquivalenz von Sacheinlage und den dafür gewährten Aktien Aufgabe der Prüfer ist, kann man in der Formulierung des § 183 (3) S. 1 AktG (und den gleichlautenden Formulierungen des § 194 (4) S. 1 und § 205 (3) S. 1 AktG) eine «zweite Verteidigungslinie» für die Interessen der Aktionärsminderheit sehen.

5.4 Das genehmigte Kapital

Der Vorstand einer AG kann ermächtigt werden, innerhalb einer Zeitspanne von höchstens 5 Jahren das Grundkapital durch Ausgabe neuer Aktien gegen Einlagen zu erhöhen. Eine solche Ermächtigung kann durch die (Gründungs-) Satzung (§ 202 (1) AktG) oder durch einen Beschluß der Hauptversammlung herbeigeführt werden. Der Beschluß der Hauptversammlung bedarf einer $^3/_4$-Mehrheit des vertretenen Grundkapitals. Die Satzung kann nur eine größere erforderliche Kapitalmehrheit festlegen (§ 202 (2) Satz 3 AktG). Der Nennbetrag des Kapitals, das Gegenstand der Ermächtigung ist (= genehmigtes Kapital), darf 50% des Grundkapitals, das zum Zeitpunkt der Ermächtigung vorhanden ist, nicht übersteigen (§ 202 (3) Satz 1 AktG). Nur mit Zustimmung des Aufsichtsrates sollen die jungen Aktien innerhalb der zulässigen Zeitspanne ausgegeben werden.

Zweck der von der Hauptversammlung ausgesprochenen Ermächtigung zur Erhöhung des Kapitals durch Ausgabe junger Aktien ist es, der Unternehmensleitung einen Handlungsspielraum zu eröffnen: Sie kann den *Zeitpunkt* der Aktienausgabe, im Rahmen der oben angegebenen Grenze den Umfang der Emission und – soweit die Ermächtigung der Hauptversammlung keine Bestimmungen enthält – auch die Emissionsbedingungen festlegen. Die Hauptversammlung gibt dem Vorstand, soweit die Ermächtigung nicht näher präzisiert ist, somit eine Blankovollmacht für fünf Jahre. Der Gesetzgeber versucht, den Gebrauch der Ermächtigung an die Zustimmung des Aufsichtsrates (§ 202 (3) Satz 2 AktG) zu binden.

Die Ermächtigung des Vorstandes erhält erhebliches zusätzliches Gewicht, wenn sie auch vorsieht, daß der Vorstand über den Ausschluß des Bezugsrechtes entscheiden kann (§ 203 (2) Satz 1 AktG). Es treten für die Aktionäre dann die Probleme auf, die in Abschnitt 5.2 geschildert wurden. Das Gesetz sieht eine besondere Informationspflicht des Vorstandes für diesen Fall vor: Gemäß § 186 (4) AktG hat der Vorstand der Hauptversammlung einen schriftlichen Bericht vorzulegen, aus dem die Gründe für den von ihm beantragten Ausschluß des Bezugsrechtes hervorgehen. Im Zusammenhang mit dem genehmigten Kapital entsteht hier jedoch ein besonderes Problem: Der um die Ermächtigung nachsuchende Vorstand wird regelmäßig noch nicht genau wissen, wann er die Ermächtigung zur Kapitalerhöhung nutzt, zu welchem Zweck er das Eigenkapital einsetzt und ob er von der erteilten Ermächtigung zum Bezugsrechtsausschluß Gebrauch machen wird. Folglich wird er der Hauptversammlung im Zeitpunkt des Beschlusses über das genehmigte Kapital keine präzisen Gründe vorlegen können. Mit Leerformeln aber ist der Hauptversammlung nicht geholfen. Sie könnte im Vertrauen auf den Vorstand lediglich eine Blankovollmacht erteilen. Wegen des besonderen Eingriffs in die Aktionärsrechte, den ein Bezugsrechtsausschluß darstellt, wird in der Literatur gefordert, der mit einer Ermächtigung zum Bezugsrechtsausschluß ausgestattete Vorstand hätte vor Ausgabe der jungen Aktien die Hauptversammlung über die Gründe des geplanten Bezugsrechtsausschlusses zu informieren und ihre Zustimmung einzuholen (Timm [Bezugsrechtsausschluß] 217). Das erscheint folgerichtig: Wer die Nachteile trägt, soll auch mitreden dürfen.

Der Bezugsrechtsausschluß im Verbund mit dem genehmigten Kapital wird

z. B. genutzt, um Beteiligungen oder ganze Unternehmen im Wege des Aktientausches zu erwerben oder um die jungen Aktien den Arbeitnehmern anzubieten (§ 202 (4) AktG). In beiden Fällen gehen die jungen Aktien an Dritte; das Bezugsrecht der Altaktionäre muß also ausgeschlossen werden. Besondere Probleme ergeben sich, wenn die Ausgabe junger Aktien aus dem genehmigten Kapital gegen Sacheinlagen erfolgt. Dies ist nach § 205 AktG zulässig, wenn die Ermächtigung des Vorstands dies vorsieht.

5.5 Die bedingte Kapitalerhöhung

Eine bedingte Kapitalerhöhung ist durch zwei Merkmale charakterisiert: (1) Ihre Durchführung hängt vom Eintritt einer im Erhöhungsbeschluß der Hauptversammlung festzulegenden *Bedingung* ab; (2) die jungen Aktien aus einer bedingten Kapitalerhöhung werden generell *Nichtaktionären* angeboten. Ein Bezugsrecht auf die jungen Aktien steht den Altaktionären somit nicht zu.

Die formalen Voraussetzungen einer bedingten Kapitalerhöhung gleichen im wesentlichen denen der bisher besprochenen Formen der Kapitalerhöhung:

– Bei Einberufung der Hauptversammlung ist der Tagesordnungspunkt «bedingte Kapitalerhöhung» und der wesentliche Inhalt der geplanten Satzungsänderung bekanntzumachen (§ 124 AktG).

– Der Beschluß über die bedingte Kapitalerhöhung bedarf mindestens einer $^3/_4$-Mehrheit des vertretenen Grundkapitals. Die Satzung kann eine höhere Mehrheit verlangen (§ 193 (1) AktG). Hat die AG mehrere Gattungen von Aktien, so haben die Aktionäre jeder Gattung einen (zusätzlichen) Sonderbeschluß zu fassen (§ 182 (2) AktG).

– Der Nennbetrag des bedingten Kapitals darf 50% des aktuellen Grundkapitals bei Beschlußfassung nicht übersteigen (§ 192 (3) AktG).

– Eine bedingte Kapitalerhöhung mit Sacheinlagen ist zulässig, wenn sie ausdrücklich und ordnungsgemäß bekanntgemacht worden ist (§ 124 AktG) und Gegenstand, Person und Nennbetrag der dafür zu gewährenden Aktien im Beschluß der Hauptversammlung festgesetzt werden (§ 194 (1) AktG).

§ 192 (2) AktG formuliert, daß eine bedingte Kapitalerhöhung nur zu folgenden Zwecken beschlossen werden soll:

(1) zur Gewährung von Umtausch- oder Bezugsrechten an Gläubiger von Wandelschuldverschreibungen;

(2) zur Vorbereitung des Zusammenschlusses mehrerer Unternehmen;

(3) zur Gewährung von Bezugsrechten an Arbeitnehmer und Mitglieder der Geschäftsführung der Gesellschaft oder eines verbundenen Unternehmens im Wege des Zustimmungs- oder Ermächtigungsbeschlusses.

In allen Fällen muß die AG über eigene Aktien verfügen. Es ist aber noch unbestimmt, ob und in welchem Umfang von den Bezugsrechten Gebrauch gemacht wird. Müßte die AG die erforderlichen Aktien im Wege der ordentlichen Kapitalerhöhung beschaffen, unter Ausschluß des Bezugsrechts der Aktionäre, würde sie i. d. R. über Restposten eigener Aktien verfügen. Das ist ein im Prinzip unerwünschtes Ergebnis (§ 71 AktG). Die bedingte Kapitalerhöhung bietet deshalb die Möglichkeit, das Grundkapital um genau den Betrag zu erhöhen, der benötigt wird, um Bezugsberechtigte und -willige zu befriedigen.

Inhaber von Wandelschuldverschreibungen können innerhalb von bestimmten Fristen und unter festgesetzten Bedingungen ihre Schuldverschreibungen, die ihre Forderungen gegen die AG verbriefen, gegen Aktien eben dieser AG eintauschen. Die Details dieser Finanzierungsform werden im Kapitel 11 erläutert. Die AG benötigt somit eigene Aktien in einem bei Beschlußfassung noch unbekanntem Ausmaß. Wandeln die Inhaber von Schuldverschreibungen ihre Forderungspapiere in Aktien um, fließen der AG im Umwandlungszeitpunkt i. d. R. keine zusätzlichen liquiden Mittel zu: Bestehende Fremdkapitalansprüche der Inhaber der Schuldverschreibungen werden in Ansprüche aus Eigenkapital umgewandelt.

Werden die Bezugsaktien aus der bedingten Kapitalerhöhung benutzt, um die Eigentümer eines übernommenen Unternehmens auszuzahlen (§ 192 (2) Ziffer 2 AktG), handelt es sich um eine bedingte Kapitalerhöhung mit Sacheinlagen (§ 194 AktG). Damit gelten die generell bei Kapitalerhöhung mit Sacheinlagen festgelegten Erfordernisse: Bekanntmachung gemäß § 124 (1) AktG, Festsetzung der zu übernehmenden Sacheinlage, der einlegenden Person und des Nennbetrags der für die Sacheinlage zu gewährenden Aktien im Beschluß der Hauptversammlung über die bedingte Kapitalerhöhung. Ebenso hat eine Prüfung durch einen oder mehrere Prüfer stattzufinden, deren Aufgabe «sinngemäß» der der Gründungsprüfer entspricht (§ 194 (4) AktG). Das Gericht kann nach § 194 (4) Satz 3 AktG die Eintragung des Beschlusses ablehnen, wenn der Wert der Sacheinlage «nicht unwesentlich» hinter dem geringsten Ausgabebetrag der dafür zu gewährenden Aktien zurückbleibt.

Werden die Bezugsaktien Arbeitnehmern angeboten, die konkrete Forderungen aus einer bereits eingeräumten Gewinnbeteiligung haben, liegt im Prinzip ebenfalls eine Sacheinlage vor: Die Arbeitnehmer bringen nicht Geld, sondern ein Recht, eine Forderung ein. § 194 (3) AktG erklärt aber die Einlage von Geldforderungen der Arbeitnehmer aus Gewinnbeteiligungen nicht zur Sacheinlage. Der bei Sacheinlagen erforderliche aufwendige Prüfprozeß kann deshalb hier unterbleiben.

Im Beschluß über die bedingte Kapitalerhöhung müssen ihr Zweck, der Kreis der Bezugsberechtigten und der Ausgabebetrag festgestellt werden (§ 193 (2) AktG). Der Beschluß ist zur Eintragung ins Handelsregister anzumelden (§ 195 AktG). Vor der Eintragung des Beschlusses dürfen Bezugsaktien nicht ausgegeben werden (§ 197 AktG). Mit der Ausgabe der Bezugsaktien, die der Vorstand nicht vor der vollen Leistung des Gegenwerts ausgeben darf (§ 199 (1) AktG), ist das Grundkapital erhöht (§ 200 AktG).

5.6 Die Kapitalerhöhung aus Gesellschaftsmitteln

Eine Kapitalerhöhung aus Gesellschaftsmitteln *(KEGM)* (auch nominelle Kapitalerhöhung) bewirkt keine zusätzliche Geld- oder Sacheinlage in die AG (oder die GmbH, für die die *KEGM* ebenso zulässig ist). Lediglich Gewinn-rücklagen und Kapitalrücklage werden in Grundkapital umgewandelt (§ 207 (1) AktG). Diese Umwandlung kann unter verschiedenen Gesichtspunkten von Vorteil sein:

– Eine *KEGM* erhöht für eine ansonsten unveränderte Gesellschaft die Zahl der Aktien. Damit sinkt der Kurs der Aktie, der vor der *KEGM* bestand: Niedrigere Aktienkurse können die Portefeuille-Bildung der Aktionäre erleichtern und somit die Handelbarkeit der Aktie erhöhen.

– Wenn die Verwaltung der AG den Jahresabschluß feststellt, kann sie höchstens die Hälfte des Jahresüberschusses in andere Gewinnrücklagen einstellen (§ 58 (2) Satz 1 AktG). Die Satzung kann die Verwaltung zu einem größeren Selbstfinanzierungsspielraum ermächtigen (§ 58 (2) Satz 2 AktG). Diese Satzungsermächtigung wird außer Kraft gesetzt, wenn die anderen Gewinnrücklagen die Hälfte des Grundkapitals übersteigen oder übersteigen würden (§ 58 (2) Satz 3 AktG). Um den durch «zu hohe» Rücklagen verlorenen Spielraum zur autonomen Bestimmung der Selbstfinanzierungs-quote wiederzuerlangen, kann der Vorstand der Hauptversammlung eine *KEGM* vorschlagen.

– Andere Gewinnrücklagen sind im Prinzip ausschüttbar, wenn die den Jahresabschluß feststellenden Organe – i.d.R. die Verwaltung – entsprechend beschließen (§ 58 AktG, § 268 (1) HGB). Sind die anderen Gewinnrück-lagen aber in Grundkapital umgewandelt, ist ihre Ausschüttung erheblich schwieriger; sie ist nur im Wege der Kapitalherabsetzung möglich. Eine *KEGM* erhöht somit in der Tendenz die Kreditwürdigkeit einer AG.

– Sind die Kurse pro Aktie hoch, sind auf den Nominalwert bezogene hohe Dividendensätze nötig, um den Aktionären eine bescheidene Dividenden-rendite zu bieten (immer unterstellt, dies sei ein verfolgtes Ziel). Ist der Kurs 600 und der Nominalwert der Aktie 100, muß eine auf den Nominalwert bezogene Dividende von 24% erklärt werden, um dem Aktionär eine kursbezogene Rendite von 4% bieten zu können. In Literatur und Praxis wird argumentiert, hohe auf den Nominalwert bezogene Renditen weckten die Begehrlichkeit anderer Gruppen, wobei insbesondere an die Arbeitnehmer und deren Vertreter gedacht wird. Die empirische Geltung des Arguments soll hier nicht geprüft werden. Träfe es zu, dann wäre es konsequent, die Kurse pro Aktie durch *KEGM* zu senken: Ist der Kurs z. B. 300, kann bei gleicher auf den Kurs bezogener Rendite von 4% der Dividendensatz pro Nominalwert auf 12% gesenkt werden.

Die formalen Voraussetzungen einer *KEGM* sind:

– Die Hauptversammlung hat eine *KEGM* mit einer Mehrheit von mindestens ³/₄ des vertretenen Grundkapitals zu beschließen. Die Satzung kann eine andere (höhere oder kleinere) Mehrheit bestimmen (§207 (2) AktG).

– Der Beschluß ist zur Eintragung ins Handelsregister anzumelden.

– Dem Beschluß ist eine Bilanz zugrundezulegen, die vier Bedingungen erfüllen muß: Der Jahresabschluß für das letzte Geschäftsjahr vor dem Beschluß muß festgestellt sein (§ 207 (3) AktG); er muß geprüft sein und den uneingeschränkten Bestätigungsvermerk des Prüfers tragen (§ 209 (1) AktG); der Stichtag der Bilanz darf höchstens 8 Monate vor der Anmeldung des Beschlusses zum Handelsregister liegen (§ 209 (1) AktG). Erfüllt die letzte Jahresbilanz diese Bedingungen nicht, ist nach § 209 (2) AktG eine Zwischenbilanz zu erstellen, die den Rechnungslegungsvorschriften des HGB bzw. AktG entsprechen muß und die oben genannte Restriktion in bezug auf den Stichtag einhält. Diese Bilanz ist durch einen oder mehrere Abschlußprüfer zu prüfen (§ 209 (3) AktG).

Das Gesetz regelt präzise, welche Rücklagen umwandlungsfähig sind. Die Rücklagen müssen in der letzten Jahresbilanz und ggf. in der Zwischenbilanz als «Kapitalrücklage» oder «andere Gewinnrücklage» ausgewiesen worden sein. Im Grundsatz können andere Gewinnrücklagen in voller Höhe, gesetzliche und Kapitalrücklagen insoweit, als sie den zehnten Teil oder den in der Satzung fixierten höheren Teil des bisherigen Grundkapitals übersteigen, umgewandelt werden (§ 208 (1) AktG). Rücklagen können insoweit *nicht* umgewandelt werden als in der Bilanz ein Verlust oder ein Verlustvortrag ausgewiesen ist oder wenn Gewinnrücklagen «zweckbestimmt» sind, d.h. eine Zweckbindung tragen, die ihre Umwandlung ausschließt (§ 208 (2) AktG).

Mit der Eintragung des Beschlusses über die Erhöhung des Grundkapitals ist dieses erhöht (§ 211 AktG). Die Aktionäre haben kein Bezugsrecht; die neuen Aktien fallen ihnen automatisch zu (§ 212 AktG). In diesem Zusammenhang wird die Bezeichnung «Gratisaktien» gebraucht. Die Aktionäre bekommen indessen kein Geschenk. Das, was ihnen ohnehin gehört, wird nur anders verpackt. Erfolgt eine *KEGM* im Verhältnis 1:1, hält ein Aktionär, der vor der *KEGM* n Aktien hatte, nach der *KEGM* 2 n Aktien. Der ursprüngliche Kurs der Aktie müßte sich halbieren, womit der Reichtum jedes Aktionärs unverändert wäre. M. a. W., eine *KEGM* ist die Ausgabe neuer Aktien zum Bezugspreis $B = 0$ mit einem automatischen «Bezugsrecht» der Aktionäre.

Auf eine Besonderheit ist hinzuweisen, wenn auf eine Altaktie nur ein Teil einer neuen Aktie entfällt. Das Gesetz bestimmt, daß dieses Teilrecht selbständig veräußerlich ist, daß aber die Rechte aus einer neuen Aktie einschließlich des Anspruchs auf eine Aktienurkunde nur ausgeübt werden können, wenn Teilrechte, die zusammen eine volle Aktie ergeben, vereinigt werden (§ 213 AktG). Da die Teilrechte einzeln veräußerlich sind, ist ein dem Bezugsrechtshandel ähnlicher Handel mit Teilrechten üblich.

Nach der Eintragung des Beschlusses über die Erhöhung des Grundkapitals fordert der Vorstand die Aktionäre auf, die neuen Aktien abzuholen. In der Bekanntmachung ist darauf hinzuweisen, daß die Gesellschaft berechtigt ist, Aktien, die nicht innerhalb eines Jahres abgeholt werden, nach dreimaliger Androhung für Rechnung der Beteiligten zu verkaufen (§ 214 AktG).

Hatte die Hauptversammlung der AG vor der *KEGM* eine bedingte Kapitalerhöhung beschlossen, erhöht sich das bedingte Kapital nach der *KEGM* im gleichen Verhältnis wie das Grundkapital (§ 218 Satz 1 AktG).

5.7 Zur Diskussion um Vor- und Nachteile von Bezugsrechten

Oben wurden die Funktionen des Bezugsrechtes erläutert: Es soll den Altaktionären erlauben, ihre relative Stimmrechtsposition zu halten, und es soll den «Verwässerungseffekt» ausgleichen, der regelmäßig eintritt, wenn der Bezugskurs B unter dem aktuellen Marktpreis der Altaktie liegt. Diese Funktionserfüllung ist einleuchtend. Und belegt nicht auch das Beispiel von Schlitzohr, der die Minderheitsaktionäre mit Hilfe einer Sacheinlage übervorteilte, daß Bezugsrechte ein wichtiges Verteidigungsmittel für Aktionäre gegen Übervorteilungen sein können?

In der Literatur gibt es Stimmen, die für die Abschaffung des obligatorischen Bezugsrechtes eintreten, weil sie die Abwicklung des Bezugsrechtshandels für zu zeitaufwendig *und* zu kostenträchtig halten. Bezugsrechte, so wird argumentiert, seien für Aktionäre unter bestimmten Prämissen nahezu wertlos. Bezugsrechte seien «eine historische Durchgangserscheinung des sich weiterentwickelnden Aktienwesens» (Kübler u. a. [Kosten des Bezugsrechts] S. 474). Für kleinere (Familien)Aktiengesellschaften habe es seinen guten Sinn; für die große Publikumsgesellschaft sei es weder notwendig noch zweckmäßig. Wir betrachten diese interessante These im folgenden etwas genauer.

Die Rechtsvorschriften zum Bezugsrecht sind in den Grundzügen eindeutig. Im Beschluß über die Erhöhung des Grundkapitals gegen Einlagen (§ 182 AktG) ist der *Mindestbetrag,* unter dem die neuen Aktien nicht ausgegeben werden sollen, festzusetzen (§ 182 (3) AktG). Dies gilt nur, wenn die Aktien zu einem höheren Betrag als dem Nennbetrag ausgegeben werden. Dies ist indessen die Regel. Die über die Kapitalerhöhung und die Kapitalerhöhungsbedingungen beschließende Hauptversammlung hat nach herrschender Ansicht Manövrierspielraum: Sie kann im Beschluß den Mindestbetrag festsetzen und dem Vorstand die Festlegung des endgültigen Ausgabebetrages überlassen. Sie kann den Ausgabebetrag aber auch selbst festsetzen und damit für den Vorstand ein Datum setzen. Wie die Hauptversammlung handelt, ist prinzipiell fallabhängig und wird insbesondere davon beeinflußt, ob ein Bezugsrecht auf junge Aktien besteht oder nicht.

Die zentralen Vorschriften zum Bezugsrecht finden sich in § 186 AktG:

§ 186 Bezugsrecht. (1) [1]Jedem Aktionär muß auf sein Verlangen ein seinem Anteil an dem bisherigen Grundkapital entsprechender Teil der neuen Aktien zugeteilt werden. [2]Für die Ausübung des Bezugsrechts ist eine Frist von mindestens zwei Wochen zu bestimmen.

(2) Der Vorstand hat den Ausgabebetrag und zugleich eine nach Absatz 1 bestimmte Frist in den Gesellschaftsblättern bekanntzumachen.

(3) [1]Das Bezugsrecht kann ganz oder zum Teil nur im Beschluß über die Erhöhung des Grundkapitals ausgeschlossen werden. [2]In diesem Fall bedarf der Beschluß neben den in Gesetz oder Satzung für die Kapitalerhöhung aufgestellten Erfordernissen einer Mehrheit, die mindestens drei Viertel des bei der Beschlußfassung vertretenen Grundkapitals umfaßt. [3]Die Satzung kann eine größere Kapitalmehrheit und weitere Erfordernisse bestimmen. [4]Ein Ausschluß des Bezugsrechts ist insbesondere dann zulässig, wenn die Kapitalerhöhung gegen Bareinlagen zehn vom Hundert des Grundkapitals nicht übersteigt und der Ausgabebetrag den Börsenpreis nicht wesentlich unterschreitet.

(4) [1]Ein Beschluß, durch den das Bezugsrecht ganz oder zum Teil ausgeschlossen wird, darf nur gefaßt werden, wenn die Ausschließung ausdrücklich und ordnungsgemäß (§ 124 Abs. 1) bekanntgemacht worden ist. [2]Der Vorstand hat der Hauptversammlung einen schriftlichen Bericht über den Grund für den teilweisen oder vollständigen Ausschluß des Bezugsrechts vorzulegen; in dem Bericht ist der vorgeschlagene Ausgabebetrag zu begründen.

(5) [1]Als Ausschluß des Bezugsrechts ist es nicht anzusehen, wenn nach dem Beschluß die neuen Aktien von einem Kreditinstitut oder einem nach § 53 Abs. 1 Satz 1 oder § 53 b Abs. 1 Satz 1 oder Abs. 7 des Gesetzes über das Kreditwesen tätigen Unternehmen mit der Verpflichtung übernommen werden

sollen, sie den Aktionären zum Bezug anzubieten. [2]Der Vorstand hat das Bezugsangebot des Kreditinstituts oder Unternehmens im Sinne des Satzes 1 unter Angabe des für die Aktien zu leistenden Entgelts und einer für die Annahme des Angebots gesetzten Frist in den Gesellschaftsblättern bekanntzumachen; gleiches gilt, wenn die neuen Aktien von einem anderen als einem Kreditinstitut oder Unternehmen im Sinne des Satzes 1 mit der Verpflichtung übernommen werden sollen, sie den Aktionären zum Bezug anzubieten.

Absatz 1 regelt den gesetzlichen Bezugsanspruch auf junge Aktien für jeden Aktionär. Manche Kommentatoren halten diese Vorschrift für eine der wichtigsten im Recht der Kapitalerhöhung. Der in Absatz 2 genannte Ausgabebetrag ist der Bezugskurs, für den die Hauptversammlung entweder den Mindestbetrag festgelegt hat oder den sie selbst festgesetzt hat. Die Absätze 3 und 4 legen die Bedingungen für einen Ausschluß des Bezugsrechtes fest. Absatz 3, Satz 3 enthält die Änderung, die durch das Gesetz für kleine Aktiengesellschaften und zur Deregulierung des Aktienrechts von 1994 eingeführt worden ist. Der Gesetzgeber definiert hier drei Zulässigkeitsbedingungen für den Ausschluß des Bezugsrechts: Es müssen Bareinlagen geplant sein, die Kapitalerhöhung darf 10% des vorhandenen Grundkapitals nicht übersteigen und der Ausgabebetrag liegt nur unwesentlich unter dem Börsenpreis. Unter diesen Bedingungen, formuliert die Begründung zum Gesetzentwurf, sei ein Schutzbedürfnis der Altaktionäre nicht gegeben. Denn die Altaktionäre könnten, soweit ihr relativer Stimmenanteil von Bedeutung sei, ihre Quote durch Zukauf von Anteilen am Markt halten. Und Wertverluste seien dann nicht zu befürchten, wenn die Ausgabe der jungen Aktien zum Börsenpreis erfolge. Wegen der Volatilität der Märkte müsse man die Aktienausgabe auch zu Ausgabekursen, die leicht unter dem Börsenpreis liegen, zulassen. Diese Differenzen könnten bei bezugsrechtslosen Kapitalerhöhungen «sehr gering» gehalten werden. Da die Frage des Eintrittspreises *neuer* Aktionäre für Altaktionäre sehr relevant ist, muß man fragen, warum der Gesetzestext eine so interpretationsfähige Formulierung – «nicht wesentlich unterschreitet» – enthält.

Auch bei der Schaffung eines genehmigten Kapitals (§ 202 AktG) kann das Bezugsrecht ausgeschlossen werden. Wie oben ausgeführt, dient die Ermächtigung in Form des genehmigten Kapitals dazu, dem Vorstand Freiraum zu geben, um Kapitalerhöhungen nach Finanzierungsbedarf und insbesondere Marktkonditionen schnell durchführen zu können. § 203 (2) AktG bestimmt, daß der Vorstand zur Entscheidung über den Ausschluß des Bezugsrechts ermächtigt werden kann. § 186 (4) AktG gilt dann sinngemäß. Dies wirft ein Problem auf, weil der Vorstand gemäß dieser Vorschrift der Hauptversammlung einen schriftlichen Bericht über den Grund des Ausschlusses vorzulegen hat. Diesen Grund kann der Vorstand im Zeitpunkt der Beschlußfassung über das genehmigte Kapital, die ihn für maximal 5 Jahre ermächtigt, das Grundkapital bis zu einem bestimmten Nennbetrag zu erhöhen, i. d. R. noch nicht kennen.

Schließlich spielt das Bezugsrecht auch bei der Ausgabe von hybriden Wertpapieren eine Rolle. § 221 (4) AktG legt fest, daß Aktionäre ein Bezugsrecht haben bei der Ausgabe von Wandelschuldverschreibungen, Gewinnschuldverschreibungen und Genußrechten. Auch hier kann das Bezugsrecht ausgeschlossen werden. § 186 AktG gilt sinngemäß.

Die gesetzlichen Vorschriften zeigen, daß die Konstrukteure des Kapitalerhöhungsrechts dem Bezugsrecht große Bedeutung beimessen. Eine Analyse der BGH-Entscheidungen zum Bezugsrechtsausschluß liefert zusätzliche interessante Aspekte. Wir wollen drei Situationen betrachten.

Die erste Entscheidung stammt aus dem Jahr 1960. Hier gilt somit noch das AktG von 1937. Die Y-AG nutzte eine Kapitalerhöhung, für die die Hauptversammlung das Bezugsrecht ausgeschlossen hatte, um die jungen Aktien zum *Nennwert* «gesellschaftstreuen», also der Verwaltung nahestehenden Aktionären zuzuteilen. Dadurch wurde der Stimmrechtsanteil eines übernahmewilligen Konkurrenten, nennen wir ihn Ü-AG, verkürzt und diesem zugleich eine Vermögenseinbuße zugefügt, da der Wert der jungen Aktien über ihrem Nennwert lag.

Die zweite Entscheidung (Kali und Salz AG) hat die Frage zum Gegenstand, unter welchen Bedingungen der Ausschluß des Bezugsrechtes zulässig ist, um eine Kapitalerhöhung durch Sacheinlagen zu ermöglichen. Die Salzdetfurth AG (SAG) plante eine Kapitalerhöhung im Verhältnis 1:1, um die jungen Aktien der Wintershall AG anzubieten, die im Gegenzug ihre 50%ige Beteiligung an der Kali und Salz AG einbringen wollte (Sacheinlage). Zu diesem Zweck mußte das Bezugsrecht der Altaktionäre ausgeschlossen werden. Die Hauptversammlung der SAG beschloß entsprechend mit den erforderlichen $^3/_4$-Mehrheiten. Ein Aktionär focht diese Beschlüsse unter Bezug auf §§ 243, 255 AktG an.

Der BGH (BGHZ, 71, S. 40–53) unterstreicht die Bedeutung des Bezugsrechts für den Aktionär, weil es das Verschieben von Stimmrechtsquoten, die Entstehung von Vermögenseinbußen und den Verlust von Sperrminoritäten oder Minderheitsrechten verhindern kann. Diese Funktionen machten es notwendig, «für jeden Bezugsrechtsausschluß eine besondere sachliche Begründung zu fordern, an die um so strengere Anforderungen zu stellen sind, je schwerer der Eingriff in die mitgliedschafts- und vermögensrechtliche Stellung der ausgeschlossenen Aktionäre wiegt». Zulässig sei der Ausschluß des Bezugsrechtes nur, wenn er im Zeitpunkt der Beschlußfassung unter Beachtung der Folgen für die ausgeschlossenen Aktionäre durch sachliche Gründe im Interesse der Gesellschaft gerechtfertigt sei. Ein schwerer Eingriff in die Mitgliedschaftsrechte der Aktionäre könne nur gerechtfertigt werden im Gesellschaftsinteresse, und wenn das verfolgte Ziel auf anderem Wege (und das heißt wohl ohne Ausschaltung des Bezugsrechtes) nicht erreichbar sei. Im vorliegenden Fall wird der Ausschluß des Bezugsrechts vom BGH beanstandet. Der BGH macht aber deutlich, daß die Erfüllung der Mehrheitserfordernisse des AktG allein nicht ausreicht, um einen Bezugsrechtsausschluß, der der ratio legis entspricht, zu erreichen.

Die dritte Entscheidung stammt aus dem Jahr 1982 und setzt sich mit der Ermächtigung des Vorstands auseinander, im Rahmen der Nutzung eines genehmigten Kapitals das Bezugsrecht der Aktionäre auszuschließen. Die Hauptversammlung der Philipp Holzmann AG hatte 1980 den Vorstand ermächtigt, bis zum 30.6.1985 das Grundkapital gegen Ausgabe neuer Aktien von 60 auf 75 Mio. DM zu erhöhen und ggf. das Bezugsrecht auszuschließen. In der Einladung zur Tagesordnung formulierte der Vorstand hierzu wie folgt:

«Grundsätzlich geht der Vorstand in Übereinstimmung mit dem Aufsichtsrat davon aus, den Aktionären zu gegebener Zeit ein Bezugsrecht einzuräumen.

Es sind jedoch, insbesondere im Zusammenhang mit der Erweiterung der Aktivitäten im Ausland, Fälle denkbar, die es angezeigt erscheinen lassen, dem Vorstand im Interesse der Gesellschaft die Möglichkeit zu geben, mit Zustimmung des Aufsichtsrats das Bezugsrecht – ganz oder teilweise – auszuschließen.

Der Vorstand wird der Hauptversammlung nach Inanspruchnahme des genehmigten Kapitals über die Gründe der hinsichtlich des Bezugsrechts getroffenen Entscheidung und über den festgesetzten Ausgabepreis berichten.»

Die Hauptversammlung folgte dem Vorstand mit großer Mehrheit. Minderheitsaktionäre erklärten Widerspruch zu Protokoll und fochten die Ermächtigung des Vorstands zum Ausschluß des Bezugsrechtes an.

Der BGH folgt der oben erläuterten Linie. Der Ausschluß des Bezugsrechtes erfordert die Abwägung der Interessen und die Verhältnismäßigkeit von Mittel und Zweck.

Dies müsse natürlich auch dann gelten, wenn der Vorstand (zusammen mit dem Aufsichtsrat) über den Ausschluß entscheide. Der Vorstand müsse der Überzeugung sein, daß der Ausschluß das angemessene und am besten geeignete Mittel sei zur Verfolgung der Gesellschaftsinteressen. Ermächtigungen «auf Vorrat» seien unzulässig; sachliche Rechtfertigungen für mögliche Ausschlüsse seien unerläßlich. Der BGH unterscheidet zwei Fälle: (1) Sachliche

Gründe für einen im folgenden Zeitraum von 5 Jahren möglichen Ausschluß des Bezugsrechts können im Zeitpunkt der Beschlußfassung gegeben werden. (2) Sachliche Gründe können noch nicht geliefert werden. Für den zweiten Fall müsse auf die Ermächtigung verzichtet werden. Die Hauptversammlung könne ein genehmigtes Kapital beschließen; die Ermächtigung zum Bezugsrechtsausschluß könne sich der Vorstand dann von einer späteren Hauptversammlung erbitten, wenn er eine sachliche Rechtfertigung bieten könne. Die nur abstrakte Umschreibung möglicher Gründe für einen Ausschluß des Bezugsrechtes sei jedenfalls nicht ausreichend. Der Hauptversammlungsbeschluß der Philipp Holzmann AG erfülle nicht die Anforderungen, die an eine Ermächtigung des Vorstands zum Bezugsrechtsausschluß zu stellen seien.

6 Formen der Kapitalherabsetzung bei der Aktiengesellschaft

6.1 Systematik

Das AktG unterscheidet drei Formen der Kapitalherabsetzung:

(1) die ordentliche Kapitalherabsetzung (§§ 222–228 AktG);

(2) die vereinfachte Kapitalherabsetzung (§§ 229–236 AktG);

(3) die Kapitalherabsetzung durch Einziehung von Aktien (§§ 237–239 AktG).

Da Kapitalherabsetzungen teils zu Kapitalrückzahlungen an die Aktionäre genutzt werden können – was Gläubigerinteressen berührt –, teils nicht, und weil die Kapitalherabsetzungen technisch verschieden gehandhabt werden können, ergibt sich folgende Systematik:

Tabelle 8.11: Kapitalherabsetzung, Rückzahlungen an Aktionäre, Gläubigerschutzvorkeh-

Form der Kapital-herabsetzung	Technik der Kapitalherabsetzung	Kapitalrückzahlungen an Aktionäre
ordentliche Kapitalherab-setzung	(1) Herabsetzung des Nenn-betrages pro Aktie (2) Zusammenlegung der Aktien, wenn (1) nicht möglich ist (3) Kombination von (1) und (2); § 222 (4) AktG	Rückzahlungen an Aktionäre sind nach entsprechendem HV-Be-schluß möglich: § 222 (3) AktG; Rückzahlung kann nach 6 Mona-ten und nach Sicherstellung oder Befriedigung der Gläubiger erfol-gen: § 225 (2) AktG
vereinfachte Kapitalherab-setzung	(1) Herabsetzung des Nenn-betrages pro Aktie (2) Zusammenlegung von Aktien, wenn (1) nicht möglich ist (3) Kombination aus (1) und (2): § 229 (3) i. V. m. § 222 (4) AktG	Zahlungen an die Aktionäre sind nicht zulässig: § 230 AktG
Kapitalherab-setzung durch Einziehung von Aktien	(1) AG erwirbt Aktien (2) AG zieht Aktien zwangsweise ein, wenn Satzung dies zuläßt: § 237 (1) AktG	Zahlungen an Aktionäre erfolgen, da AG Aktien zu Unterpari-Kursen erwirbt oder Entgelte bei zwangs-weisem Einzug zahlt: § 237 (2) Satz 3 AktG

6.2 Die ordentliche Kapitalherabsetzung (oKH)

Ein HV-Beschluß über eine *oKH* kann nur mit einer $^3/_4$- oder einer größeren Mehrheit des vertretenen Grundkapitals gefaßt werden. Aktionäre, die unter-schiedliche Gattungen von Aktien halten, müssen zusätzlich Sonderbeschlüsse fassen. Im Beschluß ist festzulegen, zu welchem Zweck die Herabsetzung statt-findet, insbesondere ob Rückzahlungen an die Aktionäre erfolgen sollen (§ 222 (3) AktG). Der Beschluß ist zur Eintragung ins Handelsregister anzu-melden. Mit der Eintragung ist das Grundkapital herabgesetzt (§ 224 AktG). Zahlungen an die Aktionäre dürfen erst 6 Monate nach Bekanntmachung der Eintragung erfolgen, nachdem berechtigte Gläubiger ausbezahlt bzw. ihnen

rungen und Ausschüttungsbegrenzungen

Gläubigersicherstellungen	Ausschüttungsbegrenzungen
bestimmte Gläubiger haben Anspruch auf Sicherheit oder Befriedigung: § 225 (1) AktG	keine
von Bedeutung, wenn in den auf die vKH folgenden beiden Geschäftsjahren 4% des Grundkapitals übersteigende Gewinne ausgeschüttet werden sollen; Gläubiger haben dann Anspruch auf Befriedigung oder Sicherstellung gemäß § 233 (2) Satz 2 AktG. Voraussetzung: § 233 (1) AktG ist erfüllt.	(1) Beträge, die aus der Auflösung von Kapital- oder Gewinnrücklagen u. aus der KH gewonnen werden, dürfen nicht zu Zahlungen an die Aktionäre verwendet werden: § 230 Satz 1 AktG. (2) Keine Ausschüttung, bevor nicht die gesetzl che u. die Kapitalrücklage zusammen 10% des GK nach KH erreichen: § 233 (1) AktG. (3) Ausschüttungen von mehr als 4% des Grundkapitals sind erst im 3. Geschäftsjahr nach der vKH zulässig, es sei denn, bestimmte Gläubiger werden zuvor befriedgt oder sichergestellt: § 233 (2) AktG
Zahlungen an Aktionäre dürfen erst erfolgen nach Befriedigung oder Sicherstellung bestimmter Gläubiger: § 237 (2) i. V. m. § 225 (2) AktG	keine

Sicherheiten gewährt worden sind (§ 225 (1) AktG). Technisch muß die *oKH* durch Herabsetzung des Nennbetrags/Aktie realisiert werden, da diese alle Aktionäre gleich trifft. Hemmt § 8 (2) AktG diese technische Form der Abwicklung, dürfen Aktien zusammengelegt werden. Eine Herabsetzung unter den Mindestnennbetrag des Grundkapitals i. S. v. § 7 AktG ist nur zulässig, wenn zugleich über eine Kapitalerhöhung ohne Sacheinlage beschlossen wird (§ 228 (1) AktG).

6.3 Die vereinfachte Kapitalherabsetzung (vKH)

Hier dürfen keine Zahlungen an die Aktionäre erfolgen (§ 230 AktG). Deshalb sind hier einfachere Gläubigerschutzvorkehrungen vorgesehen. Die *vKH* ist zulässig, um Wertminderungen auszugleichen, Verluste zu decken oder Beträge in die Kapitalrücklage zu stellen. Die Gewinnrücklagen sind zuvor ganz aufzulösen, die gesetzliche und die Kapitalrücklage insoweit, als sie 10% des nach Herabsetzung verbleibenden Grundkapitals übersteigen. Die *vKH* ist unzulässig, solange ein Gewinnvortrag vorhanden ist (§ 229 (2) Satz 2 AktG).

Gewinne dürfen in Folgejahren erst ausgeschüttet werden, wenn die gesetzliche und die Kapitalrücklage 10% des herabgesetzten Grundkapitals erreichen; 4% des Grundkapitals übersteigende Ausschüttungen sind erst ab dem dritten Geschäftsjahr nach *vKH* zulässig (§ 233 (2) Satz 1 AktG), es sei denn, berechtigte Gläubiger werden zuvor befriedigt oder sichergestellt (§ 233 (2) Satz 2 AktG). Die AG kann somit die Ausschüttungsbeschränkung umgehen, indem sie einen § 225 (1) AktG entsprechenden Gläubigerschutz bewirkt. Auch wenn die AG ihre Gläubiger sicherstellt, dürfen die Beträge aus der Auflösung der Kapital- oder Gewinnrücklagen und der *vKH* nicht als Gewinn ausgeschüttet werden (§ 230 Satz 1 AktG).

Beispiel

Die Bilanz der X-AG hat folgendes Aussehen:

AV	300		Gezeichnetes Kapital	300
UV	500		gesetzliche Rücklage	30
Jahresfehlbetrag	230		Gewinnrücklage	100
			Fremdkapital	600
	1.030			**1.030**

Der Kurs der Aktie sei 4,20 DM, der Nominalwert 5 DM. Für die nächsten Jahre wird mit einem Jahresüberschuß von 20 gerechnet. Ohne *vKH* und nach Auflösung der Gewinn- und gesetzlichen Rücklage könnten 5 Jahre lang keine Ausschüttungen vorgenommen werden (Ausschüttungssperre).

Soll eine *vKH* durchgeführt werden, ist zunächst die Gewinnrücklage ganz, dann die gesetzliche Rücklage soweit aufzulösen, daß sie 10% des *herabgesetzten* Grundkapitals erreicht. Im Beispiel ist eine Herabsetzung des Nennbetrags/Aktie nicht möglich, da 5 DM der Mindestnennbetrag ist (§ 8 (2) AktG in der Fassung vor dem Gesetz zur Einführung des Euro). Folglich müssen die Aktien zusammengelegt werden (§ 222 (4) S. 2 AktG).

Der Vorstand schlägt der *HV* vor, die Aktien im Verhältnis 3 : 2 zusammenzulegen. Zuvor sind die Rücklagen aufzulösen: die Gewinnrücklage vollständig und die gesetzliche Rücklage entsprechend den Vorschriften der § 229 (2) AktG und § 150 (3) und (4) AktG. Gemäß § 229 (2) AktG ist die gesetzliche Rücklage auf 20 zu kürzen. § 229 (2) AktG setzt aber § 150 (3) AktG nicht außer Kraft. Danach ist die Auflösung der gesetzlichen Rücklage zulässig zur Deckung eines Jahresfehlbetrages, wenn Gewinnrücklagen zu diesem Zweck nicht mehr herangezogen werden können. Die gesetzliche Rücklage kann somit im Beispiel ganz aufgelöst werden. Nach Auflösung der Rücklagen hat die Bilanz das folgende Aussehen:

AV	300	Gezeichnetes Kapital	300
UV	500	Fremdkapital	600
Jahresfehlbetrag	100		
	900		**900**

Es folgt die Zusammenlegung der Aktien im Verhältnis 3 : 2. § 226 AktG ist zu beachten. Nach Zusammenlegung ist der Jahresfehlbetrag ausgeglichen. Im folgenden Geschäftsjahr kann keine Ausschüttung vorgenommen werden: Der Jahresüberschuß von 20 ist in die gesetzliche Rücklage einzustellen (§ 233 (1) AktG). In dem 2. Geschäftsjahr nach *vKH* kann, wenn eine Sicherstellung der Gläubiger nicht erfolgt, höchstens eine Ausschüttung von $0,04 \cdot 200 = 8$ vorgenommen werden. Werden die Gläubiger sichergestellt, ist der gesamte Jahresüberschuß ausschüttbar.

Der Gesetzgeber begrenzt bewußt den Umfang einer *vKH* durch die folgenden Vorschriften. Zunächst sind alle Rücklagen einschließlich eines möglichen Gewinnvortrags i. S. v. § 229 (2) AktG aufzulösen. Beträge aus dieser Auflösung und der *vKH* dürfen nicht ausgeschüttet werden (§ 230 AktG) *und* die Zuführung dieser Beträge in die gesetzliche Rücklage bzw. die Kapitalrücklage ist auf 10% des herabgesetzten Grundkapitals beschränkt (§ 231 AktG). Im Beispiel ist eine *vKH* im Verhältnis 2 : 1, also auf 150, nicht zulässig, da die Zuführung zur Kapitalrücklage dann 50 betragen müßte, die zulässige Zuführung aber nur 15 beträgt.

Die formalen Voraussetzungen einer *vKH* sind denen einer *oKH* analog (§ 229 (3) AktG).

Eine Besonderheit wird in § 234 AktG geregelt: Im Jahresabschluß für das der *vKH* vorausgehende Geschäftsjahr können das gezeichnete Kapital, die Kapital- und Gewinnrücklagen bereits in der Höhe ausgewiesen werden, in der sie nach *vKH* bestehen werden. Drei Bedingungen müssen erfüllt sein: (1) Die *HV* beschließt anstelle der Verwaltung über die Feststellung des Jahresabschlusses;

(2) die HV soll zugleich über die vKH beschließen; (3) der Beschluß über die *vKH* muß innerhalb von 3 Monaten in das Handelsregister eingetragen worden sein. § 234 AktG soll es der AG ermöglichen, mit einem verlustfreien Bilanzbild an die Öffentlichkeit zu treten. Weil der «Ertrag aus der Kapital-herabsetzung» gesondert in der Gewinn- und Verlustrechnung auszuweisen ist, ist der Wert einer solchen kosmetischen Operation fraglich. Das Gesetz läßt in § 235 AktG auch den Ausweis einer Kapitalerhöhung in der Bilanz zu, wenn diese zugleich beschlossen wird.

6.4 Die Kapitalherabsetzung durch Einziehung von Aktien

Das AktG läßt auch den Erwerb eigener Aktien oder den zwangsweisen Einzug von Aktien zu, letzteres allerdings nur, wenn die Satzung den Einzug vor Übernahme oder Zeichnung der Aktien bereits gestattete (§ 237 (1) AktG). Erwirbt die AG eigene Aktien am Markt zu einem Kurs, der unter dem Nominalwert der Aktien liegt (Unter-pari-Kurs), und werden die Aktien vernichtet, entsteht in Höhe der Differenz zwischen Nominalwert und Kurs ein «Ertrag aus Kapitalherabsetzung» (§ 240 AktG), der zum Ausgleich von Bilanzverlusten herangezogen werden kann. Der Gesetzgeber steht dem Besitz eigener Aktien mißtrauisch gegenüber, denn eigene Aktien stellen im Konkursfall keinen Vermögensgegenstand mit positivem Wert dar, eigene Aktien können zu Versuchen anreizen, den Kurs der Aktie zu manipulieren, und der Rückkauf eigener Aktien durch die AG gewährt den Aktionären Einlagen zurück, was gegen § 57 (1) AktG verstößt. § 71 AktG reglementiert deshalb den Besitz eigener Aktien, und nach § 71b stehen der AG aus eigenen Aktien keine Rechte zu. § 71 (1) Ziff. 6 AktG erlaubt jedoch ausdrücklich den Erwerb eigener Aktien nach einem entsprechenden HV-Beschluß zum Zweck der Einziehung.

Beispiel

Bilanz der Y-AG vor Kapitalherabsetzung (in 1000 DM)

AV	3.200	Gezeichnetes Kapital	4.000
UV	3.000	Fremdkapital	3.000
Jahresfehlbetrag	800		
	7.000		7.000

Der Nominalwert/Aktie ist 50 DM; der Kurs/Aktie ist 25. Zum Anlage-vermögen der Y-AG gehört ein Grundstück im Wert von 1.000.000 DM. Die Y-AG verkauft es und erwirbt dafür 40.000 Aktien am Markt zum

Preis von je 25. Mit der Eintragung des Beschlusses bzw. mit der Einziehung der Aktien ist das Grundkapital um den Nominalbetrag der Aktien herabgesetzt (§ 238 Satz 1 AktG), d. h. um $40.000 \times 50 = 2.000.000$ DM. Die eingezogenen Aktien werden vernichtet.

Bilanz der Y-AG nach Einziehung von 40.000 Aktien (in 1000 DM)

AV	2.200	Gezeichnetes Kapital	2.000
UV	3.000	Kapitalrücklage	200
		Fremdkapital	3.000
	5.200		5.200

Zu erläutern ist der Ausweis von 200.000 DM in der Kapitalrücklage. § 240 AktG bestimmt, daß aus Kapitalherabsetzungen «gewonnene» Beträge nach § 229 und § 232 AktG in die Kapitalrücklage einzustellen sind als «Einstellung in die Kapitalrücklage nach den Vorschriften über die vereinfachte Kapitalherabsetzung». Diese Vorschrift wird hier analog angewendet. Die Zuführung entspricht der Differenz Nominalwert – Kurs, multipliziert mit der Zahl der aufgekauften Aktien (40.000), also 1.000.000 DM. Der Jahresfehlbetrag von 800.000 DM wird zu Lasten der Kapitalrücklage beseitigt. Die Einstellung in die Kapitalrücklage beträgt somit 200.000 DM.

Für die Einziehung gelten die Vorschriften für die ordentliche Kapitalherabsetzung (§ 237 (2) Satz 1 AktG). Rückzahlungen an die Aktionäre sind also zulässig, soweit die Gläubigerschutzvorschriften des § 225 AktG beachtet werden. Die Einziehung von Aktien kann allen Zwecken dienen, zu denen eine Kapitalherabsetzung überhaupt zulässig ist, also der Rückzahlung, dem Ausgleich von Verlusten, der Einstellung in Rücklagen.

Die Vorschriften über die *oKH* brauchen bei der Einziehung von Aktien dann nicht beachtet zu werden, wenn die (voll eingezahlten) Aktien zu Lasten eines Bilanzgewinns oder einer anderen Gewinnrücklage eingezogen werden (§ 237 (3) AktG). Es liegt dann eine vereinfachte Form der Einziehung vor. Ein HV-Beschluß ist grundsätzlich erforderlich; hier genügt die einfache Stimmenmehrheit (§ 237 (4) Satz 2 AktG). Insbesondere die Gläubiger schützende Regelung des § 225 AktG gilt nicht, da die AG die Mittel, die sie zum Erwerb der Aktien verwendet, auch zur Ausschüttung hätte verwenden können. Jedoch verlangt § 237 (5) AktG, daß ein Betrag, der dem auf die eingezogenen Aktien entfallenden Betrag des Grundkapitals gleichkommt, in die Kapitalrücklage einzustellen ist. Damit werden Rückzahlungen an die Aktionäre, nicht jedoch der Ausgleich von Verlusten unterbunden. Diese Regelung erscheint zu Gläubigerschutzzwecken nicht notwendig, da Bilanzgewinne und/oder freie Rücklagen zu Ausschüttungen hätten verwendet werden können.

7 Zusammenfassung

Dieses Kapitel begann mit einer ausführlichen Erläuterung der Schwierigkeiten, «Eigenkapital» präzise zu definieren bzw. Ansprüche von Eigenkapitalgebern klar zu trennen von Ansprüchen von Nicht-Eigenkapitalgebern. Es ist klargeworden, daß eine eindeutige Zuordnung von allen Eigenschaften der Ansprüche der Financiers abhängt. Deshalb haben wir in Anlehnung an D. Schneider einen «idealtypischen» oder «reinen» Eigenkapitalanspruch bzw. Fremdkapitalanspruch als Eckwerte definiert, zwischen denen Ansprüche mit abweichenden Eigenschaften einzuordnen sind. Anschließend wurde erläutert, wie «Risikoübernahme» bzw. Übernahme einer «Insolvenzpufferfunktion» durch Eigenkapitalgeber zu interpretieren ist. Angeschlossen wurden einige Daten und Überlegungen zu der sich im Zeitablauf deutlich verändernden Eigenkapitalausstattung von Unternehmen (Abschnitt 2), die in Abschnitt 3.2 um Hinweise auf aktuelle Vorschläge zur Verbesserung der Eigenkapitalausstattung ergänzt wurden. Es wird gezeigt, warum nicht emissionsfähige Unternehmen bei der Beschaffung von Eigenkapital auf Schwierigkeiten stoßen können und welche Möglichkeiten emissionsfähige Unternehmen haben, um Eigenkapital am Kapitalmarkt aufzunehmen. In den Abschnitten 4.3 und 4.4 wurde ein unter manchem Aspekt interessanter Finanzierungstitel vorgestellt, der ökonomisch Eigenkapitalfunktionen übernimmt und unter steuerlichen Aspekten wie Fremdkapital behandelt wird. Die Abschnitte 5 und 6 sind eher technisch orientiert: Es wird erläutert, welche Formen der Kapitalerhöhung (Kapitalherabsetzung) das AktG zuläßt und welche Restriktionen jeweils aus welchen Gründen zu beachten sind.

Ergänzende Literaturangaben zum 8. Kapitel

Adams, Michael: Höchststimmrechte, Mehrfachstimmrechte und sonstige wundersame [Hindernisse] auf dem Markt für Unternehmenskontrolle. In: Die Aktiengesellschaft, 35 (1990), S. 63–78.

Albach, Horst: Zur Entwicklung der Kapitalstruktur deutscher Unternehmen. In: Zeitschrift für Betriebswirtschaft, 45 (1975), S. 1–12.

Albach, Horst: Zur Entwicklung der Verschuldung deutscher Industrieaktiengesellschaften. In: Zeitschrift für Betriebswirtschaft, 48 (1978), S. 1007–1010.

Albach, Horst: Die Verschuldung der deutschen Industrieunternehmen bei Substanzbewertung und Börsenbewertung. In: Zeitschrift für Betriebswirtschaft, 49 (1979), S. 249–251.

Albach, Horst: Zur Versorgung der Deutschen Wirtschaft mit Risikokapital, Institut für Mittelstandsforschung. Bonn 1983.

Albach, Horst: Welche Maßnahmen empfehlen sich, insbesondere im Gesellschafts- und Kapitalmarktrecht, um die Eigenkapitalausstattung der Unternehmen langfristig zu verbessern? Referat auf dem 55. DJT in Hamburg 1984, Bd. II, Sitzungsberichte, München 1984, S. K 9–K 33.

Albach, Horst, Corte, Christiane u. a.: Die [Deregulierung des Aktienrechts]: Das Drei-Stufen-Modell: Gütersloh 1988.

Albach, Horst, Hunsdiek, Detlef und *Kokalj, Ljuba:* Finanzierung mit [Risikokapital]. Stuttgart 1986

Bär, Rolf: [Partizipationsschein]. In: Revision des Aktienrechtes. Zürich 1976, S. 107–114.

Baums, Theodor: [Höchststimmrechte]. In: Die Aktiengesellschaft, 35 (1990), S. 221-242.

BGH, Urteil vom 19. 4. 1982 – U ZR 55/81. In: Die Aktiengesellschaft, 27 (1982), S. 252–254.

Bieg, Hartmut: Zur Eigenkapitalausstattung der Unternehmungen in der Bundesrepublik Deutschland. In: Besteuerung und Unternehmenspolitik, Festschrift für G. Wöhe, Gerd John (Hrsg.), München 1989, S. 23–48.

Böttcher, Bert: Eigenkapitalausstattung und Rechnungslegung. Frankfurt, Berlin, Bern, New York 1997.

Bofinger, Peter: War die Eigenkapitallücke der deutschen Wirtschaft nur ein Scheinproblem? In: Wirtschaftsdienst, Bd. 70 (1990), S. 264–271.

Bollinger, Iris: Ordentliche Kapitalherabsetzung und ihre Folgen auf die Aktienkursentwicklung – Eine empirische Studie. In: Sparkasse, 112. Jg. (1995), S. 208–212.

Brealey, Richard A. und *Myers, Stewart C.:* Principles of Corporate Finance. 6. Aufl., New York 1999.

Ciccolo, Jr., John H.: [Changing Balance Sheet] Relationships in the U.S. Manufacturing Sector, 1926–1977. In: The Changing Roles of Debt and Equity in Financing U.S. Capital Formation, B. M. Friedman (ed.), Chicago, London 1982, S. 65–74.

Claussen, Carsten P.: Der [Genußschein] und seine Einsatzmöglichkeiten. In: Festschrift für W. Werner, Handelsrecht und Wirtschaftsrecht in der Bankpraxis, Hadding, W. u. a. (Hrsg.). Berlin, New York 1984, S. 81–99.

Deutsche Bundesbank: Ertragslage und [Finanzierungsverhältnisse] der Unternehmen im Jahre 1982. In: Monatsberichte der Deutschen Bundesbank, 35.Jg. (1983), Nr. 11, S. 14–25.

Deutsche Bundesbank: [Ertragslage] und Finanzierungsverhältnisse in westdeutschen Unternehmen im Jahre 1990. In: Monatsberichte der Deutschen Bundesbank (November 1991), S. 15–29.

Donaldson, Gordon: In Defense of Preferred Stock. In: Havard Business Review 39 (1962), S. 123-136; übersetzt in: Die Finanzierung der Unternehmung, Hax H. und Laux, H. (Hrsg.). Köln 1975, S. 368–392.

Drukarczyk, Jochen: Theorie und Politik der [Finanzierung], 2. Aufl., München 1993.

Drukarczyk, Jochen: Korrekturen in der [Kapitalstruktur] und Eigentümerinteressen. In: Betriebswirtschaftslehre und ökonomische Krise, Staehle, W. und Stoll, E. (Hrsg.). Wiesbaden 1984.

Drukarczyk, Jochen: Unternehmensbeteiligungsgesellschaft (UBG). In: Die Betriebswirtschaft, 51 (1991), S. 529–531.

Drukarczyk, Jochen; Duttle, Josef; Rieger, Reinhard: Mobiliarsicherheiten – Arten, Verbreitung, Wirksamkeit. Köln 1985.

Fischer, Thomas F.: Der Genußschein als kapitalmarktpolitisches Instrument der Unternehmensfinanzierung. Idstein 1989.

Frommelt, Egmond: Der [Partizipationsschein] in der Schweiz und im Fürstentum Liechtenstein – benachbarte Erfahrungen. In: Der langfristige Kredit, 39 (1988) S. 634–638.

Gerke, Wolfgang und *Bank, Matthias:* Finanzierung. Stuttgart 1998.

Gerke, Wolfgang u. a.: Informationsbörse für Beteiligungen an mittelständischer Unternehmen. Stuttgart 1992.

Gruhler, Wolfram: Eigenkapitalausstattung – Bestandsaufnahme und Folgerungen. Köln 1976.

Gruhler, Wolfram: Unternehmensrenditen und Eigenkapitalausstattung im internationalen Vergleich. In: Die Aktiengesellschaft, 29 (1984), S. 100–106.

Händel, Wolfgang: Die Bedeutung des Unternehmensbeteiligungs-Gesetzes für den Anleger. In: Mehr Eigenkapital für Ihr Unternehmen, Padberg, E. / Schirmacher. A. F. (Hrsg.), FrankfurtlM. 1987, S. 74–93.

Jacobi, Herbert H.: Die Bedeutung der [Eigenkapitalbasis] im internationalen Vergleich. In: Eigenkapital und Kapitalmarkt, Bruns, G. und Häuser, K. (Hrsg.). Frankfurt/M. 1978, S.55–79.

Jensen, Michael C.: Agency Costs of [Free Cash Flow], Corporate Finance, and Takeovers. In: American Economic Review, 76 (1986), S. 323-329.

Kaufmann, Friedrich; Kokalj, Ljuba: Risikokapitalmärkte für mittelständische Unternehmen. Stuttgart 1996

Klein, G.: Vorzugsaktien in der Bundesrepublik Deutschland und den Vereinigten Staaten von Amerika – Darstellung und Vergleich. Diss. Köln 1981.

Knobbe-Keuk, Brigitte: Gewinnausschüttungen auf Genußrechte. In: Betriebsberater, 42 (1987), S. 341/342.

Kübler, Friedrich: Gesellschaftsrecht, 5. Aufl., Heidelberg 1998.

Kübler, Friedrich; Mendelson, Morris; Mundheim, Robert H.: Die [Kosten des Bezugs rechts], Eine rechtsökonomische Analyse des amerikanischen Erfahrungsmaterials. In Die AG, 35. Jg. (1990), S. 461–475.

Krahnen, Hans-Joachim: Die [Eigenkapitalbasis] der Unternehmen. In: Eigenkapital und Kapitalmarkt, Bruns, G. und Häuser, K. (Hrsg.). Frankfurt/M. 1978, S. 30–50.

Lutter, Marcus: Der Aktionär in der Marktwirtschaft. Berlin, New York 1973.

Lutter, Marcus: Satzungsänderung, Kapitalbeschaffung. In: Kölner Kommentar zum Aktiengesetz, Bd. 2. 2. und 3. Lieferung. Köln 1971

Lutter, Marcus: Materielle und förmliche Erfordernisse eines Bezugsrechtsausschlusses – Besprechung der Entscheidung BGHZ 71, 40 (Kali + Salz). In: Zeitschrift für Unternehmens- und Gesellschaftsrecht (1979), S. 401–418.

Lutter, Marcus: Bezugsrechtsausschluß und genehmigtes Kapital. In: Betriebsberater, 36 (1981), S. 861–864.

Martens, Klaus-Peter: Der Ausschluß des Bezugsrechts: BGHZ 33, S. 175. In: Festschrift für R. Fischer. Berlin 1979, S. 437–460.

Perlitz, Manfred; Küpper, Herbert; Löbler, Helge: Vergleich der Eigenkapitalausstattung deutscher, US-amerikanischer und britischer Unternehmen. In: Zeitschrift für Unternehmens- und Gesellschaftsrecht, 14 (1985), S.16–49.

Pougin, Erwin: Genußrechte. Stuttgart 1987.

Reckinger, Gabriele: Vorzugsaktien in der Bundesrepublik Deutschland. In: Die Aktiengesellschaft, 28 (1983), S. 216–222.

Reuter, Dieter: Welche Maßnahmen empfehlen sich, insbesondere im Gesellschafts- und Kapitalmarktrecht, um die Eigenkapitalausstattung der Unternehmen langfristig zu verbessern? Gutachten B zum 55. DJT in Hamburg 1984, München 1984, S. B 4–B 122.

Schmidt, Hartmut: Venture Capital und Eigenfinanzierung kleiner Unternehmen im Wege der öffentlichen Emission als komplementäre Alternativen. In: Betriebswirtschaftslehre mittelständischer Unternehmen, Albach, H. und Held, T. (Hrsg.). Stuttgart 1984, S. 297–310.

Schmidt, Karsten: Die Eigenkapitalausstattung der Unternehmen als rechtspolitisches Problem. In: Juristenzeitung, 39 (1984), S. 771–786.

Schmidt, Reinhard H.: Venture-Capital aus der Sicht der Finanzierungstheorie. In: Betriebswirtschaftliche Forschung und Praxis, 37 (1985), S. 421–437.

Schneider, Dieter: Investition, Finanzierung und Besteuerung. 7. Aufl., Wiesbaden 1992.

Schneider, Dieter: Geschichte betriebswirtschaftlicher Theorie. München, Wien 1981.

Schneider, Dieter: Betriebswirtschaftslehre. Band 3: Theorie der Unternehmung. München, Wien 1997.

Schneider, Dieter: Messung des Eigenkapitals als [Risikokapital]. In: Der Betrieb, 40 (1987), S. 185–191.

Smith, Clifford W.: Alternative Methods for Raising Capital – Rights versus Underwritten Offerings. In: Journal of Financial Economics, 5. Bd. (1977), S. 273–307.

Spremann, Klaus: Wirtschaft, Investition und Finanzierung, 5. Aufl., München, Wien 1996.

Stützel, Wolfgang: Die [Aktie] und die volkswirtschaftliche Risiken-Allokation. In: Geld und Versicherung, Jung, M., Lucius, R. R., Seifert, W. G. (Hrsg.). Karlsruhe 1981, S. 193–211.

Süchting, Joachim: Finanzmanagement. 5. Aufl , Wiesbaden 1995.

Swoboda, Peter: Der [Risikograd] als Abgrenzungskriterium von Eigen- versus Fremdkapital. In: Information und Produktion. Festschrift für W. Wittmann, Stöppler, W. (Hrsg.). Stuttgart 1985, S. 343–361.

Swoboda, Peter: Investition und [Finanzierung]. 5. Aufl., Göttingen 1996.

Swoboda, Peter: Betriebliche Finanzierung. 3. Aufl., Heidelberg 1994.

Timm, Wolfram: Der [Bezugsrechtsausschluß] beim genehmigten Kapital. In: Der Betrieb, 35 (1982), S. 211–217.

Thielemann, Arno: Das Genußrecht als Mittel der Kapitalbeschaffung und Anlegerschutz, Pfaffenweiler 1988.

Vollmer, Lothar: Der Genußschein – ein Instrument für mittelständische Unternehmen zur Eigenkapitalbeschaffung an der Börse. In: Zeitschrift für Unternehmens- und Gesellschaftsrecht, 12 (1983), S. 445–475.

Vormbaum, Herbert: Finanzierung der Betriebe. 9. Aufl., Wiesbaden 1995.

Wagner, Franz W.: Allokative und distributive [Wirkungen] der Ausschüttungskompetenzen von Hauptversammlung und Verwaltung einer Aktiengesellschaft. In: Zeitschrift für Unternehmens- und Gesellschaftsrecht, 50 (1988), S. 210–239.

Wedel, Hermann: Der [Partizipationsschein] als Kapitalbeschaffungsmittel der Aktiengesellschaften. Berlin 1969.

Wiedemann, Herbert: Gesellschaftsrecht, Bd. I, Grundlagen, München 1980.

Wiedemann, Herbert: Eigenkapital und Fremdkapital. Eine gesellschaftsrechtliche Zwischenbilanz. In: Festschrift für Karl Beusch zum 68. Geburtstag, H. Beisse, M. Lutter, H. Nörger (Hrsg.), Berlin, New York (1993), S. 883–913.

Wilden, Patrick: Nachrangige Finanzierungsformen, Idstein 1989.

Wöhe, Günter und *Bilstein, Jürgen:* [Grundzüge] der Unternehmensfinanzierung. 8. Aufl., München 1998.

Zupancic, Georg M.: Risikokapitalbeschaffung durch Genußscheine bei großen mittelständischen Unternehmen, Köln 1989.

Selbstfinanzierung und Dividendenpolitik

Kapitel 9

1 Das Problem

Im ersten Kapitel haben wir die Finanzierungsquellen eines Unternehmens in zwei große Blöcke eingeteilt: Außenfinanzierung und Innenfinanzierung. Kapitel 8 behandelte eine wichtige Form von Außenfinanzierung: Die Beschaffung von Eigen- bzw. Beteiligungskapital. Die Kapitel 10 bis 13 werden weitere Formen der Außenfinanzierung behandelt. Kapitel 9 behandelt ein Problem der Innenfinanzierung. Die Frage lautet: Sollen Unternehmen Dividenden zahlen und damit ihr Innenfinanzierungspotential verkürzen und warum sollten sie ggf. Dividenden ausschütten? Wir betrachten dieses Problem nur für die Rechtsform der Aktiengesellschaft und unterstellen die große Publikumsgesellschaft mit einem großen Anteilseignerkreis, von denen keiner einen erwähnenswerten Anteil an der Gesamtzahl der ausgegebenen Aktien hält. Wird das Problem der Dividendenzahlung für die Publikumsaktiengesellschaft formuliert, entfällt eine scheinbar naheliegende Antwort auf die gestellte Frage, warum Unternehmen Dividenden zahlen sollten. Die scheinbar naheliegende Antwort ist nämlich, daß die Eigentümer Ausschüttungen benötigen, um ihre Konsumbedürfnisse befriedigen zu können. Gerade diese Antwort ist für die (Klein-)Aktionäre von Publikumsgesellschaften die am wenigsten überzeugende. Zum einen erhalten Kleinaktionäre, die Portefeuilles von Aktien halten sollten, Einzahlungen aus vielen Quellen: Aktien, festverzinsliche Anlagen, Arbeitseinkommen. Zum anderen sind sie auf Dividenden auch dann nicht angewiesen, wenn sie finanzielle Mittel zur Realisierung des erwünschten Konsumniveaus brauchen: Sie können ebenso gut einen Teil ihres Portefeuilles veräußern. Die konsumtive Begründung für Dividenden (Entnahmen), die für den Alleineigentümer einer GmbH sehr überzeugend sein mag, ist für Publikumsaktionäre gerade kein sehr starkes Argument.

Wir gehen wie folgt vor: Selbstfinanzierung ist ein Element im Rahmen des «Blocks» Innenfinanzierung, wie in Kapitel 1 bereits erläutert wurde. Wir stellen deshalb zunächst die Herkunft des Innenfinanzierungspotentials eines Unternehmens nochmals dar. Dann werden die hier relevanten Eigenschaften der Aktiengesellschaft skizziert. Es folgt eine einfache, aber plausible Begründung, weshalb Aktiengesellschaften Dividenden zahlen sollten. Dann wird geprüft, ob und ggf. wie steuerliche Regelungen diese Ausschüttungsregel modifizieren. Einige Überlegungen zu einer sog. stabilen Dividendenpolitik und zu deren behauptetem Informationswert beenden das Kapitel 9.

2 Innenfinanzierung

Im ersten Kapitel wurden die verschiedenen Bausteine, aus denen sich das Innenfinanzierungsvolumen eines Unternehmens zusammensetzen kann, aufgeführt. Darauf wird hier verwiesen. Im Kern besteht das Innenfinanzierungsvolumen einer Gesellschaft bezogen auf eine Periode aus der Differenz der in der Periode erhaltenen Einzahlungen von Nichtfinanzierungsmärkten abzüglich der in der Periode geleisteten Auszahlungen an Nichtfinanzierungsmärkte (für die Beschaffung von RHB-Stoffen, Waren, Arbeitskräften, Energien Dienstleistungen) und vertraglich festgelegten Zahlungen an Gläubiger (Zinsen und Tilgungen).

Ein Beispiel soll einige Zusammenhänge verdeutlichen: In einer abgelaufenen Periode betragen die

– Einzahlungen aus dem Absatz von Produkten	3.000
– Auszahlungen für RHB-Stoffe	500
– Auszahlungen für Löhne und Gehälter	700
– Auszahlungen für Zinsen	100

Die Differenz, das Innenfinanzierungsvolumen der abgelaufenen Periode, beträgt 1.700. Diese Mittel sind verwendbar für Reinvestitionen, Tilgungen, Ausschüttungen.

Nun stellen wir die abgelaufene Periode durch eine GuV-Rechnung dar. Unter vereinfachenden Bedingungen ergibt sich:

Umsatzerlöse	3.000
Materialaufwand für RHB-Stoffe	500
Löhne und Gehälter	700
Abschreibungen	300
Zinsen	100
Zuführungen zu Pensionsrückstellungen	100
Zuführungen zu Garantierückstellungen	50
(vorläufiger) Jahresüberschuß	1.250

Zusätzlich sollen die folgenden Entscheidungen getroffen werden:

a) Das Management bietet den Arbeitnehmern eine Gewinnbeteiligung in Höhe von 10% des vorläufigen Jahresüberschusses an, wenn die Arbeit-

nehmer die Gewinnanteile stehen lassen und der Umwandlung in Fremdkapitalansprüche zustimmen.

b) Das den Jahresabschluß feststellende Management (Vorstand und Aufsichtsrat) nutzt § 58 (2) AktG und stellt 50% des (endgültigen) Jahresüberschusses in Gewinnrücklagen ein.

c) Die Hauptversammlung beschließt, einen Betrag von 200 auszuschütten
und den restlichen Bilanzgewinn als Gewinnvortrag stehen zu lassen.

Akzeptieren die Arbeitnehmer das Angebot unter a), gilt die Arbeitnehmerbe-
teiligung als Aufwand der Periode. Der Jahresüberschuß sinkt um 125 auf
1.125. Von diesem Betrag werden gemäß b) 50% (= 562,50) in Gewinnrücklagen eingestellt. Dies ist eine Selbstfinanzierungsmaßnahme des Managements. Über den Bilanzgewinn in Höhe von 562,50 entscheidet die Hauptversammlung. Sie beschließt eine Periodenausschüttung von 200 und trägt
362,50 als Gewinnvortrag vor. Dies ist eine Selbstfinanzierungsmaßnahme der
Eigentümer. Betrachten wir die GuV-Rechnung und die Entscheidungen a), b)
und c), stellt sich das Innenfinanzierungsvolumen der abgelaufenen Periode so
dar:

– Mittelbindung durch gesetzliche Ausschüttungssperrvorschriften	
a) Abschreibungen	300
b) Garantierückstellungen	50
– Mittelbindung durch Ausschüttungssperrbeschlüsse des Managements	562,50
– Mittelbindung durch Einbehaltungsbeschluß der Eigentümer	362,50
Mittelbindung durch geplante Umwandlung in künftige Ansprüche Dritter	
a) über Pensionsrückstellungen	100
b) über Mitarbeiterbeteiligung	125

Die Summe der Mittelbindungen beträgt 1.500. Fügt man die Ausschüttung
an die Eigentümer in Höhe von 200 dazu, erhält man das Innenfinanzierungsvolumen (vor Ausschüttung) von 1.700, das den Ausgangspunkt des
Beispiels bildete.

Das Beispiel verdeutlicht, was mit den Finanzierungseffekten von Abschrei-
bungsverrechnungen, Rückstellungsbildungen, Arbeitnehmerbeteiligungen im
Jahr der Bildung bzw. Durchführung gemeint ist: Der Saldo der Ein- und Auszahlungen von bzw. an Nichtfinanzierungsmärkte und an Gläubiger wird
durch buchmäßige Rechengebote (Rechnungslegungsvorschriften) und/oder
Maßnahmen des Managements (Pensionszusagen, Gewinnbeteiligung der

Tabelle 9.1: Finanzierungsverhältnisse der Aktiengesellschaften der Bundesrepublik Deutsch-

Jahr **Zahl der Gesellschaften**	**1971** **1.648**	**1972** **1.582**	**1973** **1.611**	**1974** **1.604**	**1975** **1.574**
(A) Bruttoinvestitionen[2)]	100,0	100,0	100,0	100,0	100,0
(B) Mittelherkunft[3)]					
1. Innenfinanzierung					
a. Zugang bei Rücklagen	9,0	11,8	8,6	10,1	10,9
b. abzüglich Agio	−4,6	−5,4	−2,6	−2,2	−4,3
c. Sonderposten mit Rücklageanteil	0,7	0,5	3,8	6,2	1,5
d. Langfristige Rückstellungen[4)] und Sozialverbindlichkeiten	5,9	6,9	8,4	15,2	13,3
e. Abschreibungen und Anlagenabgang[5)]	50,9	57,3	59,1	61,3	59,0
Summe aus a, b, c, d und e	62,0	71,1	77,3	90,7	80,0
2. Defizit, das durch externe Finanzierung zu decken ist	−38,0	−28,9	−22,7	−9,3	−20,0
3. Außenfinanzierung					
a. Zugang bei Grundkapital	7,1	5,6	4,6	5,1	8,1
b. zuzüglich Agio	+4,6	+5,4	+2,6	+2,2	+4,8
c. Sonderposten mit Rücklageanteil	0,8	1,2	1,4	1,7	1,4
d. Zugang bei langfristigen Verbindlichkeiten	30,7	23,6	20,5	19,5	21,4
Summe aus a, b, c und d	43,1	35,8	29,1	28,4	35,7
Summe aus 1. und 3.	105,1	106,9	106,4	119,1	115,7
(C) Überdeckung (+)/Unterdeckung (−)	5,1	6,9	6,4	19,1	15,7

[1)] Ohne Kreditinstitute und ohne Versicherungsgewerbe.
[2)] Bruttoinvestitionen = Zugang bei Sachanlagen (einschl. Saldo aus Umbuchungen und Berichtigungen) + Zugang bei Finanzanlagen + Entnahme bzw. Tilgung bei Grundkapital, Rücklagen (einschl. Vermögensabgabe) Sonderposten mit Rücklageanteil (Steuerbegünstigte Rücklagen, Sonderwertberichtigungen und empfangene Ertragszuschüsse) und langfristigen Verbindlichkeiten (einschl. langfristiger Rückstellungen); ohne Veränderungen der Kassenmittel (Kasse, Bank, Postscheckguthaben etc.) und ohne Veränderungen der Forderungen.

Arbeitnehmer) *verkürzt*, womit zugleich die Rechengröße, von der sich im Prinzip die Periodenausschüttung ableitet, vermindert wird. Mittelabflüsse aus dem Unternehmen werden gestoppt.

Daß das Innenfinanzierungsvolumen bei Aktiengesellschaften erhebliche Bedeutung hat, zeigt Tabelle 9.1. Die Daten belegen auch, daß die *offene* Selbstfinanzierung, die sich im Saldo Zugang bei Rücklagen abzüglich Agio bei Kapitalerhöhungen niederschlägt, im Rahmen der Innenfinanzierung nur relative Bedeutung hat.

Die hohe Bedeutung der Innenfinanzierung für die Deckung des Kapitalbedarfs von Unternehmen ist keine deutsche Eigentümlichkeit. Tabelle 9.2 gibt die Relationen für die Vereinigten Staaten wieder.

land[1]

1976	1977	1978	1979	1980	1981	1982	1983	1984	1985	1986
1.563	1.529	1.534	1.529	1.509	1.516	1.506	1.511	1.495	1.495	1.371
100,0	100,0	100,0	100,0	100,0	100,0	100,0	100,0	100,0	100,0	100,0
10,4	9,6	10,9	13,9	10,3	8,3	8,4	11,8	14,8	20,6	21,8
−2,6	−3,0	−3,8	−5,7	−3,7	−2,3	−3,0	−2,7	−3,2	−7,7	−11,7
1,9	1,9	1,5	6,8	4,6	3,1	4,7	1,5	2,7	1,5	1,9
13,8	9,8	9,9	13,8	14,2	11,9	7,3	15,2	19,2	13,9	10,8
62,0	65,9	65,6	60,9	56,6	60,0	62,2	66,9	70,1	62,6	60,6
85,5	84,2	84,2	89,7	82,0	81,1	79,7	92,7	103,6	90,9	83,4
−14,5	−15,8	−15,8	−10,3	−18,0	−18,9	−20,3	−7,3	+3,6	−9,1	−16,6
4,8	4,7	4,0	3,8	6,2	4,3	4,7	4,6	4,1	5,8	4,9
+2,6	+3,0	+3,8	+5,7	+3,7	+2,3	+3,0	+2,7	+3,2	+7,7	+11,7
1,5	1,5	1,2	1,2	1,2	1,0	1,0	0,8	0,7	0,5	0,3
17,3	17,1	12,1	8,5	8,6	12,6	10,0	8,0	7,5	7,3	7,0
26,2	26,2	21,1	19,2	19,7	20,2	18,6	16,2	15,6	21,3	23,9
111,7	110,4	105,3	108,9	101,7	101,3	98,3	108,8	119,2	112,2	107,3
11,7	10,4	5,3	8,9	1,7	1,3	−1,7	8,8	19,2	12,2	7,3

[3] In Prozent der Bruttoinvestitionen.
[4] Überwiegend Pensionsrückstellungen.
[5] Sachanlagen und Finanzanlagen.

Quellen: Statistisches Jahrbuch für die Bundesrepublik Deutschland, hrsg. vom Statistischen Bundesamt; Jg. 1976, S. 190; Jg. 1978, S. 126; Jg. 1981, S. 130; Jg. 1985, S. 130; Jg. 1988, S. 128; Jg. 1989, S. 122; Jg. 1990, S. 134.

Wir wenden uns nun unserem engeren Problem zu. Welchen Teil der nicht ausschüttungsgesperrten Beträge (Jahresüberschuß bzw. Bilanzgewinn) sollten Aktiengesellschaften, wenn überhaupt, ausschütten? Wir betrachten zunächst die in diesem Zusammenhang wichtigen Eigenschaften der AG.

Tabelle 9.2: Mittelverwendung und Mittelbeschaffung von Unternehmen (ohne Banken und

	1981	1982	1983	1984	1985
Sources and Uses, Percent of Total					
Uses:					
1. Capital expenditures	81	100	66	67	73
2. Investment in inventories	4	−7	2	12	4
3. Investment in liquid assets	6	15	12	9	10
4. Investment in accounts receivable	8	−4	13	11	10
5. Other	1	−4	7	2	4
6. Total expenditures	100	100	100	100	100
Sources:					
7. Internally generated cash	63	78	66	66	71
8. Financial deficit (6 − 7) = required external financing	37	22	34	34	29
Financial deficit covered by:					
9. Net stock issues	−4	1	4	−15	−17
10. Net increase in debt	29	16	18	39	34
11. Increase in accounts payable	12	5	12	11	12
Expenditures and Deficit, Billions of Dollars					
Total expenditures	381.9	316.6	444.7	511.3	493.8
Financial deficit	143.0	69.1	152.4	175.0	141.9

Quelle: Brealey/Myers [Principles] S. 366–367.

3 Problemrelevante Eigenschaften der Aktiengesellschaft

Die AG ist eine Rechtsform, die folgende wichtige Eigenschaften hat:

– sie haftet mit ihrem Vermögen für Verbindlichkeiten der Gesellschaft;

– die Trennung zwischen Eigentum und Management (= Unternehmensleitung) ist vollständig vollzogen, wenn man wesentlichen Aktienbesitz der Mitglieder des Vorstands ausschließt und Vertreter der Aktionäre im Aufsichtsrat sich auf ihre Kontrollaufgabe beschränken;

– die Kapitalaufbringung, insbesondere des Eigenkapitals, ist für an der Börse eingeführte Aktiengesellschaften sehr erleichtert, da sie große Kapitalvolumen durch Ausgabe (Verkauf) klein gestückelter Aktien an viele Investoren aufbringen können.

Für Investoren bestehen jedenfalls im Prinzip erhebliche Anreize, Aktien zu erwerben. Hierfür gibt es mehrere Gründe:

Versicherungen) in den USA

1986	1987	1988	1989	1990	1991	1992	1993	1994
64	62	58	69	80	87	75	84	76
2	6	4	5	1	0	0	3	6
15	8	5	10	7	4	2	0	6
9	11	14	11	4	−1	7	6	13
10	13	18	5	8	0	15	6	−2
100	100	100	100	100	100	100	100	100
62	67	64	70	77	90	78	84	72
38	33	36	30	23	0	22	16	28
−16	−13	−20	−22	−2	4	5	4	−6
43	29	35	34	21	−2	7	7	17
10	18	21	18	4	8	10	5	16
538.8	564.7	634.2	567.7	535.5	471.7	560.5	552.7	689.6
202.1	188.8	229.9	168.1	123.9	45.7	122.1	90.4	189.8

– Auch Aktienkäufer haften beschränkt, nämlich mit dem Marktwert der Aktie: mehr als diesen können Aktionäre nicht verlieren, da sie zu Nachzahlungen (Nachschüssen) im Regelfall nicht verpflichtet werden können. Eine Nachschußpflicht, wie sie bei der GmbH oder der Genossenschaft vereinbart werden kann (vgl. Kapitel 7), würde, wollte man sie durchsetzen, die Handelbarkeit der Aktie empfindlich hemmen.

– Aktienkäufer haften nicht nur beschränkt; sie investieren in Aktien einer Gesellschaft regelmäßig auch nur Teile der Mittel, die sie insgesamt anlegen, weil es für Aktionäre vernünftig ist, Portefeuilles aus *mehreren* Aktien zu bilden. Portefeuille-Bildung ist vernünftig, weil das Risiko, verstanden als Streuung der Portefeuillerenditen, dadurch stark reduziert werden kann. Diese Erkenntnis wurde zuerst von Markowitz (1952) erarbeitet. Die Prinzipien der Aktienmischung werden hier nicht dargestellt; sie liegen jenseits des mit dieser Einführung verfolgten Zwecks. Wenn aber Aktionäre nur relativ kleine Anteile ihres Gesamtvermögens in Aktien *einer* Gesellschaft investieren, dann ist *ein* «Fehlkauf» nicht so tragisch. Das aber heißt, daß es sich vermutlich nicht lohnt, sich wochenlang vor dem Kauf über den Wert der Gesellschaft und damit den der Aktie zu informieren. Ich will damit nicht sagen, daß Informationen über den Wert der Gesellschaft und damit der Aktie ohne Bedeutung sind. Es soll nur angedeutet werden, daß der Informationsbedarf eines Aktienkäufers über die wertbestimmenden Faktoren einer Aktie vermutlich weit geringer ist als der Informationsbedarf eines Investors, der einen größeren Anteil am Eigenkapital einer OHG erwirbt, weil ein solcher Investor

(1) unbeschränkt haftet,

(2) wegen der Größe seiner Beteiligung seine Diversifikationsmöglichkeiten beschränkt,

(3) erhebliche Probleme hat, wenn er die OHG wieder verlassen will. Das belegen die Ausführungen im 7. Kapitel.

Ein Nur-Aktionär dagegen haftet beschränkt, hat beste Diversifikationsmöglichkeiten und kann seine Anteile, wenn auch möglicherweise zu gesunkenen Kursen, börsentäglich verkaufen, also ohne Probleme und ohne größere Transaktionskosten «aussteigen».

– Aktienkäufer agieren wie «Kapitalisten»: sie beteiligen sich wegen der erwarteten Rendite, nicht wegen der Teilnahme an der Unternehmensleitung. Die meisten Aktionäre sind überzeugt, daß die angestellten Manager Unternehmen besser leiten können, als sie es könnten, was nicht ausschließt, daß auf Hauptversammlungen z. T. heftige Worte fallen. Im Prinzip ist die Trennung zwischen Eigentum und Management ein Vorteil, insbesondere dann, wenn auch Manager Konkurrenzdruck ausgesetzt sind und bei mangelnden Leistungen ausgetauscht werden können.

Neben den Vorteilen der Aktionäre, die in der beschänkten Haftung, dem vermutlich reduzierten Informationsbedarf, den hohen Diversifikationsmöglichkeiten und in der Anstellung professionalisierter Manager bestehen, haben die Aktionäre auch ein *Problem:* Sie wünschen, daß die Manager in ihrem Interesse handeln, d. h. eine Investitions- und Finanzierungspolitik betreiben, die den *Marktwert* ihrer Aktien und damit den *Marktwert* des Eigenkapitals maximiert. Aber wie sollen sie Manager dazu bewegen, wenn sie als Eigentümer mehr oder weniger einflußlos nur mit den dünnen Kompetenzen von § 119 AktG ausgestattet vor der Tür stehen! Manager haben vermutlich eigene Zielvorstellungen und diese müssen sich nicht mit denen der Eigentümer decken: sie divergieren sogar sehr häufig. Für Interessendivergenzen sprechen z. B. folgende Punkte:

- Aktionäre können durch Portefeuille-Bildung das Risiko der Aktien einer Gesellschaft z.T. vernichten. Manager sind dem Risiko der Gesellschaft in höherem Maße ausgesetzt und sie wollen i.d.R. wiederbestellt werden; sie haben daher die Tendenz zu vorsichtigeren Strategien, als die Aktionäre sie wünschen.

- Selbstfinanzierung ist oft auch dann im Interesse der Manager, wenn sie nicht im Interesse der Aktionäre ist, weil die unternehmensinterne Rendite die außerhalb des Unternehmens erreichbare Rendite bei gleichem Risiko nicht erreicht.

- Es ist generell zu bezweifeln, ob die im Kontrollorgan Aufsichtsrat vertretenen Eigentümer Maßnahmen, die nicht im Eigentümerinteresse sind, aufdecken und ggf. korrigieren können.

Somit stellt sich das «ALG»-Problem, d.h. die mit dem Tatbestand verbundene Frage, daß Manager über «anderer Leute Geld» entscheiden. Es ist nicht ausgeschlossen, daß sich die Verhaltensweisen von Entscheidenden ändern, wenn sie über fremde Gelder und nicht über eigene entscheiden.

Die beiden Probleme werden in der Literatur als «agency problem» diskutiert: Wie kann man Manager dazu bewegen, als «Agenten» der Eigentümer zu handeln? Wenn sie dies nicht freiwillig tun, sind Kontrollen und/oder entsprechend gestaltete Anreize notwendig. Beides kostet Geld!

Es ergibt sich folgende vorläufige Konstellation:

AG	Aktionär
– beschränkte Haftung;	– beschränkte Haftung;
– Trennung zwischen Eigentum und Management (Unternehmensleitung);	– hohe Diversifikationsmöglichkeiten;
– verbesserte Möglichkeiten der Kapitalaufbringung.	– reduzierter Informationsbedarf;
	– leichte «Austritt»-möglichkeiten;
	– Nutzung der Vorteile professionalisierter Manager;
	– «agency»-Probleme: Zielharmonisierung, Kontrollen, Anreize.

Welche Bedeutung spielt in diesem Kontext die Ausschüttungspolitik? Warum schütten manche Gesellschaften kontinuierlich Dividenden aus und andere nicht? Gibt es eine «optimale» Dividendenpolitik? Was sind die Determinanten des «Optimums»? Weiß man, was ausgeschüttet wird (werden soll), weiß man bei gegebenem Cash-flow in der Periode auch, was einbehalten, «selbstfinanziert» wird. «Selbstfinanzierung» ist dabei ein leicht mißratener und auch oft mißverstandener Begriff. Wer finanziert eigentlich, wenn das Unternehmen nicht ausschüttet, also finanzielle Überschüsse einbehält? Die Aktionäre verzichten freiwillig auf Entnahme oder der Verzicht wird ihnen

Tabelle 9.3: Erträge, Aufwendungen, Jahresüberschuß und Ausschüttung für Kapitalgesel-

		1980	
		Mio. DM	% des Um-satzes
1	Umsatz	555.457	100,00
2	Vorratsveränderung[2)]	14.520	
3	Andere aktivierte Eigenleistungen[3)]		
1 + 2 + 3 = 4	Gesamtleistung	569.977	102,61
5	Sonstige betriebliche Erträge	32.663	5,88
6	Erhaltene Gewinne aufgrund von Verträgen	1.024	
7	Erträge aus Finanzanlagen[3)]		
8	Zinserträge (Saldo)[4)]	–8.505	
4 + 5 + 6 + 7 + 8 = 9	Gesamte Erträge	595.159	107,15
10	Materialaufwand	331.189	59,62
11	Personalaufwand	133.080	23,96
12	Ab auf Sachanlagen und immaterielle Vermögensgegenstände	25.031	
13	Ab auf Finanzanlagen und Wertpapiere des Umlaufvermögens	1.345	
12 + 13 = 14	Abschreibungen	26.376	4,75
15	Sonstige betriebliche Aufwendungen	63.896	11,50
9 – 10 – 11 – 14 – 15 = 16	Ergebnis der gewöhnlichen Geschäftstätigkeit	40.618	7,31
17	Außerordentliches Ergebnis[3)]		
18	Steuern vom Einkommen und Ertrag	14.879	
19	Sonstige Steuern	17.308	
18 + 19 = 20	Steuern	32.187	5,79
21	Gewinnabführung	1.152	
16 – 17 – 20 – 21 = 22	Jahresüberschuß (Saldo)	7.279	1,31
23	Ausschüttung	5.746	1,03
24	Thesaurierung	1.533	0,28

über § 58 AktG oder die Satzung aufgezwungen. Selbstfinanzierung als Nicht-abfluß von Eigenkapital ist also – von Steuern und Transaktionskosten abgesehen – das gleiche wie gleich hohe Einzahlungen der Aktionäre, die durch Ausgabe neuer Aktien beschafft werden können. Selbstfinanzierung sollte folglich besser freiwillige oder erzwungene «Aktionärsfinanzierung» heißen. Tabelle 9.3 zeigt, welche Anteile Jahresüberschuß, Ausschüttung und Thesaurierung (= offene Selbstfinanzierung, bezogen auf den Umsatz (Zeile 1)) erreichen.

schaften in der Bundesrepublik Deutschland von 1980–1991[1]

1981		1982		1983		1984		1985	
Mio. DM	% des Um-satzes	Mio. DM	% des Um-satzes	Mio. DM	% des Um-satzes	Mio. DM	% des Um-satzes	Mio. DM	% des Um-satzes
614.934	100,00	632.856	100,00	637.625	100,00	584.589	100,00	732.263	100,00
9.080		7.381		2.942		−1.646		132	
624.014	101,48	640.237	101,17	640.567	100,46	582.943	99,76	732.395	100,02
37.181	6,05	43.085	6,81	37.560	5,89	42.126	6,15	48.442	6,62
1.920		1.195		1.563		1.678		977	
−11.142		−10.588		−7.660		−7.788		−7.820	
651.973	106,02	673.929	106,49	672.303	105,40	718.959	105,02	773.994	105,70
374.925	60,97	383.458	60,59	380.027	59,60	408.330	59,65	441.723	60,32
137.653	22,39	140.906	22,27	142.319	22,32	146.384	21,38	153.319	20,94
26.425		29.476		30.575		32.848		34.651	
2.087		1.946		2.631		2.081		2.133	
28.512	4,64	31.422	4,97	33.206	5,21	34.929	5,10	36.784	5,02
70.984	11,54	77.233	12,20	75.272	11,81	82.427	12,04	86.365	11,79
39.899	6,49	40.910	6,46	41.206	6,46	46.889	6,85	55.803	7,62
14.581		14.291		15.291		17.990		21.281	
17.879		18.332		16.964		17.100		17.531	
32.460	5,28	32.623	5,15	32.255	5,06	35.090	5,13	38.812	5,30
1.014		1.473		1.137		1.304		1.195	
6.425	1,04	6.814	1,08	7.814	1,23	10.495	1,53	15.796	2,16
5.568	0,91	4.698	0,74	5.670	0,89	6.500	0,95	8.059	1,10
857	0,14	2.116	0,33	2.144	0,34	3.995	0,58	7.737	1,06

[1] Von 1980–1986 nur Aktiengesellschaften.

Tabelle 9.3 (Fortsetzung)

		1986	
		Mio. DM	% des Um-satzes
1	Umsatz	684.045	100,00
2	Vorratsveränderung[2]	−1.172	
3	Andere aktivierte Eigenleistungen[3]		
1 + 2 + 3 = 4	Gesamtleistung	682.873	99,83
5	Sonstige betriebliche Erträge	47.514	6,94
6	Erhaltene Gewinne aufgrund von Verträgen	1.225	
7	Erträge aus Finanzanlagen[3]		
8	Zinserträge (Saldo)[4]	−6.351	
4 + 5 + 6 + 7 + 8 = 9	Gesamte Erträge	725.261	106,03
10	Materialaufwand	388.466	56,79
11	Personalaufwand	157.285	22,99
12	Ab auf Sachanlagen und immaterielle Vermögensgegenstände	34.858	
13	Ab auf Finanzanlagen und Wertpapiere des Umlaufvermögens	2.378	
12 + 13 = 14	Abschreibungen	37.236	5,44
15	Sonstige betriebliche Aufwendungen	89.660	13,11
9 − 10 − 11 − 14 − 15 = 16	Ergebnis der gewöhnlichen Geschäftstätigkeit	52.614	7,69
17	Außerordentliches Ergebnis[3]		
18	Steuern vom Einkommen und Ertrag	19.468	
19	Sonstige Steuern	17.721	
18 + 19 = 20	Steuern	37.189	5,44
21	Gewinnabführung	1.680	
16 − 17 − 20 − 21 = 22	Jahresüberschuß (Saldo)	13.745	2,01
23	Ausschüttung	7.900	1,15
24	Thesaurierung	5.845	0,85

[2] Für die Jahre 1980–86 wird die Differenz zwischen Umsatzerlösen und Gesamtleistung abgebildet.
[3] Für die Jahre 1980–86 liegen keine Angaben vor.
[4] Für die Jahre 1980–86 sind nur Zinsaufwendungen enthalten.

Quelle: Statistische Jahrbücher 1982–1994, Bilanzen und Erfolgsrechnungen von großen Kapitalgesellschaften, Produzierendes Gewerbe insgesamt. Die Auswertung wird vom Statistischen Bundesamt leider nicht über das Jahr 1991 hinaus fortgeführt.

1987		1988		1989		1990		1991	
Mio. DM	% des Um-satzes	Mio. DM	% des Um-satzes	Mio. DM	% des Um-satzes	Mio. DM	% des Um-satzes	Mio. DM	% des Um-satzes
621.744	100,00	652.499	100,00	741.125	101,21	806.823	117,95	880.947	141,69
−4		−2.907		3.931		3.787		6.196	
3.888		3.674		3.691		3.836		3.727	
625.628	100,62	653.266	100,12	748.747	102,25	814.446	119,06	890.870	143,29
26.301	4,23	26.636	4,08	29.976	4,09	31.828	4,65	35.657	5,73
681		1.640		2.485		1.801		1.162	
4.575		5.757		5.998		6.791		7.917	
428		1.247		770		1.878		2.499	
657.613	105,77	688.546	105,52	787.976	107,61	856.744	125,25	938.105	150,88
339.098	54,54	352.751	54,06	419.006	57,22	453.096	66,24	491.939	79,12
153.502	24,69	158.235	25,25	167.082	22,82	182.723	26,71	199.155	32,03
34.398		36.725		39.887		39.621		43.638	
2.579		2.420		2.164		3.188		2.604	
36.977	5,94	39.145	6,00	42.051	5,74	42.809	6,26	46.242	7,44
79.808	12,84	84.115	12,89	98.641	13,47	103.647	15,15	113.961	18,33
48.228	7,76	54.300	8,32	61.196	8,36	74.469	10,89	86.808	13,96
3.192		2.187		1.577		−14		−838	
11.580		12.253		13.247		12.400		12.774	
24.854		25.603		28.912		38.250		48.260	
36.434	5,86	38.126	5,84	42.159	5,69	50.650	6,28	61.034	6,93
3.113		4.501		6.693		11.481		11.781	
11.873	1,91	13.860	2,12	13.921	1,90	12.324	1,80	13.155	2,12
7.232	1,16	7.816	1,20	10.628	1,43	9.876	1,22	9.591	1,09
4.641	0,75	6.044	0,93	3.293	0,44	2.448	0,30	3.564	0,40

4 Eine einfache Ausschüttungsregel

Angenommen, es bestünde Sicherheit und der Kapitalmarkt sei vollkommen. Von Steuern sei zunächst abgesehen. Wie sehen unter diesen Bedingungen Investitions- und Finanzierungsentscheidungen von Unternehmen aus, wenn Anleger (und Unternehmen) durch Anlage von Mitteln am Kapitalmarkt die Rendite i, den Marktzinssatz erzielen können?

Unternehmen sollten (werden) unter diesen einfachen Bedingungen alle Investitionsprojekte realisieren, deren Kapitalwert positiv ist. Denn nur sie sind im Vergleich zur am Markt erzielbaren Rendite i vorteilhaft.

Bezeichnet

b_t den Einzahlungsüberschuß eines Investitionsobjektes im Zeitpunkt t,

A_0 die Anschaffungsauszahlung für ein Investitionsobjekt im Startpunkt der Investitionsmaßnahme (t_0)

n das Ende der Nutzungsdauer des Investitionsobjektes,

dann sind in t_0 alle Objekte vorteilhaft, für die gilt

(9.1) $NKW_0 = \sum_{t=1}^{n} b_t \, (1 + i)^{-t} - A_0 > 0$

Die Summe der benötigten Mittel ist dann definiert durch

(9.2) $\sum_{j=1}^{m} A_{0,j} \equiv$ Kapitalbedarf.

Es wird angenommen, daß die Gesellschaft im Zeitpunkt t_0 über Einzahlungsüberschüsse aus bereits vorhandenen, d.h. in früheren Perioden beschafften Investitionsobjekten verfügt. Dieser Mittelüberschuß sei mit M_0 bezeichnet. Zusätzlich verfügt das Unternehmen über die Einzahlungen aus dem Verkauf von bereits vorhandenen Investitionsobjekten, deren optimale Nutzungsdauer in t_0 dem Entscheidungszeitpunkt zu Ende geht.

Diese Einzahlungen bezeichne ich mit R_0. Das Unternehmen verfügt damit in t_0 über M_0 und R_0. Dies sind die verfügbaren Mittel, wenn zunächst von zusätzlichen Außenfinanzierungen abgesehen wird. Ist

(9.3) $M_0 + R_0 > \sum_{j=1}^{m} A_{0,j}$

wird die Differenz ausgeschüttet. Die Dividende D_0 ergibt sich somit aus (9.4):

(9.4) $D_0 = M_0 + R_0 - \sum_{j=1}^{m} A_{0,j}$

Die Überlegung kann auf jeden späteren Zeitpunkt t ausgedehnt werden. Dividenden werden somit nur gezahlt, wenn das Unternehmen die Mittel nicht *besser* anlegen kann als die Aktionäre, die immer die Marktrendite i erzielen können. Das ist der Kern der sog. «Residualtheorie» oder besser des Residualprinzips der Dividenden. Gilt (9.5)

$$(9.5) \quad M_0 + R_0 < \sum_{j=1}^{m} A_{0,j}$$

benötigt das Unternehmen zusätzliche Mittel, um alle vorteilhaften Investitionsobjekte j realisieren zu können. Die Gesellschaft kann zu diesem Zweck Aktien ausgeben oder Fremdmittel aufnehmen. Was sie unter den hier angenommenen Bedingungen tut, ist gleich. Sieht man von Transaktionskosten und Steuern ab, kosten beide Finanzierungsformen bei Sicherheit und vollkommenem Markt die Marktrendite i, sind also gleich teuer. Also ist es gleichgültig, wie der Kapitalbedarf der Gesellschaft gedeckt wird.

In diesem einfachen Modell haben Dividenden also den alleinigen Zweck, den Aktionären Mittel zur Verfügung zu stellen, wenn das Unternehmen diese nicht *profitabler als die Aktionäre* anlegen kann. Es ist also eine Regel, die auf den Interessen der Anleger aufbaut.

Die Regel impliziert *nicht*, daß Dividenden belanglos sind. Ganz im Gegenteil: Dividenden sind immer wichtig, wenn das Unternehmen keine vorteilhaften Investitionsmöglichkeiten hat. Die Regel sagt auch nicht, daß überhaupt keine Dividenden ausgeschüttet werden müßten. Die Regel sagt vielmehr, daß die Ausschüttungsentscheidung der «Reflex», ein Nebenprodukt optimaler Investitionsentscheidungen ist: Werden die Regeln für optimale Investitionsentscheidungen – z.B. (9.1) – befolgt, dann ergeben sich bei gegebenen Mitteln M_0 und R_0 die Ausschüttungen «automatisch».

Ein mögliches Resultat ist, daß Ausschüttungen D_t im Zeitablauf stark schwanken und daß stark schwankende Ausschüttungen Informationswirkungen über die Investitionspolitik der Gesellschaft entfalten könnten, die unerwünscht sind. In diesem Fall müßte das Management der Gesellschaft durch eine geeignete Kommunikationspolitik die Anteilseigner aufklären und die gewählte Ausschüttungspolitik überzeugend begründen. Auch kann die Ausschüttungsregel (9.4) gehemmt werden durch Rechnungslegungsvorschriften. Eine durch (9.4) definierte Dividende D_0 oder allgemein D_t kann nur ausgeschüttet werden, wenn ein entsprechender Bilanzgewinn im Sinne des AktG vorliegt. Da aber die meisten bestehenden Aktiengesellschaften über hohe freie Rücklagen verfügen und Vorstand und Aufsichtsrat i.d.R. die Befugnis haben, diese Rücklagen aufzulösen, wenn sie höhere Ausschüttungen vornehmen wollen, spielen bilanzielle Hemmnisse kaum eine Rolle bei der Durchsetzung des Residualprinzips der Dividenden. Das Ergebnis einer solchen Politik können natürlich stark schwankende Dividendenströme sein, wie sie beispielhaft in Abb. 9.1 dargestellt sind:

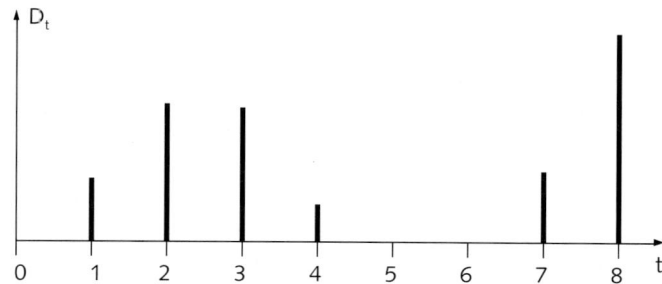

Abbildung 9.1: Dividendenzahlungen gemäß dem Residualprinzip

Daran ist nichts Ungewöhnliches: D_t hängt eben von M_t, R_t und den Anschaffungsauszahlungen profitabler Objekte ab. Alle Größen schwanken im Zeitablauf, damit schwankt der Umfang der Ausschüttungen. Von aufgeklärten Aktionären, die Rechnungslegungsinstrumente lesen können, also Grundzüge der Jahresabschluß-Analyse beherrschen, kann erwartet werden, daß sie im Zeitablauf nicht «stabile» Ausschüttungen nicht falsch interpretieren.

Bislang wurde unter der Annahme der Sicherheit argumentiert. Kann die Ausschüttungsregel auch bei Unsicherheit durchgehalten werden? Was zu ändern ist, ist insbesondere das Entscheidungskriterium (9.1). Zwar ist der Nettokapitalwert auch bei Unsicherheit ein brauchbares Entscheidungskriterium, doch ist er bei Unsicherheit schwieriger zu ermitteln: Denn die Nettoeinzahlungen b_t sind jetzt unsicher; als Diskontierungssatz kann der sichere Satz i nicht ohne weiteres verwendet werden. Hier wird jetzt nur behauptet, aber nicht belegt, daß bei Unsicherheit eine (9.1) äquivalente Formulierung des Kapitalwert-Kriteriums existiert und angewendet werden kann. Damit aber ist das Residualprinzip der Dividenden auch bei Unsicherheit durchsetzbar.

Unter Beachtung von Steuern sind weitere Modifikationen anzubringen. Angenommen es gilt

$$(9.6) \quad M_0 + R_0 - \sum_{j=1}^{m} A_{0,j} - D_0 < 0$$

In einer Welt ohne Steuern kann die durch (9.6) definierte Finanzierungslücke durch Fremd- oder Eigenmittel gefüllt werden. In einer Welt mit Steuern ist das nicht der Fall, wenn der Einfluß der Dividendenpolitik *isoliert* untersucht werden soll. Der Grund soll hier nur angedeutet werden. Angenommen, die steuerlich relevante Regelung bestünde nur darin, daß Zinszahlungen für Fremdmittel die steuerliche Bemessungsgrundlage von Unternehmen kürzen. Wenn s_u der Gewinnsteuersatz des Unternehmens ist, zahlt das Unternehmen effektiv anstatt des vereinbarten Zinssatzes i nur $i - s_u \cdot i = i\,(1 - s_u)$, weil der Fiskus die Verschuldung des Unternehmens über die steuerliche Abzugsfähigkeit der Zinszahlungen subventioniert. Fremdfinanzierung erhöht daher den Marktwert der Gesellschaft. Wenn eine Dividende D_0 teilweise durch zusätzliche Fremdmittel finanziert wird, entsteht der Eindruck, als sei der Marktwertzuwachs durch die Ausschüttung von D_0 ausgelöst. Dieser Eindruck ist falsch, weil das Unternehmen ja von vornerein seine geplanten Investitionsauszahlungen anteilig mit Fremdmitteln hätte finanzieren können, unabhängig davon, ob es Dividenden ausschüttet oder nicht.

Das Problem, ob es eine optimale Dividendenpolitik gibt, muß deshalb so gestellt werden:

(1) Als vorteilhaft erkannte Investitionsprojekte werden auf alle Fälle realisiert.

(2) Der Verschuldungsgrad der Gesellschaft, d. h. das Verhältnis von Eigen- und Fremdkapital des Gesamtunternehmens wird durch Dividendenzahlungen nicht verändert.

(3) Die Frage ist deshalb, ob die Residualtheorie der Dividenden oder eine Politik, die Dividenden vorsieht und *zugleich* Eigenkapitalerhöhungen durch Ausgabe von Aktien plant, besser ist, d. h. vom Markt mehr geschätzt wird.

Eine Konsequenz der zuletzt genannten Politik ist vermutlich, daß die Dividendenzahlungen pro Periode weniger weit ausschlagen: Sie werden geglättet, und in Reinform liegt dann eine Politik stabiler *(A)* bzw. leicht steigender Dividendenzahlungen *(B)* vor, wie sie in der Realität häufig anzutreffen ist.

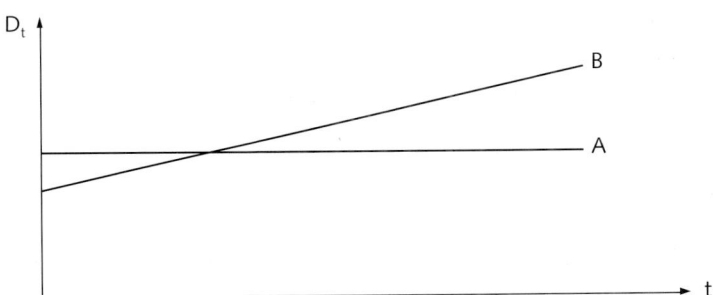

Abbildung 9.2: Politik stabiler *(A)* oder leicht steigender *(B)* Ausschüttungen

Die Nebenbedingungen *gegebener* Investitionspolitik und *gegebenen* Verschuldungsgrades sollen an einem Beispiel verdeutlicht werden:

Die Rationale Motorrad-AG hat in Marktwerten *(nicht* in Anschaffungswerten oder Nominalwerten) gemessen folgende Bilanz:

Bilanz in Marktwerten			
Kasse	1.000	Fremdmittel	0
Anlagen	9.000	Eigenkapital	10.000 + NKV
Investitionsprojekt P	NKW		
Marktwert aller Aktiven	10.000 + NKW	gesamter Marktwert des Unternehmens	10.000 + NKW

Der Kassenbestand von 1.000 erlaubt gerade, die Anschaffungsauszahlung des Projektes P zu finanzieren: $A_0(P) = 1.000$. Projekt P ist vorteilhaft; sein NKW ist positiv. Angenommen das Unternehmen schüttet die 1.000 als Dividende aus. Muß es deshalb das vorteilhafte Objekt aufgeben? Die Rationale Motorrad-AG sollte auf das Investitionsprojekt P auf keinen Fall verzichten. Wenn es nämlich durchgeführt wird, steigt der gesamte Marktwert der Gesellschaft um den NKW des Projektes P: die Anteilseigner der Gesellschaft werden somit reicher. Also muß die Rationale Motorrad-AG die ausgeschütteten Mittel wiederbeschaffen. Das ist der Kern der Idee, daß Dividendenzahlungen bei rationaler Politik nicht zu Lasten der Durchführung vorteilhafter Investitionsprojekte gehen sollen.

Wie kann das Unternehmen die Mittel wiederbeschaffen? Es kann sich im Prinzip verschulden oder eine Kapitalerhöhung gegen Ausgabe von Aktien durchführen. Verschuldet es sich, kommt es in den Genuß der steuerlichen Abzugsfähigkeit der Zinszahlungen. Diesen Vorteil hätte das Unternehmen aber auch haben können, wenn es seine bisherigen Investitionen z.T. mit Fremdmitteln finanziert hätte. Das wollte es aber offenbar nicht. Somit bleibt als Möglichkeit der Mittelbeschaffung nur die Aktienausgabe. Also wird die Rationale Motorrad-AG eine Kapitalerhöhung durchführen. Wie berührt dies den Reichtum der Altaktionäre?

Es sei angenommen, daß der NKW des Projektes P 3.000 ist. Wird das Projekt realisiert, ist der Marktwert der Gesellschaft 13.000. Angenommen, es seien 200 Aktien im Umlauf, dann beträgt der Aktienkurs 13.000 : 200 = 65. Werden die Mittel in Höhe von 1.000 ausgeschüttet, erhalten die Altaktionäre 1.000, also 5 pro Aktie. Der Kurs der Aktie sinkt daraufhin auf 60, wobei angenommen wird, daß der «Markt» überzeugt ist, daß die Rationale Motorrad-AG das Projekt P dennoch durchführt. Die Gesellschaft hat jetzt einen Kapitalbedarf von 1.000 und muß daher 16,67 Aktien zum Marktwert von 60 ausgeben. Die entsprechende Teilbarkeit von Aktien wird hier unterstellt; die Annahme ist ganz unwesentlich für das zentrale Argument. Die Gesellschaft hat dann 216,67 Aktien zum Kurs von je 60. Der gesamte Marktwert der Gesellschaft ist unverändert 13.000. Dieser Marktwert ist jetzt lediglich anders verteilt: Neue Aktionäre halten einen Anteil von $16,67 \times 60 \cong 1.000$; die Altaktionäre halten 12.000. Die Altaktionäre sind aber nicht ärmer als zuvor: Sie halten einen anteiligen Marktwert von 12.000 an der Gesellschaft und haben 1.000 als Ausschüttung erhalten. Sie sind also genauso reich wie zuvor. Folglich hätte die Gesellschaft auf die Ausschüttung einer Dividende von 1.000 auch verzichten können. Wenn man bedenkt, daß die Ausgabe neuer Aktien i. d. R. Kosten verursacht, wäre die Einbehaltung in unserem Beispiel sogar besser gewesen. Das Beispiel stützt und erläutert daher das Residualprinzip: Es erscheint vernünftig, nur die Mittel *auszuschütten,* die Anteilseigner besser (oder ebensogut) anlegen als (wie) das Unternehmen.

Gegen das Residualprinzip in der oben dargestellten einfachen Form werden Einwände erhoben:

(1) Aktionäre legten Wert auf stetiges Einkommen, d. h. den stetigen Zufluß von liquiden Mitteln.

(2) Die Dividendenpolitik hänge von den Regeln der Besteuerung von Unternehmensausschüttungen, Unternehmenseinbehaltungen, Investoreinkommen aus Dividenden bzw. Kapitalgewinnen ab.

(3) Die Dividendenpolitik habe einen eigenständigen Informationswert. Folgten Vorstände der Residualtheorie, ginge dieser Informationswert verloren.

(4) Bei Unsicherheit sei zu beachten, daß in die Zukunft verschobene, also später gezahlte Dividenden mit höherer Unsicherheit belastet seien als frühere Dividenden. Der «Markt» diskontiere m. a. W. spätere Dividenden mehr ab, als der reinen zeitlichen Entfernung entspräche. Daher sei die Struktur der Dividenden im Zeitablauf nicht gleichgültig.

Diese Argumente werden im folgenden – mit Ausnahme von (4) – behandelt. Argument (1) ist vermutlich am einfachsten zu widerlegen. Zunächst halten rationale Aktionäre Portefeuilles, also viele unterschiedliche Aktien. Selbst wenn *alle* Aktionäre stetiges Einkommen im Sinne von stetigem Zufluß von Dividenden wünschten, können sie schwerlich verlangen, daß *alle* Gesellschaften diesem Wunsch folgen. Die Aktionäre können schließlich die ihnen zufließenden unregelmäßigen, nicht uniformen Einzahlungen durch Wiederanlage bzw. private Verschuldung selbst in eine uniforme Struktur bringen, wenn sie dies wollen.

Aber schon die Idee oder Hypothese, daß *alle* Aktionäre einen stetigen Zufluß an liquiden Mitteln über Ausschüttungen wünschen, ist höchst zweifelhaft. Warum sollten *alle* Aktionäre einen *stetigen* Zufluß an liquiden Mitteln wünschen? Niemand käme auf die Idee zu behaupten, *alle* Aktionäre liebten die Farbe «Flaschengrün» am meisten oder tränken am liebsten Milch. Was man liebt, ist eine Frage der Präferenzen. Das gilt für Farben, Getränke und für die zeitliche Struktur von Einkommenszahlungen; Präferenzen aber sind unterschiedlich. Also muß man davon ausgehen, daß Aktionäre *unterschiedliche* Strukturen von Einkommenszahlungen präferieren. Dann aber stehen Aktiengesellschaften vor einem unlösbaren Problem, weil sie viele Aktionäre mit divergierenden, also unterschiedlichen Präferenzen haben, denen sie nicht gerecht werden können, selbst wenn sie es wollten.

Glücklicherweise müssen Aktiengesellschaften diesen unterschiedlichen Präferenzen i. d. R. nicht gerecht werden. Wenn die Dividendenpolitik einer Gesellschaft ihre Investitionspolitik nicht tangiert, dann sinkt der Kurs einer Aktie um die Ausschüttung pro Aktie. Unterbleibt die Ausschüttung, unterbleibt die Kurssenkung. Wenn ein Aktionär einen Mittelzufluß pro Periode will, kann er – da er ein Portefeuille an Aktien halten *sollte* – erstens von einer in Periode *t* nicht ausschüttenden Gesellschaft A auf die Ausschüttungen der Gesellschaften B, C, D in *t* hingewiesen und zweitens darauf aufmerksam gemacht werden, daß er ja börsentäglich einen Teil seines Portefeuilles veräußern kann, wenn er liquide Mittel braucht.

Ausnahmen sind denkbar. Angenommen, ein Investor besitzt 25% plus eine Aktie an einer Aktiengesellschaft G. Ansonsten hat er keine Vermögensgegenstände, kein Arbeitseinkommen, keine Ehefrau, die für ihn (mit-)arbeitet, keine Rentenansprüche. Er hat einen Minderheitsanteil, der ihm wichtige Rechte in der Gesellschaft G sichert, solange er 25% plus 1 Aktie am Grundkapital hält. Folglich wird er sich dann, wenn die Gesellschaft für ihn ungenügende Mittel pro Periode ausschüttet, ungern auf die Möglichkeit des Verkaufs von Aktien verweisen lassen, da er damit den Wert seines Kontrollrechtes wesentlich schmälern würde. Allerdings ist der Verkauf von Anteilen nicht die einzige Möglichkeit der Mittelbeschaffung: Der Investor kann sich, wenn in einer Periode seine anteiligen Ausschüttungen hinter seinen Bedürfnissen zurückbleiben, auch privat verschulden und in späteren Perioden tilgen. Damit wird der Anteilsverkauf umgangen. Im Regelfall kann somit davon ausgegangen werden, daß Aktionäre nicht auf Ausschüttungen in jeder Periode angewiesen sind, wenn sie liquide Mittel benötigen.

Jetzt ist der zweite Einwand zu diskutieren: der Einfluß von steuerlichen Regelungen.

5 Ausschüttungsregel und alternative steuerliche Regelungen

In verschiedenen Ländern gelten verschiedene steuerliche Regelungen, wobei die Besteuerung von

– einbehaltenen Gewinnen (Mitteln) auf Gesellschaftsebene

– ausgeschütteten Mitteln auf Gesellschaftsebene

– ausgeschütteten Mitteln auf Investorebene

– Kapitalgewinnen auf Investorebene

unterschiedlich und von Einfluß sein kann. Im folgenden werden deshalb unterschiedliche Steuersysteme in den Grundzügen skizziert.

Steuersystem 0

Es werden keine Steuern erhoben. Das Residualprinzip wird wie oben angedeutet realisiert.

Steuersystem 1

Nur die Aktionäre werden mit dem Steuersatz s_I besteuert. D. h. auf der Unternehmensebene werden für Unternehmensgewinne überhaupt keine Steuern erhoben. Schüttet das Unternehmen Gewinne aus, und wird pro Aktie in Periode t die Ausschüttung D_t gezahlt, dann hat der Anleger (Eigentümer) auf D_t die Einkommensteuer $s_I D_t$ zu entrichten. Dieser Form der Besteuerung unterliegen Personengesellschaften und Einzelunternehmen.

Verkauft ein Anteilseigner Anteile und übersteigt der Verkaufspreis im Zeitpunkt t, P_t, den Preis, zu dem der Anleger die Aktie z. B. zwei Perioden zuvor erwarb, P_{t-2}, dann wird die Differenz $P_t - P_{t-2} > 0$ als *Kapitalgewinn* bezeichnet. Hier wird unterstellt, daß auch Kapitalgewinne der Besteuerung mit s_I unterliegen.

Wenn angenommen wird, daß Gesellschaften ihre als vorteilhaft erkannten Investitionsprojekte auch durchführen, und wenn von Transaktionskosten, d. h. den Kosten der Ausgabe neuer Aktien für Unternehmen *und* den Kosten des Verkaufs bzw. Kaufs von Anteilen durch Anleger abgesehen wird, dann folgt, daß in diesem Steuersystem jede Dividendenpolitik so gut wie jede andere ist. Also kann die Unternehmensleitung auch der Residualtheorie folgen. Die Begründung ist: Schüttet die Gesellschaft ihre nicht zu Investitionszwecken benötigten Mittel M aus, zahlen die Anteilseigner die Steuer $s_I M$ auf die Ausschüttung und verfügen nach Steuern über Mittel in Höhe von $M (1 - s_I)$. Schüttet die Gesellschaft ihren gesamten Gewinn G aus und ist $G = M + R$, erhalten die Anteilseigner nach Steuern $(M + R) (1 - s_I)$. Um das

Investitionsprogramm zu finanzieren, muß die Gesellschaft aber Mittel in Höhe von R wiederbeschaffen durch Ausgabe von neuen Aktien. Neue Anteilseigner erhalten somit den Anteil R am Marktwert des Eigenkapitals der Gesellschaft; der Anteil der Altaktionäre hat sich entsprechend um R auf $V - R$ vermindert. Das Ergebnis ist:

	Ausschüttung gemäß Residualprinzip M	höhere Ausschüttung:* $M + R$
(1) Dividende nach Steuern der Altaktionäre	$M (1 - s_I)$	$(M + R) (1 - s_I)$
(2) Marktwert des Eigenkapitals des Unternehmens für Altaktionäre nach Ausschüttung von M bzw. R	V	$V - R$
(3) Kassenzufluß nach Verkauf von Anteilen im Wert von R	$R (1 - s_I)$	
Kasse	$(M + R) (1 - s_I)$	$(M + R) (1 - s_I)$
Anteilswerte	$V - R$	$V - R$

Zu erklären ist Zeile (3): Schüttet die Gesellschaft M aus, halten die Anteilseigner nach Steuern kleinere Kassenbestände als bei Ausschüttung von $M + R$. Um gleiche Kassenbestände herzustellen, müßten die Anteilseigner Teile ihres Anteilsbesitzes im Gesamtwert von R verkaufen. Nach Steuern besitzen sie dann zusätzlich liquide Mittel in Höhe $R (1 - s_I)$. Ihre Positionen in bezug auf Kasse und Anteilswerte (= Marktwerte) sind dann bei Ausschüttungen von M bzw. $M + R$ gleich.

Beachtet man, daß der Gesellschaft bei der Ausgabe von Aktien in der Realität Transaktionskosten entstehen, ist eine M übersteigende Ausschüttung – z. B. $M + R$ – nicht sinnvoll, da die Wiederbeschaffung der zu Investitionszwecken benötigten Mittel R zusätzlich Kosten verursacht. Das Residualprinzip gibt also eine vernünftige Empfehlung.

Steuersystem 2

Nur Gesellschaftsgewinne werden mit einem Gewinnsteuersatz $s_u > 0$ besteuert (Körperschaftsteuer). Aktionäre zahlen weder auf erhaltene Dividenden noch auf realisierte Kapitalgewinne Einkommensteuer. Gesellschaftsgewinne G

---

* Niedrigere Ausschüttungen als M kommen nicht in Frage: Mittel, die die Gesellschaft nicht besser anlegen kann als ihre Anteilseigner, sind auszuschütten. Ihre Anlage im Unternehmen bindet lediglich Managementkapazität, ohne den Aktionären irgendwelche Vorteile zu bringen.

werden demnach besteuert, gleichgültig ob sie einbehalten oder ausgeschüttet werden. Nach Steuern stehen Mittel in Höhe von $G(1-s_u)$ zu Ausschüttungs- und/oder Investitionszwecken zur Verfügung. Mittel nach Körperschaftsteuer werden immer dann ausgeschüttet, wenn die Aktionäre sie besser anlegen können als das Unternehmen, d. h. wenn die Rendite der Aktionäre höher ist als die Rendite nach Steuern, die die Gesellschaft auf zusätzliche Investitionen erzielen kann. An der Empfehlung des Residualprinzips ändert sich somit nichts.

Steuersystem 3

Gewinne der Gesellschaft werden mit dem Satz s_u, Dividendenzahlungen *und* realisierte Kapitalgewinne der Aktionäre mit dem Satz s_I besteuert. Dieses System verbindet somit System 1 und System 2. Gesellschaftsgewinne werden im Ergebnis zweimal besteuert: einmal auf der Gesellschaftsebene, einmal auf der Ebene des Aktionärs. Es liegt eine Doppelbesteuerung vor. Oben wurde argumentiert, daß sich Steuersystem 1 und 2 gut mit dem Residualprinzip der Dividenden vertragen. Da Steuersystem 3 eine Kombination von 1 und 2 ist, wird man dieses Ergebnis auch für Steuersystem 3 erwarten. Der Unternehmensgewinn sei G; $(G-M)(1-s_u)$ wird zu Investitionszwecken benötigt. Schüttet die Gesellschaft M aus, verfügen die Aktionäre nach Körperschaft- und Einkommensteuer über

(9.7) $M(1-s_u)(1-s_I)$

Schüttet die Gesellschaft den gesamten Gewinn G aus, erhalten die Aktionäre nach Steuern

(9.8) $G(1-s_u)(1-s_I)$

Die Gesellschaft muß jedoch Mittel in Höhe von $(G-M)(1-s_u) = R(1-s_u)$ durch Aktienausgabe wiederbeschaffen, um das Investitionsprogramm zu finanzieren. Zahlen Altaktionäre diesen Betrag in die Gesellschaft ein und unterstellen wir, daß bei Ausschüttung von $G(1-s_u)$ und Wiedereinlage von $R(1-s_u)$ auf der Ebene der Anteilseigner nur der Nettozufluß, also $(G-R)(1-s_u)$ besteuert wird, verbleibt ihnen der in (9.7) definierte Betrag: $(G-R)(1-s_u)(1-s_I) = M(1-s_u)(1-s_I)$. Die Gesellschaft hätte die Ausschüttung gleich auf $M(1-s_u)$ beschränken können. Gilt dagegen auf Anteilseignerebene ein strenges Zuflußprinzip und wird somit $G(1-s_u)$ zur steuerlichen Bemessungsgrundlage der Ausschüttungsempfänger, sind vom Residualprinzip abweichende Ausschüttungen unvorteilhaft.

Muß die Gesellschaft Transaktionskosten aufwenden, um $M(1-s_u)$ übersteigende Ausschüttungen durch Aktienausgabe zu kompensieren, sind alle Dividenden-Strategien, die nicht dem Residualprinzip folgen, nachteilig für die Aktionäre.

Steuersystem 4

Auch hier besteht Doppelbesteuerung von Unternehmensgewinnen. Aber die von Aktionären zu entrichtende Kapitalgewinnsteuer s_{KG} ist kleiner als die auf Dividendenzahlungen zu entrichtende Einkommensteuer: $s_{KG} < s_I$. Eine diesem Steuersystem ähnliche Regelung besteht etwa in den Vereinigten Staaten für Aktiengesellschaften. Was bedeutet das für die Ausschüttungspolitik?

Ich nehme an, daß ein Unternehmen seinen gesamten Gewinn nach Körperschaftsteuer $G\,(1 - s_u)$ in vorteilhafte Projekte anlegen kann. Können dennoch ausgeschüttete Mittel durch Aktienausgabe ohne Nachteile für die Aktionäre wiedergewonnen werden?

Schüttete die Gesellschaft den Gewinn voll aus, können die Anteilseigner verfügen über

$$(9.9) \quad G\,(1 - s_u)\,(1 - s_I)$$

Die Gesellschaft muß dann eine Aktienausgabe in Höhe von $G\,(1 - s_u)$ durchführen, was den Marktwertanteil der Altaktionäre um eben diesen Betrag reduziert.

Behält die Gesellschaft alles ein und verkaufen die Aktionäre Anteile in Höhe von $G\,(1 - s_u)$, d. h. für den Betrag, um den der Unternehmenswert der Gesellschaft bei Einbehaltung steigt, dann verfügen sie über

$$(9.10) \quad G\,(1 - s_u)\,(1 - s_{KG})$$

Vergleicht man die Positionen der Altaktionäre, sieht man, daß Einbehaltung die bessere Strategie ist:

	Kasse	Veränderung des Marktwertes der AG für Altaktionäre
Ausschüttung	$G\,(1 - s_u)\,(1 - s_I)$	$-\,G\,(1 - s_u)$
Einbehaltung und Verkauf eines Anteils $G\,(1 - s_u)$	$G\,(1 - s_u)\,(1 - s_{KG})$	$-\,G\,(1 - s_u)$

Wegen $s_{KG} < s_I$ ist die Einbehaltung von Gewinnen besser als Ausschüttung und zusätzliche Aktienausgabe. Dieses Ergebnis wird zusätzlich gestützt, wenn die Aktienausgabe für die Gesellschaft Transaktionskosten verursacht.

Was ist zu tun, wenn die Gesellschaft keine profitablen Investitionsmöglichkeiten hat? Auch dann ist eine Ausschüttung von Dividenden zu vermeiden. Besser ist es, das Kapital herabzusetzen, da Kapitalherabsetzungen und -rückzahlungen bei den Eigentümern nicht zu versteuern sind, und erzielte Gewinne einzubehalten. Kann das Kapital wegen Erreichen des Mindest-Grundkapitals nicht weiter reduziert werden, sind zuvor freie Rücklagen über eine Kapitalerhöhung aus Gesellschaftsmitteln in Grundkapital umzuwandeln.

Die obigen Überlegungen werden gestört, wenn Anteilseigner unterschiedliche marginale Einkommensteuersätze haben. Gilt für Anteilseigner A $s_I(A) < s_{KG}$, dann präferiert A die Ausschüttung von Dividenden gegenüber einem Verkauf von entsprechenden Anteilen. Gilt für einen Anteilseigner B $s_I(B) > s_{KG}$, dann zieht B die Einbehaltung vor. Unternehmen, deren Anteilseigner nicht generell marginale Steuersätze unterhalb oder oberhalb von s_{KG} haben, können deshalb eine für *alle* optimale Politik nicht verfolgen.

Steuersystem 5

Im Steuersystem 5 wird eine Variation in der Besteuerung von Unternehmensgewinnen eingeführt: Nur einbehaltene Gewinne werden mit s_u besteuert; Ausschüttungen werden lediglich auf der Investorebene mit s_I besteuert. Weiterhin gilt, daß $s_{KG} < s_I$. Dieses Besteuerungssystem entspricht im wesentlichen dem jetzt in der Bundesrepublik Deutschland geltenden Steuersystem. Hält ein Aktionär Aktien länger als 12 Monate, entfällt die Kapitalgewinnsteuer ganz: $s_{KG} = 0$. s_u soll 50% bzw. 45% bzw. 0,40 (ab 1. 1. 1999) betragen.

In diesem Steuersystem lohnt es sich für eine Gesellschaft, den Gewinn G voll auszuschütten, wenn die marginalen Einkommensteuersätze *aller* Aktionäre kleiner als $s_u = 0,50$ sind und von Transaktionskosten bei der Aktienausgabe zunächst abgesehen wird. Benötigt die Gesellschaft nämlich Mittel zur Realisierung von Investitionsprojekten und kann sie diese ohne Transaktionskosten am Markt aufnehmen, dann wählt sie am besten die Strategie, die ihr nach Steuern den größten Mittelbetrag zur Verfügung läßt. Das ist bei Einbehaltung der Betrag

(9.11) $G(1 - s_u)$,

bei Ausschüttung und Rückfluß der Mittel durch Aktienausgabe

(9.12) $G(1 - s_I)$.

Entstehen Transaktionskosten durch Aktienausgabe in Höhe von c% des Mittelbetrages, entspricht der Rückfluß der Mittel (9.13):

(9.13) $G(1 - s_I)(1 - c)$.

Ist $c = 5$%, dann läßt sich unter Beachtung der steuerlichen Absetzbarkeit von

Transaktionskosten der kritische Satz s_l^* ermitteln, für den Einbehaltung bzw. Ausschüttung gleich gute Alternativen sind. Aus

$$G\ (1 - s_u) = G\ (1 - s_l)\ (1 - c\ (1 - s_u))\ \text{folgt}$$

$$s_l^* \qquad = \frac{s_u - c(1 - s_u)}{1 - c(1 - s_u)}$$

$$s_l^* \qquad = 0{,}4872\ \text{für}\ s_u = 0{,}50.$$

Beträgt $s_u = 0{,}45$, folgt $s_l^* = 0{,}43445$. Für $s_u = 0{,}40$ folgt $s_l^* = 0{,}38144$.

Liegen die marginalen Sätze s_l *aller* Aktionäre unter 0,4872 (0,43445 bzw. 0,38144), dann ist die volle Ausschüttung von G und Wiedergewinnung der Mittel durch Aktienausgabe die optimale Politik. Eine solche Politik heißt «Schütt-aus-hol'-zurück-Politik».

Werden die Mittel für vorteilhafte Investitionsprojekte nicht benötigt, unterbleibt die Aktienausgabe; die ausgeschütteten Mittel werden nicht «zurückgeholt».

Man erhält somit unter den gesetzten vereinfachenden Annahmen folgendes Ergebnis:

(1) In den Steuersystemen 0, 1, 2, 3 ist eine dem Residualprinzip folgende Strategie ohne Nachteile.

(2) Im Steuersystem 4 sorgt die Relation $s_l > s_{KG}$ für eine tendenzielle Präferenz für Einbehaltungen, *wenn* das Unternehmen vorteilhafte Projekte hat. Konflikte unter Aktionären wegen unterschiedlicher marginaler Steuersätze s_l sind nicht ausgeschlossen.

Auch wenn vorteilhafte Projekte nicht bestehen, sollten Gewinne einbehalten werden. Statt dessen sind auf Anteilseignerebene steuerfreie Kapitalrückzahlungen vorzunehmen.

(3) In Steuersystem 5 dürfte für die große Mehrzahl der Aktionäre bei hohen Sätzen von s_u die volle Ausschüttung von G auch dann optimal sein, wenn die Aktienausgabe spürbare Transaktionskosten verursacht. Das Unternehmen sollte hohe Ausschüttungen realisieren und zu Investitionszwecken benötigte Mittel durch Aktienausgabe wiedergewinnen.

6 Liefern Ausschüttungen ansonsten nicht erlangbare Informationen?

Der dritte Einwand gegen im Zeitablauf schwankende Ausschüttungen pro Aktie lautet, daß nicht schwankende, sog. «stabile» Dividendenpolitiken den Vorteil hätten, den Anlegern, dem «Markt» Informationen über die Lage der ausschüttenden Gesellschaft zu vermitteln, ein Vorteil, der bei nicht «stabilen» Strategien verlorenginge. Es soll hier nicht bestritten werden, daß die Ausschüttungen pro Periode von den Anlegern aufmerksam verfolgt und in der Presse kommentiert werden. Das aber ist nicht das Problem. Die Kernfrage ist, ob eine Gesellschaft über die von ihr verfolgte Ausschüttungspolitik dem «Markt» Informationen vermitteln kann, die für ihn *neu* und daher wertvoll sind. Die Antwort hängt offenbar davon ab, über welche sonstigen Möglichkeiten der Information der Markt verfügt. Zu den Informationsquellen der Anleger gehören die jährlich veröffentlichten Jahresabschlüsse und Lage- sowie Erläuterungsberichte, deren Analyse durch Finanzanalysten, Wertpapierberater, Investmentfonds und Banken, Presseverlautbarungen der Gesellschaften, Aktionärsbriefe, laufende Berichterstattung der Wirtschaftspresse etc. Die verfügbare Informationsmenge ist also groß; diejenigen, die sie auswerten, sind intelligent. Wieso also soll eine «stabile» Dividendenpolitik so aussagekräftig für die wirtschaftliche Lage einer Gesellschaft sein? Wäre sie es, bedeutete es zugleich ein Armutszeugnis für die bestehenden Rechnungslegungsinstrumente, an denen viele seit vielen Jahrzehnten arbeiten, um sie aussagekräftiger, informativer zu gestalten, und für die Analysten von Banken und Anlageberatern, die seit vielen Jahren trainieren, um alles Wissenswerte aus Jahresabschlüssen und anderen Informationskanälen herauszuholen. Die These über den hohen Informationswert «stabiler» Dividenden scheint also gewagt.

7 Die Vorteilhaftigkeit stabiler Dividendenpolitiken – ein Märchen?

Viele Manager bekunden ihre Präferenz für eine stabile Dividendenpolitik (Fischer/Jansen/Meyer [Finanzplanung]). Sowohl für die Vereinigten Staaten als auch für die Bundesrepublik Deutschland wird diese Präferenz immer wieder hervorgehoben. Das stützende Argument ist im wesentlichen das gleiche: Die besten Informationen über die künftige wirtschaftliche Lage müßte vernünftigerweise das Management haben. Verfolgt das Management eine stabile Dividendenpolitik, dann ist die Dividende in Periode t eine, von der das

Management glaubt, sie auch in nächster Zukunft «durchhalten» zu können. Unterstellt man, daß die Prognosefähigkeiten des Managements gut sind, informiert die Dividende in t über die künftigen Dividenden und damit die künftigen Geschäftsaussichten.

Drei Einwände lassen sich hiergegen vorbringen:

(1) Das Management hat nicht immer die lautersten Informationsabsichten.

(2) Die Dividendenpolitik ist ein viel zu grober Indikator, um künftiges «Wohlergehen» einer Gesellschaft anzuzeigen.

(3) Diese Politik übersieht die Kosten, die wegen der mangelnden Berücksichtigung der steuerlichen Wirkungen einer solchen Politik entstehen.

Argument (3) wurde in Abschnitt 3 dieses Kapitels behandelt. Es bleiben die Einwände (1) und (2).

Vorstände haben gemäß AktG jährlich Bilanz, Gewinn- und Verlustrechnung sowie einen Anhang und Lagebericht vorzulegen. Insbesondere der Lagebericht der Rechnungslegungsvorschriften des Aktiengesetzes von 1965 (§ 160 (1) AktG 1965) war konzipiert, um Informationen bereitzustellen, die der Bilanz und der GuV wegen ihrer im 3. Kapitel dargestellten Konzeption nicht entnommen werden können. Das Management macht, wie empirische Untersuchungen zeigen, von der Möglichkeit, den «Markt» zusätzlich zu informieren, äußerst sparsam bzw. nicht Gebrauch. Im Erläuterungsbericht (nach altem Recht) wurden häufig nicht einmal die Pflichtangaben korrekt erfüllt. Die Gründe hierfür sind vermutlich vielfältig und hier nicht zu untersuchen. Aber die folgende Frage drängt sich auf: Wenn ein speziell zu Informationszwecken konzipiertes Instrument wenig genutzt wird, warum sollte das Management dann gerade die Dividendenpolitik nutzen, um zusätzliche Informationen bereitzustellen?

Einwand (2) erscheint noch gewichtiger. Wer Aktien zu einem Portefeuille zusammenstellen will, sollte nicht nur auf die Dividende schauen. Oder: Wer nur auf die Dividende schaut, sollte vielleicht keine Aktien kaufen. M. a. W., wenn man sich über Unternehmen und deren Wert informieren will, benötigt man viele Informationen über Produktionsprogramme und die zugehörigen Märkte, das Investitionsrisiko, den technischen Stand, den Grad der Diversifikation, die Verschuldungspolitik der Gesellschaft etc. Eine Ausschüttungsgröße kann diese Informationen nicht ersetzen.

Es kommt hinzu, daß die wirtschaftliche Lage von Unternehmen mal besser, mal schlechter ist. Investoren könnten an diesen Schwankungen interessiert sein, weil sich solche Informationen am Aktienmarkt u. U. ausnutzen lassen. Eine «stabile» Dividendenpolitik verheimlicht diese Schwankungen und spiegelt wenigstens über kürzere Zeitspannen Stabilität vor, wo keine ist. Aktionäre, die ihre Informationen ausschließlich über die Dividendenpolitik beziehen, haben im Vergleich zu denen, die Jahresabschlüsse mit Geschick analysieren, vermutlich Informationsdefizite und sind somit im Ausnutzen von Kursveränderungen möglicherweise benachteiligt. Erwähnt werden soll auch, daß die Informationsvermittlung durch Dividendenpolitik auch «asymmetrisch» ist. Nur mit erheblichen zeitlichen Verzögerungen werden Dividenden an verbesserte «Gewinnlagen» nach oben angepaßt; Dividendenkürzungen bei verschlechterter wirtschaftlicher Lage erfolgen dagegen viel schneller: Die meisten Unternehmensleitungen scheuen sich, Rücklagen aufzulösen, um Ausschüttungen durch den Ausweis eines positiven Bilanzgewinns zu ermöglichen (Forster [Rücklagendotierung] 214).

Insgesamt scheint es also nicht weit herzusein mit der Vorteilhaftigkeit «stabiler» Ausschüttungsstrategien. Vielleicht erleichtern sie die Finanzplanung in Unternehmen. Daß sie von Nutzen für die Anteilseigner sind, ist zumindest zweifelhaft. Wenn Unternehmensleitungen Signale benötigen, um den Anlegern Informationen über die zeitliche Entwicklung der Lage ihres Unternehmens zu übermitteln, so bestehen dazu vielfältige Möglichkeiten, insbesondere in Form der periodischen Rechnungslegung. Wenn Unternehmensleitungen glauben, daß das Zahlenwerk von Jahresabschlüssen für «den» Anleger zu komplex, zu schwer zu analysieren sei, dann müssen sie sich auf die im Jahresabschluß enthaltenen «Globalindikatoren» wie den Jahresüberschuß verweisen lassen, mit denen sich *vereinfacht* und *gebündelt* Informationen übertragen lassen. Die Höhe der Ausschüttung wird zu diesem Zweck nicht benötigt. Ihr Informationswert für einen vermutlich gut informierten Markt ist gering. Nur die Nachzügler unter den Anlegern erfassen bei einer angekündigten Dividendensenkung zu *spät* die geänderte Lage und reagieren nach einer in der Presse kommentierten Dividendenerhöhung zu *spät* auf die positive Nachricht. Außerdem drängt die «stabile» Dividendenpolitik die Aktionäre in eine gläubigernahe Position, ohne ihnen die gleichen Schutzrechte und insbesondere die gleiche Rendite zu bieten.

Es spricht deshalb einiges dafür, die Ausschüttung pro Periode von der Informationsaufgabe zu entlasten und sie allein unter dem Aspekt der optimalen Mittelverwendung unter Einbeziehung der steuerlichen Konsequenzen zu gestalten. Die Informationsaufgabe, die das Management gegenüber dem «Markt» hat, ist mit anderen Instrumenten zu erfüllen. In der Bundesrepublik Deutschland bedeutet eine durchschnittliche Ausschüttungsquote von etwa $\frac{2}{3}$ des Jahresüberschusses, daß für die große Anzahl von (Klein-)Aktionären steuerlich suboptimale Ausschüttungsstrategien realisiert werden.

8 Zur Strukturierung des bilanziellen Eigenkapitals

Das bilanzielle Eigenkapital setzt sich im allgemeinen aus den Positionen gezeichnetes Kapital (bzw. Grundkapital), Kapitalrücklage und Gewinnrücklagen zusammen. Andere, möglicherweise Eigenkapital enthaltende Passivpositionen wie etwa überbewertete Rückstellungen werden hier nicht beachtet. Auch Vorzugsaktien, Partizipations- oder Genußscheine sollen hier nicht einbezogen werden. Das Grundkapital dokumentiert die gesetzliche bzw. durch die Satzung der AG festgelegte nominale Einzahlung der Eigentümer an die Gesellschaft. Die gesetzliche und die Kapitalrücklage erfassen die durch § 150 AktG vorgeschriebenen Zuführungen aus dem Jahresüberschuß und durch § 272 (2) HGB das bei der Ausgabe von jungen Aktien den Nominalwert bzw. den rechnerischen Wert übersteigende Aufgeld (Agio), die Beträge, die bei der Ausgabe von Wandel- bzw. Optionsanleihen über den Rückzahlungsbetrag hinaus erzielt werden, sowie Zuzahlungen der Aktionäre, die diese gegen die Gewährung von Vorzügen leisten. Die Gewinnrücklagen schließlich dokumentieren, welche Beträge aufgrund von Entscheidungen der Verwaltung (Vorstand und Aufsichtsrat) gemäß § 58 (1) und (2) AktG nicht ausgeschüttet, sondern «selbstfinanziert» wurden. Sie weisen auch die Beträge aus, die die Hauptversammlung gemäß § 58 (3) AktG (zusätzlich) einzubehalten beschlossen hat. Alle Positionen repräsentieren somit von den Eigentümern eingezahlte bzw. nicht an die Eigentümer der AG ausgezahlte (einbehaltene) Beträge, wobei die Bezugsgröße für die letzteren der Jahresüberschuß der jeweiligen Periode ist. Die Frage ist, ob es eine optimale Zusammensetzung zwischen Grundkapital und Kapital- und Gewinnrücklagen bei gegebenem bilanziellem Eigenkapital gibt. Die Dotierung der gesetzlichen und der Kapitalrücklage ist an das Grundkapital gebunden bzw. durch Gesetzesvorschriften oder Satzungen festgelegt. Sie bleibt daher im folgenden unbeachtet. Ist z. B. ein Verhältnis zwischen Grundkapital und Kapital- und Gewinnrücklagen von 1 : 3 besser als eine Relation von 3 : 1? Welche Gründe könnten ausschlaggebend für die Wahl eines bestimmten Verhältnisses sein?

Angenommen, am Markt bestehen zwei Aktiengesellschaften A und B, die identische Investitionsprogramme und somit gleiches Investitionsrisiko, gleiche Lebensdauern, gleich gutes Management, gleiche Verschuldungsquoten usw., aber unterschiedliche bilanzielle Eigenkapitalstrukturen aufweisen. A hat höheres Grundkapital, B höhere offene Rücklagen. Die gesetzlichen Rücklagen seien für beide Gesellschaften gleich.

Welche bilanzielle Eigenkapitalstruktur ist besser? Ist die Gleichheit der Gesellschaften – die Eigenkapitalstruktur ausgenommen – den Anlegern und Gläubigern am Kapitalmarkt bekannt, sollten diese die Gesellschaften gleich

Bilanz von A (in Mio DM)			Bilanz von B (in Mio DM)		
AV 5	Gezeichnetes Kapital	5	AV 5	Gezeichnetes Kapital	2
LV 10	gesetzl. Rücklage	1	UV 10	gesetzl. Rücklage	1
	andere Gewinnrücklage	2		andere Gewinnrücklage	5
	Verbindlichkeiten	7		Verbindlichkeiten	7
15		15	15		15

bewerten. Der gesamte Marktwert der Gesellschaft A sollte gleich dem gesamten Marktwert der Gesellschaft B sein. Da die Verbindlichkeiten beider Gesellschaften gleich groß sind, sollten auch die Marktwerte des Eigenkapitals beider Gesellschaften gleich groß sein. Angenommen, der Marktwert des Eigenkapitals beider Gesellschaften sei 19 Mio. DM. Daß der Marktwert des Eigenkapitals eines rentablen Unternehmens höher ist als der bilanzielle Wert des Eigenkapitals (8 Mio. DM), ist die Regel. Was folgt für einen Anteilseigner, der von beiden Gesellschaften 1% aller Aktien hält? Wenn der Nominalwert aller Aktien 50 DM ist, hat Gesellschaft A 100.000 Aktien, Gesellschaft B 40.000 Aktien ausgegeben. Der Wert einer Aktie von A bzw. B beträgt somit 1/100.000 bzw. 1/40.000 des jeweiligen Marktwertes des Eigenkapitals, d. h. 190 bzw. 475 DM. Der Aktienkurs der Gesellschaft B beträgt das 2,5fache des Kurses der Aktie der Gesellschaft A: A hat ja auch das 2,5fache an Aktien ausgegeben. Der Aktionär hält

– an A 100 Aktien à 190 DM = 19.000 DM

– an B 40 Aktien à 475 DM = 19.000 DM

und somit einen wertmäßig gleichen Anteil. Im Beispiel sollte somit die Strukturierung des Eigenkapitals für die Aktionäre eine ganz nebensächliche Sache sein, die für den Wert ihrer Anteile ohne Belang ist.

In empirischen Untersuchungen (Fischer/Jansen/Meyer [Finanzplanung] 95–98) argumentieren die befragten Manager zum Teil anders. Sie messen (1) dem Bilanzkurs, dem Quotienten aus dem gesamten bilanziellen Eigenkapital und Grundkapital Bedeutung bei bzw. halten (2) hohe Gewinnrücklagen für erforderlich, um die Widerstandsfähigkeit der Gesellschaft gegen Verluste zu erhöhen, bzw. halten (3) hohe Gewinnrücklagen für vorziehenswürdig, weil nur das Grundkapital mit Dividendenzahlungen bedient werden müßte. Wie sind diese Argumente einzuordnen?

Eine eigenständige Bedeutung des Bilanzkurses ist schwer zu erkennen. Denkbar ist folgende Gedankenkette: Hohe Gewinnrücklagen bedeuten einen höheren Bilanzkurs und – wegen der geringeren Zahl von Aktien – auch höhere Börsenkurse/Aktie. Höhere Börsenkurse erlauben bei Kapitalerhöhungen aber höhere Bezugspreise und damit höhere Agios. Um einen gegebenen Kapitalbedarf zu decken, müssen also weniger Aktien ausgegeben werden als bei niedrigeren Bezugskursen. Oder: Die Kapitalrücklagen wachsen bei höheren Bezugskursen schneller als bei niedrigeren. Und Kapitalrücklagen müssen formal nicht mit Dividenden bedient werden. Damit ist Argument (1) identisch mit (3). Die Höhe des Grundkapitals und damit die Zahl der Aktien ist von Bedeutung für den künftigen Liquiditätsentzug durch Ausschüttungen, *wenn* eine bestimmte Ausschüttungspolitik bezogen auf eine Aktie (gegebenen Nominalwerts) oder das nominale Grundkapital betrieben wird: Schütte mindestens 8% aus! Oder: Steigere die Ausschüttungen von Jahr zu Jahr um einen bestimmten Prozentsatz! Der auf eine solche Politik folgende Liquiditätsentzug für Ausschüttungszwecke hängt dann von der Höhe des Grundkapitals ab. Wer stabile Dividendenpolitiken betreiben will, muß der Höhe des Grundkapitals Beachtung schenken. Wer dem Residualprinzip folgt oder wer eine Schütt-aus-hol-zurück-Politik betreibt und die jeweilige Politik seinen Aktionären *überzeugend vermittelt,* für den ist die nominale Höhe des Grundkapitals weit weniger wichtig. Im übrigen kann man bezweifeln, ob Aktionäre den nominalen Ausschüttungssätzen, auf die bei einer stabilen Dividendenpolitik i. d. R. abgestellt wird, allein Aufmerksamkeit widmen. Die Rendite des Aktionärs am Ende der Periode bestimmt sich aus

$$(9.14) \quad r_t = \frac{d_t + K_t - K_{t-1}}{K_{t-1}}$$

also aus der Dividende d_t und der Marktpreisveränderung der Aktie, $K_t - K_{t-1}$. Insbesondere wenn Kapitalgewinne steuerfrei sind, werden Kurszuwächse höher geschätzt als gleich hohe, aber zu versteuernde Ausschüttungen.

Argument (2) spricht die Verwendung von Gewinnrücklagen zum Ausgleich von bilanziellen Verlusten an. Die ökonomische Widerstandsfähigkeit eines Unternehmens hängt neben anderen Faktoren allenfalls von der Höhe des Eigenkapitals *insgesamt* ab. Die Art der Verbuchung als Grundkapital oder Rücklage ist dabei ohne Bedeutung. Schließlich kann auch Grundkapital in Form der (vereinfachten) Kapitalherabsetzung zum Ausgleich von Bilanzverlusten herangezogen werden (vgl. Kapitel 8). Allerdings ist die Ausbuchung von bilanziellen Verlusten im Wege der Auflösung von Rücklagen technisch einfacher und weniger aufwendig als eine Kapitalherabsetzung.

Für einen Bestand an Gewinnrücklagen sprechen aber die Überlegungen, die oben in Abschnitt 3 angestellt wurden. Wenn der Jahresüberschuß einer Periode Null ist, das Unternehmen aber, dem Residualprinzip folgend, dennoch Mittel ausschütten möchte, kann die bilanzielle Voraussetzung, nämlich das Vorliegen eines Bilanzgewinnes, durch Auflösung freier Rücklagen geschaffen werden.

Gegen einen sehr hohen Bestand an Gewinnrücklagen spricht möglicherweise das Mißtrauen der Gläubiger, das wegen der Ausschüttungsoffenheit von Gewinnrücklagen geweckt werden könnte. Die Kreditwürdigkeit kann insoweit leicht erhöht werden, wenn freie Rücklagen in Grundkapital umgewandelt werden (vgl. Kapitel 8, Abschnitt 5.6).

9 Zusammenfassung

Zunächst wurde die Fragestellung in einen breiteren Kontext eingeordnet: Das Innenfinanzierungsvolumen eines Unternehmens wurde erläutert; die offene Selbstfinanzierung als ein Element der Innenfinanzierung wurde verdeutlicht. Dann wurde wiederholt*, innerhalb welchen Bedingungsrahmens für Aktionäre und Aktiengesellschaften das Problem «Dividendenpolitik» zu sehen ist. Eine einfache und plausible Ausschüttungsregel, die sich am Residualprinzip orientiert, wurde vorgestellt. Wichtig sind die Bedingungen, unter denen das Problem «Dividendenpolitik» zu diskutieren ist: Die Investitionsentscheidungen sind festgelegt; über die langfristige Verschuldungspolitik der Gesellschaft ist bereits entschieden. Was kann optimale Ausschüttungspolitik unter diesen Nebenbedingungen heißen? Welche Bestimmungsfaktoren für eine solche Politik sind denkbar? Als möglicherweise wichtige Einflußfaktoren wurden dann steuerliche Regelungen und der behauptete Informationswert einer «stabilen» Dividendenpolitik diskutiert. Am Schluß wurde der Frage nachgegangen, ob die Art der Zerlegung des bilanziellen Eigenkapitals in Grundkapital und Rücklagen potentiell Bedeutung für die Aktionäre einer Gesellschaft haben kann.

Auf den wichtigen Gehalt der Annahme einer «gegebenen Investitionsstrategie» soll zum Schluß hingewiesen werden. Diese Annahme bedeutet, daß das periodische Investitionsvolumen i. S. v. (9.2) gegeben ist. Dieser Kapitalbedarf ist der Kapitalbedarf für die Realisierung *vorteilhafter* Projekte und nur dieser. Da vorteilhafte Projekte den Marktwert des Unternehmens erhöhen (und damit den Kurs der Aktie steigern), wäre es wenig sinnvoll, Dividenden zu Lasten dieser (vorteilhaften) Investitionsprogramme auszuschütten. Bezöge das Management nicht rentable Projekte in seine Planung ein, verliert das Residualprinzip natürlich alle Überzeugungskraft. Mittel in Höhe der Anschaffungsauszahlungen nicht rentabler Projekte sollten ja gerade ausgeschüttet werden, weil Aktionäre diese Mittel profitabler verwenden können. Nun kann man fragen, warum Manager in nicht rentable Projekte investieren soll-

---

* Siehe Kapitel 7.

ten, ob mit dieser Annahme nicht ein ganz hypothetischer Grenzfall angesprochen werde. Das Gegenteil scheint richtig zu sein: Investitionen in Projekte, die risikoäquivalente Renditen nicht erwarten lassen, sind vermutlich viel häufiger, als gemeinhin vermutet wird. Belege finden sich z. B. bei Grabowski/Mueller [Returns on Retentions] und Ball [disappearance]. Vor diesen Hintergrund gewinnen Ausschüttungen erheblich an Bedeutung (z. B. Wagner [Kapitalentzugsrechte], Drukarczyk [Theorie] Kapitel 13).

Ergänzende Literaturangaben zum 9. Kapitel

Ang, James S.: Do Dividends Matter? A Review of Corporate Dividend Theories and Evidence. Monograph Series in Finance and Economics. New York 1987.

Baetge, Jörg und *Ballwieser, Wolfgang:* Zum bilanzpolitischen Spielraum der Unternehmensleitung. In: Betriebswirtschaftliche Forschung und Praxis, 29 (1977), S. 199–215.

Baetge, Jörg und *Ballwieser, Wolfgang:* Probleme einer rationalen Bilanzpolitik. In: Betriebswirtschaftliche Forschung und Praxis, 30 (1978), S. 511–530.

Ball, Ben C.: The mysterious [disappearance] of retained earnings. In: Harvard Business Review, 65 (1987), S. 56–63

Black, Fischer: The Dividend Puzzle. In: Journal of Portfolio Management. Band 2 (1976), S. 5–8.

Black, Fischer und *Scholes, Myron:* The Effects of Dividend Yield and Dividend Policy on Common Stock Prices and Returns. In: Journal of Financial Economics, (1974), S. 1–22.

Brealey, Richard und *Myers, Stewart:* [Principles] of Corporate Finance. 5. Aufl., 1996, Kapitel 16.

Donaldson, Gordon: Financial Goals: Management vs. Stockholders. In: Harvard Business Review, 41 (1963), S. 116–129.

Drukarczyk, Jochen: Ausschüttungssperre, Ausschüttungsregel und Kapital- bzw. Substanzerhaltung. In: Wirtschaftswissenschaftliches Studium, 7 (1978), S. 97–103.

Drukarczyk, Jochen: Korrekturen in der Kapitalstruktur und Eigentümerinteressen. In: Betriebswirtschaftslehre und ökonomische Krise, Staehle, W. und Stoll, E. (Hrsg.). Wiesbaden 1984, S. 41–62.

Drukarczyk, Jochen: [Theorie] und Politik der Finanzierung. 2. Aufl., München 1993, Kapitel 13.

Easterbrook, Frank H.: Two Agency-Cost Explanation of Dividends. In: American Economic Review. 74 (1984), S. 650–659.

Fischel, Daniel R.: The Law and Economics of Dividend Policy. In: Virginia Law Review, 86 (1981), S. 699–726.

Fischer, Otfrid; Jansen, Helge; Meyer, Werner: Langfristige [Finanzplanung] deutscher Unternehmen – Ergebnisse einer empirischen Untersuchung anhand ausgewählter Aktiengesellschaften. Hamburg 1975.

Forster, Karl-Heinz: Überlegungen zur [Rücklagendotierung] aus dem Gewinn. In: Aktuelle Fragen der Unternehmensfinanzierung und Unternehmensbewertung, Forster, K.-H. und Schuhmacher, P. (Hrsg.), Stuttgart 1970, S. 203–215.

Franz, Klaus-Peter: Die Ausschüttungsentscheidung der Unternehmung. Berlin 1974.

Grabowski, Henry G. und *Mueller, Dennis C.:* Life-Cycle Effects on [Returns on Retentions]. In: Review of Economics and Statistics, 57 (1975), S. 400–409.

Gutenberg, Erich: Grundlagen der Betriebswirtschaftslehre, 3. Bd., Die Finanzen. 8. Aufl., Berlin, Heidelberg, New York 1980, Kapitel 10.

Haegert, Lutz und *Lehleiter, Peter:* Das Ausschüttungsverhalten deutscher Aktiengesellschaften unter dem Einfluß der Körperschaftssteuerreform. In: Zeitschrift für betriebswirtschaftliche Forschung, 37 (1985), S. 912–923.

Hax, Herbert: Zur Bedeutung der Körperschaftsteuerreform 1977 für die Dividendenpolitik von Aktiengesellschaften. In: Zeitschrift für betriebswirtschaftliche Forschung, 31 (1979), S. 322–334.

Jensen, Michael C.: Agency Costs of Free Cash Flow, Corporate Finance, and Takeovers. In: American Economic Review, 76 (1986), S. 323–329.

Kruschwitz, Lutz: Kritische Einkommensteuersätze für Schütt-aus-hol-zurück-Politik nach dem Körperschaftsteuergesetz 1977. In: Der Betrieb, 36 (1983), S. 683–686.

Lutter, Marcus: Der Aktionär in der Marktwirtschaft. Berlin, New York 1973.

Markowitz, Harry M.: Portfolio Selection, Efficient Diversification of Investments. New York 1959.

Moxter, Adolf: Selbstfinanzierung, optimale. In: Handwörterbuch der Finanzwirtschaft, Büschgen, Hans E. (Hrsg.), Stuttgart 1976, Sp. 1603–1619.

Perridon, Louis und *Steiner, Manfred:* Finanzwirtschaft der Unternehmung. 10. Aufl., München 1999.

Pütz, Paul und *Willgerodt, Hans:* Gleiches Recht für Beteiligungskapital. Baden-Baden 1985, S. 85–123.

Schneider, Dieter: «Kapitalkosten», Selbstfinanzierung und Dividendensätze nach der Körperschaftsteuerreform. In: Zeitschrift für betriebswirtschaftliche Forschung, 29 (1977), Kontaktstudium, S. 137–144.

Spremann, Klaus: Wirtschaft, Investition und Finanzierung. 5. Aufl., München, Wien 1996.

Süchting, Joachim: Finanzmanagement. 6. Aufl., Wiesbaden 1995.

Swoboda, Peter: Investition und Finanzierung. 5. Aufl., Göttingen 1996.

Swoboda, Peter: Betriebliche Finanzierung. 3. Aufl., Heidelberg 1994.

Van Horne, James C.: Financial Management and Policy. 11. Aufl., Englewood Cliffs 1998.

Vormbaum, Herbert: Finanzierung der Betriebe. 9. Aufl., Wiesbaden 1995, S. 235–274.

Wagner, Franz W.: Ausschüttungsstrategien und Ertragsteuerbelastung. In: Wirtschaftswissenschaftliches Studium, 10 (1981), S. 572–579.

Wagner, Franz W.: Zur Informations- und Ausschüttungsbemessungsfunktion auf einem organisierten Kapitalmarkt. In: Zeitschrift für betriebswirtschaftliche Forschung, 34 (1982), S. 749–771.

Wagner, Franz W.: Ausschüttungszwang und [Kapitalentzugsrechte] als Instrumente marktgelenkter Unternehmenskontrolle? In: Kapitalmarkt und Finanzierung, Schneider D. (Hrsg.), München 1986, S. 409–425.

1   Einleitung

Fremdfinanzierung ist eine bedeutende Finanzierungsquelle. Die in Kapitel 8 besprochenen Entwicklungen der bilanziellen vertikalen Eigenkapitalquoten haben bereits angedeutet, daß der Anteil der Fremdfinanzierung an der Gesamtfinanzierung der Unternehmen im Zeitablauf gewachsen ist. Dies gilt auch für andere westliche Länder, ist aber in der Bundesrepublik Deutschland eine besonders ausgeprägte Entwicklung. Für diese Entwicklung gibt es mehrere Anstöße:

a) Der Steuergesetzgeber privilegiert den Einsatz von Fremdkapital, indem er zuläßt, daß Zinsaufwendungen und Fremdkapitalbestände die steuerlichen Bemessungsgrundlagen der Ertragsteuern (Gewerbeertragsteuer, Körperschaft- bzw. Einkommensteuer) und Substanzsteuern (Gewerbekapitalsteuer, Vermögensteuer) kürzen*. Wenn man den Einsatz von Eigenkapital steuerlich diskriminiert, muß man sich nicht wundern, wenn der Einsatz des steuerlich teuren Kapitals reduziert wird.

b) Die einmaligen Beschaffungskosten für im Wege der Beteiligungsfinanzierung beschaffte Eigenmittel bzw. beschaffte Fremdmittel differieren deutlich. Die Tabellen 10.1 bis 10.3 belegen dies. Zwar nivelliert sich diese Kostendifferenz wegen der i. d. R. längeren Bindungsdauer von Eigenmitteln; unerheblich ist sie jedoch nicht.

c) Schließlich finden wir in der Bundesrepublik Deutschland ein System des Gesellschaftsrechts vor, das den Gläubigerschutz schon immer als vorrangiges Ziel auf seine Fahnen geschrieben hatte. Man kann die Auswirkungen an vielen Konstruktionselementen erkennen: Kapitalaufbringungsregeln, Kapitalentzugssperren, Gläubigerorientierung der Rechnungslegung, Ausbau des Kreditsicherungsrechts etc. Beachtet man zusätzlich, daß Gläubigeransprüche und Gläubigerrechte sich vertraglich sehr eindeutig formulieren lassen und daß die Sanktionsrechte, die Gläubigern per Vertrag zugestanden werden bzw. durch gesetzliche Regeln (Kreditsicherungsrecht,

---

* Die Vermögensteuer wird seit dem 1. 1. 1997 auf Unternehmensebene nicht mehr erhoben. Die Gewerbekapitalsteuer ist seit dem 1. 1. 1998 abgeschafft.

Tabelle 10.1: Fremdleistungskosten bei Hypothekarkrediten[1]

I. Einmalige Fremdleistungskosten	in % des Nennbetrages	in DM
1. Einwertungs- bzw. Schätzkosten[2]	950 DM + 0,05% des Betrages, der 1 Mio DM übersteigt	10.450
2. Gebühr für Beurkundung, Eintragung, Brief, Löschung	~ 0,4	80.000
		90.450

II. laufende Fremdleistungskosten	in % des Nennbetrages	in DM
1. Bereitstellungsprovision	–	–
2. Treuhändergebühr[3]	0,1% × Laufzeit	200.000
		200.000

Gesamtsumme = 1,45% bezogen auf den Nennwert		290.450

[1] 20 Mio DM, Laufzeit 10 Jahre.
[2] Kosten, die nur aus den beschränkten Verwendungsmöglichkeiten des Sicherungsgutes resultieren, bleiben unbeachtet.
[3] vermeidbar

Insolvenzrecht*) zustehen, die Sanktionsrechte außenstehender Eigentümer weit hinter sich lassen, findet man einen institutionellen Rahmen, der über Festbetragsansprüche lautende Verträge begünstigt.

Die Bedeutung der Fremdfinanzierung, die sich in den Passivstrukturen der Bilanzen deutlich zeigt, zeigt sich in den Gewinn- und Verlust-Rechnungen weniger eindringlich. In Tabelle 10.4 ist in Zeile 12 der durchschnittliche Zinsaufwand in % des Umsatzes ausgewiesen. Sehr bedeutsam erscheint die Position hier nicht. Bei der Interpretation ist zu beachten, daß große Anteile an der Position, die man gemeinhin als Fremdkapital bezeichnet, nicht explizit zinstragend sind, d. h. keine Zahlungsbelastungen auslösen, die in einer Gewinn- und Verlust-Rechnung als Zinsaufwand ausgewiesen würden. Hierzu gehören z. B. die Kosten auf Lieferantenkredite (Verbindlichkeiten aus Lieferungen und Leistungen) und die von Pensionsrückstellungen. Aus diesem Grund ist die Information in Zeile 12 vorsichtig zu interpretieren: Die GuV

---

* Vgl. hierzu Kapitel 15.

Tabelle 10.2: Fremdleistungskosten bei Schuldscheindarlehen[1]

I. Einmalige Fremdleistungskosten	n % des Nennbetrages	in DM
1. Maklerprovision	0,5	100.000
2. Kosten der Besicherung (wie bei Hypothekarkredit	~ 0,45	90.450
		190.450

II. laufende Fremdleistungskosten	in % des Nennbetrages	in DM
Treuhändergebühr	0,1 % pro Periode	200.000

Gesamtsumme = 1,95 % auf den Nominalwert		390.450

[1] 20 Mio DM, Laufzeit 10 Jahre.

spiegelt in der Position Zinsaufwand die tatsächlichen Verschiebungen in den Kapitalstrukturen der Unternehmen nur unvollkommen. Dieses Kapitel enthält deshalb auch einen Abschnitt über die für deutsche Unternehmen sehr bedeutsame Finanzierung über Pensionsrückstellungen, über deren Kosten divergierende Vorstellungen bestehen.

Von Gläubigern bereitgestellte finanzielle Mittel können nach verschiedenen Gesichtspunkten untergliedert werden, so z. B. nach

– dem Kreditgeber,

– der Fristigkeit der Überlassung der Mittel,

– der Form der Besicherung,

– der Ausgestaltung des Anspruchs des Gläubigers.

Unterscheidet man nach dem Kreditgeber, kann man differenzieren in Kunden, Lieferanten, Banken, Versicherungen, private Anleger, die Darlehen gewähren oder Teilschuldverschreibungen zeichnen. Kunden gewähren Kredite durch vor der Lieferung von Waren und/oder Diensten geleistete Anzahlungen. Lieferanten werden Gläubiger, wenn sie Waren, Rohstoffe liefern, Dienste leisten, die Leistungsentgelte aber erst nach einer zu vereinbarenden Zahlungsfrist vom Leistungsempfänger erhalten. In diesem Sinn sind auch Arbeitnehmer Kreditgeber. Banken, Versicherungen und Darlehen gewährende

Tabelle 10.3: Fremdleistungskosten bei Aktienemission[1]

I. Einmalige Fremdleistungskosten	in % des Nennbetrages	in DM
a) Kosten der Vorbereitung – Kosten der HV – Notargebühren – Registergerichtskosten	– – –	– 10.000 1.200
		11.200
b) Kosten der Begebung – Gesellschaftsteuer[3] – Übernahmeprovision – Bezugsangebot-Veröffentlichung in 2 Zeitungen – Druck und Versand des Angebots; 10.000 Stck. – Druck der Aktienurkunden; 1/Stck.; 210.000 Stck.[2] – Kontrollunterschriften – Prüfgebühren	1 2,5 – – –	200.000 500.000 3.000 3.000 210.000 2.000 50
		918.050
c) Kosten der Börseneinführung – Börseneinführungsprovision – Kotierungsgebühr – Veröffentlichung Zulassungsantrag, Prospekt – Druck Börsenzulassungsprospekt; 1000 Stck.	1 0,03	200.000 6.000 60.000 10.000
		276.000
Gesamtsumme = 6,03% auf Nomial- wert von 20.000 TDM		1.205.250

II. laufende Fremdleistungskosten	in % des Nennbetrages	in DM
– Kuponeinlösungsprovision – Kosten der Kurspflege (einmalig)	0,25% von Dividende/Jahr 0,25%	4.000 50.000

[1] Nennwert 20 Mio DM
[2] 10.000 à 1.000 DM; 200.000 à 50 DM
[3] Entfällt seit dem 1. 1. 1992

Privatpersonen stellen bestimmte Beträge an Fremdkapital bereit gegen die vertraglich festgeschriebene Zahlung von Zinsen und Tilgungen. Gleiches gilt für die Erwerber von Teilschuldverschreibungen (Obligationen), die die vom emittierenden Unternehmen angebotenen Papiere im Ersterwerb kaufen.

Üblich ist es, finanzielle Mittel nach der Überlassungsdauer zu klassifizieren in kurz-, mittel- und langfristige, wobei die Klassengrenzen durch Konventionen festgelegt sind: kurzfristige Mittel stehen i. d. R. bis zu 90 Tage zur Verfügung, langfristige Mittel haben i. d. R. eine Überlassungsdauer von 4 Jahren und mehr.

Von Gläubigern bereitgestellte Mittel, gleichgültig ob sie in Form einer Geld- (Bank) oder einer Sacheinlage (Lieferant) gewährt werden, können gesichert oder nicht gesichert sein. Verzichtet ein Gläubiger nicht auf Sicherheitenbestellung, sondern vereinbart in einem formlosen oder normierten Sicherungsvertrag zusätzliche Rechte, die ihm bei Zahlungsunfähigkeit bzw. -unwilligkeit des Schuldners zustehen sollen, greift er i. d. R. auf die güterwirtschaftliche Liquidität von Vermögensgegenständen zurück. Er wird dies i. d. R. tun, wenn er kein volles Vertrauen in die zukünftige Liquidität des Schuldners hat (vgl. Kapitel 14).

Der letzte Gliederungsgesichtspunkt bezieht sich auf die häufig in Kreditverträgen festgelegten Konditionen des Kredites. Die Praxis kennt hier zahlreiche Abstufungen in bezug auf Verzinsung, Tilgungsmodalitäten, Ausgabebetrag, Rückzahlungsbetrag, Nebenbedingungen etc. Wichtiges Unterscheidungsmerkmal ist hier, ob der Kreditvertrag einen *bedingten* Zahlungsanspruch des Kreditgebers oder einen *unbedingten* Anspruch festschreibt. Einem unbedingten Anspruch auf Zahlung hat der Schuldner immer und überall zu folgen. Einem bedingten Zahlungsanspruch muß er nur nachkommen, wenn die Bedingung, die den Anspruch des Gläubigers auslöst, erfüllt ist. Wer 0,25% Zinsen/Woche unter allen Bedingungen, also unbedingt zahlen muß, ist schlechter gestellt als der, der den gleichen Zins nur bei Vollmond oder im Schaltjahr zu zahlen hat.

Im folgenden werden einige Ausgestaltungen von Kreditverträgen dargestellt, mit denen typische Kreditgeber wie Banken, Versicherungsgesellschaften, private Darlehensgeber die Kreditmodalitäten für langfristige Mittelüberlassungen festschreiben.

Tabelle 10.4: Ertragslage und Finanzierungsverhältnisse der Unternehmen in der Bundes-

		1988		1989		1990	
		Mrd. DM	% des Um- satzes	Mrd. DM	% des Um- satzes	Mrd. DM	% des Um- satzes
1	Umsatz	1.766,0	100,00	1.914,2	100,00	2.030,8	100,00
2	Bestandsveränderungen an fertigen Erzeugnissen	9,8		19,1		17,5	
1 + 2 = 3	Gesamtleistung	1.755,8	100,55	1.933,3	101,00	2.048,3	100,56
4	Zinserträge	11,5		14,2		17,4	
5	Übrige Erträge	72,3		81,1		83,2	
3 + 4 + 5 = 6	Gesamte Erträge	1.859,6	105,30	2.028,6	105,98	2.148,9	105,82
7	Materialaufwand	946,1	53,57	1.046,5	54,67	1.095,8	53,96
8	Personalaufwand[1]	440,9	24,97	467,0	24,40	501,6	24,70
9	Ab Sachanlagen	73,3		79,3		85,0	
10	sonstige Ab	6,4		6,9		8,1	
9 + 10 = 11	Abschreibungen	79,7	4,51	86,2	4,50	93,1	4,58
12	Zinsaufwand	20,1	1,14	24,6	1,29	29,8	1,47
13	Steuern[2]	76,5	4,33	86,2	4,50	90,7	4,47
14	Übrige Aufwendungen	250,4	14,18	271,3	14,17	286,9	14,13
7+8+11+12+13+14=15	Gesamte Aufwendungen	1.813,7	102,70	1.981,8	103,53	2.097,9	103,30
6 − 15 = 16	Jahresüberschuß	45,9	2,60	46,8	2,45	51,0	2,51

[1] Löhne, Gehälter, soziale Abgaben und freiwillige soziale Aufwendungen
[2] Steuern vom Einkommen und Ertrag, sonstige Steuern

Quelle: Monatsberichte der Deutschen Bundesbank, November 1986 – Oktober 1998, Ertragslage und Finanzierungsverhältnisse, nehmen nur begrenzt vergleichbar.

2 Bestandteile von Kreditvereinbarungen

Die wesentlichen in Kreditverträgen festzulegenden Vereinbarungen betreffen

– Auszahlungs- und Rückzahlungsbetrag,

– Tilgungsstruktur,

– Zinssatz,

– Laufzeit,

– Besicherung,

– sonstige Vereinbarungen (Negativklauseln, Kündigungsrechte).

republik Deutschland von 1988–1996

	1991		1992		1993		1994		1995		1996	
	Mrd. DM	% des Um-satzes	Mrd. DM	% des Um-satzes	Mrd. DM	% des Um-satzes	Mrd. DM	% ces Um-satzes	Mrd. DM	% des Um-satzes	Mrd. DM	% des Um-satzes
	2.187,7	100,00	2.224,8	100,00	2.067,6	100,00	2.158,5	100,00	2.256,0	100,00	2.278,4	100,00
	17,4		6,2		−4,0		3,6		13,3		6,3	
	2.205,1	100,80	2.231,0	100,28	2.063,6	99,81	2.162,1	100,17	2.269,3	100,59	2.284,7	100,28
	20,5		23,2		20,5		19,3		16,7		15,4	
	100,1		113,0		123,5		115,8		121,8		116,0	
	2.325,7	106,31	2.367,3	106,41	2.207,6	106,77	2.297,2	106,43	2.407,8	106,73	2.416,1	106,04
	1.169,8	53,47	1.169,2	52,55	1.069,7	51,74	1.122,3	51,99	1.197,4	53,08	1.218,5	53,48
	547,8	25,04	568,8	25,57	542,9	26,26	539,7	25,00	548,2	24,30	544,0	23,88
	92,1		97,3		96,1		93,2		90,3		87,6	
	8,7		11,1		14,0		13,3		11,3		9,9	
	100,8	4,61	108,4	4,87	110,1	5,33	106,5	4,93	101,6	4,50	97,5	4,28
	35,5	1,62	41,3	1,86	38,0	1,84	32,6	1,51	30,3	1,34	27,9	1,22
	102,5	4,69	103,4	4,65	92,4	4,47	105,1	4,87	117,0	5,19	116,1	5,10
	323,4	14,78	344,4	15,48	333,7	16,14	349,4	16,19	369,4	16,37	371,3	16,30
	2.279,8	104,21	2.335,5	104,98	2.186,8	105,77	2.255,6	104,50	2363,9	104,78	2375,3	104,25
	45,9	2,10	31,8	1,43	20,8	1,01	41,6	1,93	43,9	1,95	40,8	1,79

Verarbeitendes Gewerbe. Ergebnisse ab 1988 sind mit früheren Ergebnissen wegen der Ausgliederung von umorganisierten Unter-

Auszahlungs- und Rückzahlungsbetrag

Zu unterscheiden sind Nennbetrag des Darlehens und Auszahlungsbetrag. Der Nennbetrag gibt die nominale Größe des Darlehens an. Er ist Bezugsgröße für andere Vertragsbestandteile, z. B. für die zu entrichtenden Zinsen. Der Auszahlungsbetrag ist der Betrag, der dem Darlehensnehmer (= Schuldner) tatsächlich ausbezahlt wird.

Der Auszahlungsbetrag liegt i. d. R. unter dem Nominalwert des Darlehens. Die Differenz zwischen Nominalwert und Auszahlungsbetrag wird mit Disagio bezeichnet. Bei durch Hypotheken gesicherten Darlehen (= Hypothekendarlehen) ist auch die Bezeichnung Damnum üblich. Ist der Auszahlungsbetrag (ausnahmsweise) höher als der Nominalwert des Darlehens, wird die Differenz als Agio bezeichnet.

Der Rückzahlungsbetrag ist der Betrag, den der Kreditnehmer (Schuldner) neben den Zinszahlungen zurückzuzahlen hat; er entspricht i. d. R. dem Nominalwert.

Einen Sonderfall stellen sog. indexierte Darlehen dar. Der Rückzahlungsbetrag ist hier an einen bestimmten Index gebunden, z. B. den Index der Lebenshaltungskosten oder der Großhandelspreise. Allgemein ergibt sich der Rückzahlungsbetrag R aus

$$(10.1) \quad R = N \cdot \frac{P_i}{P_0}$$

wobei N den Nennbetrag (Nominalwert) des Darlehens,
P_i den Stand des gewählten Index im Rückzahlungszeitpunkt $\bar{t}$
und P_0 den Stand des gewählten Index in t_0, dem Zeitpunkt der Kreditaufnahme bezeichnen.

Indexierte Kreditverträge sind z. B. in Argentinien, Israel, Brasilien, also in Ländern mit sehr hohen Inflationsraten, gängig. In der Bundesrepublik Deutschland sind sie nicht sehr verbreitet. Ursache ist § 2 Preisangaben- und Preis-Klauselgesetz, wonach solche Klauseln grundsätzlich unwirksam sind, soweit sie von dem Bundesministerium der Wirtschaft nicht ausdrücklich genehmigt sind.

Tilgungsstruktur

Zu regeln ist in Kreditverträgen, zu welchen Zeitpunkten und in welchen Teilbeträgen das Darlehen getilgt werden soll. Unterschieden wird zwischen eindeutig festgelegter Tilgungsstruktur und nicht eindeutig festgelegter Struktur der Tilgungszahlungen. Hierzu zählen die Fälle, in denen Tilgungen zwar vorgeschrieben werden, aber jederzeit zusätzliche Tilgungszahlungen geleistet werden können, oder in denen eine spezifische Tilgungsstruktur nicht festgeschrieben ist.

Die Mehrzahl der Kreditverträge enthält eindeutig festgelegte Tilgungsstrukturen. Drei Grundtypen sind zu unterscheiden:
– gesamtfälliges Darlehen,
– Ratentilgung,
– Annuitätenschuld.

Bei Grundform 1 wird das Darlehen in einem einzigen Betrag am Ende der Laufzeit des Darlehens zurückgezahlt. Bei Grundform 2 wird in jährlich gleichbleibenden Tilgungsbeträgen bis zum Ende der vereinbarten Laufzeit getilgt. Die Ratenzahlungen beginnen entweder am Ende des ersten Jahres nach Darlehensgewährung oder nach einer zu vereinbarenden, längeren tilgungsfreien Zeit. Bei der Annuitätenschuld wird das Darlehen in der Weise getilgt *und verzinst*, daß der Schuldner pro Jahr (oder pro Quartal) einen gleichen Betrag zu leisten hat, der Tilgung und Zinszahlung enthält.

Bezeichnet n die Laufzeit des Darlehens

i den Zinssatz

N den Nominalbetrag des Darlehens,

ergibt sich die periodische Zahlung in Höhe der Annuität aus (10.2):

$$(10.2) \quad Ann = N \cdot \frac{(1 + i)^n \cdot i}{(1 + i)^n - 1}$$

Ist $N = 100.000$, $i = 0,10$ und $n = 6$ errechnet sich *Ann* aus

$$Ann = 100.000 \cdot \frac{1,1^6 \cdot 0,1}{1,1^6 - 1} = 100.000 \cdot 0,22961 = 22.960,74 \cong 22.961$$

Will man Zinsen und Tilgungszahlungen z. B. für steuerliche Zwecke trennen, ist die Tabelle 10.5 nützlich:

Tabelle 10.5: Restschuld, Zinsen und Tilgungszahlungen

(1) Zeitpunkt t	(2) Zinsen $i \cdot K_{t-1}$	(3) Annuität	(4) Tilgung T_t	(5) Restschuld K_t
0				100.000
1	10.000	22.961	12.961	87.039
2	8.704	22.961	14.257	72.782
3	7.278	22.961	15.683	57.099
4	5.710	22.961	17.251	39.848
5	3.985	22.961	18.976	20.872
6	2.087	22.959	20.872	0

Zinssatz

Verschiedene Gestaltungsmöglichkeiten der Verzinsung sind denkbar. Die Zinstermine sind festzulegen, d. h. ob die Zinszahlungen monatlich, pro Quartal, pro Halbjahr oder jährlich zu leisten sind. Dann ist der Zinssatz zu bestimmen: Er kann für die gesamte Laufzeit des Kredits festgelegt werden, oder er kann an eine andere Variable, z. B. den Diskontsatz der Deutschen Bundesbank oder an LIBOR (London Interbank Offered Rate), FIBOR (Frankfurt Interbank Offered Rate), LUXIBOR (Luxemburg Interbank Offered Rate) gekoppelt werden. Damit ist die jeweilige Höhe des Nominalzinses bestimmt.

Vom Nominalzins zu unterscheiden sind die Effektivverzinsung eines Darlehens (für den Darlehensgeber) oder die effektiven Darlehenskosten für den Darlehensnehmer. Ist die Zahlungsreihe für ein Darlehen in Höhe von 100 für den Darlehensnehmer

0	1	2	3	4	5
+ 100	− 8	− 8	− 8	− 8	− 8
					− 100

entspricht der Nominalzins von 8% den Kosten der Darlehensaufnahme. Wird dagegen ein Disagio von 5 vereinbart und ist die Zahlungsreihe dann

0	1	2	3	4	5
+ 95	− 8	− 8	− 8	− 8	− 8
					− 100

übersteigen die Kosten des Darlehens den Nominalzins: der interne Zinsfuß der Zahlungsreihe ist $r = 9,3\%$. Mittels eines Disagios kann der Effektivzins eines Darlehens beliebig fein eingestellt werden.

Der Nominalzinssatz kann auch an unterschiedliche Bezugsgrößen gebunden werden. Der unbefangene Schuldner wird annehmen, daß der Zinssatz grundsätzlich von der Restschuld (K_{t-1}), also dem noch nicht getilgten Betrag berechnet wird. So wird es in der großen Mehrzahl der Fälle gehandhabt. Doch finden sich noch immer Kreditverträge, in denen der Zinssatz auf den Nominalbetrag berechnet wird, unabhängig von den bereits erbrachten Tilgungszahlungen. Um arglose Kreditnehmer vor dem Fehler, auf scheinbar günstige, niedrige Nominalzinssätze hereinzufallen, zu schützen, gilt § 4 der Preisangabenverordnung (PAngV). Danach haben die Anbieter von Krediten die Effektivrenditen bzw. die Effektivkosten von Darlehen unter der Bezeichnung «effektiver Jahreszins» auszuweisen.

Ein Papier mit einer auffälligen Verzinsungsvereinbarung kam Anfang 1981 auf den amerikanischen Markt: «Zero-Bonds», das sind Anleihen ohne laufende Verzinsung. Da Geldgeber immer eine Rendite erzielen wollen, bieten «Zero-Bonds» zwar keinen Nominalzins, wohl aber eine Effektivrendite: Angenommen, der Kapitalmarktzins sei für zwölfjährige Laufzeiten im Zeitpunkt der Ausgabe des Papiers 11%. Zu welchem Kurs muß das Papier ausgegeben werden, damit ein Anleger (eine kaufende Bank, Versicherung) bei gegebenem Rückzahlungskurs in t_{12} von 10.000 DM eine Rendite von 11% pro Jahr erzielt? Zu berechnen ist der Ausgabepreis aus $x = 10.000 \, (1{,}11)^{-12}$. Der Ausgabepreis ist 2.858,41 DM. Das Disagio ist somit erheblich.

Für den kreditgebenden Investor (Bank, Versicherung, Anleger) hat diese Form der Anlage Vorteile, insbesondere wenn der Kapitalmarktzins im Ausgabezeitpunkt hoch ist. Da keine laufenden Zinszahlungen erfolgen, hat er kein Reinvestitionsproblem. Insoweit sind sinkende Kapitalmarktzinsen für ihn ohne Bedeutung. Er hat auch kein Kündigungsrisiko, da bei den bisher bekannt gewordenen Emissionen die emittierende Gesellschaft die Anleihe nicht vor Ende der Laufzeit kündigen kann. Sie benötigt ein Kündigungsrecht dann nicht, wenn sie die an den Börsen gehandelten Zero-Bonds selbst aufkaufen kann. Das Risiko bzw. die Chance von Kursstürzen bzw. Kurssteigerungen bei sich änderndem Kapitalmarktzins sind höher als bei herkömmlichen Anlagen. Im folgenden wird der Kurs eines «Zero-Bonds» mit einer Laufzeit von 12 Jahren und einer Effektivrendite von 11% bei alternativen Kapitalmarkt-Zinssätzen verglichen mit dem Kurs einer Schuldverschreibung mit 12 Jahren Laufzeit, einem Nominalzins von 11% und gesamtfälliger Tilgung.

Tabelle 10.6: Kursausschläge von «Zero-Bonds» und Schuldverschreibungen mit zwölfjähriger Laufzeit bei veränderten Kapitalmarkt-Zinssätzen

Kapitalmarkt-zins	Kurs Zero-Bond	relative Kurs-änderung (%)	Kurs Schuld-verschreibung	relative Kurs-änderung (%)
11%	2.858,41	–	10.000	–
13%	2.307,06	−19,29	8.816,47	−11,84
15%	1.869,07	−34,61	7.831,75	−21,68
9%	3.555,35	+24,38	11.432,15	+14,32
7%	4.440,12	+55,34	13.177,07	+31,77

Besondere Bedeutung hat die künftige Liquidität des Emittenten für den Anleger: Alle Zahlungen erfolgen erst in t_{12}. Der Marktpreis eines «Zero-Bonds» wird deshalb sehr anfällig sein, wenn die emittierende Gesellschaft an Bonität verliert.

Laufzeit

Kreditnehmer werden i. d. R. versuchen, eine fristenkongruente Laufzeit auszuhandeln, d. h. den Zeitraum der Bereitstellung der Mittel dem Zeitraum des Finanzbedarfs anzupassen. Da sich der letztere Zeitraum nicht genau antizipieren läßt, können Anpassungen durch Kreditverlängerungen bzw. außerordentliche Kündigungen vorgenommen werden.

Ein besonderes Problem warf in diesem Zusammenhang § 247 BGB auf. § 247 (1) BGB bestimmte: Ist ein höherer Zinssatz als 6% für das Jahr vereinbart, so kann der Schuldner nach Ablauf von 6 Monaten das Kapital unter Einhaltung einer Kündigungsfrist von 6 Monaten kündigen. Das Kündigungsrecht kann nicht durch Vertrag ausgeschlossen oder beschränkt werden.

Diese Vorschrift hatte deshalb beträchtliches Aufsehen ausgelöst, weil sehr viele Darlehensnehmer ihre Kredite bei Banken und Versicherungen mit Verweis auf § 247 BGB kündigten, um hochverzinsliche Darlehen gegen niedrig verzinsliche – der Kapitalmarktzins sank auf ca. 6% – umzutauschen. Banken und Versicherungen, deren Geldbeschaffungskosten in der Hochzinsphase ebenfalls hoch gewesen waren, hatten das Nachsehen. Seitdem kritisieren sie die Regelung des § 247 BGB. Sie wenden insbesondere ein, daß diese Vorschrift dem Schutz kleiner Schuldner vor Übervorteilung ihre Entstehung verdanke. Kleine Schuldner aber machten von § 247 BGB wenig Gebrauch, weil sie ihn nicht kennen oder weil sie die Umschuldungskosten scheuen. Diese sind für ein hypothekarisch gesichertes Darlehen in der Tat beachtlich. Großschuldner brauchten dagegen nur mit Kündigung ihrer Darlehen unter Verweis auf § 247 BGB zu *drohen*, um bei der kreditgebenden Bank oder Versicherung eine Zinssatzreduktion durchzusetzen; sie sparten somit die Umschuldungskosten. Die Vorschrift schütze deshalb nicht den kleinen Schuldner, sondern den großen, zu dessen Schutz § 247 BGB nicht konzipiert sei. Den Banken erschwere die Vorschrift eine fristenkongruente Finanzierung. Es wurde deshalb vorgeschlagen, die Vorschrift ganz zu streichen. Mit Wirkung vom 1.1.1987 ist § 247 BGB aufgehoben und durch § 609a BGB ersetzt.

Besicherung

Der Darlehensgeber will die im Vertrag vereinbarten Zins- und Tilgungszahlungen *mit Sicherheit* erhalten. Bei langen Laufzeiten kann nicht ausgeschlossen werden, daß sich die wirtschaftliche Lage des Schuldners verschlechtert und vereinbarte Zahlungen ausbleiben. Gegen diesen Fall will sich der Darlehensgeber absichern. Unter «Besicherung» sollen daher Vorkehrungen verstanden werden, die für den Darlehensgeber die Chance erhöhen, daß er auch in einer kritischen Situation Rückzahlung, Zinsen und ggf. Kostenersatz für Eintreibungsversuche erhält.

Verschiedene Strategien des Darlehensgebers sind möglich. Er kann einmal bemüht sein, Verfahrensvorteile zu erlangen, um die Möglichkeiten der zwangsweisen Eintreibung von Forderungen zu verbessern. Hierzu zählt jede Form der *Beurkundung* des Darlehens, da dies dem Gläubiger vor Gericht den Beweis erleichtert, überhaupt ein Darlehen gegeben zu haben.

Hierzu gehören auch die Möglichkeiten, die eine Beschleunigung des Verfahrens bei Einklagen eines Geldbetrages bewirken. Geeignetes Beispiel ist der *Wechsel*. Hat der Schuldner (der Bezogene) seine Unterschrift unter den Wechsel gesetzt, hat der Gläubiger im Ernstfall (Wechselprotest) besonders schnelle Zugriffsmöglichkeiten (Art. 43 ff. WG).

Der Darlehensgeber wird insbesondere bei langfristigen Krediten bemüht sein, die eigene Position vor der der anderen Gläubiger zu sichern. Die wichtigsten Möglichkeiten, sich solche Vorrechte zu verschaffen, sind die Verpfändung beweglicher Sachen, Sicherungsübereignung, Lieferung unter Eigentumsvorbehalt, Bestellung von Grundpfandrechten. Hierauf ist in Kapitel 14 zurückzukommen. Der Zweck der Sicherung liegt darin, daß der Sicherungsnehmer (= Darlehensgeber) bei Zahlungsunfähigkeit bzw. -unwilligkeit des Schuldners einen Verwertungsanspruch auf das Sicherungsgut hat und daß er Ansprüche anderer Gläubiger auf dieses Sicherungsgut abwehren kann.

Der Nachteil dieser Form der Sicherung ist, daß er auf Kosten anderer Gläubiger des Unternehmens gehen kann, denen unerwartet Haftungsmasse entzogen wird. Will ein Darlehensgeber eine Sicherstellung der eigenen Position erreichen, *ohne* zugleich andere Gläubiger des Unternehmens schlechter zu stellen, muß er sich um Vorrechte bemühen, die sich *nicht* auf das haftende Vermögen des Unternehmens bzw. des Schuldners stützen. Hierzu gehört z. B. die *Bürgschaft*. Der Gläubiger kann sich bei Zahlungsausfall an den Bürgen halten, der nach Leistung einen i. d. R. nachgeordneten Anspruch an den Schuldner gewinnt. Andere Gläubiger, die einen Anspruch an den Schuldner haben, der vor dem Bürgen rangiert, sind dann besser gestellt. Für Gläubiger, deren Ansprüche gleichrangig mit dem des Bürgen (oder nachrangig) sind, ist allerdings nichts gewonnen.

Sonstige Vereinbarungen

Zu den sonstigen Vereinbarungen gehören insbesondere Zweckbindungen des Darlehensbetrages und andere Nebenbedingungen (Negativklauseln). Gläubiger bestehen häufig auf Nebenbedingungen, deren Zweck es ist, wesentliche Änderungen der Investitions-, Finanzierungs- und Ausschüttungspolitik des Darlehensnehmers zu unterbinden. Das ist vernünftig von seiten der Gläubiger, da wesentliche Änderungen häufig neue Risiken bringen, die auch die Gläubiger treffen können. Die zusätzlichen Nebenbedingungen, die auch *Negativklauseln* heißen, beziehen sich auf die Einhaltung bestimmter Bilanzrelationen, auf die Besicherung später aufzunehmender Darlehen, auf den Umfang der zulässigen Ausschüttungen, auf den Verkauf von Vermögensgegenständen des Anlagevermögens, auf die Übernahme fremder Unternehmen, auf das außerordentliche Kündigungsrecht des Kreditgebers bei Übernahme des Unternehmens des Schuldners durch ein anderes Unternehmen etc.

3 Traditionelle Formen langfristiger Fremdfinanzierung

3.1 Überblick

In den letzten Jahren sind eine Reihe von Finanzierungsinstrumenten geschaffen worden, die sich von den bis dahin gängigen Formen z.T. deutlich abheben. Wir trennen deshalb die am Markt auftretenden Instrumente in solche eher traditioneller Bauart und in «innovative» Formen. Die hier getroffene Zuordnung sieht so aus:

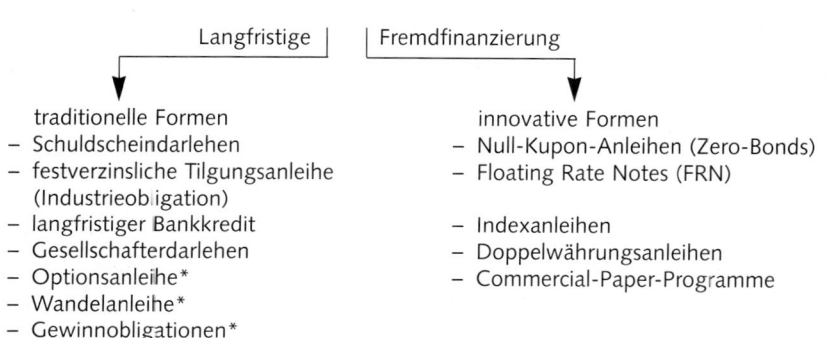

traditionelle Formen
- Schuldscheindarlehen
- festverzinsliche Tilgungsanleihe
  (Industrieobligation)
- langfristiger Bankkredit
- Gesellschafterdarlehen
- Optionsanleihe*
- Wandelanleihe*
- Gewinnobligationen*

innovative Formen
- Null-Kupon-Anleihen (Zero-Bonds)
- Floating Rate Notes (FRN)

- Indexanleihen
- Doppelwährungsanleihen
- Commercial-Paper-Programme

Eine interessante Frage ist die, welche Gründe für das Aufkommen sog. innovativer Formen der Fremdfinanzierung ausschlaggebend waren. Ganz unterschiedliche Gründe werden hierzu angeführt:

- Kreditinstitute erfuhren im Rahmen sog. Länderkredite auch die Nachteile «eingefrorener» Kredite. Dies stärkte den sich abzeichnenden Trend, Kredite zu verbriefen und leichter handelbar zu machen (Securitization).

- Die Volatilität von Zinssätzen hat zugenommen. Folglich entstanden Anreize, dem Zinsänderungsrisiko durch entsprechende Ausgestaltung von Anleihen Rechnung zu tragen.

- Ein sich verschärfender Wettbewerb unter Kreditinstituten und die Beobachtung, daß zahlreiche Großunternehmen zunehmend Bankleistungen selbst übernehmen, hat den Druck zur Erzeugung neuer Produkte verstärkt.

- Diese letzte Überlegung wird gestützt durch den leichten Eintritt von Kreditnachfragern in ausländische Kapitalmärkte und den Zugang ausländischer Kreditinstitute zum nationalen Kapitalmarkt. Neuerungen, die irgendwo kreiert werden, haben deshalb eine hohe Verbreitungsgeschwindigkeit.

---

* werden in Kapitel 11 behandelt.

3.2 Schuldscheindarlehen

Schuldscheindarlehen sind langfristige Finanzierungsinstrumente, die die im folgenden Abschnitt zu behandelnde Industrieobligation klar zurückgedrängt haben. Schuldscheindarlehen haben bei der Deckung des langfristigen Finanzierungsbedarfs von Unternehmen und der öffentlichen Hand (Bund, Deutsche Post AG, Deutsche Bahn AG, größere Kommunen) einen festen Platz. Schuldscheindarlehen kann man definieren als anleiheähnliche, langfristige Großkredite, die von bestimmten Unternehmen bei bestimmten Kapitalsammelstellen, die nicht Banken sind, aufgenommen werden. Als Anbieter von Schuldscheindarlehen für private Unternehmen kommen Versicherungsunternehmen und hier insbesondere Lebensversicherungen und Pensionskassen in Frage. Die Sozialversicherungsträger (Rentenversicherungsanstalt, Bundesanstalt für Arbeit) gewähren Schuldscheindarlehen i. d. R. nur an öffentliche Stellen.

Der Kreis der Unternehmen, die Schuldscheindarlehen aufnehmen können, ist größer als der Kreis von Unternehmen, die als emissionsfähig (börsenfähig) gelten. Dennoch sind «schuldscheinfähige» Unternehmen nur größere Unternehmen. Ob nämlich ein Unternehmen «schuldscheinfähig» ist, richtet sich nach den Anforderungen, die die Versicherungsunternehmen bzw. ihre Aufsichtsbehörde stellen. Versicherungsunternehmen unterliegen bei der Anlage ihrer Mittel den Anlagevorschriften von §§ 54 ff. Versicherungsaufsichtsgesetz (VAG) und den Anlagerichtlinien des Bundesaufsichtsamtes für das Versicherungswesen (BAV). Diese legen die Anforderungen an die *Deckungsstockfähigkeit* von Anlagetiteln der Versicherungen fest, wobei mit Deckungsstock das Sondervermögen bezeichnet wird, aus dem ein Versicherungsunternehmen seine künftigen Verpflichtungen zu leisten hat. Deckungsstockfähig sind Schuldscheindarlehen, sofern durch die bisherige und künftig zu erwartende Entwicklung des Unternehmens die vertraglich vereinbarte Verzinsung und Tilgung des Darlehens gewährleistet erscheint *und* das Darlehen durch erstrangige Grundpfandrechte gesichert ist. Fehlt eine der Voraussetzungen, ist eine Ausnahmegenehmigung der Aufsichtsbehörde erforderlich, die hohe Anforderungen an die Bonität des Unternehmens stellt. Zwar können auch (nicht emissionsfähige) Personengesellschaften an den Schuldscheinmarkt herantreten; nur eine relativ kleine Zahl von Unternehmen wird jedoch den Bonitätsanforderungen genügen.

Somit ist die Zahl der Kapitalanbieter und die Zahl der (inländischen) Kapitalnachfrager am Schuldscheinmarkt relativ klein; die Markttransparenz ist hoch.

Verträge über Schuldscheindarlehen kommen regelmäßig über einen Vermittler (Bank, Finanzmakler) zustande. Das «selbstvermittelte» Schuldscheindarlehen ist eine Ausnahme.

In vielen Punkten ist die Ausstattung von Schuldscheindarlehen der von Industrieobligationen angepaßt. Die Laufzeit liegt meist zwischen 10 und 15 Jahren. Werden steigende Inflationsraten erwartet, besteht eine Tendenz zu kürzeren Laufzeiten. Der Nominalzins bestimmt sich nach dem Kapitalmarktsatz für erstklassige Anlagen. Über ein Agio wird die Effektivrendite eines Vertrages meist so eingestellt, daß sie $1/4$ bis $1/2$% über der aktuellen Kapitalmarktrendite liegt. Die Ursache dürfte darin zu suchen sein, daß die Transaktionskosten für ein Schuldscheindarlehen deutlich unter denen für eine Industrieobligation liegen. Die tilgungsfreien Zeiträume schwanken i. d. R. zwischen 3 und 5 Jahren. Ein vorzeitiges Kündigungsrecht wird dem Darlehensnehmer i. d. R. nicht zugebilligt.

Die Transaktionskosten von Schuldscheindarlehen wurden oben im ersten Abschnitt spezifiziert. Die laufenden Kosten sind vernachlässigbar gering. Für den Kreditnehmer, der die Bonitätsanforderungen erfüllt, hat ein Schuldscheindarlehen Vorteile:

– Er kann bestimmte Kreditbedingungen wie Bereitstellung in Tranchen, Tilgungsmodalitäten individuell aushandeln; er gewinnt Flexibilität.

– Schuldscheindarlehen sind auch in den Dimensionen erhältlich, in denen eine Industrieobligation, die ein Mindestvolumen erreichen muß, nicht möglich wäre. Dieser Bereich wird auf 0,5 Mio. DM bis 5 Mio. DM geschätzt.

– Die Nebenkosten (Transaktionskosten) sind relativ niedrig.

Auch Nachteile bestehen: Die Zinsbelastung übersteigt i. d. R. die mit der Ausgabe einer Industrieobligation verbundene Belastung; außerdem ist eine vorzeitige Tilgung des Darlehens i. d. R. nicht möglich.

3.3 Industrieobligation

Eine langfristige Schuldverschreibung, die in Teilschuldverschreibungen gestückelt, festverzinslich und börsengängig ist, heißt Obligation oder Industrieobligation. Die Industrieobligation galt lange Zeit als das klassische Instrument der langfristigen Fremdfinanzierung. Kreditnehmer fragen häufig Mittel nach, die die finanzielle Kapazität eines einzelnen Kreditgebers übersteigen: mehrere Kreditgeber müssen sich zusammenschließen. Kreditnehmer fragen zugleich häufig Mittel für Laufzeiten nach, die den Kreditgebern zu lang sind: die in Teilschuldverschreibungen zerlegte («gestückelte») Industrieobligation, die an der Börse gehandelt wird, löst dieses Problem der unterschiedlichen Fristenpräferenzen.

Die Teilschuldverschreibungen sind Wertpapiere, die auf einen bestimmten

Nennbetrag lauten (100 DM, 500 DM, 1000 DM), mit einem festen Nominalzins ausgestattet sind, eine fixierte maximale Laufzeit haben und zu einer Rückzahlung in Höhe des Nominalwertes oder (Ausnahme) zu einem um ein Agio erhöhten Betrag berechtigen. Die häufigste Form der Rückzahlung ist die Ratentilgung: Die in Serien zerlegte Industrieobligation wird nach einer vertraglich festgelegten tilgungsfreien Zeit in einer durch Los bestimmten Reihenfolge zurückgezahlt. Ein vorzeitiges Kündigungsrecht des ausgebenden Unternehmens ist möglich, aber nicht die Regel. Als Ursache hierfür wird auch das Interesse der Kapitalsammelstellen an nicht vorzeitig kündbaren langfristigen Anlageformen genannt. Zu beachten ist auch, daß das ausgebende Unternehmen die Möglichkeit hat, die Teilschuldverschreibungen am Markt aufzukaufen. Kündigungsprämien, d.h. höhere Rückzahlungskurse bei vorzeitiger Kündigung, sind im Gegensatz zu den Vereinigten Staaten am deutschen Kapitalmarkt nicht verbreitet.

Die technische Abwicklung der Emission einer Industrieobligation erfolgt i.d.R. über ein Bankenkonsortium, das die Konditionen der Anleihe mit der Gesellschaft aushandelt und die Anleihe häufig fest übernimmt, um sie auf eigenes Risiko am Markt zu plazieren.

Da Kapitalsammelstellen (z.B. Versicherungsgesellschaften) eine wichtige Käuferklasse für Teilschuldverschreibungen darstellen, ist die Deckungsstockfähigkeit der Anleihe von Gewicht, weil sie die Plazierungschancen am Markt spürbar erhöht. Schließlich ist die geplante Anleihe über den Zentralen Kapitalmarktausschuß zu leiten, ein Organ der freiwilligen Selbstkontrolle, dessen Funktion in der beratenden Einflußnahme auf Anleihe-Konditionen, -Volumen und -Zeitpunkt besteht mit dem Ziel der Marktregulierung.

Industrieobligationen werden an einer oder mehreren Börse(n) zum Handel und zur amtlichen Kursnotierung eingeführt. Nach den Bestimmungen des Börsengesetzes entscheidet über die Zulassung von Wertpapieren zum Börsenhandel die Zulassungsstelle (§ 37 BörsG). Zu diesem Zweck sind Zulassungsantrag, Börsenprospekt und weitere Unterlagen von einer die Emission abwickelnden Bank an die Zulassungsstelle der Börse zu richten. Deren Aufgabe ist es, insbesondere zu prüfen, ob Emittent und die Wertpapiere den Bestimmungen entsprechen, die zum Schutz des Publikums und für einen ordnungsgemäßen Börsenhandel gemäß § 38 BörsG erlassen sind (§ 36 (3) Ziff. 1 BörsG), und ob dem Antrag ein Prospekt beigefügt ist, der die in § 38 BörsG definierten erforderlichen Angaben enthält, um dem Publikum ein zutreffendes Urteil über den Emittenten und die Wertpapiere zu ermöglichen (§ 36 (3) Ziff. 2 BörsG). Die Information der Anleger über die wertbestimmenden Faktoren eines Wertpapieres erfolgt somit über den Börsenprospekt, der *vor* der Einführung des Wertpapiers an der Börse zu veröffentlichen ist.

Enthält ein Börsenprospekt unrichtige und/oder unvollständige Angaben, die für die Abschätzung des Wertes eines Wertpapiers erheblich sind, haften diejenigen, die den Prospekt erlassen haben, sowie diejenigen, von denen der Erlaß des Prospektes ausgeht, für den Schaden, der dem auf den Prospekt vertrauenden Anleger entsteht (Prospekthaftung, § 45 BörsG).

Nach der Prospektveröffentlichung kann die Einführung der Anleihe in den Börsenhandel erfolgen.

Die Emissionskosten einer Industrieobligation setzen sich im wesentlichen aus folgenden Einzelpositionen zusammen: Übernahme und Vermittlungsprovision des Konsortiums, Börseneinführungsprovision, Druckkosten für Urkunden, Kosten der Veröffentlichung von Börsenprospekt und Verkaufsangebot, Kosten der Sicherheitenbestellung. Diese Kosten werden auf 2,5–4% des Nominalwertes der Anleihe geschätzt.

Neben diesen einmaligen Kosten sind jährliche Kosten zu beachten für Provision für Zinseinlösung der Banken, Notarkosten für die Auslosung der zu tilgenden Serien, Kosten der Auslosungsbekanntmachungen in der Presse und die Gebühren für den Treuhänder, der die Sicherheiten stellvertretend für die Vielzahl der Anleger hält: Industrieobligationen sind i. d. R. durch erstrangige Grundschulden besichert.

Die Bedeutung der Industrieobligation für die langfristige Finanzierung von Unternehmen ist rückläufig und nahezu unbedeutend. Ob der Wegfall der staatlichen Genehmigungspflicht daran etwas ändern wird, bleibt abzuwarten. Zum einen kommt nur eine relativ kleine Zahl von Unternehmen als emissionsfähig in Betracht. Zum anderen weichen viele Unternehmen bei langfristigen Finanzierungsmaßnahmen auf Schuldscheindarlehen, Bankkredite und innovative Formen der Fremdfinanzierung aus: die technische Abwicklung ist weniger aufwendig; die Transaktionskosten sind geringer. In Tabelle 10.7 werden die wichtigsten Merkmale von Schuldscheindarlehen und Industrieobligation zusammengefaßt.

3.4 Langfristige Bankkredite

Langfristige Bankkredite haben für die Finanzierung von Unternehmen (ohne Banken, Versicherungen, Bausparkassen) große Bedeutung. Diese Bedeutung nimmt mit der Größe des Unternehmens ab; für mittelständische Unternehmen spielen langfristige Bankkredite eine bedeutendere Rolle als für große, emissionsfähige Aktiengesellschaften. Wenn von der Bedeutung einer Finanzierungsquelle für die Finanzierung von Unternehmen gesprochen wird, sollten die durchschnittlich geltenden Relationen, die Tabelle 9.1 verdeutlichte,

Tabelle 10.7: Wichtige Merkmale von Schuldscheindarlehen und Industrieobligationen

Merkmal	Schuldscheindarlehen	Industrieobligationen
Kreditnehmer	bedeutende Unternehmen ohne Rechtsformbeschränkung, soweit sie die Bonitätsanforderungen erfüllen	emissionsfähige Unternehmen; i. d. R. nur bedeutende AG
Kreditgeber	Kapitalsammelstellen, Lebensversicherungen, Pensionskassen	institutionelle und private Anleger
Handelbarkeit	nur begrenzte Möglichkeiten der Forderungsabtretung für Kreditgeber	hohe Handelbarkeit, da als Wertpapier verbrieft
Zinssatz	$\frac{1}{4}\% - \frac{1}{2}\%$ über dem aktuellen Kapitalmarktzins	entspricht dem Kapitalmarktzins im Ausgabezeitpunkt
Besicherung	erstrangige Besicherung an Immobilien erforderlich	i. d. R. Besicherung durch Grundschuld; in Ausnahmefällen durch Negativklausel
Laufzeit	individuelle Vereinbarung bis max. 15 Jahre	zwischen 10 und 15 Jahren; starke Tendenz zu kürzeren Laufzeiten
Tilgung	im Kreditvertrag festgelegt, Kündigungsrecht des Schuldners nur in Ausnahmefällen	nach Tilgungsplan; Rückkauf über die Börse möglich; vorzeitige Kündigung durch Schuldner möglich, aber nicht häufig!
Volumen	Minimum 100.000 DM	wegen hoher Transaktionskosten ab ca. 5 Mio DM lohnend
Nebenkosten	Nebenkosten bei Mittelaufnahme ca. 1–2% des Nominalwertes; keine laufenden Nebenkosten.	Emissionskosten 2,5–4% des Nominalwertes; laufende Nebenkosten ca. 1–2% des Nominalwertes

beachtet werden. Die Mittelvolumina aus Innenfinanzierung sind weit bedeutender als die im Wege der Außenfinanzierung beschafften Mittel. Im Rahmen der Außenfinanzierung spielten langfristige Verbindlichkeiten, die auch Bankkredite einschließen, über lange Zeiträume eine dominante Rolle. Diese Bedeutung hat, wie Tabelle 10.8 zeigt, im Zeitablauf an Eindrücklichkeit verloren. Man kann, etwas vereinfachend, die langfristigen Mittelquellen etwa so gliedern:

– langfristige Bankkredite,

– Ausgabe von Aktien (Zugang bei Grundkapital zuzügl. Agio),

– Ausgabe von Anleihen, Schuldscheindarlehen,

– Pensionsrückstellungen,

– andere Rückstellungen,

Tabelle 10.8: Langfristige Mittelbeschaffung von Unternehmen (in Mrd. DM)

	1980	%	1981	%
Eigenkapital	363,9	22,1	369,1	21,5
Fremdkapital Verbindlichkeiten kurzfristige	748,3	45,3	790,1	45,9
langfristige	299,9	18,2	313,3	18,2
Rückstellungen	232,0	14,1	241,4	14,0
Rechnungsabgrenzungsposten	6,2	0,4	5,9	0,3
Passiva insgesamt (= Bilanzsumme)	1.650,3	100,0	1.719,8	100,0

	1986	%	1987	%
Eigenkapital	369,2	19,0	393,2	19,2
Fremdkapital Verbindlichkeiten kurzfristige	840,4	43,2	875,3	42,8
langfristige	353,7	18,2	350,1	17,1
Rückstellungen	377,0	19,4	422,0	20,6
Rechnungsabgrenzungsposten	6,3	0,3	6,5	0,3
Passiva insgesamt (= Bilanzsumme)	1.946,6	100,0	2.047,1	100,0

	1992	%	1993	%
Eigenkapital	531,6	18,1	519,4	17,6
Fremdkapital Verbindlichkeiten kurzfristige	1.318,0	44,9	1.314,2	44,6
langfristige	450,9	15,4	464,0	15,7
Rückstellungen	624,8	21,3	641,1	21,7
Rechnungsabgrenzungsposten	11,2	0,4	10,7	0,4
Passiva insgesamt (= Bilanzsumme)	2.936,5	100,0	2.949,4	100,0

Quelle: Monatsberichte der Deutschen Bundesbank, November 1981–1998; der Auswertung lagen jeweils Jahresabschlüsse von ca. 60.000 bis 70.000 Unternehmen zugrunde.

1982	%	1983	%	1984	%	1985	%
376,0	21,5	389,7	21,3	412,1	21,4	433,5	21,6
792,0	45,2	801,9	43,9	835,3	43,4	860,0	42,9
319,0	18,2	330,9	18,1	337,2	17,5	344,5	17,2
259,0	14,8	299,3	16,4	334,7	17,4	360,0	18,0
6,0	0,3	6,4	0,4	6,6	0,3	7,0	0,3
1.752,0	100,0	1.828,2	100,0	1.925,9	100,0	2.005,0	100,0

1988	%	1989	%	1990	%	1991	%
415,0	19,1	430,2	18,3	467,3	18,2	502,3	17,8
934,5	43,1	1.050,0	44,6	1.164,5	45,4	1.295,4	46,0
359,0	16,6	375,3	16,0	401,6	15,7	428,3	15,2
452,0	20,8	488,2	20,8	521,5	20,4	579,5	20,6
8,0	0,4	8,6	0,4	7,6	0,3	9,7	0,3
2.168,5	100,0	2.352,3	100,0	2.562,5	100,0	2.815,2	100,0

1994	%	1995	%	1996	%	1997	%
536,7	17,9	552,1	17,9	559,0	17,9	576,0	18,0
1.343,1	44,7	1.392,0	45,0	1.411,3	45,2	1.454,0	45,4
458,5	15,3	455,8	14,7	462,3	14,8	470,5	14,7
656,1	21,8	680,9	22,0	679,7	21,8	691,0	21,6
10,9	0,4	10,3	0,3	10,6	0,3	11,0	0,3
3.005,3	100,0	3.091,1	100,0	3.122,9	100,0	3.202,5	100,0

- Zugang bei Rücklagen aus offener Selbstfinanzierung,
- Innenfinanzierung aus Abschreibungen.

Tabelle 10.8 vermittelt ein Bild über Struktur und Strukturverschiebungen der Mittelzuflüsse von Unternehmen im Zeitablauf.

Betrachtet man die Tabellen 9.1 und 10.8, erkennt man:

- Die Bedeutung der Finanzierung über langfristige Bankkredite hat im Zeitablauf abgenommen, während die kurzfristige Fremdfinanzierung nahezu unveränderte Bedeutung hat.
- Die Mittelbeschaffung über Kapitalerhöhungen durch Ausgabe junger Aktien hat im Zeitablauf schwankende Bedeutung, liegt im Durchschnitt aber unterhalb der Mittelbeschaffung, die bilanziell durch langfristige Verbindlichkeiten dargestellt werden.
- Die verfügbaren Daten sind nicht präzise genug, um die Entwicklung kurz- und langfristiger Bankkredite und deren Gewicht im Zeitablauf genauer erkennen zu können.

Bei der Vergabe von langfristigen Krediten an Unternehmen nehmen Kreditinstitute i. d. R. die folgenden Prüfungen vor:

- Kreditwürdigkeitsprüfung,
- Prüfung der Sicherheiten und der Beleihungsgrenze,
- Prüfung der Vereinbarungen des Kreditvertrages.

Das Kreditwesengesetz verpflichtet Kreditinstitute in § 18 bei der Vergabe von Krediten, die 500.000 DM übersteigen, sich die wirtschaftlichen Verhältnisse des Kreditnachfragers offenlegen zu lassen. Hierzu brauchbare Unterlagen sind etwa:

- Jahresabschlüsse und – soweit vorhanden – Geschäftsberichte der letzten Jahre;
- Steuerbilanzen, sowie Steuererklärungen und -bescheide;
- Handelsregisterauszug und Gesellschaftsvertrag;
- bestehende Unternehmensverträge über Gewinnabführung und Beherrschung;
- Vermögensverzeichnis zu Zeitwerten (Kreditstatus);
- Daten über Umsätze, Umsatzstruktur, Auftragsbestand;
- Angaben über aus der Bilanz nicht ersichtliche Verträge (Leasing, langfristige Bezugs- bzw. Lieferverträge);
- Finanzpläne; Investitionspläne;
- Aufstellung der zur Besicherung noch verfügbaren, freien Vermögensgüter

Die Kreditanalysten der Bank entwickeln aus diesen Daten ein Bild der Vermögens- und Ertragslage des Kreditnachfragers, mit dessen Hilfe geschätzt werden soll, wie hoch ein Ausfallrisiko eines gewährten Kredits höchstens wäre. Die Methoden, die einzelne Kreditinstitute zur Ermittlung der Kreditwürdigkeit anwenden, unterscheiden sich im Detail. Im Prinzip werden jedoch die Methoden angewendet, die in Kapitel 3 und 4 vorgestellt worden sind.

Nur an erstklassige Unternehmen werden langfristige Bankkredite ohne Sicherheiten ausgereicht. In der Regel fordern Banken Sicherheiten, d. h. Vermögensgegenstände oder Rechte, auf die sie bei Zahlungsausfall zurückgreifen können, um ihre Ansprüche aus dem Verwertungserlös zu befriedigen. Kreditsicherheiten werden im Kapitel 14 dargestellt. Ihre Hauptfunktionen sind:

(1) Reicht die zukünftige Liquidität des Kreditnehmers nicht aus, um Zinsen und Tilgungen zu leisten, greift der Kreditgeber ersatzweise auf die güterwirtschaftliche Liquidität des Sicherungsgutes zurück; sein Ausfallrisiko sinkt.

(2) Wenn der Kreditgeber den Wert des Sicherungsgutes für die Laufzeit des Kreditvertrages besser abschätzen kann als die zukünftige Zahlungsfähigkeit des Schuldners, dann senkt die Vereinbarung einer Sicherheit die Informationskosten des Kreditgebers.

Wichtig ist deshalb eine zuverlässige Schätzung des Beleihungswertes des Sicherungsgutes. Im Hypothekenbankgesetz etwa heißt es in § 12 (1): «Der bei der Beleihung angenommene Wert des Grundstücks darf den durch sorgfältige Ermittlung festgestellten Verkaufswert nicht übersteigen.» Nur die dauernden Eigenschaften des Grundstückes und der Ertrag seien zu berücksichtigen, welche das Grundstück bei ordnungsgemäßer Wirtschaft jedem Besitzer nachhaltig gewähren könne. Kreditinstitute akzeptieren daher nicht die aktuellen Marktpreise von Sicherungsgütern als Beleihungsgrenze, sondern machen von diesen spürbare Abschläge; sie bauen Sicherungsmargen ein.

Gelegentlich werden Sicherheiten an Immobilien bzw. beweglichen Vermögensgegenständen und Rechten durch Negativklauseln ersetzt. Durch eine solche Klausel kann sich der Kreditnehmer verpflichten, seinen Grundbesitz während der Laufzeit des Kredites ohne ausdrückliche Zustimmung des Kreditinstituts nicht zu belasten oder zu veräußern und anderen Gläubigern keine Sicherheiten zu gewähren, wenn sie nicht zugleich auch dem Kreditinstitut gewährt werden. Damit soll verhindert werden, daß später kommenden Gläubigern besser gesicherte Positionen eingeräumt werden als dem Kreditinstitut.

Bestimmte Kreditinstitute sind auf das langfristige Kreditgeschäft spezialisiert. Hierzu gehört etwa die Industriekreditbank AG in Düsseldorf. Andere Institute leiten Mittel aus öffentlichen Förderungsprogrammen an die begünstigten

Unternehmen weiter: Kreditanstalt für Wiederaufbau in Frankfurt, Lastenausgleichsbank in Bad Godesberg, einige Landwirtschaftsbanken. Eigens für das Exportkreditgeschäft wurde von deutschen Geschäftsbanken die AKA-Ausfuhr-Kredit-Gesellschaft m.b.H. gegründet. Sie gewährt langfristige Kredite für den Investitionsgüter-Export bis zu einer Laufzeit von maximal 10 Jahren (Perridon/Steiner [Finanzwirtschaft]).

3.5 Gesellschafterdarlehen

Für Eigentümer von Kapitalgesellschaften (GmbH, AG, KGaA) gibt es Gründe, «ihren» Gesellschaften auch Darlehen zu gewähren. Eigentümer nehmen in diesem Fall auch eine Gläubigerposition ein. Insbesondere Gesellschafter (Eigentümer) von Gesellschaften mit beschränkter Haftung machen in der Realität von dieser prinzipiell legalen Möglichkeit Gebrauch. Die Anreize, neben der Eigentümer- auch die Gläubigerposition einzunehmen, sind vielfältig. Zunächst genießen Gesellschafterdarlehen die gleichen steuerlichen Privilegien wie Fremdkapital von Dritten: Sie verminderten die Bemessungsgrundlage der (nicht mehr erhobenen) Vermögensteuer und der (inzwischen abgeschafften) Gewerbekapitalsteuer; die Zinsen sind bei der Körperschaftsteuer ganz und bei der Gewerbeertragsteuer zur Hälfte abzusetzen, soweit es sich um Dauerschulden handelt. Dies ist indessen kein spezifischer Vorteil von Gesellschaftsdarlehen, da Kredite Dritter die gleichen steuerlichen Vorteile bewirken. Vorteile, die allein Gesellschaftsdarlehen zuzusprechen sind, sind etwa:

– Da die Gesellschafter selbst Darlehen gewähren, entfallen Kosten für die Kreditwürdigkeitsprüfung und sonstige Beschaffungskosten.

– Die Vertragsbedingungen können in beliebiger Flexibilität gestaltet werden.

– Unerwartete Kündigungen seitens des Darlehensgebers entfallen (jedenfalls dann, wenn man eine Ein-Mann-GmbH unterstellt).

– Gesellschafterdarlehen können noch gewährt werden und damit die oben genannten steuerlichen Vorteile auslösen, wenn Dritte keine Kredite mehr gewähren.

– Gesellschafterdarlehen bieten im Vergleich zu einer Erhöhung des Eigenkapitals eine bessere Position bei Insolvenz des Unternehmens. Wie im 15. Kapitel gezeigt wird, hängt der Wert eines Gläubigeranspruchs in der Insolvenz der Gesellschaft vom Wert des Vermögens der Gesellschaft und dem Rang des Anspruchs ab, den ein Gläubiger hat. Je höher der Rang, umso höher die Wertigkeit des Anspruchs. Gesicherte Gesellschafterdarlehen hätten, so gesehen, auch im Insolvenzfall in aller Regel einen positiven Wert. Das gilt für Ansprüche von Eigenkapitalgebern gerade nicht.

– Gesellschafterdarlehen können Insolvenztatbestände wie Zahlungsunfähigkeit und – wenn ein «harter» Rangrücktritt vereinbart wird – Überschuldung beseitigen und so die legale Fortführung der Gesellschaft ermöglichen.

Rechtsprechung und Gesetzgeber haben sich intensiv mit der Frage beschäftigt, unter welchen Bedingungen die Einlage von Gesellschafterdarlehen als Mißbrauch des Rechts der beschränkten Haftung anzusehen sei, der wegen der erheblich höheren Risikobelastung für Drittgläubiger, das sind bestehende Altgläubiger und Neugläubiger, die erst nach Gewährung des Gesellschafterdarlehens Gläubiger der Gesellschaft werden, nicht akzeptiert werden könne.

Man muß zunächst verstehen, warum das Risiko für Drittgläubiger sich durch Gewährung von Gesellschafterdarlehen erhöhen kann. Wir betrachten den Fall schon existierender *Altgläubiger*. Diese können ungesichert, teilweise gesichert oder voll gesichert sein*. Wir betrachten im folgenden nur ungesicherte Altgläubiger. Ein Gesellschafterdarlehen werde gewährt, um die Zahlungsunfähigkeit der Gesellschaft zu beseitigen und damit auch eine u. U. drohende Liquidation in einem Insolvenzverfahren zu umgehen. Die Gewährung des Darlehens soll zur Vereinfachung nur zwei Ergebnisse haben können. Die Gesellschaft erholt sich und kann in der Folge alle Gläubigeransprüche erfüllen; die Gesellschaft erholt sich nicht und wird in der Folgeperiode liquidiert. Der Liquidationsausgang habe die Wahrscheinlichkeit p; der günstige Fall die Wahrscheinlichkeit $(1 - p)$. Die folgende Tabelle 10.9 zeigt die möglichen Positionen der Altgläubiger für folgende Fälle:

1. das Gesellschafterdarlehen ist mit einem Rangrücktritt hinter alle Forderungen von Gläubigern versehen (Fall 1);

2. das Gesellschafterdarlehen ist nicht gesichert und somit im Insolvenzverfahren einfache Insolvenzforderung (Fall 2);

3. das Gesellschafterdarlehen ist voll gesichert und daher mit einem Rangvorsprung von ungesicherten (bzw. teilweise ungesicherten) Gläubigern versehen (Fall 3).

Die verwendeten Symbole bedeuten:

q_0	Befriedigungsquote im Zeitpunkt 0,
q_1^1	Befriedigungsquote für den Fall 1 im Zeitpunkt 1,
MK	Massekosten (Verwertungskosten),
V_0^L	Liquidationserlöse im Zeitpunkt 0,
V_1^L	Liquidationserlöse im Zeitpunkt 1,
F_0	Anspruch der ungesicherten Gläubiger im Zeitpunkt 0,

---

* Vgl. zu den Wirkungen von Kreditsicherheiten auf Gläubigerpositionen Kapitel 14 und Kapitel 15.

Tabelle 10.9: Positionen von ungesicherten Altgläubigern bei alternativen Rechtsausstattun-

Gläubiger	Fall Liquidation im Zeitpunkt 0	Fall 1: GD mit Rangrücktritt
ungesicherte bzw. teilweise ungesicherte Gläubiger	$q_0 \cdot F_0$	$\begin{cases} F_1; (1-p) \\ q_1^1 F_1; p \end{cases}$
Nominalanspruch einschließlich Zinsen im Zeitpunkt 0 bzw. 1: F_0; F_1	$q_0 = \dfrac{V_0^L - F_0^S - MK}{F_0}$	$q_1^1 = \dfrac{V_1^L - F_1^S - MK}{F_1}$
Gesellschaftergläubiger Nominalanspruch im Zeitpunkt 1 (einschließlich Zinsen) F_1^{GD}	–	$\begin{cases} F_1^{GD}; (1-p) \\ 0; p \end{cases}$ Annahme: q_1 ist kleiner als 1; Anspruch aus GD ist dann wertlos!

F_1 Anspruch der ungesicherten Gläubiger im Zeitpunkt 1 (einschließlich Zinsen),

F_0^S Anspruch der gesicherten Gläubiger im Zeitpunkt 0,

F_1^S Anspruch der gesicherten Gläubiger im Zeitpunkt 1 (einschließlich Zinsen),

F_1^{GD} Anspruch aus Gesellschafterdarlehen im Zeitpunkt 1 (einschließlich Zinsen).

Bezugspunkt für einen möglichen Nachteil der ungesicherten Gläubiger, de- durch ein Gesellschafterdarlehen ausgelöst würde, ist die Position, die Alt- gläubiger bei Sofortliquidation im Zeitpunkt 0 hätten: $q_0 \cdot F_0$.

Wird das Gesellschafterdarlehen gewährt und mit einem Rangrücktritt ver- sehen, haben Altgläubiger die Chance, daß sich das Unternehmen dank des Gesellschafterdarlehens (und u.U. begleitender Sanierungsbemühungen) er- holt. Der *Wert* der Ansprüche steige von $q_0 \cdot F_0$ auf F_1. Tritt aber der Liqui- dationsfall im Zeitpunkt 1 ein, stehen die Altgläubiger schlechter da, wenn $q_1^1 < q_0$ gilt. Dies kann eintreten, weil a) Verluste bei Weiterführung V_1^L im Vergleich zu V_0^L reduzieren, b) die gesicherten Ansprüche von Gläubigern um die Zinsen wachsen ($F_1 = F_0 (1 + i)$), c) die Eigentümer Vermögensgegenstände beiseiteschaffen und somit V_1^L vermindern. V_1^L muß indessen nicht schrumpfen im Vergleich zu V_0^L: Das Gesellschafterdarlehen könnte zur Beschaffung von Vermögensgegenständen mit positiven Veräußerungserlösen benutzt worden sein, Fortführungsverluste könnten ausbleiben.

Im Fall 2 ist das Gesellschafterdarlehen ungesicherte Forderung. Es tritt damit in Konkurrenz zu den Ansprüchen der Altgläubiger und verkürzt ceteris pari- bus ihre Quote zusätzlich: $q_1^2 < q_1^1$.

gen von Gesellschafterdarlehen

Fall 2: GD ist ungesicherte Forderung	Fall 3: GD ist voll gesichert
$\begin{cases} F_1; (1-p) \\ q_1^2 F_1; p \end{cases}$	$\begin{cases} F_1; (1-p) \\ q_1^3 F_1; p \end{cases}$
$q_{11}^2 = \dfrac{V_1^L - F_1^S - MK}{F_1 + F_1^{GD}}$	$q_1^3 = \dfrac{V_1^L - F_1^S - F_1^{GD} - MK}{F_1}$
$\begin{cases} F_1^{GD}; (1-p) \\ q_1^2 \cdot F_1^{GD}; p \end{cases}$	$\begin{cases} F_1^{GD}; (1-p) \\ F_1^{GD}; p \end{cases}$
	Anspruch in Höhe von F_1^{GD} ist risikolos!

Im Fall 3 ist das Darlehen voll gesichert und reduziert die Teilungsmasse um F_1^{GD}, also den vollen Anspruch des Gesellschafters. Dieser trägt damit kein Ausfallrisiko. Als Folge steigt ceteris paribus das Ausfallrisiko der ungesicherten Gläubiger: q_1^3 ist kleiner als q_1^2.

Gesellschaftergläubiger können also das Risiko der Altgläubiger in der Tat erhöhen: Weil sie die Fortführung ermöglichen, gehen mögliche inkompetente Managemententscheidungen zu Lasten der Altgläubiger. Je nach Rechtsposition des Anspruchs aus dem Gesellschafterdarlehen verkürzt dieser Anspruch die Ansprüche der Altgläubiger: im Fall eines Rangrücktritts nicht, bei voller Besicherung sehr intensiv.

Schließlich sind auch Neugläubiger zu beachten. Ihre Positionen sind ausfallbedroht, wenn sie sich nicht angemessen verhalten, weil sie das Risiko eines Kredits an diese Gesellschaft nicht erkennen.

Gesellschaftsrechtler, Rechtsprechung und Gesetzgeber sehen Gesellschafterdarlehen als geeignetes Mittel der Risikoabwälzung durch Eigentümer auf Gläubiger an und beschränken die Gewährung bzw. Rückgewähr. Das Problem soll mittels einer BGH-Entscheidung aus dem Jahre 1979 erläutert werden (BGHZ, 75, 344 vom 26.11.1979). Eine Gesellschafterin hatte erzielte Jahresüberschüsse einer GmbH nicht entnommen, sondern thesauriert und in Darlehen umgewandelt. Diese Darlehen wurden zudem gesichert durch Sicherungsübereignungen von Maschinen der GmbH. Die GmbH war nach mehreren Jahren wirtschaftlicher Erfolge in eine «Durststrecke» geraten und hatte schließlich wegen Überschuldung die Eröffnung eines Konkursverfahrens beantragt. Der BGH argumentiert, daß Darlehen selbst dann, wenn sie gewährt wurden in einer Phase finanzieller Stabilität der Gesellschaft, wie haltendes Eigenkapital behandelt werden müßten, wenn diese Darlehen an die Stelle einer sonst zur Konkursabwendung notwendigen zusätzlichen Stammeinlage getreten sind. Diese Passage muß etwas aufgehellt werden: Nehmen wir an, die Gesellschaft war am 1.3.1974 überschuldet: Das Vermögen deckte die Schulden, das Darlehen der Gesellschafterin eingeschlossen, nicht mehr. Dies ist gemäß § 64 (1) GmbHG ein Insolvenztatbestand: Die Gesellschafter müssen die Überschuldung entweder beseitigen (z. B. durch eine Rangrücktrittserklärung für die Ansprüche aus dem Gesellschafterdarlehen *hinter* alle anderen Gläubigeransprüche) oder ein Insolvenzverfahren in Gang setzen. Unsere Gesellschafterin tut keines von beiden: Sie wirtschaftet weiter mit der Folge, daß das Ausmaß der Überschuldung wächst. Dieses Handeln ist nicht gesetzeskonform; das wachsende Ausmaß der Überschuldung – also die wachsende Differenz zwischen Schulden und Vermögen – geht hauptsächlich zu Lasten von Drittgläubigern. Legal wäre das Handeln nur, wenn die Gesellschafterin ihr Darlehen als Eigenkapital betrachtete und bei dieser Betrachtung die Überschuldung beseitigt gewesen wäre. Nehmen wir an, bei der dann erfolgten Eröffnung eines Konkursverfahrens wäre die Differenz *Drittschulden* abzüglich Vermögen positiv. Dann hätte die Gesellschafterin das gesamte Quasi-Eigenkapital in Höhe des Darlehens verloren. Der BGH lehnt in diesem Fall zu Recht den Anspruch der Gesellschafterin als Gläubigerin ab. Damit wird verdeutlicht, daß die Frage, ob Eigenkapitalersatz vorliegt oder nicht, mittels eines praktikablen Konzeptes von «Überschuldung» gelöst werden kann. Während diese Entscheidung vor dem Hintergrund des geltenden Rechts der Kapitalerhaltung bei Haftungsbeschränkung überzeugend eingeordnet werden kann, versucht der BGH in späteren Entscheidungen das Kapitalausstattungsrecht fortzuentwickeln. Im Urteil vom 24. 3. 1980 formuliert der BGH den Grundsatz, daß Gesellschafterdarlehen Ersatz für Eigenkapital sein können, wenn die Gesellschaft im Zeitpunkt der Gewährung nicht überschuldet war und ihr Stammkapital nicht eingebüßt hatte, aber von dritter Seite keinen Kredit zu marktüblichen Bedingungen hätte erhalten können. Damit geht der BGH auf der Suche nach Kriterien, mittels deren man «echte» Gesellschafterdarlehen von Darlehen, die als Eigenkapitalersatz gelten müssen, trennen könnte, zu dem Kreditvergabeverhalten Dritter, also professioneller Kreditgeber, über. Die These ist: Gesellschafterdarlehen, die bereitgestellt werden, wenn professionelle Kreditgeber nicht mehr bereit sind, Kredite zu marktüblichen Konditionen zu gewähren, gelten als Eigenkapital-ersetzend und können somit a) nicht zur Unzeit abgezogen und b) insbesondere im Insolvenzverfahren nicht als Konkursforderung geltend gemacht werden. Ein Abzug eines Darlehens zur «Unzeit» liegt vor, wenn das Darlehen abgezogen wird, bevor der damit intendierte Zweck, nämlich die Wiederherstellung der

Zahlungsfähigkeit, nachhaltig erreicht ist (BGH-Urteil vom 14. 12. 59). In dem dem Urteil vom 24. 3. 1980 zugrundeliegenden Sachverhalt beurteilt der BGH die Bedingungen, unter denen ein Gesellschafterdarlehen abgezogen werden darf, allerdings ganz im Sinne der bestehenden Kapitalerhaltungsvorschriften. Danach kann das Gesellschafterdarlehen abgezogen werden, wenn das *Netto*vermögen der Gesellschaft nach Abzug nicht unter das satzungsmäßige Stammkapital gesunken ist*.

Der Gesetzgeber hat mit der gleichen Intention, nämlich Drittgläubiger vor den Risiken von durch Gesellschafterdarlehen hinausgeschobenen Insolvenzzeitpunkten und deren Folgen zu schützen, § 32a GmbHG erlassen. Diese Vorschrift verfügt die Umwidmung von Gesellschafterdarlehen in Eigenkapital, wenn (1) ein Gesellschafter in einem Zeitpunkt ein Darlehen gewährt, zu dem ordentliche Kaufleute Eigenkapital zugeführt hätten, und (2) die Gesellschaft in ein Insolvenzverfahren eintritt. Diese Vorschrift hat viele Fragen offengelassen und neue Probleme geschaffen. Insbesondere war klärungsbedürftig, wie denn der Zeitpunkt, zu dem ordentliche Kaufleute Eigenkapital zugeführt hätten, theoretisch bestimmt *und* operationalisiert werden sollte. Der BGH und die wohl herrschende Meinung der Gesellschaftsrechtler interpretieren diese Formel in der Zwischenzeit so, als sei dieser Zeitpunkt dann erreicht, wenn die Gesellschaft(er) von dritter Seite keinen Kredit zu marktüblichen Bedingungen mehr erhalten. Diese Interpretation hat zunächst den ästhetischen Vorteil, daß sie offenbare Widersprüche zwischen der BGH-Rechtsprechung vor dem Erlaß von § 32a GmbHG und dem Wortlaut des § 32a GmbHG vermeidet. Ob es eine gute Lösung ist, ist nicht ganz klar: Zum einen können Gesellschafter (Insider) mit guten Gründen noch Kredite geben, wenn Dritte, die die Lage weniger gut überschauen, (weitere) Kredite versagen. Zum anderen ist nicht ganz ausgeschlossen, daß die Eigenschaft der «Marktüblichkeit» von Kreditkonditionen verstärkt Probleme der Handhabung aufwerfen könnte. Das könnte z. B. dann eintreten, wenn Kreditinstitute auch in Deutschland verstärkt dazu übergingen, Kreditnehmer in Risikoklassen einzuordnen *und* Vertragszinssätze spürbarer zu differenzieren.

---

* Nicht einsichtig ist, warum der BGH im Urteil vom 24. 3. 80 zwei Kriterien verbindet, um eine Umqualifikation zu erreichen: GD müssen (1) gewährt werden, wenn Dritte Kredite zu marktüblichen Bedingungen ablehnen, *und* (2) GD müssen bei ihrer Rückgewähr zu Lasten des nach §§ 30, 31 GmbHG geschützten Stammkapitals gehen. Diese Verbindung beider Bedingungen ist inkonsistent, weil Bedingung (2) nach der früheren Rechtsprechung des BGH allein ausreicht, die Rückgewähr zu fordern bzw. den Entzug der Mittel zu unterbinden. Auf den Zustand der Gesellschaft im Zeitpunkt des Gewährens des Darlehens kann es in diesem Fall nicht ankommen.

Insgesamt könnte man die Rechtsprechung des BGH auch wohlwollend interpretieren: Die Umqualifikation eines Gesellschafterdarlehens in Eigenkapital bedeutet aus der Sicht des Insolvenzfalls, daß Fall 1 aus Tabelle 10.9 als relevant verordnet wird. Den Darlehensgebern werden die Vorteile einer positiven Befriedigungsquote gemäß Fall 2 bzw. Fall 3 in Tabelle 10.9 versagt. Antizipiert der Gesellschaftergläubiger dies, wird er in einer Reihe von Fällen auf Sanierungsversuche über Darlehen verzichten, da sie sich für ihn nicht lohnen wegen zu hoher Mißerfolgswahrscheinlichkeit. Die Rechtsprechung nimmt diese Verzichte in Kauf, um Risikoverlagerungen unter dem Deckmantel von Sanierungskrediten begegnen zu können. Diese wohlwollende Sicht kann man der Vorschrift des § 32a GmbHG jedoch nicht entgegenbringen. Ihre sanierungsfeindliche Wirkung ist zu stark. Zu begrüßen ist, daß der Gesetzgeber dies inzwischen erkannt (1998) und § 32a (3) GmbHG modifiziert hat.

4 Innovative Formen langfristiger Fremdfinanzierung

4.1 Zero-Bonds

Zero-Bonds oder Null-Kupon-Anleihen bieten keine laufenden Zinszahlungen. Zinszahlungen erfolgen ausschließlich zusammen mit der endfälligen Tilgung. Bei der echten Null-Kupon-Anleihe entspricht der Einlösebetrag (Rückzahlungsbetrag) dem Nominalwert der Anleihe. Der Ausgabebetrag entspricht dem mit dem Marktzins für gleich lange Laufzeiten und Emittenten vergleichbarer Bonität abgezinsten Barwert des Einlösebetrages.

Wenn der *Ausgabebetrag* dem Nominalwert entspricht, wird die Anleihe als Aufzinsungsanleihe bezeichnet. Der Rückzahlungsbetrag (Einlösebetrag) entspricht dann dem mit relevantem Marktzins auf den Fälligkeitszeitpunkt aufzinsten Endwert.

Ein Anleihetyp, der sich die Idee des Zero-Bonds zunutze macht, ist die Annuitätenanleihe. In der echten Zero-Bond-Version nimmt der Emittent den abgezinsten Barwert der Rückzahlungen auf, wobei die Rückzahlungen über einen mehrere Perioden umfassenden Zeitraum erfolgen. Weil diese Rückzahlungen gleich hoch sind, also Annuitäten darstellen, heißt die Anleihe Annuitätenanleihe. Ein Beispiel soll die Idee verdeutlichen. Ein Unternehmen mit erstklassigem Kreditrating (AAA) benötige ca. 100 Mio. DM rückzahlbar in endfälliger Form nach 15 Jahren. Der Marktzinssatz für Mittel der genannten Laufzeit sei 7,50%. Wenn der Ausgabebetrag ca. 100 Mio. DM erreichen soll (von Emissionskosten wird abgesehen), muß die Anleihe einen Rückzahlungsbetrag in Periode 15 von rund 300 Mio. DM haben. Wählt die Gesellschaft den echten Zero-Bond, für den der Rückzahlungsbetrag

(300 Mio. DM) als Nominalwert fungiert, erhält sie einen Ausgabebetrag von 101,39 Mio. DM. Bei einer Annuitätenanleihe wären z. B. 10 Jahre der gesamten Laufzeit zahlungsfrei; in den fünf letzten Jahren der Laufzeit würde die Anleihe annuitätisch so zurückgezahlt, daß die Effektivverzinsung von 7,5% genau erreicht wird.

	0	1	2 ... 10	11	12	13	14	15
echter Zero-Bond	+101,39	–	– – –	–	–	–	–	–300
Annuitätenanleihe	+101,39	–	– – –	–51,649	–51,549	–51,649	–51,649	–51,649

Die BMW AG hat die Variante Annuitätenanleihe 1987 zur Finanzierung des in München errichteten Forschungs- und Ingenieur-Zentrums eingesetzt. Über ihre niederländische Tochter, die BMW Finance N.V., hat sie Mittel in Höhe von 324,4 Mio. DM in fünf Tranchen aufgenommen, wobei die Tranchen Laufzeiten zwischen 10 und 30 Jahren haben. Die einzelnen Tranchen werden jeweils in den letzten 5 Jahren ihrer Laufzeit zurückgeführt. Tranchenvolumina, Laufzeiten und Effektivzinssätze sind so ausgerichtet, daß die Zahlungsbelastungen für die emittierende Tochtergesellschaft von Periode 5 bis 30 auf dem gleichen Niveau verharren. Die folgende Tabelle 10.10 zeigt die Tranchen, Laufzeiten, Zahlungsbelastungen und Effektivzinssätze vor Steuern.

Tabelle 10.10: Daten zur Annuitätenanleihe der BMW AG von 1987

Tranche	Laufzeit in Jahren	Tilgungs- dauer	Effektivzinssatz	Annuitäten in Mio DM	Ausgabebetrag in Mio DM
A	10	1993–97	6,25	38,180	117,97
B	15	1998–02	6,625	38,180	83,26
C	20	2003–07	7,0	38,180	56,74
D	25	2008–17	7,125	38,180	39,39
E	30	2013–17	7,25	38,181	27,03
					324,39

Von Bedeutung sind die handelsrechtliche Behandlung und die steuerlichen Regeln für die emittierende Gesellschaft und für die Anleger, die Zero-Bonds in ihrem Portefeuille halten. Betrachten wir die emittierende Gesellschaft. Handelsrechtlich käme zunächst der Bruttoansatz in Frage. Nach § 253 (1) HGB sind Verbindlichkeiten zu ihrem Rückzahlungsbetrag anzusetzen; die Differenz zwischen Rückzahlungsbetrag und Ausgabebetrag, die in der Regel erheblich ist und den Ausgabebetrag häufig überschreitet, wäre gemäß § 250

(3) HGB als Disagio zu interpretieren und als aktiver Rechnungsabgrenzungs-posten zu erfassen. Dieser kann über die Laufzeit der Verbindlichkeit verteilt werden. Auch der Nettoansatz käme in Frage; hier wird die Verbindlichkeit zum Ausgabebetrag passiviert; sie wächst in der Zeit um den Effektivzinssatz auf den Rückzahlungsbetrag am Ende der Laufzeit an. Die periodischen Zins-zuwächse sind Aufwand der Periode. Das Institut der Wirtschaftsprüfer (IdW) hat zu der Streitfrage Stellung genommen (HFA 1/ 1986). Es argumentiert, Zero-Bonds seien mit dem Betrag zu passivieren, der den Anleihegläubigern *unabhängig von der Fälligkeit* am Bilanzstichtag geschuldet wird. Dies sei der Ausgabebetrag zuzüglich der bis zum Bilanzstichtag aufgelaufenen Zins-schuld. Erst am Ende der Laufzeit der Anleihe wird somit der Rückzahlungs-betrag passiviert. Der HFA plädiert also für die Nettomethode. Als Begrün-dung führt er an, die Erfassung der Differenz zwischen Rückzahlungsbetrag und Ausgabebetrag als Disagio erlaube, daß dieses beliebig abgeschrieben werden könne. Dies aber führe zu Verzerrungen der Ertragslage von Unter-nehmen. Auch die Vermögenslage werde unzutreffend dargestellt, wenn mit der Emission von Zero-Bonds bereits die Zinslast für die gesamte Laufzeit als Verbindlichkeit ausgewiesen werde. Schließlich bemerkt der HFA zu dem scheinbaren Widerspruch seiner Interpretation zum Wortlaut von § 253 (1) Satz 2 HGB, der den Ansatz zum *Rückzahlungsbetrag* unmißverständlich ver-langt, daß der «Rückzahlungsbetrag» nur den zurückzuzahlenden Kapitalbe-trag meine, nicht aber die Zinsen. Wir wollen uns hier nicht mit den Folge-fragen beschäftigen, die aus diesem Begründungsversuch resultieren, sondern nur das Plädoyer für die Nettomethode festhalten.

Steuerlich gilt ebenfalls die Nettomethode (BMF-Schreiben vom 5.3. 1987 – IV B 2 – S 2133 – 1/87). Das emittierende Unternehmen (Anleiheschuldner) hat den Zero-Bond bzw. die Aufzinsungsanleihe im Jahr der Ausgabe mit dem Ausgabebetrag zu passivieren. Während der Laufzeit gelten die Effektivzinsen auf den Wert des Ausgabebetrages zu Beginn der Periode als Zinsaufwand der Periode. Die über die Laufzeit kumulierten Zinsaufwendungen entsprechen somit genau der Differenz zwischen Ausgabe- und Einlösebetrag.

Halten Unternehmen Zero-Bonds als Finanzanlage, sind Zinserträge und ggf. Kursgewinne Einkünfte aus Gewerbebetrieb, die zu versteuern sind. Auch für das anlegende Unternehmen gilt die Nettomethode. Damit wächst der Wert-ansatz des Zero-Bonds von Periode zu Periode um den Effektivzinssatz auf den Wertansatz am Ende der Vorperiode (= Anfang der Periode), es sei denn, der Marktwert des Zero-Bonds läge unterhalb dieses Ansatzes. Wenn wir Marktwertänderungen außer Betracht lassen, liegen also zu versteuernde Zinserträge, aber keine Zinseinzahlungen in der gleichen Periode vor.

Halten private Anleger Zero-Bonds als Geldanlage, sind Zinserträge in den

Zeitpunkt zu versteuern, in dem sie zugeflossen sind. Zufluß liegt vor am Ende der Laufzeit (Rückzahlungsbetrag) oder bei Verkauf des Zero-Bonds. Wird der Zero-Bond bis zum Ende der Laufzeit gehalten, unterliegen die kumulierten Zinsen der Besteuerung. Wird der Zero-Bond vorher veräußert, gilt (seit 1993) folgende Regelung: Der Veräußerer kann wählen, ob die Emissionsrendite (r_E) oder die Marktrendite (r_M) unterstellt werden soll. Wird im Rahmen des Beispiels zur Annuitätenanleihe die Emissionsrendite von 7,5 % unterstellt, ergibt sich am Ende der Periode 2 ein Marktwert von 117,17. Die Differenz zum Kaufpreis (101,39) ist zu versteuern. Gilt $r_M > r_E$, wird der Anleger die Besteuerung nach der Marktrendite wählen.

4.2 Floating Rate Notes (FRN)

Floating Rate Notes (FRN) sind Anleihen mit variabler Verzinsung; eine Neufestsetzung des Zinssatzes erfolgt in regelmäßigen Abständen (3 Monate, 6 Monate) in bezug auf einen Referenzzinssatz. Die verbreitetsten Referenzzinssätze sind LIBOR, FIBOR und LUXIBOR*. Der Effektivzinssatz eines Zeitabschnitts setzt sich zusammen aus dem Referenzzinssatz und einer Marge, die sich nach der Bonität des emittierenden Unternehmens richtet. Die Margen bewegen sich in einem Rahmen von $\frac{1}{16}$ bis $\frac{1}{2}$ %. Zeichner von sog. Floatern tragen wegen der zeitnahen Anpassung an den Marktzinssatz nur geringe Kursrisiken. Dem Risiko sich ändernder Zinssätze sind sie dagegen voll ausgesetzt. Auch die emittierende Gesellschaft ist dem Risiko steigender Zinssätze voll ausgesetzt. Eine Möglichkeit, dieses Risiko zu begrenzen, ist die Vereinbarung von Zins-Caps. Zins-Caps begrenzen die Risiken, die aus Steigerungen des Referenzzinssatzes drohen, ohne die Chance, von sinkenden Referenzzinssätzen zu profitieren, zu schmälern. Kauft die Gesellschaft einen Zins-Cap, erhält sie eine Ausgleichszahlung vom Cap-Verkäufer immer dann, wenn der Referenzzinssatz (zuzüglich Marge) die in der Cap-Vereinbarung festgelegte Obergrenze überschreitet. Die Gesellschaft kennt damit das maximale Zinsrisiko und zahlt hierfür eine Prämie an den Cap-Verkäufer. Ein Markt für Zins-Caps besteht in Deutschland für Anleihen mit einer Laufzeit zwischen 3 und 10 Jahren.

4.3 Indexanleihen

Bei Indexanleihen orientiert sich die Kapitalrückzahlung an einem bestimmten Index. Dabei kann es sich um einen Aktienindex (FAZ-Index, DAX, Commerzbank-Index), um den Preisindex für ein Edelmetall (Gold) oder um den

---

* London-(Frankfurt-, Luxemburg-)Interbank offered Rate.

Preisindex für eine Devise ($) handeln. Ein Beispiel für eine Indexanleihe ist die Anleihe einer Tochtergesellschaft der Deutschen Bank AG, der Deutsche Bank Finance N.V., Curaçao, die 1986 begeben wurde. Der Rückzahlungsbetrag orientierte sich am Stand des FAZ-Aktienindex zum 15. 8. 1991. Die Anleihe war in zwei Tranchen aufgeteilt; der Rückzahlungsbetrag einer Tranche stieg (fiel) mit steigendem (fallendem) Aktienindex, der der anderen stieg (fiel) mit fallendem (steigendem) Index. Die Rückzahlungsmodalitäten können nun so gestaltet werden, daß für jeden Stand des Aktienindex die gleiche Rückzahlung zu leisten ist, der Rückzahlungsbetrag für den Emittenten also eine sichere Größe ist.

4.4 Doppelwährungsanleihen

Bei Doppelwährungsanleihen erfolgen Mittelaufbringung und Rückzahlung in unterschiedlichen Währungen. Die Zinszahlungen sind entweder in der Aufbringungs- oder in der Rückzahlungswährung zu leisten. Die genaue Spezifikation wird in den Anleihebedingungen festgelegt. Die Emissionsrendite, das ist die im Emissionszeitpunkt erwartete Rendite, liegt i. d. R. zwischen den Renditen für Anleihen gleicher Laufzeit in den jeweiligen Währungsgebieten. Der Kurs der Anleihe wird von der Bonität des Emittenten, den Zinsänderungen am Markt und der Wechselkursentwicklung der Währung beeinflußt, in der Rückzahlung und (seltener) Zinszahlungen erfolgen.

4.5 Commercial-Paper-Programme

Die Mittelbeschaffung über Commercial-Paper-Programme unter den Formen langfristiger Finanzierung darzustellen, ist nicht ganz unproblematisch, da die Laufzeit von Tranchen zwischen 7 Tagen (Untergrenze) und zwei Jahren schwankt. Weil aber die Rahmenabkommen i. d. R. über längere Fristen vereinbart sind, werden solche Programm-Vereinbarungen hier plaziert.

Commercial-Paper (CP)-Programme sind Rahmenvereinbarungen zwischen bonitätsstarken Unternehmen und Kreditinstituten (Konsortien von Kreditinstituten) über die Plazierung von nicht gesicherten, börsennotierten oder nicht börsennotierten Schuldverschreibungen, deren Tranchen eine Laufzeit von zwei Jahren nicht überschreiten. Die Zerlegung des vereinbarten Volumens in einzelne Tranchen ermöglicht die Anpassung der Fremdmittelbeschaffung an den jeweiligen Bedarf ebenso wie die Aushandelbarkeit der Laufzeit der jeweiligen Tranche. Die Tranchen sind als Abzinsungspapier ausgestattet, d. h. die Rückzahlung enthält Kapitalbetrag und Zinsen.

Kreditinstitute sind nicht Kreditgeber, sondern Arrangeure, die den Rahmenvertrag aushandeln und die Plazierung der CP betreiben. Dafür erhalten sie Provisionen. Die Kreditinstitute übernehmen keine Plazierungsgarantie, übernehmen Tranchen bei mißlungenem Plazierungsversuch nicht selbst und bieten keine Stand-by-Kredite an, wenn eine Plazierung fehlschlagen sollte. Das Plazierungsrisiko liegt deshalb beim Emittenten. Die arrangierenden bzw. plazierenden Kreditinstitute bieten die CP institutionellen Anlegern, Unternehmen und privaten (Groß)Anlegern an. Die hohe Mindeststückelung von 500.000 DM schließt «normale» Privatanleger von dieser Anlage aus. In der Bundesrepublik Deutschland sind Anleger inländische Investmentfonds, Pensionskassen und Versicherungen – sie halten zusammen etwa 65% der begebenen CP –, Industrieunternehmen (20%), ausländische (10%) und inländische private Anleger (5%).

Die dynamische Entwicklung von CP-Programmen in Deutschland seit Anfang 1991 – im Oktober 1992 betrug das Gesamtvolumen aller Rahmenvereinbarungen etwa 35 Mrd. DM – ist aus mehreren Gründen von Interesse:

(1) CP-Programme gibt es an ausländischen Geld- und Kapitalmärkten schon geraume Zeit. Tabelle 10.11 belegt dies. Die Ursachen, warum sich CP-

Tabelle 10.11: Nationale und internationale Commerical-paper-Märkte, 1986–90 Umlaufvolumen per Jahresende. Mrd. US-Dollar[1]

	Marktgründung	1986	1987	1988	1989	1990
USA	vor 1960	325,9	373,6	451,6	521,9	557,8
Japan	Ende 1987	–	13,8	73,8	91,1	117,3
Frankreich	Ende 1985	3,7	7,6	10,4	22,3	31,0
Kanada	vor 1960	11,9	14,9	21,0	25,5	26,8
Schweden	1983	3,7	7,8	9,5	15,9	22,3
Australien[2]	Mitte der 70er Jahre	4,1	7,5	7,9	11,1	10,9
Großbritannien	1986	0,8	3,8	5,7	5,7	9,1
Spanien[3]	1982	2,5	2,8	3,1	4,2	8,4
Finnland	Mitte 1986	0,4	2,5	4,9	6,9	8,3
Norwegen	Ende 1984	0,9	2,1	1,7	2,0	2,6
Niederlande	1986	0,1	0,9	1,0	0,8	2,0
Zusammen		354,0	437,3	590,6	707,4	796,5
ECP	Mitte der 80er Jahre	13,9	33,3	50,6	58,4	70,4
Nachrichtlich:						
Sonstige Euro-Notes[4]		*15,1*	*16,9*	*13,5*	*11,1*	*19,1*
Insgesamt		367,9	470,6	641,2	765,8	886,9

[1] Umgerechnet zu Wechselkursen am Jahresende, ausgenommen Australien.
[2] Per Ende Juni jeden Jahres, umgerechnet zu den Wechselkursen von Ende Juni.
[3] Teilweise Erfassung.
[4] Nur kurzfristige Notes.

Quellen: Nationale Behörden und Euroclear.

Programme am deutschen Markt nicht etablieren konnten, sind einmal die bis 1990 bestehende Genehmigungspflicht für die Emission inländischer Schuldverschreibungen gemäß §§ 795, 808a BGB, die insbesondere schwerfällig und kostenträchtig war, und zum anderen die bis 1990 bestehende Börsenumsatzsteuer, die beim Erwerb der CP angefallen wäre und die Rendite bei der ohnehin kurzen Laufzeit spürbar beeinträchtigt hätte.

(2) CP-Programme sind ein Beispiel für die potentiellen Vorteile der Verbriefung von Fremdkapitaltiteln (Securitization), die die Liquidität der Anleger erhöht.

(3) CP-Programme sind ein Beleg dafür, daß die Vermittlungsfunktion von Kreditinstituten sich verändert. Während bei einem kurz- oder mittelfristigen Bankkredit das Kreditinstitut Mitteleinlagen beschafft, verzinst, mit Mindestreserven unterlegt, an Kreditnehmer ausleiht, die Kreditüberwachung übernimmt, ist die Funktion hier wesentlich verkürzt: Nur Arrangement und Vertriebsleistung werden übernommen. Die Transaktion ist für Kreditinstitute bilanzneutral.

(4) Mittel aus CP-Programmen sollten daher billiger sein als Bankkredite mit gleicher Laufzeit. Referenzgröße für den Zinssatz ist i. d. R. LIBID, der Londoner Interbankensatz (London Interbank Bid Rate), der bis zu 0,4 % unter den Kosten einer volumengleichen, laufzeitgleichen Kreditfinanzierung liegen kann.

Bislang haben vorrangig große und relativ bonitätsstarke Unternehmen CP-Programme aufgelegt: die damalige Daimler Benz AG, VW AG, Bayer AG, BMW AG, Treuhandanstalt, mit Rahmenvereinbarungen im Volumen von 500 Mio. DM und mehr. Auf die Rechtsform der Unternehmen kommt es aber hier nicht an; auch Nicht-Kapitalgesellschaften und kleinere Unternehmen als die genannten kommen als Emittenten grundsätzlich in Frage (z. B. Sixt AG, Haindl Papier GmbH), wenn sie Bonität belegen können. Der Nachweis über ein Kreditrating ist hier unerläßlich.

5 Finanzierung und Pensionsrückstellungen

Unternehmen können sich verpflichten, ihren Arbeitnehmern eine Alters-, Invaliden- oder Hinterbliebenenversorgung zu gewähren. Sie können solchen Verpflichtungen in verschiedenen Organisationsformen nachkommen: durch Gründung einer Pensions- oder Unterstützungskasse, durch Abschluß von Versicherungsverträgen zugunsten von Arbeitnehmern und durch Bildung von Rückstellungen. Nur die zuletzt genannte Form soll hier angesprochen werden. Im Prinzip werden Pensionsrückstellungen für eine betriebliche Altersversorgung für einen Arbeitnehmer während dessen Betriebszugehörigkeit gebildet. Wird der Fall nur eines Arbeitnehmers betrachtet, werden während dessen Betriebszugehörigkeit Zuführungen zu den Pensionsrückstellungen vorgenommen, denen in der Periode der Zuführung keine Auszahlungen gegenüberstehen: Es liegt Periodenaufwand, aber keine Periodenauszahlung vor, also vorperiodisierter Aufwand (vgl. Kapitel 1 und 3). Das Unternehmen behält Mittel ein, um nach dem Ausscheiden des Arbeitnehmers die vertraglich festgelegten Altersversorgungsleistungen in der «Rentenphase» zu finanzieren. Abb. 10.1 verdeutlicht den Sachverhalt (Z: Jahr der Versorgungszusage, R_1: Jahr der ersten Rentenzahlung, R_n: Jahr der letzten Rentenzahlung).

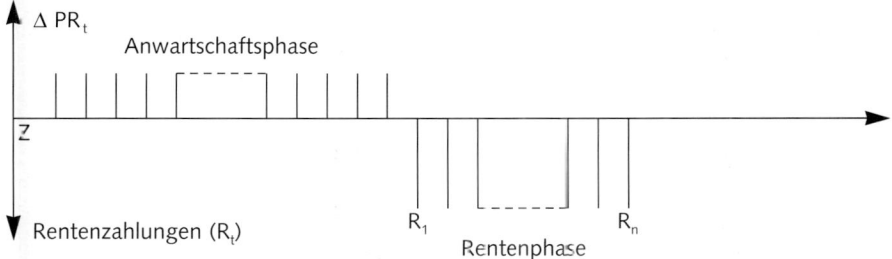

Abbildung 10.1: Phase der Rückstellungsbildung (Anwartschaftsphase) und Rentenphase

Die durch Rückstellungsbildung vor der Ausschüttung gesperrten Mittel werden im Unternehmen wieder angelegt und erzielen positive Renditen. Nimmt man an, daß die kumulierte Rückstellung zum Zeitpunkt des Ausscheidens des Arbeitnehmers aus dem Unternehmen dem Barwert der zugesagten betrieblichen Altersversorgungsbezüge entsprechen soll und daß die Rückstellung in gleichen Jahresbeträgen anzusammeln ist, hängt die erforderliche Rückstellungszuführung von der Rendite ab, die auf im Unternehmen investierte Mittel erzielbar ist.

Angenommen, einem dreißigjährigen Angestellten wurde zum 1.1.1982 eine Zusage auf eine betriebliche Altersversorgung in Höhe von 1.200 DM pro Jahr, zahlbar ab Ende des Jahres 2017 – dem Jahr seines Ausscheidens aus dem Unternehmen – bis zu seinem (sicheren) Tod im 80. Lebensjahr, also im Jahr 2032 gegeben. Die letzte Zahlung erfolgt also im Jahr 2031. Die Zuführungen zur Pensionsrückstellung erfolgen während der 35jährigen Anwartschaftsphase bis zum Jahre 2016 einschließlich und erreichen dann den Barwert der während der 15jährigen Rentenphase zu leistenden Zahlungen in Höhe von 1.200 DM pro Jahr. Bei einer im Unternehmen erzielbaren Rendite von 8% beträgt der Barwert der Rentenzahlungen R_t zu Beginn des Jahres 2017 (= Ende des Jahres 2016)

$$\sum_{t=2017}^{2031} R_t \, (1+i)^{-t+2016} = R_t \, \frac{(1+i)^{15}-1}{(1+i)^{15} \cdot i} = 10.271,37 \equiv B_E.$$

B_E bezeichnet den Barwert der R_t bei Eintritt des Versorgungsfalles, d. h. zum 1. 1. 2017. Erfolgen die Zuführungen zu der Pensionsrückstellung in gleichen Jahresbeträgen, ist die jeweils am Ende der Periode vorzunehmende Zu-führung (ab 1982), ΔPR, bestimmt durch

$$(10.3) \quad \Delta PR = B_Z \cdot \frac{(1+i)^{35} \cdot i}{(1+i)^{35}-1},$$

wobei B_Z den Barwert der R_t zum Zeitpunkt der Versorgungszusage, also zum 1. 1. 1982 angibt. ΔPR beträgt im Beispiel somit

$$(10.4) \quad \Delta PR = B_E \, (1+i)^{-35} \cdot \frac{(1+i)^{35} \cdot i}{(1+i)^{35}-1} = 694,70 \cdot 0,08580 = 59,61.$$

Beträgt die erzielbare Rendite bei Wiederanlage der ΔPR entsprechenden Mittel im Unternehmen 11%, betragen B_E = 8.629,04, B_Z = 223,70 und ΔPR = 25,26. Die Höhe der internen Wiederanlagemöglichkeit ist also ent-scheidend für die Höhe der periodischen Zuführung ΔPR.

Nun hat der Gesetzgeber steuerliche Regelungen geschaffen, die den Unter-nehmen Anreize bieten sollen, Vereinbarungen über betriebliche Altersversor-gungsleistungen mit ihren Arbeitnehmern abzuschließen. Der Anreiz besteht im Kern darin, daß die periodische Zuführung zu den Pensionsrückstellungen, ZPR, die steuerliche Bemessungsgrundlage kürzt (§ 6a EStG, § 104 BewG)*. D. h. in der Periode der Zuführung sind auf den Betrag ZPR keine gewinn-abhängigen Steuern zu entrichten. Die Höhe der Pensionsrückstellung min-derte außerdem die Bemessungsgrundlagen für die Substanzsteuern**.

Steuerliche Details sollen hier unbeachtet bleiben. Im folgenden sei angenom-men, daß der Steuersatz auf Unternehmensgewinne s grundsätzlich, also unab-hängig von der Gewinnverwendung, 60% betrage.

Der Gesetzgeber legt u. a. in § 6a EStG fest,

– daß ein Rechnungszinsfuß (i) von 6% zu verwenden ist; damit wird die Wiederanlagerendite rechnerisch normiert;

---

* *ZPR* setzt sich zusammen aus ΔPR und den Zinsen (6%) auf den Bestand der Pensions-rückstellungen zu Beginn der Periode.

** Die hier relevanten Substanzsteuern können seit 1997 bzw. 1998 unbeachtet bleiben.

– wie die Zuführungen zu den Pensionsrückstellungen zu gestalten sind bzw. welche maximalen Zuführungen zulässig sind.

Die Literatur betont i. d. R. den sog. Finanzierungseffekt von betrieblichen Altersversorgungszusagen (Wöhe/Bilstein [Grundzüge]). Dieser Finanzierungseffekt ist schwierig zu isolieren, da nämlich die Investitionsentscheidungen eines Unternehmens mit bzw. ohne betriebliche Altersversorgungszusagen i. d. R. unterschiedlich sein werden. Ursache ist das unterschiedliche Volumen an erzwungener bzw. freiwilliger Selbstfinanzierung, das mit den Fällen mit und ohne Altersversorgungszusagen schon wegen der steuerlichen Konsequenzen verbunden ist. Veränderte Selbstfinanzierungsvolumen können aber unterschiedliche Investitionsprogramme nach sich ziehen.

Von Bedeutung für die ökonomische Beurteilung von Maßnahmen der betrieblichen Altersversorgung könnten folgende Überlegungen sein:

(1) Unter der Prämisse der Vollausschüttung der Überschüsse kürzt ZPR in der Periode der Zuführung die Ausschüttung an die Eigentümer um $ZPR - s \, ZPR$, wobei der Term $- s \, ZPR$ die Reduktion der Steuerzahlung gegenüber dem Fall ohne Versorgungszusage berücksichtigt. Das Investitionsvolumen je Periode erhöht sich gegenüber dem Fall bei Vollausschüttung um den Betrag in Höhe der zusätzlichen Ausschüttungssperrwirkung, also ZPR.

Fall ohne Versorgungszusage			*Fall mit Versorgungszusage*	
Überschuß		100		100
ZPR		0		40
Steuern ($s = 0{,}6$); $(0{,}6 \cdot 100) =$		60	$0{,}6 \,(100 - 40) =$	36
Ausschüttung		40		24
zusätzliche Reinvestition		0		40

(2) Unter der Prämisse der vollen Thesaurierung der Überschüsse während der Anwartschaftsphase beeinflußt ZPR nicht die Ausschüttungen, wohl aber das (erzwungene) Selbstfinanzierungsvolumen und damit – über die Steuerwirkung – den Umfang der Reinvestitionen.

Fall ohne Versorgungszusage			*Fall mit Versorgungszusage*	
Überschuß		100		100
ZPR		0		40
Steuern	$0{,}6 \cdot 100 =$	60	$0{,}6 \,(100 - 40) =$	36
Ausschüttung		0		0
Reinvestition		40	$40 + 0{,}6 \cdot 40 =$	64

Im Fall mit Versorgungszusage ist das Reinvestitionsvolumen somit um s ZPR größer.

Diese Überlegungen sind jedoch etwas kurzatmig.

Will man die Vorteilhaftigkeit von Maßnahmen der betrieblichen Altersversorgung beurteilen, hat man in einem mehrperiodigen Kalkül die Steuerwirkungen, die veränderten Investitionsvolumen, die Renditen auf die Reinvestitionen, die Rentenzahlungen und die durch die Steuergesetzgebung implizierten Kapitalkosten (6%) und die Vertragsgestaltung zu beachten.

Wir wollen diesen Kalkül in einer einfachen Form im folgenden entwickeln. Der Kalkül wird verdeutlichen, (1) wer die Rentenleistungen an die Arbeitnehmer finanziert, und (2) eine Vorstellung über die Kosten von Kapital vermitteln, das durch die Bildung von Pensionsrückstellungen in Unternehmen angesammelt wird. Es empfiehlt sich zunächst, das Problem klarzustellen. Wir vergleichen zwei Unternehmen mit gegebenem Investitionsprogramm, von denen das Vergleichsunternehmen (V-Unternehmen) keine betrieblichen Altersversorgungszusagen gibt und folglich auch keine entsprechenden Rückstellungen bildet. Das zweite Unternehmen (AV-Unternehmen) gibt Zusagen auf Leistungen aus betrieblicher Altersversorgung und bildet entsprechende Rückstellungen. Wir unterstellen für beide Unternehmen das gleiche Investitionsprogramm und damit die gleichen Überschüsse vor Steuern und anderen finanziellen Belastungen, um zu vermeiden, daß Änderungen des Investitionsprogramms beim AV-Unternehmen wegen der ins Spiel kommenden Renditen aus Reinvestitionen die Pensionszusagen in einem scheinbar günstigen Licht erscheinen lassen. Wenn das Investitionsprogramm in beiden Unternehmen gleichbleibt, muß geklärt werden, was im AV-Unternehmen in der Anwartschaftsphase mit den Rückstellungs-Zuführungen geschieht: Wie werden die im Unternehmen durch Rückstellungsbildung gebundenen Mittel verwendet? Es wird unterstellt, daß Fremdmittel in entsprechendem Umfang freigesetzt werden. Um die Mechanik der Zahlungsbeziehungen möglichst klar zu zeigen, wird unterstellt, daß Fremdmittel den Satz i_V = 6% kosten. Fremdmittel kosten damit scheinbar so viel wie Mittel, die durch Pensionsrückstellungen im Unternehmen gebunden sind. Für diese hat der Gesetzgeber in § 6a (3) Ziff. 3 EStG festgelegt, daß ein Rechnungszinsfuß von 6% anzuwenden ist. Im folgenden wird das Problem allgemein erläutert und durch ein Beispiel illustriert. Dem Beispiel liegen folgende Annahmen zugrunde: Einem Arbeitnehmer, der bis zum Ende der Periode 4 in dem Betrieb beschäftigt bleibt, wird eine Rente von 100 DM zugesagt, die ihm am Ende der Perioden 5, 6, 7 ausgezahlt wird. Der Rechnungszinsfuß ist 6%. Gemäß den oben erläuterten Überlegungen ergeben sich die gleichbleibenden Jahresbeträge J_t, die Teilwerte T_t, die Zuführungen zu den Pensionsrückstellungen ZPR_t und die Rentenzahlungen R_t aus Tabelle 10.12.

Der Teilwert T_t wächst von Periode zu Periode um J_t und den Betrag $i \cdot PR_{t-1}$. Da der Teilwert dem Bestand der gebildeten Pensionsrückstellungen ent-

Tabelle 10.12: Gleichbleibende Jahresbeträge, Teilwerte, Zuführung zu Pensionsrückstellungen in Anwartschafts- und Rentenphase

(1)	(2)	(3)	(4)	(5)	(6)
t	J_t	T_t	$ZPR_t = T_t - T_{t-1}$	$ZPR_t = iPR_{t-1}$	R_t
0					
1	61,10	61,10	61,10		
2	61,10	125,87	64,77		
3	61,10	194,52	68,65		
4	61,10	267,30	72,78		
5	–	183,34		16,04	100
6	–	94,34		11,00	100
7	–	0		5,66	100

spricht, $T_t = PR_t$, entspricht $i \cdot PR_{t-1}$ den Zinsen auf den Rückstellungsbestand oder den Teilwert zu Beginn der Periode. Mit dem Beginn der Rentenphase – im Beispiel Periode 5 – unterbleiben die Zuführungen J_t: Das Konstrukt «Teilwert» ist so angelegt, daß der Rückstellungsbestand zu Beginn der Rentenphase (= Ende Periode 4 = Anfang Periode 5) dem Barwert der zu leistenden Rentenzahlungen entspricht. Lediglich in Höhe der Zinsen $i \cdot PR_{t-1}$ fallen in der Rentenphase Zuführungen zu Pensionsrückstellungen an.

Prüfen wir nun, wie die in Tabelle 10.12 abgebildete Zusage auf die Ausschüttungen (Entnahmen) einer GmbH im Vergleich zu einem V-Unternehmen, das ebenfalls GmbH sei, wirkt. Beide Unternehmen sind im Zeitpunkt 0 mit Eigenkapital von 2.000 und Fremdkapital von 1.000 ausgestattet. Die Investitionsrendite (r) beträgt 6%; die Fremdkapitalkosten (i_V) betragen ebenfalls 6%. Von Steuern wird zunächst abgesehen. Die Ausschüttung des V-Unternehmens beträgt pro Periode 120; die Ausschüttung des AV-Unternehmens ergibt sich aus Zeile (10) in Tabelle 10.13.

Zeile (10) von Tabelle 10.13 zeigt, daß die Ausschüttungen des AV-Unternehmens in der Anwartschaftsphase genau um den gleichbleibenden Jahresbetrag ($J_t = 61,10$) kleiner sind als die Ausschüttungen des V-Unternehmens. In der Rentenphase sind beide Ausschüttungsniveaus wieder gleich. Wie kommt es zu diesem ausschüttungsverkürzenden Effekt?

In der Anwartschaftsphase beträgt der Bruttoerfolg des AV-Unternehmens vor Zinsen $r(EK + F_{t-1}^* + PR_{t-1}) = 180$. Das Symbol r bezeichnet die Investitionsrendite von 6%. $F_{t-1}^* + PR_{t-1}$ ergeben zusammen in jedem Zeitpunkt den Betrag von 1.000, weil oben angenommen wurde, daß durch Rückstellungsbildung im Unternehmen gebundene Mittel in *gleicher* Höhe Fremdmittel freisetzen.

Tabelle 10.13: Entwicklung der Entnahmen (Ausschüttungen) eines AV-Unternehmens im Vergleich zu einem V-Unternehmen bei gegebenem Investitionsprogramm in einer Welt ohne Steuern

	1	2	3	4	5	6	7
I Vergleichsunternehmen							
$D_t^V = r\,(EK-F_0)-i_V F_0$	120	120	120	120	120	120	120
II AV-Unternehmen							
(1) Cash-Flow vor Zinsen							
ohne AV	180	180	180	180	180	180	180
(2) Aufwand AV a) J_t	61,10	61,10	61,10	61,10	–	–	–
b) iPR_{t-1}	–	3,67	7,55	11,67	16,04	11	5,66
(3) Zuführung zur $PR_t=ZPR_t$	61,10	64,77	68,65	72,77	–	–	–
(4) Auflösung von $PR_t=aPR_t$	–	–	–	–	83,96	89	94,34
(5) Verschuldungsumfang							
$F_t^*=F_{t-1}-ZPR_t+aPR_t$	938,90	874,13	805,48	732,71	816,67	905,67	1.000
(6) Zinsen: $i_V F_{t-1}^*$	60	56,33	52,45	48,33	43,96	49	54,34
(7) Rentenleistung: R_t	–	–	–	–	100	100	100
(8) Entnahme in der Anwartschaftsphase:							
$D_t^{AV}=(1)-(3)-(6)$	58,90	58,90	58,90	58,90	–	–	–
(9) Entnahme in der Rentenphase:							
$D_t^{AV}=(1)+(4)-(6)-(7)$	–	–	–	–	120	120	120
(10) D_t^{AV}	58,90	58,90	58,90	58,90	120	120	120

Es werden somit Fremdmittel in gleicher Höhe getilgt. In Tabelle 10.13 zeigt Zeile (5) den schrumpfenden Fremdkapital-Umfang. Die Zinsen sinken entsprechend, wie Zeile (6) ausweist. Die Ausschüttung in der Anwartschaftsphase ist definiert durch:

$$(10.5) \quad D_t^{AV} = r(EK + F_{t-1}^* + PR_{t-1}) - ZPR - i_V F_{t-1}^*.$$

Der oben definierte Bruttoerfolg wird um die Zinszahlungen an Gläubiger ($i_V F_{t-1}^*$) und um die Zuführung zu den Rückstellungen gekürzt. Für ZPR_t gilt:

$$(10.6) \quad ZPR_t = J_t + iPR_{t-1}.$$

Aber *nur* J_t reduziert die Ausschüttung, denn iPR_{t-1} entspricht den Kosten, die auf das um PR_{t-1} verkürzte Fremdkapital gerade gespart werden. Betrachtet man die Differenz zwischen den Ausschüttungen des AV-Unternehmens und denen des V-Unternehmens, erhält man:

$$(10.7) \quad \Delta D_t^{AV} = D_t^{AV} - D_t^V = - J_t - iPR_{t-1} - i_V F_{t-1}^* + i_V F_{t-1}.$$

Da gilt $F_{t-1} = PR_{t-1} + F_{t-1}^*$, d.h., weil die Verschuldung des V-Unternehmens

(F_{t-1}) immer gleich der Summe aus $PR_{t-1} + F^*_{t-1}$ auf seiten des AV-Unternehmens ist, folgt

$$(10.8) \quad \Delta D^{AV}_t = - J_t - (i_V - i) \, PR_{t-1}.$$

Für den Fall $i_V = i$ folgt somit, daß das Ausschüttungsniveau des AV-Unternehmens um J_t *sinkt*. Gälte $i_V > i$, könnte man also durch PR_t «teureres» Fremdkapital ersetzen, würde der Nachteil gemildert.

In der Rentenphase steigt das Ausschüttungsniveau des AV-Unternehmens auf das Niveau vor der Zusage, also 120, weil die Rentenleistungen finanziert werden a) aus iPR_{t-1} und b) aus der Wiederauffüllung des in der Anwartschaftsphase zurückgeführten Fremdkapitals. Der Verschuldungsumfang des AV-Unternehmens erreicht in Periode 7 – siehe Zeile (5) in Tabelle 10.13 – wieder die Ausgangshöhe von 1.000.

Das Beispiel belegt klar, wer die Zeche zahlt: Was die Arbeitnehmer gewinnen, verlieren die Eigentümer. Betrachtet man die Barwerte der Ausschüttungen des V- bzw. AV-Unternehmens sowie der Rentenzahlungen, folgt:

- Barwert D^V_t = 669,89
- Barwert D^{AV}_t = 458,16 ⎫
- Barwert R_t = 211,73 ⎭ 669,89

Der Leser wird fragen, wo die vielbeschriebenen vorteilhaften Finanzierungseffekte von Pensionsrückstellungen sind. Die Antwort ist einfach: In der hier unterstellten Welt gibt es keine. Und man darf hinzufügen: In der realen Welt gibt es sie *nicht* in dem Umfang, wie das die Mehrzahl der Autoren, die das Problem nicht sauber zu Ende gedacht haben, meint. So gibt es viele Autoren, die sich an «Liquiditätsgewinnen» berauschen, die sie dann vermuten, wenn ZPR_t eine steuerliche Bemessungsgrundlage kürzt. Liquidität ist wichtig, aber es ist eine hier ungeeignete Beurteilungsgrundlage.

Betrachten wir, um dies zu belegen, eine Welt, in der es nur eine Gewinnbesteuerung gibt. Der Gewinnsteuersatz betrage 50% ($s_U = 0,5$). Zinsen und Zuführungen zu Pensionsrückstellungen kürzen die steuerliche Bemessungsgrundlage. Alle sonstigen Annahmen werden beibehalten. Nur die Investitionsrendite (r) wird auf 10% angehoben. Tabelle 10.14 stellt das Ergebnis dar. Aus Zeile (12) erkennt man, daß von «vorteilhaften Finanzierungseffekten» auch jetzt nichts zu sehen ist. Die Entnahmen der Eigentümer des AV-Unternehmens sind *niedriger* als die der Eigentümer des V-Unternehmens. Betrachten wir Barwerte*:

---

* Um einen Vergleich mit dem vorangegangenen Beispiel zu ermöglichen, wurde der gleiche Diskontierungssatz von 6% verwendet.

(1) V-Unternehmen
 – Barwert D_t^V 669,89
 – Barwert der Steuerzahlungen an den Fiskus   669,89
                                                           _____
                                                            1.339,78

(2) AV-Unternehmen
 – Barwert D_t^{AV} 564,03
 – Barwert der Steuerzahlungen an den Fiskus   564,03
 – Barwert R_t 211,73
                                                           _____
                                                            1.339,79

Wiederum finanzieren die Eigentümer des AV-Unternehmens die Rentenle:-
stungen an die Arbeitnehmer. Lediglich ihr Finanzierungsbeitrag ist gesunken:
Er betrug oben 211,73; er ist jetzt auf 105,86 gefallen. Den Rest trägt der Fiskus über relative Steuerausfälle.

Wie läßt sich die relative Absenkung des Entnahmeniveaus für die Eigentümer
des AV-Unternehmens erklären? In der Anwartschaftsphase gilt (10.9):

(10.9) $D_t^{AV} = [r(EK + F_{t-1}^* + PR_{t-1}) - i_V F_{t-1}^* - ZPR_t] (1 - s_U).$

Für das Vergleichsunternehmen gilt:

(10.10) $D_t^V = [r(EK + F_0) - i_V F_{t-1}] (1 - s_U).$

Die Differenz beträgt

(10.11) $\Delta D_t^{AV} = D_t^{AV} - D_t^V = [- i_V F_{t-1}^* - ZPR_t + i_V F_{t-1}] (1 - s_U).$

Da $F_{t-1} - F_{t-1}^* = PR_{t-1}$ und $ZPR_t = J_t + iPR_{t-1}$, folgt:

(10.12) $\Delta D_t^{AV} = [i_V PR_{t-1} - J_t - iPR_{t-1}] (1 - s_U) = [- J_t + (i_V - i) PR_{t-1}] (1 - s_U).$

Für den Fall $i_V = i$ folgt, daß D_t^{AV} um $J_t (1 - s_U)$ kleiner ist als D_t^V. $J_t (1 - s_U)$
beträgt im Beispiel 30,55. Um diesen Betrag ist 89,45 kleiner als 120. Im
Beispiel finanzieren die Eigentümer die Hälfte der gleichbleibenden Jahresbeträge J_t. Ein Vorteil aus der Gewährung von Pensionszusagen an Arbeitnehmer
für *Eigentümer* ist in diesem Modell nicht zu erkennen. Solche Vorteile sind
indessen denkbar: Die Fluktuationsrate der Arbeitnehmer könnte sinken; die
Wiedergewinnung und Einarbeitung von Arbeitnehmern kostet Geld. Die
Fehlzeiten der begünstigten Arbeitnehmer könnten sinken. Ihre Motivation zu
arbeiten könnte steigen; die Quantität und insbesondere Qualität von Produkten und Dienstleistungen könnten zunehmen.

Es gibt Bedingungen, unter denen betriebliche Altersversorgungszusagen für
die Eigentümer auch unter finanziellem Aspekt günstig sind. Aber diese Bedingungen sind bei weitem nicht so häufig gegeben, wie ihre Existenz behauptet
wird. Dies kann hier indessen nicht ausgeführt werden.

Tabelle 10.14: Entwicklung der Entnahme (Ausschüttungen) eines AV-Unternehmens im Vergleich zu einem V-Unternehmen in einer Welt mit einer einfachen Gewinnbesteuerung

	1	2	3	4	5	6	7
I Vergleichsunternehmen							
(1) Bruttoerfolg: $r(EK+F_0)$	300	300	300	300	300	300	300
(2) $S_t^V=s_U[r(EK+F_0)-i_VF_0]$	120	120	120	120	120	120	120
(3) i_VF_0	60	60	60	60	60	60	60
(4) $D_t=(1)-(2)-(3)$	120	120	120	120	120	120	120
II AV-Unternehmen							
(1) Bruttoerfolg ohne AV	300	300	300	300	300	300	300
(2) Aufwand AV a) J_t	61,10	61,10	61,10	61,10	–	–	–
b) iPR_{t-1}	–	3,67	7,55	11,67	16,04	11	5,66
(3) Zuführung zu $PR_t=ZPR_t=(2a)+(2b)$	61,10	64,77	68,65	72,77	–	–	–
(4) Auflösung von $PR_t=aPR_t$	–	–	–	–	83,96	89	94,34
(5) Verschuldungsumfang $F_t^*=F_{t-1}^*-ZPR_t+aPR_t$	938,90	874,13	805,48	732,71	816,67	905,67	1.000
(6) Zinsen: $i_VF_{t-1}^*$	60	56,33	52,45	48,33	43,96	49	54,34
(7) Steuern in Anwartschaftsphase: $S_t^{AV}=[(1)-(3)-(6)]\,s_U$	89,45	89,45	89,45	89,45	–	–	–
(8) Steuern in Rentenphase $S_t^{AV}=[(1)-(2b)-(6)]\,s_U$					120	120	120
(9) Rentenleistung: R_t					100	100	100
(10) Entnahme in Anwartschaftsphase: $D_t^{AV}=(1)-(3)-(6)-(7)$	89,45	89,45	89,45	89,45	–	–	–
(11) Entnahme in Rentenphase: $D_t^{AV}=(1)+(4)-(6)-(8)-(9)$	–	–	–	–	120	120	120
(12) Entnahme: D_t^{AV}	89,45	89,45	89,45	89,45	120	120	120

Es ist auch anzumerken, daß die Anreize für Eigentümer (Manager), Zusagen auf betriebliche Altersversorgung zu geben (und Pensionsrückstellungen zu bilden), im Zeitablauf geringer geworden sind. Zu den Ursachen zählt die zweifache Anhebung des Rechnungszinsfußes durch den Gesetzgeber, der damit einen wichtigen Aspekt der Kapitalkosten definiert, der Wegfall der Substanzsteuern und die Rechtsprechung des Bundesarbeitsgerichtes (BAG) zu Fragen der Altersversorgung. Viel weniger bedeutungsvoll, als gemeinhin vermutet, ist die Frage der Passivierungspflicht für Neuzusagen ab dem 1. 1. 1987. Da die Geltendmachung der steuerlichen Vorteile den Ansatz der Pensionsrückstellungen in der Handelsbilanz bedingt, dürfte die Passivierungspflicht für Neuzusagen – Rationalität unterstellt – kaum ein eigenständiger Hinderungsgrund sein.

Die Literatur diskutiert mit nicht einheitlichem Ergebnis, ob Pensionsrückstellungen zum Eigen- oder Fremdkapital zählen. Wir haben im 8. Kapitel entschieden, daß diese Frage über die Eigenschaften der finanziellen Ansprüche der Anspruchsinhaber zu entscheiden ist, und die Positionen der «reinen» Eigenkapitalgeber und «reinen» Fremdkapitalgeber definiert. Zugleich wurde deutlich, daß es eine breite Grauzone gibt. Die Zahlungsansprüche der versorgungsberechtigten Arbeitnehmer sind unter fast allen Aspekten denen der Gläubiger ähnlich. Zwar werden sie zu anpaßbaren Ansprüchen, wenn die Aufrechterhaltung der Ansprüche das Risiko der Zahlungsunfähigkeit des Unternehmens spürbar erhöhen würde. Das Unternehmen kann sich somit gerade dann ganz oder z.T. von diesen Ansprüchen befreien, wenn die wirtschaftliche Lage äußerst schlecht ist. Der Gesetzgeber hat jedoch Vorsorge getroffen, daß die Entlastungsmöglichkeit der Unternehmen nicht einseitig auf den Schultern der Versorgungsberechtigten erfolgt: § 7 (1) Ziffer 5 des Gesetzes zur Verbesserung der betrieblichen Altersversorgung bestimmt, daß Kürzungen oder eingestellte Versorgungsleistungen des Arbeitgebers wegen wirtschaftlicher Notlage vom Pensions-Sicherungs-Verein (PSV) ausgeglichen bzw. übernommen werden. Der PSV ist ein Versicherungsverein auf Gegenseitigkeit, an den alle Arbeitgeber, die betriebliche Altersversorgungen in der hier beschriebenen Form zugesagt haben, Versicherungsbeiträge leisten müssen (Windel [Insolvenzsicherung]). Das BAG hat außerdem entschieden, daß der kürzungswillige Unternehmer *vor* der Kürzung den PSV zur Übernahme der Lasten durch Beweisführung über die Notlage bewegen oder den PSV gerichtlich zur Übernahme der Lasten zwingen muß. Damit unterscheidet sich die hier notwendige Überzeugungsarbeit nicht von der, die aufzuwenden ist, um einen Großgläubiger zum Stillhalten oder zu einem Moratorium zu bewegen.

6 Zusammenfassung

Eingangs wurde, anknüpfend an die Ausführungen zur Entwicklung über die vertikale Eigenkapitalquote bei deutschen Unternehmen, auf die relative Bedeutung der Fremdfinanzierung im Rahmen der Gesamtfinanzierung von Unternehmen hingewiesen. Auf die Aspekte, die den Einsatz von Fremdkapital besonders fördern, wurde verwiesen. Dann wurden typische Bestandteile von Kreditverträgen dargestellt. Die Darstellung langfristiger Finanzierungsformen wurde untergliedert in eher traditionelle, gut bekannte und innovative, erst seit einigen Jahren verstärkt eingesetzte Formen. Eine Sonderstellung unter den traditionellen Formen nehmen Gesellschafterdarlehen ein. In dieser ökonomisch und juristisch interessanten Konstruktion gewähren Eigentümer ihren Gesellschaften Kredite. Die Eigentümer nehmen somit Eigentümer- *und*

Gläubigerpositionen ein. Gründe für ihre Gewährung wurden genannt; Gründe für Rechtsprechung und Gesetzgebung, Gesellschafterdarlehen in der Insolvenz mißtrauisch zu betrachten, wurden ebenfalls gefunden.

Die innovativen Finanzierungsformen gewinnen an Boden. Daß sie zunächst nur großen, international bekannten Unternehmen zur Verfügung stehen, ist wegen der Bonitätsanforderungen und des erforderlichen Bekanntheitsgrades des Schuldners einleuchtend. Die Ideen, die hinter den neuen Produkten stehen, werden sich jedoch auch für kleinere Unternehmen nutzbar machen lassen, wenn die Idee selbst Langlebigkeit (survival value) belegt.

Eine Sonderstellung unter den Möglichkeiten langfristiger Finanzierung nehmen betriebliche Altersversorgungszusagen ein. Wegen verbreiteter Auffassungen über vorteilhafte Finanzierungswirkungen von Pensionsrückstellungen wurde dieser Abschnitt ausführlicher gestaltet. Anhand zweier einfacher Beispiele wurde erläutert, wer unter bestimmten Bedingungen die Rentenzahlungen an die Arbeitnehmer finanziert und warum und wie die Problemstruktur mehrperiodig entwickelt werden muß. Natürlich müssen diese Überlegungen fortgeführt werden für das Steuersystem der Bundesrepublik Deutschland und empirische Kollektive von Arbeitnehmern. Dies kann im Rahmen dieses einführenden Textes nicht geschehen. Es wird daher auf die Literatur verwiesen (Schwab 1988, Drukarczyk [Altersversorgungszusagen] 1990). Die aufgeworfene Frage ist von beträchtlicher Bedeutung; etwa 15% der Passiva großer Unternehmen werden durch Pensionsrückstellungen dargestellt.

Ergänzende Literaturangaben zum 10. Kapitel

Bank für Internationalen Zahlungsausgleich (Hrsg.): Nationale und internationale Commercial-Paper-Märkte. In: Entwicklung des internationalen Bankgeschäfts und der internationalen Finanzmärkte. Basel, August 1991, S. 18–24.

Binkowski, Peter und *Beeck, Helmut:* Finanzinnovationen. 3. Aufl., Bonn 1995.

Brealey, Richard A. und *Myers, Stewart C.:* Principles of Corporate Finance. 6. Aufl., 1999, Kapitel 24.

Büschgen, Hans E.: Finanzinnovationen, Neuerungen und Entwicklungen an nationalen und internationalen Finanzmärkten. In: Zeitschrift für Betriebswirtschaft, 56 (1986), S. 301–318.

Burger, Klaus-Michael (Hrsg.): Finanzinnovationen - Risiken und ihre Bewältigung. Stuttgart 1989.

Claussen, Carsten P.: Kapitalersetzende Darlehen und Sanierungen durch Kreditinstitute. In: Zeitschrift für das gesamte Handelsrecht und Wirtschaftsrecht, 147 (1983), S. 195–219.

Deutsche Bundesbank: Betriebliche Altersversorgung in der BRD. In: Monatsberichte der Deutschen Bundesbank, 36 (1984), S. 30–37.

Dhom, Robert: Die langfristige Fremdfinanzierung durch Kreditinstitute und andere Finanzinstitutionen. In: Finanzierungs-Handbuch, Christians, F.W. (Hrsg.), Wiesbaden 1980, S. 151–175.

Diel, Rolf: Langfristige Fremdfinanzierung durch Emission von Industrieobligationen. In: Finanzierungs-Handbuch, Christians, F. W. (Hrsg.), Wiesbaden 1980, S.177–199.

Drukarczyk, Jochen: Begrenzte Haftung, Gläubigerrisiko und Gesellschafterdarlehen. In: Betriebswirtschaftslehre und Recht. Heigl, A. und Uecker, P. (Hrsg.), Wiesbaden 1979, S.107–132.

Drukarczyk, Jochen: Unternehmen und Insolvenz, Wiesbaden 1987, S. 280–284.

Drukarczyk, Jochen: Was kosten betriebliche [Altersversorgungszusagen]? In: Die Betriebswirtschaft, 50 (1990), S. 333–353.

Drukarczyk, Jochen: Theorie und Politik der Finanzierung. 2. Aufl., München 1993, Kapitel 10, 11, 15.

Drukarczyk Jochen: Gesellschafterdarlehen, Rechtsprechungsgrundsätze des BGH und § 32a GmbHG – Einige kritische Anmerkungen. In: Unternehmenstheorie und Besteuerung, Festschrift für D. Schneider, R. Elschen, Th. Siegel und F. W. Wagner (Hrsg.), Wiesbaden 1994, S. 173–199.

Engels, Wolfram (Hrsg.): Institutionelle Rahmenbedingungen effizienter Kapitalmärkte. Frankfurt/M. 1989.

Fleck, Hans-Joachim: Das kapitalersetzende Bankdarlehen in der GmbH. In: Handelsrecht und Wirtschaftsrecht in der Bankpraxis, Festschrift für W. Werner, Hadding, W./ Immenga, U. u. a. (Hrsg.), Berlin, New York 1984, S.107–129.

Franke, Günter und *Hax, Herbert:* Pensionsrückstellungen und Steuerersparnisse. In: Der Betrieb, 42 (1989), S. 1881–1882.

Franke, Günter und *Hax, Herbert:* Finanzwirtschaft des Unternehmens und Kapitalmarkt. 4. Aufl., Berlin, Heidelberg 1999.

Gebhard, Joachim: Kapitalersetzende Gesellschafterdarlehen: Stehenlassen als Gewähren i. S. d. § 32 a GmbHG? In: Der Betrieb, 37 (1984), S. 1385–1387.

Giersberg, Klaus-Wilhelm: Finanzinnovationen im Euro-Markt. Bayreuth 1988.

Haegert, Lutz: Besteuerung, Unternehmensfinanzierung und betriebliche Altersversorgung. In: D. Schneider (Hrsg.): Kapitalmarkt und Finanzierung. Schriften des Vereins für Sozialpolitik. Berlin 1987, S. 155–168.

Haegert, Lutz und *Schwab, Hartmut:* Die Subventionierung direkter Pensionszusagen nach geltendem Recht im Vergleich zu einer neutralen Besteuerung. In: Die Betriebswirtschaft, 50 (1990), S. 85-102.

Hagenmüller, Karl-Friedrich und *Kolbeck, Rosemarie:* Finanzierung. In: Handbuch der Aktiengesellschaft. Köln/Marienburg.

HFA 1/1986: Zur Bilanzierung von Zero-Bonds. In: Wirtschaftsprüfung, 39 (1986), S. 243–250.

Hieber, Otto L.: Der Einfluß der betrieblichen Altersversorgung auf den Unternehmenswert – Ein Beitrag zur Unternehmensbewertung. Frankfurt/M., Bern, New York 1986.

Hieber, Otto L.: Ökonomische Analyse der Passivierungspflicht für Pensionsverpflichtungen nach neuem Bilanzrecht. In: Wirtschaftsprüfung, 40 (1987), S. 531–539.

Hielscher, Udo und *Laubscher, Hans-Dieter:* Finanzierungskosten. Kostenbestandteile, Kostenvergleiche und Usancen der Industriefinanzierung. 2. Aufl., Frankfurt/M. 1989.

Höfer, Reinhold: Betriebliche Altersversorgung – steuerliche und finanzielle Wirkungen. Wiesbaden 1973, S. 18–29.

Klaus, Michael: Euronotes und Euro Commercial Paper als Finanzinnovationen. Wiesbaden 1988.

Kußmaul, Heinz: Betriebswirtschaftliche Überlegungen bei der Ausgabe von Null-Kupon-Anleihen. In: Betriebsberater, 42 (1987), S. 1562–1565.

Lemitz, Horst-Günter und *Höfer, Reinhold:* Pensionsrückstellungen. In: Handwörterbuch der Finanzwirtschaft, Büschgen, H. E. (Hrsg.), Stuttgart 1976, Sp.1426–1437.

Lutter, Marcus und *Hommelhoff, Peter:* Nachrangiges Haftkapital und Unterkapitalisierung in der GmbH. In: Zeitschrift für Unternehmens- und Gesellschaftsrecht, 8 (1979), S. 31–66.

Perridon, Louis und *Steiner, Manfred:* [Finanzwirtschaft] der Unternehmung. 10. Aufl., München 1999.

Reinboth, Helmut: Schuldscheindarlehen als Mittel der Unternehmensfinanzierung. Wiesbaden 1965.

Rohleder, Michael und *Schäfer, Gerald:* Neues Finanzierungsinstrument im Inland: DM-Commercial Paper. In: Die Bank, 31 (1991), S 204–207.

Rümker, Dietrich: Bankkredite als kapitalersetzende Gesellschafterdarlehen unter besonderer Berücksichtigung der Sanierungssituation. In: Zeitschrift für Wirtschaftsrecht und Insolvenzpraxis (ZIP), 3 (1982), S. 1385–1504.

Schmidt, Karsten: Gesellschafterdarlehen als Insolvenzrechtsproblem. In: Zeitschrift für Wirtschaftsrecht (ZIP), 2 (1981), S. 689–699.

Schmidt, Reinhard H.: Asymmetrische Information und Gläubigerverfügungsrechte in der Insolvenz. In: Zeitschrift für Betriebswirtschaft, 54 (1984), S. 717–742.

Schneider, Dieter: Steuerfreie Kapitalbildung in dreistelliger Milliardenhöhe durch Pensionsrückstellungen? In: Der Betrieb, 42 (1989), S. 889–895.

Schneider, Dieter: Steuerersparnisse bei Pensionsrückstellungen allein durch die Aufwandsvorwegnahme? In: Der Betrieb, 42 (1989), S. 1883–1887.

Schneider, Dieter: Investition, Finanzierung und Besteuerung. 7. Aufl., Wiesbaden 1992.

Schwab, Hartmut: Die betriebliche Altersversorgung – ein praktisches Modell für die Planung und Gestaltung. Hamburg 1988.

Spremann, Klaus: Wirtschaft, Investition und Finanzierung. 5. Aufl., München, Wien 1996.

Strobel, Wilhelm: Die betriebliche Altersversorgung als Entscheidungsproblem. In: Der Betrieb, 30 (1977), S. 781–787.

Strobel, Wilhelm: Betriebsrenten als Problem der Unternehmensplanung und der Bilanzierung. In: Zeitschrift für betriebswirtschaftliche Forschung, 30 (1978), S. 71–88.

Swoboda, Peter: Investition und Finanzierung. 5. Aufl., Würzburg 1996.

Swoboda, Peter: Betriebliche Finanzierung. 3. Aufl., Heidelberg 1994.

Ulmer, Peter: Umstrittene Fragen im Recht der Gesellschafterdarlehen (§ 32a GmbHG). In: Zeitschrift für Wirtschaftsrecht (ZIP), 5 (1984), S. 1163–1174.

van Horne, James C.: Financial Management and Policy. 11. Aufl., Englewood Cliffs 1998.

von Stein, Johann H.: Finanzinnovationen. In: Das Wirtschaftsstudium, 20 (1991), S. 43–47.

Vormbaum, Herbert: Finanzierung der Betriebe. 9. Aufl., Wiesbaden 1995, S. 345–376.

Wagner, Franz W.; Wenger, Ekkehard; Höflacker, Stefan: Zero-Bonds. Wiesbaden 1990.

Westermann, Harm P.: Banken als Kreditgeber und Gesellschafter. In: Zeitschrift für Wirtschaftsrecht (ZIP), 3 (1982), S. 379–391.

Windel, Eckhardt: Die [Insolvenzsicherung] der betrieblichen Altersversorgung. In: Die Wirtschaftsprüfung, 35 (1982), S. 640–650.

Wittgen, Robert: Rentenmarkt im Wandel. In: Tun, was machbar ist – Beiträge zu Zeitfragen des Bankgewerbes. München 1978, S. 101–116.

Wöhe, Günter und *Bilstein, Jürgen:* [Grundzüge] der Unternehmensfinanzierung. 8. Aufl., München 1998.

1   Gewinnobligationen (income bonds)

Gewinnobligationen haben i. d. R. folgende Eigenschaften:

– eine feste Laufzeit;

– einen vertraglich vereinbarten Zinssatz, der allerdings nur dann zu zahlen ist, wenn ein zu definierender, bilanziell gemessener Überschuß realisiert ist;

– die Zinszahlungen verkürzen die steuerliche Bemessungsgrundlage des Schuldnerunternehmens;

– die Zinszahlungen können als nachholpflichtig vereinbart werden, wobei die Nachholung wiederum an die Bedingung positiver Überschüsse geknüpft ist.

Die steuerliche Abzugsfähigkeit der Zinszahlungen auf Gewinnobligationen *und* die nur bedingte Verpflichtung, die vereinbarten Zinsen zu zahlen – nämlich dann, wenn die Periode mit einem Überschuß (Gewinn) abschließt – bedeutet, daß zwei Eigenschaften verknüpft werden, die bei den bisher dargestellten Finanzierungsinstrumenten nur einzeln angetroffen wurden. Zahlungen an Fremdmittelgeber waren bisher steuerlich abzugsfähig, aber *unbedingt* zu leisten. Sind Zahlungen bedingt, wie z. B. Ausschüttungen auf Stamm- oder Vorzugsaktien, dann sind sie nicht steuerlich abzugsfähig. Die Gewinnobligation verbindet also zwei Eigenschaften, die ihre Kosten für die Eigentümer von Unternehmen senken (Steuereffekt) und Flexibilität gewähren und damit kein zusätzliches Insolvenzrisiko schaffen. Man sollte folglich erwarten, daß Unternehmen, die bereits hoch verschuldet sind, dieses Instrument zusätzlich nutzen, daß die Welt voll von Gewinnobligationen ist. Gerade das aber ist nicht der Fall. Warum? Die übliche Erklärung ist die, daß Gewinnobligationen in der Vergangenheit immer dann eingesetzt wurden, um sanierungsbedürftigen Unternehmen wieder auf die Beine zu helfen. Hier haben sie ihren guten Sinn, weil die Vereinbarung bedingter, d. h. an das Vorliegen von Gewinnen geknüpfter Zinszahlungen ja zusätzliche Insolvenzrisiken gerade ausschließen soll. Praktiker argumentieren oder denken nun offenbar so, daß der Einsatz von Gewinnobligationen ihr Unternehmen in den Geruch der Sanierungsbedürftigkeit bringen und ihrem finanziellen Ansehen schaden könnte. Dies kann nicht das einzige Gegenargument sein, da der «Markt» ja über die Vorteile dieses Instrumentes aufgeklärt werden kann und seinen Einsatz dann auch gutheißt. Im Hintergrund lauert vermutlich ein steuerliches Problem: Der Steuergesetzgeber wird vermuten, daß mittels dieses Instruments «Gewinne» in Form von steuerlich als Zinsaufwendungen erklärten Zahlungen aus Gesellschaften abgezogen werden, um die Besteuerung zu umgehen. Er würde dann den Einsatz von Gewinnobligationen an bestimmte Bedingungen knüpfen. Auch diese Erklärung ist indessen nicht ausreichend, um die Enthaltung des «Marktes» verständlich zu machen.

Gewinnobligationen dürfen nur auf Grund eines Beschlusses der Hauptversammlung ausgegeben werden (§ 221 (1) AktG). Der Beschluß bedarf einer $^3/_4$-Mehrheit des bei der Entscheidung vertretenen Grundkapitals. Sind mehrere Gattungen von Aktien vorhanden, so bedarf der Beschluß der Zustimmung der Aktionäre jeder Gattung (§ 182 (2) AktG). Den Aktionären steht ein Bezugsrecht zu (§ 221 (4), § 186 AktG).

2 Wandelschuldverschreibungen (convertible bonds)

Eine Wandelschuldverschreibung ist ein «Paket», das aus einer normalen Schuldverschreibung (Obligation) und einem an die Schuldverschreibung geknüpften Wandlungsrecht in Stammaktien der emittierenden Gesellschaft besteht.

Beispiel: Die XY-AG gibt 1982 eine Wandelschuldverschreibung im Nominalwert von 10.000.000 DM, gestückelt in Teilschuldverschreibungen von je 1.000 DM heraus. Der Zinssatz beträgt 8%. Die Laufzeit der unkündbaren Anleihe ist 18 Jahre. Zwischen dem 1. 1. 1985 und dem 1. 1. 1990 hat jeder Inhaber einer Teilschuldverschreibung das Recht, die Schuldverschreibung gegen 15 Aktien der XY-AG zum Nominalwert von je 50 DM einzutauschen. Ob ein Anleger dieses Wandlungsangebot annimmt, hängt natürlich vom Marktwert der Teilschuldverschreibung und dem Kurs der Stammaktien der XY-AG während der Wandlungsfrist (1985–1990) ab. Wenn der derzeitige Kurs der Stammaktie der XY-AG 53 ist und der Marktwert der begebenen Teilschuldverschreibung 950, dann sieht das Wandlungsrecht derzeit nicht attraktiv aus. Das aber kann sich im Zeitablauf ändern.

Zunächst sollen die rechtlichen Voraussetzungen der Ausgabe einer Wandelschuldverschreibung kurz geschildert werden. Da die Ausgabe einer Wandelschuldverschreibung im Falle der Wandlung seitens der Anleger die Zahl der Stammaktien erhöht, liegt eine Maßnahme der (Eigen)Kapitalbeschaffung im Sinne von § 119 (1) Ziffer 6 AktG vor, über die die Hauptversammlung entscheidet. Der Beschluß der Hauptversammlung bedarf einer $^3/_4$-Mehrheit des vertretenen Grundkapitals. Hat die Gesellschaft Aktien verschiedener Gattung ausgegeben, müssen die Aktionäre jeder Gattung gesondert zustimmen (§ 182 (2) AktG). Den Aktionären steht ein Bezugsrecht auf die zu emittierenden Wandelschuldverschreibungen gemäß § 221 (4) AktG i.V. m. § 186 AktG zu. Bei der Festlegung der Wandlungsbedingungen ist die Bestimmung des § 8 AktG, der Unterpariemissionen verbietet, zu beachten: Die Wandlungsbedingungen dürfen nicht benutzt werden, um dieses Verbot zu unterlaufen. Böte etwa die XY-AG ein Umwandlungsrecht einer Teilschuldverschreibung im Nominalwert von 1.000 DM gegen 21 Aktien zum Nominalwert von je 50 DM an, müßte sie eine Barzuzahlung von mindestens 50 DM verlangen, um nicht gegen § 8 AktG zu verstoßen*. Wandlungswillige Anleger erhalten während der Umtauschfrist Stammaktien der Gesellschaft, die aus einer bedingten Kapitalerhöhung stammen: § 192 (1) AktG definiert diese als eine Kapitalerhöhung, die nur insoweit durchgeführt werden soll, wie von einem Umtauschrecht (...) Gebrauch gemacht wird. Es ist somit auch ein Beschluß über eine bedingte Kapitalerhöhung mit der erforderlichen ¾-Mehrheit des vertretenen Grundkapitals herbeizuführen. Die Restriktion des § 192 (3) AktG ist bei der Dimensionierung der Wandelschuldverschreibung zu beachten: Der Nennwert des bedingten Kapitals darf die Hälfte des aktuellen Grundkapitals nicht übersteigen.

Für den Teil des «Paketes» Wandelschuldverschreibung, der mit einer normalen Schuldverschreibung identisch ist. gelten die üblichen, in Kapitel 10 dargestellten Ausstattungsmerkmale bzgl. Zinssatz, Zinsterminen, Laufzeit, Ausgabe- und Rückzahlungsbetrag, Stückelung, Besicherung etc.

Hinzu kommen Regelungen über

– das Wandlungsverhältnis (conversion ratio),

– den Wandlungspreis (conversion price),

– die Wandlungs- oder Umtauschfrist (conversion period),

– ggf. das Recht der Gesellschaft, die Wandelschuldverschreibung vor Ablauf der geplanten Laufzeit gegen Entrichtung einer Prämie (call price) zurückzurufen, und

– Verwässerungsschutzklauseln.

In der Bundesrepublik Deutschland gibt das Wandlungsverhältnis regelmäßig an, wieviele Wandelschuldverschreibungen für eine Aktie gleichen Nennwertes eingetauscht werden können. Eine Relation von 4 : 1 besagt dann, daß vier Wandelschuldverschreibungen eines gegebenen Nennwertes – z.B. 100 – gegen eine Aktie gleichen Nennwerts getauscht werden können. In den Verei-

---

* § 8 AktG sah bis 1994 einen Mindestnennbetrag von 50 DM vor. Nach aktueller Fassung gilt 1 Euro als Mindestnennbetrag.

nigten Staaten von Amerika liest man wegen häufig niedriger Nennwerte von Aktien und höheren Mindestnennbeträgen von Wandelschuldverschreibungen das Wandlungsverhältnis in umgekehrter Reihenfolge (1:15 oder 1:20): d. h., daß eine Schuldverschreibung in 15 bzw. 20 Aktien der Gesellschaft umgetauscht werden kann.

Der Wandlungspreis ergibt sich aus dem Wandlungsverhältnis nennwertgleicher Schuldverschreibungen und Aktien, dem Marktpreis der Wandelschuldverschreibung und einer möglicherweise geforderten Zuzahlung. Angenommen, der Marktpreis der Wandelschuldverschreibung im Ausgabezeitpunkt deckt sich mit dem Nennwert von 100, das Wandlungsverhältnis ist 2,5:1 und die geforderte Zuzahlung beträgt 27,50 DM. Der Wandlungspreis je Aktie im Nennwert von 100 DM ist (aus heutiger Sicht) dann $2,5 \times 100 + 27,50 = 277,50$ DM.

Die Wandlungs- oder Umtauschfristen beginnen meist nach einer umtauschfreien Zeit. Mittels der Gestaltung der Zuzahlungsanforderungen versuchen Gesellschaften, Einfluß auf das Wandlungsverhalten der Anleger auszuüben. Im Laufe der Wandlungsfrist steigende Zuzahlungen sollen die Wandlungsentscheidungen beschleunigen, fallende Zuzahlungen sollen die Wandlungsentscheidungen der Anleger tendenziell verzögern. So sah der Modus der Zuzahlungen der $5^1/_2$%-Wandelanleihen der Commerzbank AG von 1972 bei einem Wandlungsverhältnis von 4:1 so aus:

Jahr	Zuzahlung	Jahr	Zuzahlung
1973	0	1977	80
1974	20	1978	100
1975	40	1979	120
1976	60	ab 1980	140

Die 6,5%-Wandelanleihe der Eisenbahn-Verkehrsmittel-AG von 1968 sah bei einem Wandlungsverhältnis von 4:1 fallende Zuzahlungen vor:

Jahr	Zuzahlung	Jahr	Zuzahlung
1973	100	1976	85
1974	95	1977	80
1975	90	1978	75

Ob den hier unterstellten Absichten des Managements Erfolg beschieden ist, ist offen, da die wesentlichen Komponenten für die Wandlungsentscheidung des Anlegers die Marktwerte der Teilschuldverschreibung und der Aktien der Gesellschaft während der Wandlungsfrist sind.

Bevor das Recht vorzeitiger Kündigung der Wandelschuldverschreibung durch die Gesellschaft diskutiert wird, soll der Frage nach dem Wert einer Wandelschuldverschreibung nachgegangen werden.

Was bestimmt den Marktwert (Kurs) einer Wandelanleihe? Zwei Überlegungen erscheinen angebracht:

(1) Eine Wandelanleihe ist immer eine wenn auch häufig leicht unter dem im Ausgabezeitpunkt bestehenden Kapitalmarktsatz verzinste Anleihe (Schuldverschreibung). Ihr Marktwert sollte deshalb nicht unter den Marktwert vergleichbarer Anleihen fallen.

(2) Der Wert einer Wandelanleihe hängt über das Wandlungsverhältnis und den Wandlungspreis vom Kurs der Aktien der Gesellschaft ab.

Dies soll an einem Beispiel erläutert werden. Folgende Symbole werden benötigt:

$K_t(A)$: Kurs der Aktie der emittierenden Gesellschaft im Zeitpunkt t;
$V_t(0)$: Markwert der Obligation, die im «Paket» Wandelschuldverschreibung enthalten ist;
i : risikofreier Kapitalmarktsatz;
T_n : gesamtfällige Tilgung am Ende der Laufzeit der Wandelanleihe;
$i'F_t$: Zinszahlung in t aus der Wandelanleihe;
ξ: Zahl der für eine Wandelschuldverschreibung im Nominalwert von 1.000 DM eintauschbaren Aktien zum Nominalwert von je 50 DM;
C_t : Wert des Umwandlungsrechtes in t;
KP : Kündigungsprämie («call premium»).

Angenommen, die Z-AG bietet dem Markt eine Wandelschuldverschreibung mit folgender Ausstattung an:

- unkündbare Laufzeit = 10 Jahre;
- Zinssatz $i' = 0,08$;
- Umwandlungsverhältnis: $\xi = 5$;
- Ausgabekurs = Nominalwert: $D = 1.000$ DM;
- Rückzahlungskurs: $T_n = 1.000$ DM;
- Kurs einer Stammaktie zum Nominalwert von 50 DM im Ausgabezeitpunkt: $K_0(A) = 135$;
- der herrschende Kapitalmarktzins ist $i = 0,10$ (er wird für die folgenden Überlegungen als konstant angenommen).

Das «Paket» Wandelschuldverschreibung kann nun zerlegt werden in die «normale» Schuldverschreibung und die Option, Aktien im Verhältnis 1:5 zu erwerben. Was ist der Wert der Wandelschuldverschreibung ohne die Option? Ich nehme an, daß die Zinszahlungen der Z-AG mit Sicherheit geleistet werden können; es besteht also kein Ausfallrisiko für den Anleger. V_t (0) ergibt sich aus (11.1):

$$(11.1) \quad V_t(0) = \sum_{d=1}^{n-t} i' \, F_t \, (1 + i)^{-d} + T_n \, (1 + i)^{-(n-t)}$$

Für eine Wandelschuldverschreibung im Nominalwert = Ausgabekurs von 1.000 DM folgt unter den angegebenen Bedingungen

$$(11.1') \quad V_0(0) = \sum_{d=1}^{10} 80 \, (1,1)^{-d} + 1.000 \, (1,1)^{-10} = 877,11$$

Der Marktwert im Zeitpunkt 0 liegt also unter dem Ausgabepreis (1.000 , wenn die Option unbeachtet bleibt. Ohne Umwandlungsoption hätte die Z-AG somit wenig Chancen, ihre Papiere am Markt zum Preis von 1.000 DM abzusetzen. Wenn der Marktzinssatz i sich im Zeitablauf nicht ändert, wird der Marktwert der Obligation, V_t (0), im Zeitablauf ansteigen und zum Rückzahlungszeitpunkt in t_{10} den Wert von 1.000 erreichen. Die Marktpreisentwicklung wird wie folgt verlaufen anhand (11.1):

t	0	1	2	3	4	5	6	7	8	9	10
V_t (0)	877,11	884,82	893,30	902,63	912,89	924,18	936,60	950,26	965,29	981,82	1000,0

Man muß annehmen, daß der Kurs der Wandelanleihe nie unter diesen Wert sinken kann, selbst wenn der Kurs der Aktien der Z-AG für die nächsten 10 Jahre auf dem Stand des Zeitpunktes 0 (= 135) verharren oder darunter fallen sollte. Dabei ist die Annahme, daß die Zinszahlungen der Z-AG sicher sind, natürlich zu beachten.

Neben dem Marktwert der Wandelanleihe als bloßer Obligation ist der Marktwert der Option von Bedeutung. Dieser müßte bei gegebenem Umtauschverhältnis ξ von der Kursentwicklung der Aktie der Z-AG abhängen. Angenommen, die Z-AG schütte keine Dividende aus, reinvestiere alle Gewinne und verweise ihre Aktionäre auf die Kurssteigerungen ihrer Aktien. Die im Entscheidungszeitpunkt erwartete Kurssteigerung pro Periode sei 11%. Unter dieser Annahme entwickelt sich der Aktienkurs der Z-Aktien gemäß

$$(11.2) \quad K_t(A) = K_0(A)(1,11)^t$$

Für die Laufzeit der Wandelschuldverschreibung ergeben sich folgende erwartete Kurse:

t	0	1	2	3	4	5	6	7	8	9	10
K_t (A)	135	149,85	166,33	184,63	204,94	227,48	252,51	280,28	311,11	345,33	383,32

Der Wert des Umwandlungsrechtes C_t ergibt sich dann aus (11.3):

(11.3) $C_t = K_0 (A) (1,11)^t \cdot \xi; (\xi = 5)$

t	0	1	2	3	4	5	6	7	8	9	10
C_t	675	749,25	831,67	923,15	1.024,70	1.137,41	1.262,53	1.401,41	1.555,56	1.726,67	1.916,61

Bringt man beide Ergebnisse in eine grafische Darstellung, ergibt sich Abb. 11.1.

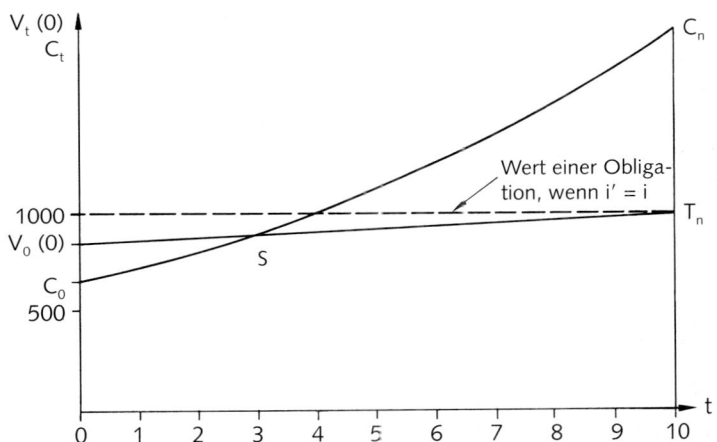

Abbildung 11.1: Verlauf des Marktwertes des «Obligationenanteils» und des Wertes des Umtauschrechtes einer Wandelobligation

Aus Abb. 11. 1 erkennt man, daß der Marktwert der Wandelobligation (1) nie unterhalb der Kurve $V_0(0)T_n$ und (2) nie unterhalb der Kurve C_0C_n liegen kann. Der Kurvenzug $V_0(0)SC_n$ bezeichnet deshalb die *Untergrenze* des Marktwertes der Wandelschuldverschreibung in verschiedenen Zeitpunkten. Würde der Marktwert – unter der Annahme sicherer Zinszahlungen und der Annahme über die Entwicklung von $K (A)$ – unter dieser Kurve liegen, folgte, daß Anleger am Markt die so «unterbewertete» Wandelschuldverschreibung kaufen könnten und eine höhere sichere Rencite als bei vergleichbaren Anlagen erzielen und/oder mit einem Zusatzerfolg wandeln könnten. Das Vorhandensein aufmerksamer Anleger verhindert, daß der Marktwert der Wandelobligation unter den Kurvenzug $V_0(0)SC_n$ absinkt. Es gibt somit *zwei* Untergrenzen für eine Wandelschuldverschreibung: den «Obligationenwert» und den «Umwandlungswert», von denen jeweils der höhere relevant ist.

Normalerweise liegt der Marktwert von Wandelschuldverschreibungen – den Zeitpunkt der Rückzahlung der Obligation ausgenommen – oberhalb der eben beschriebenen Untergrenze von Marktwerten. D. h., daß Marktteilnehmer i. d. R. eine Prämie für Wandelschuldverschreibungen bezahlen. Wie kann man die Prämie erklären?

Die Wandelschuldverschreibung ist eine Option auf ξ Aktien der Gesellschaft, wobei der Mitteleinsatz im Zeitpunkt t dem Obligationenwert entspricht: Die Obligation muß aufgegeben werden, um in den Besitz von Aktien zu gelangen. Der Besitz der Wandelobligation ist aber nicht das gleiche wie der Besitz von ξ Aktien. Aktienkurse schwanken und können somit auch fallen. Angenommen, der Kurs der Aktie der Z-AG fällt in t_6 auf 175 zurück: C_t ist dann $175 \cdot 5 = 875$. Ein Aktionär hat m.a.W. nur noch ein Vermögen von 875. Ein Wandelobligationär steht besser da. Denn er muß nicht in Aktien umtauschen; er kann die Obligation weiterhin halten: Deren Wert in t_6 ist 936,60. Der Wandelobligationär hat somit eine bessere, da weniger riskante Position. Er ist gegen fallende Aktienkurse durch die Untergrenze des Obligationswerts geschützt. Daher übersteigt der Marktwert der Wandelobligation den reinen Umtauschwert C_t.

Von Interesse ist der Abstand zwischen dem Marktwert einer Wandelobligation und den oben abgeleiteten Wertuntergrenzen. Empirische Untersuchungen zeigen, daß der Abstand sich mit steigendem Umtauschwert reduziert. Dafür werden i. d. R. zwei Gründe angegeben:

(1) Manche Gesellschaften behalten sich vor, Wandelobligationen zu einem bei Ausgabe festgelegten Preis, der über dem Rückzahlungsbetrag liegt, zurückzurufen («call price»). Die Differenz zwischen «normalem» Rückzahlungsbetrag und Rückrufbetrag heißt auch «call premium», was man mit Kündigungsprämie übersetzen kann. Mit steigendem Umtauschwert C_t steigt für Anleger das Risiko, daß die Gesellschaft ihr Recht ausübt. Der Anleger hat dann zu entscheiden, ob er wandelt oder die Obligation zum Rückrufbetrag zurückgibt.

(2) Mit steigendem C_t wächst der Abstand der Kurven $C_0 C_n$ und $V_0(0) T_n$. Da Aktienkurse schwanken, steigt auch das Risiko des Anlegers, auf $V_0(0) T_n$ zurückzufallen. Die Prämie verkleinert sich.

Es ist nun das vorzeitige Kündigungsrecht der emittierenden Gesellschaften zum «call price» darzustellen.

Viele, insbesondere amerikanische Gesellschaften versehen die Ausgabebedingungen für ihre Wandelschuldverschreibungen mit einem vorzeitigen Kündigungsrecht («call privilege») zu einem festgesetzten Preis. Es sei angenommen, daß die Z-AG einen «call price» von 1.100 festsetzt. Übt die Gesellschaft ihr

Recht aus, muß der Wandelobligationär innerhalb einer ebenfalls festgelegten Frist (20–30 Tage) entscheiden, ob er in ξ Aktien wandelt oder sein Papier zum «call price» von 1.100 DM an die Gesellschaft zurückgibt. Durch die Wahl des Zeitpunktes kann die Gesellschaft die Anleger entweder zum Umtausch ($C_t = \xi\, K_t\,(A) > 1.100$ DM) oder zur Rückgabe des Papiers (1.100 DM $> C_t$) «zwingen». Wie wird sich die Gesellschaft verhalten?

Betrachtet man zunächst nur den Wert des Umwandlungsrechts C_t und den «call price», könnte man so argumentieren: Spräche die Z-AG die Kündigung aus, wenn $C_t < 1.100$ DM ist, würde sie den Gläubigern (den Wandelobligationären) ein unverhofftes Geschenk machen. Um solche Geschenke zu vermeiden und um den Anteil der Wandelobligationäre am Unternehmen zugunsten der Aktionäre kleinzuhalten, müßte die Gesellschaft kündigen, sobald C_t den «call price» erreicht, wenn also $C_t = 1.100$ DM ist.

Das aber tun Gesellschaften nicht (Brealey/Myers [Principles]; Ingersoll [Corporate Call Policies]). Die meisten kündigen nicht oder viel später, d. h. also, wenn C_t weit größer als der «call price» ist. Warum?

Der Vorteil einer Wandelschuldverschreibung liegt in dem vertraglich festgeschriebenen Umtauschrecht, wenn die Aktienkurse steigen. Das kann für den Anleger ein gutes Geschäft werden. Er muß daher i. d. R. auch einen niedrigeren Marktzins akzeptieren: $i' < i$. Kündigt die Gesellschaft generell, wenn «call price» $= C_t$, dann werden die Gewinnmöglichkeiten des Anlegers beschnitten: Sie hängen dann von der «Kündigungsprämie» (KP), der Zeitspanne, die bis zur Kündigung vergeht, und der Differenz $i - i'$ ab. Bei gegebener KP und gegebener Differenz $i - i'$ hängt die «Rendite» des Wandelobligationärs insbesondere von der Zeitspanne zwischen Kauf der Wandelobligation und Kündigung ab (n^*). Es kann das maximale n^* bestimmt werden, für das gilt, daß der Investor an einer Wandelobligation, die den festen Zins i' bringt, genausoviel verdient, wie wenn er in eine «normale» Obligation, die den Zins i ($i > i'$) bringt, investiert hätte.

Dazu muß gelten:

(11.4) $$\sum_{d=1}^{n^*} D\,(i - i')\,(1 + i)^{-d} = KP\,(1 + i)^{-n^*}$$

$$D\,(i - i')\,\frac{(1 + i)^{n^*} - 1}{(1 + i)^{n^*} \cdot i} = KP\,(1 + i)^{-n^*}$$

$$D\,(i - i')\,\frac{(1 + i)^{n^*} - 1}{i} = KP$$

$$(11.4') \quad \frac{(1 - i)^{n^*} - 1}{i} = \frac{KP}{D\,(i - i')}$$

Für die Z-AG gilt: $i = 0,10$; $i' = 0,08$; $D = 1000$ und $KP = 100$.

$$\frac{100}{1.000\,(0,10 - 0,08)} = 5.$$

Der Wert für n^*, der die linke Seite von $(11.4')$ gleich 5 werden läßt, ist 4,25. D. h., wenn die Z-AG genau nach 4,25 Perioden kündigt und KP zahlt, verdient der Investor die Rendite, die er auch erzielt hätte, wenn er eine «normale» Obligation gekauft hätte. Nur wenn die Gesellschaft früher kündigt, erzielt er eine Rendite, die $i = 0,10$ übersteigt. Kündigt sie später, etwa weil ihre Aktienkurse langsam steigen, dann erzielt der Anleger weniger als $i = 0,10$.

Diese Überlegung zeigt, daß der zunächst vorgenommene Vergleich von C_t und «call price» allein über die Vorteilhaftigkeit der Kündigung für die Gläubiger keine verläßlichen Aussagen zuläßt. Ein Kündigungszeitpunkt, der die Interessen der Gläubiger (Wandelobligationäre) nicht verletzt, hängt von i, i', KP und C_t ab.

Eine Entscheidungsregel, die der Gesellschaft die Kündigung empfiehlt, wenn gilt $C_t = T_n + KP = 1.100$, übersieht die Situation, in der Wandelobligationen häufig ausgegeben werden, und daß eine solche Politik den Wandelobligationären eine Rendite zugesteht, die unter der Marktrendite i liegen kann.

Wandelschuldverschreibungen werden häufig von kleineren Unternehmen und solchen mit hohem Investitionsrisiko ausgegeben. Die Zinszahlungen solcher Unternehmen, die zumeist noch hohen Kapitalbedarf haben, sind somit nicht ganz sicher. Verlangen Fremdmittelgeber hohe Risikoprämien, erhöhen sie das Illiquiditätsrisiko des Unternehmens noch mehr, weil die Zinslast ja größer wird. Außerdem geben sie den Managern bzw. Eigentümern Anreize zu Maßnahmen, die das Risiko für die Gläubiger noch mehr erhöhen. Was können die Eigentümer und/oder Manager tun, um die Gläubiger von ihren lauteren Absichten zu überzeugen? Die Antwort ist einfach: Sie beteiligen sie am Erfolg, der hier am Kurswert der Aktien gemessen wird. Sie geben den Gläubigern damit zu verstehen, daß sie ehrliche Absichten haben, weil den Eigentümern der Kurswert der Aktien selbst am Herzen liegt. Befolgte nun ein Unternehmen die Politik, Wandelobligationen immer dann zu kündigen, wenn gilt $C_t = T_n + KP =$ «call price», würde es den Wandelobligationären den größten Teil dessen nehmen, weswegen diese ihre Mittel zur Verfügung gestellt haben: die Aussicht auf hohe Renditen wegen vermuteter späterer Kurssteigerungen. Wenn der «Markt» ein Gedächtnis für Unternehmensverhalten hat, könnte diese Strategie zu späteren Nachteilen bei der Mittelbeschaffung führen.

Die hinter der Gleichung (11.4') stehende Überlegung war, den Wandelobligationären durch entsprechende Wahl des Kündigungszeitpunktes mindestens die Marktrendite i zuzugestehen. Wenn nach 4,25 Perioden gekündigt wird und die Obligationäre nicht wandeln, weil $C_t = 135 \cdot 1,11^{4,25} \cdot 5 = 1.051,78$ und damit kleiner als der «call price» von 1.100 ist, erzielen die Wandelobligationäre genau die Kapitalmarktrendite i. Wenn eine Gesellschaft glaubt, ihren Wandelobligationären mindestens die Marktrendite i bieten zu müssen, stellen «call prices» > C_t auch nicht generell Geschenke dar.

Bezogen auf das Beispiel, hat der Vorstand der Z-AG folgende Möglichkeiten, den Kündigungszeitpunkt *(KZP)* zu gestalten:

Tabelle 11.1: Kündigungszeitpunkt, Wert des Wandlungsrechts, «call price» und Folgen für Wandelobligationäre

KZP	Folgen für die Wandelobligationäre
< 4,25	Der Wert des Wandlungsrechts C_t ist kleiner als 1.051,78. Der «call price» ist 1.100. Wandelobligationäre werden daher nicht wandeln, ihre Effektivrendite r übersteigt den Marktzinssatz i.
4,25 < KZP < 4,68	Der Wert des Wandlungsrechts C_t ist kleiner als 1.100, weil $C_t = 135 \cdot 1,11^{4,68} \cdot 5 = 1.100$. Wandelobligationäre werden wegen $C_t <$ «call price» nicht wandeln; sie erzielen eine Effektivrendite $r < i$, weil die Kündigungsprämie KP «zu spät» kommt. Eine solche Politik ist gläubigerschädigend und diskreditiert das Finanzierungsinstrument «Wandelschuldverschreibung».
KZP > 4,68	C_t ist größer als 1.100. Die Wandelobligationäre werden nach Kündigung wandeln.

3 Optionsanleihen (warrants)

Eine Optionsanleihe ist ein «Paket», das aus einer normalen Schuldverschreibung (Obligation) und einem Recht besteht, Stammaktien der emittierenden Gesellschaft zu einem im Ausgabezeitpunkt festgelegten Kurs (Optionskurs), in einem definierten Optionsverhältnis und während einer bestimmten Frist (Optionsfrist) zu beziehen (Optionsrecht). Im Gegensatz zur Wandelschuldverschreibung ist dieses «Paket» jedoch aufschnürbar: Das Optionsrecht, der Warrant, kann ausgeübt werden, ohne daß die Schuldverschreibung eingetauscht werden muß. Der Anleger, der seine Option ausübt, bezieht Stammaktien während der Optionsfrist zu dem vorher vereinbarten Optionskurs, wird also Aktionär und bleibt zugleich Gläubiger, weil er die Schuldverschreibungen weiterhin hält (halten kann).

Die rechtlichen Voraussetzungen ähneln denen einer Wandelschuldverschreibung: Weil die Ausgabe einer Optionsanleihe die Rechte der bisherigen Aktionäre einer AG berührt, darf auch eine Optionsanleihe nur auf Grund eines Beschlusses der Hauptversammlung ausgegeben werden. Der Beschluß bedarf einer ¾-Mehrheit des vertretenen Grundkapitals (§ 221 (1) AktG). Obwohl das Gesetz in § 221 AktG Optionsanleihen nicht ausdrücklich erwähnt, gelten die Bestimmungen auch für diese. Den Aktionären steht wie für Wandel- und Gewinnschuldverschreibungen auch für Optionsanleihen ein Bezugsrecht zu (§ 221 (4); § 186 AktG). Da die Gesellschaft denjenigen Anlegern, die während der Optionsfrist von ihrem Optionsrecht Gebrauch machen, neue Aktien anbieten muß, ist auch über eine bedingte Kapitalerhöhung zu beschließen (§ 192 (2) Ziffer 1 AktG). Die Restriktion von § 192 (3) AktG ist zu beachten: Der Nennbetrag des bedingten Kapitals darf 50% des Betrages des aktuellen Grundkapitals nicht übersteigen.

Für den Teil des «Paketes», der eine Schuldverschreibung ist, gelten die Ausführungen in Kapitel 9 über die Ausstattungsmerkmale Zinssatz, Zinstermine, Laufzeit, Ausgabe- und Rückzahlungsbetrag, Besicherung. Hinzu kommen Bestimmungen über

– das Optionsverhältnis, d. h. über die Zahl der Aktien, die pro Optionsrecht bezogen werden können; das Optionsrecht ist dabei an eine Schuldverschreibung mit definiertem Nominalwert geknüpft;

– die Optionsfrist;

– den Optionskurs, d. h. den Preis, zu dem Stammaktien der Gesellschaft während der Optionsfrist im festgelegten Optionsverhältnis bezogen werden können;

– Verwässerungsschutzklauseln.

Beispiel

Die 100%ige Tochter der Deutschen Bank in Luxemburg, die Compagnie Financière de la Deutsche Bank AG, begab eine Optionsanleihe in US-$. Die Käufer erwarben das Recht, innerhalb einer Frist von 10 Jahren pro Schuldverschreibung im Nominalwert von 1000 $ neun Stammaktien der Deutschen Bank im Nominalwert von je 50 DM zum Optionskurs von 125 US-$ zu erwerben. Die Effektivrendite der Anleihe *ohne* Optionsrecht betrug ca. 4,5 %. Die Marktrendite von Anleihen gleicher Laufzeit lag bei ca. 7,5 %.

In aller Regel werden Anleihe und Optionsrecht (warrant) getrennt an Börsen gehandelt. Welche Überlegungen sind bei der Bewertung von Optionsrechten wichtig?

Zur besseren Verdeutlichung der Zusammenhänge wird ein Beispiel benutzt: Die OP-AG emittiert eine Optionsanleihe. Die Anleihe hat eine unkündbare Laufzeit von 10 Jahren. Ausgabekurs und Rückzahlungskurs entsprechen dem Nominalwert. Der Nominalzins, der hier gleich der Effektivrendite ist, beträgt 5%. Der Kapitalmarktzins für entsprechende Laufzeiten und Emittenten gleicher Bonität ist 8%. Je 1.000 DM Nominalwert gewährt das abtrennbare Optionsrecht den Anlegern das Recht, 6 Aktien der OP-AG im Nominalwert von je 50 DM zum Kurs von 185 DM je Aktie zu beziehen. Der heutige Kurswert der Aktie ist 150 DM.

Das Optionsrecht hat, bezogen auf den Kurs der Aktie im Ausgabezeitpunkt (150), keinen Wert: Das Recht, Aktien zu 185 DM zu erwerben, ist wertlos, wenn die Aktien am Markt zu 150 DM jederzeit erworben werden können. Der Wert des Optionsrechts hängt daher ab

- von der Kursentwicklung der Stammaktie der Gesellschaft in den kommenden Jahren,
- von der Länge der Optionsfrist und der Ausgestaltung des Optionsrechts, insbesondere ob es sich um eine amerikanische oder eine europäische Option handelt,
- vom Optionsverhältnis (auch Bezugsverhältnis).

Angenommen, der Kurs der Stammaktie im Nominalwert von 50 DM $(K_t (A))$ stiege um 7% pro Jahr. Der rechnerische Wert des Optionsrechtes, das zum Bezug von 6 Stammaktien berechtigt, $W_t (OR)$, ergibt sich dann im Ausübungszeitpunkt aus (11.5):

(11.5) $W_t(OR) = max \, [6 \, (K_t(A) - 185); \, 0]$

oder allgemein aus (11.6)

(11.6) $W_t(OR) = max \, [\alpha \, (K_t(A) - OK); \, 0]$

wobei α das Bezugsverhältnis und OK den Optionskurs bezeichnen. Aus Tabelle 11.2 ergeben sich die Kurse der Stammaktie und der rechnerische Wert des Optionsrechtes (Paritätenkurs oder – mißverständlich – auch Nominalwert oder Substanzwert des Optionsrechtes).

Tabelle 11.2: Kurse der Stammaktie und rechnerischer Wert des Optionsrechtes

t	0	1	2	3	4	5	6	7	8	9	10
$K_t(A)$	150	160,50	171,74	183,76	196,62	210,38	225,11	240,87	257,73	275,77	295,07
$W_t(OR)$	0	0	0	0	69,72	152,30	240,66	335,20	436,37	544,61	660,44

Bestünde Sicherheit über die Kursentwicklung der Stammaktie und ist der Kapitalmarktzins ($i = 0,08$) konstant im Zeitablauf, könnte ein rationaler Investor im Zeitpunkt Null für den Kauf des Optionsrechtes einen Preis von maximal 305,90 bezahlen. Begründung: Im Zeitpunkt 10 ist der Kurs der Stammaktie annahmegemäß 295,07. Zum Optionskurs von 185 DM kann der Anleger dann 6 Aktien erwerben und sie zum Kurs von 295,07 verkaufen oder halten. Sieht man von Transaktionskosten ab, ist der sichere Gewinn 6 (295,07 − 185) = 660,44 im Zeitpunkt 10. Der Wert dieses Gewinnes in t_0 ist (bei Sicherheit) 305,91.

Das Beispiel verdeutlicht, warum die oben genannte Deutsche Bank oder die im Beispiel benutzte OP-AG die Verzinsung der Anleihe mit 4,5% (5%) deutlich unterhalb des Kapitalmarktzinses ansetzen konnten: Die Anleger erwarten Kurssteigerungen der Aktien der Deutschen Bank AG (der OP-AG) und damit einen positiven Wert des Optionsrechtes, auch wenn der rechnerische Wert W_t (OR) im Emissionszeitpunkt noch Null ist. Sie hoffen, daß der relative Zinsnachteil dadurch überkompensiert wird.

Vom rechnerischen Wert des Optionsrechtes – W_t (OR) – zu unterscheiden ist der *Marktwert* des Optionsrechtes im Ausgabezeitpunkt und später. Bestünde Sicherheit, würden im Beispiel alle Anleger im Zeitpunkt 10 – und nicht früher – ihre Option ausüben. Alle erzielen einen Gewinn von 660,44, der heute, d. h. in t_0, einen Wert von 305,91 DM hat. In der Realität kann weder die Entwicklung des Kurses der Stammaktie $K_t(A)$ noch das Verhalten der Optionsinhaber genau prognostiziert werden. Es besteht Unsicherheit oder Risiko. Man könnte deshalb erwarten, daß der Marktwert des Optionsrechtes unter dem Wert liegen wird, der eben für den Fall der Sicherheit bei angenommener Wachstumsrate von K_t (A) ermittelt wurde. Dennoch läß sich beobachten, daß der Marktwert des Optionsrechts über dem rechnerischen Wert W_t (OR) liegt: Anleger bezahlen auch dann positive Preise für Optionsrechte, wenn W_t $(OR) = 0$ ist. Die Optionsanleihe der Lufthansa AG berechtigte zum Erwerb einer Stammaktie zum Optionskurs (Bezugskurs) von 112,50 DM. Am 20. 7. 1970 war der Kurs der Aktie 64 DM; der Marktwert des Optionsrechtes war 3,25 DM. Die Optionsanleihe der BASF berechtigte zum Bezug einer Stammaktie zum Optionskurs von 225 DM. Der Aktienkurs am 20. 7. 1970 war 158 DM; der Marktwert des Optionsrechtes war 33 DM. Der rechnerische Wert W_t (OR) war in beiden Fällen Null.

In Figur 11.2 ist der rechnerische Wert des Optionsrechtes und ein nicht untypischer Verlauf des Marktwertes des Optionsrechtes in Abhängigkeit von der Entwicklung des Aktienkurses dargestellt.

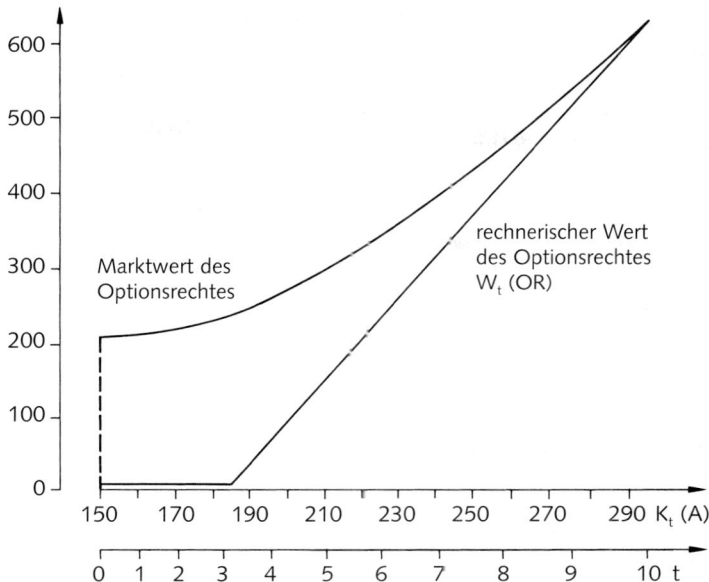

Abbildung 11.2: Verlauf des rechnerischen Wertes W_t (OR) und des Marktwertes des Optionsrechts bei alternativen Kursen der Aktie

Aus Abb. 11.2 läßt sich ablesen

– der Anstieg des rechnerischen Wertes des Optionsrechts für Kurse $K_t(A) > 185$;

– daß der Marktwert des Optionsrechtes – abgesehen vom Zeitpunkt 10 über dem rechnerischen Wert W_t (OR) liegt;

– daß die Differenz Marktwert – rechnerischer Wert mit steigenden Kursen der Stammaktie abnimmt.

Der hier angenommene Verlauf des Marktwertes des Optionsrechtes würde die Zeichner der Optionsanleihe bereits im Erwerbszeitpunkt für die niedrigere Verzinsung der Anleihe entschädigen: sie erhalten pro 1000 DM (= Ausgabekurs) nur 5% statt der kapitalmarktüblichen 8% Zinsen. Der Marktwert des Zinsverzichtes in t_0 beträgt $30 \, \dfrac{1{,}08^{10} - 1}{1{,}08^{10} \cdot 0{,}08} = 201{,}30$ DM.

Dieser Betrag entspricht ungefähr dem hier angenommenen Marktwert des Optionsrechtes unmittelbar nach der Emission der Optionsanleihe.

Man kann davon ausgehen, daß die Inhaber von Optionsschuldverschreibungen die relative Unterverzinsung durch den Marktwert des Optionsrechts ausgeglichen haben möchten. Der Marktwert des Zinsverzichtes fällt im Zeit-ablauf gemäß I:

	0	1	2	3	4	5	6	7	8	9	10
I	201,30	187,41	172,40	156,19	138,69	119,78	99,36	77,31	53,50	27,78	0,00

Eine mögliche Hypothese wäre, daß die Addition des Marktwertes des Zins-verlustes und des rechnerischen Wertes W_t (OR) eine Approximation des Marktwertes des Optionsrechtes sein könnte. Man erhält:

	0	1	2	3	4	5	6	7	8	9	10
$I + W_t(OR)$	201,30	187,41	172,40	156,19	208,40	272,08	340,02	412,52	489,87	572,39	660,44

Dieser Erklärungsversuch ist aber ganz unzureichend, weil

– die getrennte Handelbarkeit des Optionsrechtes unberücksichtigt bleibt,

– die Unsicherheit bezüglich der künftigen Aktienkurse vernachlässigt wird,

– der Wunsch der Inhaber der Optionsanleihe nach einem Zinsausgleich zwar verständlich, aber nicht marktwertbestimmend sein muß.

Es sind deshalb weitere Überlegungen erforderlich, um die in der amerikani-schen Literatur als «Prämie» bezeichnete Differenz zwischen Marktwert und rechnerischem Wert W_t (OR) zu erklären (Weston/Copeland [Finance]). Ich vereinfache die Argumentation und nehme an, daß das Optionsrecht zum Bezug *einer* Aktie berechtigt ($\alpha = 1$), daß das Optionsrecht nur am Ende, d. h. am letzten Tag t^* der Optionsfrist ausgeübt werden kann (sog. europäisches Optionsrecht) und daß die Gesellschaft auf ihre Aktien keine Dividenden aus-schüttet, alle Mittel also einbehält. Der Wert einer Option zum Zeitpunkt der Ausübung ist dann nach (11.7)

(11.7) $V_{t^*} = max\ [K_{t^*}(A) - OK;\ 0]$

Der Wert des Optionsrechtes ist also entweder Null, wenn nämlich K_{t^*} $(A) <$ OK ist, oder positiv, wenn der Kurs der Stammaktie den Optionskurs über-steigt. Man kann annehmen, daß der Marktwert einer Aktie bei einer Selbst-finanzierungsquote von 100% im Zeitablauf steigt. Damit steigt mit zuneh-mender Länge der Optionsfrist die Wahrscheinlichkeit dafür, daß K_{t^*} (A) größer als der festgesetzte Optionskurs OK ist. Damit steigt aber der mögliche Wert des Optionsrechtes im Zeitpunkt t^* und damit auch im Zeitpunkt der Emission der Optionsanleihe (in t_0). Ein erster Grund für die Existenz einer positiven Prämie ($V_t - W_t$ $(OR) > 0$) ist die von der *Länge der Optionsfrist* abhängige Erwartung der Anleger auf steigende Aktienkurse der Gesellschaft.

Ein zweiter Grund für die Höhe der Prämie ist die *Streuung* der erwarteten möglichen Kurse der Stammaktie zum Optionszeitpunkt t^*: Je größer die

Streuung der Aktienkurse zum Zeitpunkt t^* ist, desto höher wird der Marktwert des Optionsrechtes sein. Dieses Ergebnis hängt damit zusammen, daß sehr niedrige Aktienkurse lediglich bewirken können, daß der Wert der Option Null ist (negative Werte des Optionsrechtes sind ausgeschlossen). Hohe Aktienkurse aber bewirken hohe Werte für das Optionsrecht im Zeitpunkt t^*.

Angenommen, es bestehen zwei Optionsrechte zum Bezug je einer Aktie der Gesellschaften A und B. Die möglichen Kurse der Stammaktien in t^* sind zusammen mit den zugehörigen Wahrscheinlichkeiten in Tabelle 11.3 angegeben:

Tabelle 11.3: Mögliche Kurse der Aktien der Gesellschaften A und B im Zeitpunkt t^*

A	B	Wahrscheinlichkeit
60	30	0,2
70	50	0,2
80	70	0,2
90	90	0,2
100	110	0,2

Der Optionskurs für beide Optionrechte sei 80. Der erwartete Kurs für die Aktie A – $\bar{K}_{t^*}$ (A) – ist 80; $\bar{K}_{t^*}$ (B) = 70. Die Varianz der Kurse der Aktie A beträgt 200, die der Aktie B ist 800. Die Anlage in Aktie B ist gemessen an der Varianz riskanter als die Anlage in Aktie A.

Die möglichen Erfolge aus der Ausübung der Optionen im Zeitpunkt t^* sind für die Aktie A:

$$(0) \, 0,2 + (0) \, 0,2 + (0) \, 0,2 + (90 - 80) \, 0,2 + (100 - 80) \, 0,2 = 6$$

Für die Aktie B ergibt sich:

$$(0) \, 0,2 + (0) \, 0,2 + (0) \, 0,2 + (90 - 80) \, 0,2 + (110 - 80) \, 0,2 = 8$$

Der Wert der Option B im Zeitpunkt t^* muß demnach höher sein als der Wert der Option A; die gleiche Überlegung muß auch für den Zeitpunkt t_0 gelten. Der zweite Grund für die Existenz einer Prämie, definiert durch $V_t - W_t$ *(OR)* ist deshalb in den Erwartungen der Anleger über die *Streuung* der möglichen Kurse der Aktie zu sehen. Während eine größere Varianz der Kurse einer Aktie für den Aktionär auch höheres Risiko in Form von möglichen Kursverlusten bedeutet, ist dieses Risiko für den Inhaber einer Option «gebremst»: er gewinnt immer, wenn K_{t^*} *(A)* > *OK* ist; für K_{t^*} *(A)* $\leq$ *OK* verliert er höchstens den Preis, den er direkt oder indirekt für die Option gezahlt hat.

Das Ergebnis, daß der Marktwert von Optionen mit der Streuung der Aktienkurse positiv variiert, ist interessant für die Finanzierungspolitik von Unternehmen. Man kann annehmen, daß die Streuung der Aktienkurse einer Gesellschaft auch von dem Ausmaß des Geschäftsrisikos (= Investitionsrisiko) der Gesellschaft abhängt. Hohes Geschäftsrisiko aber begrenzt die Verschuldungsmöglichkeiten und allgemein die Belastbarkeit von Unternehmen mit unbedingten (fixen) Auszahlungsverpflichtungen stärker als geringeres Geschäftsrisiko. Gesellschaften mit hohem Geschäftsrisiko werden somit interessiert sein, fixe Auszahlungsverpflichtungen zu begrenzen. Dazu sind Optionsanleihen geeignet, weil sie es bei entsprechender Gestaltung ermöglichen, die Verzinsung der Anleihe unter dem kapitalmarktüblichen Satz zu halten und den Anlegern zur Kompensation ein Optionsrecht anzubieten, das tendenziell um so wertvoller sein kann, je höher die künftige Varianz der Aktienkurse der Gesellschaft eingeschätzt wird.

Trotz der einfallsreichen Konstruktion des Instrumentes «Optionsanleihe» sind in der Bundesrepublik Deutschland nur wenige Optionsanleihen emittiert worden. Die aus den USA importierte Idee, Optionsanleihen aufzulegen, wurde zunächst von der Rudolph Karstadt AG, Hamburg, realisiert, die eine Anleihe im Volumen von 3 Mio. US-$ auflegte. Die erste Inlands-Optionsanleihe wurde von der Leipziger Bierbrauerei zu Rendnitz u. Co. AG 1926 emittiert. 1967 folgte die Lufthansa, 1972 die Siemens AG. Erst ab 1982 spielen Inlands- und Euro-Optionsanleihen deutscher Unternehmen eine erwähnenswerte Rolle (Peterhans [Optionsanleihen]). Abbildung 11.3 verdeutlicht die Emissionsvolumen zwischen 1967 und 1991 von Optionsanleihen, die durch Nicht-Banken emittiert wurden. Die Emissionsvolumen sind nicht erheblich; jedoch hat die Optionsanleihe im Nicht-Bankensektor die Industrieobligation zeitweise weitgehend verdrängt.

Wandelschuldverschreibungen und Optionsanleihen gewähren Anlegern Umtauschrechte in bzw. Optionen auf Stammaktien der emittierenden Gesellschaften für Umtausch- bzw. Optionsfristen von i. d. R. mehreren Jahren. Veränderungen der Ausschüttungspolitik und veränderte Kapitalstrukturen, etwa durch Kapitalerhöhungen durch Neuausgabe von Aktien, Kapitalerhöhungen aus Gesellschaftsmitteln und ähnlichen Maßnahmen können die Rechte der Inhaber von Wandelschuldverschreibungen bzw. Optionsanleihen schmälern. Erhöht z. B. eine Gesellschaft nach Emission einer Optionsanleihe erheblich die Ausschüttungsquote, d. h. den Anteil des Jahresüberschusses, den die Verwaltung zu Ausschüttungszwecken freigibt, dann kann sie damit den Wert des Optionsrechtes reduzieren: Mit Kürzungen des Wertes des Optionsrechtes ist zu rechnen, wenn die Ausschüttungen zugleich Kürzungen der Investitionsprogramme der Gesellschaft bedeuten, wenn also «Teilliquidationen» der Gesellschaft vorgenommen werden, die sinkende Aktienkurse nach sich ziehen.

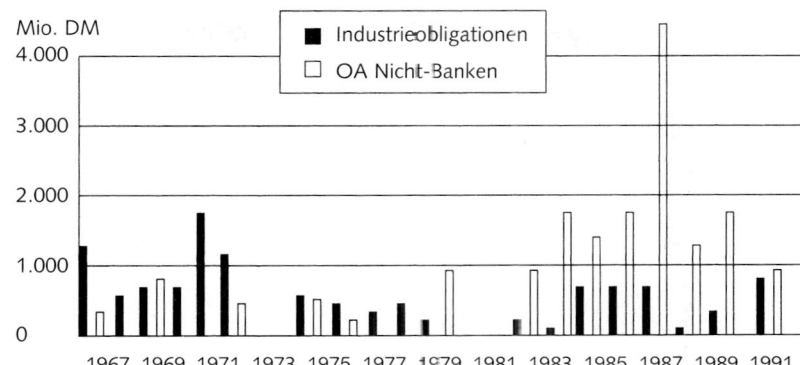

Quelle: Peterhans (1993), S. 228.

Abbildung 11.3: Industrieobligationen und Optionsanleihen, emittiert durch Nicht-Banken

Um den Wert der Position der Inhaber von Wandelschuldverschreibungen und Optionsanleihen bei späteren Kapitalerhöhungen der Gesellschaft nicht zu beeinträchtigen, sind entsprechende Vertragsbestandteile Voraussetzung, die auch mit Kapitalverwässerungsschutz-Klauseln bezeichnet werden (Welcker [Kapitalverwässerungsschutz]). Ihre Funktion ist es, die Inhaber der Wandlungs- bzw. Bezugsrechte vor einer Beeinträchtigung, also vor Vermögensverschiebungen zu schützen. Daß Vermögensverschiebungen zu Lasten der Inhaber von Anleihen (und zugunsten der Stammaktionäre) möglich sind, zeigt das folgende Beispiel.

Beispiel

Eine Optionsanleihe berechtigt die Inhaber pro 1000 DM Nominalwert zum Bezug von 5 Stammaktien zum Optionskurs von 220 DM während einer Optionsfrist von 7 Jahren. Nach 3 Jahren beträgt der Aktienkurs der Gesellschaft 210 DM. Die Gesellschaft erhöht in diesem Jahr das Grundkapital im Verhältnis von 2:1 durch Umwandlung von Kapital- und Gewinnrücklagen gemäß §§ 207–220 AktG *(KEGM)*. Ceteris paribus fällt mit der Kapitalerhöhung aus Gesellschaftsmitteln der Kurs der Aktie gemäß den in Kapitel 8 dargestellten Zusammenhängen auf 140 DM:

$$K_n = \frac{K_a + B}{a + n} = \frac{210 + 0}{1 + 0{,}5} = 140.$$

Während die Altaktionäre keine Vermögenseinbußen erfahren, sinkt der Reichtum der Inhaber der Optionsanleihe, wenn der Vertrag keine Schutzvorkehrung vorsieht: Wegen des von 210 auf 140 gefallenen Kurses der

Stammaktie sinkt die Chance, daß K_t *(A)* den Optionskurs von 220 während der Optionsfrist übersteigt; damit sinkt der Marktwert des Optionsrechtes.

Den Inhabern der Optionsanleihe könnte z.B. geholfen werden durch eine Schutzklausel, die den Optionskurs von 220 DM nach der Kapitalerhöhung aus Gesellschaftsmitteln entsprechend verkürzt oder sie berechtigt, zum unveränderten Optionskurs (für 5 Aktien) eine größere Zahl von Aktien zu beziehen: Im Beispiel müßte den Inhabern der Optionsanleihe zum Optionspreis von $5 \times 220 = 1.100$ der Bezug von jetzt 7,5 Aktien gestattet werden. Dies setzt eine Erhöhung des bedingten Kapitals voraus, die in § 218 AktG auch vorgesehen ist.

Werden während der Wandlungs- bzw. Optionsfrist Kapitalerhöhungen gegen Einlagen durchgeführt, sind zwei Fälle zu unterscheiden. Werden junge Aktien zum Börsenkurs ausgegeben, sinkt der rechnerische Wert der Aktie nicht. Wandlungs- bzw. Optionsrechte sind insoweit nicht tangiert. Erfolgt die Emission von jungen Aktien zu Kursen unterhalb des Börsenkurses, sorgt das Bezugsrecht dafür, daß Vermögenseinbußen der bisherigen Aktionäre ausbleiben (vgl. Kapitel 8). Für die Inhaber von Wandel- bzw. Optionsanleihen gilt dies nicht. Ihre Position muß deshalb durch Vertragskautelen (Verwässerungsschutzklauseln) verteidigt werden. Den Inhabern solcher Anleihen könnte ein Bezugsrecht auf junge Aktien eingeräumt werden. § 187 (2) AktG verbietet jedoch die Einräumung von Rechten auf den Bezug junger Aktien *vor* der Beschlußfassung über die Kapitalerhöhung. Der Weg über die Einräumung eines Bezugsrechts für die Inhaber von Wandel- bzw. Optionsanleihen kann deshalb nur über entsprechende Beschlüsse der Hauptversammlung gegangen werden. Das ist eine umständliche und außerdem unsichere Lösung. Verbreiteter ist deshalb die Lösung, den Wandlungspreis bzw. den Optionskurs um einen Betrag in Höhe des Wertes des Bezugsrechtes zu kürzen. Ist der ursprüngliche Optionskurs *OK*, ergibt sich gemäß dieser Vereinbarung der ermäßigte Optionskurs *OK** nach einer Kapitalerhöhung gegen Einlagen aus (11.8):

(11.8) $OK^* = OK - W\,(BR)$

Beispiel

Die oben erwähnte OP-AG hat ein Grundkapital von 200 Mio. DM (= 4.000.000 Aktien) und benötigt 150 Mio. DM zusätzlich Eigenmittel, die durch Ausgabe junger Aktien beschafft werden sollen. Den Altaktionären wird ein Bezugsrecht gewährt. Die OP-AG hat eine Optionsanleihe begeben, die je 1.000 DM Nominalwert den Inhabern eine Option auf sechs Stammaktien zum Optionskurs von 185 DM gewährt. Im Zeitpunkt der

Emission der Optionsanleihe war der Kurs der Aktie 150. Im Zeitpunkt der Kapitalerhöhung ist der Kurs 170. Der rechnerische Wert des Bezugsrechtes hängt von der Wahl des Bezugskurses und dem Mittelbedarf der Gesellschaft (150 Mio. DM) ab. Tabelle 11.4 zeigt alternative Bezugskurse, Bezugsverhältnisse, Werte des Bezugsrechtes und ermäßigte Optionskurse.

Tabelle 11.4: Bezugskurse, Bezugsrechte und ermäßigte Optionskurse

B	Bezugsverhältnis	Wert des Bezugsrechts $W(BR)$	$OK^* = 185 - W(BR)$	Kurs nach Kapitalerhöhung K_n
150	4 : 1	4	181	166
120	3,2 : 1	11,90	173,10	158,10
100	2,67 : 1	19,07	165,93	150,93
75	2 : 1	31,67	153,33	138,33
50	4 : 3	51,43	133,57	118,57

4 Zusammenfassung

In diesem Kapitel wurden Zwischenformen der langfristigen Finanzierung dargestellt, die neben Merkmalen «reiner» Fremdfinanzierungsinstrumente auch Eigenschaften aufweisen, die sie in die Nähe des Eigenkapitals rücken. Für die Gewinnobligation gilt dies wegen des bedingten, vom Vorliegen eines Jahresüberschusses abhängigen Zahlungsanspruches. Für Wandel- bzw. Optionsanleihen gilt es, weil nur eine Komponente der Rendite dieser Finanzierungsinstrumente der Zinssatz ist. Die andere Komponente ist dagegen – bei gegebenen Fristen und Umtausch- bzw. Bezugsverhältnissen – von der Entwicklung des Marktwertes der Aktie der emittierenden Gesellschaft abhängig. Es wurde erklärt, warum diese Abhängigkeit besteht und welche Gründe angeführt werden können, warum Marktwerte von Options- bzw. Wandelanleihen über dem rechnerischen Wert bzw. dem Umwandlungswert liegen. Zum Schluß wurde auf die Bedeutung von vertraglichen Schutzklauseln hingewiesen.

Ergänzende Literaturangaben zum 11. Kapitel

Bierman, Harold: Convertible Bonds as Investments. In: Financial Analysts Journal, März/April 1980, S. 59–61.

Black, Fischer und *Scholes, Myron:* The Pricing of Options and Corporate Liabilities. In: Journal of Political Economy, 81 (1973), S. 637–654.

Brealey, Richard A. und *Myers, Stewart C.:* [Principles] of Corporate Finance. 6. Aufl., New York 1999, Kapitel 22.

Brigham, Eugene F.: An Analysis of Convertible Debentures: Theory and Some Empirical Evidence. In: Journal of Finance, 21 (1966), S. 35–54.

Copeland, Thomas E. und *Weston, Fred J.:* Financial Theory and Corporate Policy. 4. Aufl., Reading 1999.

Donaldson, Gordon: In Defense of Preferred Stock. In: Harvard Business Review, 39 (1962), S. 123–136, übersetzt in: Die Finanzierung der Unternehmung, Hax, H. und Laux, H. (Hrsg.), Köln 1975, S. 368–392.

Drukarczyk, Jochen: Theorie und Politik der Finanzierung. 2. Aufl., München 1993, Kapitel 17.

Franke, Günter und *Hax, Herbert:* Finanzwirtschaft des Unternehmens und Kapitalmarkt. 4. Aufl., Berlin, Heidelberg 1999.

Franks, Julian R.; Broyles, John E.; Carleton, Willard T.: Corporate Finance Concepts and Application. Boston 1985, Kapitel 19 und 20.

Hagenmüller, Karl-Friedrich und *Kolbeck, Rosemarie:* Finanzierung. In: Handbuch der Aktiengesellschaft, Bd. 2, Köln 1967.

Ingersoll, Jonathan: An Examination of [Corporate Call Policies] on Corporate Securities. In: Journal of Finance, 32 (1977), S. 463–478.

Lutter, Marcus: Die rechtliche Behandlung von Erlösen aus der Verwertung von Bezugsrechten bei der Ausgabe von Optionsanleihen. In: Der Betrieb, 39 (1986), S. 1607–1614.

Mohnfeld, Jochen und *Schleipen, Bernd:* Werden Warrants in Deutschland richtig bewertet? In: Beiträge zur Aktienanalyse, Deutsche Vereinigung für Finanzanalyse (Hrsg.), Heft 9, Darmstadt 1970, S. 5–15.

Peterhans, Oswald: [Optionsanleihen] – Eine empirische Untersuchung. Frankfurt/M. 1993.

Smith, Clifford W.: Option Pricing: A Review. In: Journal of Financial Economics, Vol. 3 (1976), S. 3-51.

Süchting, Joachim: Finanzmanagement. 6. Aufl., Wiesbaden 1995.

van Horne, James C.: Financial Management and Policy. 11. Aufl., Englewood Cliffs 1998.

Vormbaum, Herbert: Finanzierung der Betriebe. 9. Aufl., Wiesbaden 1995, S. 335–344.

Welcker, Johannes: [Kapitalverwässerungsschutz] von Wandelobligationären bei Aktienemissionen unter Börsenkurs. In: Beiträge zur Aktienanalyse, Deutsche Vereinigung für Finanzanalyse (Hrsg.), Heft 9 (1970), S. 17–23.

Weston, J. Fred und *Copeland, Thomas E.:* Managerial [Finance]. 9. Aufl., Hinsdale 1992.

Wöhe, Günter und *Bilstein, Jürgen:* Grundzüge der Unternehmensfinanzierung. 8. Aufl., München 1998.

1 Das Problem

Ein Leasingvertrag ist eine Übereinkunft zwischen zwei Parteien über die zeitweise Überlassung eines beweglichen bzw. unbeweglichen Gegenstandes gegen Entgelt. In der Literatur werden üblicherweise drei Formen von Leasingverträgen unterschieden:

- Finanzierungs-Leasing-Verträge (financial lease)
- Operating-Leasing-Verträge (operating lease)
- Sale-and-lease-back-Verträge.

Ein Finanzierungs-Leasing-Vertrag verpflichtet die Leasinggesellschaft (= Leasing-Geber *LG*), ein vom Leasingnehmer *(LN)* gewünschtes Investitionsobjekt zu beschaffen und vorzufinanzieren. Der *LG* stellt das Objekt dem *LN* während einer vom *LN unkündbaren* Grundmietzeit zur Verfügung, an deren Ende dem *LG* das Herausgaberecht zusteht. Der *LN* verpflichtet sich, im Vertrag festgelegte Leasingraten *(LR$_t$)* für jede Periode der Nutzung zu zahlen.

Eigentümer des Leasingobjekts bleibt der *LG*, der das Objekt daher auch steuerlich wirksam abschreibt.

Operating-Leasing-Verträge sind von beiden Vertragspartnern i. d. R. jederzeit kündbare Verträge, wobei gewisse Kündigungsfristen zu beachten sind. Es gibt somit keine unkündbare Grundmietzeit.

Sale-and-lease-back-Verträge sind i. d. R. Finanzierungs-Leasing-Verträgen sehr ähnlich. Hier ist der *LN* Eigentümer des Investitionsobjekts, das Gegenstand des Leasingvertrages sein wird. Der *LN* überträgt daher dem *LG* das Eigentum an dem Objekt und verschafft sich die Nutzungsrechte, die einen Verkauf des Objektes natürlich ausschließen, durch Abschluß eines Finanzierungs-Leasing-Vertrages. Der *LG* vergütet dem *LN* den vereinbarten Kaufpreis; der *LN* zahlt an den *LG* die vereinbarten Leasingraten.

Im folgenden werden ausschließlich Finanzierungs-Leasing-Verträge behandelt.

Leasing-Geschäfte betreibende Gesellschaften erfreuen sich seit Jahren hoher jährlicher Umsatzzuwächse. Was macht Leasing-Geschäfte für Leasingnehmer attraktiv? Welche Vorteile können Leasing-Gesellschaften (Leasing-Geber) bieten, die sich Leasingnehmer nicht auch selbst verschaffen können? Warum m.a.W. existieren Leasing-Gesellschaften? Worin bestehen die Vorteile von Finanzierungs-Leasing-Verträgen?

Folgt man verbreiteten Argumenten, ist diese Frage schnell beantwortet. Diese Argumente sind oft mit Vorsicht zu genießen, wie das folgende nicht untypische Argument der (erfundenen) Westfälischen Leasing GmbH zeigt. In einem Prospekt heißt es: «... dürfen wir Sie mit den Vorteilen des *Finanzierungs-Leasing*-Vertrages bekannt machen. Diese Vorteile sind:

(1) Ihr Verschuldungsspielraum wird nicht begrenzt, da wir die Anlagen 100%ig finanzieren.

(2) Sie erzielen hohe Steuerersparnisse, wie das folgende Beispiel zeigt:

Kaufpreis einer Anlage	80.000 DM
Nutzungsdauer	8 Jahre
Abschreibung	linear
geschätzter Restverkaufserlös	0
Fremdkapitalkosten	10%
Gewinnsteuersatz	50%
Leasingraten	
in t_0	16.000 DM
in t_1, t_2, t_3, t_4	21.070 DM

Deshalb leasen Sie!»

Sie überlegen, wie stichhaltig die angeführten Argumente sind.

Zunächst ist die von der Westfälischen Leasing GmbH erstellte Tabelle zu interpretieren. Das Leasing-Unternehmen hebt die höheren Steuerersparnisse bei Abschluß eines Leasingvertrages hervor im Vergleich zu einer Alternative, die sich Investoren häufig bietet: Kauf und vollständige Fremdfinanzierung der Anlage. In Spalte (1) der Tabelle 12.1 sind die vertragsmäßigen, vom Nehmer zu leistenden Leasingraten aufgeführt. Spalte (2) weist die Steuerersparnisse des *LN* bei einem unterstellten Gewinnsteuersatz *s* von 50% aus. Diese Steuerersparnisse fallen nur unter zwei Bedingungen an:

(a) Die Steuerbehörde erkennt gezahlte Leasingraten als die Steuerbemessungsgrundlage verkürzend an. Das wird hier angenommen.

(b) Der Investor muß, um Steuerersparnisse realisieren zu können, ohne Abschluß eines Leasingvertrages zu versteuernde Gewinne erzielen. M. a. W., durch gezahlte Leasingraten entstehen nur dann Gewinnsteuereinsparungen, wenn auch ohne Abschluß des Leasingvertrages mindestens Gewinnsteuern in Höhe der errechneten Ersparnis gezahlt worden wären. Auch das soll unterstellt werden. Trifft diese Unterstellung nicht zu, entstehen

Tabelle 12.1: Vergleich der Steuerersparnisse bei Abschluß eines Finanzierungs-Leasing-Vertrages und bei Kauf der Anlage bei Fremdfinanzierung

	Finanzierungs-Leasing	
t	(1) Leasing-Rate (LR_t)	(2) $s \cdot LR_t$ = Steuerersparnis
0	16.000	8.000
1	21.070	10.535
2	21.070	10.535
3	21.070	10.535
4	21.070	10.535

	Kauf und Fremdfinanzierung			
t	(3) Abschreibungen (Ab_t)	(4) Zinsen (Zi_t)	(5) $s (Ab_t + Zi_t)$ = Steuerersparnis	(6) = (2) – (5)
0	–	–	–	8.000
1	10.000	8.000	9.000	1.535
2	10.000	7.300	8.650	1.885
3	10.000	6.530	8.265	2.270
4	10.000	5.684	7.342	2.693

steuerliche Verluste, die ggf. zurückgetragen (Verlustrücktrag) oder vorgetragen (Verlustvortrag) werden können.

Würde der Investor nicht «leasen», sondern den Anlagegegenstand kaufen und mit Fremdmitteln finanzieren, reduzieren die Abschreibungen – Spalte (3) – und die Zinszahlungen* – Spalte (4) – die Steuerbemessungsgrundlage. Unter der Prämisse einer positiven und hinreichend hohen Steuerbemessungsgrundlage errechnet sich eine Steuerersparnis in Höhe von s (Abschreibung + Zinsen) pro Periode, die in Spalte (5) ausgewiesen ist. Spalte (6) weist die Differenz der Steuerersparnisse im Leasing-Fall und im Fall des fremdfinanzierten Kaufs der Anlage aus. Diese Differenzen sprechen zugunsten des Leasingvertrages.

Nach diesen Erläuterungen sind die Argumente zu überprüfen.

---

* Es ist im Beispiel angenommen, daß der Kredit in Höhe von 80.000 DM in 8 Jahren in gleichen Annuitäten in Höhe von 14.996 DM zu tilgen und zu verzinsen ist. Der Zinsbetrag pro Periode ergibt sich aus der Restschuld zu Beginn der Periode multipliziert mit dem Zinssatz $i = 10\%$.

Zu Argument (1):

Die Westfälische Leasing GmbH behauptet, die Anlage zu 100% vorzufinanzieren. Diesem Argument kann nur bedingt gefolgt werden. Aus Tabelle 12.1 ergibt sich, daß der LN in t_0, d. h. bei Lieferung der Anlage 16.000 DM, d. h. 20% des Kaufpreises der Anlage von 80.000 DM leisten muß. Das Leasing-Unternehmen finanziert insoweit nur 80% des Kaufpreises. Wird beachtet, daß die Leasingrate im Zeitpunkt 0 (LR_0 = 16.000) die Steuerbemessungsgrundlage am Ende der Periode kürzt und somit eine Steuerersparnis in Höhe von $s \cdot LR_0$ zur Folge hat, erhöht sich die durch den Vertrag ausgelöste Finanzierungswirkung auf 90% des Kaufpreises des Objektes.

Die Westfälische Leasing GmbH behauptet zusätzlich, wegen der von ihr getragenen Finanzierung der Anlage würde der Verschuldungsspielraum des Leasingnehmers nicht eingeengt: seine Fähigkeit, weitere Fremdmittel aufzunehmen, werde davon nicht beeinflußt. Es ist dem Prospekt nicht zu entnehmen, wie die Leasing-Gesellschaft dies begründet. Man ist auf Vermutungen angewiesen. Weil die Leasing-Gesellschaft in ihrer weiteren Argumentation die Alternativen (a) Leasingvertrag und (b) Kauf bei vollständiger Fremdfinanzierung vergleicht, kann vermutet werden, daß sie ihr Argument auf unterschiedliche Bilanzausweise stützt. Kaufte der Investor die Anlage und finanzierte sie mit Fremdmitteln, ist die Anlage in Höhe der Anschaffungskosten zu aktivieren, die Fremdmittel in Höhe des Nominalbetrages zu passivieren. Kreditgeber, die den Verschuldungsgrad des Investors über Bilanz und Gewinn- und Verlustrechnung messen, werden über die zusätzliche Verschuldung informiert. Das wäre im Falle des Abschlusses eines Leasingvertrages dann nicht der Fall, wenn Leasing-Gegenstände beim LN nicht aktiviert und die Leasing-Verbindlichkeiten folglich nicht passiviert würden, eine Dokumentation in der Bilanz und damit eine Information der Kreditgeber also unterbliebe. Die Nichtaktivierung hätte zur Folge, daß nur die gezahlten Leasingraten der Periode als Aufwand dokumentiert würden. In der Gewinn- und Verlustrechnung würden sie unter «sonstige Aufwendungen» ausgewiesen werden. Sie sind damit für außenstehende Bilanzleser als Leasingraten nicht zu erkennen[*].

Es kann hier nicht auf die interessante Frage eingegangen werden, ob die Westfälische Leasing GmbH mit ihrer impliziten Aussage, Leasing-Gegenstände und -Schulden bräuchten bilanziell nicht dokumentiert zu werden, Recht hat. Von Bedeutung ist hier lediglich, daß ein Leasingvertrag in Verbindung mit festen, vertraglich vereinbarten, während der Grundmietzeit nicht abänderbaren Ratenzahlungen die weiteren Verschuldungsmöglichkeiten des

---

[*] Große und mittelgroße Kapitalgesellschaften haben Leasingverpflichtungen im Anhang gemäß § 285 Ziff. 3 i. V. m. § 288 S. 1 HGB zu erläutern.

LN nur dann nicht berührt, wenn den potentiellen Kreditgebern diese Zahlungsverpflichtungen verschwiegen werden. Weil Kreditanalysten nach solchen Zahlungsverpflichtungen generell fragen, führt ein Verschweigen bereits in die Nähe des Kreditbetrugs.

Zu Argument (2):

Der *LG* argumentiert zugunsten des Finanzierungs-Leasing-Vertrages ausschließlich über die hier im Vergleich zur Alternative höhere Steuerersparnis. Bei gegebenem (Brutto)Einkommen ist die Minimierung von Steuerzahlungen keine unvernünftige Zielsetzung. Das disponible, frei verwendbare Einkommen ist für den Investor die entscheidungsrelevante Größe. Das Einkommen (der Gewinn) bleibt in der Beispielrechnung der Westfälischen Leasing GmbH aber unerwähnt. Angenommen, das Einkommen des Investors vor Steuern und vor der Berücksichtigung von Leasingraten einerseits und Abschreibungen, Zinsen und Tilgungen andererseits sei im Zeitraum von t_0 bis t_4 40.000 DM pro Periode. Über welches disponible Einkommen kann der Investor bei Abschluß eines Leasingvertrages bzw. nach Kauf bei Fremdfinanzierung der Anlage verfügen?

Tabelle 12.2: Disponibles Einkommen bei Abschluß eines Finanzierungs-Leasing-Vertrages

t	(1)	(2) Leasingraten	(3) $s\,[(1)-(2)]$	(4) Disponibles Einkommen
0	40.000	16.000	12 000	12.000
1	40.000	21.070	9 465	9.465
2	40.000	21.070	9 465	9.465
3	40.000	21.070	9 465	9.465
4	40.000	21.070	9 465	9.465

Tabelle 12.3: Disponibles Einkommen bei Kauf und vollständiger Fremdfinanzierung der Anlage

t	(1)	(2) Abschrei- bungen	(3) Zinsen	(4) $s\,[(1)-(2)-(3)]$	(5) Tilgung	(6) Disp. Einkommen $[(1)-(3)-(4)-(5)]$
0	40.000	–	–	20.000	–	20.000
1	40.000	10.000	8.000	11.000	6.996	14.004
2	40.000	10.000	7.300	11.350	7.696	13.654
3	40.000	10.000	6.530	11.735	8.466	13.269
4	40.000	10.000	5.684	12.158	9.312	12.846

Ein Vergleich der Spalte (4) in Tabelle 12.2 mit der Spalte (6) in Tabelle 12 3 zeigt, daß das verfügbare Einkommen des Investors bei Kauf und gleichzeitiger Fremdfinanzierung der Anlage das Einkommen bei Abschluß eines Leasing-Vertrages übersteigt. Am Kriterium «verfügbares Einkommen» gemessen, ist Kauf und Fremdfinanzierung die vorteilhaftere Maßnahme.

Das Argument der Westfälischen Leasing GmbH, beim Abschluß eines Finanzierungs-Leasing-Vertrages habe man größere Steuerersparnisse (als bei Kauf und Fremdfinanzierung derAnlage) trifft zwar zu, wie Spalte (6) der Tabelle 12.1 zeigt. Doch kann dieses Argument allein nicht entscheidend sein: Höhere Steuerersparnisse entstehen im Leasing-Fall, weil die die Steuerbemessungsgrundlage kürzenden Leasingraten die Abschreibungen und Zinsen bei Kauf übersteigen. Mit diesem Argument versperrt die Westfälische Leasing GmbH den Blick auf die relevante Zielgröße: das Einkommen bzw. den Gewinn *nach* Steuern. Diese Zielgröße wird durch die Leasing-Alternative viel deutlicher gekürzt als durch Kauf und Kreditfinanzierung der Anlage.

Damit sind die Überlegungen zu den Argumenten der Leasing-Gesellschaft noch nicht beendet. Es ist zu überlegen, warum die Gesellschaft ihre Beispielrechnung nach 4 Perioden abbrechen läßt, obwohl die Anlage, wie angegeben, eine Nutzungsdauer von 8 Jahren hat. Man kann hier annehmen, daß die Grundmietzeit im Beispiel mit 4 Jahren angenommen ist und die Gesellschaft ihr Beispiel auf diese (unkündbare) Zeitspanne begrenzt. Prinzipiell ist jedoch der Kalkül über die volle, bei Kauf geplante Nutzungsdauer von 8 Jahren zu führen. Selbst wenn die Leasing-Raten in den Jahren 5–8 deutlich unter den Anfangsraten liegen (z. B. 5.000 DM betragen), was in der Realität häufig der Fall ist, wird die Vorteilhaftigkeit der Alternative Kauf und Fremdfinanzierung im Beispiel nicht aufgehoben.

Zusätzlich ist zu berücksichtigen, daß der *LN,* von der Ausübung einer Kaufoption abgesehen, nicht Eigentümer des Leasinggegenstandes wird; u. U. erzielbare positive Restverkaufserlöse stehen ihm damit nicht zu.

2 Finanzierungs-Leasing-Vertrag und vollkommener Kapitalmarkt

Jetzt wird die oben bereits angedeutete Frage nach den Ursachen der unbestrittenen Blüte der Leasing-Branche wieder aufgenommen.

Angenommen, es besteht ein vollkommener Kapitalmarkt bei Sicherheit. Der Zinssatz *i* vor Steuern sei 0,10. Investitionsgüter können auf beliebige Arten finanziert werden. Hierzu zählt auch die Möglichkeit, einen Finanzierungs-

Leasing-Vertrag abzuschließen. Weiterhin sei angenommen, daß auf dem Markt für Investitionsgüter und auf dem Markt für Leasingverträge vollkommener Wettbewerb herrscht.

Eine Leasinggesellschaft *(LG)* will einen Leasingvertrag anbieten, dem folgende Daten zugrunde liegen:

– Anschaffungsauszahlung für den Leasinggegenstand 20.000;

– $s = 0,5$;

– 5jährige, unkündbare Grundmietzeit;

– Aktivierung und lineare Abschreibung des Leasinggegenstandes beim *LG*;

– der Restverkaufserlös am Ende der Periode 5 steht dem *LG* zu; der Restverkaufserlös beträgt zu diesem Zeitpunkt 1.000.

Welche Mindest-Leasingraten muß der *LG* fordern, wenn seine «Kapitalkosten» $i\,(1 - s) = 0,05$ betragen, d. h. wenn er mindestens den Marktzinssatz i nach Steuern, also $i\,(1 - s) \equiv i_s$ verdienen will? Der *LG* erhält die Leasingraten nach Steuern, die Steuerersparnisse aufgrund der von ihm verrechneten Abschreibungen und den Restverkaufserlös nach Steuern. Die Mindest-Leasingraten ergeben sich somit aus (12.1):

$$(12.1) \quad \sum_{t=1}^{5} LR_t\,(1 - s)\,(1 + i_s)^{-t} + \sum_{t=1}^{5} sAb_t\,(1 + i_s)^{-t} + RVE_5\,(1 - s)\,(1 + i_s)^{-5} +$$

$$+ sRBW_5\,(1 + i_s)^{-5} - A_0 = 0^*$$

Tabelle 12.4: Nettoeinzahlungen des *LG*

t	(1) LR_t	(2) Ab_t	(3) $S_t = s\,(LR_t - Ab_t)$	(4) $LR_t - S_t$	(5) $RVE_5\,(1 - s)$
1	5.058	4.000	529	4.529	–
2	5.058	4.000	529	4.529	–
3	5.058	4.000	529	4.529	–
4	5.058	4.000	529	4.529	–
5	5.058	4.000	529	4.529	500

---

* RBW_5 bezeichnet den Restbuchwert im Zeitpunkt 5. Im Beispiel beträgt er Null, weil $\sum_{t=1}^{5} Ab_t = A_0$ gilt. Wenn der Restbuchwert am Ende der letzten Periode Null ist, kann er in den Formeln entfallen.

Unter der Annahme uniformer Leasingraten während der Grundmietzeit beträgt die Mindest-Leasingrate $LR_t \cong 5.058$ für $t = 1, ..., 5$ und zwar unabhängig davon, ob die LG die Finanzierung des Objektes durch Eigen- oder Fremdmittel oder eine beliebige Mischung von Eigen- und Fremdmitteln bewerkstelligt. Eine Proberechnung zeigt, daß LR_t in Höhe von 5.058 dem LG genau eine Verzinsung von $i_s = 0,05$ liefern.

Der Barwert der Nettoeinzahlungen in den Spalten (4) und (5) der Tabelle 12.4 bewertet mit $i_s = 0,05$ abzüglich $A_0 = 20.000$ beträgt 0.

Betrachten wir nun den LN. Seine alternativen Handlungsmöglichkeiten zur Finanzierung des Kaufpreises des Objektes sind Eigen- und/oder Fremdfinanzierung. Finanziert der LN mit Eigenmitteln und entsprechen die dem Investitionsobjekt zurechenbaren Nettoeinzahlungen b_t mindestens den vom LG geforderten Leasingraten, stellt sich der Kalkül des LN so dar:

Tabelle 12.5: Kalkül des LN bei Kauf und Eigenfinanzierung

t	(1) Mindest-b_t	(2) Ab_t	(3) $S_t = s\,(b_t - Ab_t)$	(4) $b_t - S_t$	(5) $RVE_5\,(1 - s)$
1	5.058	4.000	529	4.529	–
2	5.058	4.000	529	4.529	–
3	5.058	4.000	529	4.529	–
4	5.058	4.000	529	4.529	–
5	5.058	4.000	529	4.529	500

Der Nettokapitalwert für die Alternative Kauf- und Eigenfinanzierung ergibt sich aus

$$(12.2) \quad K_0^{K,\,E} = -A_0 + \sum_{t=1}^{5} [b_t - s\,(b_t - Ab_t)]\,(1 + i_s)^{-t} + RVE_5\,(1 - s)\,(1 + i_s)^{-5} +$$

$$+ sRBW_5\,(1 + i_s)^{-5} = 0.$$

Der Leasingvertrag (LV) ist damit ebensogut wie die Alternative Kauf und Eigenfinanzierung. Denn wird ein LV abgeschlossen, gilt

$$(12.3) \quad K_0^{L} = \sum_{t=1}^{5} (b - LR_t)\,(1 - s)\,(1 + i_s)^{-t} = 0.$$

Für die Existenz von Leasing-Gesellschaften besteht unter diesen Bedingungen kein Grund, weil LN auf vollkommenem Kapitalmarkt das gleiche erreichen wie LG.

Daran ändert sich auch nichts, wenn der LN die Anschaffungsauszahlung vollständig fremdfinanziert oder in irgendeinem Mischungsverhältnis von

Eigen- und Fremdmitteln finanziert. Bei vollständiger Fremdfinanzierung $(F_0 = A_0)$ zum Zinssatz $i = 0{,}10$ ergeben sich die folgenden bewertungsrelevanten Zahlungen:

Tabelle 12.6: Kalkül des *LN* bei Kauf und vollständiger Fremdfinanzierung

	(1)	(2)	(3)	(4)	(5)	(6)	(7)
t	Mindest-b_t	Ab_t	iF_{t-1}	T_t	$S_t = s\ (b_t - Ab_t - iF_{t-1})$	$b_t - iF_{t-1} - T_t - S_t$	$RVE_5\ (1 - s)$
1	5.058	4.000	2.000	3.276	−471	253	
2	5.058	4.000	1.672	3.604	−307	89	
3	5.058	4.000	1.312	3.964	−127	− 91	
4	5.058	4.000	916	4.360	71	−289	
5	5.058	4.000	480	4.796	289	−507	500

Der Nettokapitalwert für den Fall Kauf und vollständige Fremdfinanzierung ergibt sich aus (12.4):

$$(12.4) \quad K_0^{K,\,F} = \sum_{t=1}^{5} (b_t - iF_{t-1} - T_t - S_t)\ (1 + i_s)^{-t} + RVE_5\ (1 - s)\ (1 + i_s)^{-5} +$$

$$+ sRBW_5\ (1 + i_s)^{-5} = 0.$$

Hierbei ist eine Annuitätentilgung in Höhe von 5.276 pro Periode unterstellt[*]. Außerdem ist angenommen, daß im Verlustfalle dem Unternehmen ein Betrag in Höhe von $s \cdot$ Verlust rückvergütet wird (Negativsteuer).

Der Nettokapitalwert ist erneut gleich Null. Der Abschluß eines Leasingvertrages hat somit auch im Vergleich zu einer vollständigen Fremdfinanzierung des Kaufs des Investitionsobjektes keine Vorteile. Akzeptiert man die Regel, daß ein Vertrag für beide Seiten Vorteile bieten sollte, gibt es für Finanzierungs-Leasing-Verträge unter den gesetzten Bedingungen keine Chancen. Oder: Auf vollkommenem Kapitalmarkt gibt es keine Existenzberechtigung für Leasing-Gesellschaften. Oder: Das, was Leasing-Gesellschaften bieten, kann sich jedes Unternehmen auch selbst beschaffen.

Eine berechtigte und wichtige Frage ist es daher, welche Eigenschaften von Finanzierungs- oder Gütermärkten in der Realität die Existenz von Leasing-Gesellschaften bewirken bzw. begünstigen. Ohne Anspruch auf Vollständigkeit können verschiedene mögliche Ursachen genannt werden. Leasing-Gesellschaften könnten z. B.

– steuerliche Vorteile haben, die anderen Unternehmen regelmäßig nicht zugänglich sind;

---

[*] Die Form der Tilgung ist unter den gesetzten Bedingungen nicht von Bedeutung für das Ergebnis.

- Zahlungsstrukturen für Leasingraten anbieten, die den Abschluß von Leasingverträgen für LN attraktiv machen und die über andere Finanzierungsverträge (Kredite) nicht erreichbar sind;
- Investitionsobjekte zu günstigeren Preisen (Mengenrabatte) einkaufen als andere Unternehmen;
- über rationellere Methoden der Wartung von Leasingobjekten verfügen;
- sich günstiger refinanzieren als andere Kreditgeber.

Träfe der eine oder andere der genannten Gründe zu, könnten LG einen Teil der Vorteile an LN weitergeben: Denn Leasingverträge müssen für *beide* Parteien vorteilhaft sein.

Daß der Nachweis eines auf beide Parteien, den LG und den LN, aufteilbaren Vorteils *nicht* einfach zu führen ist, soll die folgende Überlegung zeigen. Angenommen, ein LG will eine für den LN günstigere Struktur der Leasingraten anbieten. Damit ändert sich, wie die Tabelle 12.4 zeigt, auch die Struktur der Steuerzahlungen, die im Fall eines Finanzierungs-Leasing-Vertrages zu entrichten sind.

Angenommen, der LG fordere nicht Leasingraten LR_t = 5.058 für t = 1, 2, ..., 5, sondern LR_t^* in Höhe von 6.000, 6.000, 6.000, 3.461, 3.461 für t = 1, 2, ..., 5. Weil der LG eine Rendite nach Steuern von mindestens i_s = 0,05 erzielen muß, entspricht der Barwert der LR_t dem Barwert der LR_t^*. Es gilt also (12.5):

$$(12.5) \quad \sum_{t=1}^{5} LR_t \, (1-s) \, (1+i_s)^{-t} + s \sum_{t=1}^{5} Ab_t \, (1+i_s)^{-t} + RVE_5 \, (1-s) \, (1+i_s)^{-} =$$
$$\sum_{t=1}^{5} LR_t^* \, (1-s) \, (1+i_s)^{-t} + s \sum_{t=1}^{5} Ab_t \, (1+i_s)^{-t} + RVE_5 \, (1-s) \, (1+i_s)^{-5} = A_0$$

und, da das Abschreibungsverfahren und der Restverkaufserlös durch die neue Gestaltung der Leasingraten nicht beeinflußt werden, (12.6):

$$(12.6) \quad \sum_{t=1}^{5} LR_t \, (1-s) \, (1+i_s)^{-t} = \sum_{t=1}^{5} LR_t^* \, (1-s) \, (1+i_s)^{-t}$$

Für den LN ist damit nichts gewonnen. Der Kapitalwert bei Abschluß eines Leasingvertrages bestimmt sich für ihn gemäß (12.7):

$$(12.7) \quad K_0^L = \sum_{t=1}^{5} (b_t - LR_t^*) \, (1-s) \, (1+i_s)^{-t}.$$

Schreibt man (12.7) etwas ausführlicher

$$(12.7)' \quad K_0^L = \sum_{t=1}^{5} [b_t \, (1-s) - LR_t^* + sLR_t^*] \, (1+i_s)^{-t}$$

erkennt man leicht, daß wegen (12.6) und der realistischen Annahme der Negativsteuer bzw. des sofortigen Verlustausgleichs der Übergang von LR_t auf LR_t^* den Kapitalwert des LN nicht erhöht. Es gibt m.a.W. unter diesen Bedingungen keine günstigere *und* wertgleiche Struktur der Leasingraten. Der Kapitalwert K_0^L des LN steigt dann, wenn (12.8) gilt:

$$(12.8) \quad \sum_{t=1}^{5} LR_t^* \, (1 + i_s)^{-t} < \sum_{t=1}^{5} LR_t \, (1 + i_s)^{-t}$$

Diese Relation aber bedeutet, daß der LG entweder auf die Kapitalmarktrendite (nach Steuern) von $i_s = 0,05$ teilweise verzichtet, ein Verhalten, das auf vollkommenem Kapitalmarkt nicht rational sein kann, oder daß er sich zu seinem Nachteil verrechnet hat.

3 Finanzierungs-Leasing-Verträge und unterschiedliche steuerliche Behandlung von Leasinggeber und Leasingnehmer

Unter finanziellem Aspekt lassen sich die Handlungsalternativen eines LN so darstellen:

1. (a) Beschaffung des Investitionsobjektes;

    (b) Beschaffung der notwendigen finanziellen Mittel zur Finanzierung des Anschaffungspreises durch die Verpflichtung, eine Reihe von bestimmten Leasingraten zu leisten und auf die steuerliche Abschreibungsfähigkeit des Objektes und seinen Restverkaufserlös am Ende der Grundmietzeit zu verzichten,

oder

2. (a) Beschaffung des Investitionsobjektes;

    (b) Beschaffung der notwendigen finanziellen Mittel zur Finanzierung des Anschaffungspreises durch *irgendeine* Form der Finanzierung oder Kombination von Finanzierungsformen, ausgenommen einen Finanzierungs-Leasing-Vertrag.

Das Problem verdichtet sich somit zu der Frage, ob ein Investitionsobjekt, dessen Vorteilhaftigkeit bereits feststeht, finanziert werden soll über einen Finanzierungs-Leasing-Vertrag oder über irgendeine andere Form der Finanzierung, die natürlich auch eine vollständige Fremdfinanzierung sein kann, aber nicht sein muß.

Die Überlegungen in Abschnitt 2 haben verdeutlicht, daß auf vollkommenem

Kapitalmarkt und bei Sicherheit die Handlungsalternativen 1 und 2 für den *LN* gleich gut sein müssen. Es gibt unter diesen Bedingungen keinen Anreiz, Objekte zu leasen.

Die Bedingungen, unter denen dieses Ergebnis abgeleitet wurde, sind:

1. *LG* und *LN* können Mittel zum Satz *i* anlegen und aufnehmen: Eigenkapitalkosten sind gleich Fremdkapitalkosten.

2. Die steuerlichen Abschreibungsmöglichkeiten sind für beide, *LG* und *LN*, gleich.

3. Die Gewinnsteuersätze *(s)* sind für beide, *LG* und *LN*, gleich.

4. Risiko- bzw. Unsicherheitsüberlegungen sind ausgeklammert.

Ändert sich das Bild, wenn die eine oder andere Annahme aufgehoben wird? Angenommen, *LG* könnten die in ihren Bilanzen aktivierten Leasingobjekte schneller abschreiben, als *LN* dies beim Kauf der Investitionsobjekte tun könnten. Was wäre die Folge?

Ich nehme das Beispiel aus dem 2. Abschnitt wieder auf und ändere die Annahme über die Abschreibungsregelung: Der *LN* darf das Objekt bei Kauf nur linear abschreiben; der *LG* darf die digitale Abschreibung benutzen. Nach der digitalen Abschreibungsmethode berechnet sich der Abschreibungsbetrag pro Periode Ab_t gemäß (12.9):

$$(12.9) \quad Ab_t = \frac{A_0}{1 + 2 + \ldots + n} \cdot (n - (t - 1))$$

A_0: Anschaffungsauszahlung
n: Ende der Abschreibungsperiode.

Für die Periode 1 beträgt der Abschreibungsbetrag somit

$$Ab_1 = \frac{20.000}{15} \cdot (5 - (1 - 1)) = 6.666,67.$$

Die lineare Abschreibung soll – wie im Abschnitt 2 – 4.000 pro Periode betragen. Der *LG* darf also – wie z. B. in Großbritannien – schneller abschreiben.

Der Kapitalmarktzinssatz vor Steuern sei 10%. Der Gewinnsteuersatz sei für alle Investoren gleich und betrage $s = 0,5$.

Der *LG* ermittelt die Leasingraten, die ihm eine Rendite nach Steuern von $i_s = 0,05$ bringen. Hierzu benutzt er die Gleichung (12.10):

$$(12.10) \quad \sum_{t=1}^{5} LR_t \, (1 - s) \, (1 + i_s)^{-t} + \sum_{t=1}^{5} sAb_t \, (1 + i_s)^{-t} +$$

$$+ \, [RVE_5 - s \, (RVE_5 - RBW_5)] \, (1 + i_s)^{-5} = A_0$$

und erhält das in Tabelle 12.7 ausgewiesene Ergebnis.

Tabelle 12.7: Nettoeinzahlungen des LG ($RBW_5 = 0$, $RVE_5 = 1.000$)

t	(1) LR_t	(2) Ab_t	(3) $S_t = s \cdot (LR_t - Ab_t)$	(4) $LR_t - S_t$	(5) $RVE_5 \cdot (1 - s)$
1	4.928,05	6.666,67	−869,31	5.797,36	
2	4.928,05	5.333,33	−202,64	5.130,69	
3	4.928,05	4.000	464,03	4.464,02	
4	4.928,05	2.666,67	1.130,69	3.797,36	
5	4.928,05	1.333,33	1.797,36	3.130,69	500

In den ersten beiden Perioden übersteigt die Abschreibung als Betriebsausgabe die Betriebseinnahme (= LR_t). Die Steuerbemessungsgrundlage ist negativ. Es wird angenommen, daß der objektbezogene Verlust mit Überschüssen aus anderen Objekten verrechnet werden kann, so daß sich ein sofortiger Verlustausgleich ergibt. Errechnet man den Barwert der in den Spalten (4) und (5) ausgewiesenen Einzahlungen mit $i_s = 0,05$, erhält man den Betrag von 20.000, der dem Anschaffungspreis des Objektes entspricht. Der LG erzielt dann also genau eine Rendite von 0,05, den Kapitalmarktsatz nach Steuern.

Beim Vergleich des Ergebnisses der Tabelle 12.7 mit dem aus Tabelle 12.4 erkennt man, daß die Mindest-Leasingrate des LG jetzt kleiner ist: 4.928,05 < 5.058. Die schnellere Abschreibungsmöglichkeit des LG ist ein Vorteil, den der LG an den LN ganz oder teilweise weitergeben *könnte*. Welchen Teil dieses Vorteils er an den LN weitergibt, interessiert hier nicht. Wichtig ist allein, daß der LG dem LN jetzt einen Vorteil gegenüber alternativen Finanzierungsformen bieten kann. Bietet er eine Leasingrate an, die 5.058 unterschreitet, wird die Leasingalternative für den LN vorteilhaft. Damit liegt hier eine Bedingung vor, die zum Abschluß von Finanzierungs-Leasing-Verträgen führen kann, die für *beide*, LG und LN, vorteilhaft sind. Kommt der Vertrag mit einer $LR_t = 5.000$, $t = 1, 2, \ldots, 5$ zustande, erzielt der LG eine Rendite, die über dem Kapitalmarktsatz liegt, und der LN erzielt einen höheren Kapitalwert als bei jeder anderen Form der Finanzierung.

Jetzt wird eine Differenz in den Gewinnsteuersätzen eingeführt. Es wird angenommen, daß Leasing-Gesellschaften *(LG)* einem niedrigeren Gewinnsteuersatz *(s^{LG})* unterliegen als LN: $s^{LG} < s^{LN}$. Die unterschiedlichen steuerlichen Abschreibungsmöglichkeiten werden wieder aufgehoben: Beide, LG und LN, sollen nur linear abschreiben dürfen ($Ab_t = 4.000$).

s^{LG} sei 0,40; s^{LN} sei 0,50.

Welche Mindest-Leasingraten hat der LG zu fordern, wenn seine steuerlichen Überschüsse mit $s^{LG} = 0,40$ besteuert werden, das Leasingobjekt linear abgeschrieben werden kann und Mittel zu $i = 0,10$ *vor* Steuern am Kapitalmarkt angelegt und aufgenommen werden können?

Der LG bestimmt die mindestens zu fordernden Leasingraten gemäß (12.11):

$$(12.11) \quad \sum_{t=1}^{5} LR_t \, (1 - s^{LG}) \, (1 + i_s)^{-t} + s^{LG} \sum_{t=1}^{5} Ab_t \, (1 + i_s)^{-t} +$$

$$+ \, [RVE_5 - s^{LG} \, (RVE_5 - RBW_5)] \, (1 + i_s)^{-5} = A_0$$

$$(i_s = 0{,}06!)$$

Zu beachten ist, daß i_s im Kalkül des LG gleich $i \, (1 - s^{LG}) = 0{,}10 \, (1 - 0{,}4) = 0{,}06$ ist, weil auch die alternativ erzielbare Rendite mit dem Gewinnsteuersatz des LG (s^{LG}) belastet ist.

Tabelle 12.8: Nettoeinzahlungen des LG ($RBW_5 = 0$, $RVE_5 = 1.000$)

t	(1) LR_t	(2) Ab_t	(3) $S_t = s^{LG} \, (LR_t - Ab_t)$	(4) $LR_t - S_t$	(5) $RVE_5 \cdot (1 - s^{LG})$
1	5.069,16	4.000	427,66	4.641,50	
2	5.069,16	4.000	427,66	4.641,50	
3	5.069,16	4.000	427,66	4.641,50	
4	5.069 16	4.000	427,66	4.641,50	
5	5.069 16	4.000	427,66	4.641,50	600

Diskontiert man die in den Spalten (4) und (5) ausgewiesenen Einzahlungen des LG mit $i_s = 0{,}06$, erhält man einen Barwert von 20.000. Um eine Rendte von 6% nach Steuern zu verdienen, muß der LG jetzt höhere Leasingraten fordern als in dem in Tabelle 12.4 dargestellten Fall, in dem $s^{LG} = 0{,}5$ und die alternativ erzielbare Rendite nach Steuern nur 5% betrug. Ein zwischen LG und LN aufteilbarer Vorteil ist jetzt nicht erkennbar, weil die vom LG mindestens geforderte LR_t 5.069,16 ist, die vom LN maximal akzeptierbare aber nur 5.058 beträgt.

Das Ergebnis ist zunächst erstaunlich, weil die relative steuerliche Entlastung des LG (im Vergleich zum LN) diesen dazu veranlaßt, *höhere* Leasingraten zu fordern. Ursache ist, daß die steuerliche Entlastung im Beispiel auch die Einkommen trifft, die der LG aus alternativen Anlagen – z.B. am Kapitalmarkt – beziehen kann. Wird ausschließlich das Einkommen *aus Leasinggeschäften des LG* steuerlich privilegiert, nicht dagegen anderes Einkommen des LG, fallen die mindestens von ihm zu fordernden Raten. Gemäß (12.12)

$$(12.12) \quad \sum_{t=1}^{5} LR_t \, (1 - s^{LG}) \, (1 + i_s)^{-t} + s^{LG} \sum_{t=1}^{5} Ab_t \, (1 + i_s)^{-t} +$$

$$+ \, [RVE_5 - s^{LG} \, (RVE_5 - RBW_5)] \, (1 + i_s)^{-5} = A_0$$

mit $i_s = 0{,}05$ errechnen sich Mindest-Leasingraten in Höhe von 4.851,51 pro

Periode. Jetzt führen divergierende Gewinnsteuersätze $s^{LG} < s^{LN}$ dazu, daß es einen zwischen beiden aufteilbaren Vorteil beim Zustandekommen eines Finanzierungs-Leasing-Vertrages gibt.

Aus diesen Überlegungen folgt die interessante, aber bislang nicht schlüssig belegte Frage, welche Faktoren in der Realität – z.B. in der Bundesrepublik Deutschland – zu einem zwischen LG und LN aufteilbaren Vorteil führen, welche Faktoren das reale Wachstum der Leasingbranche begünstigen. Einige empirische Untersuchungen liegen vor (Sykes [Survey]; Swoboda/Totter [Finanzierungsleasing]; Martin [Leasing]; Sorensen/Johnson [Financial Leasing]). Konkludente Antworten geben sie jedoch hierauf nicht. Insbesondere Mellwig argumentiert ([Besteuerung]), daß ein aufteilbarer Vorteil sich durch die Gewerbesteuerbelastung des LN beim Kauf des Investitionsobjektes ergäbe. Kauft der LN das Objekt und finanziert es mit Fremdmitteln, sind die (Dauer)Schuldzinsen und (Dauer)Schulden bei der Ermittlung der Gewerbeertrag- bzw. Gewerbekapitalsteuer zur Hälfte anzusetzen: d.h., die Fremdkapitalzinsen sind bei der Bestimmung des Gewerbeertrages und das Fremdkapital bei der Bestimmung des Gewerbekapitals nicht voll abzugsfähig. Dauerschuldzinsen erhöhen den gewerbesteuerlichen Gewinn, Dauerschulden das «Betriebsvermögen», wodurch sich Gewerbeertrag- und Gewerbekapitalsteuer erhöhen. Die Steuerbelastung eines Investors liegt damit im Fall des Kaufs eines Investitionsobjektes und seiner Fremdfinanzierung höher als bei Abschluß eines Finanzierungs-Leasing-Vertrages. Zugleich bleibt der LG von diesen Hinzurechnungen dann verschont, wenn der LG im Konzernverbund mit einer Bank steht (gewerbesteuerliche Organschaft; § 19 Gewerbesteuerdurchführungsverordnung), was in der Bundesrepublik Deutschland nicht generell, aber häufig der Fall ist. Damit besteht ein aufteilbarer Vorteil, der im Prinzip dem oben diskutierten letzten Fall entspricht: $s^{LG} < s^{LN}$. Der LG kann Leasingraten (vor Steuern) fordern, die die Finanzierungskosten bei alternativer Finanzierung des LN (vor Steuern) übersteigen, und zugleich den LN besser stellen, als er bei Kauf und Fremdfinanzierung des Objektes nach Steuern stehen würde. Beide können ihre Position verbessern.

Außer diesem steuerlichen Vorteil bestehen andere potentielle Vorteile. Diese können bestehen in der relativen Einkaufsmacht von Leasinggesellschaften (z.B. bei PKW, LKW, Baumaschinen), im Verwertungs-Know-how für gebrauchte Leasinggegenstände, in besseren Möglichkeiten, Risiken zu diversifizieren oder in höherer organisatorischer Kompetenz bei der Erstellung von Großprojekten.

Eine interessante Frage ist nun, wie Finanzierungs-Leasing-Verträge bei Geltung des etwas komplizierteren deutschen Steuersystems zu beurteilen sind. Dieser Frage wird in diesem einführenden Text nicht nachgegangen. Der interessierte Leser wird auf die Literatur verwiesen (Haberstock [Kauf oder Leasing], Mellwig [Besteuerung], Gebhard [Finanzierungsleasing], Drukarczyk [Finanzierung], Kapitel 14). In der zuletzt genannten Quelle findet sich eine interessante Fall-Studie mit dem Titel «Optimale Leasing GmbH». Inzwischen hat der Gesetzgeber die steuerliche Komplexität etwas reduziert. Gewerbekapitalsteuer und Vermögensteuer sind auf betrieblicher Ebene nicht mehr von Bedeutung.

4 Andere mögliche Vorteile von Finanzierungs-Leasing-Verträgen

Insbesondere von *LG* werden weitere Vorteile von Finanzierungs-Leasing-Verträgen hervorgehoben:

- *LG* seien in der Lage, den *LN* fundiert zu beraten. Der *LG* übernehme nicht nur die Finanzierungsfunktion, sondern auch die Beschaffungs- und Beratungsfunktion.
- *LG* lieferten fristenkongruente Finanzierungen für Investitionsobjekte.
- Finanzierungs-Leasing-Verträge seien geeignet, den Verschuldungsspielraum von Unternehmen auszudehnen.

Das letzte Argument wurde bereits in Abschnitt 1 angesprochen. Man muß davon ausgehen, daß Kreditgeber (Banken) ihre potentiellen Kreditnehmer vor Kreditvergabe nach den aus Jahresabschlüssen nicht erkennbaren Zahlungsverpflichtungen befragen. Damit sind bestehende Verpflichtungen zur Zahlung von Leasingraten – soweit sie nicht schon im Anhang dargestellt sind – offenzulegen. Aufgedeckte Verstöße können durch Kreditkündigungen und strafrechtliche Schritte (§ 265b StGB «Kreditbetrug») geahndet werden. Unterstellt man für *LG* und Banken gleich wirkungsvolle Analysemethoden zur Abschätzung der Kreditwürdigkeit, kann das Argument insoweit nicht zutreffen.

Bei der Kreditvergabe spielen i. d. R. auch Besicherungen eine Rolle. Die Funktion einer Sicherheit (vgl. Kapitel 14) besteht u. a. darin, dem Kreditgeber (Bank, *LG*) im Falle fehlenden Zahlungswillens oder fehlender Zahlungsfähigkeit den Rückgriff auf ein Sicherungsgut zu erlauben, um durch Verwertung seine Forderungen zu decken. Kauft ein Investor ein Objekt und finanziert er es mit Fremdmitteln, könnte die Bank ihre Forderung zugleich in Form eines Sicherungsübereignungsvertrages über das Objekt sichern. Least der Investor das Objekt, sichert das juristische Eigentum, das beim *LG* verbleibt, den Herausgabeanspruch des *LG*. In beiden Fällen liegen also Möglichkeiten zur Besicherung vor. Zwei Unterschiede sind erkennbar, die zugunsten des *LG* sprechen: (1) Der *LG* hat bei Insolvenz des *LN* einen Aussonderungsanspruch; die durch eine Sicherungsübereignung gesicherte Bank hat nur einen Absonderungsanspruch. Der Aussonderungsanspruch ist – wie in Kapitel 15 erläutert wird – das bessere Recht, weil er sich unabhängig von der Höhe der Restforderung auf das Sicherungsgut und damit dessen Wert bezieht. (2) *LG* kennen die Märkte der Leasingobjekte gut und haben daher u. U. bessere Verwertungsaussichten als Banken für bei zahlungsunfähig gewordenen *LN* freigesetzte Leasingobjekte. Beide Argumente stärken die Position des *LG* im Vergleich zu der der Bank. *LG* könnten deshalb einzelne Objekte höher beleihen als Banken oder noch Verträge abschließen, wenn Banken bereits abwinken. Insgesamt stuft die Literatur den daraus resultierenden zusätzlichen Verschuldungsspielraum für *LN* als gering ein (Swoboda/Totter [Finanzierungsleasing] 165; Mellwig [Leasing] 1060; Sykes [Survey]; Gebhard [Finanzierungsleasing]).

5 Zusammenfassung

Dieses Kapitel versucht, die relativen Vorteile von Finanzierungs-Leasing-Verträgen aufzudecken. Die Frage ist: Welche Vorteile kann dieses Finanzierungsinstrument – neben den sonstigen Dienstleistungsfunktionen des *LG* – im Vergleich zu anderen Finanzierungsformen bieten? Zunächst wird ein erfundener Werbetext eines (erfundenen) *LG*, der allerdings beträchtliche Ähnlichkeit mit früheren Aussagen von einzelnen *LG* hat, analysiert; seine Schwachstellen werden aufgedeckt. Dann wird das Problem im Rahmen eines vollkommenen Kapitalmarktes bei Ausschluß von Unsicherheit systematisch untersucht. Gelten für *LG* und *LN* gleiche Abschreibungsregelungen, gleiche Finanzierungskosten und gleiche Steuersätze, kann ein Finanzierungs-Leasing-Vertrag einem *LN* nichts bieten, was er sich nicht auch selbst beschaffen könnte. Es gibt m. a. W. keine Anreize zu leasen.

Führt man für *LG* und *LN* unterschiedliche Abschreibungsmodalitäten und den *LG* privilegierende Besteuerungsregeln ein, läßt sich zeigen, daß ein auf beide, *LG* und *LN*, aufteilbarer Vorteil entstehen kann, der Anreize zum Abschluß von Finanzierungs-Leasing-Verträgen auslöst. Zum Schluß wurde angedeutet, warum angenommen werden kann, daß *LG* andere komparative Vorteile haben können und u. U. etwas bessere Risikopositionen in der Insolvenz des *LN* einnehmen als andere durch Mobiliarsicherheiten gesicherte Kreditgeber (Banken).

Ergänzende Literaturangaben zum 12. Kapitel

Brealey, Richard A. und *Myers, Stewart C.:* Principles of Corporate Finance. 6. Aufl., New York 1999, Kapitel 25.

Büschgen, Hans E.: Finanzleasing als Finanzierungsalternative. Eine kritische Würdigung unter betriebswirtschaftlichen Aspekten. In: Zeitschrift für Betriebswirtschaft, 50 (1980), S. 1028–1041.

Bundesminister der Finanzen: Ertragsteuerliche Behandlung von Leasing-Verträgen über bewegliche Wirtschaftsgüter vom 19. 4. 1971 (sog. Leasingerlaß). In: BStBl. 1971 I, S. 264.

Bundesminister der Finanzen: Steuerliche Zurechnung des Leasing-Gegenstandes beim Leasinggeber vom 22. 12. 1975. In: Der Betriebsberater, 31 (1976), S. 72.

Copeland, Thomas E. und *Weston, Fred J.:* Financial Theory and Corporate Policy. 4. Aufl., Reading 1998.

Dietz, Albrecht: Betriebswirtschaftlehre und die Praxis der Leasing-Anwendung. In: Zeitschrift für Betriebswirtschaft, 50 (1980), S. 1017–1027.

Drukarczyk, Jochen: Theorie und Politik der [Finanzierung]. 2. Aufl., München 1993, Kapitel 14.

Franks, Julian R. und *Hodges, Stewart D.:* Valuation of Financial Lease Contracts: A Note. In: Journal of Finance, 33 (1978), S. 657–669.

Franks, Julian R.; Broyles, John E.; Carleton, Willard T.: Corporate Finance, Concepts and Application. Boston 1986, Kapitel 23.

Gebhard, Joachim: [Finanzierungsleasing], Steuern und Recht. Eine ökonomische Analyse, Wiesbaden 1990.

Haberstock, Lothar: Kredit – [Kauf oder Leasing]? Ein Vorteilhaftigkeitsvergleich unter Berücksichtigung steuerlicher Auswirkungen. In: Steuerberater-Jahrbuch 1982/83, S. 441–510.

Hagenmüller, Karl F. und *Eckstein, Wolfram:* Leasing-Handbuch für die betriebliche Praxis. 6. Aufl., Frankfurt/M. 1992.

Havermann, Hans: Finanzwirtschaftliche Aspekte des Leasing. In: Aktuelle Fragen der Unternehmensfinanzierung und Unternehmensbewertung, Forster, K. H. und Schumacher, P. (Hrsg.), Stuttgart 1970, S. 70–107.

Kolbeck, Rosemarie: Leasing als finanzierungs- und investitionstheoretisches Problem. In: Zeitschrift für betriebswirtschaftliche Forschung, 20 (1968), S.787–797.

Kovac, Josef: Die Entscheidung über Leasing oder Kreditkauf maschineller Anlagegüter. Diss. Hamburg 1982.

Kruschwitz, Lutz: Leasing und Steuern. In: Zeitschrift für betriebswirtschaftliche Forschung, 43. Jg. (1991), S. 99–112.

Levy, Haim und *Sarnat, Marshall:* Leasing, Borrowing, and Financial Risk. In: Financial Management (1979), S. 47–54.

Martin, John: [Leasing]. In: Financial Handbook. 5. Aufl., Altman, E. J. (Hrsg.), New York 1981, Kapitel 30, S. 3–33.

Mellwig, Winfried: Finanzplanung und Leasing. In: Zeitschrift für Betriebswirtschaft, 50 (1980), S. 1042–1064.

Mellwig, Winfried: [Besteuerung] und Kauf/Leasing-Entscheidung. In: Zeitschrift für betriebswirtschaftliche Forschung, 35 (1983), S. 782–800.

Mellwig, Winfried: Steuerarbitrage bei Leasingverträgen. In: Unternehmenstheorie und Besteuerung, Elschen, R., Siegel, T. und Wagner, F. W. (Hrsg.), Wiesbaden 1995, S. 419–443.

Sorensen, I. W. und *Johnson, R. E.:* Equipment [Financial Leasing] Practices and Costs: An Empirical Study. In: Financial Management, 5 (1977), S. 33–40.

Swoboda, Peter und *Totter, Birgit:* [Finanzierungsleasing] in Österreich. Eine empirische Untersuchung. In: Journal für Betriebswirtschaft, 3 (1977), S. 154–166.

Sykes, Alan: The Lease-Buy-Decision. A [Survey] of Current Practice in 202 Companies. British Institute of Management 1976.

van Horne, James C.: Financial Management and Policy. 11. Aufl., Englewood Cliffs 1998.

Wilhelm, Jochen: Die Vorteilhaftigkeit des Leasing aus finanzierungstheoretischer Sicht. In: Zeitschrift für betriebswirtschaftliche Forschung, 37 (1985), S. 485–499.

Kurzfristige Fremdfinanzierung

Kapitel 13

1 Übersicht

Die Möglichkeiten der Beschaffung kurzfristiger Fremdmittel sind im Prinzip vielfältig. Die Abb. 13.1 vermittelt einen Überblick

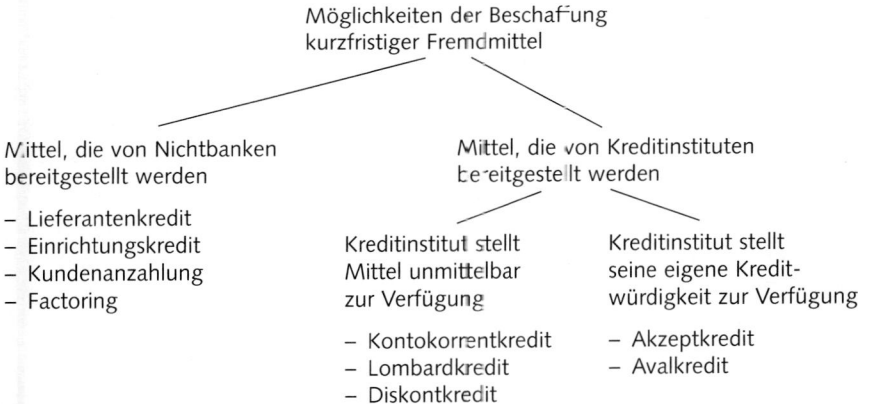

Abbildung 13.1: Beschaffungsmöglichkeiten kurzfristiger Fremdmittel im Wege der Außenfinanzierung

Danach können kurzfristige Fremdmittel sowohl von Nichtbanken (Lieferanten, Kunden, Factoring-Gesellschaften) als auch von Kreditinstituten bereitgestellt werden. Letztere stellen i. d. R. die Mittel in Form von Geld zur Verfügung («Geldleihe»); in einigen wenigen Fällen liegt keine «Geldleihe», sondern eine «Kreditleihe» vor: Das Kreditinstitut tritt mit seiner eigenen Kreditwürdigkeit für einen Kunden ein, der diese anstelle des Einsatzes eigener finanzieller Mittel nutzt.

Abbildung 13.1 enthält nicht die Möglichkeiten der (kurzfristigen) Fremdkapitalbeschaffung, die ausschließlich großen, international als bonitätsstark anerkannten Unternehmen in Form von Euro-Notes oder Commercial-Paper-Programmen zur Verfügung stehen. Auf diese Möglichkeiten wird in Abschnitt 4 dieses Kapitels eingegangen.

2 Kredite von Nichtbanken

2.1 Lieferantenkredit

Der bei weitem wichtigste Kredit von Nichtbanken ist der Lieferantenkredit. Der Lieferant liefert eine Ware, gewährt dem Abnehmer ein Zahlungsziel von z.B. 30 Tagen und sichert seinen Zahlungsanspruch durch Vereinbarung eines einfachen bzw. verlängerten Eigentumsvorbehalts (vgl. Kapitel 14). Der Abnehmer kann die Ware verarbeiten und weiterverkaufen und somit möglicherweise die Zahlungsverpflichtung ganz oder zum Teil aus seinen Umsatzeinzahlungen decken. Der Lieferantenkredit ist bequem, weil er im Vergleich zu einer Kreditgewährung durch Kreditinstitute nahezu formlos gewährt wird. Diese Bequemlichkeit muß i.d.R. bezahlt werden. Lieferanten gewähren i.d.R. Skonto; d.h. wird der Rechnungsbetrag innerhalb einer definierten Frist – z.B. 10 Tage – bezahlt, hat der Abnehmer das Recht, den vereinbarten Skontosatz – z.B. 3% – vom Rechnungsbetrag in Abzug zu bringen. Dieses Recht verfällt, wenn erst am 11., 12., ..., 30. Tag bezahlt wird. Rational handelnde Abnehmer bezahlen bei Nichtinanspruchnahme des Skontosatzes erst am 30. Tag und verlieren somit 3% auf den Rechnungsbetrag für ein zusätzliches Ziel von 20 Tagen. Wenn ZZ das Zahlungsziel (30), SF die Skontofrist (10) und S der Skontosatz ist, berechnen sich die Kreditkosten i aus

$$(13.1) \quad i = S \cdot \frac{360}{ZZ - SF}$$

und betragen im Beispiel 54%. Die Zeitspanne zwischen ZZ und SF, die sog. Skontobezugsspanne, muß also erheblich sein, damit die Kosten eines Verzichts auf den Skontoabzug in die Nähe der Kosten anderer kurzfristiger Fremdfinanzierungsmöglichkeiten rücken. Die volle Ausnutzung des von Lieferanten gewährten Zahlungszieles ist somit im Gegensatz zu den Bekundungen mancher Praktiker teuer. Daß viele Abnehmer den Lieferantenkredit dennoch (ohne Skontoabzug) nutzen, hat vermutlich verschiedene Ursachen: Die Verschuldung mancher Unternehmen ist so hoch, daß sie keine zusätzlichen Bankkredite bekommen. Neu gegründete Unternehmen ohne nachgewiesene Ertragskraft und ohne Sicherheiten müssen ebenfalls auf Lieferantenkredite ausweichen. Mancher Unternehmensleiter mag sich der hohen Kosten zeitlich voll ausgenutzter Lieferantenkredite nicht ganz bewußt sein. Andere schließlich senken die Kosten, indem sie die Zahlungsziele kräftig überziehen, d.h. die Differenz $ZZ - SF$ in (13.1) ausdehnen.

Eine besondere Form des Lieferantenkredits ist der Einrichtungskredit, der z.B. von Brauereien an Gaststätten und von Mineralölgesellschaften an Tankstellen gewährt wird.

2.2 Kundenanzahlungen

Kundenanzahlungen sind üblich z. B. im Schiffsbau, Großmaschinenbau und im Baugewerbe. Anzahlungen sind teils vor Aufnahme der Produktion, teils bei teilweiser Fertigstellung zu zahlen. Kundenanzahlungen erfüllen mehrere Funktionen. Sie reduzieren Kapitalbedarf und Höhe der Vorfinanzierungsleistung des Produzenten. Zugleich sichern sie den Produzenten teilweise vor dem Risiko, daß der Auftraggeber das Produkt nicht abnimmt, weil dieser selbst gebunden ist, oder, wenn er es nicht abnimmt, vor dem Risiko hoher Ausfälle bei anderweitiger Verwertung. Zugleich entsteht mit der Anzahlung für den Auftraggeber das Risiko, daß der Produzent nicht liefert. Zur Deckung dieses Risikos sind Leistungsgarantien verbreitet, die die durch eine Bank gesicherte Zahlung einer Konventionalstrafe versprechen, wenn der Produzent nicht oder nicht pünktlich leistet (vgl. unten Abschnitt 3.5).

3 Kredite von Kreditinstituten

3.1 Kontokorrentkredit

Der wichtigste kurzfristige Kredit, den Kreditinstitute vergeben, ist der Kontokorrentkredit. Ein Kontokorrentkredit ist ein Kredit, der vom Kreditnehmer bis zu einem vertraglich festgelegten Maximalbetrag, der Kreditlinie, in Anspruch genommen werden darf. Formal ist ein Kontokorrentkredit kurzfristig, faktisch ist er i. d. R. langfristig, es sei denn, der Kreditnehmer gibt der Bank wegen mangelnder Liquidität oder wegen mehrfacher Verstöße gegen vertragliche Vereinbarungen Anlaß zur Kündigung des Kredits.

Die Kosten des Kontokorrentkredits setzen sich zusammen aus (Wöhe/Bilstein [Grundzüge] 244–250)

– den Zinsen auf den in Anspruch genommen Betrag,

– ggf. einer Bereitstellungsprovision auf den nicht in Anspruch genommenen Betrag,

– der Überziehungsprovision für Beträge, die die Kreditlinie übersteigen,

– den Gebühren für die Führung des Kontos.

3.2 Lombardkredit

Basis eines Lombardkredits ist die Verpfändung beweglicher, marktgängiger Vermögensgegenstände. Genutzt wird die güterwirtschaftliche Liquidität eines Vermögensgegenstandes, der durch Übergabe an das Kreditinstitut zugleich als Sicherheit dient. Lombardfähige Vermögensgegenstände sind Effekten, Edelmetalle und Waren, Wechsel und Forderungen. Die von Kreditinstituten angesetzten Beleihungsgrenzen schwanken zwischen ca. 50% für Waren und 80% für festverzinsliche Wertpapiere. Der Zins, der für Lombardkredite zu bezahlen war (Lombardsatz), lag gewöhnlich 1–1,5% über dem Diskontsatz der Deutschen Bundesbank.

3.3 Diskontkredit

Ein Lieferant, der Forderungen an Abnehmer hat, kann diese Forderungen durch einen Wechsel i. S. des Art. 1 des Wechselgesetzes (WG), den der Schuldner akzeptiert, verbriefen. Der Wechsel kann bei einer Bank unter bestimmten Bedingungen zur Diskontierung eingereicht werden: Die noch nicht fällige Forderung an den Lieferanten wird – in Wechselform gekleidet – an die Bank verkauft. Die Bank schreibt dem Lieferanten den Betrag vermindert um Zinsen für die Restlaufzeit (Diskont) und Spesen gut und gewährt damit dem den Wechsel einreichenden Lieferanten Kredit (Einzelheiten bei Wöhe/Bilstein [Grundzüge] 255–258).

Die Kosten des Diskontkredits bestehen aus dem Diskont, wobei der Diskontsatz der Bank abhängig vom Diskontsatz der Deutschen Bundesbank und der Rediskontfähigkeit des Wechsels war. Die bis 1992 gültige Wechselsteuer ist entfallen.

3.4 Akzeptkredit

Ein Akzeptkredit liegt vor, wenn ein Kreditinstitut einen auf es selbst gezogenen Wechsel eines Kunden (Ausstellers) akzeptiert, d. h., sich verpflichtet, den Betrag, auf den der Wechsel lautet, an den jeweiligen Inhaber zu zahlen, und der Kunde sich verpflichtet, den Wechselbetrag vor der Fälligkeit des Wechsels bei der Bank bereitzustellen. Der Kunde kann den vom Kreditinstitut akzeptierten Wechsel benutzen, um ihn diskontieren zu lassen oder um ihn an Lieferanten weiterzugeben. Durch das Akzept stellt das Kreditinstitut keine liquiden Mittel zur Verfügung, erhöht aber durch seine Unterschrift die (güterwirtschaftliche) Liquidität des Wechsels, da dieser – die Kreditwürdigkeit des akzeptierenden Kreditinstituts unterstellt – fast (!) wie Geld genutzt werden kann. Das Kreditinstitut leiht nicht Geld, sondern seinen Kredit: es liegt eine Kreditleihe vor (Hagenmüller [Kreditleihe]).

Die Kosten des Akzeptkredites bestehen in der Akzeptprovision. Der Akzeptkredit spielt insbesondere im Außenhandel eine Rolle, wenn die Vertragspartner ihre Kreditwürdigkeit nicht verläßlich einschätzen können (Rembourskredit).

3.5 Avalkredit

Ein Avalkredit entsteht durch die Bürgschaft oder Garantie einer Bank, für die Verpflichtung eines Kunden, die dieser gegenüber einem Dritten eingegangen ist, einzustehen. Wie beim Akzeptkredit liegt auch hier eine Kreditleihe vor, da keine liquiden Mittel bereitgestellt werden, sondern ein Zahlungs- oder Leistungsversprechen des Kunden durch die Zusicherung des Kreditinstituts, bei Vorliegen zu definierender Bedingungen zu leisten, nachdrücklich gestützt wird. Der Vorteil ist darin zu sehen, daß für den Begünstigten die Sicherheit der (garantierten) Zusage steigt, ohne daß er über die Kreditwürdigkeit oder das sonstige Leistungsvermögen des Vertragspartners eigene, kostenverursachende Informationen beschaffen und auswerten muß. Zu den Anwendungsbereichen des Avalkredits zählen z. B.:

– Zollaval: Das Kreditinstitut verbürgt sich gegenüber der Zollverwaltung für einen Importeur, die diesem dann Zahlungsaufschub für Zölle gewährt.

– Frachtaval: Unternehmen werden z. B. Frachtgebühren gegenüber der Deutschen Bahn gestundet, wenn ein Kreditinstitut eine entsprechende Bürgschaft gegenüber der Deutschen-Verkehrs-Kredit-Bank AG, die die Abrechnung für die Deutsche Bahn übernimmt, leistet.

– Bietungsgarantie: Bei öffentlichen Ausschreibungen besteht für die Auftraggeber das Risiko, daß das Unternehmen, das den Zuschlag erhält, den Auftrag nicht oder nicht vollständig ausführt. Die Lösung besteht in der Vereinbarung von Konventionalstrafen, die den Auftragnehmer binden, und in der Absicherung durch eine Bietungsgarantie eines Kreditinstituts, das die Konventionalstrafe auch dann leistet, wenn der Auftraggeber nicht leisten will oder nicht (mehr) kann.

– Gewährleistungsgarantie: Das Kreditinstitut übernimmt hier die Verpflichtung, daß der Lieferant (Produzent) die Gewährleistung für gelieferte Waren oder erbrachte Leistungen übernimmt.

Für die Bereitstellung von Avalkrediten berechnen Kreditinstitute Avalprovisionen, deren Höhe sich nach Risiko und Laufzeit des Engagements richtet. Sie liegen zwischen 0,5 % und 3 % pro Jahr.

3.6 Factoring

Ein Unternehmen, das Zahlungsziele einräumt, finanziert die Beträge vor, hat die Zahlungseingänge zu überwachen, ein Mahnsystem zu organisieren, ggf. Beitreibungsmaßnahmen einzuleiten und ein Ausfallsrisiko zu übernehmen. Alle Funktionen könnten im Prinzip aus dem Unternehmen ausgegliedert werden. Übernimmt ein Vertragspartner diese Funktionen, liegt ein Factoring-System vor: ein Factor (Wöhe/Bilstein [Grundzüge] 237–241)

- kauft die Forderungen des Lieferanten an und bevorschußt sie und übernimmt damit die Finanzierungsfunktion,
- kann das Risiko des Forderungsausfalls übernehmen,
- kann das Mahnwesen betreiben und ggf. Beitreibungsmaßnahmen ergreifen.

Übernimmt der Factor alle genannten Funktionen, liegt sog. echtes Factoring vor. Verbleibt das Ausfallrisiko beim Lieferanten, handelt es sich um «unechtes Factoring». Vom Kreditwesengesetz (KWG) werden Factoring-Institute als «Finanzunternehmen» eingeordnet. Sie unterliegen nicht den Bestimmungen des KWG.

4 Euronotes und Commercial Paper

Große Unternehmen, deren Bonität international bekannt und i. d. R. durch ein Bonitätsrating einer der bekannten Rating-Agenturen (Moody's, Standard and Poor) belegt ist, haben Möglichkeiten der kurzfristigen Fremdfinanzierung, die mittelständischen Unternehmen nicht offenstehen. Auf diese soll hier kurz hingewiesen werden.

Euronotes sind Schuldtitel mit kurzen Laufzeiten von 1 bis 6 Monaten. Kennzeichnend ist eine Vereinbarung zwischen einer oder mehreren Banken mit dem Kapitalnehmer, die diesem die Möglichkeit einräumt, sich durch revovierende Plazierungen von Euronotes, also Geldmarktpapieren, bis zu einem definierten Höchstvolumen zu finanzieren. Euronotes werden i. d. R. nicht an Börsen notiert. Sollte die Plazierung der Papiere am Markt nicht gelingen, verpflichten sich die als Underwriter fungierenden Kreditinstitute, die Euronotes zu einem vereinbarten Zinssatz selbst zu übernehmen oder alternative Kredite bereitzustellen (Stand-by-Linie). Unter den beteiligten Kreditinstituten unterscheidet man die Funktion des Arrangers, der Underwriter und der Placing Agents. Aufgabe des Arrangers ist die Vertrags- und Konditionengestaltung und die Zusammenstellung der Underwriter. Underwriter sind die Kreditinstitute, die sich verpflichten, die Papiere zu plazieren (Placing Agents) und sie im Fall ausbleibenden Erfolges selbst zu übernehmen. Sie übernehmen damit Risiko, wofür sie eine Risikoprämie erhalten. Für den Kreditnehmer bestehen die Vorteile von Euronotes darin, daß ihre Laufzeiten präzise auf seinen Kapitalbedarf zugeschnitten werden können und daß er seinen Bedarf zu geldmarktnahen Sätzen decken kann. Durch die Stand-by-Vereinbarungen mit den beteiligten Kreditinstituten wird ein Risiko bei unzureichender Plazierung so gut wie ausgeschlossen. Käufer von Euronotes sind im wesentlichen Unternehmen, Investmentfonds, Banken und staatliche Investoren.

Euronotes haben mit dem Aufkommen von Commercial-Paper-Programmen etwas an Bedeutung verloren. Im Unterschied zu Euronotes gehen die beteiligten Kreditinstitute keine Verpflichtung ein, die Papiere im Nichtplazierungsfall zu übernehmen; sie bieten auch keine Stand-by-Linien an. Das Plazierungsrisiko liegt somit ausschließlich beim Emittenten. Commercial-Paper-Programme wurden wegen ihres i. d. R. revolvierenden Charakters in Kapitel 10 bereits dargestellt.

5 Zusammenfassung

Die wichtigsten Möglichkeiten der kurzfristigen Fremdfinanzierung wurden systematisiert und kurz dargestellt. Unterschieden wurde in finanzielle Mittel, die von Nichtbanken und solche, die von Kreditinstituten bereitgestellt werden. Die von Kreditinstituten angebotenen Kreditformen wurden unterteilt in «Geldleih»- und «Kreditleih»-Geschäfte.

Ergänzende Literaturangaben zum 13. Kapitel

Brealey, Richard A. und *Myers, Stewart C.*: Principles of Corporate Finance. 6. Aufl., New York 1999, Kapitel 29, 30, 31.

Bross, Bernhard: Factoring. In: Handwörterbuch der Finanzwirtschaft, Büschgen, H. E. (Hrsg.), Stuttgart 1976, Sp. 377–379.

Engel, Friedrich: Entscheidungsorientierte Finanzierung. Mainz 1981, S. 119–126.

Geiger, Helmut: Die kurzfristige Fremdfinanzierung durch Kreditinstitute. In: Finanzierungshandbuch, Christians, F. W. (Hrsg.), Wiesbaden 1980, S. 119–142.

Hagenmüller, Karl-Friedrich: [Kreditleihe]. In: Handwörterbuch der Finanzwirtschaft, Büschgen, H. E. (Hrsg.), Stuttgart 1976, Sp. 1189–1195.

Hielscher, Udo und *Laubscher, H.-D.:* Finanzierungskosten. 2. Aufl., Frankfurt/M. 1989.

van Horne, James C.: Financial Management and Policy. 11. Aufl., Englewood Cliffs 1998.

Perridon, Louis und *Manfred Steiner:* Finanzwirtschaft der Unternehmung. 10. Aufl., München 1999.

Puhl, Johannes: Die kurzfristige Finanzierung außerhalb des Bereichs der Banken. In: Finanzierungshandbuch, Christians, F. W. (Hrsg.), Wiesbaden 1980, S.143–150.

Schmidt, Reinhardt H.: Grundformen der Finanzierung. In: Kredit und Kapital, 14 (1981), S. 186–221.

Süchting, Joachim: Finanzmanagement. 6. Aufl., Wiesbaden 1995.

Swoboda, Peter: Betriebliche Finanzierung. Würzburg, 3. Aufl., Wien 1994, S. 30–39.

Vormbaum, Herbert: Finanzierung der Betriebe. 9. Aufl., Wiesbaden 1995, S. 305–335.

Wöhe, Günter und *Jürgen Bilstein:* [Grundzüge] der Unternehmensfinanzierung. 8. Aufl., München 1998.

Finanzierung und Kreditsicherheiten

Kapitel 14

1 Überblick über Kreditsicherheiten

Im ersten Kapitel wurde bereits angedeutet, daß das Angebot von Sicherheiten durch Kreditnehmer bzw. das Verlangen von Sicherheiten durch Kreditgeber ein wichtiger Punkt in Kreditverhandlungen und im Kreditvertrag sein kann. Die Gründe hierfür liegen zunächst auf der Hand: Kreditverträge sind zeitüberspannende Verträge; die Leistung des Kreditnehmers liegt in der Zukunft und die Zukunft ist unsicher. Folglich kann der Kreditgeber nicht vollständig sicher sein, daß der Kreditnehmer das zu den Zeitpunkten zahlt, was er im Vertrag versprochen hat. Die Vereinbarung von Sicherheiten ist deshalb eine Vorkehrung, die die Kreditgeber in die Lage setzen soll, Forderungs- und Zinsausfälle durch Rückgriff auf «Sicherheiten» auszugleichen: sie diszipliniert den Kreditnehmer, sie stärkt die Position des Kreditgebers. Durch die Kreditsicherheit erwirbt der Kreditgeber – zusätzlich zu den vertraglichen Ansprüchen gegen den Kreditnehmer – Ansprüche auf die Verwertung von Sachen bzw. Rechten (Real- oder Sachsicherheit) oder gegen dritte Personen (Personensicherheiten). Je nach dem Rechtscharakter und dem ökonomischen Wert der Sicherheit kann eine solche Vereinbarung das Risiko des Kreditgebers, Zins- und/oder Tilgungsbeträge nicht oder verspätet zu erhalten, spürbar senken. Kreditsicherheiten senken somit das Ausfallrisiko des Kreditgebers.

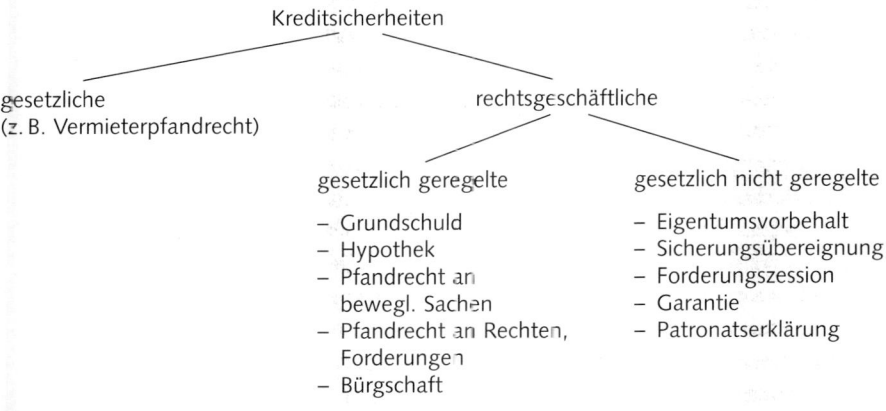

Abbildung 14.1: Überblick über gesetzliche bzw. rechtsgeschäftliche Kreditsicherheiten

Die Rechtsordnung der Bundesrepublik Deutschland kennt sehr viele Formen von Kreditsicherheiten. Neben wenigen gesetzlichen Sicherungsrechten (z. B. Pfandrecht des Vermieters) gibt es eine Reihe vertraglicher Sicherungsrechte.

Die vertraglichen Kreditsicherheiten werden häufig in Personen- und Realsicherheiten unterschieden.

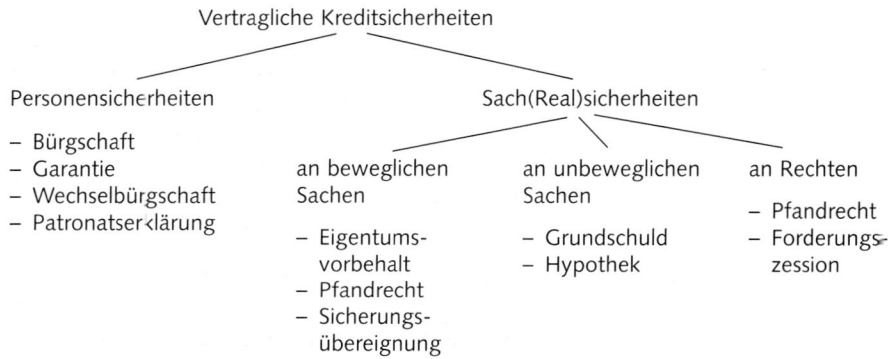

Abbildung 14.2: Überblick über vertragliche (rechtsgeschäftliche) Kreditsicherheiten

2 Beschreibung einzelner Kreditsicherheiten

2.1 Personensicherheiten

Durch eine *Bürgschaft* übernimmt eine Person, der Bürge, gegenüber dem Kreditgeber die Verpflichtung, für die Erfüllung der Verbindlichkeiten des Kreditnehmers einzustehen (§ 765 BGB). Hinter den Kreditnehmer tritt som t eine bürgende zweite Person, von der der Kreditgeber die Zahlungen einfordern kann, wenn der Kreditnehmer nicht leistet. Dem Bürgen steht, soweit sie nicht vertraglich ausgeschlossen wird oder gesetzlich (z. B. nach § 349 HGB) ausgeschlossen ist, die Einrede der Vorausklage zu: Der Bürge verweigert die Leistung, solange nicht der Kreditgeber eine Zwangsvollstreckung gegen den Kreditnehmer erfolglos versucht hat. Wird die Einrede der Vorausklage ausgeschlossen, liegt eine *selbstschuldnerische* Bürgschaft vor. Diese hat für den Kreditgeber den Vorteil, daß er bei Zahlungsausfall sofort auf den Bürgen zurückgreifen kann.

Eine Bürgschaft kann unter verschiedenen Aspekten limitiert werden. Die *Höchstbetragsbürgschaft* beschränkt die Sicherheit für den Kreditgeber auf einen bestimmten Betrag, der den Stand der Forderung gegen den Kreditnehmer unterschreiten kann. Die *Bürgschaft auf Zeit* wird nur für eine bestimmte Zeitspanne ausgesprochen. Die *Ausfallbürgschaft* läßt den Rückgriff auf den Bürgen nur in der Höhe des Betrages zu, mit dem der Kreditgeber bei der Verwertung anderer Sicherheiten des Kreditnehmers ausfällt.

Der ökonomische Wert einer Bürgschaft kann auf mehreren Wegen erhöht werden. Verbürgen sich mehrere Bürgen für dieselbe Verbindlichkeit des Kreditnehmers, liegt eine *Mitbürgschaft* vor. Eine *Teilbürgschaft* ist gegeben, wenn von mehreren Bürgen jeder für einen präzise bestimmten Teil der Kreditsumme haftet. Die Zerlegung der Gesamtkreditsumme in Teilbeträge erhöht die Wahrscheinlichkeit, daß die Bürgen bei Inanspruchnahme auch leisten. Durch die *Nachbürgschaft* wird der mögliche Ausfall des Kreditgebers bei Inanspruchnahme des Bürgen weiter reduziert: Sie ist ein Vertrag, durch den eine weitere Person die Bürgschaft für den ersten Bürgen übernimmt.

Der *Garantievertrag* ist nicht gesetzlich geregelt, aber allgemein anerkannt. Durch einen Garantievertrag verpflichtet sich ein Dritter, der Garant, für einen bestimmten Erfolg einzustehen oder die Gewähr für einen möglichen künftigen Schaden zu übernehmen. Im Rahmen einer Kreditbeziehung besteht der garantierte Erfolg darin, daß der Garant dem Kreditgeber garantiert, daß er vom Schuldner den kreditierten Betrag zurückerhält. Die Verpflichtung des Garanten wird ausgelöst, wenn der garantierte Erfolg nicht eintritt. Die Abgrenzung zur Bürgschaft ist für die in der Praxis vorkommenden Verträge nicht immer einfach.

Die *Wechselbürgschaft*, geregelt in der Art. 30 ff. WG, enthält die auf dem Wechselformular gegebene Erklärung, für die Einlösung des Wechsels durch einen anderen, der zu benennen ist, zu haften. Die Einrede der Vorausklage ist nicht möglich.

Patronatserklärungen sind nur mit Bedenken unter den Begriff «Personensicherheiten» zu subsumieren. Einmal stellen nicht alle Patronatserklärungen wirkliche Sicherheiten dar; zum anderen werden Patronatserklärungen in der Mehrzahl von Muttergesellschaften, also i.d.R. nicht von natürlichen Personen, sondern juristischen Personen abgegeben. Eine Patronatserklärung ist eine Erklärung der Muttergesellschaft gegenüber einem Kreditgeber einer Tochtergesellschaft, in der die Mutter die Kontrolle oder Maßnahmen zur Förderung oder Erhaltung der Kreditwürdigkeit der Tochter ankündigt oder zusagt, wenn die Tochtergesellschaft selbst dazu nicht in der Lage ist. Der ökonomische und juristische Wert von Patronatserklärungen ist je nach Ausgestaltung sehr unterschiedlich. Die Werthaltigkeit der Patronatserklärung reicht von einer einfachen Information über die Kenntnisnahme der Kreditaufnahme der Tochtergesellschaft bis zu einem Garantievertrag besonderer Art

(Scholz/Lwowski [Kreditsicherung] 379–401). Die Formulierung, die Mutter habe von der Kreditaufnahme der Tochtergesellschaft Kenntnis genommen, ist lediglich eine Mitteilung, die keine Verpflichtung der Muttergesellschaft auslöst. Die Erklärung, es sei Politik der Muttergesellschaft, ihre Tochter stets so auszustatten, daß diese jederzeit ihren Verbindlichkeiten nachkommen könne, ist eine Absichtserklärung, für eine ausreichende Liquidität zu sorgen. Sie bringt jedoch keine rechtlichen, allenfalls moralische Verpflichtungen der Mutter mit sich. Handfester ist die sogenannte harte Patronatserklärung: «Wir verpflichten uns, dafür zu sorgen, daß unsere Tochtergesellschaft während der Laufzeit des Kredites in der Weise geleitet und finanziell ausgestattet wird, daß sie jederzeit in der Lage ist, ihre Verpflichtungen im Zusammenhang mit diesem Kredit zu erfüllen» (Scholz/Lwowski [Kreditsicherung] 398). Die Erklärung wird als Übernahme einer rechtlichen Verpflichtung mit dem Charakter einer bankmäßigen Sicherheit gewertet. Die Mutter verpflichtet sich, die Liquidität der Tochter – notfalls durch Einzahlung von eigenen Mitteln – zu sichern.

2.2 Sachsicherheiten (Realsicherheiten)

Sachsicherheiten zeichnen sich dadurch aus, daß dem Kreditgeber ein bedingtes Recht an einer beweglichen oder unbeweglichen Sache oder an einem Recht eingeräumt wird, das es ihm gestattet, den haftenden Gegenstand bei Eintritt der Bedingung zu seiner Befriedigung zu verwerten. Sicherheiten an beweglichen Sachen heißen *Mobiliarsicherheiten*, Sicherheiten an unbeweglichen Sachen *Immobiliarsicherheiten*.

Der *Eigentumsvorbehalt* ist das am weitesten verbreitete Sicherungsmittel der Warenkreditgeber, der Lieferanten. Der Eigentumsvorbehalt besteht darin, daß sich der Verkäufer einer beweglichen Sache das Eigentum an der Sache bis zur Zahlung des vollen Kaufpreises durch den Käufer vorbehält. Das Eigentum an der Sache geht erst mit der vollständigen Zahlung des Kaufpreises auf den Käufer über. Der Verkäufer ist bis zur vollen Zahlung des Kaufpreises Kreditgeber und sichert den Kredit durch das Rückforderungsrecht «seiner» Ware, wenn der Käufer mit der Zahlung in Verzug gerät.

Der Eigentumsvorbehalt als Sicherungsmittel unterscheidet sich von den im folgenden darzustellenden Sicherungsrechten, weil die Sicherheit hier nicht im Zugriffsrecht auf *fremde* Vermögensgüter besteht, sondern in der nur bedingten Übertragung des Eigentums.

Solange sich die Kaufsache unverändert beim Käufer befindet, ist der (einfache) Eigentumsvorbehalt ein starkes Sicherungsrecht. Die Schwäche dieses Sicherungsrechts wird deutlich, wenn der Käufer die Sache weiterverarbeitet oder weiterveräußert. Lieferanten versuchen dann, ihr Sicherungsrecht durch Vorkehrungen zu erhalten, die in Abschnitt 4 beschrieben werden.

Das *Pfandrecht* ist die Mobiliarsicherheit, die im BGB geregelt ist. Die Bestellung eines Pfandrechts setzt eine Einigung und die Übergabe der Sache an den Kreditgeber (= Pfandnehmer) voraus (§ 1205 BGB). Das Pfandrecht erlischt, wenn das Pfand an den Eigentümer zurückgegeben wird (§ 1253 BGB). Das Besitzerfordernis hat den Vorteil, daß der Kreditnehmer das Pfand nicht beiseite schaffen oder seinen Wert vermindern kann und der Kreditgeber im Sicherungsfall das Pfand sofort verwerten kann; die Herausgabe vom Kreditnehmer muß nicht erst erzwungen werden. Die Konstruktion hat den Nachteil, daß viele als Sicherheiten geeignete Vermögensgegenstände von den Kreditnehmern nicht als Pfand übergeben werden können, weil diese sie entweder im Produktionsprozeß selbst benötigen oder weil die Kreditgeber nicht über entsprechende Lagerkapazitäten verfügen. Das Pfandrecht ist daher eine Sicherheit, die nicht willkommene Verfügungen des Sicherungsgebers zwar ausschließt, aber für viele Vermögensgüter sehr umständlich und damit teuer ist. Der Rechtsverkehr war daher bemüht, die Eignung von Vermögensgegenständen zu Sicherungszwecken zu nutzen, *ohne* die Übergabe des Sicherungsgutes zu vollziehen. Resultat dieser Entwicklung sind insbesondere die Sicherungsübereignung und die Forderungszession.

Nicht nur Sachen, sondern auch Rechte können verpfändet werden. § 1273 (1) BGB bestimmt: Gegenstand des Pfandrechts kann auch ein Recht sein. Insbesondere *Pfandrechte an Forderungen* spielen in der Praxis eine Rolle. Die Bestellung eines Pfandrechtes an einer Forderung setzt die Einigung über die Bestellung des Pfandrechts und die Anzeige der Verpfändung an den Schuldner der verpfändeten Forderung voraus (Verpfändungsanzeige, § 1280 BGB). Ohne die Verpfändungsanzeige ist die Verpfändung der Forderung nicht wirksam. Die Pflicht zur Verpfändungsanzeige hat die Verbreitung des Pfandrechts an Forderungen nicht gefördert. Zunächst hat die Verpfändungsanzeige an den Schuldner der Forderung ihren guten Sinn: Der Schuldner soll wissen, an wen er ggf. zu leisten hat (§§ 1280, 1281 BGB). Gegen die Verpfändung von Forderungen wird eingewendet, daß die Verpfändungsanzeige eine Publizität bewirke, die der seine Forderungen verpfändende Kreditnehmer als nachteilig ansehe. Außerdem sei der Verwaltungsaufwand bei einer Vielzahl verpfändeter Forderungen hoch. In der Praxis wird deshalb verstärkt die Forderungszession benutzt, die die Benachrichtigung des Drittschuldners nicht generell erfordert.

Die *Forderungszession* oder *Sicherungsabtretung* hat zum Inhalt, daß der Kreditnehmer dem Kreditgeber eine Forderung gegenüber einer anderen Person (Drittschuldner) gemäß § 398 BGB abtritt. Sie wird häufig benutzt, weil eine der Verpfändungsanzeige entsprechende Benachrichtigung des Drittschuldners unterbleiben kann (sog. stille Zession). Erfolgt die Benachrichtigung des Drittschuldners, liegt eine offene Zession vor. Weil auch die Abtretung noch nicht bestehender, erst in Zukunft entstehender Forderungen möglich ist, soweit die abgetretenen Forderungen zweifelsfrei bestimmbar sind, findet sich die Sicherungsabtretung in der Praxis der Kreditbesicherung recht häufig.

Wird eine einzelne Forderung abgetreten, liegt eine Einzelzession vor. Die Mantelzession bzw. die Globalzession erfassen Forderungsgesamtheiten. Bei Vereinbarung einer Mantelzession tritt der Schuldner bereits entstandene Forderungen gegenüber Drittschuldnern ab und verpflichtet sich, künftig entstehende Forderungen nach deren Entstehen auf den Gläubiger zu übertragen, um so den Gesamtbestand der abgetretenen Forderungen auf einer vertraglich definierten Mindesthöhe zu halten. Die Abtretung der Forderungen wird durch die Übersendung von Zessionslisten realisiert, in denen die abzutretenden Forderungen spezifiziert sind.

Mit der Vereinbarung einer Globalzession tritt der Kreditnehmer sämtliche bestehende *und* künftige Forderungen aus bestimmten Rechtsgeschäften oder gegen bestimmte Drittschuldner an den Kreditgeber ab. Im Unterschied zur Mantelzession gehen künftige Forderungen gegen bestimmte Drittschuldner mit ihrer Entstehung auf den Kreditgeber über und nicht erst mit der Übersendung der Zessionslisten. Daß auch im Rahmen der Globalzession abgetretene Forderungen in Zessionslisten festgehalten und mitgeteilt werden, ist eine Vorkehrung, die vorrangig Kontrollzwecken dient.

Ein Sicherungsvertrag in Form der *Sicherungsübereignung* umgeht die bei der Pfandrechtsbestellung notwendige Übergabe des Sicherungsgutes: Der Kreditnehmer überträgt dem Kreditgeber das Eigentum an einer beweglichen Sache nach §§ 929, 930 BGB durch Einigung und Vereinbarung eines Besitzmittlungsverhältnisses. Der unmittelbare Besitz bleibt beim Kreditnehmer, der die Sache im Rahmen der Vertragsbedingungen weiter nutzen kann. Somit können bewegliche Sachen des Kreditnehmers Sicherungsgut im Rahmen einer Sicherungsübereignung sein: Fuhrpark, Produktionsanlagen, Rohstofflager, Fertigwarenlager. Die Sicherungsgüter werden übereignet, aber nicht übergeben. Die mit der Übergabe bei der Pfandrechtsbestellung verbundene Publizität unterbleibt; sicherungsübereignete Vermögensgegenstände sind als solche für Dritte nicht erkennbar. So nützlich der Ersatz der Übergabe des Sicherungsgutes durch ein Besitzmittlungsverhältnis ist, weil es dem Sicherungsgeber (= Kreditnehmer) nicht die Nutzungsmöglichkeit nimmt, so nachteilig kann die fehlende Übergabe dann sein, wenn der Kreditnehmer in Liquiditätsschwierigkeiten ist und er das Sicherungsgut vertragswidrig veräußert oder verwendet. Der Kreditgeber kann dann seine Sicherheit ganz verlieren.

Die *Hypothek* (§ 1113 BGB) wird zur Sicherung einer Forderung an einem Grundstück oder Gebäude bestellt. Der Kreditgeber wird durch die Hypothek berechtigt, zur Befriedigung seiner Ansprüche auf Zahlungen eines bestimmten Betrages die Verwertung des Grundstückes (Gebäudes) zu betreiben. Die Belastung eines Grundstückes mit einer Hypothek ist der Belastung einer beweglichen Sache mit einem Pfandrecht ähnlich, weshalb die Hypothek auch als Grundpfandrecht bezeichnet wird. Die Hypothek wird durch Vertrag zwischen Kreditgeber und Eigentümer des zu belastenden Grundstücks bestellt. Die Einigung bedarf der Beurkundung oder Beglaubigung durch Notar oder Gericht; die Einigung wird ergänzt durch die Eintragung der Hypothek ins Grundbuch.

Ein Grundstück kann in der Weise belastet werden, daß an denjenigen, zu dessen Gunsten die Belastung erfolgt, eine bestimmte Geldsumme aus dem Grundstück zu zahlen ist (Grundschuld). So definiert § 1191 BGB den Inhalt der *Grundschuld*. Eine Grundschuld kann im Gegensatz zur Hypothek unabhängig von einer bestehenden Forderung bestellt und geltend gemacht werden, was die Definition des § 1191 BGB im Vergleich zu § 1113 BGB auch klar zum Ausdruck bringt. Die Grundschuld bleibt somit als Sicherheit erhalten, wenn der Kredit teilweise oder ganz getilgt wird.

3 Wer hat welche Kreditsicherheiten?

Von Interesse ist, welche Gruppe von Kreditgebern (Kreditinstitute, Lieferanten) welche Sicherheiten hält und wie gut sich diese Sicherheiten z. B. in der Insolvenz bewähren. Die Daten, über die im folgenden berichtet wird, stammen aus zwei Untersuchungen: Die ältere ist die Untersuchung von Gessner u. a. über die Praxis der Konkursabwicklung in der Bundesrepublik Deutschland aus dem Jahr 1978. Die jüngere ist eine eigene Untersuchung über Arten, Verbreitung und Wirksamkeit von Mobiliarsicherheiten aus dem Jahr 1984. Neuere Untersuchungen liegen nicht vor.

Die Arbeit von Gessner u. a. analysiert ausschließlich Insolvenzfälle. Die von ihnen gelieferten Daten beziehen sich somit nur auf die Situation bei *insolventen* Unternehmen. Für eine Stichprobe von 204 Unternehmen errechnen Gessner u. a. die in Tabelle 14.1 ausgewiesenen Anteile, mit denen einzelne Sicherungsformen an der Beschlagnahme des insgesamt durch Sicherheiten belegten Vermögens beteiligt sind.

Die durch Sicherheiten belegten Vermögensmassen insolventer Unternehmen waren etwa je zur Hälfte durch Immobiliar- bzw. Mobiliarsicherheiten besetzt. Unter den Immobiliarsicherheiten hat die Grundschuld die in früheren

Tabelle 14.1: Anteile von Sicherungsformen an den durch Sicherheiten belegten Vermögensgegenständen insolventer Unternehmen

(1) Sicherheiten an Mobilien	%
– Eigentumsvorbehalt	12,9
– vertragliches Pfandrecht	2,7
– Sicherungsübereignung	15,3
– andere Sicherungsformen	1,9
Summe	32,8
(2) Sicherheiten an Immobilien	
– Hypothek	8,7
– Grundschuld	38,3
– andere Sicherungsformen	2,2
Summe	49,2
(3) Sicherheiten an Forderungen	
– Verlängerter Eigentumsvorbehalt (Vorausabtretung)	5,0
– Einzel- und Mantelzession	3,6
– Globalzession	8,6
– andere Sicherungsformen	0,8
Summe	18,0

Quelle · Gessner, u. a. [Konkursabwicklung] 172.

Zeiten dominierende Hypothek klar überflügelt. Unter den Mobiliarsicherheiten führt der Eigentumsvorbehalt einschließlich Verlängerungen und Erweiterungen mit 17,9 % vor der Sicherungsübereignung mit 15,3 % und der Forderungsabtretung in Form der Einzel-, Mantel- und Globalzession mit 12,2 %. Pfandrechte spielen eine nur untergeordnete Rolle.

Gessner u. a. untersuchen auch, welche Sicherungsnehmer welche Sicherungsformen vorrangig in Anspruch nehmen. Tabelle 14.2 zeigt die Ergebnisse.

Kreditinstitute nehmen danach über verschiedene, von ihnen bevorzugte Sicherungsformen im Durchschnitt über 60 % der durch Sicherheiten insgesamt erfaßten Vermögensmasse *insolventer* Unternehmen in Anspruch. Der Anteil der Lieferanten beträgt etwas mehr als $^1/_5$. Kreditinstitute halten nicht nur mehr Sicherheiten als andere Financiers; sie halten auch den größten Anteil an den qualitativ besten Sicherheiten: Hypothek, Grundschuld, Pfandrecht. Warum dies die besten Sicherheiten sind, wird in Abschnitt 6 erläutert.

Ziele unserer eigenen Untersuchung (Drukarczyk u. a. [Mobiliarsicherheiten]) waren, u. a. zu erkennen, in welchem Umfang das bilanzielle Vermögen von *nicht* insolventen Unternehmen durch Kreditsicherheiten, insbesondere Mobiliarsicherheiten, belegt war und wie gut diese Sicherheiten die jeweiligen

Tabelle 14.2: Anteile von Kreditinstituten, Lieferanten und anderer an bestellten Sicherheiten

Sicherungsformen	Kreditinstitute	Lieferanten	andere
(1) Sicherung an Mobilien			
– Eigentumsvorbehalt	–	12,2	0,7
– vertragliches Pfandrecht	1,1	0,5	1,6
– Sicherungsübereignung	12,5	0,8	2,0
(2) Sicherung an Immobilien			
– Hypothek	7,1	0,3	1,3
– Grundschuld	32,9	2,2	3,2
(3) Sicherung an Forderungen			
– Einzel-, Mantelzession	2,4	0,3	0,9
– Globalzession	4,5	3,4	0,7
– verlängerter EV (Vorausabtretung)	0,7	2,7	1,6
(4) andere	1,5	0,4	2,4
Summe	62,7	22,8	14,4

Quelle: Gessner, u. a. [Konkursabwicklung] 173.

Tabelle 14.3: Durchschnittliche Anteile von gesicherten Bank- bzw. Lieferantenkrediten an der Summe aus Eigen- u. Fremdkapital von 136 Unternehmen

Kapital	%	davon gesichert	davon ungesichert
Eigenkapital	38,6		
Fremdkapital von Kreditinstituten	31,9	77,6	22,4
Fremdkapital von Lieferanten	29,5	74,7	25,3

gesicherten Gläubiger im Konkurs des Schuldners vor Ausfällen schützten. Tabelle 14.3 zeigt die durchschnittlichen Anteile, die gesicherte Kredite von Lieferanten bzw. Kreditinstituten an der Summe aus Eigenkapital und aus von Kreditinstituten bzw. von Lieferanten bereitgestelltem Fremdkapital erreichen*.

Für diese nicht allzu große Stichprobe von nicht insolventen Unternehmen sind im Ergebnis rund 47% des diesen Passivpositionen entsprechenden Vermögens durch Kreditsicherheiten belegt. Für *insolvente* Unternehmen ist die «Belegquote» des bilanziellen Vermögens durch Kreditsicherheiten viel höher: Sie dürfte im Durchschnitt bei 80–90% liegen. Das ist aus zwei Gründen nicht verwunderlich. Erstens durchleben insolvente Unternehmen vor der Insolvenz

---

* Die Summe von Eigenkapital und dem von Kreditinstituten bzw. Lieferanten bereitgestellten Fremdkapital entspricht nicht der Bilanzsumme. Diese Summe erreicht vielmehr im Durchschnitt nur etwa 80% der Bilanzsumme.

eine mehr oder weniger lange Verlustphase. Verluste reduzieren das bilanzie le Vermögen, so daß sich schon bei konstantem gesichertem Fremdkapital cie Relation von gesicherten Ansprüchen der Fremdkapitalgeber zu (bilanziellem) Vermögen erhöht. Zweitens haben Unternehmen in Verlustphasen zusätz i- chen Liquiditätsbedarf. Neue Kreditgeber gewähren in solchen Situationen i. d. R. nur gesicherte Kredite: Sie vertrauen der güterwirtschaftlichen Liqui- dität der Sicherungsgüter mehr als der künftigen Liquidität des Unternehmens. Folglich steigt die Summe der Ansprüche gesicherter Fremdkapitalgeber.

Welche Sicherungsvereinbarungen setzen Kreditinstitute bzw. Lieferanten durch und auf welche Sicherungsgüter beziehen sich diese? Tabelle 14.4 faßt die wichtigsten Ergebnisse zusammen.

Tabelle 14.4: Sicherungsvereinbarungen bzw. Sicherungsgüter von Kreditinstituten und Lieferanten

Sicherheit	Sicherungsgut	Inanspruchnahme (in %)	
		durch Kredit-institute	durch Lieferanter
Eigentumsvorbehalt (einfach, verlängert, erweitert)	Waren		39,8
	Fertigerzeugnisse		14,5
	unfertige Erzeugnisse		11,2
	Roh-, Hilfs-, Betriebsstoffe		23,4
	Forderungen		7,4
			96,3
Sicherungsübereignung individuell bestimmter Gegenstände	maschinelle Anlagen	11,9	1,1
	Fahrzeuge	16,1	1,1
	Geschäftsausstattung	5,9	0,4
		33,9	2,6
Sicherungsübereignung gattungsmäßig bestimmter Sachen	Roh-, Hilfs-, Betriebsstoffe	3,4	
	unfertige Erzeugnisse	0,8	
	Fertigerzeugnisse, Waren	4,2	
		8,4	
Forderungsabtretung (Einzel-, Mantel-, Globalzession)	Forderungen	10,2	
Grundschuld, Hypothek	Grundstücke Gebäude	44,1	1,1
rechtsgeschäftliches Pfandrecht	Wertpapiere	3,4	
		100	100

Lieferanten sichern ihre Ansprüche überwiegend durch den Eigentumsvorbehalt, den sie in einfallsreicher Weise verlängern bzw. erweitern. Dies wird im folgenden Abschnitt 4 erläutert. Ihre Sicherungsabreden beziehen sich zu fast 90% auf Lagerbestände und nur zu einem weit geringeren Teil auf Forderungen. Auf das Sicherungsgut Forderungen greifen Kreditinstitute stärker zurück als Lieferanten. Aber Kreditinstitute benutzen auch Lagerbestände des jeweiligen Schuldners als Sicherungsgüter, indem sie ihre Ansprüche in die Form einer Sicherungsübereignung kleiden. Der Tatbestand, daß beide, Kreditinstitute und Lieferanten, auf Forderungen und Lagerbestände zu Sicherungszwecken zurückgreifen, birgt, wie noch erläutert wird, die Gefahr von Konflikten. Nahezu unangefochten ist der Zugriff der Kreditinstitute auf die Sicherungsgüter Grundstücke und Gebäude: Lieferanten gelingt es nur äußerst selten, ihre Ansprüche über Immobiliarsicherheiten zu sichern. Kreditinstitute nutzen unter den Mobiliarsicherheiten am häufigsten die Sicherungsübereignung individuell bestimmter Gegenstände (Bus, Baukran, Druckmaschine). Das hat seine Gründe: Die Einhaltung der Sicherungsabrede läßt sich gut kontrollieren, der Wert des Sicherungsgutes ist verläßlich schätzbar, ein vertragswidriges Beiseiteschaffen des Sicherungsgutes ist schwieriger als bei einem Lagerbestand an Textilien (z. B. Jeans).

4 Verlängerungen, Erweiterungen und Kollisionen

Verlängerungen bzw. Erweiterungen von Sicherungsrechten sollen zunächst anhand des einfachen Eigentumsvorbehalts erläutert werden. Der Eigentumsvorbehalt ist das wichtigste Sicherungsmittel des auf Kredit liefernden Lieferanten. Die Sicherung besteht darin, daß der Verkäufer den Eigentumsübergang verzögert: Erst dann, wenn der Käufer vollständig bezahlt hat, geht das Eigentum an dem Gegenstand über. Die Vereinbarung dieser Sicherheit ist inzwischen stark vereinfacht: Der einfache Eigentumsvorbehalt ist regelmäßig Bestandteil der Allgemeinen Geschäftsbedingungen (AGB) der Lieferanten; die Kosten der Vereinbarung sind daher extrem niedrig.

Oben wurde bereits auf die Schwäche des einfachen Eigentumsvorbehalts hingewiesen, die dann akut wird, wenn der Käufer die Vorbehaltssache weiterverarbeitet und/oder weiterveräußert. Wird die Vorbehaltssache verarbeitet zu einer neuen Sache und ist der Wert der Verarbeitung nicht erheblich geringer als der Wert der Sache, erwirbt der Verarbeiter nach § 950 BGB das Eigentum. Ist der Erwerber der Vorbehaltssache gutgläubig, erwirbt er nach § 932 BGB das Eigentum. In beiden Fällen verliert der Lieferant seine Sicherheit. Folglich wird er versuchen, seine Sicherheit auf Surrogate der Vorbehaltssache auszudehnen. Die wichtigste «Verlängerung» des einfachen Eigentumsvorbehalts ist eine Vereinbarung über die *Vorausabtretung der Kaufpreisforderung*. Dies ist möglich, da auch künftige Forderungen abgetreten werden können. Die Vorausabtretung der Kaufpreisforderung kann ebenfalls in den Allgemeinen Geschäftsbedingungen vereinbart werden. Sie wird dem Käufer der Vorbehaltssache (= Drittschuldner) i. d. R. nicht angezeigt; der Vorbehaltskäufer hat das Recht, die Forderung einzuziehen. Erst wenn der Vorbehaltskäufer mit seinen Leistungen in Verzug gerät, kann der Kreditgeber (= Lieferant) die Abtretung offenlegen (Drobnig [Sicherungsrechte] 789).

Eine zweite Verlängerungsform ist die *Verarbeitungsklausel*. Ihr Zweck ist zu verhindern, daß mit der Verarbeitung der Vorbehaltssache das Eigentum gemäß § 950 BGB auf den verarbeitenden Schuldner übergeht. Verbreitet – aber umstritten – ist die «Hersteller-Klausel», derzufolge der Verarbeiter im «Auftrag des Verkäufers» verarbeitet. Unangreifbar ist die Sicherung des Vorbehaltsverkäufers durch eine antizipierte Sicherungsübereignung der Produkte aus der Verarbeitung. Der Verarbeiter ist im Besitz der Produkte aufgrund eines Besitzmittlungsverhältnisses (etwa: Verwahrung), das Eigentum dagegen geht durch den Vorbehaltskäufer auf den Lieferanten über.

Die dritte Verlängerungsform des Eigentumsvorbehalts ist die *Verbindungsklausel*. Werden bewegliche Sachen nur verbunden, d. h., sie werden wesentliche Bestandteile einer neuen Sache im Sinn von § 947 (1) BGB, werden die bisherigen Eigentümer Miteigentümer dieser Sache. Das Eigentum an der Vorbehaltssache wird zum Miteigentum an der neuen Sache. Dieses Miteigentumsrecht kann in die Forderung aus dem Verkauf der neuen Sache verlängert werden, indem sich der Vorbehaltsverkäufer den Teil der Kaufpreisforderung im voraus abtreten läßt, der seinem Miteigentumsanteil entspricht (Drobnig [Sicherungsrechte] 791).

Zweck aller Verlängerungen ist es also, das Eigentum an der Vorbehaltssache so lange zu erhalten bzw. zu ersetzen durch ökonomisch äquivalente Ansprüche, bis die (vollständige) Zahlung des Vorbehaltskäufers erfolgt, ohne daß die wirtschaftlichen Aktivitäten des Vorbehaltskäufers gebremst werden. Die beschriebenen Möglichkeiten sind in Tabelle 14.5 dargestellt.

Während Verlängerungen Ersatzwerte für das ursprüngliche Sicherungsgut schaffen, sollen *Erweiterungen* die Sicherung durch die Vorbehaltssache auch auf *andere* Forderungen erstrecken, die also nicht aus dem Verkauf der Vorbehaltssache resultieren. Kurz: Das Recht auf die Sache oder das an dessen Stelle tretende äquivalente Recht soll auch «sachfremde» Forderungen schützen. Ein Beispiel ist die *Geschäftsverbindungsklausel*: Die Kaufsache soll für die Kaufpreisforderung *und* für alle anderen Verbindlichkeiten des Vorbehaltskäufers gegenüber dem Verkäufer haften (Drobnig [Sicherungsrechte] 791). Weiter als die Geschäftsverbindungsklausel geht der *Konzern-Vorbehalt*.

Tabelle 14.5: Verlängerungsformen des einfachen Eigentumsvorbehalts
(*EV* = Eigentumsvorbehalt, *SÜ* = Sicherungsübereignung)

Zeitpunkt der Lieferung der Vorbehaltssache *(VS)*	Zeitpunkt der Verarbeitung durch Vorbehaltskäufer	Zeitpunkt des Verkaufs der neuen Sache an Drittschuldner	Zeitpunkt der Zahlung des Drittschuldners an Vorbehaltskäufer
(1) Vorbehaltsverkäufer *(VV)* vereinbart einfachen *EV*	VV verliert Eigentum bei Verarbeitung der VS nach § 950 BGB		
(2) VV vereinbart einfachen *EV und* «Hersteller-Klausel» oder antizipierte *SÜ*	VV erwirbt Eigentum an neuer Sache unmittelbar oder durch Vermittlung des Verarbeiters	VV verliert Eigentum bei Verkauf der neuen Sache an gutgläubigen Erwerber nach § 932 BGB	
(3) VV vereinbart einfachen *EV und* «Hersteller-Klausel» (oder antizipierte *SÜ*) *und* Vorausabtretung der Kaufpreisforderung mit Einzugsermächtigung für den Vorbehaltskäufer	VV erwirbt Eigentum	VV erwirbt Recht an Kaufpreisforderung gegen den Erwerber	

Die Haftung des Sicherungsgutes wird hier auf alle Forderungen des Konzerns, dem das verkaufende Unternehmen angehört, ausgedehnt. Diese Klausel, die nicht sehr häufig verwendet wird, macht die Haftungsverhältnisse sehr unübersichtlich. Sie ist daher sehr umstritten. Die Kommission für Insolvenzrecht hat 1985 vorgeschlagen, den Konzern-Vorbehalt für unzulässig zu erklären.

Kreditinstitute benutzen, wie in Abschnitt 3 deutlich wurde, relativ häufig die Sicherungsübereignung zur Besicherung von Krediten: der Schuldner übereignet dem Kreditinstitut das Sicherungsgut, ohne seinen Besitz aufzugeben. Die Übergabe wird durch ein Besitzmittlungsverhältnis, z. B. einen Verwahrungsvertrag, ersetzt. Nach Tilgung des Kredits erfolgt die Rückübereignung des Sicherungsgutes an den Kreditnehmer. Sicherungsgüter müssen eindeutig bestimmt sein. Werden einzelne Vermögensgegenstände, etwa Kraftfahrzeuge, sicherungsübereignet, ist das Erfordernis der Bestimmtheit erfüllt. Werden Warenlager sicherungsübereignet, die i.d.R. einen wechselnden Bestand haben, ist das Erfordernis der Bestimmtheit durch besondere Vorkehrungen zu erfüllen. Eine solche Vorkehrung ist der *Raumsicherungsvertrag*, in dem Kreditnehmer und Kreditgeber vereinbaren, daß das Eigentum an den in einem Lageplan besonders gekennzeichneten (Lager)Raum gelagerten Waren (Rohstoffe, Fertigfabrikate) mit Abschluß des Vertrages auf den Kreditgeber übergeht.

Durch Verarbeitung und/oder Verkauf der eingelagerten Waren, die (den) der Kreditgeber regelmäßig gestattet, entsteht das Bedürfnis nach Ersatz der damit «untergehenden» Sicherheiten. Für den Kreditgeber bestehen mehrere Möglichkeiten:

– Es kann vereinbart werden, daß Abgänge vom als Sicherungsgut dienenden Lagerbestand durch gleich hohe Zugänge auszugleichen sind (Nachschubklausel). Mit der Einbringung der Waren in den Sicherungsraum werden diese Eigentum des Kreditgebers. Diese Sicherungsform, eine antizipierte Sicherungsübereignung, stellt erkennbar auf die Redlichkeit des Sicherungsgebers ab.

– Häufig ist die Vereinbarung, daß der Kreditnehmer dem Kreditgeber die bei Veräußerung der Waren entstehende Kaufpreisforderung im voraus abtritt. Die Sicherungsübereignung wird auf die Kaufpreisforderung «verlängert». In der Praxis findet sich auch die Kombination von Nachschubklausel und der Abtretung der künftig entstehenden Kaufpreisforderung.

– Handelt es sich bei den sicherungsübereigneten Lagerbeständen um Halbfabrikate, kann der Kreditgeber die Hersteller-Klausel nutzen – d. h., der Kreditnehmer verarbeitet «im Auftrag des Kreditgebers» –, um den Untergang seines Eigentums zu vermeiden. Auch die Vereinbarung einer sich auf die Fertigfabrikate erstreckenden antizipierten Sicherungsübereignung ist möglich.

Die Konstruktionen der Sicherheiten und ihrer Verlängerungen und Erweiterungen für Warenlieferanten und Kreditinstitute machen Konflikte sehr wahrscheinlich: die Zahl der Fälle, in denen ein Lieferant und ein Kreditinstitut oder mehrere Lieferanten oder mehrere Kreditinstitute Anspruch auf das gleiche Sicherungsgut erheben, ist groß. Es liegen dann sog. *Kollisionen* vor, die natürlich gelöst werden müssen. Typische Kollisionsfälle sind:

– Ein Lieferant behält sich das Eigentum vor; ein Kreditinstitut hat einen Raumsicherungsvertrag abgeschlossen; die gelieferte Sache gelangt in den gekennzeichneten Raum.

– Ein Lieferant verlängert den Eigentumsvorbehalt in die Kaufpreisforderung durch Vereinbarung einer Sicherungsabtretung; ein Kreditinstitut vereinbart eine Globalzession.

– Mehrere Lieferanten setzen eine «Hersteller-Klausel» durch, und in das Fertigfabrikat gehen gelieferte Waren bzw. Halbfabrikate dieser Lieferanten ein.

– Kreditinstitut 1 schließt mit dem Kreditnehmer einen Sicherungsübereignungsvertrag ab, dessen Gegenstand die Halbfabrikate sind, und verlängert das Recht in die Kaufpreisforderung bei Veräußerung der Fertigfabrikate. Kreditinstitut 2 schließt einen Raumsicherungsvertrag, dessen Gegenstand die Fertigfabrikate sind, und verlängert das Recht in die bei Veräußerung entstehende Kaufpreisforderung.

Lösungsmöglichkeiten werden in der sehr umfangreichen Literatur seit langem diskutiert. (Serick [Eigentumsvorbehalt]; Drobnig [Maßnahmen]; Adams [Sicherungsrechte]; Duttle [Sicherheiten]; Drukarczyk [Insolvenz] Kapitel 5).

5 Vor- und Nachteile von Sicherheiten

Für den Kreditgeber hat die Besicherung seines Kredits im Prinzip große Vorteile. Wirksame Sicherheiten reduzieren sein Ausfallrisiko erheblich, weil er bei mangelndem Leistungswillen und/oder mangelnder Leistungsfähigkeit des Kreditnehmers auf das als Sicherheit dienende Vermögensgut (Recht) zurückgreifen und es verwerten kann. Das Problem besteht zunächst darin, die Sicherheit so zu dimensionieren, daß ihr Verwertungserlös ausstehenden Betrag und Zinsen und Verwertungskosten genau dann deckt, wenn es darauf ankommt: vor der Insolvenz oder im Insolvenzverfahren des Schuldners. Die Fähigkeit von Kreditsicherheiten, das Ausfallrisiko des Kreditgebers zu senken, hängt von ihrer Sicherungskraft ab. Als Sicherungskraft einer Kreditsicherheit kann man den Beitrag definieren, den sie dazu leistet, daß der Barwert der Rückzahlungserwartung des Kreditgebers dem kreditierten Betrag entspricht (Adams [Sicherungsrechte] 120). Für einen einperiodigen Kreditvertrag berechnet sich der Barwert der erwarteten Rückzahlung und Zinsen (B) aus:

$$(14.1) \quad B = [F_0\,(1 + i)\,(1 - p^*) + L_1 p^*]\,(1 + i)^{-1}.$$

F_0 = im Zeitpunkt 0 gewährter Kreditbetrag;

i = Zinssatz;

p^* = Wahrscheinlichkeit, daß Schuldner im Zeitpunkt 1 die vertragskonforme Leistung nicht erbringt, worauf der Gläubiger auf das Sicherungsgut zurückgreift.

$1-p^*$ = Wahrscheinlichkeit, daß der Kredit vertragskonform bedient wird;

L_1 = Wert des Sicherungsgutes im Zeitpunkt 1.

Ist $p^* > 0$, ist B nur dann gleich F_0, wenn der ökonomische Wert des Sicherungsgutes im Zeitpunkt 1, also L_1, mindestens den Betrag $F_0(1 + i)$ erreicht. Die Sicherungskraft der Sicherungsabrede hängt hier also an der Bedingung, daß für den Wert des Sicherungsgutes im Zeitpunkt 1 gilt: $L_1 \geq F_0(1 + i)$.

Nun laufen die meisten Kreditverträge in der Realität länger als eine Periode. Wie sieht das Problem bei einem mehrperiodigen Kreditvertrag aus? Um die Vorteile eines Sicherungsvertrags für den gesicherten Gläubiger zu zeigen, vergleichen wir dessen Position mit der Position eines ungesicherten Gläubigers. Abbildung 14.3 zeigt dessen Entscheidungsproblem.

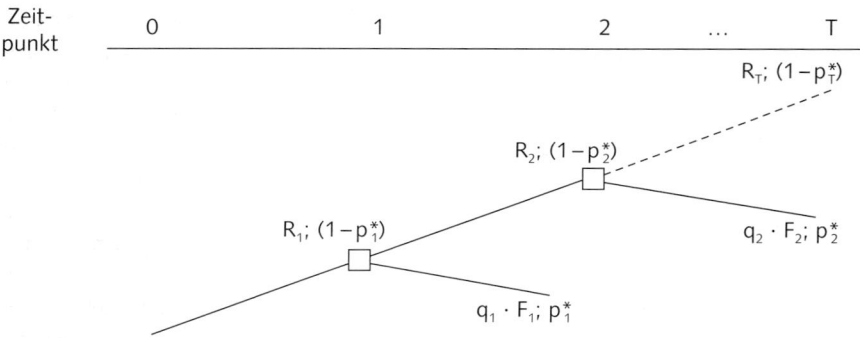

Abbildung 14.3: Entscheidungsproblem eines ungesicherten Gläubigers

Der Kreditvertrag laufe T Perioden. R_t, mit $t = 1, 2, …, T$, bezeichnet die vertragskonformen Zahlungen (Zinsen, Tilgungen), auf die der Kreditgeber Anspruch hat. Wird R_t vom Schuldner nicht oder nicht vollständig gezahlt, soll es annahmegemäß zur Liquidation des Vermögens des Schuldners kommen. Auf den noch offenen Zahlungsanspruch des Gläubigers, F_t, erhält dieser die Befriedigungsquote q_t. Sein Zahlungsanspruch bei Liquidation des Vermögens des Schuldners ist somit $q_t \cdot F_t$ und hängt insbesondere von q_t ab. Die Berechnung der Befriedigungsquote für ungesicherte Gläubiger wird im 15. Kapitel erläutert. Hier soll der Hinweis genügen, daß diese Quote regelmäßig sehr klein ist und im Durchschnitt vieler Insolvenzfälle bei etwa 4% liegt. Das ist nicht eben viel. Deshalb ist es für den ungesicherten Gläubiger sehr wichtig zu wissen, wie groß denn die Ausfallwahrscheinlichkeit p_t^* ist. Schätzt er etwa p_t^* für alle Perioden $t = 1, 2, …, T$ mit Null ein, dann ist eine erwartete niedrige Quote q_t nicht entscheidungsrelevant. Kann der Fall $p_t^* > 0$ aber nicht ausgeschlossen werden, dann ist die Höhe der Ausfallwahrscheinlichkeit während der Laufzeit des Kredites von entscheidender Bedeutung.

Sehen wir uns jetzt die Lage des gesicherten Gläubigers an. Abbildung 14.4 zeigt sein Entscheidungsproblem:

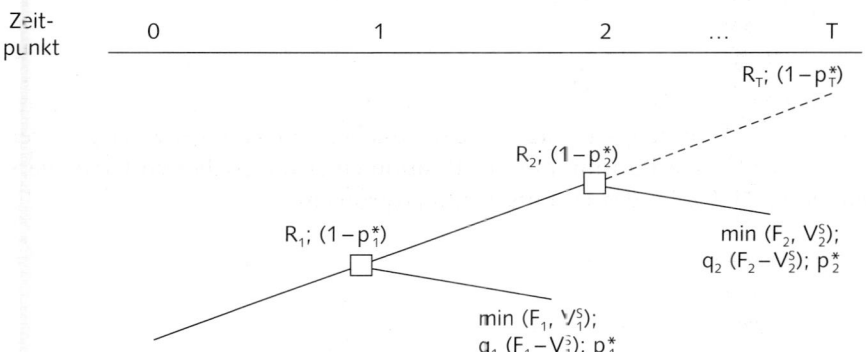

Abbildung 14.4: Entscheidungsproblem des gesicherten Gläubigers

Zunächst ist zu erläutern, wie der gesicherte Gläubiger gestellt ist, wenn die vertragskonforme Zahlung R_t ganz oder teilweise ausbleibt. Die Sicherungsabrede gesteht dem gesicherten Gläubiger dann den Zugriff auf das Sicherungsgut zu. Dieses kann er verwerten; der Erlös sei V_t^S. Ist V_t^S größer als seine noch ausstehende Forderung (einschließlich noch zu leistender Zinsen) F_t, muß er als Absonderungsberechtigter die Differenz an den Eigentümer abführen. Da der gesicherte Gläubiger F_t erhält, sind seine Ansprüche voll gedeckt. Ist $V_t^S < F_t$, gilt der (gesicherte) Gläubiger in Höhe seines Ausfalls – das ist die Differenz $F_t - V_t^S$ – als ungesicherter Gläubiger. Auf den Betrag $F_t - V_t^S$ erhält er die Befriedigungsquote q_t. Damit ist die beste Strategie für den gesicherten Gläubiger klar: Er muß dafür sorgen, daß in jedem Zeitpunkt während der Laufzeit des Kreditvertrages gilt: $V_t^S \geq F_t$. Dies kann er im Prinzip durch die Dimensionierung des Sicherungsgutes bzw. des Kreditbetrages und durch die Gestaltung der Tilgung des Kredits herbeiführen. Gelingt dies, hat er mehrere Vorteile:

(1) Er muß kein Ausfallrisiko übernehmen. Durch Zugriff auf das ausreichend dimensionierte Sicherungsgut kann er seine Position ohne Verlust glattstellen.

(2) Er muß sich im Gegensatz zu einem ungesicherten Gläubiger weder um die Höhe von p_t^* noch um die erwartete Quote q_t kümmern. Beide Größen sind ihm im Idealfall schlicht gleichgültig. Hier zeigt sich ein weiterer Vorteil von Kreditsicherheiten. Die Beobachtung zeigt, daß Kreditinstitute i. d. R. vor der Kreditvergabe das künftige Zahlungsvermögen der Antrag-

steller prüfen *und* sich Sicherheiten bestellen lassen. Warum beides? Im 3. Kapitel wurde erläutert, wie eine Prognose der künftigen Zahlungsströme erstellt werden kann. Es versteht sich, daß diese künftigen Zahlungen unsicher sind; sie streuen. Folglich ist die Aufgabe der präzisen Abschätzung der Zahlungsfähigkeit eines potentiellen Kreditnehmers für ein Kreditinstitut eine komplizierte Aufgabe, die um so anspruchsvoller wird, je genauer das Ergebnis sein muß. Mit größerer Genauigkeit aber steigen die Kosten der Ermittlung und Verarbeitung der erforderlichen Daten für das Kreditinstitut. Werden zusätzlich Sicherheiten bestellt und gilt, wie oben angenommen $V_S^t \geq F_t$, dann entfällt ein Großteil dieser Kosten: Kreditsicherheiten sind ein taugliches Mittel, um Informations- und Kontrollkosten einzusparen.

(3) Ein weiterer Vorteil von Sicherheiten kann darin gesehen werden, daß das Finanzierungsverhalten von Kreditnehmern diszipliniert wird. Das ist so zu verstehen: Unternehmen, die verschuldet sind, könnten finanziell so geführt werden, daß Kreditgeber Schaden erleiden. Weiß der Kreditnehmer, daß wirksame Sicherheiten, die im Fall seiner Zahlungsunfähigkeit verwertet werden, bestellt sind, lohnt es sich für ihn nicht, finanzielle Strategien zum Nachteil des gesicherten Gläubigers und zum eigenen Vorteil zu betreiben. Weil dies auch der Kreditgeber weiß, muß er das finanzielle Verhalten des Kreditnehmers auch weniger scharf kontrollieren.

Sicherheiten haben auch Nachteile. Die Sicherheit, die Sicherheiten dem Sicherungsnehmer gewähren, ist, wie in Abschnitt 6 zu zeigen ist, nur eine relative. Sicherheiten erlauben nicht generell, daß der Kreditgeber in Tiefschlaf verfällt. Die Bestellung von Sicherheiten für einen Gläubiger bedeutet auch, daß andere ungesicherte Gläubiger ein um so größeres Ausfallrisiko zu übernehmen haben. Das Risiko, das gut gesicherte Gläubiger nicht zu tragen haben, müssen andere tragen. Bei der Besprechung insolvenzrechtlicher Regelungen im 15. Kapitel ist hierauf zurückzukommen.

6 Wie gut halten Sicherheiten im Insolvenzfall?

Wie gut Sicherheiten im Insolvenzfall halten, hängt ab von

– dem ökonomischen Risiko der Entwicklung des Wertes des Sicherungsgutes,

– dem rechtlichen Risiko,

– dem Spielraum, den der Sicherungsvertrag dem Kreditnehmer zu nicht vertragskonformen Maßnahmen läßt (Adams [Sicherungsrechte] 111–138; Duttle [Sicherheiten]).

Mit ökonomischem Risiko wird hier die Unsicherheit bezeichnet, mit der die Höhe des Wertes eines Sicherungsgutes für den potentiellen Insolvenzzeitpunkt belastet ist. Diese Unsicherheit hängt ab von der Art des Sicherungsgutes (Qualität, Marktgängigkeit, relative Preisstabilität): Autoreifen der Marke «Michelin» lassen sich besser versilbern als Reifen unbekannter Herkunft; Preise für Markenreifen schwanken weniger als Preise für Rohkakao. Die ökonomische Unsicherheit hängt aber auch vom Ereignis «Insolvenz des Schuldners» selbst ab. Führt das Insolvenzverfahren zur Liquidation des Unternehmens, werden die Vermögensgüter i. d. R. unter Zeitdruck versilbert. Die Käufer versuchen, die Zwangslage durch Gebot niedriger Preise auszunutzen. Schuldner des insolventen Unternehmens erfinden Mängeleinreden, um eine Zahlung zu vermeiden. Dies ist ein erster Grund für einen Wertverlust von Sicherungsgütern im Insolvenzverfahren. Bei der Vereinbarung von Sicherungsabreden und der Dimensionierung von Sicherungsgütern ist dieser Aspekt zu beachten.

Neben dem ökonomischen Risiko, das in der möglichen Streuung des Verwertungserlöses des Sicherungsgutes besteht, sind das *rechtliche* Risiko und der Spielraum, den die Konstruktion vieler Sicherungsabreden dem Schuldner zu *nicht* vertragskonformen Maßnahmen läßt, von noch größerer Bedeutung. In empirischen Untersuchungen (Drukarczyk u. a. [Mobiliarsicherheiten]), die mehrere Tausend in Schuldnerkonkurse verwickelte, mobiliargesicherte Forderungen von Kreditinstituten und Lieferanten erfaßten, ließen sich ca. 90 % der Ausfälle, die gesicherte Kreditgeber erfuhren, durch die in Tabelle 14.6 angeführten vier Ausfallursachen erklären*. Die erste Ausfallursache belegt, daß sich Schuldner häufig – sei es geplant oder ungeplant – nicht an die Sicherungsvereinbarung halten. Eine Sicherungsübereignung von Lagerbeständen, gestützt durch eine Nachschubklausel, ist nichts wert, wenn der gesondert gekennzeichnete Lagerraum, der das Sicherungsgut enthalten soll, im Insolvenzfall leer ist. Ein durch Forderungsabtretung verlängerter Eigentumsvorbehalt erfüllt seine Funktion nicht, wenn die Forderungen vom Schuldner eingezogen und die Mittel zu Konsumzwecken verwendet werden. Der Spielraum, den Sicherungsabreden dem Schuldner zu vom Gläubiger nicht gewollten Verfügungen über das jeweilige Sicherungsgut belassen, ist deshalb bedeutend, weil auf die körperliche Übergabe der Sache bzw. die Verpfändung der Forderung verzichtet wird. An ihre Stelle tritt die Sicherung durch Eigentumsrechte des Gläubigers. Diese sind verletzlich. Als Folgerung drängt sich auf: insbesondere Mobiliarsicherheiten erlauben dem Gläubiger keinen Tiefschlaf; intensive Kontrolle ist angebracht.

---

* Die Angaben zu den mobiliargesicherten Lieferantenkrediten stammen aus *zwei* Untersuchungen mit unterschiedlichen Grundgesamtheiten.

Tabelle 14.6: Anteil bestimmter Ausfallursachen an allen Ausfallursachen (in %) bei mobiliargesicherten Krediten

Ausfallursache	bei mobiliargesicherten Lieferantenkrediten		bei mobiliargesicherten Bankkrediten
1. Sicherungsgut war nicht mehr vorhanden	41,8	36,6	14,6
2. Verwertungserlös deckte Forderung nicht	18,4	23,7	42,5
3. Anspruch auf Sicherungsgut kollidierte mit Ansprüchen anderer	9,5	10,7	26,0
4. Sicherungsgut war nicht eindeutig bestimmbar	12,0	15,2	9,8

Auch die an zweiter Stelle genannte Ausfallursache läßt die Vermutung zu, daß hier nicht ausschließlich Schätzfehler der Gläubiger vorliegen, die den Wert von Sicherungsgütern zu hoch veranschlagt haben. Wenn der Wert eines Lagerbestandes oder eines Bündels von Forderungen (V_t^S) den Betrag der ausstehenden Forderung (F_t) nicht erreicht, kann ebenfalls (Teil)Ursache sein, daß der Lagerbestand (Forderungsbestand) nicht die vereinbarte Höhe hatte.

Ausfallursache 3 verweist auf die praktische Bedeutung der oben angesprochenen Kollisionsrisiken. Ausfallursache 4 zeigt die besonderen Risiken für Gläubiger, die Sicherungsansprüche an Sachgesamtheiten (z. B. Lagerbestände an Halbfabrikaten) haben und deren Sicherungsgut ununterscheidbar in den gesamten Bestand eingegangen ist. Auch hier liegt die Ursache häufig in einer ungenauen Beachtung der Sicherungsabrede durch den Schuldner (z. B. keine besondere Kennzeichnung oder getrennte Lagerung von Sicherungsgütern).

Es wird den Leser nicht verwundern, daß die oben genannten Ausfallursachen und der zugehörige, hier nur skizzierte Hintergrund zu erheblichen faktischen Ausfällen gesicherter Gläubiger führen. Für mobiliargesicherte Gläubiger liegen Daten über empirische Ausfallquoten vor (Drukarczyk u. a. [Mobiliarsicherheiten]; Gessner u. a. [Konkursabwicklung]): Lieferanten verlieren bei mobiliargesicherten Forderungen im Konkurs des Schuldners im Durchschnitt rund die Hälfte. Kreditinstitute schneiden bei mobiliargesicherten Forderungen erheblich besser ab: Ihre durchschnittliche Ausfallquote beträgt ca. 16%. Es läßt sich klar nachweisen, daß die verschiedenen Sicherungsabreden und Sicherungsgüter sich ganz unterschiedlich bewähren.

7 Zusammenfassung

In diesem Kapitel wurden Personen- und Sachsicherheiten dargestellt. Es wurde verdeutlicht, welche Parteien (Banken, Lieferanten, andere, z. B. Finanzämter) welche Sicherheiten halten. Anhand des einfachen Eigentumsvorbehaltes wurde aufgezeigt, warum «Verlängerungen» der Sicherheit für den Lieferanten notwendig sind und wie solche Verlängerungen vertraglich erreicht werden können. Wirksam bestellte Sicherheiten können das Ausfallrisiko des Kreditgebers erheblich senken und ihm einen Teil der sonst aufzuwendenden Informationskosten ersparen. Sie sind insoweit von Vorteil. Nachteilig sind Sicherheiten für ungesicherte Kreditgeber, da sie deren Befriedigungsquoten im Insolvenzfall des Schuldners senken, wenn die ungesicherten Gläubiger in Unkenntnis über gesicherte Kredite ungesicherte Kredite gewährt haben oder wenn später kommende Kreditgeber mit dem Schuldner Sicherungsabreden vereinbaren. Von praktischer Bedeutung ist insbesondere der Fall, daß Sicherungsrechte gesicherter Gläubiger für ungesicherte Gläubiger nicht präzise erkennbar sind. Die Sicherungskraft hängt vom ökonomischen und rechtlichen Risiko sowie von dem Verhalten des Schuldners im Vorfeld der Zahlungsunfähigkeit ab. Insbesondere Mobiliarsicherheiten enthalten bedeutende rechtliche Risiken und lassen dem Schuldner z. T. zu große Verfügungsspielräume, die dieser zu Lasten des Gläubigers nutzen kann. Die nützlichen Funktionen von Kreditsicherheiten werden dadurch geschwächt. Reformvorschläge zur Verbesserung der Publizität von Sicherheiten, zum Abbau von Kollisionsrisiken und zur Erhöhung der Verfügungssperren für Schuldner werden seit langem diskutiert (Adams [Sicherungsrechte], Steiner [Unternehmenskredit], Duttle [Sicherheiten], Drukarczyk [Insolvenz]).

Ergänzende Literaturangaben zum 14. Kapitel

Adams, Michael: Ökonomische Analyse der [Sicherungsrechte]. Königstein 1980.

Baird, Douglas G. und *Jackson, Thomas H.:* Corporate Reorganizations and the Treatment of Diverse Ownership Interests: A Comment on Adequate Protection of Secured Creditors in Bankruptcy. In: University of Chicago Law Review, 97 (1984), S.97–130.

Buckley, F. H.: The Bankruptcy Priority Puzzle. In: Virginia Law Review, 72 (1986), S.1393–1470.

Dorndorf, Eberhard und *Frank, Jürgen:* Reform des Rechts der Mobiliarsicherheiten – unter besonderer Berücksichtigung der ökonomischen Analyse der Sicherungsrechte. In: Zeitschrift für Wirtschaftsrecht (ZIP), 6 (1985), S.65–84.

Dorndorf, Eberhard: Kreditsicherungsrecht und Wirtschaftsordnung. Heidelberg 1986.

Drobnig, Ulrich: Empfehlen sich gesetzliche [Maßnahmen] zur Reform der Mobiliarsicherheiten? Gutachten F zum 51. Deutschen Juristentag. München 1976.

Drobnig, Ulrich: [Sicherungsrechte] in deutschen Konkursverfahren. In: Rabels Zeitschrift, 44 (1980), S. 784–807.

Drukarczyk, Jochen; Duttle, Josef; Rieger, Reinhard: [Mobiliarsicherheiten] – Arten, Verbreitung, Wirksamkeit. Köln 1985.

Drukarczyk, Jochen: Kreditverträge, Mobiliarsicherheiten und Vorschläge zu ihrer Reform im Konkursrecht. In: Zeitschrift für Betriebswirtschaft, 53 (1983), S. 328–349.

Drukarczyk, Jochen: Unternehmen und [Insolvenz], Wiesbaden 1987.

Duttle, Josef: Ökonomische Analyse dinglicher [Sicherheiten] – Die Reform der Mobiliarsicherheiten und Probleme ihre Behandlung in insolvenzrechtlichen Verfahren. Diss. Regensburg 1985.

Gerth, Axel: Atypische Kreditsicherheiten. 2. Aufl., Frankfurt 1980.

Gessner, Volker; Rhode, Barbara; Strate, Gerhard; Ziegert, Klaus A.: Die Praxis der [Konkursabwicklung] in der Bundesrepublik Deutschland. Eine rechtssoziologische Untersuchung. Köln 1978.

Gottwald, Peter: Mobiliarsicherheiten im Konkurs. In: Insolvenzrechts-Handbuch, P. Gottwald (Hrsg.), München 1990, S. 454–474.

Jackson, Thomas H. und *Kronman, Anthony T.:* Secured Financing and Priorities among Creditors. In: The Yale Law Journal, 88 (1979), S. 1143–1182.

Landfermann, Hans-Georg: Die Rechtsstellung der dinglich gesicherten Gläubiger im künftigen Insolvenzverfahren. In: Konkurs-, Treuhand- und Schiedsgerichtswesen, 48 (1987), S. 381–409.

Lwowski, Hans-Jürgen: Kreditsicherheiten, Grundzüge für Studium und Praxis. 7. Aufl., Berlin 1990.

Rimmelspacher, Bruno: Kreditsicherungsrecht. 2. Aufl., München 1987.

Rudolph, Bernd: Kreditsicherheiten als Instrumente zur Umverteilung und Begrenzung von Kreditrisiken. In: Zeitschrift für betriebswirtschaftliche Forschung, 36 (1984), S. 16–43.

Scholz, Hellmut und *Lwowski, Hans-Jürgen:* Das Recht der [Kreditsicherung]. 7. Aufl., Berlin 1994.

Schwartz, Alan: A Theory of Loan Priorities. In: Journal of Legal Studies, 18 (1989), S. 209–261.

Serick, Rolf: Die Profilierung der Mobiliarsicherheiten von heute im Konkursrecht von gestern. In: Einhundert Jahre Konkursordnung, Uhlenbruck, W., Klasmeyer, B., Kübler, B. M. (Hrsg.), Köln 1977, S. 271–292.

Serick, Rolf: [Eigentumsvorbehalt] und Sicherungsübertragungen, Bände I bis IV, Heidelberg 1963–1976.

Serick, Rolf: Mobiliarsicherheiten und Insolvenzrechtsreform. Köln 1987.

Steiner, Manfred: Ertragskraftorientierter [Unternehmenskredit] und Insolvenzrisiko. Stuttgart 1980, S. 67–100.

Swoboda, Peter: The Relevance of Securing Debt. Graz 1982.

Uhlenbruch, Wilhelm: Das eröffnete Insolvenzverfahren. In: Bronn, Eberhard und Uhlenbruch, Wilhelm, Unternehmensinsolvenz, Düsseldorf 1997, S. 299–422.

Finanzierung und Insolvenzrecht Kapitel **15**

1 Das Problem

In verschiedenen Kapiteln dieses Buches (z.B. 2, 3, 6, 7, 8, 12, 14) wurden insolvenzrechtliche Regelungen angesprochen. Die wichtigsten Inhalte dieser Regelungen und ihre gewollten und faktischen Wirkungen sollen jetzt dargestellt werden. Beantwortet werden soll, warum es insolvenzrechtliche Regelungen, also eine Insolvenzordnung (InsO) gibt, wie die Grundzüge dieser Regelungen beschaffen sind, und wie sie eingeschätzt werden.

In Kapitel 2 wurde ausgeführt, daß Unternehmen über zwei originäre Liquiditätsquellen verfügen, nämlich über veräußerungsfähige Vermögensgegenstände und über künftige finanzielle Überschüsse. Beide, vorhandene Vermögensgegenstände und künftige Überschüsse, können von Kreditgebern beliehen werden. Insolvenzrechtliche Regelungen setzen am Zustand *mangelnder Liquidität* von Unternehmen an. Sie geben bei Zahlungsunfähigkeit bestimmten Gläubigern das Recht, den Eröffnungsantrag auf ein Insolvenzverfahren zu stellen, oder verpflichten die geschäftsführenden Organe der Gesellschaft dann, wenn bestimmte, Illiquidität anzeigende Kriterien erfüllt sind, ein Insolvenzverfahren zu beantragen. Eine Folge eines beantragten und vom Gericht eröffneten Verfahrens ist, daß die Eigentümer bzw. die von diesen beauftragten Manager i.d.R. die Verfügungsrechte über das Unternehmensvermögen verlieren. § 22 (1) Satz 1 InsO bestimmt: «Wird ein vorläufiger Insolvenzverwalter bestellt und dem Schuldner ein allgemeines Verfügungsverbot auferlegt, so geht die Verwaltungs- und Verfügungsbefugnis ... auf den vorläufigen Insolvenzverwalter über.» *Eine* Funktion der Insolvenzordnung ist es also, dem illiquiden Schuldner die autonome Verfügungsbefugnis über sein Vermögen zu nehmen, um diese einem Insolvenzverwalter, der im Interesse der Gläubiger handeln soll, zu übertragen. In den Motiven der früheren Konkursordnung heißt es dazu sinngemäß: Wenn ein Schuldner sich außerstande erweist, alle seine Gläubiger vollständig zu befriedigen, so muß das Gesetz die Gläubiger davor schützen, daß die Befriedigung, die sie zu fordern haben, beeinträchtigt wird durch eine Verschleuderung des Vermögens seitens des Schuldners, durch Hinzutritt neuer Gläubiger oder durch Begünstigung einzelner Gläubiger. Das Regelungssystem der Konkursordnung soll daher die im Gesellschaftsrecht zahlreich verankerten gläubigerschützenden Bestimmungen

(Buchführungs- und Dokumentationspflichten, Rechnungslegungs- und Publizitätspflicht, Ausschüttungssperre, Mindesteigenkapitalvorschriften etc.) an einer wichtigen Stelle verstärken.

2 Auslöser für insolvenzrechtliche Verfahren («Insolvenztatbestände»)

Ein Grundgedanke des Gesetzgebers ist, insolvenzrechtliche Verfahren nur dann in Gang zu setzen, wenn die Illiquidität des Schuldners droht oder Zahlungsunfähigkeit bzw. Überschuldung gegeben ist. Zwei Probleme sind zu lösen:

(1) Wer darf (muß) das insolvenzrechtliche Verfahren in Gang setzen, auslösen?

(2) Wie kann der Zeitpunkt drohender oder gegebener Illiquidität so mit dem Antragsrecht verknüpft werden, daß die Auslösung im Interesse des gewollten Schutzes der Gläubiger erfolgt, ohne aber dem Schuldner zu früh die Chancen zur Wiederherstellung der Liquidität zu nehmen?

Das Insolvenzrecht der Bundesrepublik Deutschland kennt drei Auslöser («Insolvenztatbestände»):

– Zahlungsunfähigkeit (§ 17 InsO),

– drohende Zahlungsunfähigkeit (§ 18 InsO) und

– Überschuldung (§ 19 InsO).

§ 17 InsO lautet:

Zahlungsunfähigkeit. (1) Allgemeiner Eröffnungsgrund ist die Zahlungsunfähigkeit.

(2) [1]Der Schuldner ist zahlungsunfähig, wenn er nicht in der Lage ist, die fälligen Zahlungspflichten zu erfüllen. [2]Zahlungsunfähigkeit ist in der Regel anzunehmen, wenn der Schuldner seine Zahlungen eingestellt hat.

§ 19 (1) und (2) InsO bestimmen:

(1) Bei einer juristischen Person ist auch die Überschuldung Eröffnungsgrund.

(2) [1]Überschuldung liegt vor, wenn das Vermögen des Schuldners die bestehenden Verbindlichkeiten nicht mehr deckt. [2]Bei der Bewertung des Vermögens des Schuldners ist jedoch die Fortführung des Unternehmens zugrunde zu legen, wenn diese nach den Umständen überwiegend wahrscheinlich ist.

Zugleich stellt § 16 InsO klar, daß die Eröffnung eines Insolvenzverfahrens einen Eröffnungsgrund, also einen Insolvenztatbestand ebenso voraussetzt wie einen Antrag auf Eröffnung eines Insolvenzverfahrens. Antragsberechtigt sind die Gläubiger und der Schuldner (§ 13 (1) InsO).

Die Insolvenzordnung schafft mit *drohender* Zahlungsunfähigkeit einen weiteren Insolvenztatbestand. § 18 InsO lautet:

§ 18. **Drohende Zahlungsunfähigkeit.** (1) Beantragt der Schuldner die Eröffnung des Insolvenzverfahrens, so ist auch die drohende Zahlungsunfähigkeit Eröffnungsgrund.

(2) Der Schuldner droht zahlungsunfähig zu werden, wenn er voraussichtlich nicht in der Lage sein wird, die bestehenden Zahlungspflichten im Zeitpunkt der Fälligkeit zu erfüllen.

(3) Wird bei einer juristischen Person oder einer Gesellschaft ohne Rechtspersönlichkeit der Antrag nicht von allen Mitgliedern des Vertretungsorgans, allen persönlich haftenden Gesellschaftern oder allen Abwicklern gestellt, so ist Absatz 1 nur anzuwenden, wenn der oder die Antragsteller zur Vertretung der juristischen Person oder der Gesellschaft berechtigt sind.

Die Begründung zu dieser Vorschrift lautet, daß es dem Schuldner ermöglicht werden soll, bereits vor Eintritt der Zahlungsunfähigkeit in ein Verfahren einzutreten. Antragsrecht hat insoweit folgerichtig *nur* der Schuldner; Gläubiger sollen in diesem Stadium der Sanierungsbemühungen den Schuldner *durch Eröffnungsanträge* noch nicht unter Druck setzen können. Das schließt nicht aus, daß Gläubiger den Schuldner durch andere Maßnahmen (nachträgliches Besicherungsverlangen, Kündigungen von Krediten, Maßnahmen der Einzelzwangsvollstreckung) unter Druck setzen.

Zahlungsunfähigkeit bzw. drohende Zahlungsunfähigkeit ist ein für alle Rechtsformen und Privatpersonen geltender Insolvenztatbestand. Überschuldung dagegen ist ein Insolvenztatbestand, der nur für Rechtsformen mit Haftungsbeschränkung *neben* den Auslöser Zahlungsunfähigkeit tritt.

Rechtsvorschriften, die auf das Kriterium «Überschuldung» Bezug nehmen, sind: § 92 (2) AktG, § 64 (1) GmbHG, § 98 GenG, § 99 (1) GenG, § 130a HGB, § 177a HGB, § 88 VAG und § 46b KWG. Diese Auflistung verdeutlicht, daß der Gesetzgeber bei der gesetzlichen Regulierung verschiedener Rechtsformen auf den Tatbestand der Überschuldung zurückgreift. Abstrahiert man von hier nicht interessierenden Details, sieht das Prinzip der Regelung so aus: Deckt das Vermögen der Gesellschaft nicht mehr die Schulden, so haben die Vorstände bzw. Geschäftsführer nach geltendem Recht spätestens nach drei Wochen ein Insolvenzverfahren zu beantragen.

Überblickt man die angeführten Regelungen, fällt auf:

(1) Überschuldung wird als Insolvenztatbestand vom Gesetzgeber dort eingesetzt, wo Unternehmen für ihre Verbindlichkeiten gegenüber Gläubigern beschränkt haften.

(2) Die Antragsberechtigung für Gläubiger besteht auch dann, wenn der Schuldner überschuldet ist. Der Gesetzgeber will den Insolvenztatbestand «Überschuldung» jedoch *zusätzlich* stärken, indem er die geschäftsführenden Organe überschuldeter Unternehmen innerhalb definierter Fristen zur Antragstellung verpflichtet (z.B. § 92 (2) AktG) und Verletzungen der Pflicht sanktioniert (z.B. § 93 (3) Nr. 6 AktG). Dies erscheint einerseits sinnvoll, weil nicht an der Geschäftsführung beteiligte Gläubiger eine Überschuldung des Gemeinschuldners wegen fehlender Informationen i.c. R. nicht feststellen und damit nicht nutzen können. Andererseits hat die Lösung auch Nachteile: Wenn insolvenzrechtliche Regelungen insbesondere zur Verteidigung der Gläubigerinteressen gegen die Interessen der Eigentümer konzipiert sind, dann erscheint es nur dann aussichtsreich, die Verteidigung den Eigentümern oder den angestellten Managern zu übertragen, wenn der Tatbestand eindeutig definiert, sein Eintritt einfach nachweisbar ist und Nichtbefolgen der rechtlich vorgesehenen Konsequenzen sanktioniert wird. An fast allen Bedingungen aber fehlt es.

Eine wichtige Frage ist nun, wie gut die Insolvenztatbestände bzw. Eröffnungsgründe ihre Funktion erfüllen. Definieren wir die Funktion des Insolvenzrechts zunächst eng und nehmen an, der Schutz der Gläubigerposition sei vorrangig. Andere Funktionen des Insolvenzrechts werden im nächsten Abschnitt angesprochen.

Zunächst soll der Auslöser «Zahlungsunfähigkeit» betrachtet werden.

Der Gesetzgeber gibt Gläubigern die Möglichkeit, bei fehlender Liquidität (= Zahlungsunfähigkeit) des Schuldners ein Insolvenzverfahren zu beantragen. Ein wichtiger Zweck dieser allen Beteiligten bekannten Vorschrift besteht darin, daß Eigentümer (Manager) wissen, daß Gläubiger Zahlungsausfälle mit der Beantragung eines Insolvenzverfahrens beantworten können. Für die Eigentümer besteht die Sanktion darin, daß sie die Entscheidungsfreiheit in ihrem Unternehmen und u.U. den verbliebenen Wert des Eigenkapitals verlieren. Im Prinzip kann und soll diese Möglichkeit der Gläubiger auf die Eigentümer verhaltenssteuernd wirken: Sie soll den von den Eigentümern realisierten Verschuldungsumfang begrenzen bzw. sie zu einer sorgfältigen Finanzplanung anhalten. Damit diese verhaltenssteuernde Wirkung zustande kommt, muß die Auslösung eines Insolvenzverfahrens erfolgen können, wenn die Gläubigeransprüche bei optimaler Verwendung des Vermögens voraussichtlich nicht mehr befriedigt werden können. Welche Verwendung des Vermögens optimal ist, ist Tatsachenfrage: Es könnte ein Verkauf des Unternehmens als Ganzes, eine Einzelliquidation oder eine Fortführung unter maßgeblicher Beteiligung der Gläubiger sein. So gesehen ist ein Insolvenztatbestand eine *Terminierungsregel*, also ein Kriterium, das angibt, bei welchem Unternehmenszustand die Verfügungsrechte der Eigentümer auf die Gläubiger übergehen sollen. Diese Sichtweise verlangt von Insolvenztatbeständen, daß sie rechtzeitige Verfahrensauslösungen ermöglichen. Zahlungsunfähigkeit bzw. Zahlungseinstellung sind jedoch keine zeitigen Auslöser, insbesondere dann nicht, wenn man die geringen Konkursquoten mancher Gläubigerklassen aus der Konkursstatistik zum Maßstab nimmt. Verschiedene Ursachen sind denkbar:

– Viele Gläubiger nehmen eine drohende Zahlungsunfähigkeit nicht oder zu spät wahr, weil sie Jahresabschlüsse oder andere Informationen zu spät erhalten, falsch oder zu spät oder nicht auswerten. Damit gehen Chancen auf rechtzeitige Auslösung verloren.

– Rechtsprechung und juristische Praxis lassen eine vom antragstellenden Gläubiger prognostizierte Zahlungsunfähigkeit bislang als Verfahrensauslöser nicht zu. Die Zahlungsunfähigkeit des Schuldners muß nachgewiesen werden, also im Ergebnis bereits eingetreten sein.

– Schuldner haben im Vorfeld der Zahlungsunfähigkeit noch Möglichkeiten der Liquiditätsbeschaffung. Zum einen gibt es mehr oder weniger risikoscheue Kreditgeber; zum anderen gibt es Kreditgeber, die die wirtschaftliche Lage von Kreditnachfragern falsch einschätzen. Schließlich geben sich Schuldner über Gesellschafterdarlehen (vgl. oben 10. Kapitel, Abschnitt 3.5) selbst Kredit. Der Schuldner kann auch Vermögensgegenstände verkaufen, also auf die güterwirtschaftliche Liquidität zurückgreifen oder – vertragswidrig – bereits beliehene Vermögensgegenstände erneut beleihen.

Das Ergebnis ist häufig, daß bei erfolgter Verfahrenseröffnung die Vermögensmassen klein, die Schulden hoch und die Befriedigungsquoten der ungesicherten Gläubiger niedrig sind. Zahlungsunfähigkeit hat deshalb eine systematische Schwäche, von der schwer erkennbar ist, wie sie wirkungsvoll beseitigt werden soll.

Kann «Überschuldung» hier besseres leisten? Der Gesetzgeber definiert «Überschuldung» als einen Unternehmenszustand, in dem das Vermögen nicht mehr die bestehenden Verbindlichkeiten deckt. Mit der herrschenden Meinung gehen wir in einem ersten Schritt davon aus, daß Überschuldung durch Vergleich von Vermögenspositionen und Verbindlichkeiten, also mittels Bilanzen zu messen ist. Damit stellen sich folgende Fragen:

(1) Welche Bilanzkonzeption entspricht dem gewollten Zweck?

(2) Welche Aktiven und Passiven sind anzusetzen?

(3) Wie sind Aktiven und Passiven zu bewerten?

In Kapitel 3 wurde ausführlich über verschiedene Bilanzkonzeptionen berichtet. Um den Zusammenhang zwischen Bilanzkonzeption, Überschuldungsfeststellung und rechtlichen Folgen der Überschuldung zu verdeutlichen, wird auf das im 3. Kapitel benutzte Beispiel zurückgegriffen.

Ein Unternehmen hat soeben drei Investitionsobjekte realisiert: zwei maschinelle Anlagen (A, B) und ein Forschungsvorhaben (C). Es bestehe Sicherheit und ein vollkommener Kapitalmarkt mit dem Zinssatz $i = 0,10$. Alle Objekte sind vorteilhaft. Bruttokapitalwerte und Anschaffungspreise (A_0) sind:

Objekt	BKW	A_0
A	500	300
B	200	150
C	100	80

Die Anschaffungsauszahlungen wurden in Höhe von 500 von Gläubigern finanziert. Nur 30 wurden von den Eigentümern aufgebracht. Bildet man in einer Bilanz für den Entscheidungszeitpunkt (0) die Investitionsobjekte mit ihren Ertragswerten $(= BKW)$ ab, erhält man Bilanz 1:

Bilanz 1 im Zeitpunkt 0

BKW A	500	Wert des EK (E_0)	300
BKW B	200	Wert des FK (F_0)	500
BKW C	100		
	800		800

Die Summe der Aktiven (800) zeigt den Gesamtwert des Unternehmens. Weil nämlich alle zu erwartenden Nettoeinzahlungen auf die Objekte A, B bzw. C zugerechnet wurden, ergibt die Summe der Bruttokapitalwerte den Unternehmensgesamtwert (V_0).

Die Summe der Passiven beträgt ebenfalls 800. F_0 ist 500 und entspricht dem Nominalwert bzw. Marktwert der Ansprüche der Gläubiger. Den Eigentümern gehören alle restlichen Zahlungen; also gehören ihnen $800 - 500 = 300$, obwohl ihr Finanzierungsbeitrag nur 30 war. Hier wird deutlich, daß die Zerlegung eines Gesamtzahlungsstroms (= die künftigen Erfolge aus den Investitionsobjekten) in Teilzahlungsströme, die an Gläubiger bzw. Eigentümer fließen, keine Werte vernichtet. Oder: Durch Aufteilung des Unternehmensgesamtwertes auf Eigentümer und Gläubiger gehen hier keine Werte verloren.

Der Marktwert des Kreditvertrages ist 500, ganz unabhängig davon, wie die zeitliche Struktur der Nettoeinzahlungen aus den Objekten A, B, C einerseits und die getroffene Zins- und Tilgungsvereinbarung mit den Gläubigern aussieht. Die Summe der Bruttokapitalwerte (= 800) zeigt ja gerade, daß die Ansprüche der Gläubiger (= 500) jederzeit gedeckt werden können. Diese Aussage ist so zu verstehen: Werden die Nettoeinzahlungen aus den Investitionsobjekten A, B, C von allen Financiers mit Präzision (Sicherheit) antizipiert, können bereits bei Vertragsabschluß die Zahlungen an die Gläubiger, also Zinsen und Tilgungen, so dimensioniert und zeitlich zugeordnet werden, daß sie von den i. d. R. unregelmäßig anfallenden Nettoeinzahlungen aus den Investitionsobjekten gedeckt sind. Gäbe es nun ex-post-Überraschungen in dem Sinne, daß eine fest erwartete Nettoeinzahlung niedriger ausfällt als im Zeitpunkt des Vertragsabschlusses antizipiert, schlagen diese Überraschungen auf die Gläubigerposition zunächst nicht endgültig durch, wenn die Gläubiger in dann zu treffenden Zusatzvereinbarungen mit den Eigentümern sich zunächst ereignete Ausfälle ersetzen lassen. Zu solchen Kompensationsleistungen sind die Eigentümer fähig, solange die Summe der Bruttokapitalwerte den Wert der vertragskonformen Ansprüche der Gläubiger übersteigt bzw. mindestens deckt. Diese Überlegung läßt sich auch übertragen auf den Fall, in dem unsichere, aber gleiche Erwartungen der Financiers über die Verteilung der Nettoeinzahlungen der Investitionsobjekte bestehen.

Die Marktwerte, Unternehmensgesamtwert (V_0 = 800) und E_0 (= 300) und F_0 (= 500) stehen im Beispiel stellvertretend für Zahlungsreihen: sie ergeben sich durch die Diskontierung von Zahlungsreihen mit dem Zinssatz $i = 0,10$. Diese abgebildete Bilanz informiert deshalb fehlerfrei und in einfacher Form über die künftige Zahlungsfähigkeit des Unternehmens. Benutzt man diese Bilanzkonzeption, ist das Unternehmen nicht überschuldet: Das Vermögen (V_0), interpretiert als Barwert künftiger Nettoeinzahlungen, übersteigt die Schulden F_0.

Angenommen, die A, B, C zurechenbaren Nettoeinzahlungen (b_t) und die an die Gläubiger versprochenen Zins- und Tilgungszahlungen (f_t) während der begrenzten Lebenszeit des Unternehmens entsprächen den Angaben in Tabelle 15.1:

Tabelle 15.1: Nettoeinzahlungen der Objekte A, B, C und Zahlungen an Gläubiger und Eigentümer

t	0	1	2	3	4	5
A	−300	131,90	131,90	131,90	131,90	131,90
B	−150	50	50	50	50	66,85
C	− 80	−	−	60	80,41	−
Σ		181,90	181,90	241,90	262,31	198,75
F_0	+500	−131,90	−131,90	−131,90	−131,90	−131,90
E_0	+ 30	− 50	− 50	−110	−130,41	−66,85

Wie sieht die Lage der Gesellschaft im Zeitpunkt 1 aus, nachdem Zahlungen an Gläubiger (131,90) und Eigentümer (50) erfolgt sind und wenn unterschiedliche Bilanzkonzeptionen zur Darstellung der Lage benutzt werden? Wird Bilanz 1 auf den Zeitpunkt 1 fortgeschrieben, erhält man:

Bilanz 1 im Zeitpunkt 1

BKW A 418,10	Wert des EK (E_1) 280
BKW B 170	Wert des FK (F_1) 418,10
BKW C 110	
698,10	698,10

Da der Gesamtwert V_1, das «Vermögen», die «Schulden» F_1 übersteigt, ist das Unternehmen gemäß Bilanzkonzeption 1 nicht überschuldet.

Diese Interpretation der Überschuldungsregelung macht prinzipiell Sinn, weil sie «Vermögen» in einer ökonomisch nachvollziehbaren und relevanten Weise mißt: Überschuldung liegt vor, wenn der Unternehmensgesamtwert (V_t) als Barwert aller zukünftigen, dem Unternehmen entziehbaren Cash-flows unter den Barwert aller den Gläubigern vertraglich zustehenden Zahlungen (F_t) fällt. Dann ist das ökonomische Vermögen kleiner als die Schulden. Abbildung 15.1 verdeutlicht, daß eine solche Terminierungsregel sinnvoll sein könnte.

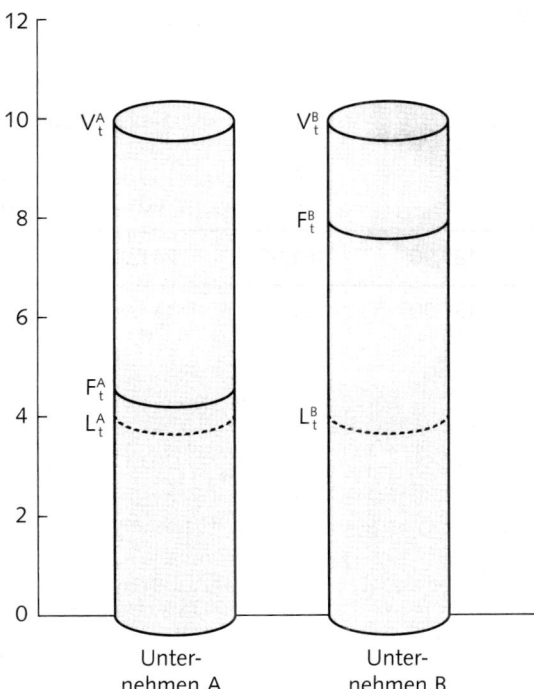

Abbildung 15.1: Unternehmen, Verschuldungsgrad und Überschuldung

Beide Unternehmen haben einen Fortführungswert von 10 Mio. DM und einen potentiellen Liquidationswert (L_t) von 4 Mio. DM. Der Verschuldungsgrad des Unternehmens A, gemessen durch F_t/V_t, ist 0,45; der von Unternehmen B ist 0,80. Sinkt nun der Unternehmensgesamtwert (= Fortführungswert) z. B. durch Fehlentscheidungen des Managements, nicht antizipierte Konjunktureinbrüche oder unerwartete Schadenersatzansprüche in Millionenhöhe, ist das «freie Vermögen» in Höhe der Differenz $V_t - F_t$ bei Unternehmen B (2 Mio. DM) viel schneller aufgezehrt als bei Unternehmen A (5,5 Mio. DM). Das könnte den Schluß nahelegen, die hohe Verschuldung bei Unternehmen B sei nachteilig. Das Gegenteil ist vermutlich richtig. Erstens erkennen die Manager (Eigentümer) von Unternehmen B den Druck, den die hohe Verschuldung auf sie ausübt: sie werden versuchen, ihre Produkte bzw. Dienstleistungen effizient und profitabel zu produzieren und zu vertreiben. Hohe Fremdkapitaleinsätze schaffen somit Anreize für operative Effizienz.

Zweitens ist mit dem folgenden Effekt zu rechnen: Angenommen, V_t sinkt unter F_t. Wie handeln die Gläubiger? Auf keinen Fall werden sie, falls sie die Entscheidungsrechte im Unternehmen übernehmen sollten, das Unternehmen liquidieren, weil die Fortführung die weit bessere Handlungsalternative ist. Dies gilt weniger eindeutig für Unternehmen A. Tritt Überschuldung ein, ist bereits ein erheblicher Teil des ursprünglichen Fortführungswertes durch fehlerhafte Entscheidungen verloren; die Disziplinierungswirkung tritt somit viel später ein. Außerdem ist die Differenz zwischen verbliebenem Fortführungswert und Liquidationswert sehr klein, weshalb das Liquidationsrisiko hier sehr groß ist.

Das Problem der Überschuldungsregelung liegt somit nicht in der Konzeption. Die Konzeption ist, ökonomisch interpretiert, gut. Die Probleme liegen in der praktischen Umsetzung der Regelung, insbesondere in einer praktisch handhabbaren Messung von Vermögen.

Wie sieht die Lage des Unternehmens gemäß einer Bilanzkonzeption 2 (statische Bilanzkonzeption) aus, in der die Aktiva zu Einzelveräußerungspreisen und die Passiva mit den Beträgen anzusetzen sind, die im Zeitpunkt einer freiwilligen Liquidation des Unternehmens am Abschlußstichtag an Gläubiger zu zahlen wären (sog. Einlösewerte)?

Die Restforderung der Gläubiger im Zeitpunkt 1 beträgt 500 abzüglich der im Zeitpunkt 1 erfolgten Tilgung in Höhe von 131,90–50 (= Zinsen), also 418,10. Die Einzelveräußerungspreise der Objekte A, B, C hängen von der Marktgängigkeit der Anlagen und ihrem technischen Zustand ab. Ich nehme an, daß die Einzelveräußerungspreise *(EVP)* von A und B 290 bzw. 130 betragen, der *EVP* der Forschungsaktivität dagegen Null ist.

Die Bilanz 2 zum Zeitpunkt 1 sieht dann so aus:

Bilanz 2 im Zeitpunkt 1

EVP (A) 290	Zahlungsanspruch	
EVP (B) 130	der Gläubiger	418,10
EVP (C) 0		

Das gemäß Konzeption 2 gemessene «Vermögen» (420) übersteigt die «Schulden»: Überschuldung liegt auch gemäß dieser Bilanzkonzeption nicht vor.

Im Vergleich zu der auf Bruttokapitalwerten aufbauenden Bilanz 1 bietet Bilanz 2 ebenfalls eine vereinfachte Information über die Liquidität (die Zahlungsfähigkeit) des Unternehmens. Während Bilanz 1 die *künftige* Liquidität zuverlässig anzeigt, mißt Bilanz 2 über die *EVP* ausschließlich die *güterwirt-*

schaftliche Liquidität. Unter den gesetzten Annahmen des Beispiels ist die Information aus Bilanz 2 allerdings entbehrlich: Wenn das Vermögen, interpretiert und gemessen als Unternehmensgesamtwert (V_t) den Wert der Gläubigeransprüche bei vertragsentsprechender Bedienung (F_t) übersteigt, kommt es auf die Relation der Summe der Liquidationswerte *(EVP)* zu den Schulden, also auf die güterwirtschaftliche Liquidität insbesondere dann nicht mehr an, wenn dieses Vermögen kleiner ist als der Unternehmensgesamtwert bei Fortführung.

Bei Unsicherheit kann sich dies entscheidend ändern. In den Kapiteln 6 und 7 wurde auf die möglichen Konflikte zwischen Eigentümern und Gläubigern, insbesondere bei haftungsbeschränkten Rechtsformen, hingewiesen. Sind die künftigen Nettoeinzahlungen von Unternehmer (Investitionsobjekten) unsicher und können Strategien der Eigentümer, die Gläubiger zu schädigen, nicht ausgeschlossen werden, benötigen Gläubiger prinzipiell die Informationen aus *beiden* Bilanzkonzeptionen, um richtige Entscheidungen für ihr eigenes Verhalten zu treffen und ihre Ansprüche ggf. mit Hilfe der Insolvenzordnung durchzusetzen. Aus dem Vergleich von V_t und L_t erkennen sie, was die bessere Verwertungsform des Vermögens ist; aus dem Vergleich von F_t mit $\max \{V_t, L_t\}$ können sie ggf. die Höhe ihrer Ausfälle abschätzen.

Eine *dritte* Bilanzkonzeption, die durch die handelsrechtlichen Ansatz- und Bewertungsvorschriften repräsentiert wird, wurde in Kapitel 3 dargestellt. Bilanz 3 weist im Vergleich zur (statischen) Bilanz 2 deutliche Unterschiede auf (vgl. 3. Kapitel). Nur die Grundzüge interessieren hier:

– Die Bewertung des Vermögens erfolgt nicht mehr generell zum *EVP*. Gegenstände des Anlagevermögens sind zu den Anschaffungs- bzw. Herstellungskosten anzusetzen und – soweit sie abnutzbar sind – planmäßig abzuschreiben, wobei die Funktion der planmäßigen Abschreibung *nicht* der buchmäßige Ausweis von *EVP* ist. Für Gegenstände des Umlaufvermögens gilt der Ansatz zum *EVP* in der Tendenz.

– Unter den Vermögensgegenständen finden sich Positionen, die das Unternehmen im Liquidationsfall wegen der fehlenden Eigentumsübertragung nicht veräußern könnte (z. B. unter Eigentumsvorbehalt erworbene und noch nicht bezahlte Ware, aktivierte Leasing-Gegenstände beim Leasingnehmer) und Gegenstände, die im Liquidationsfall keine positiven *EVP* erzielen (eigene Aktien, aktivierte Ingangsetzungskosten, Disagios, derivative Firmenwerte).

– Die «Schulden» enthalten Positionen, denen keine erzwingbaren Ansprüche Dritter entsprechen (z. B. Rückstellungen für unterlassene Instandsetzung oder für Gewährleistung ohne rechtliche Verpflichtung). Andererseits werden Schulden, die durchsetzbare Ansprüche Dritter darstellen, nicht zwingend passiviert (z. B. Pensionsrückstellungen für vor dem 1. 1. 1987 gegebene Pensionszusagen).

Diese Bilanzkonzeption – Bilanz 3 – zeigt die güterwirtschaftliche Liquidität des Unternehmens nicht verläßlich an. Daß sie keine der Bilanz 1 gleichwertige Messung der künftigen Liquidität bzw. des ökonomischen Vermögens V_t bewirken kann, ist ebenfalls klar. Sie scheint deshalb konzeptionell den Bilanzen 1 und 2 in bezug auf eine nachvollziehbare Form der Überschuldungsmessung zunächst unterlegen. Herrschende Meinung ist denn auch, daß die Bilanzkonzeption 3 für die Messung der Überschuldung nicht geeignet ist.

Oben wurde angenommen, daß die Insolvenztatbestände eine Gefährdung der Gläubigerposition anzeigen und deshalb zu einer Antragstellung auf Eröffnung eines Insolvenzverfahrens legitimieren sollen. Welche bilanzielle Konzeption soll benutzt werden, um ggf. eine Überschuldung festzustellen?

Wäre Überschuldung mittels Bilanz 1 zu messen, wäre das Kriterium erfüllt, wenn $V_t < F_t$ gilt. Die Gläubigerpositionen wären dann gefährdet. Die so gemessene Überschuldung zeigte das an, was offenbar gemessen werden soll. Konzeptionell ist die Lösung somit gut. Diese Lösung hat Umsetzungsschwierigkeiten zu überwinden, da Unternehmensgesamtbewertungen vorzunehmen sind, um V_t zu bestimmen. Unternehmensgesamtbewertungen sind prognosebasierte Kalküle, in die zwangsläufig subjektive Erwartungen eingehen. Rechtsregeln, die im wesentlichen von subjektiven Erwartungen beeinflußbar sind, sind starker Manipulationsgefahr ausgesetzt. Zudem kann die Antwort auf die Frage, ob die Antragstellung für ein Insolvenzverfahren der beste Ausweg für Gläubiger ist, allein an der Relation $V_t < F_t$ nicht abgelesen werden. Nur wenn $F_t > \max \{V_t, L_t\}$ gilt, ist die ökonomische Position der Gläubiger bedroht.

Wird Überschuldung mittels Bilanz 2 gemessen, wird ebenfalls nur ein Teilaspekt des Entscheidungsproblems abgebildet: Überschuldung besagt hier nur, daß die Summe der *EVP* bei Liquidation nicht ausreicht, die Schulden zu tilgen. Das ist eine wichtige Information für Gläubiger, aber keine, die generell die Ingangsetzung eines Insolvenzverfahrens rechtfertigt, weil dieses Kriterium die Lage der Gläubiger *bei Unternehmensfortführung* ganz unbeachtet läßt: Es ist leicht vorstellbar, daß ein Unternehmen gemäß Bilanz 2 überschuldet, die Gläubigerposition gemäß Bilanz 1 aber ungefährdet ist. Diese Konstellation besteht, wenn im Beispiel oben die Summe der *EVP* der Objekte A und B im Zeitpunkt 1 nicht 420, sondern nur 400 beträgt. Die Überschuldungsmessung gemäß Bilanz 2 ist somit sehr einseitig und somit problematisch.

Würde Überschuldung mittels Bilanzkonzeption 3 gemessen, scheint die Sache auf den ersten Blick ganz undurchsichtig zu werden: Bilanz 3 mißt präzise weder das Fortführungsvermögen *(V_t)* noch das Liquidationsvermögen L_t (die Summe der *EVP)*. *Es* ist also zunächst unklar, was eine durch Bilanz 3 angezeigte Überschuldung ökonomisch überhaupt bedeuten kann. Dennoch ist zu große Skepsis entgegen der überwiegenden Meinung der Literatur nicht angebracht. Die obigen Überlegungen haben gezeigt, daß ein überzeugendes Meßkonzept, das (1) den Gläubigern zeigt, daß ihre Position bei Fortführung des Unternehmens *und* bei Liquidation gefährdet ist, bislang nicht vorliegt, daß (2) ein Kriterium, das die Position der Gläubiger nur für den Fall der Fortführung *oder* den der Liquidation mißt, einseitig ist und zu falschen Auslöseentscheidungen führte. Beachtet man, daß das Kriterium, das Überschuldung definiert und abbildet, operabel und justitiabel sein muß, daß Eigentümer bzw. Gläubiger es handhaben müssen, Richter sein Vorliegen prüfen und erkennen können müssen, wird das Problem noch komplizierter. Dann erst könnte eine Überschuldungsdefinition, die im Prinzip auf Bilanzkonzeption 3 aufbaut, nützlich sein. Die Kommission für Insolvenzrecht beschritt diesen Weg, wenn sie den Tatbestand der Überschuldung dann als gegeben ansah, wenn die Gesellschaft in einer den Grundsätzen ordnungsmäßiger Bilanzierung entsprechenden Handelsbilanz kein Eigenkapital mehr aufweist (KfI [Erster Bericht]).

Die Literatur zu diesem Problemkreis ist gekennzeichnet durch große Meinungsvielfalt (Überblicke bei Drukarczyk [Bilanzielle Überschuldungsmessung], K. Schmidt [Überschuldungstatbestand]). Diese Meinungsvielfalt verleitete die Praxis, die Überschuldungsbestimmungen nach eigenem Interesse auszulegen. Eine disziplinierende Wirkung kann von einem weit auslegbaren Tatbestand kaum erwartet werden. Verbesserungsvorschläge werden u. a. vorgetragen von Moxter ([Grundsätze] 57), Drukarczyk ([Überschuldung]) und K. Schmidt ([Konkursgründe], [Überschuldungstatbestand], Drukarczyk [Überschuldung und Konsistenz]).

Wir wollen zwei Lösungsvorschläge erläutern. Der erste ist der von Karsten Schmidt entwickelte Vorschlag. Die zweite Lösung ist die des Gesetzgebers, die er in § 19 InsO formuliert hat.

Karsten Schmidt nennt seinen Ansatz «die modifizierte zweistufige Methode». Sein Vorschlag sieht so aus: «Überschuldung im Rechtssinne» soll vorliegen, wenn

a) das Unternehmen «rechnerisch überschuldet» ist. Das bedeutet, daß der Liquidationswert der Vermögensgegenstände (vermutlich bei Einzelliquidation) die Gläubigeransprüche nicht deckt *und*

b) keine positive Fortführungsprognose besteht (Schmidt [Insolvenzrecht] 5C). Dies ist gemäß K. Schmidt dann der Fall, wenn eine mit der Sorgfalt eines ordentlichen Geschäftsleiters erstellte Finanz- und Erfolgsplanung den Eintritt der Zahlungsunfähigkeit anzeigt (Schmidt [Sanierung] 64).

Wichtig ist, daß Überschuldung nach diesem Vorschlag nur vorliegt, wenn *beide* Teilkriterien erfüllt sind: Es muß rechnerische Überschuldung *und* künftige Zahlungsunfähigkeit vorliegen. K. Schmidt beabsichtigt mit diesem Vorschlag, die Position der Gläubiger zu überprüfen a) für den Fall der Liquidation *und* b) für den Fall der Unternehmensfortführung. Für den letzteren Fall muß das Prüfungskriterium prognostisch ausgestaltet sein: Es muß geprüft werden, ob künftige Zahlungs- bzw. Ertragsunfähigkeit vorliegt. K. Schmidt will mit seinem Vorschlag die Einseitigkeit älterer Ansätze, die lediglich eine Überschuldung prüfen für den Fall der Liquidation (Liquidationsbilanz, statische Bilanz) *oder* für den Fall der Unternehmensfortführung (z. B. Bilanzkonzeption 1) überwinden. Während K. Schmidt in früheren Beiträgen eine Prüfreihenfolge der Elemente a) und b) vorgegeben hatte, verzichtet er neuerdings auf eine zwingende Prüfreihenfolge. Beispielhaft könnte man die von K. Schmidt intendierten Folgen so interpretieren:

Fall 1: Die Gläubigerforderungen (F_t) betragen 100; der Liquidationswert aller Vermögensgegenstände des Unternehmens (L_t) ist 70. Fällt die Liquiditätsprognose positiv aus, ist die gegebene rechnerische Überschuldung ($F_t > L_t$) kein Anlaß für das Management (oder Gläubiger). darin den Insolvenztatbestand Überschuldung als erfüllt anzusehen. Antragsrechte bzw. -pflichten bestehen nicht.

Fall 2: Die Gläubigerforderungen seien 100; der Liquidationswert sei 120. Die Prognose künftiger Liquidität fällt mit einer hier angenommenen relevanten Wahrscheinlichkeit (z. B. 53%) negativ aus. Der Tatbestand der Überschuldung ist nicht erfüllt, da Element a) nicht erfüllt ist.

Fall 3: $L_t = 70$; $F_t = 100$. Die Prognose der Zahlungsfähigkeit fällt mit einer relevanten Wahrscheinlichkeit negativ aus. *Beide* Teilkriterien sind erfüllt. Der Insolvenztatbestand Überschuldung liegt dann vor.

Um Teilkriterium a) zu implementieren, hat man die bekannten Probleme der Schätzung von Liquidationswerten und der Ermittlung von Ablösewerten für Verbindlichkeiten und bestimmte Rückstellungen zu lösen. Weil diese Probleme bekannt sind, wird auf sie hier nicht eingegangen. Sehr wichtig sind die Probleme, die eine praktikable Lösung für das Teilkriterium b) zu überwinden hat.

Zunächst ist zu klären, welche Form von Fortführungsprognose K. Schmidt vorschwebt. Er spricht abwechselnd von künftiger Zahlungsfähigkeit bzw.

künftiger Ertragsfähigkeit, ohne erkennen zu lassen, daß es sich um Sachverhalte handelt, die sehr unterschiedliche Sachverhalte abbilden. In neueren Veröffentlichungen wird klar, daß K. Schmidt an eine Fortführungsprognose i. S. einer Prognose der Zahlungsfähigkeit denkt. Das bedeutet, daß die Fortführungsprognose darin besteht, für einen zu definierenden Prognosezeitraum von z. B. zwei Jahren, zu prüfen, ob das Unternehmen ausgeglichene Finanzpläne wird realisieren können. Alle im Kapitel 3 angestellten Überlegungen zur Messung der zukünftigen Liquidität per Finanzplan sind hier von Bedeutung.

Die Fortführungsprognose (Element b)) ist somit Zahlungsfähigkeitsprognose. Unternehmen sind überschuldet i. S. dieses Vorschlags, wenn sie a) bei fingierter Liquidation ihre Verbindlichkeiten nicht vollständig ablösen könnten *und* b) im Prognosezeitraum mit überwiegender Wahrscheinlichkeit nicht zahlungsfähig sind.

Der zweite hier darzustellende Lösungsversuch ist der, den der Gesetzgeber in der neuen Insolvenzordnung verankert hat. Abbildung 15.2 stellt die Konzeption dar.

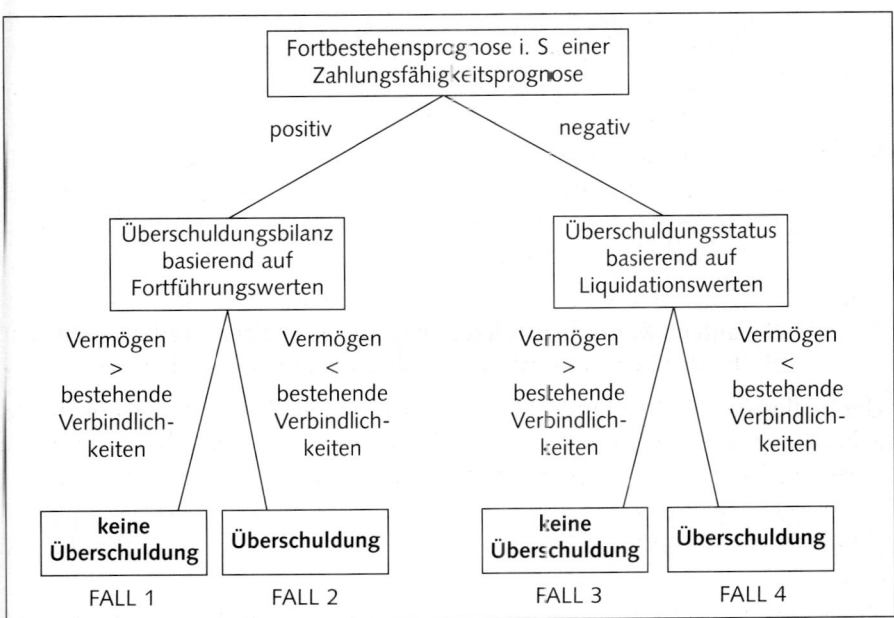

Abbildung 15.2: Konzeption der Überschuldung i. S. v. § 19 InsO

Die gesetzliche Konzeption verlangt als ersten Schritt die Erstellung einer Fortbestehensprognose. Diese ist eine Zahlungsfähigkeitsprognose für einen Prognosezeitraum, der nach herrschender Meinung zwei Jahre umfassen sollte. Das Ergebnis dieser Prognose bestimmt, wie der generell aufzumachende Vermögen-Verbindlichkeiten-Vergleich vorzunehmen ist. Lautet das Signal der Fortführungsprognose, daß Fortführung überwiegend wahrscheinlich ist, dann ist das Vermögen zu Fortführungswerten (Betriebsbestehenswerten) anzusetzen. Ist die Fortführung dagegen nicht möglich, ist das Vermögen zu Liquidationswerten zu bewerten.

Im Gegensatz zur Lösungsidee von K. Schmidt muß nach der gesetzlichen Lösung *immer* ein Vermögen-Verbindlichkeiten-Abgleich durchgeführt werden.

3 Funktionen des Insolvenzrechts

Um die ökonomischen Funktionen des Insolvenzrechts überzeugend abzuleiten, müßte weit ausgeholt werden. Dazu ist hier kein Raum (Schmidt [Analyse], Swoboda [Anmerkungen], Drukarczyk [Insolvenz], Jackson [Logic] . Nur die Grundzüge können skizziert werden. Die Wirkungen der Regelungen des Insolvenzrechtes sind von Bedeutung für die Entscheidungen *vor* Eintritt der Insolvenz, *nach* Eintritt der Insolvenz und für den Zeitpunkt, der die beiden Zeitspannen trennt: den Zeitpunkt der Insolvenzauslösung. Juristen tendieren dazu, vorrangig die Zeitspanne nach Eintritt der Insolvenz zu beachten; manche Ökonomen neigen dazu, ihre Aufmerksamkeit nur dem Vor-Insolvenz-Geschehen zu widmen. Beides ist einseitig.

Wollte man die Funktionen des Insolvenzrechts mit einem Begriff belegen, müßte dieser Begriff *Schadensbegrenzung* heißen. Geschädigt werden können im Prinzip alle am Unternehmen Beteiligten (Eigentümer, Gläubiger, Arbeitnehmer), wenn insolvenznahe Situationen drohen. In Abschnitt 2 wurde erläutert, daß die Insolvenzordnung Gläubigern eine Sanktionsmöglichkeit zur Verfügung stellt, die sie bei Vorliegen definierter Kriterien (Insolvenztatbestände zur Verteidigung eigener Interessen einsetzen können. Man kann vermuten daß diese Funktion der Sanktionsdrohung die Finanzierungsbeziehungen zwischen Gläubigern und Eigentümern stabilisieren kann. Die Regelungen des Insolvenzrechts beeinflussen auch das Verhalten der Eigentümer (Manager vor der Insolvenz. Werden Eigentümer (Manager) im Insolvenzverfahren nicht milde behandelt, werden sie bemüht sein, ein Insolvenzverfahren durch gute Investitions- und Finanzentscheidungen zu vermeiden. Die insolvenzrechtlichen Regelungen wirken insoweit auf das Verhalten der Beteiligten vor Eintritt der Insolvenz.

Neben dieser wichtigen Funktion übernimmt das Insolvenzrecht mindestens zwei weitere Aufgaben. Im folgenden Abschnitt wird erläutert, daß die Insolvenzordnung vor dem Eintritt des Verteilungskonfliktes eine Regelung der Rangfolge der Befriedigung der Gläubigeransprüche versucht. Dadurch soll verhindert werden, daß in der Insolvenz des Schuldners Verteilungskämpfe unter den Gläubigern ausbrechen (Funktion der *Vermeidung von Verteilungskämpfen*) und Umverteilungsstrategien gestartet werden. Durch das Insolvenzrecht wird den Gläubigern vielmehr vorher signalisiert, wer in welcher Reihenfolge mit der Befriedigung seiner Ansprüche rechnen kann. Gläubiger können sich, soweit sie die Rangvorsprünge Dritter in Erfahrung bringen, auf diese Gegebenheiten einstellen.

Ebenfalls auf die Zeit nach Eintritt der Insolvenz wirken die Regelungen, deren Zweck es ist, eine optimale Verwertung der Vermögensgüter des Unternehmens durch den von den Gläubigern unterstützten (und kontrollierten) Insolvenzverwalter zu ermöglichen (Funktion der *effizienten Abwicklung).*

Je besser die Abwicklungsentscheidungen des Verwalters sind, desto größer sind die Befriedigungsquoten der Gläubiger.

4 Verteilungsregelung und Kreditsicherheiten

Wie sieht die in der Insolvenzordnung vorgesehene Verteilungsregelung aus? Welche Ansprüche von Gläubigern werden in welcher Reihenfolge befriedigt?

Das Insolvenzverfahren dient dazu, die Gläubiger eines Schuldners gemeinschaftlich zu befriedigen, indem das Vermögen des Schuldners verwertet und der Erlös verteilt oder in einem Insolvenzplan eine abweichende Regelung insbesondere zum Erhalt des Unternehmens getroffen wird (§ 1 InsO). Im Regelfall wird ein Insolvenzverwalter (IV) bestellt werden, dem die Verwertungsaufgabe vorrangig übertragen wird. Die Verwertung kann in der Liquidation des Vermögens, in einer Gesamtveräußerung oder in einer Fortführung gemäß Insolvenzplan bestehen.

Entscheiden die Gläubiger zugunsten der Liquidation, sieht die Verteilungsregelung im sog. Regelverfahren wie in Tabelle 15.2 ausgewiesen aus:

Tabelle 15.2: Die Verteilung im Regelverfahren der Insolvenzordnung

---

«*Istmasse*» *(Insolvenzmasse i. S. v. § 148 (1) InsO)*

+ durch Anfechtung zur Insolvenzmasse gezogene Masseteile (§§ 129 ff. InsO)
− Herausgabe von nicht zur Insolvenzmasse gehörenden Gegenständen und Rechten (Aussonderung nach §§ 47 ff. InsO)
+ Neuerwerb während des Verfahrens (§ 35 InsO)

= «*Sollmasse*» *(Insolvenzmasse i. S. v. § 35 InsO)*

− Nettoerlös aus Absonderung von Gegenständen und Rechten, die mit einem dinglichen Recht eines Gläubigers besetzt sind (§§ 49–52, 170 ff. InsO):
    Verwertungserlös
    − Feststellungspauschale (4 %)
    − Verwertungspauschale (ggf. 5 %)
    − Umsatzsteuer (ggf. 16 %)
    = Nettoerlös

− Aufrechnungen (§§ 94–96 InsO)
− Freigabe von Massegegenständen durch den IV (§§ 85 (2), 32 (3), 197 (1) InsO)
− Masseverbindlichkeiten, die nach § 209 (1) InsO vorweg zu berichtigen sind:
    • Kosten des Insolvenzverfahrens (§ 54 InsO)
    • Sonstige Masseverbindlichkeiten (§ 55 InsO)
    • Unterhalt aus der Insolvenzmasse (§§ 100, 101 (1) Satz 3 InsO)
    • Verbindlichkeiten aus Sozialplan (§ 123 (2) Satz 1 InsO)

− *Insolvenzmasse i. S. v. § 38 InsO*

− Forderungen der Insolvenzgläubiger (§ 38 InsO)
− Forderungen nachrangiger Insolvenzgläubiger (§ 39 InsO)

Durch Entscheidungen und Maßnahmen des IV vermindert bzw. erhöht sich die «Istmasse».

Die Verteilungsregelung der Insolvenzordnung hat somit keine einfache Struktur. Aber die ihr zugrundeliegenden Leitlinien sind begründbar. Für Gläubiger stellt sich das wichtige Problem, zu welcher Stufe der Verteilungsregelung ihr Anspruch zählt und wo die Ansprüche anderer Gläubiger einzuordnen sind. Die Positionierung des eigenen Anspruchs kann von Gläubigern beeinflußt werden. Da die verteilungsfähige Masse regelmäßig die Summe der Ansprüche nicht erreicht, sind Gläubiger bemüht, ihren Anspruch so hoch wie möglich in der Verteilungshierarchie zu positionieren. Das wichtigste Instrument hierzu sind Vereinbarungen über Kreditsicherheiten, die zu einem Aussonderungsanspruch oder Absonderungsrecht führen.

Aufgabe des *Aus*sonderungsanspruches ist es, die Herausgabe von dem Gemeinschuldner nicht gehörenden beweglichen und unbeweglichen Sachen und Rechten zu verwirklichen. Anspruchsteller mit Aussonderungsrechten sind z. B. der Lieferant, der den einfachen Eigentumsvorbehalt geltend macht, oder der Leasing-Geber, der das Leasingobjekt zurückfordert. Vorteile des Aussonderungsrechtes sind:

– Der Anspruch ist auf die Sache bzw. das Recht gerichtet und somit unabhängig von der Höhe der (Rest)Forderung;

– Aussonderungsberechtigte sind nicht generell am Insolvenzverfahren beteiligt; sie können ohne Zeitverzug und ohne Belastung durch Verfahrenskosten auf Realisierung ihres Anspruchs dringen.

Das *Ab*sonderungsrecht (§§ 49–52 InsO) ist auf vorzugsweise Befriedigung aus einem zur Masse gehörenden Gegenstand gerichtet: Der Gegenstand dient der vorzugsweisen Befriedigung der (Rest)Forderung. Ein eventueller Überschuß bei der Verwertung ist an die Masse zu leisten. Absonderungsrechte verleihen z. B. rechtsgeschäftliche Pfandrechte, Sicherungsübereignungen einschließlich der Verlängerungs- und Erweiterungsformen, verlängerte bzw. erweiterte Eigentumsvorbehalte, Forderungszessionen. Die neue Insolvenzordnung belastet die Verwertungserlöse der Gegenstände und Rechte der Absonderungsberechtigten mit Kosten für die Feststellung des Rechts, eine Verwertungspauschale für den Fall, daß der IV die Verwertung vornimmt und die Umsatzsteuer. Damit entspricht die neue Regelung einem der alten Regelung entgegengehaltenen Kritikpunkt: Dieser lautete, daß die gesicherten Gläubiger die Vorteile aus der Sicherheitenbestellung hätten, während die Kosten von Feststellung, Verwertung etc. von den ungesicherten Gläubigern zu tragen seien.

Betrachtet man die Berichtigungen der «Istmasse» und die Verteilungsregelung, die in Tabelle 15.2 zusammengestellt sind, wird deutlich, daß Gläubiger, die ihre Kredite sichern und Ab- bzw. Aussonderungsrechte geltend machen, ihren Anspruch dadurch im oberen Teil der Tabelle positionieren. Damit steigen ihre Befriedigungsquoten. Den Preis zahlen u. U. die Gläubiger, die in der Verteilungsrangfolge nach ihnen kommen. Die empirische Untersuchung von Gessner u. a. ([Konkursabwicklung] 40/45) zeigt diesen Effekt: In 562 untersuchten eröffneten Konkursverfahren ergab sich die in Tabelle 15.3 dargestellte Verteilung von aus- bzw. absonderungsberechtigten Forderungen, bevorrechtigten Forderungen i. S. v. § 61 (1) Nr. 1–5 KO und einfachen Konkursforderungen i. S. v. § 61 (1) Nr. 6 KO.

Tabelle 15.3: Durchschnittliche Höhe der Forderungen in eröffneten Konkursverfahren (N = 562) und Rang der Forderungen je Gläubigergruppe[1]

(1)	(2)	(3)	4		5		6	
Gläubigergruppe	Höhe der Forderung	%[2]	eingeordnet als					
			Aus- bzw. Absonderung		bevorrechtigte Forderung[4] nach § 61 (1) Nr. 1–5 KO		einfache Konkursforderung	
			DM	%[3]	DM	%	DM	%
Kreditinstitute	470.000	39	371.000	79	–	–	99.000	21
Warenlieferanten	170.000	14	107.000	63	–	–	63.000	37
Finanzämter	126.000	10	3.000	2	77.000	61	46.000	37
Arbeitnehmer					18.000			
Sozialversicherung								
Arbeitsamt	447.000	37	38.000	8	11.000	10	366.000	82
Handwerker					–			
andere					3.000			
Sozialversicherung	1.213.000	100	519.000	43	120.000	10	574.000	47

[1] Gessner u. a. [Konkursabwicklung], S. 40.
[2] Anteile je Gläubigergruppe an durchschnittlicher Höhe aller Forderungen.
[3] Anteil der aus- bzw. absonderungsberechtigten Forderungen je Gläubigergruppe an gesamter Forderung dieser Gläubigergruppe.
[4] Zuordnung von Sozialplananspruchen nicht erkennbar.

Die durchschnittliche Ausfallquote je Gläubigergruppe gemäß der alten, bis zum 31. 12. 98 geltenden Regelung zeigt Tabelle 15.4. Die Ausfallquoten der nicht aus- bzw. absonderungsberechtigten Gläubiger sind erheblich höher als die der privilegierten Gläubiger. Kreditsicherheiten verteilen aus ex-post-Sicht die Ausfallrisiken im Insolvenzfall um.

Die in der Untersuchung von Gessner u. a. ermittelten Ausfallquoten für Kreditinstitute bzw. Warenlieferanten sind mit den im 14. Kapitel berichteten Quoten nur bedingt vergleichbar, da über die Form der Besicherung der Gläubigergruppen in Tabelle 15.4 (gesichert durch Immobiliarsicherheiten, Mobiliarsicherheiten, ungesichert) keine Aussage gemacht ist. Dennoch ergibt auch diese Untersuchung, daß Kreditinstitute deutlich niedrigere Ausfallquoten bei insolvenzbetroffenen Forderungen verzeichnen als Warenlieferanten.

Tabelle 15.4: Durchschnittliche Verlustquote je Gläubigergruppe nach Verwertung des Sicherungsgutes und Schlußverteilung[1] (N = 562)

Gläubigergruppe	Durchschnittliche Höhe der Forderungen in DM	Höhe des Ausfalles in DM	Ausfallquote %
Kreditinstitute	470.000	97.000	21
Warenlieferanten	170.000	62.000	36
Finanzämter	126.000	111.000	89
übrige Gläubiger	447.000	385.000	86
insgesamt	1.213.000	655.000	54

[1] Gessner u. a. [Konkursabwicklung], S. 45.

5 Konkursstatistik, Kritik des bisherigen Insolvenzrechts und Reform

Das starke Ansteigen der Zahl der Insolvenzfälle, der hohe Anteil masseloser Konkurse, in denen ein Verfahren nicht eröffnet wird, die geringe Anzahl zustandegekommener gerichtlicher Vergleiche, die sehr kleine durchschnittliche Konkursquote der einfachen Konkursgläubiger wurden z. T. als Mängel der Regelungen des Rechts interpretiert. Vom «Konkurs des Konkurses», der «Krise des Insolvenzrechts» war die Rede. Zur Debatte steht indessen mehr als die Verteilungsergebnisse der bestehenden Konkursordnung.

Die wichtigsten Kritikpunkte der Literatur waren:

– Im deutschen Recht fehlt bislang ein wirksames, den Konkurs i. S. v. Zerschlagung vermeidendes Reorganisationsverfahren.

– Die Konstruktion der Insolvenztatbestände und die um die Definition und Messung der «Überschuldung» bestehende Rechtsunsicherheit begünstigen (zu) späte Antragstellungen auf Verfahrenseröffnungen.

– Kritisiert wird das Wuchern der Sicherheiten, insbesondere an Mobilien, das zu der in Abschnitt 4 beschriebenen Umverteilung der Konkursquoten führt. Der Wunsch der Gläubiger, ihre Forderungen zu sichern, ist rational. Die Rechtsprechung hat die Entwicklung immer feinerer und vielfältigerer Formen der Besicherung gestützt. Daß ungesicherte Gläubiger im Konkurs des Schuldners immer kleinere Quoten bzw. nichts erhalten, ist eine notwendige Konsequenz, die indessen heftig kritisiert wird.

– Kritisiert wird, daß nahezu 80% der Unternehmensinsolvenzen mangels

Tabelle 15.5: Entwicklung der Insolvenzen in der Bundesrepublik Deutschland von 1949 bis 1998

Jahr	Insolvenzen insgesamt	Konkurse		Vergleichs-verfahren
		insgesamt	mangels Masse abgelehnt	
1949	4.226	3.080	642	1.146
1950	5.694	4.466	1.207	1.707
1951	5.759	4.575	1.443	1.612
1952	5.244	4.327	1.624	1.221
1953	5.338	4.352	1.508	1.312
1954	5.417	4.461	1.521	1.226
1955	4.647	4.023	1.564	867
1956	4.271	3.732	1.323	715
1957	4.027	3.379	1.207	756
1958	3.535	3.078	1.034	569
1959	3.025	2.691	921	430
1960	2.958	2.689	947	343
1961	2.823	2.549	859	348
1962	2.786	2.531	958	296
1963	3.132	2.862	1.009	333
1964	3.281	3.029	1.219	309
1965	3.157	2.928	1.269	267
1966	3.615	3.301	1.261	382
1967	4.337	3.930	1.531	530
1968	3.827	3.582	1.676	331
1969	3.809	3.578	1.727	304
1970	4.201	3.943	1.862	324
1971	4.437	4.255	2.168	252
1972	4.575	4.410	2.397	209
1973	5.515	5.277	2.681	301

freier, die Verfahrenskosten deckender Massen nicht in einem überwachten Verfahren abgewickelt werden können.

– Kritisiert wird, daß insbesondere Mobiliarsicherheiten für andere Gläubiger nicht erkennbar seien, weil ihnen die Publizität fehle.

– Die Verteilung der Kosten des Verfahrens (Gericht, Gutachter, Konkursverwalter) sei verbesserungsbedürftig, weil die ungesicherten Gläubiger die Verwaltungs- und Verwertungskosten für die Sicherungsgüter der gesicherten Gläubiger trügen.

– Die Qualifikation eines guten Teils der Verwalter müsse spürbar angehoben werden.

Jahr	Insolvenzen insgesamt	Konkurse		Vergleichs-verfahren
		insgesamt	mangels Masse abgelehnt	
1974	7.722	7.352	3.870	462
1975	9.195	8.942	5.866	355
1976	9.362	9.221	6.519	181
1977	9.562	9.444	6.837	147
1978	8.722	8.639	6.411	104
1979	8.319	8.253	6.047	81
1980	9.140	9.059	6.639	94
1981	11.653	11.580	8.418	107
1982	15.876	15.807	11.764	152
1983	16.114	15.999	12.252	145
1984	16.760	16.698	12.826	91
1985	18.876	18.804	14.512	105
1986	18.842	18.793	14.695	82
1987	17.589	17.543	13.743	84
1988	15.936	15.887	12.238	57
1989	14.643	14.607	11.204	57
1990	13.271	13.243	10.029	42
1991	13.323	13.304	9.740	39
1992	15.302	15.279	10.919	37
1993	20.298	20.243	14.401	73
1994	24.928	24.886	18.054	67
1995	28.785	28.759	20.735	56
1996	31.471	31.456	22.846	53
1997	33.398	33.363	24.529	35
1998	33.977	n. b.	n. b.	n. b.

– Die Belastung der «Teilungsmasse» mit Sozialplanansprüchen der Arbeitnehmer sei z. T. überzogen.

– Der Vorrang der Fiskalansprüche gemäß § 61 (1) Nr. 2 KO sei zu beseitigen.

Die Kommission für Insolvenzrecht, die 1978 vom Bundesminister der Justiz eingesetzt wurde mit dem Ziel, das deutsche Insolvenzrecht zu überarbeiten, hat 1985 ihren «Ersten Bericht» und 1986 den «Zweiten Bericht» vorgelegt.

Die Reformvorschläge der Kommission für Insolvenzrecht (KfI) befassen sich vorrangig mit fünf Teilproblemen:

Tabelle 15.6: Entwicklung der finanziellen Ergebnisse und Deckungsquoten in eröffne:en Konkurs- und Vergleichsverfahren

Jahr	Festgestellte Verluste				Deckungsquoten in Konkursverfahren		
	insgesamt	Konkurse		Erlaß-vergleiche	bevor-rechtigte Gläubiger	nicht bevor-rechtigte Gläubiger	bei Erlaßver-gleichen
	Mio DM	mit Masse	ohne Masse[1]	Mio DM	%	%	%
1960	284	217	39	27	57,1	6,8	47,8
1970	1.248	964	145	139	43,5	4,5	39,8
1980	3.119	2.326	657	136	32,1	5,8	37,0
1981	4.741	3.481	1.194	66	30,0	4,0	45,7
1982	7.731	4.929	2.575	227	35,2	7,5	44,3
1983	7.247	5.313	1.667	266	29,0	5,9	58,8
1984	7.027	5.476	1.502	49	31,0	3,6	58,8
1985	8.131	6.528	1.488	115	34,2	7,5	50,8
1986	7.428	4.995	2.384	49	31,3	3,8	61,7
1987	8.086	6.446	1.588	52	36,7	4,7	41,0
1988	6.094	4.656	1.418	20	27,8	6,3	48,0
1989	5.185	4.224	911	50	33,7	4,1	64,3
1990	4.778	3.602	1.154	22	37,1	3,1	48,8
1991	4.826	3.949	860	17	25,5	4,7	50,6
1992	8.678	6.169	2.425	84	33,7	3,1	41,9
1993	12.645	10.043	2.459	144	38,6	3,9	42,2
1994	20.439	17.436	2.866	137	42,2	3,0	46,1
1995	14.220	10.599	2.339	1.282	39,2	5,0	35,1

Quellen: Statistisches Jahrbuch für die Bundesrepublik Deutschland 1975–1998

[1] Verfahren, die *nach* Eröffnung eingestellt wurden, weil die «freie» Masse die zu erwartenden Konkurs-kosten nicht deckte. Verfahren, die mangel «freier» Masse gar nicht eröffnet wurden, sind in der Tabelle nicht erfaßt.

1. Wie können Insolvenztatbestände (Zahlungsunfähigkeit, Überschuldung) konzipiert und definiert werden, die zeitlich frühere Verfahrensauslösungen bewirken? Dieses Problem wurde in Abschnitt 2 besprochen.

2. Wie kann ein die Liquidation ggf. vermeidendes Reorganisationsverfahren organisiert bzw. kodifiziert werden?

3. Wie sind Kreditsicherheiten i. S. v. Zugriffsrechten von Gläubigern auf be-stimmte Sicherungsgüter und Rechte in der Insolvenz des Schuldners zu behandeln?

4. Welche Modifikationen sind ggf. an geltenden Arbeitnehmer-Schutzrege-lungen (z. B. Kündigungsschutz, Sozialplanregelung des BetrVG, § 613a BGB) in der Insolvenz des Schuldners vorzunehmen, um einem möglichen Liquidationsbias dieser Regelungen entgegenzuwirken?

5. Wie können die Anfechtungsrechte des künftigen Insolvenzverwalters wirkungsvoll gestaltet werden?

Auf den ersten Blick handelt es sich hier scheinbar um juristische Probleme, die auch Juristen zur Lösung überlassen werden könnten. Dieser erste Eindruck trügt. Bei genauerem Hinsehen wird der ökonomische Hintergrund jeder der angesprochenen Regelungsbereiche deutlich. Die neuere Diskussion um die Reform des Insolvenzrechts ist zu einem Lehrstück zur Entwicklung von Institutionen geworden, die auf Kredit- und Kapitalmärkten unerläßlich sind. Wir wählen hier den unter 3. genannten Punkt aus, um diese Behauptung zu verdeutlichen.

Die Kommission für Insolvenzrecht (KfI) legte ihren Reformvorschlägen folgende Zielvorstellungen zugrunde:

a) Insolvenzverfahren müssen früher ausgelöst werden, damit die Überlebenswahrscheinlichkeiten und damit die Sanierungsaussichten nicht verschwindend klein sind.

b) Ein größerer Anteil gewerblicher Insolvenzen muß zu einer Verfahrenseröffnung führen: Fast 80% der Verfahren wurden mangels einer die Kosten des Verfahrens deckenden Masse nicht eröffnet. Dieser Umstand hängt einmal mit zu späten Anträgen auf Verfahrenseröffnung zusammen; zum anderen liegt es an den Rangvorrechten aus- bzw. absonderungsberechtigter Gläubiger, die die *freie* Masse, die zur Verfahrenskostendeckung herangezogen werden kann, verkürzen.

c) Die KfI schätzt die Befriedigungsquoten ungesicherter Gläubiger, die bei ca. 4% liegen, als zu niedrig ein. Die Konkursordnung sei vorrangig Schutzrecht für Konkursgläubiger. Bei Quoten von ca. 4% für einfache Konkursgläubiger müsse dieses Schutzrecht als extrem verwässert angesehen werden.

d) Die aus Arbeitnehmerschutzrechten resultierenden finanziellen Belastungen und Zeitverluste sollten durch maßvolle Reduktionen und Änderungen der Rechte reduziert werden.

Der einschneidendste Vorschlag der KfI bezog sich auf die Rechte bestimmter mobiliargesicherter Gläubiger: Sie sollten im Konkursverfahren mit einem sog. *Verfahrensbeitrag* belastet werden. Ihr konkursfester Anspruch sollte nur noch $0{,}75 \min \{F_t, V_t\}$ betragen, wobei F_t der Restforderung einschließlich Zinsen des Gläubigers und V_t dem Wert des beweglichen Sicherungsgutes im Zeitpunkt t entspricht. Hält ein mobiliargesicherter Gläubiger eine (Rest-) Forderung von 200 und ist der Wert der ausbedungenen Mobiliarsicherheit 240, beträgt der konkursfeste Anspruch $0{,}75 \min \{200, 240\} = 150$. Übersicherung ist somit kein Mittel, um den Verfahrensbeitrag von 50 abzuschüt-

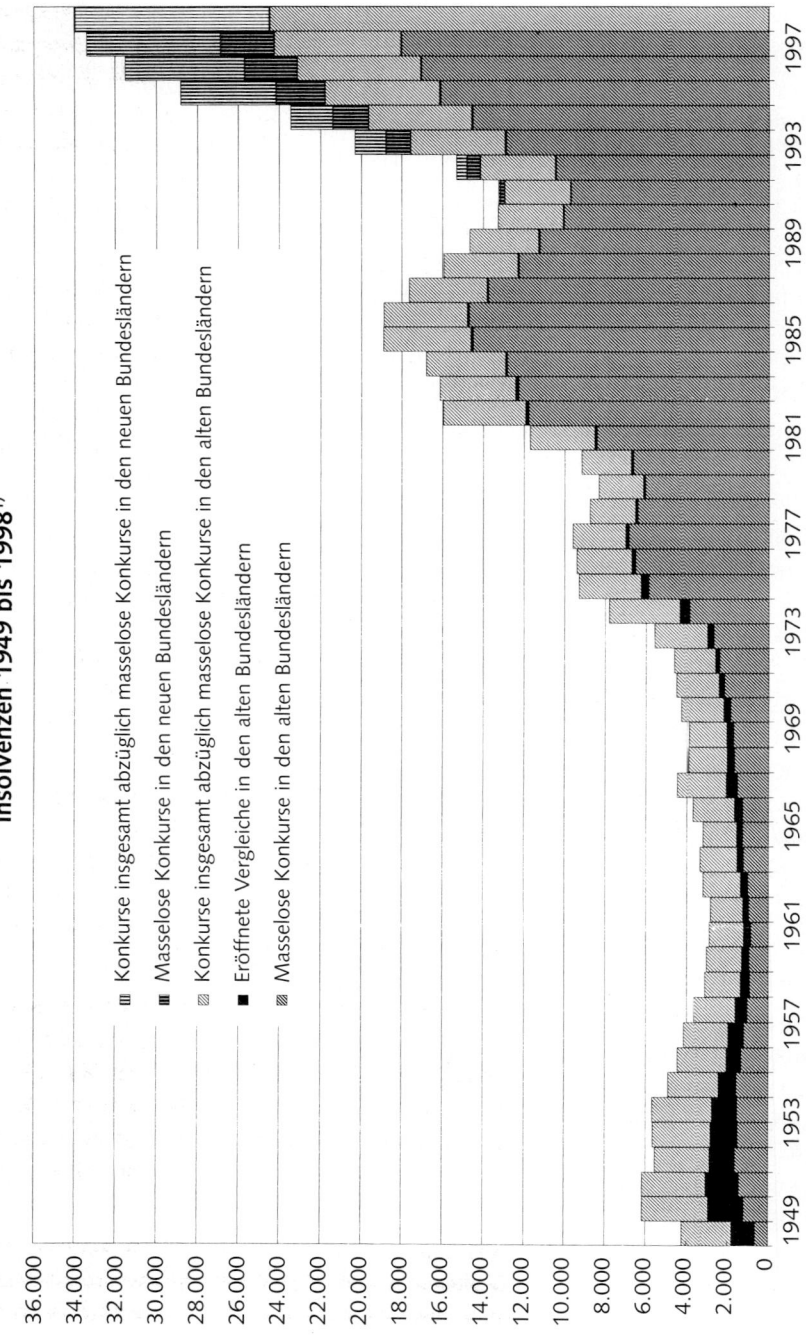

Insolvenzen 1949 bis 1998[1)]

▦ Konkurse insgesamt abzüglich masselose Konkurse in den neuen Bundesländern

▬ Masselose Konkurse in den neuen Bundesländern

▨ Konkurse insgesamt abzüglich masselose Konkurse in den alten Bundesländern

■ Eröffnete Vergleiche in den alten Bundesländern

▧ Masselose Konkurse in den alten Bundesländern

Quelle: Eigene Darstellung anhand von Daten des Statistischen Bundesamts

[1)] Eine Aufteilung in neue und alte Bundesländer ist für das Jahr 1998 angegeben. Exaktere Daten lagen bei Drucklegung noch nicht vor.

Abbildung 15.3: Eröffnete Konkurs- und Vergleichsverfahren im Zeitablauf

teln. In Höhe des Verfahrensbeitrages (50) ist der Gläubiger ungesicherter und somit einfacher Konkursgläubiger. Er erhält auf diesen Anspruch die Konkursquote q_t.

Dieser Vorschlag sollte nach den Vorstellungen der KfI vier Wirkungen entfalten:

(1) Die konkursfesten Ansprüche mobiliargesicherter (aus- und absonderungsberechtigter) Gläubiger im Konkursverfahren sänken um den Verfahrensbeitrag, also erheblich. Unterstellt man unveränderte Ist- bzw. Sollmassen, dann wächst die freie Masse in Insolvenzverfahren. Verfahrenskosten könnten in weit größerem Umfang als de lege lata gedeckt werden; die Verfahrenseröffnung würde zum Regelfall. Ein zentrales Anliegen der KfI wäre erfüllt.

(2) Mobiliargesicherten Gläubigern wäre es bei Geltung dieser Regel unmöglich, ihre Position *vollständig* zu sichern; der Verfahrensbeitrag belastete sie mit einem durch Übersicherung nicht abwälzbaren Restrisiko. Dies ist die Intention der KfI. Sie glaubt, daß gesicherte Gläubiger voll auf ihre Kreditsicherheiten vertrauen und auf eine laufende, intensive Kontrolle des Schuldners und dessen ökonomische Lage verzichten. Sie will, daß auch gesicherte Gläubiger aktives «monitoring» (Überwachung) betreiben und Schuldnerverhalten kontrollierend und ggf. disziplinierend begleiten und ggf. auch Verfahrenseröffnungen in die Wege leiten.

(3) Durch Mobiliarsicherheiten und Grundstückszubehör gesicherte Gläubiger sollen über den zu entrichtenden Verfahrensbeitrag anteilig an den Kosten eines Insolvenzverfahrens (Kosten des Verwalters, ggf. eines Gläubigerbeirats, des Konkursgerichts) beteiligt werden.

(4) Die Befriedigungsquoten ungesicherter Gläubiger sollen aufgebessert werden.

Die wichtige Regelung über den Verfahrensbeitrag wurde begleitet durch zahlreiche weitere Vorschriften, die hier unbeachtet bleiben sollen.

Unter ökonomischem Aspekt ist erstens nach den vermutlichen Konsequenzen der durch den Verfahrensbeitrag bewirkten ex-post-Umverteilung zu fragen. Dann ist zu beantworten, ob die Vorteile dieses Lösungsweges die Nachteile übersteigen oder nicht. Die Nachteile liegen zunächst bei bestimmten mobiliargesicherten Gläubigern. Ihr Ausfall in der Insolvenz des Schuldners wird «künstlich» erhöht. Wie der Vergleich der Positionen ungesicherter bzw. gesicherter Gläubiger im 14. Kapitel gezeigt hat, werden diese versuchen, auf andere Sicherheiten auszuweichen, oder sie werden vermehrt Informations- und Kontrollkosten aufwenden, um insbesondere Ausfallwahrscheinlichkeiten p_i^*, die jetzt für sie größere Bedeutung haben, besser abzuschätzen, um schneller auf eine verschlechterte Lage reagieren zu können. Die entstehenden Kosten werden z.T. auf die Kreditnehmer überwälzt werden.

Für die ungesicherten Gläubiger erhöht sich die erwartete Befriedigungsquote. Nehmen wir an, sie stiege von durchschnittlich 4% auf durchschnittlich 12%. Was ist gewonnen? Wie im De-lege-lata-Zustand müssen die ungesicherten Gläubiger erhebliche Kontroll- und Informationskosten aufwenden, um nicht in Schuldnerkonkurse verwickelt zu werden, weil der erwartete Ausfall in der Insolvenz des Schuldners nach wie vor groß ist. Sie sparen unter diesem Aspekt ex ante nichts.

Die ungesicherten Gläubiger könnten erwarten, bei der Schuldnerkontrolle von den durch den Verfahrensbeitrag betroffenen mobiliargesicherten Gläubigern unterstützt zu werden, weil diese verstärkt riskieren auszufallen. Diese Erwartung könnte aber enttäuscht werden: Mobiliargesicherte Gläubiger können nämlich auch *außerhalb* des Konkursverfahrens zu ihrem Geld kommen, z.B. im Wege der Zwangsvollstreckung, weil sie hier nämlich dem Verfahrensbeitrag entgehen. Dann wäre für die ungesicherten Gläubiger wenig gewonnen. Zwar kontrolliert nun auch ein Teil der gesicherten Gläubiger den Schuldner intensiver und wendet in größerem Umfang Kontrollkosten auf; aber die ungesicherten Gläubiger profitieren nicht von dieser Kontrolle, weil diese Gläubiger ihre Erkenntnisse aus der Schuldnerüberwachung selbst vereinnahmen. Der Gegensatz zwischen gesicherten und ungesicherten Gläubigern, den die KfI etwas einebnen will, bliebe bestehen.

Diese Argumentationsskizze deutet an, wo die Probleme einer ökonomischen Beurteilung des Vorschlags der Kommission liegen. Eine (auch) mit Gerechtigkeitsüberlegungen begründete Ex-post-Umverteilung sichert nicht generell, daß die Parteien besser gestellt sind.

Die Insolvenzordnung folgt dem Vorschlag der KfI, mobiliargesicherte Gläubiger mit einem nicht abwälzbaren Verfahrensbeitrag zu belasten, nicht. In der Begründung wird argumentiert, daß das Insolvenzverfahren Zwangseingriffe in die private Güterordnung mit der Folge von Vermögensverschiebungen zu Lasten bestimmter Beteiligter nicht zulassen könne. Das bedeutet, daß die vertraglich ausbedungenen Vor-Insolvenzrechte auch im Insolvenzverfahren zu beachten sind. Der Kern der Begründung lautet, daß Eingriffe in die Vor-Insolvenzrechte Anreize für nicht optimale Verwertungsentscheidungen schüfen, und daß diese Anreize kontraproduktiv wirkten.

Ein Beispiel soll diese These verdeutlichen: Eine GmbH ist insolvent. Der Wert des Unternehmens bei Fortführung sei 200; der Wert des Vermögens bei Liquidation sei nach Verwertungskosten 180. Die Ansprüche von drei Klassen von Gläubigern sehen so aus:

Gläubigerklasse	grundpfandrechtlich gesicherte Gläubiger	mobiliargesicherte Gläubiger	ungesicherte Gläubiger
Nominaler Anspruch	40	120	200
Wert der Kreditsicherheit	40	100	keine Sicherheit

Gälte der Vorschlag der KfI, wäre der konkursfeste Anspruch der mobiliargesicherten Gläubiger $0{,}75 \cdot \min\{100, 120\} = 75$. Die Ansprüche aller ungesicherten Gläubiger wären somit $200 + 20 + 25 = 245$. Würde die Gesellschaft liquidiert, erhielten ungesicherte Gläubiger $180 - 40 - 75 = 65$. Wird die Gesellschaft fortgeführt, werden mobiliargesicherte Gläubiger gemäß den Vorschlägen der KfI nicht mit einem Verfahrensbeitrag belastet. Wir wollen hier annehmen, daß mobiliargesicherte Gläubiger dem Fortführungsplan nur zustimmen, wenn sie Ansprüche in Höhe ihrer Nominalansprüche von 120 erhalten. Folglich können ungesicherte Gläubiger mit Ansprüchen in Höhe von $200 - 40 - 120 = 40$ rechnen. Damit zögen ungesicherte Gläubiger die Liquidation vor, obwohl Unternehmensfortführung die für das Kollektiv der Gläubiger eindeutig bessere Lösung ist. Das Votum der ungesicherten Gläubiger für die Liquidationsalternative kommt zustande, weil im Liquidationsverfahren, und nur dort, eine Umverteilung von Ansprüchen von mobiliargesicherten Gläubigern weg zu ungesicherten Gläubigern stattfindet.

6 Grundzüge der neuen Insolvenzordnung

6.1 Leitlinien

Die neue Insolvenzordnung läßt sich von folgenden Leitideen (Prinzipien) leiten:

a) Das Insolvenzverfahren soll marktkonform sein. Das bedeutet, daß am Markt geltende Prinzipien durch die Ingangsetzung eines Insolvenzverfahrens nicht außer Kraft gesetzt werden sollen. So sollen die vertraglichen Vor-Insolvenzrechte auch im Verfahren gelten; Liquidation, übertragende Sanierung und Fortführung durch die bisherigen Kapitalgeber als mögliche Formen der Vermögensverwertung sollen prinzipiell gleichrangig sein; die Autonomie der Gläubiger wird gestärkt; es werden Anreize für die Suche nach der ökonomisch besten Form der Vermögensverwertung geschaffen.

b) Eine zeitigere Verfahrenseröffnung soll durch eine Reihe von Einzelverbesserungen erreicht werden. Ein neuer Insolvenztatbestand «drohende Zahlungsunfähigkeit» wird geschaffen; verspätete Verfahrenseröffnungen durch das Management von Unternehmen werden sanktioniert. Eine Reihe von Anreizen wird institutionalisiert, um den Schuldner zur Verfahrensingangsetzung anzuregen: Ein Abräumverbot für Gläubiger wird geschaffen, das diese hindert, die Sicherungsgegenstände aus dem Unternehmen zu ziehen; der Schuldner erhält das Recht, selbst problemlösende Insolvenzpläne zu entwickeln und den Gläubigern zur Abstimmung vorzulegen; unter bestimmten Bedingungen ist eine Eigenverwaltung des Verfahrens möglich; der Schuldner kann unter bestimmten Bedingungen nach Zustimmung der Gläubiger eine Restschuldbefreiung erreichen.

c) Für gesicherte Gläubiger gilt generell eine Herausgabesperre (Abräumverbot). Hintergrund dieser Idee ist, daß den Beteiligten eine von Zugriffsrechten und deren Ausübung ungestörte Zeitspanne für die Suche nach einer optimalen Verwertungsmöglichkeit gewährt werden soll. Gesicherten Gläubigern stehen zum Ausgleich Gegenrechte zu: Sie haben Auskunftsrechte, sie können in die Verwertungsbedingungen des Insolvenzverwalters eintreten; sie erhalten ab dem sog. Berichtstermin laufende Zinszahlungen auf den Betrag, der durch das Sicherungsgut gedeckt ist; Wertverluste am Sicherungsgut werden durch laufende Zahlungen ausgeglichen; sie haben Anspruch auf gleichwertige Ersatzsicherheiten, wenn der Insolvenzverwalter das Sicherungsgut verbrauchen, vermischen oder verarbeiten will.

d) Gesicherte Gläubiger müssen «Kostenbeiträge» leisten:

– 4% vom Verwertungserlös für die Feststellungsleistung des Insolvenzverwalters;

– 5% vom Verwertungserlös für die Verwertungsleistung des Insolvenzverwalters bzw. die tatsächlichen höheren oder niedrigeren Kosten;

– die tatsächlichen Kosten, die der Insolvenzverwalter für die Erhaltung des Sicherungsgutes aufgewendet hat.

Hinzu kommt 16% Umsatzsteuerbelastung. Der Regierungsentwurf verpflichtet den Insolvenzverwalter nur zur Auszahlung des Nettoerlöses, der um die Umsatzsteuer vermindert ist. Bisher belastete die Umsatzsteuerforderung des Fiskus die Masse. Eine Verlagerung auf den absonderungsberechtigten Gläubiger war de lege lata nicht möglich. Die von mobiliargesicherten Gläubigern zu erwartenden Belastungen addieren sich auf 25% und erreichen das Niveau des früheren Verfahrensbeitrages. Es besteht indessen ein wichtiger Unterschied: Die neue Regelung läßt zu, daß der gesicherte Gläubiger die Belastungen durch Übersicherung voll weiterwälzt. Vollständig gesicherte Positionen sind damit prinzipiell möglich.

Kritisch ist erstens anzumerken, daß die pauschalierte Belastung für die Feststellung von Sicherungsrecht und -gut zu grob ist, weil sie nicht nach Sicherungsgütern differenziert. Warum sollte eine Einzelzession, die Sicherungsübereignung eines individuell bestimmten Gegenstandes (Reisebus, Baukran etc.) mit 4% Feststellungskosten belastet werden? 0,5% wären vermutlich ausreichend, um die Kosten des Verwalters zu decken.

Zweitens ist die Summe der Kosten- und Steuerbelastungen zu hoch. Sie halten Verwalter zu wenig zu kostenbewußtem Handeln an, und sie verkürzen das Sicherungspotential von Kreditnehmern, weil alle Kreditgeber versuchen werden, administrative, überhöhte Kostenbelastungen bei der Dimensionierung des Sicherungsumfangs zu antizipieren.

6.2 Insolvenzplan

Ein institutionalisiertes Reorganisationsverfahren gab es bislang in der Bundesrepublik Deutschland noch nicht. Die Kommission für Insolvenzrecht hatte die Schaffung eines Reorganisationsverfahrens vorgeschlagen (Kommission für Insolvenzrecht [Erster Bericht]). Zweck eines Reorganisationsverfahrens ist es, Unternehmen in Liquiditätsschwierigkeiten vor der Liquidation zu bewahren, wenn sich die Krise in einer den Gläubigern und Arbeitnehmern zumutbaren Weise überwinden läßt. Auf Details des Vorschlags soll hier nicht eingegangen werden; ich verweise auf die Literaturangaben am Ende dieses Kapitels: Arnold [Modell], Flessner [Sanierung], Hanau [Sanierung], K. Schmidt [Sanierung], Kilger [Thesen], Drukarczyk [Reorganisation], Franke [Sanierungsverfahren].

Die Insolvenzordnung vermeidet den aus Chapter 11 Bankruptcy Code kommenden Begriff des Reorganisationsverfahrens. Sie setzt an dessen Stelle die Lösung durch einen Insolvenzplan. In der Begründung zum Regierungsentwurf heißt es hierzu:

«Das Institut des Insolvenzplans ist eine der bedeutsamsten Neuerungen des vorgeschlagenen einheitlichen Insolvenzverfahrens. Der Plan tritt an die Stelle von Vergleich und Zwangsvergleich und gestaltet diese grundlegend um.

Der Zweck des neuen Rechtsinstituts ist es, den Beteiligten einen Rechtsrahmen für die einvernehmliche Bewältigung der Insolvenz im Wege von Verhandlungen und privatautonomen Austauschprozessen zu ermöglichen. Darin liegt der entscheidende Beitrag zur Deregulierung der Insolvenzabwicklung. Ein Höchstmaß an Flexibilität der Regelungen gestattet es den Beteiligten, die für sie günstigste Art der Insolvenzabwicklung zu entdecken und durchzusetzen.

Ein Plan, der nach den gesetzlichen Regelungen zustande kommt, kann von sämtlichen Vorschriften über die konkursmäßige Zwangsverwertung und Verteilung abweichende Regelungen treffen. Der Plan wird damit zu einem universellen Instrument der Masseverwertung.»

Tabelle 15.7 stellt die wichtigsten Regelungen der Insolvenzordnung bezüglich Vorlage von und Abstimmung über Insolvenzpläne zusammen.

Tabelle 15.7: Regelungen zum Insolvenzplan

Definition:	privatautonome Übereinkunft der mitspracheberechtigten Beteiligten über die Verwertung des Schuldnervermögens unter voller Beachtung des Wertes der Beteiligtenrechte
Planvorlagerechte:	Schuldner, § 218 (1) Insolvenzverwalter gemäß Auftrag der Gläubigerversammlung, § 218 (1)
Bildung von Abstimmungs- gruppen:	absonderungsberechtigte Gläubiger, § 222 (1) nicht nachrangige Insolvenzgläubiger nachrangige Insolvenzgläubiger Arbeitnehmer mit nicht unerheblichen Forderungen (Sollvorschrift) Kleingläubiger (Kannvorschrift), § 222 (3)
Abstimmungs- regeln:	jede Gruppe stimmt gesondert über den Insolvenzplan ab; § 243 erforderliche Mehrheiten in jeder Gruppe: Kopfmehrheit und Summenmehrheit, § 244
Minderheiten- bindung und -schutz:	überstimmte Minderheit einer Gruppe wird durch Mehrheitsbeschluß gebunden; Minderheit darf durch den Plan nicht schlechter gestellt werden als sie ohne den Plan stünde, sonst droht Versagung der gerichtlichen Planbestätigung, § 251
Obstruktions- verbot:	fehlende Zustimmung einer stimmberechtigten Gruppe zum Insolvenzplan kann als unerheblich eingestuft werden, wenn bestimmte ökonomische Kriterien erfüllt sind, § 245
Zustimmung des Schuldners:	nicht erforderlich Schuldner kann spätestens im Abstimmungstermin Widerspruch zu Protokoll geben; Widerspruch ist unbeachtlich, wenn Schuldner nicht schlechter gestellt wird als er ohne Plan stünde und kein in der Befriedigungsrangfolge vor ihm plazierter Gläubiger mehr als volle Befriedigung erhält, § 247

Es leuchtet ein, daß die Erstellung von Insolvenzplänen eine große Zahl von äußerst interessanten Finanzierungsfragen aufwirft, die hier nicht vertieft behandelt werden können. Einige Andeutungen sollen genügen: Für insolvente oder nahezu insolvente Unternehmen, die diese Lösungshilfe in Anspruch nehmen werden, wird in aller Regel gelten, daß der Unternehmensgesamtwert (V_t) kleiner ist als die Summe der Werte aller Gläubigerpositionen bei vertragskonformer Bedienung durch den Schuldner (F_t). Es wird m.a.W. ökonomische Überschuldung vorliegen. Damit entsteht folgende Problemlage: Das Unternehmen braucht zusätzliche finanzielle Mittel. Die wird niemand gewähren wollen, solange $V_t < F_t$ gilt. Also muß V_t erhöht und/oder F_t gesenkt werden, damit nach Reorganisation $V_t > F_t$ gilt. V_t kann kurzfristig erhöht werden, indem man rationalisiert, unrentable Betriebsteile schließt, unrentable Produkte einstellt, überflüssiges Personal abbaut. F_t kann gesenkt werden, indem man die Gläubiger zu Stundungen und/oder Verzichten bewegt. Die Altgläubiger müssen sich m.a.W. die bereits eingetretenen Verluste an ihren Forderungen endgültig zurechnen lassen. Welche Gläubigergruppe wird dazu bereit sein? Verzichte der ungesicherten Gläubiger allein werden i.d.R. nicht ausreichen. Wo ist dann die Lösung zu suchen? Sollten gesicherte Gläubiger Verzichte leisten müssen? Warum sollten sie dies tun?

Im Kern sieht das zu lösende Problem so aus: Ein Unternehmen ist insolvent; es kann bestehende finanzielle Zusagen jetzt oder in naher Zukunft nicht erfüllen. Sind Lösungsversuche außerhalb eines Insolvenzverfahrens gescheitert, bleibt die Eröffnung eines förmlichen Insolvenzverfahrens als Ausweg. Weil Gläubiger den Löwenanteil der finanziellen Ansprüche an das Unternehmen halten, liegen die Entscheidungsrechte bei den Gläubigern. Deren Ziel ist es, die bestmögliche Verwertung für das Vermögen des Schuldners zu finden. Die beste Verwertung kann die Liquidation, die Veräußerung des Unternehmens als Ganzes (übertragende Sanierung) oder die (veränderte) Fortführung durch die bisherigen Kapitalgeber sein. Gläubiger und Insolvenzverwalter suchen nach Verwertungsmöglichkeiten und entscheiden, getrennt in Gruppen mit weitgehend homogenen Ansprüchen, über alternative Verwertungspläne (Insolvenzpläne). Dabei sollten folgende Regeln gelten:

– Gruppen von Anspruchsinhabern stimmen nach Mehrheitsregeln ab (z.B. einfache Mehrheit nach Köpfen und Beträgen). Mehrheiten können Minderheiten folglich binden; Einstimmigkeit ist nicht erforderlich.

– Da die Mehrheit nicht im Besitz der ökonomischen Wahrheit ist, kann die Bindung für Minderheiten nicht schrankenlos sein. Die überstimmte Minderheit muß mindestens so gestellt werden, wie sie bei der von ihr präferierten Verwertungsalternative stünde. Weil diese alternative (für die Minderheit beste) Verwertungsmöglichkeit Schwierigkeiten der Bewertung aufwerfen kann, wird diese Regel so modifiziert, daß die Mindestposition der Minderheit als die Position festgeschrieben wird, die die (gebundene) Minderheit bei Liquidation des Vermögens oder der zweitbesten (zu belegenden) Verwertungsmöglichkeit einnähme.

– Alle Klassen, deren Ansprüche durch einen Insolvenzplan modifiziert werden, müssen einem Verwertungsvorschlag zustimmen, damit er als akzeptiert gilt. Keine Klasse darf somit überstimmt werden. Das bedeutet, daß jede Klasse ein Vetorecht hat: sie kann somit jeden Verwertungsplan zu Fall bringen. Diese Lösung ist problematisch, weil sie es jeder Klasse erlaubte, taktische Störpositionen aufzubauen, um das Verteilungsergebnis zugunsten eben dieser Klasse zu verbessern. Chapter 11 des US-amerikanischen Bankruptcy Code sieht daher die sog. Cram-down-Regeln des § 1129 vor, die es erlauben, das negative Votum einer Klasse durch das Konkursgericht für nicht relevant erklären zu lassen, wenn präzise definierte Bedingungen, die die ökonomische Fairneß der durch Verwertung und Verteilung erzielten Ergebnisse für die ablehnende Klasse definieren, erfüllt sind. Die Insolvenzordnung greift diese Idee im sog. Obstruktionsverbot auf (§ 245). Die Regel hat folgenden Wortlaut:

§ 245 Obstruktionsverbot. (1) Auch wenn die erforderlichen Mehrheiten nicht erreicht worden sind, gilt die Zustimmung einer Abstimmungsgruppe als erteilt, wenn

1. die Gläubiger dieser Gruppe durch den Insolvenzplan voraussichtlich nicht schlechter gestellt werden, als sie ohne einen Plan stünden,

2. die Gläubiger dieser Gruppe angemessen an dem wirtschaftlichen Wert beteiligt werden, der auf der Grundlage des Plans den Beteiligten zufließen soll, und

3. die Mehrheit der abstimmenden Gruppe dem Plan mit den erforderlichen Mehrheiten zugestimmt hat.

(2) Eine angemessene Beteiligung der Gläubiger einer Gruppe im Sinne des Absatzes 1 Nr. 2 liegt vor, wenn nach dem Plan

1. kein anderer Gläubiger wirtschaftliche Werte erhält, die den vollen Betrag seines Anspruchs übersteigen,

2. weder ein Gläubiger, der ohne einen Plan mit Nachrang gegenüber den Gläubigern der Gruppe zu befriedigen wäre, noch der Schuldner oder eine an ihm beteiligte Person einen wirtschaftlichen Wert erhält und

3. kein Gläubiger, der ohne einen Plan gleichrangig mit den Gläubigern der Gruppe zu befriedigen wäre, besser gestellt wird als diese Gläubiger.

– Vor-Insolvenzrechte werden bei Liquidation und übertragender Sanierung ebenso respektiert wie bei der Fortführung des Unternehmens durch die Alt-

Financiers. Folglich kann es keine aufgezwungenen Verzichte für gesicherte Alt-Gläubiger geben, weil jeder Zwang zu Verzichten Vor-Insolvenzrechte gerade schwächte. Vielmehr hat jeder Gläubiger mit seinen gegebenen Ansprüchen und seiner spezifischen Rechtsausstattung zu entscheiden, welche Verwertungsform er präferiert. Es ist Aufgabe derjenigen, die einen bestimmten Insolvenzplan mit einer definierten Verteilung der Ergebnisse durchsetzen möchten, die Zustimmung der Klassen von Anspruchstellern in Verhandlungen *innerhalb* des Insolvenzverfahrens zu gewinnen.

– Dieser Verhandlungsprozeß findet unter dem Schutz der mit Eröffnung des Verfahrens verhängten Zugriffssperre für gesicherte Gläubiger statt. Diese Verwertungssperre – oder plastischer: dieses Abräumverbot – soll das Spektrum der prinzipiell verfügbaren Verwertungspositionen für das Kollektiv der Anspruchsteller erhalten. Nebenbedingung ist, daß die Position der gesicherten Gläubiger keine Werteinbußen erfährt: Der Zinslauf darf nicht gestoppt werden; Einbußen am Wert des Sicherungsgutes müssen ausgeglichen werden.

Die neue Insolvenzordnung folgt diesen Regeln. Maxime ist, «Marktkonformität» der Abläufe in Insolvenzverfahren sicherzustellen. Marktkonformität bedeutet u.a., daß die vertraglichen Absprachen zwischen Schuldner und Financiers der Vor-Insolvenz-Phase im Insolvenzverfahren – die Vor-Insolvenzrechte – halten müssen, daß niemand gezwungen werden kann, gegen seinen Willen Financier des zu sanierenden Unternehmens zu bleiben, daß insolvenzbedingte Vermögensumverteilungen verhindert werden sollen und daß Wettbewerb um die beste Verwertung des Vermögens des Schuldners initiiert werden sollte.

Die Ansprüche der Arbeitnehmer werfen ebenfalls erhebliche Probleme auf. Durch Teilstillegungen oder durch Liquidation freigesetzte Arbeitnehmer haben unter bestimmten Bedingungen Anspruch auf Entschädigungen aus einem Sozialplan. Die Insolvenzordnung definiert Obergrenzen und verkleinert dadurch die erheblichen Dimensionierungsprobleme bei der Festlegung von Sozialplanansprüchen. Für den Fortführungsfall sind insbesondere zwei Problemkreise von Bedeutung: Unter welchen Bedingungen können Arbeitsverträge in der Insolvenz des Schuldners gekündigt werden und was sind die finanziellen Konsequenzen? Gilt der Bestandsschutz für bestehende Arbeitsverhältnisse des § 613a BGB auch im Insolvenzverfahren des arbeitgebenden Unternehmens und welche Modifikationen der Regelung sind möglich?

Die Behandlung beider Probleme erfolgt hier nicht. Es wird auf die Literatur verwiesen (Heinze [Sanierung]; Drukarczyk [Insolvenz], Kapitel 8, 9, 10; Rieger [Arbeitnehmerinteressen]; Marschdorf [Unternehmensverwertung]).

7 Zusammenfassung

In diesem Kapitel wurden einige Zusammenhänge zwischen Finanzierung und Insolvenzrecht dargestellt. Insolvenzverfahren haben u. a. den Zweck, auf Gläubiger-Eigentümer-Beziehungen disziplinierend einzuwirken: Sie geben den Gläubigern das Recht zur Verfahrensbeantragung, wenn bestimmte, eine bestehende oder drohende Illiquidität anzeigende Kriterien erfüllt sind. Dieses Recht kann und soll verhaltenssteuernd auf die Eigentümer als Kreditnehmer wirken, indem es sie zur Beachtung von Verschuldungsgrenzen und zu sorgfältiger Finanzplanung anhält. Von Bedeutung für das Ausmaß der bewirkten Verhaltenssteuerung ist auch die Konstruktion der Insolvenztatbestände «Zahlungsunfähigkeit», «drohende Zahlungsunfähigkeit» und «Überschuldung». Die Gründe hierfür wurden erörtert. Dabei zeigt sich, daß der Gesetzgeber auf unterschiedliche Bestimmungsfaktoren der Liquidität bzw. des Vermögens von Unternehmen zurückgreift, um die Insolvenztatbestände zu operationalisieren.

Ausführlich wurde die Verteilungsregelung der Insolvenzordnung dargestellt. Die Bedeutung von Kreditsicherheiten für die Einordnung eines Gläubigeranspruchs in der Rangfolge der Ansprüche und für die Befriedigungsquote wurde aufgezeigt.

Neben wichtigen Daten aus der Konkursstatistik wurden die wichtigsten Kritikpunkte am bisherigen Insolvenzrecht aufgeführt. Schließlich wurden Reformüberlegungen dargestellt. Insbesondere wurden die ganz unterschiedlichen Überlegungen und Vorschläge der KfI einerseits und die der neuen Insolvenzordnung andererseits zur Behandlung von gesicherten Ansprüchen in Insolvenzverfahren diskutiert. Die für die neue Insolvenzordnung entscheidenden Leitlinien wurden erörtert. Funktion des und Abstimmungsregeln über einen Insolvenzplan wurden erläutert.

Ergänzende Literaturangaben zum 15. Kapitel

Arnold, Hans: [Modell] eines insolvenzrechtlichen Sanierungsverfahrens. Beilage 8/ 1982 zum Bundesanzeiger Nr. 34a vom 19. 2. 1982.

Baird, Douglas G. und *Jackson, Thomas H.:* Cases, Problems and Materials on Bankruptcy, 2. Aufl., Boston, Toronto, London 1990.

Balz, Manfred: Sanierung von Unternehmen oder von Unternehmensträgern? Köln 1986.

Balz, Manfred: Aufgaben und Struktur des künftigen einheitlichen Insolvenzverfahrens. In: Zeitschrift für Wirtschaftsrecht (ZIP), 9 (1988), S. 273–294.

Balz, Manfred und *Landfermann, Hans-Georg:* Die neuen Insolvenzgesetze, Texte mit Einführung und den amtlichen Materialien. 2. Aufl., Düsseldorf 1999.

Bitz, Michael u. a.: Gesetzliche Regelungen und Reformvorschläge zum Gläubigerschutz. Berlin, Heidelberg, New York 1986.

Braun, Eberhard; Uhlenbruch, Wilhelm: Unternehmensinsolvenz. Düsseldorf 1997.

Bundesministerium der Justiz: Gesetz zur Reform des Insolvenzrechts – Entwurf einer Insolvenzordnung. Köln 1988.

Bundesministerium der Justiz: Referentenentwurf, Gesetz zur Reform des Insolvenzrechts. Köln 1989.

Bundesregierung: Entwurf einer Insolvenzordnung (InsO), Bundestags-Drucksache 12/2443 (1992).

Drukarczyk, Jochen: [Bilanzielle Überschuldungsmessung] – Zur Interpretation der Vorschriften von § 92 (2) AktG und § 64 (1) GmbHG. In: Zeitschrift für Unternehmens- und Gesellschaftsrecht, 4 (1979), S. 553–582.

Drukarczyk, Jochen: Zum Problem der Auslösung insolvenzrechtlicher Verfahren. In: Zeitschrift für Betriebswirtschaft, 51 (1981), S. 235–257.

Drukarczyk, Jochen: [Reorganisation] und Gläubigeransprüche. In: Die Betriebswirtschaft, 44 (1984), S. 371–391.

Drukarczyk, Jochen: Was kann der Tatbestand der [Überschuldung] leisten? In: Zeitschrift für betriebswirtschaftliche Forschung, 38 (1986), S. 207–234.

Drukarczyk, Jochen: Unternehmen und [Insolvenz]. Wiesbaden 1987.

Drukarczyk, Jochen: Should Bankruptcy Law Allow Reorganization? Regensburger Diskussionsbeiträge, Nr. 228, 1990.

Drukarczyk Jochen: Kapitalerhaltungsrecht, [Überschuldung und Konsistenz] – Besprechung der Überschuldungs-Definition des BGH. In: Wertpapier-Mitteilungen, 48. Jg. (1994), S. 1737–1746.

Drukarczyk, Jochen: Insolvenzplan und Obstruktionsverbot. In: Regensburger Beiträge zur Wirtschaftswissenschaft, Nr. 315, 1998.

Duttle, Josef: Ökonomische Analyse dinglicher Sicherheiten – Die Reform der Mobiliarsicherheiten und Probleme ihrer Behandlung in insolvenzrechtlichen Verfahren. Krefeld 1986.

Eidenmüller, Horst: Unternehmenssanierung zwischen Markt und Gesetz. Köln 1999.

Egner, Henning und *Wolf, G.:* Zur Unbrauchbarkeit des Überschuldungstatbestandes als gläubigerschützendes Instrument. In: Die Aktiengesellschaft, 23 (1978), S. 99–106.

Flessner, Axel: [Sanierung] und Reorganisation. Tübingen 1982.

Franke, Günter: Zur rechtzeitigen Auslösung von Sanierungsverfahren. In: Zeitschrift für Betriebswirtschaft, 54 (1984), S. 160–178.

Franke, Günter: Ökonomische Überlegungen zur Gestaltung eines gerichtlichen [Sanierungsverfahren]. In: Konkurs-, Treuhand- und Schiedsgerichtswesen, 43 (1982), S. 37–55.

Gessner, Volkmar; Rhode, Barbara; Strate, Gerhard; Ziegert, Klaus A.: Die Praxis der [Konkursabwicklung] in der Bundesrepublik Deutschland. Köln 1978.

Gottwald, Peter (Hrsg.): Insolvenzrechts-Handbuch. München 1990.

Gravenbrucher Kreis: Große Insolvenzrechtsreform gescheitert. In: Zeitschrift für Wirtschaftsrecht (ZIP), 11 (1990), S. 476–479.

Hanau, Peter: Möglichkeiten der [Sanierung] von Unternehmen durch Maßnahmen im Unternehmens-, Arbeits-, Sozial- und Insolvenzrecht. Gutachten E zum 54. Deutschen Juristentag. München 1982.

Hax, Herbert und *Marschdorf, H.-J.:* Anforderungen an ein Insolvenzrecht aus betriebswirtschaftlicher Sicht. In: Betriebswirtschaftliche Forschung und Praxis, 35 (1983), S. 112–130.

Heinze, Meinhard: Möglichkeiten der [Sanierung] von Unternehmen durch Maßnahmen im Unternehmens-, Arbeits-, Sozial- und Insolvenzrecht. In: Neue Juristische Wochenschrift, 35 (1982), S. 1665–1720.

Henckel, Wolfram: Referat. In: Verhandlungen des 51. Deutschen Juristentages, Bd. II. München 1976, S. 8–32.

Henckel, Wolfram: Deregulierung im Insolvenzverfahren? In: KTS Zeitschrift für Insolvenzrecht (ZIP), 10 (1989), S. 477–494.

Jackson, Thomas H.: The [Logic] and Limits of Bankruptcy Law. Cambridge 1986.

Jensen, Michael C.: Active Investors, LBO's and the Privatisation of Bankruptcy. In: Journal of Applied Corporate Finance, 2 (1989), S. 35–44.

Kilger, Joachim: Der Konkurs des Konkurses. In: Der Betrieb, 28 (1975), S. 1445–1449.

Kilger, Joachim: [Thesen] zur Sanierung insolvent werdender oder insolventer Unternehmen. In: Zeitschrift für Wirtschaftsrecht (ZIP), 3 (1982), S. 884–886.

Koelsch, Karsten: Vorverlegte Insolvenzauslösung. Köln 1988.

Kommission für Insolvenzrecht: [Erster Bericht]. Köln 1985.

Kommission für Insolvenzrecht: Zweiter Bericht. Köln 1986.

Kübler, Bruno M. (Hrsg.): Neuordnung des Insolvenzrechts. Köln 1989.

Kuhn, Georg; Uhlenbruck, Wilhelm: Konkursordnung, Kommentar. 11. Aufl., München 1994.

Landfermann, Hans-Georg: Die Rechtsstellung der dinglich gesicherten Gläubiger im künftigen Insolvenzverfahren. In: Konkurs-, Treuhand- und Schiedsgerichtsverfahren, 48 (1987), S. 381–409.

Loistl, Otto: Zur Reorganisationsplanung. In: Betriebswirtschaftliche Forschung und Praxis, 36 (1986), S. 441–457.

Marschdorf, Hans-Joachim: [Unternehmensverwertung] im Vorfeld und im Rahmen gerichtlicher Insolvenzverfahren. Diss. Köln 1984.

Moxter, Adolf: Die [Grundsätze] ordnungsmäßiger Bilanzierung und der Stand der Bilanztheorie. In: Zeitschrift für betriebswirtschaftliche Forschung, 18 (1966), S. 28–59.

Moxter, Adolf: Finanzwirtschaftliche Risiken. In: Handwörterbuch der Finanzwirtschaft, Büschgen, H. E. (Hrsg.), Stuttgart 1976, Sp. 630–641.

Moxter, Adolf: Statische Bilanz. In: Handwörterbuch des Rechnungswesens. 3. Aufl., Stuttgart 1993, Sp. 1852–1858.

Rausch, Werner: Gläubigerschutz im Insolvenzverfahren. Bergisch-Gladbach, Köln 1985.

Rieger, Reinhard: Unternehmensinsolvenz, [Arbeitnehmerinteressen] und gesetzlicher Arbeitnehmerschutz. In: Regensburger Beiträge zur Betriebswirtschaftlichen Forschung. Bern, Stuttgart 1988.

Schmidt, Karsten: [Konkursgründe] und präventiver Gläubigerschutz. In: Die Aktiengesellschaft, 23 (1978), S. 99–106.

Schmidt, Karsten: Sinnwandel und Funktion des [Überschuldungstatbestand]es. In: Juristenzeitung, 37 (1982), S. 165–174.

Schmidt, Karsten: Möglichkeiten der [Sanierung] von Unternehmen durch Maßnahmen im Unternehmens-, Arbeits-, Sozial- und Insolvenzrecht. Gutachten D zum 54. Deutschen Juristentag. München 1982.

Schmidt, Karsten: Wege zum [Insolvenzrecht] der Unternehmen. Köln 1990.

Schmidt, Reinhard H.: Ökonomische [Analyse] des Insolvenzrechts. Wiesbaden 1980.

Schmidt, Reinhard H.: Die ökonomische Grundstruktur des Insolvenzrechts. In: Die Aktiengesellschaft, 26 (1981), S. 35–44.

Schwieters, Norbert: Gläubigerschutz durch Insolvenzrecht als Problem der Wettbewerbsordnung. Bergisch-Gladbach, Köln.

Serick, Rolf: Mobiliarsicherheiten und Insolvenzrechtsreform. Köln 1987.

Swoboda, Peter: Instrumente der Unternehmenssanierung aus betriebswirtschaftlicher Sicht. In: Rechtsprobleme der Unternehmenssanierung, Ruppe, H. G. (Hrsg.), Graz 1982.

Swoboda, Peter: Betriebswirtschaftliche [Anmerkungen] zur Reform des Insolvenzrechts. In: Zeitschrift für Betriebswirtschaft, 54 (1984), S. 180–186.

Terhart, Peter: Chapter 11 Bankruptcy Code: Eine Alternative für Deutschland?, Dissertation Regensburg, 1995.

Uhlenbruck, Wilhelm: Das neue Insolvenzrecht, Insolvenzordnung und Einführungsgesetz nebst Materialien, Herne/Berlin 1994.

Uhlenbruck, Wilhelm: Die neue Insolvenzordnung, Auswirkungen auf das Recht der GmbH und GmbH & Co. KG. In: GmbH Rundschau, 86. Jg. 1995), S. 81–87 und S. 95–211.

Uhlenbruck, Wilhelm: Gläubigerberatung in der Insolvenz, Köln 1983.

Uhlenbruck, Wilhelm: Zur Krise des Insolvenzrechts. In: Neue Juristische Wochenschrift, 28 (1975), S. 897–902.

Uhlenbruck, Wilhelm: Sanierung und Reorganisation als drittes Insolvenzverfahren in einem künftigen Recht? In: Konkurs-, Treuhand- und Schiedsgerichtswesen, 42 (1981), S. 513–575.

Uhlenbruck, Wilhelm: Die GmbH u. Co KG in Krise, Konkurs und Vergleich. 2. Aufl., Köln 1989.

Willemsen, Heinz Josef: Arbeitnehmerschutz bei Betriebsänderungen im Konkurs. Zur Anwendung der § 111 ff BetrVG bei Insolvenz des Arbeitgebers. Frankfurt 1980.

Zeuner, Albrecht: Zur Insolvenzrechtsreform: Die arbeitsrechtlichen Vorschläge der Kommission für Insolvenzrecht. In: Zeitschrift für Wirtschaftsrecht (ZIP), 6 (1985), S. 1297–1309.

Schluß

Im ersten Kapitel dieses Buches wurde die Frage gestellt, welche Kriterien eine «optimale Finanzierung» denn zu erfullen hätte. Es wurde erläutert, daß Finanzierungsbeziehungen Kontrakte sind, die den zur Finanzierung eines Investitionsobjektes erforderlichen Kapitalbedarf und die aus dem Investitionsobjekt resultierenden finanziellen Erfolge unter den finanzierenden Parteien aufteilen. Es wurde angedeutet, daß für Kapitalgeber und -nehmer neben den Zahlungsbeziehungen die mit dem Kontrakt festgeschriebenen Informations-, Mitentscheidungs-, Kontroll- und Sicherungsrechte von Bedeutung sind. Diese im ersten Kapitel aufgestellte Behauptung kann jetzt nach der Lektüre der fünfzehn Kapitel weit besser nachvollzogen werden. In den Kapiteln 6–15 wurde gezeigt, wie die Ansprüche der Financiers definiert werden können und wie ihre Realisierung auch von der Ausgestaltung von Informations-, Mitentscheidungs-, Kontroll- und Sicherungsrechten abhängt. Neben der Definition der Zahlungsansprüche und der Festschreibung der anderen Rechte sind die Ertragskraft (die Residualgewinne) bzw. die Performance und die Liquidität des jeweiligen Unternehmens entscheidend für die Durchsetzung bzw. Realisierung dieser Zahlungsansprüche. Die Bestimmungsgrößen der Liquidität und die Probleme, sie und Renditen zu messen, wurden in den Kapiteln 2, 3, 4 und 5 ausführlich erläutert. Damit ist der beabsichtigte Kreis geschlossen.

Nicht dargestellt wurde, wie Kapitalgeber einerseits und Unternehmen als Kapitalnachfrager andererseits zwischen verschiedenen Formen der Mittelanlage bzw. Mittelaufnahme unter Beachtung der Informationsprobleme, der Unsicherheit, der bestehenden institutionellen Gegebenheiten und der Gestaltbarkeit von Vertragsklauseln entscheiden bzw. entscheiden sollten. Die Darstellung und Diskussion der hierzu vorliegenden Modelle liegt jenseits des Anspruchs dieses einführenden Textes.

An einem einfachen Beispiel soll jedoch ein Eindruck von der «Problemlage» vermittelt werden. Dargestellt wird ein Entscheidungsproblem eines Kapitalnachfragers: Eine AG plant eine Erweiterungsinvestition. Der Kapitalbedarf beträgt 5.000.000 DM. Die AG hat bislang 50.000 «alte» Aktien zum Nominalwert von 100 ausgegeben. Das Grundkapital beträgt folglich 5.000.000 DM. Der Preis (Kurs) pro Aktie beträgt derzeit 120 DM. In der Vergangenheit hat das Unternehmen durchschnittliche Erfolge vor Zinsen und Steuern *(EvZiS)* von 600.000 DM pro Jahr erzielt. Der Vorstand erwartet, daß *EvZiS nach* Durchführung der Investition 1.200.000 DM pro Jahr erreichen wird. Vier Möglichkeiten der Finanzierung der Anschaffungsauszahlung (= 5.000.000 DM) werden erörtert:

I.   Emission von 50.000 «jungen» Stammaktien zum Ausgabekurs von 100. Von Emissionskosten wird abgesehen.

II. Emission von 25.000 «jungen» Stammaktien zum Ausgabekurs von 100 und Ausgabe einer Industrieobligation: 25.000 Teilschuldverschreibungen zum Nominalwert von 100, Zins 5%, Rückzahlung nach 15 Jahren zum Nominalwert; erstrangige Besicherung ist vorgesehen.

III. Aufnahme eines Schuldscheindarlehens in Höhe von 5.000.000 DM zum Zins von 6% und einer Laufzeit von 20 Jahren.

IV. Ausgabe von 25.000 «jungen» Stammaktien zum Ausgabekurs von 100 und Ausgabe von 25.000 Vorzugsaktien zum Bezugskurs von ebenfalls 100, ausgestattet mit bevorrechtigter Dividendenzahlung in Höhe von 5% und Nachholrecht, aber ohne Stimmrecht.

Um eine Entscheidung zu treffen, wird ein Beurteilungskriterium benötigt. Hier soll vorläufig das Kriterium «Erfolg pro Stammaktie» *(EPA)* gewählt werden.

Gemessen an *EPA* ist die Finanzierungsalternative III die beste. Plan II ist besser als IV, obwohl beide Pläne dieselbe Zahl von «alten» und «jungen»

Tabelle 16.1: Berechnung des EPA bei alternativer Finanzierung

		I	II	III	IV
«alte» Aktien (Stück)		50.000	50.000	50.000	50.000
«junge» Aktien (Stück)		50.000	25.000	–	25.000
Vorzugsaktien (Stück)		–	–	–	25.000
Obligationen bzw. Schuldscheindarlehen	(DM)	–	2.500.000	5.000.000	–
EvZiS nach Erweiterung	(DM)	1.200.000	1.200.000	1.200.000	1.200.000
Zinsen	(DM)	–	125.000	300.000	–
Steuern ($s_u = 0,5$)	(DM)	600.000	537.500	450.000	600.000
Erfolg nach Zinsen und Steuern *(EnZis)*	(DM)	600.000	537.500	450.000	600.000
Ausschüttung auf Vorzugsaktien	(DM)	–	–	–	125.000
Erfolg pro Aktie *(EPA)*	(DM)	6	7,17	9	6,33

Stammaktien aufweisen. Grund ist die Abzugsfähigkeit der Zinszahlungen in II von der steuerlichen Bemessungsgrundlage. Die Höhe der Zinszahlung in II entspricht der Zahlung an die Vorzugsaktionäre in IV (125.000). Da aber die Zinszahlung die steuerliche Bemessungsgrundlage kürzt, «kosten» Zinszahlungen die Stammaktionäre letztlich nur $125.000 - s_u \cdot 125.000$. Die Zahlungen an die Vorzugsaktionäre sind aus dem Gewinn *nach* Steuern zu leisten. Sie «kosten» die Stammaktionäre den vollen Betrag (125.000).

Die Beziehungen zwischen den Plänen I, II, III, IV können *grafisch* verdeutlicht werden (vgl. Abb. 16.1). Auf der Abszisse wird *EvZiS* pro Periode, auf der Ordinate *EPA* abgetragen. Die Finanzierungsstrategien I, II, III, IV können durch Geraden dargestellt werden, die den Zusammenhang zwischen *EvZiS* und *EPA* verdeutlichen.

Zunächst wird der Punkt auf der *EvZiS*-Achse gesucht, der einem *EPA*-Wert von Null entspricht. Dieser Punkt gibt die Mindesthöhe von *EvZiS* an, die erreicht sein muß, bevor den Stammaktionären Erfolge zugerechnet werden können. Diese Mindestbeträge sind für Strategie

I   0   Es bestehen keine bevorrechtigten Ansprüche, wenn wir unterstellen, daß das Unternehmen bisher keine Fremdmittel aufgenommen hatte.

II   125.000   Die Ansprüche der Gläubiger gehen den Ansprüchen der Stammaktionäre vor.

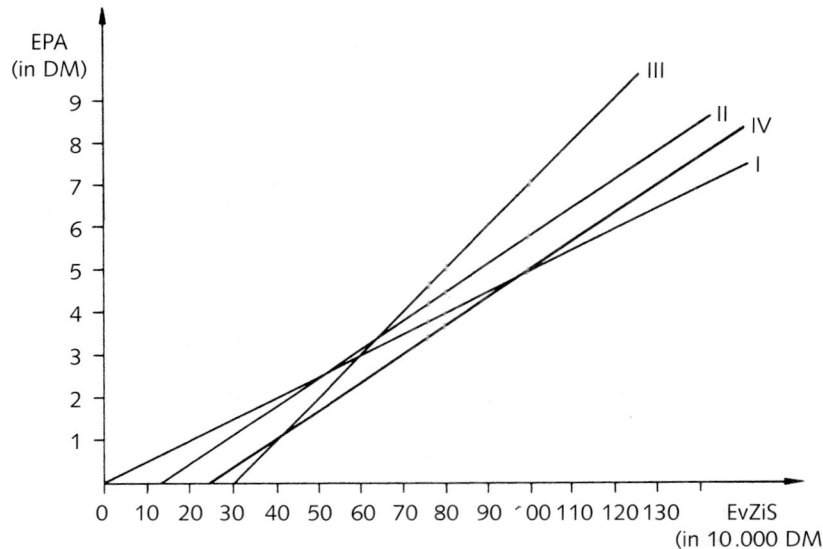

Abbildung 16.1: EPA-Werte für Finanzierungsstrategien I bis IV bei alternativen EvZiS-Höhen

III   300.000   wie bei II.

IV   250.000   An die Vorzugsaktionäre sind 125.00 bevorzugt zu leisten. Da diese Ansprüche aus dem Erfolg *nach* Steuern zu befriedigen sind, muß bei einem Gewinnsteuersatz von 50% *EvZiS* 250.000 pro Periode betragen.

Aus Tabelle 16.1 sind die *EPA*-Werte für *EvZiS* = 1.200.000 bekannt. Damit liegen jeweils zwei Punkte im Koordinatensystem fest. Die Geraden können gezeichnet werden.

Abb. 16.1 liefert einige nützliche Informationen:

(1) Schnittpunkte zwischen zwei Geraden geben an, bei welchem Erfolg *(EvZiS)* die repräsentierten Finanzierungsstrategien, gemessen an *EPA* gleich gut sind. So sind I und IV äquivalent, wenn *EvZiS* = 1.000.000 gilt. Deshalb bezeichnet man solche Berechnungen auch als *Break-even-Analysen.*

(2) Die Abszissenwerte für *EPA* = 0 bezeichnen die Mindesthöhen, die *EvZiS* erreichen muß, bevor den Stammaktionären irgendwelche Erfolge zustehen. In Höhe dieser Mindestbeträge an *EvZiS* haben andere Beteiligte Vorrechte. Zu diesen gehören hier Gläubiger, Fiskus und Vorzugsaktionäre. Vorläufig kann die Höhe des Mindest-*EvZiS*-Betrages als ein Indikator für das Risiko der Stammaktionäre angesehen werden, das mit alternativen Finanzierungsstrategien verbunden ist. Ist bei Strategie IV *EvZiS* ≤ 250.000, gehen die Stammaktionäre leer aus. Bei Strategie I dagegen erzielten die Stammaktionäre bei *EvZiS* = 250.000 einen *EPA*-Wert von 1,25. Wie groß das Risiko der Stammaktionäre «leer auszugehen», ist, hängt von der Wahrscheinlichkeit ab, mit der ein Eintritt von *EvZiS* ≤ 250.000 erwartet werden kann. Benutzt man den Mindest-*EvZiS*-Betrag als Risiko-Indikator, sind alle Pläne riskanter als I. Es ergibt sich die Rangordnung I > II > IV > III.

Für Plan II und III zeigt die Grafik aber nur einen Teil des «Finanzierungsrisikos» der Stammaktionäre. Wenn nämlich der Erfolg bei Realisierung von Plan III kleiner als 300.000 ist, bekommen die Stammaktionäre nicht nur keine Ausschüttungen. Die AG hat vielmehr Zahlungen in Höhe von 300.000 an Gläubiger zu leisten, ganz unabhängig davon, wie hoch *EvZiS* ist. Könnte das Unternehmen nicht zahlen – was an der Höhe von *EvZiS* ja nicht abgelesen werden kann – riskieren die Eigentümer ein insolvenzrechtliches Verfahren und damit ggf. Vermögenseinbußen.

In dieser Hinsicht besteht ein deutlicher Unterschied zwischen den Plänen III und IV. In der Tabelle 16.1 sieht Plan IV deutlich schlechter aus als III.

Plan IV hat aber den Vorteil, daß hier ein Insolvenzrisiko kaum besteht. Ist $EvZiS < 250.000$, erhalten die Vorzugsaktionäre eben keine oder nur einen Teil ihrer vereinbarten Vorzugsdividende. Sie können die AG aber nie in ein Insolvenzverfahren zwingen. Die einzigen Konsequenzen sind, daß die Vorzugsaktionäre ausgefallene Vorzugsdividenden je nach Vertrag in den Folgeperioden nachfordern können und/oder daß ihnen das Stimmrecht in der Hauptversammlung wieder zuwächst, wenn es sich wie hier um stimmrechtslose Vorzugsaktien handelt und die Dividende auch im folgenden Jahr nicht gezahlt werden kann (§ 140 (2) AktG).

(3) Die Steigung der Geraden zeigt an, welchen Zuwachs an EPA gegebene Zuwächse an $EvZiS$/Periode bringen. Hier zeichnet sich Alternative III, die volle Fremdfinanzierung der Erweiterungsinvestition, durch die größten Zuwächse aus. Es ist die für die Stammaktionäre profitabelste Finanzierungsalternative, wenn das Insolvenzrisiko ausgeschlossen werden kann. Die Fremdfinanzierungskosten nach Steuern in Strategie III betragen 6% $(1 - s_u) = 3\%$. Die Stammaktionäre profitieren von diesen «billigen» Fremdmitteln. Im Vergleich dazu kosten von Vorzugsaktionären bereitgestellte Mittel 5% (nach Steuern).

Eine Entscheidungsrechnung, die allein auf dem Kriterium EPA aufbaut, hat erhebliche Schwächen. Zunächst ist EPA Resultat einer bilanziellen Messung: Der bilanzielle Erfolg *(EvZiS)* wird dividiert durch die Zahl der Stammaktien. Bilanzieller Erfolg und Zahlungsüberschüsse divergieren, wie aus den Kapiteln 2, 3, 4 und 5 bekannt ist. Es müßte also überlegt werden, ob EPA die Zielgröße sein kann, an denen Investitions- und Finanzierungsentscheidungen ausgerichtet werden können, wenn diese Entscheidungen im Interesse der Eigentümer getroffen werden. Ein Ergebnis dieser Diskussion, die hier nicht geführt wird, ist, daß EPA eine trügerische Zielgröße sein kann, die Entscheidungen als im Interesse der Eigentümer ausweist, obwohl sie es bei genauer Betrachtung nicht sind (Rappaport [Shareholder Value]).

Eine alternative Zielsetzung, an der Investitions- und Finanzierungsentscheidungen ausgerichtet werden können, ist die Maximierung des gesamten Marktwertes des Unternehmens oder die Maximierung des Wertes des Eigenkapitals, des Shareholder Value. In Bezug auf das Beispiel wäre zu prüfen, ob (a) die geplante Erweiterungsinvestition den gesamten Marktwert des Unternehmens erhöht und (b) ob eine der vier Finanzierungsstrategien in bezug auf diese Zielsetzung besseres leistet als die Alternativen.

Ganz überschlägig kann man argumentieren, daß der Marktwert des Eigenkapitals im Ausgangszustand 6.000.000 beträgt, nämlich 50.000 «alte Aktien» multipliziert mit dem Börsenkurs von 120 pro Aktie. Bei vollständiger Eigenfinanzierung entspricht der Wert des Eigenkapitals dem Unternehmensgesamtwert. Eine berechtigte Frage ist, wie wir den Börsenkurs von 120 pro Aktie erklären können. Wir könnten vereinfachend annehmen, daß die aktuellen und potentiellen Käufer von Aktien der Gesellschaft erwarten, daß das Unternehmen weiterhin nur eigenfinanziert ist und wie bisher Überschüsse in Höhe von 600.000 vor Steuern erzielt und diese nach Versteuerung ausschüttet. Wenn wir also weiter vereinfachend Unterschiede zwischen bilanziellen und finanziellen Überschüssen außer acht lassen, beträgt die Ausschüttung (nach Steuern) 300.000 pro Periode. Vereinfachen wir weiter und nehmen an, daß die Anleger unendlich uniforme Zahlungsreihen erwarten und kapitalisieren, diskontieren sie offenbar mit $k_s = 0,05$, denn die Ausschüttung pro Aktie von 6 kapitalisiert mit 0,05 ergibt den Börsenkurs von 120. M. a. W. die Eigenkapitalgeber erwarten eine Rendite von 5% nach Steuern aus einer Geldanlage mit dem Risiko der hier betrachteten AG.

Lohnt sich unter diesem Aspekt die Erweiterungsinvestition? Sie lohnt, wenn wir annehmen, daß sich das Risiko der AG durch die Erweiterungsinvestition nicht spürbar ändert: Denn die erwarteten Überschüsse aus der Erweiterungsinvestition betragen auch 600.000 vor Steuern; der Kapitaleinsatz ist 5.000.000. Setzen wir die gleichen Annahmen wie oben, übererfüllt die Investition den Renditeanspruch der Eigentümer, wenn die Investition eigenfinanziert wird. Diese Überlegung gilt natürlich nur, wenn es dem Management der AG gelingt, Anleger zu überzeugen, daß die künftigen Überschüsse aus der Erweiterungsinvestition 600.000 betragen werden und daß sich das Risiko der AG nicht spürbar verändern wird. Unter diesen Bedingungen wäre der Marktwertzuwachs der AG nach Erweiterung 6.000.000 bei einem zusätzlichen Kapitaleinsatz von 5.000.000.

Wendet man das Kriterium «Maximierung des gesamten Marktwertes» auf das Problem der Wahl unter verschiedenen Finanzierungsformen an, ist zu klären, wie die Marktwerte zu ermitteln sind, wenn die reine Eigenfinanzierung der Erweiterungsinvestition aufgegeben wird, wenn also nicht auf Strategie I zurückgegriffen wird. Betrachten wir die Strategie III, können zwei entgegengesetzte Effekte unterschieden werden. Wird der Kapitalbedarf für die Erweiterungsinvestition durch das Schuldscheindarlehen gedeckt, sind Zinsen von $i = 6\%$ vor Steuern, von $i\,(1 - s_u) = 3\%$ nach Steuern zu zahlen. Die Eigentümer müssen aber ihr Eigenkapital nicht einsetzen und können es – so nehmen wir an – alternativ bei gleichem Risiko zu $k_s = 0,05$, also zu 5% nach Steuern anlegen. Dadurch kann die erwartete Rendite auf das Eigenkapital innerhalb der AG angehoben werden: dieser Effekt wird in der Literatur als Leverage-Effekt bezeichnet (vgl. Kapitel 4).

Andererseits steigt die Streuung der Überschüsse, die den Eigentümern zustehen. Angenommen, die Verteilungen der erwarteten Überschüsse mit dem

Erwartungswert 600.000 vor Steuern bzw. 300.000 nach Steuern sehen pro Periode so aus:

vor Steuern		nach Steuern	
900.000	0,3	450.000	0,3
600.000	0,4	300.000	0,4
300.000	0,3	150.000	0,3

Der Variationskoeffizient $\sigma_{\tilde{X}}/E[\tilde{X}]$ beträgt 0,3873. Wird Finanzierungsstrategie III gewählt, sieht die Verteilung der Residualansprüche (und hier der Ausschüttungen) der Eigentümer nach Zinsen und Steuern so aus:

EvZiS		Zinsen	Steuern (S)	EnZiS
900.000	0,3	300.000	300.000	300.000
600.000	0,4	300.000	150.000	150.000
300.000	0,3	300.000	0	0

$$E[\tilde{X} - Zi - S] = 150$$
$$\sigma_{(\tilde{X} - Zi - S)} = 116,19$$

Der Variationskoeffizient $\sigma_{(\tilde{X} - Zi - S)}/E[\tilde{X} - Zi - S]$ beträgt 0,7746. Der Indikator für das Risiko der Eigentümer ist gestiegen (vgl. auch Kapitel 6). Damit ist bei der Ermittlung des Marktwertes dem Leverage-Effekt *und* dem erhöhten Risiko Rechnung zu tragen. Eine einfache Bewertungsmethode zur Ermittlung des gesamten Marktwertes ist zunächst nicht in Sicht.

Weitere Aspekte, die in der Break-even-Analyse zunächst keine Rolle spielten, sind in der Entscheidungssituation zu beachten. Soll Strategie III gewählt werden, stellen Gläubiger Fremdmittel in Höhe des Grundkapitals der AG bereit. Dies ist für deutsche Verhältnisse nicht ungewöhnlich (vgl. Kapitel 7). Da es sich um ein Schuldscheindarlehen handelt, muß es den Vorschriften über die Deckungsstockfähigkeit entsprechend besichert werden (vgl. Kapitel 10). Dies erscheint im vorliegenden Fall realisierbar, da die AG im Ausgangszustand als nicht verschuldet angenommen wurde, ungenutzte Kreditsicherheiten also vorhanden sind. Diese Annahme der vollständigen Eigenfinanzierung ist aber ganz irreal. Strategie III kann also in der Realität häufig scheitern, weil die erforderlichen Sicherheiten nicht gestellt oder die geforderten Nebenbedingungen bezüglich des einzuhaltenden Verschuldungsgrades oder der Ausschüttungspolitik nicht akzeptiert werden können.

Übergangen wurde bislang auch das Insolvenzrisiko. Wenn die oben angenommene Verteilung der finanziellen Überschüsse realistisch ist, ist Strategie III relativ gefährlich. Tritt der schlechteste Zustand ein, können gerade die Zinsen entrichtet werden, vertragliche Tilgungen könnten aus den laufenden Überschüssen der AG nicht finanziert werden. Tritt dieser ungünstigste

Zustand ein, ist zwar nicht generell die Insolvenz der AG die Folge; es müssen aber Anpassungsmaßnahmen im Finanzierungsbereich und u.U. auch im Investitionsbereich erfolgen, die i. d. R. Kosten verursachen (vgl. Kapitel 15) und den gesamten Marktwert u. U. erheblich senken. Ob Alternative III eine gute Strategie ist, hängt von der Wahrscheinlichkeit für den Eintritt des schlechtesten Zustands und der Höhe der Marktwerteinbuße ab. Diese Überlegungen machen deutlich, daß die auf *EPA* abstellende Analyse des Entscheidungsproblems unbefriedigend ist.

Ergänzende Literaturangaben zum 16. Kapitel

Altman, Richard A.: Creating Investor Demand for Company Stock. New York 1988.

Brealey, Richard A. und *Myers, Stewart C.:* Principles of Corporate Finance. 6. Aufl., New York 1999.

Copeland, Tom; Koller, Tim; Murrin, Jack: Valuation – Measuring and Managing the Value of Companies. 2. Aufl., New York 1994.

Drukarczyk, Jochen: Theorie und Politik der Finanzierung. 2. Aufl., München 1993.

Franke, Günter und *Hax, Herbert:* Finanzwirtschaft des Unternehmens und Kapitalmarkt. 4. Aufl., Berlin, Heidelberg, New York 1999.

Rappaport, Alfred: Creating [Shareholder Value]. 2. Aufl., London, New York 1997.

Ross, Stephen A., Westerfield, Randolph W. und *Jaffe, Jeffrey:* Corporate Finance. 4. Aufl., Chicago 1996.

Stern, Joel M.: The Case Against Maximizing Earnings per Share. In: Financial Analysts Journal (1970), S. 1–6.

Sachregister

Grundwissen der Ökonomik BWL

Herausgegeben von Prof. Dr. F. X. Bea und Prof. Dr. M. Schweitzer, Tübingen

---

Ahlert
Distributionspolitik
3. A. 1995. DM 29,80
(UTB 1364)

Bea/Dichtl/Schweitzer
**Allgemeine Betriebs-
wirtschaftslehre**

Band 1 · Grundfragen
7. A. 1997. DM 29,80
(UTB 1081)

Band 2 · Führung
7. A. 1997. DM 29,80
(UTB 1082)

Band 3 · Leistungsprozeß
7. A. 1997. DM 29,80
(UTB 1083)

Bea/Göbel
Organisation
1999. DM 39,80
(UTB 2077)

Bea/Haas
Strategisches Management
2. A. 1997. DM 49,80
(UTB 1458)

Böcker
Marketing
6. A. 1996. DM 42,80
(UTB 919)

Brockhoff
Produktpolitik
4. A. 1999. DM 46,80
(UTB 1079)

Buchner
**Rechnungslegung und
Prüfung der Kapital-
gesellschaft**
3. A. 1996. DM 39,80
(UTB 1586)

Büschgen
Bankbetriebslehre
3. A. 1994. DM 36,80
(UTB 917)

Gierl u.a.
Marketing Arbeitsbuch
2. A. 1995. DM 27,30
(UTB 1801)

Göpfrich
Wirtschaftsinformatik II
5. A. 1998. DM 27,80
(UTB 803)

In Verbindung mit

Göpfrich
**Arbeitsbuch Wirtschafts-
informatik II**
3. A. 1988. DM 18,80
(UTB 1281)

Hansen
Wirtschaftsinformatik I
7. A. 1997. DM 36,80
(UTB 802)

In Verbindung mit

Hansen
**Arbeitsbuch
Wirtschaftsinformatik**
5. A. 1997. DM 35,80
(UTB 1281)

Hammann/Erichson
Marktforschung
3. A. 1994. DM 44,80
(UTB 805)

Klimecki/Gmür
Personalmanagement
1998. DM 42,30
(UTB 2025)

Kuß/Tomszak
Käuferverhalten
2. A. 1999. ca. DM 36,80
(UTB 1604)

Meyer
**Operations Research –
Systemforschung**
4. A. 1996. DM 26,80
(UTB 1231)

Perlitz
**Internationales
Management**
3. A. 1997. DM 49,80
(UTB 1560)

Scherrer
Kostenrechnung
3. A. 1999. DM 56,00
(UTB 1160)

Schünemann
Wirtschaftsprivatrecht
3. A. 1998. DM 54,00
(UTB 1584)

Schweiger/Schrattenecker
Werbung
4. A. 1995. DM 34,80
(UTB 1370)

Trossmann
Investition
1998. DM 49,80
(UTB 2013)

Wagner
**Betriebswirtschaftliche
Umweltökonomie**
1997. DM 49,-.
(UTB GR 8131)

Zahn/Schmid
Produktionswirtschaft I:
Grundlagen und operatives
Produktionsmanagement
1996. DM 58,-
(UTB GR 8126)

Zahn/Schmid
Produktionswirtschaft II:
Strategisches Produktions-
management
2000. in Vorbereitung
(UTB GR 8139)

Lucius & Lucius

Topmanagement-Informationssysteme

Betriebswirtschaftliche Grundlagen

von Dr. Kuno Rechkemmer, Stuttgart

1999. XII, 191 S. geb. DM 69,- / öS 504,- / sFr 62,50

(ISBN 3-8282-0091-5)

Für Topmanager/innen ist es schon immer wichtig gewesen, gut informiert zu sein. Trotzdem hat sich der Stellenwert des Informationsfaktors auch für diese Zielgruppe zwischenzeitlich, aufgrund verschiedener Druck- und Sogkräfte, wesentlich erhöht: Die von ihnen zu bewältigende Komplexität ist durch die verstärkte Internationalisierung der Märkte, durch vermehrt dezentralisierte Organisationsformen und eine steigende Zahl interner und externer Vernetzungen signifikant gestiegen.

Im Zuge der Innovationen der Informationstechnik wurde zugleich der Informationsfaktor zunehmend besser handhabbar – eine Entwicklung, die auch an Topmanagern/innen nicht vorbeiging. In den USA kamen Mitte der 80er Jahre sogenannte Executive Information Systems auf den Markt, die international bald vielfache Aufmerksamkeit fanden. Aktuell werden im Rahmen des Wissensmanagements eine Reihe weiterer Instrumente diskutiert, wie On-Line-Analytical-Processing, Data Mining, Search Engines oder Information Butlers. Dennoch ist es gerade auf der obersten Ebene großer, international operierender Konzerne bis heute die Ausnahme geblieben, daß Topmanager/innen persönlich mit solchen Systemen arbeiten. Was sind die Ursachen? Und was können computergestützte Topmanagement-Informationssysteme (TIS) tatsächlich nutzen?

Die Studie nähert sich diesen Fragen von betriebswirtschaftlicher Seite. Dabei werden kritische konzeptionelle Schwachstellen deutlich, die zu der These veranlassen, daß die bisherigen Mißerfolge von TIS – anders als derzeit noch vornehmlich thematisiert – primär durch Theoriedefizite verursacht sind. Die Schrift arbeitet dieses These für zwei unterschiedliche Typen von Topmanagern heraus und zeigt damit grundlegende Ansätze zur Überwindung der Schwachstellen auf. Die Darstellung zeichnet sich aufgrund der Tätigkeit des Autors in leitender Position in einem Großkonzern durch betonten Praxisbezug aus.

Inhaltsübersicht:

Lucius & Lucius

Wettbewerbspolitik und Kartellrecht

von Prof. Dr. Ingo Schmidt, Hohenheim

6., neu bearbeitete und erweiterte Auflage 1999.

XVIII, 351 S., 20 Abb., 12 Tab. kt. DM 54,- / öS 394,- / sFr 49,-

Die bewährte Gliederung des erfolgreichen Lehrbuches ist unverändert:

1. Wettbewerbstheorie als System von Aussagen über Ursache-Wirkungs-Zusammenhänge wettbewerblicher Prozesse

2. Wettbewerbspolitik als Ziel-Mittel-Analyse der Sicherung wettbewerblicher Prozesse

3. Kartellrecht als institutionalisierte Wettbewerbspolitik

4. Kommentierte Fallentscheidungen

Wesentliche Änderungen in der 6. Auflage neben der durchgehenden Aktualisierung:

⇒ Ein Abschnitt über Angebot von und Nachfrage nach Regulierung im Rahmen der positiven Theorie der Regulierung.

⇒ Ein Abschnitt über die stärker verhaltensorientierte Neue Industrieökonomie (NIO).

⇒ Im 8. Kapitel sind die Ergebnisse der 6. Kartellnovelle eingearbeitet worden.

⇒ In Teil 3 des Lehrbuches sind je ein Kapitel über das österreichische und das schweizerische Wettbewerbsrecht aufgenommen worden, womit nunmehr alle drei Wettbewerbsrechte im deutschen Sprachraum dargestellt werden.

⇒ Das britische Wettbewerbsrecht ist aufgrund der 1998 inkraftgetretenen Novelle überarbeitet worden.

Unverändert geblieben ist der Charakter des Lehrbuches, dessen Erfolg ein Rezensent folgendermaßen kennzeichnete: *Die Stärke des Lehrbuchs von Ingo Schmidt, die in den vergangenen neun Jahren für seine weite Verbreitung gesorgt hat, liegt in der gelungenen Verbindung rechts- und wirtschaftswissenschaftlicher Aspekte. ... Dabei wird sowohl die Stellung der Wettbewerbspolitik im Rahmen einer wirtschaftspolitischen Gesamtkonzeption deutlich wie die Eigengesetzlichkeit der juristischen Mittel. ... Vermutlich wird es daher auch in Zukunft eines der am meisten benutzten Lehrbücher dieses Faches in deutscher Sprache sein.*

Lucius & Lucius